Vorwort zur dritten Auflage.

Das Bedürfnis nach einer *neuen Auflage* dieses Handbuches war schon lange vorhanden; seiner Befriedigung stand jahrelang die Unsicherheit über die Gestaltung des neuen Strafrechts entgegen. Nunmehr liegen dessen Grundlinien fest, wenn auch für Einzelheiten die letzte redaktionelle Fassung noch aussteht. Die Bedenken, die man hieraus vielleicht ableiten könnte, durften zurücktreten vor der Notwendigkeit, möglichst bald die Stellungnahme der ärztlichen Sachverständigen zu zahlreichen neuen und sehr einschneidenden gesetzlichen Bestimmungen erkennbar werden zu lassen. Auch in den vorausgehenden Auflagen ist der Ausgangspunkt das geltende Recht gewesen; die Bearbeiter haben es aber früher wie jetzt für ihre Aufgabe gehalten, mit aufbauender Kritik zur Gestaltung *künftigen Rechtes* beizutragen, das, in ewigem Fluß begriffen, immer neuer Befruchtung durch die Berührung mit den Erfahrungen des Lebens bedarf.

Der *strafrechtliche Abschnitt* ist, bei gleichbleibendem Aufbau, zum größeren Teile neu geschrieben worden; das Jugendgerichtsgesetz, das Gesetz gegen gefährliche Gewohnheitsverbrecher samt den Verfahrensvorschriften für die Maßregeln der Sicherung und Besserung sowie die strafprozessualen Neuerungen werden eingehend behandelt; es ist auch möglich gewesen, den soeben erschienenen Bericht über die Arbeit der amtlichen Strafrechtskommission („das kommende deutsche Strafrecht") noch in die Darstellung einzubeziehen.

Der bisherige Bearbeiter des *bürgerlichen Rechtes,* E. SCHULTZE, hat wegen starker anderweitiger Belastung den Wunsch gehabt, die Behandlung seines Teiles einer anderen Feder zu überlassen; so ist eine völlig neue Darstellung notwendig geworden. Die Entwicklung der psychiatrisch wesentlichen Begriffe des BGB., eine Entwicklung, um die sich E. SCHULTZE die größten Verdienste erworben hat, ist in ein gewisses Ruhestadium eingetreten; viele früher strittigen Punkte bedürfen heute keiner Diskussion mehr; so hat der ganze Stoff zusammengedrängt werden können. Der dadurch gewonnene Spielraum hat die Möglichkeit geboten, wichtige außerhalb des BGB. liegende Fragen zu behandeln: die Kausalität im bürgerlich-rechtlichen Sinne insbesondere in Beziehung zur Unfallgesetzgebung, die Fürsorgeprobleme, das Sterilisierungsgesetz.

Der die *allgemeine Psychopathologie* behandelnde Teil weist am wenigsten Veränderungen auf; gegenüber den dauernd wechselnden Abgrenzungen und Namensbezeichnungen der Krankheitsbilder hat die allgemeine Symptomenlehre in der seit der zweiten Auflage verflossenen Zeitspanne nur geringe Wandlungen erfahren; immerhin mußte auch hier manches umgestaltet werden; ganz neu geschrieben sind die Kapitel über erbliche Belastung und freiwilligen Tod, größtenteils neu das über den ärztlichen Gutachter.

Die *spezielle Pathologie* war bisher an zwei Bearbeiter aufgeteilt; ich halte die jetzt gewählte Vereinigung in einer Hand für glücklicher; weder WOLLENBERG, der durch Gesundheitsrücksichten zu dem Wunsche nach Entlastung geführt wurde, noch ich selbst, Vertreter der alten Generation, hätten den neuen Strömungen in der Formenlehre mit genügender Anpassungsfähigkeit gerecht werden können. Der Ordnung des klinischen Stoffes wurde die Diagnosentafel zugrunde gelegt, die vor einigen Jahren die Zustimmung eines großen Teiles der Fachgenossen gefunden hat. Wie früher auch wurde das Hauptgewicht auf die forensisch wichtigen Krankheitszustände gelegt; immerhin mußten die einzelnen Bilder so weit zur Anschauung gebracht werden, daß der näher Interessierte sich ohne Mühe in anderem psychiatrischen Schrifttum zurechtfinden kann.

Völlige *Übereinstimmung* zwischen den Auffassungen der verschiedenen Bearbeiter ist nicht durchweg erzielt worden; ich halte es nicht für die Aufgabe des Herausgebers, in dieser Richtung einen Druck ausüben zu wollen; alle Beteiligten sind ausgewachsene Leute, die das Recht einer eigenen Meinung haben; ich persönlich stimme z. B. weder der Behandlung der Unfallsneurose noch der weiten Ausdehnung des Begriffes der Schizophrenie bei. Bei der Auswahl der *Literaturangaben* war, wie früher auch, nicht der utopische Wunsch nach Vollständigkeit maßgebend; das Wichtige wird der Leser finden.

Baden-Baden, im Oktober 1934.

A. HOCHE.

HANDBUCH DER GERICHTLICHEN PSYCHIATRIE

BEARBEITET VON

G. ASCHAFFENBURG
PROFESSOR DR. DR. jur. h. c., KÖLN

H. W. GRUHLE
PROFESSOR DR., HEIDELBERG

A. HOCHE
PROFESSOR DR. DR. jur. h. c., BADEN-BADEN

J. LANGE
PROFESSOR DR., BRESLAU

HERAUSGEGEBEN VON

A. HOCHE

DRITTE
VOLLSTÄNDIG NEUBEARBEITETE AUFLAGE

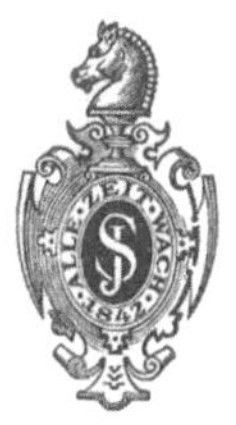

SPRINGER-VERLAG BERLIN HEIDELBERG GMBH
1934

ISBN 978-3-642-52557-5 ISBN 978-3-642-52611-4 (eBook)
DOI 10.1007/978-3-642-52611-4

URSPRÜNGLICH ERSCHIENEN BEI JULIUS SPRINGER IN BERLIN 1934

Verzeichnis der Abkürzungen.

A.	= Absatz.
AE. 25	= Amtlicher Entwurf eines allgemeinen deutschen Strafgesetzbuches (1925).
Art.	= Artikel.
BGB.	= Bürgerliches Gesetzbuch.
CPO.	= Civilprozeßordnung (siehe auch unter „Z").
E.	= Entscheidungen des Reichsgerichts in Strafsachen.
EG.	= Einführungsgesetz.
GA.	= Goltdammers Archiv.
GgG.	= Gesetz gegen gefährliche Gewohnheitsverbrecher und über Maßnahmen der Sicherung und der Besserung vom 24. 11. 1933.
GS.	= Gerichtssaal.
JGG.	= Jugendgerichtsgesetz vom 16. 2. 1923.
IKV.	= Internationale Kriminalistische Vereinigung.
JW.	= Juristische Wochenschrift.
KdSt.	= Das kommende deutsche Strafrecht. Bericht über die Arbeit der amtlichen Strafrechtskommission; herausgegeben von Dr. Gürtner, Reichsjustizminister. Berlin: Franz Vahlen 1934.
KGJ.	= Jahrbuch für Entscheidungen des Kammergerichts.
LK.	= (Leipziger Kommentar). Ebermayer, Lobe, Rosenberg: Reichs-Strafgesetzbuch mit besonderer Berücksichtigung der Rechtssprechung des Reichsgerichts. 4. Aufl. 1929.
MoSchr.	= Monatsschrift für Kriminalpsychologie und Strafrechtsreform.
OLG.	= Oberlandesgericht.
OLGZ.	= Rechtsprechung des Oberlandesgerichts in Zivilsachen.
RG.	= Reichsgericht.
RGE. 25, 47.	= Reichsgerichtsentscheidung, Bd. 25, Nr. 47.
RG. 13. 2. 02.	= Reichsgerichtsentscheidung vom 13. 2. 1902.
RGZ.	= Entscheidungen des Reichsgerichts in Zivilsachen.
RVO.	= Reichsversicherungsordnung.
RV. 27	= Regierungsvorlage eines allgemeinen deutschen Strafgesetzbuchs vom Jahre 1927.
S.	= Seite und Satz.
SterG.	= Gesetz zur Verhütung erbkranken Nachwuchses vom 14. 7. 1933 (Sterilisationsgesetz).
StrGB. u. StGB.	= Strafgesetzbuch.
StPO.	= Strafprozeßordnung.
VermZ.	= Verminderte Zurechnungsfähigkeit.
Z.	= Zurechnungsfähigkeit.
ZfMB.	= Zeitschrift für Medizinalbeamte.
ZPO.	= Zivilprozeßordnung.
ZU.	= Zurechnungsunfähigkeit.

Inhaltsverzeichnis.

Erster Teil.

Die rechtlichen Grundlagen der gerichtlichen Psychiatrie.

A. Strafrecht und Strafprozeß.

Von Professor Dr. Gustav Aschaffenburg, Köln.

B. Bürgerliches Gesetzbuch.

Von Professor Dr. Hans W. Gruhle, Heidelberg.

Zweiter Teil.

Die klinischen Grundlagen der gerichtlichen Psychiatrie.

A. Grundzüge einer allgemeinen gerichtlichen Psychopathologie.

Von Professor Dr. **A. Hoche**, Baden-Baden.

B. Spezielle gerichtliche Psychopathologie.

Von Professor Dr. **J. Lange**, Breslau.

Druckfehlerberichtigung.

S. 66 Zeile 21 von oben, statt 47f. lies 42f.

Erster Teil.

Die rechtlichen Grundlagen der gerichtlichen Psychiatrie.

A. Strafrecht und Strafprozeß.

Von Professor Dr. GUSTAV ASCHAFFENBURG, Köln.

ERSTER ABSCHNITT.

Das Strafrecht.

I. Einleitung.

Aufgaben des Psychiaters in der Strafrechtspflege. — Das Problem der Willensfreiheit. — Der Psychiater als Sachverständiger und als Forscher.

Die großen wissenschaftlichen Fortschritte auf dem Gebiete des Strafrechts, vielleicht mehr noch die harten Lehren des Alltags, haben bewirkt, daß die vielfach lebensfernen Erörterungen über die *begrifflichen* Grundlagen des Strafrechts, die bisher im Vordergrund standen und unerläßlich schienen, erheblich an Bedeutung verloren haben. Sie sind trotzdem nicht unnötig gewesen, das Wissen um dies Ringen nach Erkenntnis ist nicht überflüssig geworden; kennzeichnen sich dadurch doch die Wege und Umwege, die *Forschung* und *Praxis* der *Strafrechtspflege* gegangen sind; wird doch gerade durch den Nachweis der Unzulänglichkeit oder Verfehltheit mancher Auffassung erst klar, wie ein wirklich brauchbares Strafrecht gestaltet werden müßte.

Der *Psychiater* durfte in diesem Ringen nicht beiseite stehen. Ihm fällt auf dem Gebiete der Strafrechtspflege eine zweifache Aufgabe zu. Die erste, häufigere, ist die eines *Werkzeuges* der Strafrechtspflege; in allen den Fällen, in denen eine Person, die seelische Abweichungen aufweist, in Berührung mit den Gesetzen kommt, hat er dem Richter und Strafvollzugsbeamten mit Rat und Tat beizustehen. Die zweite, wichtigere, ist die *wissenschaftliche Umgrenzung der Ausnahmestellung*, die dem psychisch Abnormen gewährt werden muß. Hier kommt ihm die Führung zu; er hat in großen Zügen die Grundlagen festzulegen, auf denen der Gesetzgeber und der Strafrechtler seine Gesetze aufbauen kann. *Kriminal-*

politik als Lehre von der zweckmäßigsten Art der Verbrechensbekämpfung, wozu auch die Vorbeugung gehört, ist ohne psychiatrische Vor- und Mitarbeit nicht denkbar.

Eine wirklich fruchtbare Arbeit kann nur geleistet werden, wenn, bei aller Wahrung der *Eigenart* ihres Berufes, Arzt und Jurist *Hand in Hand* arbeiten. Die Zeiten sind vorüber, in denen der Richter jedem Erscheinen eines psychiatrischen Sachverständigen vor Gericht, auch wenn er ihn selbst geladen hatte, mit Mißtrauen entgegensah; mindestens sind solche Fälle zu Ausnahmen geworden. Jeder Richter weiß heutzutage, daß wir nicht darauf aus sind, einen Schuldigen vor der Strafe zu bewahren, sondern daß wir berechtigt und verpflichtet sind, in sachgemäßer Erfüllung unserer Aufgaben dem Richter die Handhaben zu geben, die es ihm ermöglichen, jeden einzelnen Fall, zu dem wir zugezogen sind, richtig zu beurteilen und die geeigneten staatlichen *Gegenmaßregeln* zu treffen. Aber auch über diese *Tagesaufgabe* hinaus kann nur die gemeinsame *Forschertätigkeit* von Juristen und Ärzten, von Psychologen und Soziologen die Erkenntnis schaffen, welche Ursachen zur Begehung von Verbrechen führen, und wie der Schutz der Gesellschaft erreicht werden kann.

Denn das dürfte wohl — unabhängig von der Stellung des einzelnen zur Frage der subjektiven Schuld, zu dem Gedanken der gerechten Vergeltung, zur Sühne — Allgemeingut jedes sein, der sich in die Probleme der Verbrechensbekämpfung eingearbeitet hat, daß das eigentliche Ziel der Strafrechtspflege die *Sicherung der Gesellschaft* vor den Angriffen der Rechtsbrecher sein muß. Dieses Ziel bleibt unverändert, ob man die letzten Ursachen des Verbrechens in der *Persönlichkeit* oder in den *äußeren Verhältnissen* erblickt, und ob man geneigt ist, die Grenze der *strafrechtlichen Verantwortlichkeit* weiter oder enger zu ziehen. Das muß schon hier besonders betont werden — der Beweis wird folgen —, weil auf dem Verkennen dieses Gesichtspunktes ein großer Teil der Mißverständnisse beruht, denen die Tätigkeit des psychiatrischen Sachverständigen ausgesetzt war.

Eine weitere Ursache der Erschwerung der Verständigung zwischen Arzt und Jurist entspringt der ganz verschiedenartigen *Ausbildung*. Der Arzt als Naturwissenschaftler geht von der Beobachtung aus. Für ihn ist die Tat eines Menschen nur der Anstoß, sich mit ihm zu beschäftigen, *ein Symptom*, aber vielleicht nur ein nebensächliches. Denn wie neben der Erscheinung, die den Kranken zum Arzt führt, die gesamte Konstitution zur Diagnose, die Umwelt zur Therapie mit berücksichtigt werden muß, so steht hinter der Tat die Gesamtpersönlichkeit, der ganze Mensch, den zu erfassen *nicht nur* zur Beurteilung einer Einzelhandlung erforderlich ist. Erst aus der Würdigung *aller* Eigenschaften ergibt sich für den Arzt die Beurteilung des *Einzelvorganges*, eröffnet sich für ihn der Weg zur Prognose und zur Therapie. Der Jurist richtet infolge seiner Ausbildung sein Augenmerk vorwiegend auf die Tat und deren Einordnung in die Gesetzesbestimmungen. Diese Richtschnur verführt leicht zu einer Überschätzung der Tat als Verstoßes gegen die Rechtsordnung und veranlaßt ihn zu Maßnahmen, deren geringe durch die Persönlichkeit des Täters bedingte Wirksamkeit ihm verborgen bleibt. Spielt sich dieser Unterschied der Denkweise auch nicht so sehr in foro ab (vgl. dazu S. 4), so trägt er doch mit Schuld an dem Mißtrauen vieler Juristen gegen die Sachverständigen.

Auch der Begriff der *Willensfreiheit* hat sich in der gleichen Richtung ausgewirkt.

Wenn auch — so die neue Fassung des § 51 StGB. (vgl. S. 9) und das KdSt. (S. 10) — fast alle neuen Gesetze (das italienische allerdings nicht) das Wort Willensfreiheit vermeiden, so bedarf es hier doch einer kurzen Erörterung. Einmal, weil noch die meisten älteren Gesetze (so auch außer unserem in den letzten Zügen liegenden StGB. in seiner bis zum 31. Dezember 1933 geltenden Fassung, das JGG. und unser BGB. § 104 [1] und § 827) von Willensfreiheit oder Willenshandlung sprechen; dann aber auch, weil trotz der Ausmerzung des *Wortes* die Bindung an die *Vorstellung* der Willensfreiheit, bewußt oder unbewußt, vielfach erhalten geblieben ist, aber in ihrer Bedeutung für das praktische Leben überschätzt wird.

Der Wortlaut des alten § 51 zwang uns jahrzehntelang, mit diesem Begriff zu arbeiten, der zu den umstrittensten der Philosophie gehört und die Forscher sowohl wie die Praktiker zu endlosen Auseinandersetzungen nötigte, ohne jede Aussicht auf eine wirkliche Einigung in der theoretischen Auffassung. Darüber wurde immer und immer wieder übersehen, daß auch die eingeschworensten *Deterministen* nie daran gedacht haben, die *Verantwortlichkeit* eines Menschen für sein Handeln zu *leugnen*; weiterhin, daß, wenn auch mit einem gewissen Unbehagen, jeder Determinist dem Worte „Willensfreiheit" im § 51 einen Sinn unterlegte, der seine praktische Verwertbarkeit erlaubte. In diesem Sinne ist die Willensfreiheit als die *Fähigkeit* zu verstehen, *die Motive eines Durchschnittsmenschen unserer Zeit und unserer Umgebung mit normaler Stärke auf unseren Charakter, unsere Eigenart wirken zu lassen*. Oder, um von der negativen Seite aus ein Verständnis für die uns hier beschäftigenden Probleme zu gewinnen: Ist die Eigenart eines Menschen durch *krankhafte* Zustände so verändert, daß die Wirksamkeit der normalen Motive — Vorkastner (S. 170) spricht von gefühlsbetonten Gegenvorstellungen — aufgehoben wird, oder daß krankhafte Beweggründe das Handeln bestimmen, so betrachten wir die Willensfreiheit eines solchen Menschen als aufgehoben.

Ich verkenne nicht, daß auch diese Auslegung nicht ganz die Schwierigkeit beseitigt, die uns in der von dem Normalmenschen abweichenden Veranlagung des unverbesserlichen *Gewohnheitsverbrechers* entgegentritt. Windelband (S. 11) nennt *abnorm* denjenigen, dem die *dauernde Erzieh-*

barkeit des Willens durch die Erfahrung *abgeht.* In diesem Sinne sind sicher sehr viele Gewohnheitsverbrecher abnorm, und folgerichtig würde man bei ihnen von jeder Strafe absehen müssen. Davon kann allerdings gar keine Rede sein, nun etwa die unverbesserlichen Gewohnheitsverbrecher unter die Geisteskranken einzureihen. Wohl aber zwingt uns diese immer wieder sich wiederholende Erfahrung zu dem Schlusse: Mit Strafen kann und wird bei diesen Menschen *nichts* erreicht werden. Also müssen *andere* Wege eingeschlagen werden, die menschliche Gesellschaft vor diesen Schädlingen zu schützen, Wege, die sich wohl letzten Endes mit den *Abwehrmaßregeln* gegen *gemeingefährliche Geisteskranke* berühren.

Aber wir müssen, sobald es sich um die Begutachtung handelt, streng scheiden zwischen solchen *kriminalpolitischen Erwägungen*, und wären sie auch noch so begründet, und dem *Standpunkte unserer Gesetzgebung.* Es ging — man mag das bedauern, aber es ist nicht zu übersehen — den Sachverständigen in foro nichts an, daß die zu erwartende Strafe wirkungslos an der Persönlichkeit des Rechtsbrechers abprallen würde; es ging ihn nichts an, was aus dem freigesprochenen Kranken wird, es sei denn, er wurde besonders danach gefragt. Seine Beurteilung mußte sich — das ist jetzt seit dem GgG durch die Sicherungsmaßregeln anders geworden — von allen derartigen Fernsichten frei halten; er war an den *Wortlaut* der Gesetze gebunden! Ich behaupte mit aller Bestimmtheit, daß kaum jemals von *wirklich* Sachverständigen — nicht jeder, der als solcher vernommen wird, verdient diesen Namen — der Fehler gemacht wurde, einen im heutigen Sinne Zurechnungsfähigen von der Strafe zu befreien; wohl aber, daß gelegentlich Sachverständige in der Erwägung, der Verbrecher sei sicherer im Zuchthause als in der Irrenanstalt untergebracht, sich für die Bestrafung ausgeprochen haben. Beides ist unzulässig. Mag sein, daß die Fortschritte unseres Faches uns in Zukunft manches anders und richtiger beurteilen lassen werden; vor Gericht ist jedes Überschreiten der gesetzlich vorgeschriebenen Grenzen für den Sachverständigen unerlaubt.

Ganz anders die *wissenschaftliche Forschung.* Sie hat nur den Weg zu gehen, den uns — unberührt von etwaigen Angriffen und dem Mißverstehen unserer Bestrebungen — die *Gewissenhaftigkeit des Forschers* vorschreibt. Hier sind wir in Auffassung und Vorschlägen ungebunden, außer durch die ungeschriebenen, aber strengen Gesetze der Verantwortung vor dem *Forum der Wissenschaft.* In unserer Eigenschaft als Sachverständiger ist jedes Verlassen des festen Bodens der Gegenwart eine Pflichtwidrigkeit. Daß wir aber auch bei sorgsamster Wahrung der uns vom Gesetz gezogenen Grenzen nicht immer auf volles Verständnis bei den Richtern, erst recht nicht in Laienkreisen rechnen dürfen, ist begreiflich. Sich ein richtiges Bild von dem Seelenleben eines geistig Abnormen zu machen, ist für den Nichtfachmann offenbar äußerst schwer. Er wird immer geneigt sein, nur da eine wirkliche Geisteskrankheit anzunehmen, wo der Kranke das Bild völliger Verblödung, hilfloser Verwirrtheit oder sinnloser Erregtheit bietet, ein Bild, dem in Wirklichkeit nur ein kleiner Teil unserer Kranken entspricht, wie es uns aus naheliegenden Gründen vor Gericht nur selten begegnet. Dessen sich bewußt zu sein, ist ratsam, aber es darf uns nicht zur Nachgiebigkeit der Volksmeinung gegenüber veranlassen.

II. Die Zurechnungsfähigkeit (§ 51 StGB.).

Voraussetzung der Zurechnungsfähigkeit. — Beweisverpflichtung des Gerichtes. — Die biologische und die biologisch-psychologische Methode. — Entstehungsgeschichte des § 51. — Nichtvorhandensein einer strafbaren Handlung. — Verstand und Affekt.

Unter der Überschrift: „Gründe, welche die Strafe ausschließen oder mildern" behandelt das deutsche StGB. alle diejenigen Umstände, deren Bestehen die *Rechtswidrigkeit*, die *Schuld* oder die *Strafbarkeit* ausschließt oder die *Strafbarkeit mildert*. Für den Irrenarzt sind diejenigen Paragraphen von Bedeutung, die sich auf die *Zurechnungsfähigkeit Geisteskranker, Jugendlicher* und *Taubstummer* beziehen.

Der Ausdruck Z., mit dem die strafrechtliche Verantwortlichkeit gekennzeichnet wird, ist nicht gerade glücklich gewählt. Denn der, der die Fähigkeit des Zurechnens besitzt, ist der Richter, während hier die Eigenschaft dessen gemeint ist, dem etwas zugerechnet wird. Indessen ist das Wort so tief in den Wortschatz und damit in die Gedankenwelt der Richter und des Volkes eingewurzelt, daß es aussichtslos ist, es zu ersetzen. Auch die übliche Bezeichnung „*Unzurechnungsfähigkeit*", gegen die sich Schultze besonders ereifert hat, ist schlechtes Deutsch. Sie kann ohne weiteres durch die bessere der „*Zurechnungsunfähigkeit*" ersetzt werden. Das neue deutsche Gesetz vom 24. November 1933 (GgG.) spricht im § 42b von Zurechnungsunfähigkeit, und so dürfte wohl für die Zukunft dieser unbedingt richtigere Ausdruck bald die verfehlte Bezeichnung verdrängen.

Alle Strafgesetzbücher gehen von der stillschweigenden *Voraussetzung* aus, daß diejenigen, die gegen die Gesetze verstoßen, dafür verantwortlich gemacht werden können. Es würde auch zu völlig unhaltbaren Zuständen führen, wenn in jedem Falle der Nachweis der Z. geführt werden müßte. Trotzdem gibt es keine gesetzliche Vermutung der Z. „Die Verurteilung darf nur erfolgen, wenn das Gericht von der Z. des Angeklagten bei Begehung der Tat überzeugt ist" (LK. Nr. 10 zu § 51, S. 379). Sobald also die Z. *angezweifelt* wird, ist es die *Pflicht* des *Richters*, festzustellen, daß die Z. vorhanden war, nicht etwa Sache des Angeklagten oder seines Verteidigers, die ZU. zu beweisen. „Es genügt nicht, daß dem Richter der Beweis der ZU. mißlungen erscheint, sondern er darf nur dann verurteilen, wenn er an der Z. keinen Zweifel hat" (E. **21**, 131).

Diese an und für sich durchaus zu billigende Auffassung unseres höchsten Gerichts ist geeignet, Sachverständige, besonders ungeübte, in große

Verlegenheit zu bringen. Die Verteidiger stellen sehr häufig die Frage, ob die Gutachter nicht wenigstens die *Möglichkeit* zugeben müßten, daß der Angeklagte in einem Zustande der ZU. gewesen sein könne, und glauben, mit einer — vielleicht aus allzu großer Gewissenhaftigkeit gegebenen — bejahenden Antwort damit dem Gericht die schwierige Aufgabe zuschieben zu können, die Z. zu beweisen. Da dem Gerichte das Recht der *freien Beweiswürdigung* zusteht, ist die Gefahr einer übertriebenen Auswirkung der erwähnten reichsgerichtlichen Entscheidung nicht allzu groß. Gerade deshalb sei auch hier schon betont, daß nach allgemeinen Erfahrungen der Psychiater eher die Gefahr besteht, daß ihre Überzeugung von der ZU. vom Gericht abgelehnt wird, so daß es auch heute noch zur Verurteilung in Fällen kommt, deren Strafbarkeit die Gesetzgebung ausschließen will.

Zu *diesen* gehören *Geisteskranke* — das Wort hier vorläufig im weitesten Sinne des Wortes verstanden —, *Kinder*, *Taubstumme* unter bestimmten Voraussetzungen. Aber wie die Buntheit der Lösungsversuche in Gesetzen, Gesetzesentwürfen und im Schrifttum beweist, gehört es offenbar zu den schwierigsten Aufgaben, eine Fassung für die gesetzlichen Bestimmungen zu finden, die klar und unzweideutig erkennen läßt, was der Gesetzgeber will.

Auf zwei Wegen hat man versucht, die ZU. zu kennzeichnen. Der eine ist der, kurzerhand die Zustände aufzuzählen, die grundsätzlich die Z. ausschließen, die sog. *biologische* oder *klinische Methode*. Der andere, die *gemischte* oder *biologisch-psychologische* Kennzeichnung, bei der die klinische Bezeichnung des Zustandes durch die Auswirkung, die er auf das Seelenleben ausübt, weiter ergänzt wird.

Mir scheint es nicht notwendig, wie MEGGENDORFER (S. 217) in seiner ausgezeichneten Übersicht meint, auch noch eine rein *psychologische* Fassung, für die sich auch GERLAND eingesetzt hat, abzutrennen. Der von ihm angeführte § 1 des Codex juris canonici:

Delicti sunt incapaces, qui actu carent usu rationis,

könnte so aufgefaßt werden, wenn es nicht in § 2 hieße:

Habitualiter amentes, licet quandoque lucida intervalla habeant, vel in certis quibusdam ratiocinationibus vel actis sani videantur, delicti incapaces praesumuntur.

Außerdem aber besteht doch kein grundsätzlicher Unterschied zwischen der Fassung des kanonischen Rechts und den *biologischen* oder klinischen, z. B. des französischen und des gleichlautenden belgischen StGB.:

Il n'y a ni crime ni délit, lorsque le prévenu était en état de démence en temps d'action.

Ähnliche Bestimmungen finden sich in einigen, allerdings meist den älteren europäischen Gesetzbüchern, so in den niederländischen, den norwegischen, österreichischen, schwedischen, ebenso wie in den chinesischen und japanischen. Diese Gleichstellung eines bestimmt angegebenen klinischen Zustandes mit der ZU. ist unbefriedigend. Nicht so sehr deshalb, obgleich die Juristen durchweg daran am meisten Anstoß nehmen, weil dadurch der *Psychiater* durch seine Diagnose — vorausgesetzt, daß der Richter sie ihm glaubt — die Entscheidung über die Z. fällt. Darüber wird noch zu reden sein.

Weit ernster ist das Bedenken, daß durch die völlig *einseitige* und oft nicht einmal sehr gut gewählte Bezeichnung des krankhaften Zustandes ohne weiteres die strafrechtliche Verantwortlichkeit *ausgeschaltet* wird. Das entspricht aber weder der Auffassung der *Psychiater* noch den Bedürfnissen einer *geordneten Rechtspflege.* So steht zwar nicht dem Wortlaut, aber dem *Sinne* nach in allen diesen biologisch abgefaßten Paragraphen das Wort einer „*hochgradigen*" Demenz oder einer „*schweren*" Geisteskrankheit. Ein Gesetz sollte aber nicht wesentliche Bestandteile seiner Anwendbarkeit vermissen lassen. Vollends unbrauchbar aber werden alle solche rein biologischen Bestimmungen, wenn wir, wie das der Begriff der *verminderten Z.* verlangt, mit Graden der von der Norm abweichenden Zustände rechnen müssen.

So kam man zu der allmählich sich immer mehr durchsetzenden Überzeugung, daß der Aufzählung derjenigen krankhaften seelischen Abweichungen, die imstande sind, die strafrechtliche Z. zu beeinträchtigen, eine Kennzeichnung angefügt werden müßte, *inwiefern* und *inwieweit* die strafrechtliche Verantwortlichkeit durch das Vorhandensein solcher Zustände aufgehoben oder herabgesetzt werde, kurz zu dem, was man die gemischte oder *biologisch-psychologische* zu nennen pflegt. Wer, wie von mancher Seite geschieht, damit eine saubere Scheidung der ärztlichen und richterlichen Aufgabe geschaffen zu haben glaubt, befindet sich im Irrtum.

Zum Verständnis der Frage ist es nicht unangebracht, auf die *Entstehungsgeschichte* des bisher geltenden § 51 StGB. zurückzugreifen.

In dem 1. Regierungsentwurf unseres StGB. hieß es:

„Ein Verbrechen oder Vergehen liegt nicht vor, wenn zur Zeit der Tat die freie Willensbestimmung ausgeschlossen war."

Daß durch eine solche Fassung die eigentliche Ursache, auf die der Ausschluß der Willensfreiheit gegründet war, völlig im Dunkeln bliebe, wurde mit allem erforderlichen Nachdruck von psychiatrischer Seite betont. Man empfand die Streichung der im § 40 des Preußischen StB. enthaltenen Bestimmung „wahnsinnig" und „blödsinnig" als einen Fortschritt. Dagegen beanstandete die kgl. wissenschaftliche Deputation für das Medizinalwesen die Verwertbarkeit der einfachen Aufhebung der freien Willensbestimmung als Kriterium der ZU. Einerseits käme dadurch der Gerichtsarzt zu leicht dazu, in seinen Forderungen zu weit zu gehen; andererseits bestünde die Gefahr, daß der freien Willensbestimmung das *zwangsmäßige* Handeln gegenübergestellt werden könnte. Nun stehe aber das Motiv des *unwiderstehlichen Zwanges* gar nicht in direkter Abhängigkeit von einer Geisteskrankheit. Ferner sei das Mißverständnis möglich, daß die Beziehung des Ausschlusses der freien Willensbestimmung zur *Straftat* verlangt werde, was höchstens bei vorübergehender, nicht aber bei ausgesprochener geistiger Störung zulässig sei. Maßgebend sei allein die *Krankhaftigkeit* des Geisteszustandes. Der Ausdruck Geisteskrankheit aber umfasse nicht „*gewisse Grade der Trunkenheit, des Fieberdeliriums, der Schlaftrunkenheit* usw.", in denen doch die Z. ebenfalls aufgehoben sei. Es sei nicht Sache des ärztlichen Sachverständigen, über *Trunkenheit* (vgl. dazu S. 47) und *Schlaftrunkenheit* zu urteilen, während allerdings *Fieberdelirien* und der *Zustand der Gebärenden* der Beurteilung der Ärzte unterstellt werden müßten. Das Gutachten schlug mit Rücksicht auf diese Ausführungen statt des Ausdrucks der „Aufhebung der freien Willensbestimmung" und unter Vermeidung der Bezeichnung „Geisteskrankheit" als Wortlaut die Fassung vor: „Wenn der Täter sich zur Zeit der Tat in einem Zustande von krankhafter Störung der Geistestätigkeit befand."

„Sollte aber ein juristisches Bedenken bestehen, die *Trunkenheit* und die *Schlaftrunkenheit* als solche zu erwähnen, so könne nach Analogie des Oldenburgischen Strafgesetzes eine allgemeinere Fassung dafür gewählt werden, z. B. besondere körperliche Zustände. Es würde dann der § 40 lauten:

„Ein Verbrechen oder Vergehen ist nicht vorhanden, wenn die freie Willensbestimmung des Täters dadurch, daß er sich zur Zeit der Tat in einem Zustande von krankhafter Störung der Geistestätigkeit befand, oder durch Gewalt oder durch Drohung, oder durch besondere körperliche Zustände ausgeschlossen war."

Nach vielen Begutachtungen und Auseinandersetzungen kam dann schließlich der bis vor kurzem, also über 60 Jahre geltende § 51 zustande:

„Eine strafbare Handlung ist nicht vorhanden, wenn der Täter zur Zeit der Begehung der Handlung sich in einem Zustande von Bewußtlosigkeit oder krankhafter Störung der Geistestätigkeit befand, durch welchen seine freie Willensbestimmung ausgeschlossen war."

Schon damals wurde nach der Entstehungsgeschichte und nach Ansicht namhafter Rechtslehrer die Meinung vielfach vertreten, daß der *erste* Teil der Beantwortung des *Arztes* zustehe, die *Nutzanwendung des Relativsatzes* aber Sache des *Richters* sei. Eine Ansicht, die noch bis vor kurzem gewichtige Verteidiger fand, so z. B. den LK. in seinen früheren Auflagen (Nr. 11 zu § 51): „Der medizinische Sachverständige hat zu untersuchen, ob eine krankhafte Störung der Geistestätigkeit bei der Begehung der Tat vorgelegen hat oder nicht, während der Richter die Schlußfolgerung selbst zu ziehen hat, ob infolgedessen die freie Willensbestimmung in Beziehung auf die Handlung ausgeschlossen war (RMG. III 20 VII 07)." Auch in den Erläuterungen zu dem Vorentwurf heißt es (S. 237), daß dem Richter die psychologisch-juristischen Merkmale „bei der Abschätzung des Einflusses als Maßstab dienen sollen, welchen der Geisteszustand im einzelnen Falle auf die Z. des Täters gehabt hat".

Ich halte das für eine völlige *Verkennung* der Sachlage. Bewußtlosigkeit und krankhafte Störungen der Geistestätigkeit sind schlagwortartige Kennzeichnungen von Zuständen, deren Auswirkungen auf das Handeln selbst der erfahrenste Psychiater oft nur schwer bemessen kann. Für den Richter sind es tote Worte, die erst durch die *Erläuterungen* des Arztes Leben und Bedeutung gewinnen. Das wird in all seiner Schwierigkeit bei der Besprechung der Begriffe: *Bewußtseinsstörung, krankhafte Störung der Geistestätigkeit, Geistesschwäche* zu erörtern sein. Tatsächlich wäre eine Beschränkung des Arztes auf die Feststellung des Zustandes ohne nähere Erläuterung für den Richter wohl kaum wertvoller als etwa die statischen Berechnungen eines Brückenbauers, wenn diesem versagt bleiben würde, seine Schlußfolgerungen auf die Tragfähigkeit einer Brücke zu ziehen.

In Wirklichkeit verlangt jeder Richter die Beantwortung des auch nach den Gesetzen der deutschen Sprache zu dem Hauptwort Zustand gehörigen Relativsatzes.

Als ich einmal die Nutzanwendung des von mir festgestellten und in seiner Bedeutung für das Zustandekommen von Amtsunterschlagung genau dargestellten Zustandes hochgradiger Morphiumsucht bei einem an Platzangst leidenden Manne dem Gericht zu überlassen versuchte, erhielt ich das Gutachten zurück, mit dem Ersuchen, mich zu dem Wortlaut des § 51 in seinem ganzen Umfang zu äußern.

Es ist ja auch dasselbe, ob der Sachverständige sich unter Umgehung des Relativsatzes über die Bedeutung der nachgewiesenen Störung für das Geschehene ausspricht, oder ob er die im § 51 festgelegten Ausdrücke verwendet; nur, daß in letzterem Falle die Auffassung des Sachverständigen klarer und unzweideutiger zu erkennen ist. Begründen muß er ja doch seine Anschauung so, daß sie dem Richter einleuchtet. Wir werden also auch in Zukunft daran festhalten dürfen und müssen. Diese Auffassung wird seit Jahren von FRANK vertreten (18. Aufl., VII zu § 51 S. 150), dem jetzt der LK. gefolgt ist (Nr. 11 zu § 51, S. 379), daß der § 51 nicht in zwei getrennte Teile zerfällt.

Die lange Lebensdauer des § 51 in seiner bisherigen Fassung hat es mit sich gebracht, daß eine fast unübersehbare Reihe von Arbeiten sich mit seinen großen Mängeln auseinandergesetzt hat. Er war wirklich mangelhaft, und doch geziemt es sich, zu erklären, daß er sich besser bewährt hat, als viele seiner Gegner, zu denen ich mich auch rechne, zugeben — ein Beweis, was bei *verständnisvollem Zusammenarbeiten* von Richtern und Ärzten selbst bei einem in der Fassung mißglückten Paragraphen erreicht werden kann. Aus den zahlreichen Vorschlägen hat sich schließlich die Lösung herauskrystallisiert, die im „*Gesetz gegen gefährliche Gewohnheitsverbrecher und über Maßregeln der Sicherung und Besserung vom 24. 11. 1933*“ (GgG.) enthalten und am 1. 1. 1934 in Kraft getreten ist.

Nach diesem Gesetz lautet der § 51:

„*Eine strafbare Handlung ist nicht vorhanden, wenn der Täter zur Zeit der Tat wegen Bewußtseinsstörung, wegen krankhafter Störung der Geistestätigkeit oder wegen Geistesschwäche unfähig ist, das Unerlaubte der Tat einzusehen oder nach dieser Einsicht zu handeln.*

War die Fähigkeit, das Unerlaubte der Tat einzusehen oder nach dieser Einsicht zu handeln, zur Zeit der Tat aus einem dieser Gründe erheblich vermindert, so kann die Strafe nach den Vorschriften über die Bestrafung des Versuchs gemildert werden.“

Diese Fassung ist insofern ein Rückschritt gegenüber dem AE., als der dem französischen Code pénal nachgebildete Wortlaut wiederkehrt: „Eine strafbare Handlung ist nicht vorhanden.“ Die Folgerung dieses Wortlautes ist, daß *Anstiftung* zu und *Beihilfe* bei einer Tat, deren Haupttäter auf Grund des § 51 freigesprochen oder außer Verfolgung gesetzt wurde, *nicht* bestraft werden. Mit den Anforderungen einer *geordneten Rechtspflege* läßt sich nicht vereinigen, daß jemand straffrei wird durch eine Zufälligkeit, die seine eigne Verschuldung nicht berührt. Diesem unhaltbaren Zustand wollen die Beschlüsse der amtlichen Strafrechtskommission im Jahre 1934 (KdSt.) nach dem Vorbilde des AE. 25 und RV. 27 ein Ende machen. Hier heißt es:

Nicht zurechnungsfähig ist, wer zur Zeit der Tat wegen krankhafter Störung der Geistestätigkeit oder wegen Bewußtseinsstörung unfähig ist, das Unrecht der Tat einzusehen oder nach dieser Einsicht zu handeln.

Aber, um jeden Zweifel darüber von vornherein auszuräumen, daß die Anerkennung eines Zustandes der ZU. nicht gleichbedeutend mit einem Freibrief für hemmungsloses Handeln ist, soll nach dem KdSt. den sämtlichen Bestimmungen über die ZU. und die vermZ. vorangesetzt werden:

Wer zur Zeit der Tat nicht zurechnungsfähig ist, ist nicht strafbar, aber den besonderen Maßregeln unterworfen, die zum Schutze der Volksgemeinschaft vom Gesetz vorgesehen sind.

Es dürfte sich empfehlen, bevor wir auf die im § 51 genannten Zustände näher eingehen, vorher den *Wortlaut* zu betrachten, der an die Stelle des Ausschlusses der freien Willensbestimmung getreten ist. Die Denkschrift zum Entwurf eines deutschen Strafgesetzbuches von 1919 legte besonderen Wert auf die *Zweiteilung*; sie soll bedeuten (S. 30), „daß der Mangel sowohl auf dem Gebiete des Verstandes wie des Willens liegen kann und bringt damit das Wesentliche klar zum Ausdruck“. Die jetzige Fassung vermeidet den Ausdruck „seinen *Willen* dieser Einsicht gemäß zu bestimmen“, die noch der Entwurf von 1919, ja auch noch das JGG. vom Jahre 1923 (§ 3) braucht, und sagt — ähnlich wie der österreichische Gegenentwurf —: „*dieser Einsicht gemäß zu handeln*“.

Erfahrungsgemäß sind die *intellektuelle* und die zum Handeln führende *affektive* Beurteilung der Tat keine *getrennten Seelenvorgänge*. Scheinbar rein verstandesmäßige Erwägungen stehen meist mehr, als man gemeinhin annimmt, unter dem mächtigen Einflusse mehr oder weniger unklarer *Triebe* und *Wünsche* und werden im Sinne der uneingestandenen *Affekte* verschoben und verfälscht. Umgekehrt findet der Drang zum Handeln eine bereite Hilfe in *Scheingründen*; aber es genügt völlig, sich dieser Tatsache bewußt zu sein, um mit der jetzt gewählten Fassung sich einverstanden erklären zu können. Es dürfte schwer sein, für unsere Aufgabe als Berater des Richters eine bequemere und zweckmäßigere Fassung zu finden. Ein Beispiel zur Kennzeichnung: Ein Paranoider kann zweifellos eine völlig ausreichende Einsicht haben, daß die Tötung seines Gegners eine gesetzlich verbotene Tat ist, aber der *krankhafte Affekt*, der Haß, die Eifersucht, die krankhafte Überzeugung, von einem anderen verfolgt zu sein, sind stärker als diese Einsicht. Viel einfacher liegen die ungezählten Fälle, in denen die Einsicht fehlt, aber der Entschluß zur Tat sich auf dieser gestörten kümmerlichen Einsicht durchaus folgerichtig aufbaut, etwa bei Schwachsinnigen.

Die jetzige Fassung kennzeichnet durch das Bindewort „*oder*", daß es völlig ausreicht, wenn eine der beiden Seiten unseres Seelenlebens, die intellektuelle oder die affektive, hinreichend beeinträchtigt wird. Das hat schon während der Geltung des früheren § 51 das Reichsgericht in einer Entscheidung vom 25. 4. 1931 (Jur. Wschr. **1931**, 2572f.) ausgesprochen: „Eine krankhafte Störung der Geistestätigkeit braucht die Erkenntnisfähigkeit und die Verstandestätigkeit nicht auszuschließen; sie führt aber zur strafrechtlichen Unzurechnungsfähigkeit (§ 51 StGB.), wenn sie zur Folge hat, daß der geistig Gestörte nicht fähig ist, seine Entschließungen und sein Handeln der ihm verbliebenen verstandesmäßigen Einsicht gemäß einzurichten, wenn ihm also die freie Willensbestimmung fehlt, weil infolge der Störung seiner Geistestätigkeit irgendwelche Vorstellungen oder Empfindungen oder Einflüsse seinen Willen derart übermäßig beherrschen, daß seine Bestimmbarkeit des Willens durch vernünftige Erwägungen ausgeschlossen ist."

Wir werden also erst recht nach der klaren Fassung des neuen § 51, unbeschadet unseres erwähnten Wissens um die enge Verflochtenheit unseres Seelenlebens, uns begnügen dürfen, den Nachweis *einer* der Voraussetzungen der ZU. zu führen, um für die Anwendung des § 51 einzutreten.

Der Kommissionsentwurf und der Entwurf von 1919 sprachen von Einsicht in das *Ungesetzliche*, der österreichische Gegenentwurf von dem *Unrecht*, der AE. 25 und das GgG. von dem „*Unerlaubten*" der Tat. In der Denkschrift zum Entwurf von 1919 hieß es: „Aus der Fassung (das *Ungesetzliche*) ergibt sich unzweideutig, daß es für die Frage der Z. nicht darauf ankommt, ob der Täter die Sittenwidrigkeit der Tat einsehen kann, sondern auf die Fähigkeit, die Tat als rechtsmißbilligt zu erkennen." Danach war man damals geneigt, zur Verurteilung einen besonders hohen Grad von Einsicht zu verlangen. Von dieser Forderung sind die Bestimmungen des GgG. vom Jahre 1933 abgegangen und hatten statt dessen nur die Einsicht in das *Unerlaubte* zugrunde gelegt. Das KdSt. hat den im österreichischen Gegenentwurf verwendeten Ausdruck „das *Unrecht*" gewählt. Es soll „nach Ansicht der Kommission genügen, die Fähigkeit zur Einsicht, daß ein Verhalten dieser Art mit dem Wohl der Volksgemeinschaft, mit den Normen, die für ein völkisches Zusammenleben unentbehrlich sind, unvereinbar und darum Unrecht ist". Die Einsicht in die „formale Rechtswidrigkeit", das Ungesetzliche wird nicht verlangt, die in das Unerlaubte erschien der Kommission zu weitgehend. Schwierigkeiten werden bei der praktischen Handhabung des Gesetzes kaum entstehen, da es sich bei den schweren Zuständen, um die es sich allein handelt, nicht auf kleinliche Abwägungen ankommen kann; vor allem aber, weil ja in jedem solchen Falle auch die Frage der Sicherungsmaßregeln beantwortet werden muß.

Auch in der neuen Fassung kehrt wie im GgG. der Wortlaut wieder: „unfähig *ist*". Er würde besser durch „unfähig *war*" ersetzt, wie das übrigens auch schon im § 3 des JGG. geschehen ist; denn es handelt sich um die Kennzeichnung eines in der Vergangenheit liegenden Vorganges, und da ist die Gegenwartsform nicht am Platze.

III. Die Bewußtseinsstörung.

Bewußtlosigkeit — Hypnose und hypnotische Verbrechen. Schlaftrunkenheit — Der Zustand der Gebärenden. — Massenverbrechen.

Die Zustände, die die ZU. bedingen, haben eine von der bisherigen abweichende Fassung bekommen. Das war besonders notwendig bei dem ersten dieser Zustände, der *Bewußtlosigkeit*. Wir verstehen unter *Bewußtsein* die Tatsache des psychischen Erlebens; aber damit können wir für unsere Bedürfnisse in foro nichts anfangen; für diese erscheint mir besser die Umschreibung des Bewußtseins als „eines eigentümlichen Grades von Klarheit, Fülle, Beweglichkeit, Ablaufstempo und Rangordnung des inneren Lebens und der psychischen Funktionen. Diese Definition meint die einfache Tatsache, daß ein Mensch wach, innerlich besonnen und im Benehmen geordnet ist" (JAHRREISS S. 610).

Ist die Fähigkeit der Wahrnehmung, der Einordnung des Wahrgenommenen in das Eigenleben, der intellektuellen und affektiven Stellungnahme, kurz, der *Zusammenhang der psychischen Gebilde* (WUNDT S. 238) *gänzlich aufgehoben*, so reden wir von *Bewußtlosigkeit*. Ein solches völliges Auslöschen alles seelischen Geschehens kommt in der Narkose, beim Erhängen, vielleicht auch im tiefsten Schlaf vor; aber dann ist höchstens eine *reflektorische Bewegung* noch möglich, aber *keine Handlung*. So wurde denn auch schon bisher das Wort Bewußtlosigkeit im § 51 verstanden als eine *erhebliche Beeinträchtigung des Bewußtseins*. „Der Begriff der Bewußtlosigkeit erfordert nicht die Abwesenheit jeglichen Bewußtseins; es genügt vielmehr schon eine bloße Störung des Bewußtseins zur Erfüllung dieses Begriffs, vorausgesetzt nur, daß sie die freie Willensbestimmung ausschließt" (E. 4. Senat des RG. vom 20. 5. 1904). Die Wahl des Ausdrucks „Bewußtseinsstörung" beseitigt diesen Mangel des alten § 51.

Weitaus die häufigste Störung des Bewußtseins, die dem Strafrichter vor Augen kommt, ist die durch *Angetrunkenheit*, doch empfiehlt es sich, diese in Zusammenhang mit den ganzen gesetzlichen Bestimmungen zu besprechen, die sich auf die Handlungen der *Angetrunkenen* und *Trinker* beziehen. Die Störungen des Bewußtseins, die im Gefolge oder im Verlauf von *Krankheiten*, besonders bei der *Epilepsie*, die wohl die wichtigste Form darstellt, auftreten, müssen, wie alle sonstigen *klinischen* Fragen, dem Bearbeiter des besonderen Teiles überlassen werden. Hier kommen nur diejenigen Abweichungen in Betracht, die Beeinträchtigungen des *normalen*

Bewußtseins im engen Zusammenhang mit den Vorgängen des *Alltagslebens* sind; zu diesen rechne ich auch die *Hypnose.*

Dadurch will ich auch schon ausdrücken, daß wir den hypnotischen Zustand nicht als eine *künstliche Geistesstörung* betrachten, wie das noch Meynert getan hat. Man bezeichnet als Hypnose einen *Zustand gesteigerter Suggestibilität, der seinerseits hervorgerufen ist durch Erweckung entsprechender Vorstellungen auf dem Wege der Suggestion durch eine zweite Person.* Diese Erklärung schließt durch ihre Bezugnahme auf die durch einen *anderen* Menschen wachgerufene Suggestion die Zustände sog. *Autohypnose* aus. Ich habe diese Abtrennung absichtlich vorgenommen, weil Zustände von Autohypnose klinisch im allgemeinen zur Hysterie zu rechnen sind, soweit nicht überhaupt der Ausdruck Autohypnose eine Fehldiagnose ist, wie z. B. bei Epileptikern. Forensisch sind solche Zustände wesentlich anders wie die sonstige Hypnose zu beurteilen.

Die Zurückführung der hypnotischen Erscheinungen auf die *Suggestion* nimmt ihnen den mystischen Beigeschmack und ermöglicht eine aprioristische Beurteilung der forensischen Tragweite, die mit den bisherigen Erfahrungen in zu guter Übereinstimmung steht, als daß wir an ihrer Richtigkeit zu zweifeln nötig hätten. Die *Erweckung der Vorstellung,* schlafen zu können, ist bei fast allen geistig Gesunden zu erreichen; Voraussetzung ist natürlich, daß die zu Hypnotisierenden ihre Gedanken zu konzentrieren imstande sind und den erteilten Suggestionen nicht widerstreben. Eine Hypnotisierung *gegen den Willen* ist durch diese Voraussetzung *unmöglich.* Natürlich nicht völlig; die überraschenden Erfolge von *Schauhypnosen,* bei denen in erstaunlich kurzer Zeit eine ganze Reihe von Personen in tiefen hypnotischen Schlaf versenkt wird, erklären sich aber sehr leicht. Der Anblick der schnellen Wirkung ruft bei geeigneten Personen die Vorstellung wach, daß der ,,magnetischen" oder ähnlich bezeichneten Kraft des Hypnotisierenden niemand widerstehen könne. Auch bei Menschen, die trotz des Vorsatzes, sich nicht einschläfern zu lassen, bei solcher Gelegenheit hypnotisiert werden, besteht wohl immer die vielleicht uneingestandene Überzeugung von der Fruchtlosigkeit jeden Widerstandes, der dann natürlich nur ein scheinbarer ist.

Das gleiche gilt in noch höherem Grade von Personen, die schon häufiger hypnotisiert worden sind; bei ihnen genügt — allerdings der Regel nach nur, wenn ihr gewohnter Hypnotiseur den Befehl erteilt — die einfache Aufforderung: ,,Schlafen Sie", um das *sofortige Einschlafen* zu bewirken. Solche dressierten Personen sind unter Umständen auch dann zu hypnotisieren, wenn sie zu widerstehen versuchen.

Der gewöhnliche Zustand der Hypnose ist nicht, wie Charcot annahm, der vollständigster Empfindungs- und Bewußtlosigkeit, sondern der einer Art *passiven* Schlafzustandes, in dem die Wahrnehmbarkeit der Außenwelt erheblich eingeschränkt, die kritische Einstellung gegenüber den erteilten Suggestionen mehr oder weniger aufgehoben und die Empfänglichkeit für dieselben daher bedeutend gesteigert ist. Dieser Zustand ist eigentlich der einzige, der *therapeutisch* — und zu anderen als zu Heilzwecken sollte die Hypnose nie angewendet werden — verwertet wird; in ihm lassen sich Schmerzen beseitigen, ängstliche, zwangsmäßige und quälende Vorstellungen bekämpfen, oft mit glänzendem Erfolg. Aber nicht immer. So sind wir gegen die *Wahnideen* Geisteskranker ganz ohnmächtig, weil diese viel zu tief in dem Seelenleben der Kranken eingewurzelt sind. Ebenso ist auch bei jahrelangem Bestehen von Beschwerden — körperlichen wie seelischen — die suggestive Kraft der Hypnose oft nicht ausreichend, um sie zu beseitigen; nach dem Erwachen aus der Hypnose gewinnen die alten Vorstellungen vielfach wieder schnell die Oberhand über die erteilten Suggestionen.

Es ist leicht ersichtlich, daß die Wirksamkeit von der Lebendigkeit und Einprägsamkeit der durch den Hypnotisierenden wachgerufenen Vorstellungen abhängig ist; ihre Macht ist um so größer, je mehr die erteilten Suggestionen mit dem *Charakter*, dem Denken und Wünschen des Hypnotisierten *übereinstimmen*. Diese Erfahrung gibt uns einen Fingerzeig in der Richtung, wie weit *hypnotische Verbrechen* möglich sind. Wir müssen unterscheiden zwischen solchen, die *an* Hypnotisierten begangen werden, und solchen, *die* Hypnotisierte entweder in der Hypnose oder *posthypnotisch* begehen. Die erste Gruppe findet ihre Besprechung bei § 176[2], da es sich meist um *sexuelle* Delikte handelt, deren Opfer Hypnotisierte werden können (vgl. unten). Sonstige während der Dauer des hypnotischen Zustandes an Hypnotisierten begangene Verbrechen, etwa Nötigung, Diebstähle u. dgl., kommen nicht weiter in Betracht, weil die Schuld des Täters durch diesen Zustand nicht vergrößert oder verringert wird.

Charcot und seine Schule, die — wie zum Verständnis hervorgehoben werden muß — ihre Erfahrungen an den hysterischen Kranken der Salpêtrière gesammelt haben, unterscheiden drei Stufen: die *Lethargie*, in der die Hypnotisierten bloß empfindungs- und bewußtlos sind, die *Katalepsie*, in der die erhöhte körperliche Suggestibilität das hervorstechendste Symptom ist, und endlich den *Somnambulismus*. In diesen Zustand nehmen die Versuchspersonen jede Suggestion an, spielen die abenteuerlichsten Komödien, glauben sich je nach dem Wunsch des Hypnotisierenden in eine beliebige Sachlage versetzt und handeln entsprechend. So eigenartig der Anblick auch wirkt, so ist es doch nicht nötig, zum Verständnis die verwickelten Auffassungen Charcots heranzuziehen; auch dieser Zustand ist, wie alle anderen beliebigen Abwandlungen, ohne weiteres vom Standpunkt der durch Bernheim, Forel, Liébeault u. a. vertretenen, jetzt wohl allgemein als richtig anerkannten Auffassung zu erklären. Auch hier handelt es sich um die *Erweckung der entsprechenden Vorstellungen*, deren

Umsetzung in die gewünschten Handlungen je nach der persönlichen Veranlagung und Umgebung bei häufiger Wiederholung leichter oder schwerer, gelegentlich aber auch gar nicht glückt.

Diese Zustände sind es hauptsächlich, in denen mit der *Möglichkeit hypnotischer Verbrechen* gerechnet werden muß. Wenn man sieht, wie eine Versuchsperson eine Kartoffel für einen Apfel ansieht und verspeist, eine Fußbank statt eines Säuglings wiegt und küßt, auf dem Fußboden liegend verzweifelt Schwimmübungen macht, um sich vor dem Ertrinken im Meer zu retten, lange Unterhaltungen mit nichtvorhandenen ihr suggerierten Personen hält, so scheint der Schritt bis zur Ausführung eines aufgetragenen Verbrechens nicht sehr groß.

Das gleiche gilt auch für die *posthypnotischen* Suggestionen, vielleicht sogar in noch höherem Grade für eine Suggestion, mittels deren wir etwa einem an Platzangst leidenden Kranken die verlorengegangene Sicherheit für Gehversuche, die nicht in der Hypnose angestellt werden, wiedergeben, und für eine solche Suggestion, durch die wir einer Person in der Hypnose auftragen, nach dem Erwachen, und zwar unter Umständen auch erst nach längerer Zeit, ein vorher bestimmtes Glas Wasser auszutrinken, einen Papierkorb einem Anwesenden in den Schoß zu legen, zu einer gar nicht vorhandenen zweiten Person zu sprechen und sie deutlich zu sehen (Suggestions à échéance). Zwischen all diesen Erscheinungen besteht kein grundsätzlicher, sondern nur dem *Grade* nach ein Unterschied.

Die Aussicht, die durch die Möglichkeit solcher posthypnotisch anscheinend besonnen und überlegt, tatsächlich aber unter dem Zwang einer fremden Suggestion ausgeführten Handlung eröffnet wird, ist erschreckend. Da vielfach die *Erinnerung* an die Vorgänge während der Hypnose nach dem Erwachen völlig geschwunden ist, jedenfalls bei empfänglichen Personen durch entsprechende Befehle zum Schwinden gebracht werden kann, so würde der Täter nicht einmal wissen, daß er nur ein *willenloses* Werkzeug in der Hand eines anderen war. Noch mehr würde die soziale Bedenklichkeit der Hypnose dadurch gesteigert, daß in allen Fällen, in denen nur eine entfernte Möglichkeit dazu bestände, hypnotische Suggestionen als *Strafbefreiungsgrund* vorgeschützt werden könnten.

Um die Frage zu klären, ob wirklich während der Hypnose verbrecherische Befehle entgegengenommen oder posthypnotisch ausgeführt werden, sind zwei Wege möglich. Der eine ist der des *Versuchs* wie DELBOEUF, BEAUNIS, LIÉGOIS, BERNHEIM; sie gaben Hypnotisierten Weisungen, wie z. B. mit einem Papierdolch einen Mordversuch zu machen, ein als Arsenik bezeichnetes Pulver in Wasser aufzulösen und einen Anwesenden zum Trinken zu veranlassen, eine vom Arzt übergebene angeblich geladene Pistole auf einen anderen abzufeuern. Solche Versuche *gelingen* oft überraschend gut, und doch *beweisen* sie in Wirklichkeit *gar nichts.* Ich habe die Kritik als *erheblich eingeschränkt* bezeichnet, nicht aber als *aufgehoben.*

Das Bewußtsein der äußeren Umstände bleibt beim Hypnotisierten sicher auch während des hypnotischen Zustandes zum Teil erhalten und macht ihn einem Experiment gegenüber willig, bei dem ihm die Umgebung die Gewähr für die *Harmlosigkeit* des Versuchs gibt, ohne daß man deshalb berechtigt wäre, einfach von Theaterspielen, von bewußtem Täuschen des Hypnotisierenden zu reden.

Wesentlich bestimmend für den Ausfall der Versuche ist die *Häufigkeit* der Hypnose und vor allem die ganz „*hypnotische Umwelt*", wenn man mit diesem Ausdruck die eigentümliche und seelisch ungeheuer wichtige Gesamteinstellung mancher Zentren für Hypnotismus bezeichnen darf. Die Bereitwilligkeit solcher immer wieder vorgeführter „Medien" zur Ausführung jeder Suggestion ist außerordentlich gesteigert. Die tagtägliche Erfahrung lehrt die Unbedenklichkeit dieser *pseudokriminellen* Befehle; das Medium spielt unbewußt eine Komödie, die nur den äußeren Anstrich einer lebenswahren Handlung hat. Sind die Bedingungen ungünstig, d. h. unterzieht man eine Person einem Versuch in einer nicht suggestiv angekränkelten Umgebung und bevor die Wiederholung der Versuche deren Harmlosigkeit genügend dargetan hat, so scheitern alle diese Laboratoriumsexperimente oder stoßen doch auf die größten Schwierigkeiten. Es ist DELBOEUF unter solchen Bedingungen nicht gelungen, selbst belanglose Handlungen hypnotisch zu erzeugen, wie z. B. das Wegnehmen einer Blume von einem — natürlich ebenfalls suggerierten — Altar oder das Küssen fremder Personen.

Trotzdem würde es eine zu weitgehende Folgerung sein, wollte man die Möglichkeit hypnotischer Verbrechen *ganz* in *Abrede* stellen. Der oft und meist falsch zitierte Mordversuch an dem Wiener Psychiater WAGNER VON JAUREGG beweist nach dessen eigenem Bericht (1) manches, nur gerade das nicht, was er beweisen soll; es geht aus der Schilderung nicht hervor, ob WAGNER VON JAUREGG selbst durch das Erlebnis in seiner eigenen Anschauung bestärkt worden ist, die er allerdings längere Zeit vorher ausgesprochen hatte: „Wenn es sich also um die theoretische Möglichkeit des Mißbrauchs Hypnotisierter zur Ausführung von Verbrechen handelt, wird man auf Grund des Laboratoriumsversuchs schon jenen beipflichten müssen, welche diese Möglichkeit für gegeben erachten."

Zum Gelingen gehört bestimmt eine nicht geringe *Veranlagung* sowohl bezüglich der *Suggestibilität* wie der *Neigung zum Verbrechen.* Die erwähnte Tatsache, daß Wahnideen bei Geisteskranken deshalb nicht durch Hypnose zum Verschwinden zu bringen sind, weil sie zu sehr das ganze Denken der Kranken beherrschen, zeigt, daß nur auf *empfänglichem* Boden eine Suggestion wirkt, und daß der Widerstand um so größer ist, je weniger sie den eigenen Vorstellungen und Wünschen des zu Beeinflussenden entspricht.

So gelang es mir beispielsweise mit Leichtigkeit, einen hypnotisierten Strafgefangenen zu veranlassen, einen Hut wegzunehmen, Versprechungen von Geldgeschenken zu geben.

nicht aber zum Eingeständnis zu bringen, daß er die Betrügereien, wegen derer er, zweifellos mit Recht, bestraft war, tatsächlich begangen habe; er blieb auch bei diesem ganz törichten, aber durch seine Eitelkeit bedingten Widerstand, als die Strafe längst verbüßt war. Der Fall ist sehr lehrreich.

Eine *psychopathische Persönlichkeit*, bei der durch Anlage und ungünstige Umgebung und Erziehung ohnehin die ethischen Vorstellungen unzureichend entwickelt sind, mag wohl schließlich einer immer wiederholten kriminellen Suggestion unterliegen. Ich möchte allerdings glauben, daß es bei solchen Menschen auch *ohne* Hypnose möglich ist, sie zu einem Verbrechen zu veranlassen, wie denn überhaupt der Einfluß der *Wachsuggestion* für die Begehung von Verbrechen meistens gar nicht genug gewürdigt wird.

Weit wichtiger als alle theoretischen Überlegungen und Laboratoriumsversuche ist der zweite Weg zur Aufklärung: die *Erfahrung*. Da überrascht nun die Tatsache, daß bisher noch *kein* Fall eines hypnotischen Verbrechens *sicher* nachgewiesen wurde. Bei der großen Ausbreitung, die der Hypnotismus lange Zeit gefunden hat, bei der Häufigkeit des Hypnotisierens durch Laien, sollte sich — die Möglichkeit der Suggestion von Verbrechen vorausgesetzt — doch ein ziemlich umfangreiches Erfahrungsmaterial angesammelt haben. Nichts von all dem ist geschehen. Zwar hat ab und zu die Verteidigung versucht, Angeschuldigte dem Strafrichter zu entziehen, indem sie sie als Opfer einer kriminellen Suggestion hinstellt, wie z. B. die bekannte Prostituierte und Raubmörderin Gabriele Bompard (Ann. Hyg. publ. **1891**, 1). Auch ohne allzu ungläubig zu sein, wird man weder diesem Fall, noch den wenigen sonst veröffentlichten irgendwelche Beweiskraft zuerkennen können.

Nach diesen Erfahrungen ist Furcht vor der kriminellen Ausbeutung der Hypnose nicht angebracht, wenigstens nicht in der Richtung, daß der Hypnotisierte als *handelnde* Person einer Straftat erscheint, deren Urheber durch den Befehl, die Suggestion als solche zu vergessen und die Handlung auf selbständige und eigene Überlegung zurückzuführen, sich der Verantwortung zu entziehen weiß. Würde ein solches Vergehen bestimmt nachgewiesen, so wäre allerdings dem Hypnotisierten der Schutz des § 51 zuzuerkennen; die Handlung erfolgt dann in einem Zustand erheblicher Bewußtseinsstörung. Es ist nicht zulässig, wie von Lilienthal glaubt, nur für den Zustand der Lethargie, nicht aber für den des *Somnambulismus* Bewußtlosigkeit anzunehmen. Lilienthals Ausführungen stützen sich auf die erwähnten Anschauungen der Charcotschen Schule, deren Unrichtigkeit natürlich auch diese Unterscheidung hinfällig macht.

Der Anstifter einer kriminellen hypnotischen Suggestion müßte nach denselben Gesichtspunkten beurteilt werden, nach denen die Schuld dessen festgestellt wird, der einen Geisteskranken als *ausführendes* Werkzeug benutzt. Ich will nicht unterlassen, hier zu bemerken, wie unwahrscheinlich der Mißbrauch der Hypnose auch vom Standpunkt des Hypnotisierenden ist. Die Mühseligkeit der Bearbeitung eines Mediums bis zu diesem hohen Grade von suggestiver Gefügigkeit, die trotz der suggerierten Erinnerungslosigkeit nicht geringe Gefahr des Aufdeckens in neuer Hypnose, die Unzuverlässigkeit der Wirkung — alle diese Schwierigkeiten machen es begreiflich, daß so leicht niemand zu diesem Mittel greifen wird. Da als Voraussetzung seiner Wirkung immer ein gewisser Grad eigener krimineller Geneigtheit vorhanden sein muß, so wird wohl das Mittel der Wachsuggestion, der *Überredung*, immer in Verbrecherkreisen vorgezogen werden.

Der *Einwand* der Hypnose muß in seiner *prozessualen Wirkung* ähnlich aufgefaßt werden wie der Einwand der *Schlaftrunkenheit* (s. u.), nur daß der Richter doch aus den angeführten Gründen in Anbetracht der theoretischen und erfahrungsgemäßen Unwahrscheinlichkeit diesen fragwürdigen Einwand nicht mit allzu großem Ernst zu behandeln nötig hat.

Die Eigentümlichkeit der Bewußtseinseinschränkung im hypnotischen Zustand und der hypnotischen Suggestibilität bedurfte einer breiteren Darstellung, um dem Juristen die Erfassung der ihm fremden Probleme zu erleichtern. Von den anderen Bewußtseinstrübungen muß der sog. *Schlaftrunkenheit* ein Wort gewidmet werden. Nur selten wird es infolge der Schlaftrunkenheit zur *aktiven* Ausführung von Straftaten kommen. Das übliche Beispiel ist die sinnlose Gewalttat, ausgeführt von einem aus schreckhaftem Schlaf Erwachenden, der die im Traume erlebten Angriffe abwehrt und dabei jemanden seiner Umgebung verletzt. Wahrscheinlicher sind *fahrlässige Unterlassungen*, wie etwa des Schließens einer Eisenbahnschranke, das Übersehen eines Signals, das Fehlgreifen beim Weichensteller und ähnliches. Von sehr geübten Autofahrern ist mir häufiger berichtet worden, daß bei längerem Fahren, ohne daß von eigentlicher Übermüdung die Rede sein konnte, besonders beim Fahren im Dunkeln, ein fast unüberwindliches Schlafbedürfnis auftaucht; bis zu einem Grade, daß sie aus Vorsicht gezwungen seien, kurze Schlafpausen einzuschieben. Es ist durchaus möglich, daß manche Autounglücke auf solche Schlaftrunkenheit zurückzuführen sind. Gelegentlich wird man allerdings dem *Alkohol*genuß eine *mitwirkende*, vielleicht sogar die ausschlaggebende Bedeutung zuschreiben müssen, doch tritt diese sonderbare Fahrmüdigkeit auch bei völlig Enthaltsamen auf.

GUDDENS Untersuchungen über die Schlaftrunkenheit gehen sehr weit in Einzelheiten, weiter wahrscheinlich, als im allgemeinen für den Sachverständigen und Richter von Bedeutung ist. Die Zahl der wegen Schlaftrunkenheit zur Begutachtung kommenden Fälle ist offenbar sehr gering. Ich habe trotz einer, wie ich wohl glauben darf, besonders umfangreichen Sachverständigentätigkeit nur einmal einen solchen Fall begutachten müssen. Daß im übrigen die Berufung auf Schlaftrunkenheit von dem Richter ähnlich zu behandeln ist wie jeder andere Fall der Berufung auf die sonstigen, die ZU. bedingenden Zustände, hat das Reichsgericht wiederholt entschieden. Für den ärztlichen Sachverständigen sei hervorgehoben, daß er sich vor der Verwechslung mit *epileptischen* Dämmerzuständen zu hüten hat (vgl. auch E. SCHULTZE II, S. 224).

Neben den *Fieberdelirien*, die besser unter die krankhaften Störungen der Geistestätigkeit einzureihen sind, hatte bei den Vorarbeiten für das alte StGB. das Gutachten der königlichen wissenschaftlichen Deputation für das Medizinalwesen den *Zustand der Gebärenden* als einen solchen bezeichnet, der in den Bestimmungen des § 51 berücksichtigt werden müsse. Psychologisch läßt sich allerdings wohl der Fall denken, daß bei der Tötung eines unehelichen Kindes in oder gleich nach der Geburt (§ 217[1]) der Geisteszustand einer Gebärenden ein abnormer sein kann. Körperliche Schwäche, Blutverlust und Schmerzen, das Gefühl der Verlassenheit, Sorge um die Zukunft, Zerwürfnis mit der Familie, Furcht vor der Schande, der sog. „*Ehrennotstand*", alle diese Eindrücke können sehr wohl in ihrem Zusammentreffen so übermächtig werden, daß es zur Tötung eines Kindes kommt; ich möchte den Gründen noch den *Zustand der Ratlosigkeit* hinzufügen, das in einigen von mir untersuchten Fällen so unverkennbar hervortrat, daß ich in ihm die Hauptursache sehen möchte. Doch sind andere Untersucher nicht zu dem gleichen Ergebnis gekommen (GUMMERSBACH). Immerhin ist, wie auch VORKASTNER (S. 187) in Übereinstimmung mit HÜBNER annimmt, eigentlicher *Kindesmord*, d. h. schon vor der Geburt geplante Tötung des Kindes selten. Man muß zugeben, daß unser Gesetz gute Gründe hat, die Strafe bei der Kindestötung anders zu bemessen als beim Mord. Ob aber tatsächlich der Gemütszustand der Gebärenden — natürlich vorausgesetzt, daß keine sonstigen psychischen Störungen, keine Epilepsie, keine Eklampsie vorliegen — gelegentlich ein so abnormer werden kann, daß die Anwendung des § 51 berechtigt ist, ist wissenschaftlich noch ungeklärt. Es sind wohl eine Anzahl Beobachtungen im Schrifttum aufzufinden, auffallend aber ist, daß sie durchweg aus älteren Zeiten stammen. Vielleicht würden diese alten Fälle heute bei unserer verfeinerten Diagnostik ganz anders gedeutet. Wünschenswert wäre es aber, daß ein psychiatrisch geschulter Frauenarzt sorgfältig den bei ehelichen sowie unehelichen Geburten *Gesunder* auftretenden Zustand beobachtete, um eine Grundlage zur Beurteilung besonders auffälliger Erregungen zu schaffen, eine Grundlage, die, so notwendig sie ist, vorläufig noch fehlt.

FRANKS knappe Bemerkung in seinem Kommentar: „auch der *Affekt* kann sich zur *Bewußtlosigkeit* steigern", ist zutreffend. Er rührt damit aber an eine Frage, die, mit Sicherheit zu beantworten, im gegebenen Falle fast ausgeschlossen ist. Denn wir sind zur Beurteilung über das Ausmaß

[1] Eine Mutter, welche ihr uneheliches Kind in oder gleich nach der Geburt vorsätzlich tötet, wird mit Zuchthaus nicht unter 3 Jahren bestraft.
Sind mildernde Umstände vorhanden, so tritt Gefängnisstrafe nicht unter 2 Jahren ein.

einer Gemütsbewegung und deren ursächliche Auswirkung auf das Handeln im wesentlichen auf die Angaben angewiesen, die der *Täter* selbst uns macht, sowie auf das, was die etwaigen *Zeugen* beobachtet haben. Nun ist der *Maßstab* für einen Affektsturm gerade das völlige *Auslöschen* oder das bis auf kärgliche Reste erfolgende *Abblassen der Erinnerung*; aber dürfen wir einem Angeschuldigten Glauben schenken? Man wird allen solchen Angaben, sich an nichts erinnern zu können, mit berechtigtem Mißtrauen entgegentreten. Eine Stütze für unsere Beurteilung der Glaubwürdigkeit gibt uns neben gewissen für den Kenner verwertbaren Merkmalen der *Art* der Erinnerungslosigkeit unsere Erfahrung, ob nach der *Persönlichkeitsartung* und nach den *Ursachen der Erregung* eine solche Affekthöhe erwartet werden kann; aber ist diese Stütze nicht sehr trügerisch?

Wer mit der Persönlichkeitsforschung vertraut ist, weiß, wie unendlich schwierig es ist, die *Affektivität* eines Menschen richtig einzuschätzen. Für die *Intelligenzprüfung* gibt es Maßmethoden; nicht unfehlbare, aber doch brauchbare. Für die *Bemessung der Affekte* nicht. Gewiß sind einige solche Methoden gefunden worden, so besonders das VERAGUTHsche Spiegelgalvanometer; indessen geht ihre Verwertbarkeit kaum über die Feststellung hinaus, daß überhaupt psychisch in einem Menschen etwas vorgeht, was er vielleicht zu verbergen sucht. Vor allem aber sind wir, selbst wenn uns die Vorgeschichte ein einigermaßen brauchbares Bild von Temperament und Gemüt liefert, völlig außerstande, anzugeben, welche Bedeutung irgendein Erlebnis auf einen *andern* Menschen gehabt hat. Was den einen völlig aus dem Geleise wirft, bleibt für einen andern Menschen, auch der gleichen Bildungsstufe und Herkunft, gleichgültig. Ja noch weiter, *derselbe* Vorgang kann *heute* eindruckslos bleiben und *morgen* einen schweren Affektsturm auslösen; dabei spielen *körperliche* Zustände eine große Rolle: *Ermüdung, Hunger, leichte Fieberbewegungen, Menstruation* usw.

Noch bedeutsamer ist der *seelische Untergrund*, auf dem sich alles abspielt. Wir sehen unter den fast täglich in unsere Klinik nach mißglückten Selbstmordversuchen eingelieferten Menschen solche, die oft ein ganz geringfügiges Ereignis zu dem scheinbar ganz unverständlichen Selbstmordversuch geführt hatte. In vielen Fällen werden wir uns mit Recht an das Wort von dem Tropfen, der den Eimer zum Überlaufen bringt, erinnern; aber gerade das dürfen wir dabei nicht vergessen, daß der Tropfen völlig wirkungslos bleiben würde, wäre der Eimer nicht bis zum Rande voll. Und so finden wir bei solchen plötzlichen Affektausbrüchen bei näherem Befragen in der Regel, daß die Handelnden vorher schon durch eine Häufung unerfreulicher Erlebnisse, zuweilen auch in Verbindung mit den erwähnten körperlichen Schädigungen, völlig *zermürbt* und *bis aufs Äußerste geladen* waren.

Die Schwierigkeit, den seelischen Zustand eines fremden Menschen richtig zu beurteilen, nimmt auch den *Aussagen zufälliger Zeugen* erheblich an Gewicht. Wir müssen oft froh sein, wenn uns wenigstens die *äußeren Umstände* zutreffend geschildert werden.

Zu den Ursachen, die verhältnismäßig am häufigsten zur Beurteilung eines auf der Höhe des Affektes begangenen Verbrechens Anlaß geben, gehört die *Eifersucht* und der *Zorn*. Es ist dabei nicht von entscheidender Bedeutung, ob die Eifersucht berechtigt war oder nicht. Ebensowenig ist es wegen der starken Subjektivität möglich, zu beurteilen, ob zu der zornigen Aufwallung *ausreichender* Anlaß war. Wir werden, wenn die Affektausbrüche so über jedes verständliche oder uns verständlich erscheinende Maß hinausgehen, in der Regel die in der *Persönlichkeit* wurzelnden *Eigenschaften* für die Beurteilung mit heranziehen müssen. Dazu gehört ein etwaiger *Mangel an Intelligenz*, ein schwerblütiges oder reizbares *Temperament*, nicht selten auch die Einwirkung des *Alkohols*. Eine ganz besondere Beachtung verdienen die Folgen von *Hirnschädigungen*, sowohl die durch stumpfe Gewalt wie durch Schädelbrüche, Geschosse oder sonstige Verletzungen. Wir beobachten dabei eine *Unbeherrschbarkeit der Affekte*, die an die der *Epileptiker* erinnert, vielleicht sogar mit dieser wesensverwandt ist.

Zu leugnen ist jedenfalls die Tatsache nicht, daß sich der Affekt bis zu einer Höhe steigern kann, der die Voraussetzungen des § 51 erfüllt. Aber man wird bei der Beurteilung nicht vorsichtig genug sein können, um auf der einen Seite dem Angeklagten nicht Unrecht zu tun, auf der anderen aber auch nicht durch allzu große Bereitwilligkeit zur Anwendung der Bestimmungen über die ZU. das Rechtsempfinden der Umwelt und die allgemeine Rechtssicherheit zu schädigen.

Ein Wort verdient in diesem Zusammenhang noch das *Massenverbrechen*. Jeder Aufruhr, ja schon jeder Straßenauflauf gibt Gelegenheit, zu beobachten, wie Menschen als Mitglieder einer Masse zu Handlungen kommen, die sie als *Einzelpersönlichkeiten* zu begehen außerstande wären. Von Plünderungen bis zu den furchtbarsten Ermordungen und Verstümmelungen (Lynchjustiz!) sind sämtliche Verbrechen vertreten, bei deren Begehung der *Affekt* eine Rolle spielt. Es ist hier nicht der Ort, auf die *psychologische* Wurzel des Massendenkens einzugehen; wir haben nur Stellung zu nehmen zu der Frage der *strafrechtlichen Beurteilung*. Die Auffassung NAPOLEONS „les crimes collectifs n'engagent personne" beweist, wie klar sich dieser große Kenner der Masse über die Eigenart des *Massendenkens* war; aber seine Schlußfolgerungen möchte ich *nicht* unterschreiben. So überzeugt ich davon bin, daß jedes Massendenken die Denk- und Fühlweise der Einzelpersönlichkeit beeinträchtigt, entstellt, ja völlig aufheben kann, so notwendig erscheint mir, uns der Ausschreitungen der Masse zu erwehren. Für den Anhänger der Vergeltungstheorie — das ist zuzugeben — ist die Sachlage äußerst schwierig. Die *subjektive* Verschuldung kann bis auf ein Mindestmaß herabgedrückt sein; die *objektiven* Folgen des Massendenkens sind vielfach die allerschwersten Verbrechen. Für den, der die wesentlichste Aufgabe in dem *Schutz der Gesellschaft* erblickt, ist eine Lösung leichter zu finden. Von diesem Standpunkte aus wird man mit der Anwendung des § 51 bei Massenverbrechen aufs äußerste zurückhaltend sein müssen.

IV. Die krankhafte Störung der Geistestätigkeit.

Schwierigkeiten der Abgrenzung. — Die partielle Zurechnungsfähigkeit. — Die „geheilte" Paralyse. — Die Endzustände bei Encephalitis. — Die abgeklungene Schizophrenie. — Der Residualwahn. — Die überwertige Idee.

Der Ausdruck *krankhafte Störung der Geistestätigkeit* ist kein medizinischer. Vom Standpunkt des Arztes aus gehört zu den krankhaften Störungen der Geistestätigkeit sowohl jede Bewußtseinsstörung wie auch die geistige Schwäche. Überblickt man die Entstehungsgeschichte und vergleicht man unsere Bestimmungen mit denen älterer Gesetze — aber auch einiger neuer — so sieht es aus, als ob man damit die *Geisteskrankheiten* im engsten Sinne des Wortes meinen will; nur läßt auch der Begriff der Geisteskrankheit die von den Juristen gewünschte Schärfe vermissen.

Wir stellen zwar Erkrankungen mit *bestimmtem Beginn, bestimmten* sie kennzeichnenden *Erscheinungen* und *bestimmtem Verlauf* den Zuständen gegenüber, die wir als *psychopathische Zustände* bezeichnen und die im allgemeinen ungünstige *Spielarten normaler Charaktere* umfassen. Indessen stoßen wir überall auf unscharfe Grenzen. Ein Beispiel: Das sog. *manisch-depressive Irresein* (vgl. den besonderen Teil) zeigt wechselnde Zustände von Gemütsdruck, verbunden mit starker Hemmung, Entschlußlosigkeit, Selbstvorwürfen, Lebensüberdruß und im Gegensatz dazu Zeiten gehobener Stimmung, voll Unternehmungslust und Hemmungslosigkeit. Die Tatsache, daß solche Phasen zuweilen geradezu im schreienden Gegensatz zu den äußeren Lebensbedingungen und Ereignissen stehen, und daß sie in ihrem Verlauf nicht wesentlich von unserer Behandlung beeinflußbar sind, beweist, daß die wechselnden Stimmungen auf bisher uns allerdings unbekannten Gesetzmäßigkeiten beruhen. Aber wir kennen auch Persönlichkeiten, die dauernd schwermütig oder unverwüstlich heiterer Stimmung oder endlich starken Gemütsschwankungen unterworfen sind, ohne daß sich deutliche Phasen abheben. Daß solche Menschen dem manisch-depressiven Irresein nahestehen, verrät uns dann oft nach Jahren eine unverkennbar von der sonstigen Dauerstimmung sich abhebende einzelne Phase und die Häufigkeit eines ausgesprochenen phasischen Verlaufes bei anderen Familienangehörigen.

Hier ist eine Grenze ebensowenig zu ziehen wie etwa bei der Bestimmung, wann die Auswirkung des *Altersabbaues* oder einer *langbestehenden Epilepsie* oder der dauernde *Mißbrauch von Rauschgiften* die Ausgangspersönlichkeit soweit verändert hat, daß wir von einer krankhaften Störung der geistigen Tätigkeit nicht nur reden dürfen, sondern auch reden müssen.

Der Mangel einer scharfen Umgrenzung des Begriffs „krankhafte Störung der Geistestätigkeit" wird deshalb weniger fühlbar, weil es sich ja nicht um die einfache Feststellung des Zustandes handelt, sondern um dessen *rechtliche* Bedeutung, und diese hängt ab von dem *Einfluß* der bestehenden krankhaften Störung der Geistestätigkeit auf das Handeln. Das Handeln, ganz allgemein gesprochen; nicht aber bedarf es des Nachweises, daß die besondere Art der seelischen Abweichung auch die *Straftat* unmittelbar verständlich macht. Noch der zweite Entwurf des alten § 51 hatte auf Vorschlag der Leipziger medizinischen Fakultät die Fassung gefunden, „durch welchen seine freie Willensbestimmung *in Beziehung auf die Handlung* ausgeschlossen war". Damit sollte nur ausgesprochen werden, „daß der Beweis des Ausschlusses der freien Willensbestimmung *nur* in Beziehung auf die dem Täter zur Last gelegte Tat zu erbringen, nicht aber der Beweis zu fordern sei, daß die freie Willensbestimmung *nach allen Richtungen* hin ausgeschlossen sei". Es war, wie aus den Motiven zum Entwurf des Strafgesetzbuches für den Norddeutschen Bund, aus dem ja unser RStGB. hervorging, die Ansicht der Regierung, daß man sich durch Einfügung dieser Worte in keiner Weise für die *partielle* Z. aussprechen wolle. „Wird von dem Arzt im Einzelfalle festgestellt, daß die Wahnideen des Täters, obschon sie nicht in unmittelbarem ursächlichen Zusammenhang mit der Tat selbst und ihren Zwecken stehen, das geistige Bewußtsein des Täters im allgemeinen so gestört haben, daß er auch über die Grenze dieser Wahnidee hinaus als geistig gesund nicht angesehen wird, so wird hierdurch zugleich festgestellt, daß die freie Willensbestimmung auch bezüglich der einzelnen Tat ausgeschlossen gewesen ist."

Es ist dem entschiedenen Widerspruch der rheinischen Irrenärzte unter Führung von LANG, PELMAN und RICHARTZ zu verdanken, daß in der 3. Lesung des Gesetzes die Worte „In Beziehung auf die Tat" *gestrichen* wurden. Der Vorschlag der Leipziger medizinischen Fakultät war gewiß gut gemeint; es sind aber zwei Bedenken dagegen geltend zu machen: das eine, weniger schwerwiegende, ist ein medizinisches, wissenschaftliches. Wenn nichts weiter erforderlich ist als der Nachweis des Einflusses einer krankhaften Störung auf das Zustandekommen einer *bestimmten* Tat, so liegt die Gefahr nahe, sich auf diesen Nachweis zu *beschränken*. Statt der Frage nach Art und Umfang der Erkrankung würden sich die Sachverständigen vielleicht allzuoft begnügt haben, den Fall nur nach den äußerlich zutage tretenden Symptomen zu beurteilen, eine *psychologische* oder *psychopathologische* Erklärung der Handlung zu versuchen, statt der *klinischen Diagnose* nachzugehen.

Diese Art des Vorgehens ist nicht wesensgleich mit der SOMMERS (II, S. 15); dieser verlangt, den allgemeinen Begriff der „freien Willensbestimmung ganz speziell auf die Natur der unter Anklage gestellten Handlung im Zusammenhang mit der Frage der Geistesstörung zu beziehen und dadurch zu einer bestimmten analytischen Aufgabe zu gestalten". SOMMER geht also davon aus, daß *zuerst* die Geisteskrankheit nachgewiesen sein müsse und dann erst versucht werden solle, die Straftat als eine natürliche Folge aus ihr abzuleiten; gelingt das, und läßt sich auch für den Nichtfachmann verständlich die Tat in unmittelbaren Zusammenhang mit der geistigen Störung bringen, so ist die Rechtslage einfach und durchsichtig. Wie aber, wenn das Verbrechen *scheinbar* mit der bestehenden Wahnidee, Angstzuständen, Sinnestäuschungen usw. nichts zu tun hat und demnach als ein Ausfluß einer verbrecherischen Veranlagung, nicht als Folge der Geisteskrankheit erscheint?

Das ist nämlich das zweite und wichtigere Bedenken, das gegen den Vorschlag der Leipziger Fakultät erhoben werden muß. Der Wortlaut führt unwillkürlich zu einer allerdings nicht beabsichtigten, aber wohl unvermeidlichen umgekehrten Fragestellung: war die freie Willensbestimmung durch die krankhafte Störung der Geistestätigkeit *in Beziehung auf die Handlung* ausgeschlossen?

Dieser Nachweis ist nicht immer leicht zu führen; vor allem wird es oft nicht möglich sein, dem Juristen den Zusammenhang zwischen Psychose und Straftat zu beweisen. Der Richter könnte so zu der Auffassung kommen, daß zwar eine Geisteskrankheit — ich rede hier vorläufig nur von Psychosen im engeren Sinne — vorliege, daß diese aber *ohne Einfluß* auf die Straftat gewesen sei. Man bezeichnet diese Annahme der Möglichkeit, daß ein Geisteskranker im Zustand anscheinend freier Willensbestimmung eine Straftat begeht, als *partielle Zurechnungsfähigkeit.*

Nach der Fassung des § 51 sollte man meinen, daß die Frage einer partiellen Z. erledigt sei, zumal ja sogar die Regierungsvorlage trotz des Festhaltens an der Fassung der „Tat in Beziehung auf die Handlung" die ZU. eines Geisteskranken nicht von diesem Nachweis des Zusammenhanges abhängig macht. Die Fassung des § 51 verlangte dem *Wortlaut* nach nur das *zeitliche Zusammenfallen* einer Handlung mit einer, um mich kurz auszudrücken, hochgradigen Geistesstörung, nicht aber den *kausalen Zusammenhang.* Die Verurteilung wäre ja auch in einer der wichtigsten Beziehungen gegenstandslos, als nach § 455 StPO. die Strafvollstreckung an einem Geisteskranken aufzuschieben ist. Sehr berechtigt ist die Bemerkung SIEMERLINGS: man könne doch nicht die eine Hälfte eines Menschen in das Irrenhaus, die andere in das Gefängnis stecken.

Trotzdem taucht die Frage der partiellen Z. immer wieder auf, und sie hat vor längeren Jahren durch ZIEHEN einen neuen Anstoß zur Erörterung bekommen. ZIEHEN geht von der Besprechung der ZU. bei chronischer Paranoia aus. Diese Psychose, deren Hauptmerkmal die allmähliche und fortschreitende Entwicklung systematisierter Verfolgungsideen oder auch

Größenideen ist, eignet sich deshalb besonders gut zur Erörterung der Streitfrage, weil die Kranken klar und besonnen sind und bleiben[1].

ZIEHEN glaubt nun, der Richter dürfe „den Nachweis verlangen, daß die Wahnvorstellungen wirklich auch bei der psychologischen Entstehung der speziell unter Anklage stehenden Strafhandlung eine Rolle gespielt hat. Der Nachweis, daß überhaupt Geisteskrankheit besteht, reicht nicht aus. Man kann sich sehr wohl den Fall denken, wenn er auch äußerst selten sein wird, daß jemand, der durch Verführung usw. moralisch verwahrlost ist, einerseits an Paranoia erkrankt und andererseits unabhängig von paranoischen Vorstellungen lediglich auf Grund moralischer Verkommenheit Strafhandlungen sich zuschulden kommen läßt. Offenbar hat die Paranoia in solchem Falle gar keine exkulpierende Kraft."

Diese Ausführungen klingen sehr einleuchtend. Es ist ja nicht zu bestreiten, daß ein Gewohnheitsverbrecher, trotz einer in späterem Alter auftretenden Psychose, in seiner Laufbahn fortfahren kann, und daß es unter solchen Umständen unmöglich ist, die psychologische Verbindung zwischen einer ursprünglichen Veranlagung und der späteren Erkrankung herzustellen. Ist aber wirklich „die Geisteskrankheit in solchen Fällen — immer vorausgesetzt, daß wirklich nachgewiesen ist, daß die psychopathischen Symptome keinen Einfluß auf die Strafhandlung gehabt haben — eine Komplikation etwa wie die Tuberkulose?" (ZIEHEN 58).

In dem wörtlich zitierten Zwischensatz liegt der Punkt, an dem die Kritik einzusetzen hat. Jede Handlung ist das Produkt einer Reihe von äußeren und in der Persönlichkeit liegenden Faktoren. Wir legen dieser Handlung die Motive zugrunde, die wir bei dem Verbrecher vermuten, vielleicht auch vermuten dürfen, wenn er offen genug ist, uns seine Beweggründe zu nennen. Aber neben diesen, dem Handelnden bewußten, spielen viele unbewußte Motive, Affekte aller Art, körperliches Befinden, äußere Einflüsse, alte Erinnerungen und neue Eindrücke, Erziehung und Umgebung eine bedeutsame Rolle. Dieses Ineinandergreifen unzähliger Einflüsse läßt sich unmöglich genau zerlegen und abwägen; es ist unmöglich, den Anteil jedes einzelnen Motivs auf das Zustandekommen des Entschlusses abzumessen.

Das gilt schon für den geistig Gesunden, dessen Fühlen und Denken eine Vergleichbarkeit mit dem eigenen Ich zuläßt. Erst recht aber bei dem

[1] Ich muß bemerken, daß der größte Teil der Psychiater auf dem Standpunkt steht, daß eine Geisteskrankheit dieser Art nicht besteht. In den meisten Fällen handelt es sich um Abarten der Schizophrenie, die sog. *paranoiden* oder *paraphrenen* Formen, bei denen zwar die äußere Besonnenheit nicht nennenswert Not zu leiden pflegt, die Zeichen aber, auf Grund deren die Zugehörigkeit zur Schizophreniegruppe anzunehmen ist, Verschrobenheiten, affektive Verödung, nicht auszubleiben pflegen. Im übrigen sei auch bezüglich der etwaigen Abgrenzung einer Paraphrenie auf den besonderen Teil hingewiesen. Ohne auf die weiteren klinischen Streitfragen einzugehen, die im besonderen Teil erörtert werden, beweist ja schon die Erschütterung des Begriffs der Paranoia in dem von ZIEHEN gemeinten Sinne, wie bedenklich seine einseitige Einstellung ist.

Geisteskranken. ZIEHEN beschreibt in seinem Lehrbuche die chronische einfache Paranoia sehr eingehend: Er führt die Wahnvorstellungen teils auf wahnhafte Auslegungen normaler Sinnesempfindungen oder Traumempfindungen, teils auf *plötzliche Einfälle* zurück. „Oft leitet den Paranoiker eine zufällige Konstellation der Empfindungen und Vorstellungen auf den ‚richtigen' Weg." „*Unbewußte Assoziationen* bereiten die bestimmte Formulierung der Größenidee vor." „Wie der Verfolgungswahn beeinflußt nun auch der Größenwahn die Auffassung der Außenwelt."

Die angeführten Stellen dürften wohl genügen, um die geistigen Vorgänge bei einem Paranoiker zu charakterisieren. ZIEHEN stellt sich als Kliniker das Denken des Kranken so verwickelt und so in Auffassung und Verarbeitung verändert vor, da sollte er als Kriminalist doch den Schluß ziehen, daß wir das Übergreifen der pathologischen Denkvorgänge auf Handlungen, die mit den Wahnideen inhaltlich nichts zu tun haben, mindestens nicht beurteilen können. Damit allein würde schon seine Forderung des Nachweises eines psychologischen Zusammenhangs zwischen Wahnidee und Handlung hinfällig. Warum aber treten denn überhaupt Verfolgungs- und Größenideen, Fälschung der Außenwelt, unbewußte Assoziationen mit wahnbildender Kraft auf? Doch nur, weil eine uns in ihrem Wesen zwar unbekannte, in ihren Erscheinungen aber um so deutlichere persönliche Veranlagung besteht. Gerade bei dem Verfolgungswahn ist die *individuelle Prädisposition* von so einschneidender Bedeutung, daß wohl kein Irrenarzt die Ansicht vertreten möchte, man könne die Erkrankung verhindern oder die aufgetretenen Symptome beseitigen. Etwa indem man den an Querulantenwahn Leidenden dadurch zu heilen versuchte, daß man ihm in seinen Prozessen recht gibt. ZIEHEN spottet über den Begriff der „ganzen Persönlichkeit"; nach seiner klinischen Schilderung ist mir unklar, welche Teile der psychischen Persönlichkeit eines Paranoikers nicht miterkrankt sind. Der Vergleich der Paranoia eines Verbrechers mit einer Lungentuberkulose ist mir unverständlich. Unser Denken vollzieht sich doch nicht in sorgfältig gegeneinander abgedichteten Hirnteilen oder geistigen Einzelleistungen. Wenn in einer Weberei ein Stuhl zerbricht, so leidet die Funktion der andern nicht, wohl aber wird das Gesamtergebnis bereits geringer. Wenn in einer Taschenuhr auch nur ein kleines Rädchen anders läuft, wie es müßte, so wird der Gang der Uhr gestört, zuweilen unmöglich. Und in unserm Gehirn, dem verwickeltsten Organismus, der denkbar ist, sollten die wichtigsten Funktionen erheblich umgestaltet sein, ohne daß jede als Handlung in die Außenwelt tretende Tätigkeit mitgelitten hätte?

Es mag schwierig sein, im einzelnen Falle den Nachweis des Zusammenhangs zu führen; ich halte es für *unmöglich*, auch nur in einem Falle den *Nachweis des Nichtzusammenhanges* zu führen. Die partielle Zurechnungsfähigkeit stammt noch aus einer Zeit, in der man mangels genügender klinischer Kenntnisse von *Monomanien* redete. ZIEHEN bestreitet zwar die Verwandtschaft seiner Auffassung mit der Lehre von den Monomanien, dem *partiellen Irresein* und den *isolierten Wahnideen*; er geht aber darin sogar weiter, daß er trotz des Bestehens einer schweren Psychose an die Möglichkeit willensfreier Handlungen bei dem gleichen Individuum denkt; er lehnt die Zurechnungsfähigkeit für das Gebiet der Wahnvorstellungen ab, trennt aber dann von der allgemeinen Zurechnungsunfähigkeit ein Gebiet, innerhalb dessen die strafrechtliche Verantwortlichkeit erhalten bleiben kann. Auf die widersinnigen Folgerungen eines solchen Vorgehens hat HEILBRONNER an der Hand eines bestimmten Falles hingewiesen.

Es ist im höchsten Grade bedauerlich, daß theoretische Überlegungen — auch ZIEHEN hat seine theoretischen Auseinandersetzungen nie durch Beschreibung gut beobachteter Fälle zu unterstützen versucht — das Wiederaufleben der partiellen Z. bei Geisteskranken ermöglicht haben.

ZIEHEN hat scheinbar eine Unterstützung seiner Anschauung durch WAGNER VON JAUREGG (478) bekommen. Dieser spricht sich „von einem gewissen Standpunkte für die Bestrafung mancher Paranoiker aus“. Seine weiteren Ausführungen aber gehen dann auf ein ganz anderes Ziel los. Er führt das Beispiel der beginnenden senilen Hirnentartung an. „Niemand wird es für unbillig finden, daß man solchen Greisen die strafrechtliche Verantwortlichkeit für Sexualvergehen abspricht.“ „Niemand kann bezweifeln, daß diese Delikte in ihrem typischen Auftreten auf einem pathologischen Hirnprozeß beruhen; jener Grad von Geistesschwäche aber, der an und für sich den Richter zum Ausspruche der Unzurechnungsfähigkeit veranlassen würde, ist oft noch durch Jahre nicht nachzuweisen.“

Auch UNGAR und CARRARA haben versucht, den Nachweis zu führen, daß die Annahme einer partiellen Z. berechtigt sei. Aber sowohl WAGNER VON JAUREGG wie UNGAR und CARRARA sprechen von etwas ganz anderem als von partieller Z. Was ZIEHEN meint, und was allein der Ausdruck partielle Z. besagen kann, ist: Ein Geisteskranker, dessen ZU. im allgemeinen nicht bezweifelt werden kann, soll für *gewisse* Handlungen für zurechnungsfähig erklärt werden. Wie aus dem von WAGNER und den sonstigen Bearbeitern dieser Frage ausgeführten Beispielen hervorgeht, handelt es sich aber bei ihnen um Menschen, deren Z. feststeht, deren Verantwortlichkeit aber für *bestimmte Fälle* oder für *bestimmte Zustände* ausgeschlossen werden soll, oder knapper ausgedrückt: Der Gegensatz besteht darin: in dem einen Fall soll ein *Geisteskranker partiell gesund*, im anderen ein *Gesunder partiell krank* sein.

Um dieses Durcheinanderwerfen zweier so völlig verschiedener Vorgänge zu verhindern, hatte ich ursprünglich für diese letzteren Fälle die Bezeichnung der *„partiellen ZU.“* vorgeschlagen, die ich später in die der *„temporären ZU.“* umgewandelt habe. Die Erörterung dieses Zustandes schließt sich am besten an die Besprechung der *verminderten Zurechnungsfähigkeit* an (vgl. S. 42). Das eine läßt sich aber wohl mit Bestimmtheit behaupten: beweiskräftiges Material für das Bestehen einer partiellen Z. ist nicht beigebracht worden. Es ist übrigens auch nicht ganz zutreffend, wenn FRANK (S. 151), selbst Gegner der partiellen Z., MEZGER als Anhänger bezeichnet; dieser rät vielmehr (S. 292) „zur größten Vorsicht und Zurückhaltung in der Annahme solcher partieller Z.", neigt ihr allerdings zu auf der Grundlage einer scharfen Trennung zwischen krankhaften Prozessen und abnormen Zuständen (vgl. dazu S. 31).

Vor eine ganz neue und früher aus guten Gründen ganz unerörtert gebliebene Schwierigkeit stellt uns die Wandlung des *Paralyse*-Bildes durch die *Fieberbehandlung*. Vor der Einführung dieser Therapie war der an Gehirnerweichung Erkrankte so sicher in absehbarer Zeit dem Tode verfallen, daß auch bei den gelegentlich auftretenden, meist ohnehin nicht sehr weitgehenden Besserungen, den sog. *Remissionen*, für etwa begangene strafbare Handlungen ohne weiteres ZU. angenommen wurde. Mit Recht; denn der organische Prozeß bestand ja, wenn auch vielleicht im Augenblick der Tat nicht in groben Auswirkungen erkenntlich, weiter; die Schädigung der Persönlichkeit durch den organischen Abbau des Gehirns galt jedenfalls für so tiefwurzelnd, daß es für den Richter und Sachverständigen nicht möglich war, die Z. nachzuweisen (vgl. oben S. 5).

Das ist seit der Einführung der Fieberbehandlung insofern anders geworden, als bei einem nicht unbeträchtlichen Teil der Behandelten alle Erscheinungen oft bis zur Unkenntlichkeit *zurücktreten*. Leider haben sich die großen Erwartungen, die man sich von der neuen Behandlungsweise versprach, nicht völlig verwirklicht; nicht nur, daß oft nach kürzerer oder längerer Zeit die Erkrankung wieder in voller Stärke hervortritt, bleibt in vielen Fällen die erwartete Besserung aus oder ist nur sehr geringfügig. Immerhin nehmen auch vorsichtige Beurteiler etwa 10% Vollremissionen an. Aber eine soziale Wiederverwendbarkeit und auch ein scheinbar unauffälliges Benehmen beweisen noch nicht, daß die alte Persönlichkeit wieder neu erstanden ist. An der Tatsache, daß die endgültig zerstörten Gehirnteile nicht wieder funktionsfähig werden, und daß das zwar noch nicht endgültig vernichtete, aber doch schwergeschädigte Gewebe geschädigt bleibt, ändern die seltenen Fälle *scheinbarer völliger Heilung nichts*; vielmehr lassen gerade die schwereren Fälle den Schluß zu, daß es auch bei solchen glücklichen Erfolgen der Behandlung an kleinen oder größeren *Veränderungen* nicht fehlen wird. Es ist schwer, sich vorzustellen, daß bei einer so tiefgreifenden Erkrankung, wie sie die Paralyse ist, die Wiederherstellung so weit gehen kann, daß man den Behandelten nunmehr wieder wie den Menschen betrachten müßte oder könnte, der er vor Ausbruch der Erkrankung war.

Die Meinung der Fachgenossen, die sich zu der Z. der sog. geheilten Paralytiker geäußert haben, gehen ziemlich auseinander; es scheint mir aber unabweisbar, die Einwirkung der Krankheit auf das Zustandekommen der Straftat mindestens in allen den Fällen anzunehmen, in denen ein solcher Zusammenhang psychologisch naheliegt, z. B. bei Fahrlässigkeiten, bei Sittlichkeitsverfehlungen, bei Diebstählen, zumal dann, wenn die Vorgeschichte des Kranken vor Beginn der Paralyse keinerlei Neigung zu gleichen Rechtsbrüchen aufweist. Nach allgemeiner Erfahrung ist aber offenbar eine Begutachtung nicht oft notwendig geworden, so daß die Stellung zu der Frage nach der Zurechnungsfähigkeit geheilter Paralytiker weniger praktisch als *theoretisch* — hier allerdings ungemein — interessant ist.

Das Gleiche gilt für die Straftaten der *Postencephalitiker*. Die Encephalitis, die erst seit dem Kriege bekannt, aber gar nicht so selten ist, ruft zuweilen eine sehr wesentliche *Persönlichkeitsveränderung* hervor; sie zeigt sich äußerlich in einer *Antriebslosigkeit* und *Bewegungserschwerung*, die naturgemäß das aktive Handeln hemmt und höchstens durch Unterlassungen zu strafbaren Handlungen Anlaß geben kann. Daneben finden sich aber auch aus einer *ungebremsten Triebhaftigkeit* entstehende Gesetzesverstöße. Ob der sehr weitgehende Mangel an Entschlußfähigkeit nur ein rein *motorisch* bedingter Ausdruck der vorwiegend das *Stammhirn* schädigenden Erkrankung ist, oder ob nicht auch eine *allgemeine Abstumpfung* der *gemütlichen* Erregbarkeit dazu beiträgt, ja ob man nicht berechtigt ist, wie ich annehme, von einer *postencephalitischen Demenz* zu reden, ist noch unentschieden. Die Sachlage würde dadurch für den Sachverständigen sehr vereinfacht sein — was auch mutatis mutandis für die *Triebverbrechen* gilt —, da die psychologische Hemmung durch die affektive Schädigung empfindlich notleidet.

Dazu kommt aber noch etwas weiteres. Wir erleben nicht selten bei *Kindern* und *Jugendlichen*, daß ganz außerordentlich weitgehende *Charakterumwandlungen* einsetzen, und zwar in dem Sinne, daß aus ganz unauffälligen, folgsamen und leicht erziehbaren Kindern äußerst bösartige Wesen werden, die ihre Umgebung in oft ganz niederträchtig erscheinender Weise anzugreifen und zu schädigen neigen, vor nichts Achtung haben und durch nichts zu beeinflussen sind. Man hat anfangs geglaubt, dieses Hervortreten so unliebsamer Charakterzüge auf eine „*Enthemmung*" zurückführen zu können, die den wahren Charakter zum Vorschein kommen lasse. Aber die Erfahrung hat gelehrt, daß der Regel nach weder die Vorgeschichte der Familie, noch die bis zur Erkrankung beobachtete Persönlichkeit irgendwelche Andeutungen des nach der Erkrankung hervortretenden Wesens aufweisen.

Das Bild eines bis auf die ausgeprägte Eigenliebe affektiv völlig stumpfen, moralisch und ethisch gänzlich unbelehrbaren Menschen, dessen Umwandlung wir unter unsern Augen entstehen sehen, und die wir mit Bestimmtheit auf eine *organische* Erkrankung des Zentralnervensystems zurückführen können, hat etwas Erschütterndes.

Und die Erschütterung beruht nicht etwa nur in der Trostlosigkeit unserer Heil- und Besserungsbestrebungen, nicht nur darin, daß wir den Verfall eines zuverlässigen, sogar oft vielversprechenden Wesens erleben, sondern darin, daß dieser Vorgang unsere ganzen *wissenschaftlichen Anschauungen* ins *Wanken* bringt. Wenn es möglich ist, daß durch eine in ihren ersten Symptomen meist ganz geringfügig erscheinende Erkrankung (wenige Tage Fieber, Schlafstörung, etwas — nicht einmal immer vorhandene — Benommenheit) ein Mensch so völlig umgestaltet werden kann, wer vermag dann zu sagen, ob nicht Vorgänge ähnlicher Art auch bei vielen Persönlichkeiten vorliegen, die wir als *vollverantwortliche* Verbrecher betrachten? Zum mindesten mahnt diese Erfahrung zur Zurückhaltung in der *moralischen* Aburteilung. Nicht aber, um dem immer wiederkehrenden Mißverständnis vorzubeugen, darf das an unserer Überzeugung rütteln, daß wir berechtigt sind, uns gegen die *Übergriffe* solcher Persönlichkeiten zu *wehren*. Allerdings werden wir bei den Postencephalitikern, bei denen wir die Gewißheit des krankhaften Zustandes haben, nicht von den Strafmitteln der Gesetzgebung Gebrauch machen dürfen.

Die Schwierigkeit wird aber überaus groß, wenn die Wesensveränderungen nicht so grob in die Erscheinung treten oder — wie auch gelegentlich schon festgestellt wurde — abklingen. Merkwürdigerweise betrifft diese Charakterveränderung durchweg nur ganz *Jugendliche*, ja es scheint so, als ob Erwachsene keiner nennenswerten Abwandlung des Charakters durch die Encephalitis ausgesetzt sind, wenn aber doch, meist nur kurze Zeit derartige Erscheinungen zeigen. So ist die Gefahr für die Öffentlichkeit durch Auftreten postencephalitischer Störungen nicht sehr groß; ich glaube aber, in foro müssen wir die Folgerung ziehen, derartigen Persönlichkeiten den Schutz des § 51 zuzubilligen, womit indessen manche Bearbeiter dieser Frage nicht einverstanden sind. Zum Teil möchten sie eine *verminderte* Z. annehmen. Das halte ich weder theoretisch für berechtigt, noch für praktisch empfehlenswert. Erziehungsversuche bei solchen Kindern sind alle so rettungslos an der veränderten Persönlichkeit abgeprallt, daß alle Strafen, erst recht etwaige milde Strafen (vgl. unten S. 37) wirkungslos bleiben müssen. Deshalb trete ich mit aller Entschiedenheit für die ZU. und nachfolgende *Sicherungsmaßnahmen* ein.

Noch auf einem weiteren Gebiet besteht die gleiche Schwierigkeit der Beurteilung, auf dem der *Schizophrenie*. Immer wenn ein neuer Krankheitsbegriff sich aus den mannigfaltigen Erscheinungsformen herauskrystallisiert, entsteht, da die schweren Fälle *zuerst* das Gemeinsame erkennen lassen, ein etwas übertriebenes Bild. Dieses erfährt im Laufe der weiteren Forschungen Veränderungen, Abstriche und Ergänzungen, bis schließlich auch schon die leichtesten Formen diagnostisch faßbar werden. Damit aber beginnt der Zweifel, ob diesen oft fast nur in Andeutung nachweisbaren Erkrankungen die gleiche Beurteilung zukommt wie der ausgeprägten. Kein geringerer als BLEULER hat sich dafür ausgesprochen, bei *latenter Schizophrenie* die Z. zu bejahen; ebenso auch dann, wenn die Erkrankung *noch nicht weit genug* fortgeschritten ist. Die Gründe, die BLEULER zu dieser für seine Auffassung der Schizophrenie und zu dem Zurechnungsproblem überhaupt überraschenden Stellung veranlaßt, sind rein kriminalpolitisch. So sehr ich für eine vernünftige Kriminalpolitik eintrete, so wenig scheint es mir am Platze, unsere Sachverständigentätigkeit mit solchen Erwägungen zu belasten; wir müssen unsere Begutachtung frei halten von derartigen Gesichtspunkten, so wichtig sie sind, und uns mit der *Unzulänglichkeit* der *gesetzlichen Bestimmungen* ebenso abfinden wie mit der unseres Wissens.

Gerade bei der Schizophrenie aber kann ich mich auf BLEULER selbst berufen. Nicht allzu lange vor der erwähnten Stellungnahme zu der Z. Schizophrener erklärte er: „Wir haben keine Möglichkeit, den Grad der schizophrenen Willensstörung im allgemeinen abzumessen; sie kann bei einer leichten, kaum erkennbaren Schizophrenie in einem bestimmten Momente maximal sein.“ Jeder erfahrene Psychiater kennt Fälle, in denen erst nach langer Zeit die Erkrankung deutlich wurde, und niemand vorher von der schweren geistigen Zerrüttung, dem Zerfall der Persönlichkeit, der Abstumpfung und Verworrenheit des Gefühlslebens etwas ahnte. Die rückgreifende Erforschung der Lebensvorgänge läßt aber vielfach erkennen, wie lange Zeit vor dem Nachweis dieser traurige Zustand schon bestand. Es bleibt unsere Pflicht, dem Gerichte zu ermöglichen, die Z. festzustellen. Und das erscheint mir völlig unmöglich. Dadurch ist aber für mich die Schlußfolgerung unabweislich, daß wir nicht berechtigt sind, bei einer *nachgewiesenen Prozeßpsychose* wie bei der *Schizophrenie* abzuwägen, ob der Grad der Erkrankung die Z. ausschließt oder nicht.

Anders bei den sog. *schizoiden Persönlichkeiten*, bei denen wir Andeutungen der Wesensart ausgeprägter Schizophrener finden, aber in so geringem Ausmaß, daß wir sie nur als *Abwandlungen normaler Persönlichkeitstypen* betrachten dürfen. Hier liegen die Schwierigkeiten ausschließlich auf dem *medizinischen* Gebiet; denn wir dürfen uns nicht darüber täuschen, daß es oft sehr schwierig, ja gelegentlich unmöglich ist, mit der wünschenswerten Bestimmtheit zu entscheiden, ob wir das vielleicht sehr schleichende Einsetzen eines psychotischen Prozesses vor uns haben oder nur die Wesensart einer sich etwas abnorm gebärdenden psychopathischen Persönlichkeit. Entscheiden wir uns aber nach gewissenhafter Prüfung für die letztere Möglichkeit, so ist der Weg zur Begutachtung klar; dann kommen nur die Gesichtspunkte in Betracht, die bei der Erörterung der *verminderten Z.* und der *zeitweisen ZU.* besprochen werden.

Wer wie ich an der wirklichen restlosen Heilung ernster Krankheitszustände zweifelt, wird auch dem sog. *Residualwahn* gegenüber bedenklich sein. Nicht in Frage kommen ja von vornherein solche Zustände, bei denen nach dem Abklingen einer toxischen Verwirrtheit wie bei dem Delirium tremens, aber gelegentlich auch nach schwer fieberhaften Erkrankungen noch eine kleine Weile irgendeines der im deliriösen Zustand erlebten Ereignisse festgehalten wird. Etwas Ähnliches kommt auch bei Epileptikern vor. Aber das dauert nur wenige Tage, selten Wochen, und die innere *Gewißheit,* daß sich das Erlebnis wirklich so abgespielt hat, ist *nicht* sehr groß. Dementsprechend wird auch eine Umsetzung in eine strafbare Handlung, die aus diesem Vorstellungskreise entspringen könnte, sehr unwahrscheinlich. Was aber sonst als Residualwahn bezeichnet wird, sind die aufdringlichen Reste der Erkrankung. und schon die Tatsache, daß sie nicht in ihrer Wahnhaftigkeit erkannt werden können, beweist die Persönlichkeitsveränderung und damit, daß neben diesem das Bild beherrschenden Symptom die Krankheit eben *nicht* ausgeheilt ist.

Klinisch und damit auch forensisch schwierig ist die Stellung der sog. *überwertigen Idee* im Sinne Wernickes. Soweit nicht eine solche nur Teilerscheinung einer allgemeinen Erkrankung, etwa eines beginnenden Alterszerfalls ist, und damit dieser selbst beurteilt werden muß, liegt die Schwierigkeit in der Abgrenzung der wahnhaft veränderten Persönlichkeit einerseits und dem von einer bestimmten Vorstellungsreihe beherrschten Fanatiker und Psychopathen andererseits. Wenn z. B. ein *Querulant* seine Wahnvorstellungen immer weiter ausdehnt, wenn er jeden Menschen, der ihm nicht recht gibt, als im Bunde mit seinen Gegnern stehend betrachtet, wenn er die Gerichte, die ihn mit seinen Klagen und Beschuldigungen abweisen, für bestochen erklärt, so ergibt sich aus diesem Umsichgreifen, daß tatsächlich eine so völlige Verschiebung der Innenwelt gegenüber der Umwelt stattgefunden hat, daß man an dem Bestehen eines Wahnes kaum zweifeln kann. Die Unterscheidung von einem Rechtsfanatiker, der mit zäher Beharrlichkeit und Unbelehrbarkeit sein Recht verfolgt, ist vielleicht noch am leichtesten dadurch möglich, daß bei dem an Querulanten*wahn* Leidenden allmählich immer deutlicher ein Zug hervortritt: Das Querulieren wird zum Selbstzweck, und es macht dem Kranken eine deutlich sich ausprägende Freude, seine Beschuldigungen vorzutragen; der Zweck, damit sein Recht zu erkämpfen, tritt mehr und mehr in den Hintergrund. Meist ist dann auch eine allmähliche *Abstumpfung* der Affektivität nicht zu verkennen. Es ist mir aber durchaus nicht sicher, ob tatsächlich eine so scharfe Grenze, wie sie neuerdings von manchen Klinikern gezogen wird, zwischen solchen Wahnkranken und den aus ihrer Veranlagung heraus schwer oder gar nicht belehrbaren Rechthabern besteht. Darüber besteht wohl keine Meinungsverschiedenheit zwischen Psychiatern, daß *keine Strafe,* gleichgültig, ob sie einen Rechtsfanatiker oder einen Wahnkranken trifft, *Erfolg* haben wird; der Streit dreht sich ausschließlich um die Frage, ob auf beide Gruppen der § 51 angewendet werden kann oder nicht. Hier wird eine Einigung so bald nicht zu erreichen sein; versöhnend wirkt, daß bei gegebener *Gemeingefährlichkeit* die Sicherungsmaßnahmen in dem einen Fall ebenso notwendig sind wie in dem andern.

V. Die Geistesschwäche.

Schwachsinn und Demenz. — Ursachen — Erscheinungen des Schwachsinns. — Der moralische Schwachsinn. — Forensische Bedeutung des Schwachsinns.

In unserem alten StGB. war, wie in manchen anderen und auch einigen neuen, der *Schwachsinn* nicht besonders erwähnt, während das GgG. ihn abgetrennt hat. Das KdSt. hat die *Geistesschwäche* wieder gestrichen und sieht sie „als eine Unterart der krankhaften Störung der Geistestätigkeit" an. Das ist für den Psychiater zutreffend, aber jeder von uns hat es erlebt, daß diese Auffassung doch gelegentlich beim Gericht auf Schwierigkeiten stieß. Gerade weil der Begriff des Schwachsinns nicht so ganz eindeutig ist, muß auf ihn hier näher eingegangen werden, denn auch, wenn er nicht eigens in den gesetzlichen Bestimmungen enthalten ist, bleibt die Notwendigkeit bestehen, sich über das, was wir als Geistesschwäche betrachten, zu verständigen und ihre strafrechtliche Bedeutung festzulegen.

Wir sind gewohnt, die drei Formen des Schwachsinns, die wir dem *Grade* nach unterscheiden, die *Idiotie*, die *Imbecillität* und die *Debilität*, klinisch der *Demenz* gegenüberzustellen, wie sie sich als *Endzustand* mancher akuter und chronischer Erkrankungen, im Greisenalter, nach dauerndem erheblichem Mißbrauch von Alkohol herauszubilden pflegt. Damit soll der Gegensatz zwischen *angeborener* und *erworbener* geistiger Schwäche gekennzeichnet werden. Das stimmt theoretisch nicht ganz. Denn Schwachsinn ist nicht immer der Ausdruck einer *endogen unzulänglichen Anlage* oder einer *Schädigung*, die noch intrauterin die *Frucht* trifft und ihre normale Entwicklung hemmt; er ist vielmehr oft und wohl in der Mehrzahl der Fälle die Auswirkung einer *bei der Geburt* entstehenden Blutung oder Quetschung des Gehirns oder endlich die Folge eines *im frühesten Lebensalter* auftretenden *Krankheitsprozesses* im Gehirn.

Trotzdem ist die Scheidung auch dieser erworbenen Formen des Schwachsinns von der Demenz wohl zu rechtfertigen. In dem einen Fall handelt es sich um eine *organische* Schädigung vor, in oder bald nach der Geburt. In einem so verkümmerten Gehirn muß auch die *Ausbildung* der seelischen Persönlichkeit je nach der Schwere der Schädigung empfindlich notleiden oder ganz ausbleiben. Im anderen Falle dagegen ist die seelische Entwicklung zum Abschluß gekommen, und die Erkrankung bewirkt einen *Abstieg* von einer schon erreichten Höhe.

Man pflegt, wenn von Schwachsinn gesprochen wird, in der Regel an eine Störung der *Intelligenz* zu denken und erlebt ein befremdetes Erstaunen, wenn man jemand für schwachsinnig erklärt, der gute Kenntnisse aufweist. Das Entscheidende ist aber nicht das *Schulwissen*, das einem guten Gedächtnis zu verdanken ist; bei weitem wichtiger sind *Urteilsvermögen* und *Affektivität.* Ein gemütsstumpfer und urteilsschwacher Mensch ist unter allen Umständen sozial gefährdet.

Hier muß zu dem *moralischen Schwachsinn*, auch *moralisches Irresein* genannt, Stellung genommen werden. PRICHARD, von dem der Ausdruck „*Moral insanity*" stammt, hat darunter etwas ganz anderes verstanden, als nach der Übersetzung angenommen zu werden pflegt. Man hat als moralischen Schwachsinn Fälle beschrieben, bei denen neben *normaler Intelligenz* eine tiefe *ethische Verkommenheit*, eine rücksichtslose *Selbstsucht*, das Fehlen einer jeden *altruistischen* Regung nachzuweisen ist. Das Wesentliche liegt darin, daß es sich um eigenartig veranlagte Menschen handelt, deren Intelligenz zum Kampf ums Dasein ausreichen würde, die aber ausschließlich wegen ihrer *moralischen Minderwertigkeit* sich und die Gesellschaft schädigen (VON MURALT). Gibt es aber tatsächlich solche Menschen? Die meisten dieser Persönlichkeiten sind klinisch wahrscheinlich falsch aufgefaßt worden; sie gehören *neben* dem *Schwachsinn* zum Teil der *Epilepsie* und *Hysterie*, zum Teil den leichten Erregungszuständen des *manisch-depressiven Irreseins*, zum Teil der *Schizophrenie* an. Solche Mißdeutungen sind mir wiederholt begegnet.

Allerdings wird man das Fehlen des intellektuellen Schwachsinns nicht dadurch für erwiesen halten dürfen, daß man bei einem Menschen das Vorhandensein der landläufigen *Durchschnittskenntnisse* feststellen kann; um sich diese anzueignen, genügt schon ein gutes Gedächtnis. Aber das Anhäufen von Baumaterial hilft nichts, wenn man nicht damit zu bauen versteht. Es kommt sehr viel mehr auf die *Urteilsfähigkeit* an, nicht auf das *Wissen*, sondern auf das *Können.* Kurzsichtigkeit des Denkens, Unbelehrbarkeit durch Erfahrungen, daneben Stumpfheit des Gefühlslebens, Flüchtigkeit und Wankelmütigkeit der Affekte kennzeichnen bei manchem, der die Verstandesprüfung leidlich bestehen kann, die Schwere des Ausfalls. Meine eigene gerade auf dem Gebiete der Verbrecherpsychologie zahlenmäßig jedenfalls recht große Erfahrung hat mich gelehrt, daß unter den Verbrechern mit ausgeprägten ethischen Mängeln nur selten das Bestehen einer *Geistesschwäche* — dieses Wort allerdings in dem umfassenden, geschilderten Sinne verstanden — zu vermissen war, soweit nicht überhaupt andere *psychopathische* Züge die eigenartige Abwegigkeit auf dem Gebiete des ethischen und altruistischen Empfindens erklärten.

Verbindet sich aber ethische Stumpfheit, für die SCHOLZ den recht hübschen Ausdruck der „*moralischen Anästhesie*" geprägt hat, mit großer Intelligenz, so handelt es sich meist um Menschen, die — eben wegen ihrer

Verstandesschärfe — es verstehen, die Grenze der Strafbarkeit ihres Handelns sorgsam zu beachten. Überschreiten sie diese Grenze, so bleibt nichts anderes übrig, als diese Personen für *zurechnungsfähig* zu erklären.

Das Reichsgericht (E. 15/97) hat ausdrücklich entschieden, daß „nach den dem deutschen Strafgesetz zugrunde liegenden Anschauungen durch den von der Theorie (eines moralischen Irreseins) angenommenen Mangel jeglichen moralischen Haltes die Z. nur dann für ausgeschlossen gelten kann, wenn der Mangel aus krankhafter Störung zu erklären ist. Zu demselben Ergebnis führt die Auslegung des Gesetzes nach seinem Wortlaut. Nach § 51 genügt keineswegs die völlige Unfähigkeit zur freien Willensbestimmung einem Anreiz gegenüber; es muß vielmehr die freie Willensbestimmung durch einen Zustand der Bewußtlosigkeit oder krankhafter Störung der Geistestätigkeit ausgeschlossen sein.“ Der in der Anerkennung des § 51 sehr vorsichtige VORKASTNER macht mit Recht darauf aufmerksam, daß „man Menschen dieser Art auch als *krankhaft* bezeichnen kann und nach den sonstigen Auffassungen der Medizin auch so bezeichnen *muß*“. Aber er hebt weiter hervor, daß die Hauptfrage bleibt „selbst in extremen Fällen, ob die freie Willensbestimmung als *ausgeschlossen* anzunehmen ist; eine Bejahung dieser Frage würde meines Erachtens eine zu enge Anheftung an den Wortlaut des § 51 bedeuten“ (S. 176).

Wie schon daraus und aus dem sonstigen Schrifttum ersichtlich, ist die klinische Deutung dieser Zustände noch strittig. Ich muß gestehen, daß ich meine früher vertretene Ablehnung des Bestehens von Zuständen *einseitiger moralischer* Unempfindlichkeit und Unbelehrbarkeit nicht aufrechterhalten kann. Ob in Zukunft sich eine Krankheitsgruppe des moralischen Irreseins abgrenzen, ob und welche Beziehungen diese zur Lehre von der Psychologie des *normalen* Verbrechers finden wird, müssen weitere klinische Forschungen ergeben. Unter allen Umständen scheint es mir bei dem *heutigen* Stande unseres Wissens nicht erlaubt, derartigen Persönlichkeiten den Schutz des § 51 zuzubilligen. Wir werden sicher zweckmäßiger durch die neuen Bestimmungen über die *gefährlichen Gewohnheitsverbrecher* für die öffentliche Rechtssicherheit sorgen können; das GgG. erlaubt nicht nur die Strafhöhe erheblich heraufzusetzen, sondern außerdem nach § 42a neben der Strafe noch die Sicherungsverwahrung anzuordnen, „wenn die öffentliche Sicherheit es erfordert“.

Die *Zahl* der Schwachsinnigen ist überaus *groß*; eine genauere Schätzung ist schon deshalb nicht möglich, weil die Ansprüche an die geistige Leistungsfähigkeit von der Einstellung der Beurteiler, aber auch von der ganzen *wirtschaftlichen* Lage der Kranken abhängt. Da, wo die Eltern in der Lage sind, den Zurückgebliebenen eine sorgfältige Erziehung zuteil werden zu lassen, da, wo die Lebensumstände sie vor Zusammenstößen mit der Außenwelt schützen, wird auch ein erheblich Schwachsinniger vor dem Verfall ins Verbrechertum bewahrt bleiben können. Nicht so diejenigen, in deren Familien jede richtige Beeinflussung fehlt, und bei denen die Not die Angriffsflächen für die Versuchungen der Außenwelt überaus steigert. Die Kurzsichtigkeit des Denkens, der Mangel an Verständnis für die Notwendigkeit der sozialen Einordnung bringt es mit sich, daß ein großer Teil der Schwachsinnigen im Laufe ihres Daseins sich gegen die Strafgesetze verfehlt.

Davon abgesehen, spielt auch ein weniger großer Schwachsinn eine erhebliche Rolle dadurch, daß er sich zu *psychopathischen* Zügen, wie erhöhter Reizbarkeit, abnormer Triebrichtung und -stärke hinzugesellt. Durch den Schwachsinn wird dann die ohnehin *unzulängliche Widerstandskraft* noch weiter verringert. Grundsätzlich sollte bei allen Rechtsbrechern, in deren Vorgeschichte der Besuch von *Hilfsschulen* verzeichnet ist, die Frage der strafrechtlichen Verantwortlichkeit geprüft werden — nicht so sehr deshalb, um möglichst vielen den Schutz des § 51 zuzuerkennen, sondern um bei der Bekämpfung der verbrecherischen Neigung die richtigen Mittel wählen zu können.

VI. Die verminderte Zurechnungsfähigkeit.

Ersatz der VermZ. durch mildernde Umstände. — Obligatorische Strafmilderung falsch. — Umfang und Art der Zustände der VermZ. — Schwierigkeit des Erkennens. — Zeitweilige Zurechnungsunfähigkeit.

Unser altes, noch geltendes Strafrecht war aufgebaut auf dem Grundsatz der *Vergeltungslehre.* Die Strafe sollte dem Verschulden entsprechen. Es war daher eine große Lücke und ein auffallender Mangel an Folgerichtigkeit, daß der Begriff der *verminderten Zurechnungsfähigkeit* bei der Schaffung des Gesetzes vor über 60 Jahren abgelehnt wurde. Um so erstaunlicher, als bis dahin alle Strafgesetzbücher der deutschen Staaten mit Ausnahme des preußischen und der diesem nachgebildeten Strafgesetzbücher Waldecks, Oldenburgs und Lübecks neben dem Paragraphen, durch welchen die Zustände völliger ZU. umgrenzt wurden, noch besondere Bestimmungen über die VermZ. enthielten, z. B. das bayerische StrGB. (§ 68), das hessische (§ 114), das sächsische (§ 80), das württembergische (§ 98), das braunschweigische (§§ 60, 62).

Der Bundesrat hatte die im ersten Entwurf vom 31. 7. 1869 noch vorgesehenen Bestimmungen gestrichen, wie der Berichterstatter Generalstaatsanwalt Dr. SCHWARZE erklärt, nach „lebhafter und eingehender Erörterung"; man hielt es nicht für zweckmäßig, „mit diesen doch immer zweifelhaften Bestimmungen vorzugehen, zumal da die mildernden Umstände, welche in sehr weiter Ausdehnung in dem revidierten Entwurf Berücksichtigung gefunden haben, das praktische Bedürfnis, welches ja nach der Bestimmung, die vorgeschlagen worden ist, unverkennbar vorliegt, in der Hauptsache erledigen".

Es ist sehr merkwürdig, daß diese Auffassung, die nicht den Anschauungen SCHWARZES, sondern denen der Mehrheit der Kommission entsprach, ohne Widerspruch im Reichstag blieb. Es lohnt sich auch heute noch, auf diese eigenartige Stellung der Kommission des Reichstags einzugehen, da daraus am besten erhellt, wie wenig man damals das Problem in seiner ganzen Schwierigkeit und Bedeutung erfaßt hatte, und worin die Schwierigkeit seiner richtigen Beurteilung besteht. Aus drei wichtigen Gründen war der Gedanke, das Fehlen aller Sonderbestimmungen über die VermZ. durch die mildernden Umstände zu ersetzen, falsch.

1. Unter den 239 Verbrechen und Vergehen *fehlten* mildernde Umstände bei 177. Nach Abzug der kleineren Vergehen und Verfehlungen blieben immerhin noch 44 Verbrechen, bei denen die Anerkennung mildernder Umstände *ausgeschlossen* war; und unter diesen 44 gerade bei einigen der schwersten Verbrechen: Notzucht mit nachfolgendem Tod, schwerer Kuppelei (bis zur Änderung durch die Novelle 1900), Brandstiftung, Mord — Verbrechen also, bei denen erfahrungsgemäß die Täter nicht selten an irgendwelchen seelischen Abweichungen leiden.

2. Über das Vorliegen mildernder Umstände entscheidet der *Richter*. Die Feststellung, daß ein Zustand der VermZ. vorliegt, ist Aufgabe des *Psychiaters*, und gewiß keine leichte. Denn wenn es schon Schwierigkeiten macht, das Vorhandensein einer psychischen Abweichung überhaupt zu erkennen, so wachsen diese Schwierigkeiten ins Ungemessene, sobald es sich darum handelt, den Einfluß einer solchen Abweichung auf Fühlen und Handeln der Persönlichkeit zu bemessen.

3. Der wichtigste Gegengrund gegen den Ersatz der VermZ. durch die mildernden Umstände bleibt aber der, daß sie gar *kein Ersatz* sind. Wer allerdings auf dem Standpunkt steht, daß die Strafe nichts weiter sein soll als eine „gerechte Vergeltung", wer noch glaubt, „vergelten" zu müssen und „gerecht" vergelten zu können, für den fallen alle Schwierigkeiten fort. Denn die Gleichung ist ja einfach: *verminderte Zurechnungsfähigkeit = verminderter Schuld = verminderter Strafe.*

So einfach ist das Problem aber in Wirklichkeit nicht; denn der VermZ. entspricht in vielen Fällen eine *erhöhte Gemeingefährlichkeit.* Der jeder Versuchung widerstandslos zum Opfer fallende Schwachsinnige, die bei der geringsten Reizung in sinnloses Toben geratenden Erregbaren, die durch verzehrende Geltungssucht zu immer neuen Versuchen, auf Kosten anderer eine Rolle zu spielen, Getriebenen sind sicher nicht als voll zurechnungsfähig zu betrachten; aber wenn die Strafe mit Rücksicht auf den nicht zu verkennenden Zustand *geringer* bemessen wird, so wird sie bei den ohnehin schon *wenig Widerstandsfähigen* noch *wirkungsloser* gegenüber dem Verfall ins Verbrechen. Wir handeln dann zwar im Sinne der zielbewußten Vergeltungsanschauung durchaus logisch, aber die *Spezialprävention* und die *Generalprävention* leiden empfindlich Not, und noch mehr die öffentliche *Rechtssicherheit.*

Schon 1874 hat ein bedeutender französischer Psychiater LEGRAND DU SAULLE erklärt: „La responsabilité proportionelle n'est toutefois acceptable que sous la réserve formelle d'une sorte de pénalite spéciale." In den letzten 60 Jahren hat sich dieser Gedanke mit immer deutlicher werdender Klarheit durchgesetzt und schließlich im AE. 27, im GgG. und KdSt. Anerkennung gefunden, wie auch durchweg in allen neuen Gesetzbüchern und Entwürfen. Sie sehen die Möglichkeit vor, den vermZ. milder zu bestrafen — z. T. nicht obligatorisch, sondern fakulativ —, weiter aber ihn bei gegebener Voraussetzung in einer geeigneten Unterbringungsform für längere Zeit festzuhalten.

In dem Kampf um die VermZ. sind begreiflicherweise die *Psychiater* in der Führung gewesen, aber sie sind auch von namhaften *Juristen* unterstützt worden. Ich verweise — um nur einen Namen zu nennen — auf Kahls Bearbeitung der Frage in der „Vergleichenden Darstellung des deutschen und des ausländischen Strafrechts" und die weitere Entwicklung bei Kahl selbst (2).

Eine nicht zu verkennende Tragik liegt in der Tatsache, daß gerade aus dem Kreis der Psychiater, der Vorkämpfer für die Anerkennung, ein Widerspruch dagegen erhoben worden ist, als deren Wortführer Wilmanns anzusehen ist. In seinem wertvollen Werke „*Die sogenannte verminderte Zurechnungsfähigkeit als zentrales Problem der Entwürfe zu einem Deutschen Strafgesetzbuch*" hat er alle seine Einwände sorgsam zusammengestellt, Einwände, an denen niemand vorübergehen darf, der den ganzen Ernst des Problems durchdringen will.

Es sind im wesentlichen 3 Haupteinwände. 1. Die *große Ausdehnung* der Gruppe von Persönlichkeiten, auf die der Begriff der vermindert Zurechnungsfähigen anzuwenden ist. 2. Die Unmöglichkeit, *alle* diese Menschen ihrer Eigenart gemäß zu *behandeln*. 3. Die Schwierigkeit, diese Persönlichkeiten zu *erkennen*.

Diese Bedenken sind voll berechtigt; aber die Anerkennung der VermZ. durch alle Gesetze zwingt dazu, den Weg zu suchen, wie wir der auftauchenden Schwierigkeiten Herr werden können. Wir werden am besten ausgehen von der Erörterung, bei *welchen* Persönlichkeiten nach dem heutigen Stande der Wissenschaft die Anwendung der VermZ. in Frage kommt. Es sind vorwiegend drei Gruppen:

a) der *Übergang von der Gesundheit zur Krankheit.*

Diese Gruppe war ursprünglich der Ausgangspunkt bei dem Kampfe um die VermZ. Es ist klar, daß zwischen dem unverkennbar völlig zurechnungsunfähigen *Idioten* und dem Vollsinnigen ein breites *Zwischengebiet* liegen muß, dessen Angehörige weder als zurechnungsunfähig noch als voll verantwortlich angesehen werden können. Das Gleiche gilt für den *Abbau* der geistigen Persönlichkeit durch das *Alter*, durch *Gehirnarterienverkalkung* und für die nicht seltene *Wesensveränderung* bei lange bestehender *Epilepsie*. Nicht hierher dagegen gehören *Psychosen* im engeren Sinne und meiner Meinung nach auch nicht die S. 28 erwähnten Fälle von „abgeheilter" progressiver Paralyse, Schizophrenie und die postencephalitischen Zustände.

b) die *Folgen akuter* und *chronischer Vergiftung.*

Sie werden im Abschnitt „Die Zurechnungsfähigkeit der Trinker und Trunksüchtigen“ behandelt.

c) *Erschöpfungszustände nach einer Krankheit oder Überanstrengung, Schwangerschaft und ähnlichem.*

Diese Fälle spielen erfahrungsgemäß eine geringe Rolle. Sie mußten aber hier erwähnt werden, da sie von dem KdSt. als eine besondere Gruppe von den übrigen abgetrennt und in ihren Rechtsfolgen besonders behandelt werden. Sie kommen praktisch meist nur als Steigerungen eines allgemeinen psychopathischen Zustandes zur Kenntnis und zur Beurteilung des Gerichts.

d) die *psychopathischen Persönlichkeiten.*

Diese — wohl umfangreichste — Gruppe umfaßt alle Abweichungen vom Typus eines in Wirklichkeit nicht vorhandenen, aber *vorstellbaren Durchschnittsmenschen*; doch berechtigt nicht jede Spielart der verschiedenen Charakterbilder schon zur Frage, ob die Bestimmungen über die VermZ. auf sie Anwendung finden sollen, sondern nur wirklich *ernste* und für die Handlung *belangvolle Abweichungen*, wie sie ja auch der Wortlaut des § 51 verlangt. Durchweg handelt es sich um *anlagemäßig*, in manchen Fällen vielleicht auch durch Störungen der sog. *Blutdrüsen* bedingte Abweichungen, deren strafrechtliche Bedeutung außerdem noch unter dem Gesichtspunkt zu betrachten ist, inwieweit die äußeren Umstände, Motive, Zweck und Ziel der Tat bei der vorhandenen Charakterveranlagung sich auswirken mußten. Welche Schwierigkeiten sich in der praktischen Beobachtung daraus ergeben, ist einleuchtend.

Die Bedeutung aller *Verbrecheruntersuchungen* geht über die unmittelbare Beziehung zu den Graden der Zurechnungsfähigkeit hinaus. In dem Bericht des belgischen Ministers VAN DER VELDE zu einem sehr beachtenswerten „Entwurf eines Gesetzes der sozialen Gegenwehr gegen die Abnormen und Gewohnheitsverbrecher und die straffälligen Jugendlichen vom Jahre 1914“ heißt es von den vermindert Zurechnungsfähigen und bis jetzt deshalb milder Bestraften: „A raison de leur débilité, de leur déséquilibre mental ils sont plus disposés aux crimes, incapables de resister a leurs impulsions morbides et aux influences mauvaises de leur milieu, plus enclins par conséquance à recidiver. Ce sont en somme eux qui forment le gros de l'armée du crime, la masse du récrutement récidiviste.“ Wir werden also im Kampf gegen das Verbrechertum im allgemeinen und das Gewohnheitsverbrechertum im besonderen gerade den *geistig nicht Vollwertigen* die größte Aufmerksamkeit zuwenden müssen. Denn erst bei der richtigen Erfassung aller dieser Persönlichkeiten nach Zahl und Art werden wir die ganz großen Probleme des zweckmäßigsten Vorgehens gegen die *Gewohnheitsverbrecher* und die *Sicherungsmaßnahmen* mit Aussicht auf Erfolg angreifen können.

WILMANNS hat mit großer Sorgfalt aus dem Schrifttum alles zusammengestellt, was die Untersuchungen von Verbrechern der verschiedensten Gruppen an geistigen Abweichungen aufweisen. Man kann nicht leugnen, daß die beredte Sprache dieser Feststellungen ihn zu den Worten berechtigt: „Das Ergebnis der Untersuchungen besagt nichts anderes, als daß in einem

Staat mit geordnetem und blühendem Wirtschaftsleben nur der seelisch irgendwie Minderwertige scheitert.“ Und es ist auch zu verstehen, daß WILMANNS, wie auch schon mancher vor und nach ihm, vor den Schlußfolgerungen zurückschreckt. Soll man tatsächlich alle diese Menschen unter *Ausnahmegesetze* bringen? Zur Beantwortung dieser Frage geht man am besten von der Tatsache aus, daß die meisten *Strafanstaltsleiter* nach ihren eigenen Wahrnehmungen *nicht* an die hohen Prozentsätze abnormer Persönlichkeiten glauben, daher die Richtigkeit der psychiatrischen Feststellungen bezweifeln; d. h. mit anderen Worten: Ein großer Teil der vermindert Zurechnungsfähigen ist im Strafvollzug völlig unauffällig und kann deshalb auch in der Regel unbedenklich im gewöhnlichen Strafvollzug verbleiben.

Zu diesen bequemen Gefangenen gehören fast alle *Haltlosen*. Genau so leicht wie sie im Leben den Versuchungen, die an sie herantreten, oder der stärkeren Persönlichkeit eines aktiveren Verbrechers widerstandslos erliegen, genau so *passiv* fügen sie sich der Anstaltsordnung und sind willige, fleißige Arbeiter. Es wäre aber eine für die öffentliche Rechtssicherheit bedenkliche Einstellung, wegen der guten Führung und leichten Anpassungsfähigkeit im Strafvollzug die Haltlosigkeit zu unterschätzen, die sich in der *Freiheit* nur allzu deutlich in baldigen Rückfällen kundgibt.

Aus dem gleichen Grunde aber sind wir als Ärzte der noch in manchen Gesetzen und in einem Teil der Entwürfe vertretenen *grundsätzlichen Herabsetzung* der *Strafdauer* entgegengetreten. Ich habe mich nie gescheut, vor Gericht gelegentlich darauf hinzuweisen, daß ich eine Strafverkürzung wegen eines unter den Begriff der VermZ. fallenden Zustandes — falls ein solches Gesetz schon bestanden hätte — für völlig unzweckmäßig halten müßte, und glaube auch bei den Gerichten Verständnis für diese Auffassung gefunden zu haben. Man muß sich bewußt sein, daß eine bessernde Einwirkung oder eine abschreckende Wirkung schon bei dem gesunden, erst recht aber bei dem seelisch irgendwie abwegigen Strafgefangenen nur dann Aussicht auf Erfolg haben kann, wenn der Strafvollzug *lange* genug dauert. Über die *Sicherungsmaßnahmen* wird in einem besonderen Abschnitte zu sprechen sein, wobei die Frage der zweckmäßigen Behandlung ihre Darstellung finden muß.

WILMANNS dritter Einwand ist die Schwierigkeit des Erkennens. Man muß ihm bei seinen kritischen Ausführungen auf Schritt und Tritt recht geben. Immer wieder wird der Einwand gemacht, daß der Sachverständige in Zukunft geneigt sein wird, VermZ. da anzunehmen, wo er sich sonst wohl für die ZU. ausgesprochen hat. Ein *wirklich* Sachverständiger — und nur solche sollten vom Gericht zugezogen werden — wird das kaum tun. Zuzugeben ist, daß gerade die Zustände VermZ. oft erst bei *längerer Beobachtung* hervortreten; erst recht wird der Richter, der in der Verhandlung ja kaum Zeit hat, sich näher mit der Persönlichkeit des Angeklagten zu befassen, außerstande sein, geistige Abweichungen, die nicht allzu aufdringlich sind, zu *erkennen*. Um so mehr Gewicht wird dem Urteil des *Arztes* beigemessen werden müssen, der sich nicht mit dem flüchtigen Eindruck der Hauptverhandlung begnügen und, wenn er den Angeklagten nicht schon vorher kennt, Sorge tragen wird, ihn eingehend untersuchen zu können.

Vielfach werden die Anomalien erst *im Strafvollzug* hervortreten. Es kann nicht zweifelhaft sein, daß derartige Fälle genau in der gleichen Weise den Sicherungsmaßnahmen unterworfen werden müßten, wie dann, wenn die VermZ. während des Strafverfahrens festgestellt wird. Ich bin deshalb mit LEPPMANN der Ansicht, daß eine gesetzliche Möglichkeit geschaffen werden muß, auch *nachträglich* noch, wenn sich *während des Strafvollzuges* Abweichungen im Sinne der VermZ. herausstellen, die Anordnung der Sicherungsmaßregeln zu treffen. Daß ein solches Verfahren keine allzu kühne Forderung ist, beweist der § 56 des tschechoslowakischen Entwurfs vom Jahre 1926.

Die *Eigenart* der *psychopathischen Persönlichkeiten*, die wohl eine der umfangreichsten und schwierigsten Gruppen der vermindert Zurechnungsfähigen darstellt, bringt es mit sich, daß ihr äußeres Verhalten alles eher ist als gleichmäßig. Stürmen Schädigungen körperlicher oder seelischer Art in großer Stärke oder gehäuft auf sie ein, so kann es dazu kommen, daß ein solcher Mensch *vorübergehend* in einen zurechnungsunfähigen Zustand gerät, obgleich er im allgemeinen als zurechnungsfähig zu betrachten ist. Das sind die Zustände, für die ich, wie ich oben S. 27 erwähnt habe, ursprünglich die Bezeichnung der *partiellen ZU*. vorgeschlagen habe. Neuerdings hat sich BERZE aufs wärmste für die Anerkennung dieser Zustände ausgesprochen, und auch von anderer Seite aus ist das Vorkommen solcher Zustände anerkannt worden. So schon eine ältere Reichsgerichts-Entscheidung (E. III, 1910): „Zur Anwendung des § 51 bedarf es nur der Feststellung eines Zustandes der Willensunfreiheit gegenüber den konkreten strafbaren Handlungen des Täters. Die Auffassung, daß die Feststellung einer völlig und allgemein über die Beziehungen der vorliegenden strafbaren Handlung hinausgehenden Zurechnungsfähigkeit erforderlich sei, ist rechtsirrtümlich.“

Einige Beispiele mögen das Gemeinte erläutern. Kein Psychiater wird einem *Morphinisten* — es sei denn, daß er in einem außerordentlich hohen und im allgemeinen nicht häufigen Grade durch seine Sucht abgebaut ist — die Zurechnungsfähigkeit ganz allgemein aberkennen. Wenn aber ein Morphiumsüchtiger, außerstande, sich das notwendige Gift zu verschaffen, im Zustande des *Morphiumhungers* ein Rezept fälscht, so würde ich in Anbetracht der unerträglichen Qualen des Morphiumhungers ihm für diese Urkundenfälschung den § 51 zuerkennen; ebenso etwa, wenn ein morphiumsüchtiger Arzt, zu einem operativen Eingriff gezwungen, während ihm das Morphium fehlt, ungeschickt operiert; allerdings müßte die Notlage eines sofortigen und durch einen anderen nicht möglichen Eingriffes vorgelegen haben.

Eine *Hysterische*, die, von jemand schwer gereizt, ihn verleumdet und beleidigt, ein *Epileptiker*, der ohne in einem eigentlichen Dämmerzustand zu sein, auf einen geringfügigen Reiz mit einer rohen Gewalttätigkeit antwortet, ein *Schwachsinniger*, der einer für seine Fähigkeiten zu schwierigen Aufgabe nicht gewachsen ist — alle diese Menschen sind an und für sich zurechnungsfähig; allerdings nicht in dem Umfang wie der Gesunde, weil eben ein mehr oder weniger hoher Grad seelischer Minderwertigkeit besteht. Durch die besonderen Tatumstände aber werden die Grenzen der Verantwortlichkeit mehr und mehr nach der Seite der ZU. verschoben, und schließlich wird die Grenze überschritten. Man wird vielleicht nicht in jedem Einzelfalle mit voller Bestimmtheit sagen können, daß ein die Voraussetzung der Anwendung des § 51 durch den abnormen Zustand erfüllt ist; da aber bei *berechtigten Zweifeln* an der Z. das Urteil zugunsten des Angeklagten zu erfolgen hat, so führt der Nachweis dieser gerechtfertigten Bedenken zur Anwendung des § 51 Abs. 1. Die Tatsache, daß ein vermindert Zurechnungsfähiger für bestimmte Ereignisse oder unter bestimmten Verhältnissen nicht verantwortlich gemacht werden kann, so daß er *zeitweilig* zurechnungsunfähig ist, wird schwerlich in Abrede gestellt werden können.

Die von mir vorgeschlagene Bezeichnung der *partiellen ZU.* hat sich nicht bewährt; sie führt, wie ich bei der Besprechung der *partiellen Z.* dargestellt habe, dauernd zu einer Verwechslung mit diesem nach meiner Überzeugung nicht zulässigen Begriff. Die partielle Z. bedeutet — und das muß nochmals mit allem Nachdruck betont werden —, daß man bei einem im allgemeinen Geisteskranken und daher Zurechnungsunfähigen für eine bestimmte Tat doch die Z. bejaht, die partielle ZU. dagegen, daß ein an und für sich Zurechnungsfähiger oder vermindert Zurechnungsfähiger unter bestimmten Umständen für eine bestimmte Handlung als zurechnungsunfähig betrachtet werden soll. Um diesen ewigen Verwechslungen vorzubeugen, habe ich in der 2. Auflage dieses Handbuches vorgeschlagen, die von mir gemeinten Zustände als *temporäre Unzurechnungsfähigkeit* zu bezeichnen. Ich möchte an diesem Ausdruck, oder besser vielleicht noch in einer deutschen Fassung, an der „*zeitweiligen Zurechnungsunfähigkeit*" festhalten; wir werden sonst dieser dauernden Verwechslung nicht Abbruch tun können.

Die bedrohliche Nähe der Grenze der ZU., die bei sorgfältiger Prüfung tatsächlich unübersehbare Zahl der mit größeren oder geringeren seelischen Mängeln behafteten Verbrecher rücken das Problem der zweckmäßigen *Bekämpfung* dieser Persönlichkeiten in den Vordergrund. Alle neueren Gesetze, soweit sie nicht schon früher die VermZ. anerkannt hatten, haben sie jetzt aufgenommen. Und das, obgleich der dänische Strafrechtslehrer TORP auf der Hamburger Tagung der IKV. (Mitt. IKV. **13**, 489—495) seine Stimme *gegen* die Anerkennung der VermZ. erhob, und zwar auf Grund der in seinem Vaterland gemachten *schlechten* Erfahrungen. Aber diese Erfahrungen sind deshalb nicht beweisend für das hier zu Erörternde, weil das dänische Strafgesetzbuch die *obligatorische* Herabsetzung der Strafe fordert. Es kennzeichnet die Schwierigkeiten, die aus dem Zusammenstoß des Vergeltungsprinzips und des Sicherungsbedürfnisses entspringen, daß die verschiedenen deutschen Entwürfe zu einem Strafgesetzbuch immer wieder zwischen einer *obligatorischen* und der *fakultativen* Strafmilderung hin und her schwanken. Diesem Schwebezustand hat unser GgG. ein Ende gemacht; es heißt dort:

§ 51². *War die Fähigkeit, das Unerlaubte der Tat einzusehen oder nach dieser Einsicht zu handeln, zur Zeit der Tat aus einem dieser Gründe erheblich vermindert, so kann die Strafe nach den Vorschriften über die Bestrafung des Versuchs gemildert werden.*

Die Beseitigung der *Muß*vorschrift und ihr Ersatz durch die *Kann*vorschrift ermöglicht es dem Richter, sich der Eigenart des Einzelfalles anzupassen. Bei manchen vermindert Zurechnungsfähigen wird man unbedenklich, zumal bei dem ersten Gesetzesverstoß, mit großer Milde vorgehen können, wenn aus der Art des Verstoßes und nach der Persönlichkeit des Rechtsbrechers angenommen werden kann, daß eine *Warnung* genügt. Mit um so größerem Nachdruck können wir verlangen, daß alle die, deren Widerstandsunfähigkeit, Triebhaftigkeit oder Triebabweichung sie zu *gefährlichen* Menschen stempelt, so angefaßt werden, daß ihnen die Strafe einen nachhaltigen Eindruck macht. Ich habe wiederholt erlebt, daß derartige Persönlichkeiten selbst den Wunsch nach einer längeren Strafe ausgesprochen haben in der Einsicht, daß sie nur so vielleicht von ihrem verbrecherischen Hange befreit werden könnten.

Das KdSt. hat eine *grundsätzlich* von allen bisherigen Lösungsversuchen abweichende Stellung eingenommen.

Wer zur Zeit der Tat vermindert zurechnungsfähig ist, ist strafbar und daneben den besonderen Maßregeln unterworfen, die zum Schutze der Volksgemeinschaft vom Gesetz vorgesehen sind.

Vermindert zurechnungsfähig ist der Täter, dessen Fähigkeit, das Unrecht der Tat einzusehen oder nach dieser Einsicht zu handeln, zur Zeit der Tat wegen krankhafter Störung der Geistestätigkeit oder wegen Bewußtseinsstörung oder, falls er taubstumm ist, wegen zurückgebliebener geistiger Entwicklung erheblich vermindert ist.

Wenn die verminderte Zurechnungsfähigkeit auf einem bloß vorübergehenden Zustand beruht, oder wenn es sich um einen Taubstummen handelt, kann die Strafe gemildert werden (§ 73[1]).

---

[1] Gemeint ist der § 73 nach dem Antrag KAHL:

§ 73. *Besondere Milderungsgründe.*

Wird die ordentliche Strafe nach einer der Vorschriften, die eine Milderung vorschreiben

Hier wird also, abgesehen von den unter c angeführten Fällen und dem später zu besprechenden der Taubstummheit (vgl. S. 53), eine Strafmilderung fakultativ *zugelassen nur* bei einer der Zahl nach sicher ganz belanglosen Gruppe, *ausgeschlossen* aber bei allen übrigen. „Das neue Strafrecht", so heißt es in der kurzen Begründung zu der getroffenen Regelung, „rückt gegenüber den Interessen des einzelnen Individuums die Interessen der Volksgemeinschaft in den Vordergrund. Von demjenigen, der infolge seines geringeren Unterscheidungs- und Hemmungsvermögens eine größere Gefahr für die Volksgenossen bedeutet, muß die Volksgemeinschaft verlangen, daß er durch erhöhte Kraftanstrengung einen Ausgleich schafft." „Von ihnen verlangt die Rechtsordnung, weil sie als Glied der Volksgemeinschaft ständig nicht einmal den Durchschnittsanforderungen genügen, mit Recht einen stärkeren Widerstand gegen die verbrecherische Neigung." Es fragt sich nur, ob die gemeinten Persönlichkeiten dazu imstande sind. Das ist wohl im allgemeinen zu *verneinen*. Dann aber kennzeichnet die gewählte Lösung sich als eine Maßregel, die nicht vom Gesichtspunkte eines *Willensstrafrechts*, sondern ausschließlich von dem eines *Gefährdungsstrafrechts* aus getroffen worden ist. Das geht auch aus der Bemerkung hervor, es könne sogar in Frage kommen, dem Richter die Berücksichtigung der VermZ. als eines Strafmilderungsgrundes ausdrücklich zu verbieten, was allerdings als überflüssig abgelehnt wird.

Auf weite Strecken kann sich der Psychiater mit dieser Abkehr von einer schlaffen Behandlung der vermindert Zurechnungsfähigen einverstanden erklären; aber nicht völlig. Ich will davon absehen, daß die Begründung der Eigenart der gemeinten Persönlichkeit nicht gerecht wird; die oben (S. 37) erwähnte Tatsache der *erhöhten Gemeingefährlichkeit* findet ja eine praktisch ausreichende Berücksichtigung durch die neben der Strafe mögliche Unterbringung in einer Heil- und Pfleganstalt. Für verfehlt aber halte ich, daß grundsätzlich bei allen unter d erwähnten Persönlichkeiten eine Strafmilderung, demnach auch die „Verwarnung mit Strafvorbehalt" ausgeschlossen ist. Es gibt aber zweifellos Fälle, in denen eine derartige Maßregel vollauf genügt; und sicher vielfach auch vorzuziehen ist, weil sie, z. B. einen Haltlosen vor der ansteckenden Berührung mit gefährlichen Menschen in der Strafhaft bewahrt. Soviel Vertrauen sollte man doch zu

---

oder zulassen, gemildert, so tritt an die Stelle von Todesstrafe lebenslanges Zuchthaus oder Zuchthaus nicht unter drei Jahren, an die Stelle von lebenslangem Zuchthaus Zuchthaus nicht unter drei Jahren, an die Stelle lebenslanger Einschließung Einschließung nicht unter drei Jahren. Ist eine zeitige Freiheitsstrafe angedroht, so darf höchstens auf drei Viertel des angedrohten Höchstmaßes erkannt werden. Ist ein erhöhtes Mindestmaß angedroht, so kann auf das gesetzliche Mindestmaß herabgegangen werden. An Stelle von zeitigem Zuchthaus kann auf Gefängnis nicht unter drei Monaten, an Stelle zeitiger Einschließung bei Verbrechen auf Einschließung nicht unter drei Monaten erkannt werden. Bei Vergehen ist an Stelle einer verwirkten Freiheitsstrafe von höchstens drei Monaten auf Geldstrafe zu erkennen, wenn sie genügt, um den Strafzweck zu erreichen.

der Einsicht der ärztlich beratenen Strafrichter in die Notwendigkeit angemessener Handhabung der gesetzlichen Bestimmungen haben, um die Befürchtung auszuschließen, daß mit einer zu weit gehenden Milderung Mißbrauch getrieben wird.

Ernster ist das Bedenken, daß die *Gleichstellung* eines normalen mit einem vermindert zurechnungsfähigen Verbrecher — in Wirklichkeit wird es nicht selten eine *Schlechterstellung* des letzteren sein, da ihm ja außer der Strafe die Unterbringung droht — dazu führen kann, die Frage nach dem Vorliegen eines Zustandes der VermZ. als unerheblich überhaupt nicht aufzuwerfen. Damit aber entfällt die Erörterung der Anwendbarkeit sichernder Maßregeln. Nun wird allerdings häufig genug die Vorgeschichte eines mehrfach Vorbestraften zur Anordnung der Sicherungsmaßregeln wegen Gewohnheitsverbrechertums Anlaß geben. Aber eben diese ist etwas anderes wie die Unterbringung eines wegen VermZ. Bestraften, bei dem die Unterbringung in einer Heil- und Pflegeanstalt gesetzlich vorgeschrieben und für den zu erreichenden Zweck, die Sicherung der Öffentlichkeit vor Rückfall, in vielen Fällen bei weitem wirksamer ist (vgl. S. 63). Endlich gilt auch hier das S. 37 bei dem Ersatz der VermZ. durch die mildernden Umstände geäußerte Bedenken: daß der Arzt nicht bei den Gewohnheitsverbrechern, wohl aber bei den Zuständen fraglicher Z. gefragt werden muß. Und gerade bei diesen schwierig zu deutenden Persönlichkeiten ist der Arzt unentbehrlich. Ich fürchte, daß dadurch bei vielen VermZ. die Einweisung in die Heil- und Pflegeanstalten unterbleiben wird. Der S. 41 gemachte Vorschlag, die Bestimmungen über die VermZ. auch dann zur Anwendung zu bringen, wenn sich erst im Strafvollzug oder in der Sicherungsanstalt die Abweichung von der Norm herausstellt, würde geeignet sein, die geäußerten Bedenken abzuschwächen.

VII. Die Zurechnungsfähigkeit unter der Einwirkung des Alkohols.

Grenzen der ZU. — Menge des Alkohols. — Äußeres Verhalten. — Der Arzt als Gutachter. — Erinnerungslosigkeit. — Stellung der Strafgesetze. — Schuld durch Sichbetrinken. — Mutantrinken. — Actio libera in causa. — Trunkenheit als Schuld.

Weitaus die häufigste Störung des Bewußtseins, die dem Strafrichter vor Augen kommt, ist die durch *Angetrunkenheit.* Die Zahl der alljährlich zur Aburteilung kommenden Vergehen und Verbrechen, in denen der Alkoholgenuß eine mehr oder weniger große Rolle gespielt hat, kann gar nicht hoch genug veranschlagt werden. Die *gefährliche Körperverletzung,* deren Häufigkeit mit den Bestrafungen der Diebstähle wetteifert, wird in einem großen Teil der Fälle in der *Angetrunkenheit* begangen. Es darf wohl als eine nicht mehr zu bestreitende Tatsache angesehen werden, daß die Gefährlichkeit des Trinkens für die öffentliche Rechtssicherheit nicht in der *Trunksucht,* sondern in der *Betrunkenheit* liegt. Denn auch der

Trunksüchtige wird im allgemeinen erst dadurch zu einer beachtenswerten Gefahr für die Öffentlichkeit, daß er sich immer wieder betrinkt und in der Betrunkenheit hemmungslos seine Mitbürger bedroht und angreift.

Dem Richter allerdings wird die Berufung eines Angeklagten auf *sinnlose* Betrunkenheit oft genug nur als eine Ausrede erscheinen. Doch kann er sich einer sorgsamen Prüfung nicht entziehen, da der Einwand der Trunkenheit eine Berufung auf § 51 darstellt, ebenso wie der *Einwand* der Schlaftrunkenheit, demnach auch prozessual als solcher behandelt werden muß (GA. **41**, 393).

Wo beginnt nun die Grenze der Zustände, die unter den § 51 fallen, und an welchen Merkmalen ist ein solcher Zustand zu erkennen? *Versuche* der Wirkung des Alkohols auf einfache seelische Vorgänge haben gezeigt, daß schon bei sehr geringen Gaben — Gaben, die weit hinter dem landesüblichen Mindestmaß zurückbleiben — Störungen auftreten. Von diesen, nur bei sorgfältigster Prüfung und teilweise nur mit feinen, empfindlichen Instrumenten nachweisbaren, Störungen führt bis zur gröbsten sinnlosesten Betrunkenheit eine ununterbrochene Kette von Zuständen, die eine scharfe Grenze nicht zulassen.

Im allgemeinen ist die Anerkennung der *Volltrunkenheit* als Strafausschließungsgrund wohl nicht häufig; in der Regel wird als Maßstab der Beurteilung die *Menge* des genossenen Alkohols und die *äußere Haltung* herangezogen. Wieviel ein Angeklagter vor der Tat getrunken hat, läßt sich oft mit leidlicher Genauigkeit feststellen. Aber daraus läßt sich, abgesehen von ganz ungewöhnlich großen Mengen, kein Schluß auf den Zustand des Trinkenden ziehen; dazu ist die *Widerstandsfähigkeit* zu verschieden. Nicht einmal der Schluß ist berechtigt, daß ein an große Mengen alkoholischer Getränke gewöhnter Mensch nur durch *außergewöhnliche Ausschreitungen* in einen Zustand der ZU. geraten könnte; denn auch die Widerstandsfähigkeit des Einzelnen wechselt sehr stark im Zusammenhang mit körperlichem Befinden, überstandenen Erkrankungen und ähnlichen Schädigungen, vor allem unter dem Einfluß starker Gemütserregung. Daher sind auch die neuerdings aufgekommenen chemischen Untersuchungsmethoden, die es gestatten, durch den Nachweis des Alkohols im Blut die Menge des genossenen Alkohols zu bestimmen, für die gerichtsärztliche Beurteilung, soweit es die Z. betrifft, nicht von allzu großer Bedeutung.

Auch die äußere *Haltung* eines Berauschten ist ein höchst unzuverlässiger Maßstab zur Beurteilung seines psychischen Zustandes. Die völlige Unfähigkeit ernsthaften Überlegens, vernunftgemäßen Denkens und sachlichen Fühlens kann sehr wohl Hand in Hand gehen mit äußerlich leidlich geordnetem Benehmen, das vielfach Erziehungssache ist. Dieser Auffassung hat sich auch das RG. (GA. **42**, 45) angeschlossen, indem es einen gewandten Fluchtversuch und die Anwendung der Körperkräfte nicht als beweisend für das Vorhandensein des Bewußtseins ansah. Im gleichen Jahre hat allerdings ein anderer Strafsenat eine Trunkenheit, die nicht in Bewußtlosigkeit ausgeartet ist, als nicht zu denjenigen Zuständen gehörig erklärt, welche die Strafbarkeit einer begangenen Gesetzesverletzung ausschließen (GA. **42**, 135). Diesen sich widersprechenden Entscheidungen reiht sich eine weitere an (E. 5, 338), nach der die Feststellung einer Trunkenheit genügt, die dem Täter die Erkenntnis von der Bedeutung eines Vorganges (es handelte sich um Störung des Gottesdienstes) unmöglich macht, selbst wenn er sonst nicht bis zur Besinnungslosigkeit betrunken war. Neuerdings nimmt das RG. neben den Fällen „sinnloser", d. h. zur *Bewußtlosigkeit* führender Trunkenheit auch das Bestehen solcher an, in denen sich der Rauschzustand in einer *krankhaften Störung der Geistestätigkeit* äußert, die ZU. bedingt. ZU. liegt vor, wenn infolge der Trunkenheit „bestimmte Vorstellungen, Empfindungen oder Einflüsse derart übermäßig den Willen beherrschen, daß eine Bestimmbarkeit des Willens durch vernünftige Erwägungen ausgeschlossen ist, oder wenn der krankhafte Reiz so stark ist, daß ihm gegenüber etwaige Hemmungsvorstellungen, auch wenn sie vorhanden sind, nicht zur Geltung kommen können (E. **63**, 46, 48 und EZiv. **103**, 399, 401).

Die schwankende Haltung des RG. beleuchtet am besten die Schwierigkeiten, die Theorie und Praxis bei der Beurteilung *Berauschter* finden; sie erwachsen nicht zum geringsten Teile aus der unhaltbaren Annahme einer scharfen Grenze zwischen Z. und ZU. der Angetrunkenen. In Ermangelung zuverlässiger Gesichtspunkte und brauchbarer Kriterien klammert sich dann das unsicher gewordene Urteil an das *äußere Gebaren* der Berauschten, ohne durch dieses trügerische Zeichen auch nur im geringsten festeren Boden zu finden. Wenn ich zum Beweise, daß äußerlich geordnetes Benehmen mit tiefster Bewußtseinsstörung einhergehen kann, an die Epileptiker erinnere, so geschieht das nicht nur, um die Unzulänglichkeit der Verwertung des äußeren Auftretens ins rechte Licht zu rücken. Die Erinnerung an die *Epilepsie* ist besonders deshalb erforderlich, weil vielfach bei Epileptikern durch den Alkoholgenuß Dämmerzustände ausgelöst werden, in denen sinnlos rohe Gewaltakte, zumal sexueller Art, aber auch Brandstiftungen, Fahnenflucht, Mordtaten und scheinbar besonnene Diebstähle begangen werden; deshalb sollte sich der Richter zur Regel machen, die in angetrunkenem Zustande von Epileptikern verübten Straftaten stets der Begutachtung des Sachverständigen zu unterbreiten.

Wer ist besser geeignet, über den Grad der Trunkenheit zu urteilen, der *Arzt* oder der *Richter*? Völlig abwegig ist die Ansicht Rothamels: „Der ärztliche Sachverständige, in der Frage der Trunkenheit aber unerfahrene Gutachter vermag hier dem Gerichtshof weniger zu nützen als ein erfahrener Kneipwirt, Oberkellner oder Schutzmann, wenn es sich darum handelt, ob ein gesunder Mensch wegen bewußtloser Trunkenheit straffrei bleiben soll.“ Wollenberg meint, daß „weder die Feststellung des gewöhnlichen Rausches an sich noch die Beurteilung seines Grades in bezug auf die Z. zur Kompetenz der medizinischen Sachverständigen gehört“. Das ist gewiß im allgemeinen zutreffend, aber doch nur sehr allgemein genommen. Sehr häufig wird erst durch die Mitwirkung des Arztes der Fall in eine ganz andere Beleuchtung gerückt. Wo der Richter nur einen einfachen Rausch sieht und seiner Vorbildung nach auch nichts anderes sehen kann, findet der Arzt vielleicht eine ausgesprochene geistige Störung. Ich erinnere z. B. an die Trinkausschreitungen, mit denen die manische Phase der Cyclothymie und die Paralyse nicht selten eingeleitet werden. Zustände der Dipsomanie und der Epilepsie, Intoleranz gegen Alkohol (Hirnverletzte!), krankhafte Veranlagung, die aus einem einfachen Rausch einen *pathologischen Rauschzustand* machen, sind so häufig, daß ich die Mitwirkung des Arztes nicht vermissen möchte. Für alle diese Fälle gilt Cramers Bedenken (**3**, 60) nicht, der sogar von dem Arzt verlangt, er solle es ablehnen, sich gutachtlich über einen *normalen* Rausch zu äußern. Ich glaube aber darüber hinausgehend mit Hoppe, daß der Arzt gar nicht das Recht hat, ein Gutachten abzulehnen, wenn er zu einem solchen aufgefordert wird (§ 75 StPO.). Im ganzen ist der Streit — man muß sagen leider! — ein ziemlich müßiger; denn mit verschwindend seltenen Ausnahmen lehnen die Richter bei unter dem Einflusse von Rauschgiften begangenen Rechtsbrüchen die Zuziehung eines Sachverständigen, wenn nicht besondere Gründe auf die Möglichkeit *abnormer Zustände* hinweisen, ab.

Ebensowenig wie das *äußere Benehmen* kann aus dem Verhalten der *Erinnerung* ein Schluß auf den Grad der Betrunkenheit gezogen werden. Hier gilt dasselbe, was bei der Bewußtlosigkeit schon besprochen worden ist: es ist schwer, oft unmöglich, zu sagen, ob die Angabe eines Angeklagten, er erinnere sich an nichts mehr, Vertrauen verdient; ebensowenig zuverlässig sind allerdings auch die Aussagen der *Zeugen*, deren Objektivität viel zu sehr von ihren persönlichen Erfahrungen beeinflußt wird. Gelegentlich wird, aber kaum an anderen Orten wie in einem Krankenhaus oder dem Lazarett eines Gefängnisses, das *Experiment* zur Klärung herangezogen werden können; mir wenigstens haben derartige Versuche mit Verabreichung mäßiger Alkoholmengen zuweilen recht fruchtbare Dienste getan. Gerade solche Versuche haben gezeigt, daß die gleiche Menge Alkohol an verschiedenen Tagen völlig verschiedenartige Wirkungen hervorrufen kann. Ein Einzelversuch beweist also nur bei deutlich positivem Ausfall etwas.

Die Strafgesetzgebung der europäischen Staaten zeigt eine bunte *Mannigfaltigkeit* der Bestimmungen, die sich gegen die Straftaten Angetrunkener richten. Einige Gesetzbücher, so unser altes deutsches StGB., das GgG., Belgien, Frankreich, Niederlande, Schweden, Bulgarien und Frankreich erwähnen bei den Paragraphen über ZU. und VermZ. die Trunkenheit nicht. Für alle diese Länder darf also angenommen werden, daß sich die strafrechtliche Verantwortlichkeit nach den *allgemeinen* Bestimmungen regelt, d. h. *sinnlose* Trunkenheit gilt als *Strafausschließungsgrund*, weniger hochgradige kann bei der Strafzumessung mildernd berücksichtigt werden. Anders das KdSt. Hier heißt es in bewußter Voranstellung des Schutzes der Gesamtheit:

Wer im Zustand der Zurechnungsunfähigkeit eine Tat begeht und sich durch den Genuß geistiger Getränke oder durch andere berauschende Mittel in diesen Zustand versetzt hat, um die Tat zu begehen, wird wegen vorsätzlicher Begehung der Tat bestraft.

Wegen verminderter Zurechnungsfähigkeit, die auf einem selbstverschuldeten Rausch beruht, darf die Strafe nicht gemildert werden.

Auch andere Strafgesetze, so die Schottlands, Englands und Irlands. Rumäniens, Finnlands, Spaniens, lassen die Trunkenheit nicht als Entschuldigungsgrund gelten, oder sie unterscheiden — wie Polen, Italien, Tschechoslowakei, das kanonische Recht — die *selbstverschuldete* von der „aus Zufall oder höheren Gewalten herrührenden“ (ital. StGB. Art. 92). Vielfach — so im KdSt. — wird die VermZ. ausdrücklich als *nicht* anwendbar auf Zustände selbstverschuldeter Trunkenheit erklärt. Das dänische StGB. läßt nur dann die Anerkennung der VermZ. bei einer selbstverschuldeten Berauschung zu, wenn der Angeschuldigte „nicht früher einer ähnlichen strafbaren Handlung oder der Übertretung der Sonderbestimmung, wodurch gefährdende Berauschung mit Strafe belegt wird, schuldig befunden ist“. Soviel ich ersehen konnte, haben aber nur Österreich (§ 523) und Italien — ähnlich wie das frühere russische Strafrecht (Art. 106) — Bestimmungen getroffen, daß die Strafe sogar *erhöht* wird, „wenn die Trunkenheit zu Zwecken der Begehung der strafbaren Handlung oder zur Vorbereitung einer Rechtfertigung *vorberechnet*“ war (Art. 92 Abs. 2).

Wie immer, wenn allzu viele und so verschiedenartige Lösungen für ein und dieselbe Frage vorliegen, darf daraus der Schluß gezogen werden, daß eine allseitig *befriedigende* Lösung überhaupt nicht gefunden werden kann. Um ein einigermaßen klares Bild zu bekommen, wird es nötig sein, zuerst ganz *objektiv* zu prüfen, ob sich eine durch den Alkoholgenuß hervorgerufene Bewußtseinsstörung von anderen Formen grundsätzlich unterscheidet. Wie würden wir die Straftaten eines Menschen beurteilen, der in seinen Ausnahmezustand nicht durch Alkohol, sondern durch ein anderes Gift, etwa *Atropin, Haschisch, Mescalin, Kohlenoxyd* usw. geraten wäre? Wir würden ihn zweifellos für zurechnungsunfähig erklären. Und weiter: Wenn wir einen Menschen vor uns hätten, der sich wie ein Betrunkener benähme, nicht mehr Herr seiner Glieder und seines Verstandes wäre, und wir müßten annehmen, daß dieser Zustand Wochen, ja Monate dauern würde, so würden wir unbedingt verlangen, daß er zu seinem eigenen Schutze und zur Sicherung seiner Umgebung in eine Irrenanstalt eingewiesen würde. Daraus geht hervor, daß die *Betrunkenheit* als ein Zustand der ZU. angesehen werden müßte.

Aber diese Schlußfolgerung erweckt doch nicht nur ein starkes Gefühl des Unbefriedigtseins; sie führt angesichts der ungeheuren Häufigkeit der Verbrechen unter der Einwirkung des Alkohols zu Zuständen der *Rechtsunsicherheit,* die unerträglich sind. Wodurch unterscheidet sich aber eine Straftat eines Betrunkenen von der eines sonstwie Vergifteten? Der Unterschied der genannten anderen Gifte gegenüber dem Alkohol ist der, daß seine Wirkung jedem *wohlbekannt* ist, die der anderen aber — wenigstens in Europa — nur wenigen.

Es trifft also den, der sich betrinkt, eine schwere Schuld, die nur dann in milderem Lichte erscheint, wenn unvorhergesehene und nicht vorhersehbare Nebenumstände für den gegebenen Augenblick die Widerstandsfähigkeit gegen den Alkohol ungewöhnlich herabgesetzt haben. Hier taucht also ein wichtiger Gedankengang auf, der eines fahrlässigen oder sogar des absichtlichen Herbeiführens des Zustandes, des „Antrinkens mildernder Umstände".

Die Frage ist theoretisch und praktisch zu wichtig, als daß sie übergangen werden dürfte: *Kann einem Menschen, der zur Zeit der Begehung einer strafbaren Handlung sinnlos betrunken war, die Tat aber in nüchternem Zustande beschlossen hat, diese gleichwohl zugerechnet werden?* Die juristische Auffassung geht im allgemeinen dahin, als den entscheidenden Augenblick einer Handlung den „Anstoß zum Abrollen der Kausalkette" (v. Liszt 1, 159) anzusehen, nicht den Eintritt des Erfolges.

Das wäre wohl auch zweckmäßig und richtig, wenn dieser erste Anstoß unter allen Umständen auch zur Tat führen müßte. Es kann aber doch unmöglich behauptet werden, daß bei erhaltener Nüchternheit nicht doch noch im letzten Augenblicke die Motive des Mitleids, der Furcht, der sittlichen Verpflichtung die Oberhand hätten gewinnen können. Daß sich jemand zur Tat „*Mut antrinkt*", wird gewiß nicht selten vorkommen; dadurch wird aber nur bewiesen, daß er sich in *normalem* Zustande die Tat nicht zutraut, daß er sich also, um überhaupt kriminell handeln zu können, erst durch künstliche Mittel in einen abnormen Zustand versetzen mußte. Bestrafen wir ihn nachher doch, weil er die Tat bereits in nüchternem Zustande beschlossen hat, so handeln wir durchaus *zweckmäßig,* nicht aber der Fassung des § 51 entsprechend.

Auch die Stellungnahme des RG. in der Frage der Überlegung bei Mord widerspricht der erwähnten Auffassung von Liszts „Eine mit Überlegung geplante, aber ohne Überlegung ausgeführte Tötung ist kein Mord" (E. **32** 256; **42**, 260). Auf die Alkoholverbrecher angewandt, würde demnach, da ein Volltrunkener gewiß einer sachlichen und ruhigen Überlegung nicht fähig ist, eine Bestrafung wegen Mordes ausgeschlossen sein. Unmöglich aber kann dem Trunkenen das Vorrecht eingeräumt werden, harmlose Mitmenschen mit geringerer eigener Gefahr zu schädigen. Die unabweisbare Notwendigkeit der Bestrafung darf durch theoretische Erwägungen nicht allzusehr eingeschränkt werden. Wir dürfen uns aber nicht verhehlen, daß der Weg nur durch eine der Wirklichkeit nicht ganz entsprechende Konstruktion gangbar gemacht wird.

Immerhin ist in solchen Fällen, wo der Täter sich „Mut" oder „mildernde Umstände" antrinkt, der Kausalzusammenhang ein ziemlich ununterbrochener und fast zwingender. Das gilt aber nicht für das bekannte Schulbeispiel der „*actio libera in causa seu ad libertatem relata*". „Eine Mutter, welche weiß, daß sie sich im Schlafe unruhig hin- und herwälzt, legt in bewußtem Zustand ihr Kind neben sich ins Bett und erdrückt es demnächst im Schlafe. Hier kann je nach den Umständen vorsätzliche oder fahrlässige Tötung vorliegen" (Frank, X zu § 51 S. 151). Die *vorsätzliche* Begehung möchte ich aus psychologischen Gründen ausschließen. Eine Mutter, die entschlossen ist, ihr Kind umzubringen, wird schwerlich ein so unsicheres Mittel wählen. Denn immerhin gehört zum Gelingen doch auch der Zufall, daß sie sich gerade auf das Kind legt. *Fahrlässig* dagegen scheint diese Handlung möglich. Ich glaube mit von Liszt (S. 159), daß die Fälle, in denen *vorsätzliche* Begehung als actio libera in causa erscheint, sehr selten und zweifelhaft sein werden; eher möglich sind *Unterlassungen* und *Fahrlässigkeiten*.

Ein solcher Fall liegt einer E. zugrunde (E. 22, 413). Ein Kutscher hatte sich sinnlos betrunken, obgleich er wußte, daß er mit einem schwer lenkbaren Pferde durch sehr belebte Straßen zurückfahren mußte; bei der Rückfahrt überfuhr er einen Menschen. „Er handelte dadurch, daß er sich in einen Zustand versetzte, in welchem es ihm unmöglich wurde, die ihm obliegende Obhut und Leitung so auszuüben, wie es seine Pflicht war, schuldhaft." Das besagt aber, daß er sich durch seine *Trunkenheit* schuldig machte, nicht durch die in ihr verübte Handlung.

Allzu weite Ausdehnung des Begriffes der actio libera in causa halte ich auch bei *Fahrlässigkeit* nicht für ratsam. Sonst müßte, wie es früher tatsächlich auch geschehen ist, ein Apotheker, der im epileptischen Dämmerzustande eine Arznei falsch bereitet, strafbar sein, da er mit der Möglichkeit eines solchen Zustandes auf Grund früherer Erfahrungen rechnen mußte. Die Forderung, daß er seinem Beruf in Anbetracht der möglichen Gefahr für seine Mitmenschen entsagt, ist wohl berechtigt; die Bestrafung aber würde meiner Ansicht nach mit dem Wortlaut und dem Sinne des § 51 unvereinbar sein. Alle diese Fälle, deren theoretische Stellung noch viel umstritten ist, sind zwar sehr interessant, aber dadurch im allgemeinen wenig bedenklich, daß sie tatsächlich sehr selten sind und daher praktisch kaum in Betracht kommen.

Um so mehr beschäftigt uns die Frage bei den Straftaten Betrunkener. Wir befinden uns als Sachverständige in einer befriedigend und restlos nicht zu beseitigenden Schwierigkeit. Ich sehe keinen anderen Ausweg als entweder allen sinnlos Betrunkenen den Schutz des § 51 zuzuerkennen, die geringeren Grade der Trunkenheit als VermZ. anzusehen, oder nur *ver-*

einzelte besonders schwere Fälle von Berauschtheit als Zustände der ZU. aufzufassen und alle anderen Betrunkenen zu verurteilen. In letzterem Falle tut man zweifellos dem Rechtsbrecher vom Standpunkt des reinen Schuldprinzips aus Unrecht, im ersteren Falle der Gesellschaft. Vor diese Entscheidung gestellt, entscheide ich mich persönlich unbedingt und ohne Zögern für den *Gesellschaftsschutz*. Das Interesse des Einzelnen muß hinter dem der Allgemeinheit zurücktreten.

Wir werden aber eine wirkliche Abhilfe nur von Gesetzesänderungen erhoffen können. Diese geben vor allem die sichernden Maßregeln (s. dort), daneben kommt nach dem Vorbilde des AG. 25 das GgG. mit seinem § 330a unserem Bedürfnis nach Rechtsschutz zu Hilfe.

§ 330a. *Wer sich vorsätzlich oder fahrlässig durch den Genuß geistiger Getränke oder durch andere berauschende Mittel in einen die Zurechnungsfähigkeit* (§ 51 Abs. 1) *ausschließenden Rausch versetzt, wird mit Gefängnis (bis zu zwei Jahren*[1]*) oder mit Geldstrafe bestraft, wenn er in diesem Zustand eine mit Strafe bedrohte Handlung begeht.*

Die Strafe darf jedoch nach Art und Maß nicht schwerer sein als die für die vorsätzliche Begehung der Handlung angedrohte Strafe.

Die Verfolgung tritt nur auf Antrag ein, wenn die begangene Handlung nur auf Antrag[2] *verfolgt wird.*

Die Bestimmungen des KdSt. beseitigen auch den letzten Zweifel daran, daß der Staat nicht gewillt ist, die Allgemeinheit *ungeschützt* den Ausschreitungen der Berauschten auszusetzen. Im 1. Abschnitt wird mit allem Nachdruck die *volle* Verantwortlichkeit des Betrunkenen festgesetzt. Durch Streichung der Worte: „bis zu zwei Jahren" wird die richterliche Bewegungsfreiheit bezüglich der Strafhöhe erweitert gegeben. Nur Todesstrafe oder Zuchthaus sind ausgeschlossen. In Übereinstimmung mit der Begründung, die die italienische Regelung, die Tat so zu bestrafen, als wenn der Täter die Tat im Zustand der Z. begangen hätte, als „rauh und hart" bezeichnet. Das wäre mit dem Willensstrafrecht „schwer vereinbar, auch nicht mit der unbefangenen Volksanschauung, die den im Zustand der verschuldeten ZU. Tötenden zwar für strafbar hält, aber nicht als Mörder oder Totschläger ansieht."

Die Feststellung, daß eine im Zustande der ZU. infolge von Rausch begangene Tat wie eine vorsätzlich begangene bestraft werden soll, ist eine unverkennbare Abwendung von dem *Verschuldungsprinzip* und nicht mehr der Ausdruck eines *Willens-*, sondern eines *Gefährdungsstrafrechts*. Aus den Milderungen des Abs. 2 geht ebenso wie, wenn auch nicht mit klaren Worten ausgesprochen, aus der Begründung hervor, daß das, was bestraft werden soll, nicht die begangene Tat ist, sondern in Wirklichkeit die *Betrunkenheit*, wie das ganz einwandfrei die Fassung des GgG. dartut.

---

[1] Die eingeklammerten Worte sind im KdSt. gestrichen.

[2] Statt „auf Antrag" heißt es im KdSt. „auf Verlangen oder mit Zustimmung".

Die theoretische Bedeutung einer solchen Bestimmung ist nicht zu unterschätzen. Sie macht die Strafe deutlich von der Straftat unabhängig und greift zurück auf die eigentliche *Ursache* des Verbrechens.

Ein unzweifelhafter Vorzug der neuen Bestimmungen ist weiter der, daß wir in Zukunft weniger Gefahr laufen, ein Gutachten, durch das ein Betrunkener für zurechnungsunfähig oder vermindert zurechnungsfähig erklärt wird, abgelehnt zu sehen. Der Richter hat ja nunmehr das Recht, trotz der Anerkennung des Zustandes mehr oder weniger ausgeprägter Volltrunkenheit den Angeklagten zu bestrafen und kann außerdem die notwendigen Maßregeln der Besserung und Sicherung treffen.

Erfreulich ist, daß, ähnlich wie im italienischen StGB., nicht nur von geistigen Getränken gesprochen wird, sondern daß diesen andere *berauschende Mittel* gleichgestellt werden. Von diesen kommt in Deutschland wohl nur Äther, Cocain und die Morphiumgruppe in Betracht.

VIII. Die Zurechnungsfähigkeit der Taubstummen.

Der Begriff Taubstummheit. — Ursachen der Taubstummheit. — Charaktereigenschaften. — Strafgesetzliche Behandlung der Taubstummen. — Maßregeln gegen freigesprochene oder als vermindert zurechnungsfähig erkannte Taubstumme. — Zuziehung und Wahl der Sachverständigen.

§ 58. *Ein Taubstummer ist nicht strafbar, wenn er in der geistigen Entwicklung zurückgeblieben und deshalb unfähig ist, das Unerlaubte (das Unrecht*[1]*) der Tat einzusehen oder nach dieser Einsicht zu handeln.*

War die Unfähigkeit, das Unerlaubte der Tat einzusehen oder nach dieser Einsicht zu handeln, aus diesem Grunde erheblich vermindert, so kann die Strafe nach den Vorschriften über die Bestrafung des Versuchs gemildert werden.

(Vermindert zurechnungsfähig ist der Täter, dessen Fähigkeit, das Unrecht der Tat einzusehen oder nach dieser Einsicht zu handeln, zur Zeit der Tat, falls er taubstumm ist, wegen zurückgebliebener geistiger Entwickelung erheblich vermindert ist.

Wenn die verminderte Zurechnungsfähigkeit auf einem bloß vorübergehenden Zustand beruht oder wenn es sich um einen Taubstummen handelt, kann die Strafe gemildert werden [§ 73 ²][2]*.)*

Als *Taubstummheit* bezeichnen die Ohrenärzte (Bever, S. 354) „denjenigen pathologischen Zustand, welcher auf einer angeborenen oder in frühestem Kindesalter erworbener Anomalie des Gehörsorgans beruht, infolge welcher eine dauernde und so bedeutende Herabsetzung des Gehörs eingetreten ist, daß das betreffende Individuum durch Hilfe des Gehörs allein das Sprechen zu erlernen nicht imstande war, oder die Sprache — falls sie schon bei Eintritt der Taubheit erlernt war — nicht auf diese Weise hat erhalten werden können.“

---

[1] Dadurch war auch die Aufnahme der Bestimmung in den allgemeinen Teil im Gegensatz zu dem GgG. und den Entwürfen, wo sie im besonderen Teil untergebracht war, gegeben.

[2] In Klammer die Fassung des KdSt.

Frank (zu § 58, S. 178) nennt taubstumm den, der die Fähigkeit, artikulierte Laute zu hören und die Fähigkeit zu sprechen, entweder nie besessen hat oder in frühester Kindheit verloren hat; ähnlich das RG. (E. 57, 239). Aus dieser Frankschen Umschreibung wird nicht deutlich genug, daß es sich bei der Taubheit und Stummheit nicht um zwei *parallel* laufende Erscheinungen handelt, sondern daß die Stummheit nur eine *Folge* der Taubheit ist. Aber weiter ist es für den Juristen auch notwendig zu wissen, daß der Begriff der Taubstummheit zu Mißdeutungen Anlaß geben kann. Sorgfältige Untersuchungen haben nämlich ergeben, daß 60—70% aller Taubstummen mehr oder weniger große Hörreste besitzen, also *nicht völlig taub* sind. Auf der anderen Seite ist es, dank der immer mehr verfeinerten Unterrichtsmethoden, in nicht wenigen Fällen möglich, den Taubstummen das Sprechen zuweilen in großer Vollkommenheit beizubringen, sodaß auch von *Stummheit* nicht mehr die Rede sein kann. Haben solche Kranken gleichzeitig das Ablesen von den Lippen so gelernt, daß jede Verständigungsschwierigkeit behoben ist, so kann dem Ungeschulten die völlige Ausschaltung des Gehörs entgehen. Solche Ausnahmefälle haben mit den hier vorliegenden Bestimmungen kaum etwas zu tun, aber es ist notwendig, sich dessen bewußt zu sein, um den Sinn des § 58 richtig zu erfassen.

Nicht der *Verlust der Sprache*, der ja auch durch Hirnerkrankungen erfolgen kann, sondern das Fehlen des Hörvermögens ist für die Bedeutung des Begriffs Taubstummheit vor Gericht maßgebend. Der Zweck des § 58 kann nur der sein, die *unzulängliche geistige Entwicklung* der Taubstummen zu berücksichtigen. Diese wird natürlich durch das Fehlen eines wichtigen Sinnesorgans in hohem Maße beeinträchtigt. Die intellektuelle und ethische Ausbildung eines *Blinden* ist weit leichter möglich als die der *Tauben*, da zur Bildung aller abstrakten Begriffe, von denen Recht und Unrecht, Eigentum, Pflichten, Gemeinsinn usw. in erster Reihe zu nennen sind, der Weg durchs Ohr viel wichtiger, vor allem auch viel leichter zugänglich ist als der durchs Auge. Den Blinden schützt vor Begehen von Straftaten außerdem auch seine körperliche Hilflosigkeit, so daß bei der gleichzeitig vorhandenen Möglichkeit besserer Ausbildung ein Ausnahmegesetz für sie überflüssig erscheint.

Anders der Taubstumme. Seine Ausnahmestellung im Strafrecht ist sehr wohl begründet. Während Eltern, Geschwister und die ganze Umgebung auf einen Blinden, trotz seiner fehlenden Sehkraft, reichlich Einwirkungsmöglichkeiten haben, sich ohne weiteres mit ihm unterhalten können, bedarf es besonderer Methoden, um dem Taubstummen etwas beizubringen. Von dem Grade, in dem diese Methoden angewendet werden, hängt die geistige Entwicklung ab; allerdings, wie wir sehen werden, nicht allein.

Der nicht unterrichtete Taubstumme ist einem *gänzlich Schwachsinnigen* gleichzustellen. Wir werden deshalb bei der Feststellung der Persönlichkeit den genossenen Unterricht berücksichtigen müssen. Das Glück einer fachgemäßen *Ausbildung* — nur eine solche kann von ausreichendem Erfolg sein — genießen durchaus nicht alle, die deren bedürfen. Ein großer Teil der Ausbildungszeit wird außerdem auf die Technik des Absehens der Sprechbewegungen, auf Hör-, Atem- und Sprechübungen gewendet, so daß für die Vertiefung der Persönlichkeit nicht viel Zeit übrig bleibt, zumal nicht für die Entwicklung abstrakter Vorstellungen.

Aber selbst wenn die äußeren Vorbedingungen für eine sorgfältige Schulung und Erziehung der Taubstummen gegeben sind, bleibt der Erfolg vielfach aus. Wir werden den Grund dazu z. T. in den *Ursachen der Taubstummheit* zu suchen haben. Der Ohrenarzt unterscheidet *angeborene* und *nach der Geburt* erworbene Taubstummheit. Unter den Fällen angeborener Taubstummheit sind auf der einen Seite diejenigen zu nennen, bei denen man von einer vererbten und vererbbaren Taubstummheit reden kann (wichtig für die Bestimmungen des Sterilisationsgesetzes!); ferner diejenigen, bei denen, wie das nicht selten ist, sich die Taubstummheit mit anderen Formen der sog. *Heredodegeneration* verbindet, also der Ausdruck eines organischen Anlagemangels ist, und endlich diejenigen, in denen sie die Folge von Erkrankungen der Frucht während ihrer Entwicklung ist, z. B. bei syphilitischen Prozessen.

Der Ausdruck der nach der Geburt entstehenden Taubstummheit würde wohl zweckmäßig durch den *während und nach* der Geburt entstandenen ersetzt werden. Die Feststellungen von SCHWARTZ und anderen, daß sich bei lange dauernden Geburten, besonders in Fällen von engem Becken, aber auch bei Sturzgeburten und nach operativen Eingriffen, nicht selten umfangreiche Blutungen im Gehirn finden, haben unsere Anschauungen über angeborene Schädigung sehr verändert. Wenn sich in fast allen zum Tod führenden Fällen mehr oder weniger ausgedehnte Blutaustriebe im inneren Ohr und entzündliche Veränderungen im Mittelohr gefunden haben, so beweist das, daß das Ohr besonders empfindlich für diese Geburtsschädigung ist. Aber gerade die Tatsache, daß sich solche Blutungen auch im Gehirn finden, machen es erklärlich, daß ein nicht geringer Prozentsatz der auf diese Weise Ertaubten auch geistig nicht vollwertig sein kann. Wir dürfen also in diesen Fällen die seelischen Mängel und die Taubstummheit als gleichwertige Symptome der schweren, bei der Geburt entstandenen Schädigungen betrachten. Von den Ursachen der erst nach der Geburt sich entwickelnden Taubstummheit sind wohl diejenigen, die auf Gehirnhautentzündung zurückzuführen sind, in der gleichen Richtung bedeutsam, während die Schädigungen des Gehörapparates selbst durch Infektionskrankheiten die geistige Veranlagung nicht unmittelbar verändern, die nur durch die Verständigungsmöglichkeit Not leidet.

Vielleicht aber auch, abgesehen von der erschwerten Ausbildungsmöglichkeit, mittelbar. Man beobachtet bei Schwerhörigen und Taubstummen

Charaktereigenschaften wie Mißtrauen, Egoismus, Eigenwilligkeit. Es ist möglich, daß diese Eigenschaften erworben und nicht in der Ursache des Leidens begründet sind. Diese Frage kann hier unentschieden bleiben. Jedenfalls bestehen diese Eigenschaften und werden auch dann, wenn die Schulen sie beseitigt haben, unter den meist für den Taubstummen ungünstigen Verhältnissen zur Außenwelt nach Verlassen der Taubstummenanstalt bald wieder hervortreten. Es ist deshalb nicht zu billigen, wenn die Mehrzahl der Gesetzbücher, die überhaupt den Taubstummen erwähnen, ausschließlich Wert auf die zur Erkenntnis der Strafbarkeit einer Handlung erforderlichen *Einsicht* legen, wie das auch in unserem bisherigen StGB. geschieht. Es ist durchaus angebracht, entsprechend den jetzigen Bestimmungen neben der Fähigkeit, das Unrecht der Handlung einzusehen, auch die *affektive* Seite zu berücksichtigen.

Leider läßt uns die Reichsstatistik ganz im Stich, wenn wir uns über den Umfang und die Form der Straftaten Taubstummer und die Häufigkeit der Freisprechungen auf Grund des § 58 unterrichten wollen, sodaß wir über die Kriminalität Taubstummer gar nichts wissen. Sie scheint nicht nennenswert groß zu sein, sonst würden wohl darüber größere Arbeiten erschienen sein. Der Mangel an zuverlässiger Grundlage ist bedauerlich, weil wir so gar nicht imstande sind, zu beurteilen, ob die Bestimmungen des § 58 den heutigen Anforderungen genügen. Noch 1878 konnte LUNIER mit Recht sagen (S. 446): „on doit présumer l'irresponsabilité des sourds-muets.“ Das gilt in vollem Umfange auch heute noch für den nicht oder unzulänglich unterrichteten Taubstummen. Inzwischen sind die Unterrichtsmethoden aber außerordentlich vervollkommnet worden, die Unterrichtsgelegenheiten besser und leichter erreichbar geworden. Damit wächst die Zahl derjenigen, die sich den normalen Menschen nähern und ihn vielleicht erreichen.

So weit aber werden wir wohl nie kommen, daß wir die Ansicht WALTHERS (S. 375) unterschreiben können: „In einer Taubstummenanstalt gebildete Taubstumme werden schwerlich Anspruch auf den Schutz des § 58 machen können.“ Das anzunehmen verbieten die erwähnten Feststellungen, daß in nicht wenigen Fällen die Ursache der Taubstummheit auch gleichzeitig die Ursache ernster Hirnschädigung ist. WALTHERS Auffassung ist nur in negativer Fassung richtig: der nicht gebildete Taubstumme ist unter allen Umständen als zurechnungsunfähig zu betrachten, der unterrichtete ist nach Maßgabe des genossenen Unterrichts und vor allem der Wirkung des Unterrichts zu beurteilen. Viele Länder, so Österreich, Frankreich Spanien, Portugal, England, Irland, Schottland, Türkei, Norwegen und die Niederlande nehmen überhaupt keine Rücksicht auf den schweren Bildungsmangel, der dann nur nach den Vorschriften über die ZU., wenn auch vielleicht etwas gezwungen, zu beurteilen ist.

Man wird, dem Fortschritt unseres Wissens entsprechend, sich mit der im neuen deutschen Gesetz gewählten Fassung einverstanden erklären können. Sie berücksichtigt in klarer Weise das durch den Sinnesmangel bedingte Zurückbleiben der geistigen Entwicklung und seine Auswirkungen auf Verstand und Gemüt. Sie erlaubt durch die Anerkennung einer gradweisen Abstufung der vorhandenen Schädigung die Abstufung der Strafzumessung und überläßt es durch die *Kann*-Vorschrift dem Richter, ob er von dieser Strafmilderung in Fällen der VermZ. Gebrauch machen will.

Der wegen ZU. freigesprochene oder unter Annahme einer VermZ. verurteilte Taubstumme wird — im letzteren Falle *neben* der Strafe — auf Anordnung des Gerichts in eine *Heil- und Pflegeanstalt* eingewiesen, „wenn die öffentliche Sicherheit es erfordert". Man kann das nur billigen. Vielleicht würde aber in allen Fällen, soweit nicht ein begleitender abnormer geistiger Zustand das aussichtslos macht, noch zweckmäßiger der Versuch gemacht werden, ähnlich wie in Belgien die unterlassene oder nicht genügende Ausbildung nachzuholen. Das kann natürlich nur in einer *Taubstummenanstalt* geschehen. Gelingt diese nachträgliche Erziehung, so ist damit die öffentliche Sicherheit am besten geschützt. Ist der Zustand nicht zu bessern, so bleibt nur die Unterbringung in einer Heil- und Pflegeanstalt übrig.

Die Feststellung, ob ein Taubstummer die Fähigkeit besitzt, das Unrecht der Tat einzusehen oder nach dieser Einsicht zu handeln, muß in jedem Falle durch den *Richter* erfolgen. Es ist die unerläßliche Voraussetzung der Verurteilung. Wohl in den meisten Fällen wird der Richter den *Sachverständigen* nicht entbehren können, da die Verständigung mit einem nicht besonders gut im Ablesen und Sprechen ausgebildeten Taubstummen auf große Schwierigkeiten stößt, und Mißverständnisse beiderseits nur allzu leicht vorkommen. Es wäre aber doch verfehlt, die Beurteilung des Geisteszustandes eines taubstummen Angeklagten ausschließlich dem *Taubstummenlehrer* anzuvertrauen. Zur Beurteilung der forensischen Tragweite einer fehlenden oder unvollkommenen geistigen Entwicklung gehört doch wohl mehr psychiatrisches Wissen, wie die Schulung des Taubstummenlehrers im allgemeinen mit sich bringt. Ein Vorwurf mangelnden Wissens oder unzureichenden Könnens soll damit diesem Stande nicht gemacht werden. Neben dem Lehrer, der als Dolmetscher und Beurteiler zu dienen hätte, würde wohl die Zuziehung des ärztlichen Beraters recht oft, vielleicht sogar regelmäßig, angezeigt sein, sowohl um festzustellen, ob nicht die Taubstummheit mit einer organischen Veränderung des Gehirns in Zusammenhang steht — das kann allein der Arzt entscheiden —, als auch um über den Grad der bestehenden psychischen Abweichung zu urteilen, wobei er sich gerne von dem erfahrenen Taubstummenlehrer unterstützen lassen wird. Nicht verhehlen aber darf ich, daß die Ärzte, und zwar auch die Ohrenärzte, sich bis vor nicht langer Zeit mehr um die *Krankheit* als um die *Kranken*, abgesehen von deren Behandlung, gekümmert haben.

Die wichtige Frage nach der psychischen Persönlichkeit Taubstummer sowie der gesellschaftlichen und rechtlichen Bedeutung ihres Sinnesmangels harren noch größtenteils der wissenschaftlichen Erforschung.

IX. Maßnahmen der Sicherung und der Besserung.

Grundsätzliches. — GgG. vom 21. 11. 1933. — Schutzaufsicht. — Dauer der Unterbringung. — Kostenfrage. — Mitwirkung der Ärzte. — Sicherung neben der Strafe. — Vermindert Zurechnungsfähige. — Rauschgiftsüchtige. — Taubstumme. — Die Entmannung.

Daß die Maßregeln der *Besserung* in dem GgG. im Gegensatz zum AE. 25 hinter denen der *Sicherung* genannt werden, ist wohl ein Zufall; auf alle Fälle liegt darin eine wohl kaum gewollte, aber zweifellos zutreffende richtige Beurteilung der Sachlage. Die *Besserung* des Zustandes, aus dem die strafbare Handlung eines Rechtsbrechers hervorging, wäre sicherlich die zuverlässigste und idealste Beseitigung der der Öffentlichkeit drohenden Gefahr. Leider sind die Aussichten auf eine so gründliche *Umgestaltung* der Persönlichkeit — gleichgültig, ob es sich um Geisteskranke, um vermindert Zurechnungsfähige, um Taubstumme, um Trinker oder gar um Gewohnheitsverbrecher handelt — so gering, daß sie hinter den Maßregeln der Sicherung bei weitem an Bedeutung verlieren.

Eine der Hauptursachen der oft so schwierigen Verständigung zwischen Ärzten und Juristen war, daß der *Richter* kein Recht hatte, im Falle der Freisprechung auf Grund des § 51 über das weitere Schicksal des Freigesprochenen *selbst* zu verfügen und die nötigen Entscheidungen selbst zu treffen. Die Unsicherheit, ob die *Verwaltungsbehörden* mit der nötigen Entschiedenheit die im Interesse der öffentlichen Rechtssicherheit notwendigen Maßnahmen zu treffen bereit seien, hat gewiß in manchen Fällen die Entscheidung unbewußt in der Richtung beeinflußt, daß die Ausführungen des Sachverständigen an Wirkungskraft verloren.

Unser bisheriges Strafgesetz ist ein Vergeltungsstrafrecht, in dem sich nur, wie eine seltsame Insel, gegenüber der sonstigen *Unbekümmertheit* um das weitere Schicksal der Rechtsbrecher und um die Gefährdung der Öffentlichkeit die überraschend ernsten Maßnahmen gegen *Bettler, Dirnen* und *Vagabunden* abheben. Man hat vielfach den Strafrechtsreformern den Vorwurf gemacht, daß sie nur diejenigen Bestimmungen durchgesetzt hätten, die den Verbrechern *zugute* kämen, nicht aber die zum Schutze der Gesellschaft unbedingt notwendigen. Die Tatsache ist richtig, aber die Schuld liegt nicht an den um die Umgestaltung des Strafrechts bemühten Persönlichkeiten. Wer die Verhandlungen der deutschen Landesgruppe der IKV., wer das Schrifttum der Strafrechtsreformer durchliest, wird daraus ersehen, mit welch zäher Beharrlichkeit wir stets *Sicherungsmaßnahmen* aller Art angestrebt und verfochten haben.

Die Entwicklung bis zum Durchdringen der Maßregeln der Sicherung und Besserung ist keine Frucht rein deutscher Arbeit; in allen Ländern zeigen sich die gleichen Bestrebungen. Aber wenn die Entwürfe für die neuen Strafgesetze ausnahmslos Sicherungsmaßregeln vorgesehen haben und wenn diese jetzt endlich verwirklicht worden sind, so darf sich besonders die deutsche Wissenschaft wohl ohne Überhebung einen erheblichen Teil des Verdienstes zuschreiben, nicht zum wenigsten auch die Psychiater.

Unser neues *Gesetz gegen gefährliche Gewohnheitsverbrecher und über Maßnahmen der Sicherung und Besserung vom 24. 11. 1933* (GgG.), das seit dem 1. 1. 1934 in Kraft getreten ist, und an dem das KdSt. in der hier zur Erörterung stehenden Frage nichts wesentlich ändern zu wollen scheint, hat endlich die ersehnten Maßregeln der Sicherheit und Besserung gebracht und sie in das Gefüge des alten StGB. eingeschaltet.

§ 42a. *Maßregeln der Sicherung und Besserung sind:*
1. die Unterbringung in einer Heil- und Pflegeanstalt;
2. die Unterbringung in einer Trinkerheilanstalt oder einer Entziehungsanstalt;
3. die Unterbringung in einem Arbeitshaus;
4. die Sicherungsverwahrung;
5. die Entmannung gefährlicher Sittlichkeitsverbrecher;
6. die Untersagung der Berufsausübung;
7. die Reichsverweisung.

Von diesen sind wohl für uns die beiden ersten Maßregeln die wichtigsten.

§ 42b. *Hat jemand eine mit Strafe bedrohte Handlung im Zustande der Zurechnungsunfähigkeit (§ 51 Abs. 1, § 58 Abs. 1) oder der verminderten Zurechnungsfähigkeit (§ 51 Abs. 2, § 58 Abs. 2) begangen, so ordnet das Gericht seine Unterbringung in einer Heil- und Pflegeanstalt an, wenn die öffentliche Sicherheit es erfordert. Dies gilt nicht bei Übertretungen.*

Bei vermindert Zurechnungsfähigen tritt die Unterbringung neben die Strafe.

Der Kernpunkt das § 42b ist der Satz: „*wenn die öffentliche Sicherheit es erfordert*“. Eine schematische Anordnung der Überweisung in eine Heil- und Pflegeanstalt würde zu unhaltbaren Folgen führen. Wenn z. B. jemand in einem Typhusdelir einen gefährlichen Angriff auf seine Umgebung gemacht hat, so ist nach Abklingen des Typhus auch die Störung der Geistestätigkeit verschwunden, und zwar *dauernd* verschwunden. Ein längerer Aufenthalt in einer Anstalt würde also eine Grausamkeit gegen den Gesunden, eine überflüssige Belastung der Anstalt, eine Geldvergeudung, vor allem aber eine *Unsinnigkeit* sein. Ebensowenig wird man daran denken dürfen, wegen jeder *Kleinigkeit* die Überweisung anzuordnen. Sie ist bei Übertretungen ja auch schon gesetzlich ausgeschlossen; aber es gibt darüber hinaus zahlreiche Verfehlungen, die so harmlos sind, daß man trotz der Freisprechung von allen weiteren Maßnahmen absehen dürfte. Für wünschenswert allerdings würde ich in vielen dieser Fälle die *Schutzaufsicht* halten, die der amtliche Entwurf für ein deutsches StGB. vorgesehen hatte.

Es dürfte sich wohl empfehlen, bei der endgültigen Fassung unseres Strafgesetzes diese sicher manchmal recht brauchbare Maßregel wieder aufzunehmen; sie wird sich ja auch als notwendig erweisen, da die Entlassung Untergebrachter nur als „*bedingte* Aussetzung der Unterbringung" erfolgt. Wie soll das Gelingen und wie die Einhaltung der in dem gleichen § 42h auferlegten Pflichten anders von der Behörde im Auge gehalten werden, als durch die *Schutzaufsicht*?

§ 42f. *Die Unterbringung dauert so lange, als ihr Zweck es erfordert.*

Die Unterbringung in einer Trinkerheilanstalt oder einer Entziehungsanstalt und die erstmalige Unterbringung in einem Arbeitshaus oder einem Asyl dürfen nicht länger als zwei Jahre dauern.

Die Dauer der Unterbringung in einer Heil- oder Pflegeanstalt, der wiederholten Unterbringung in einem Arbeitshaus oder einem Asyl und der Sicherungsverwahrung ist an keine Frist gebunden. Bei diesen Maßregeln hat das Gericht jeweils vor dem Ablauf bestimmter Fristen zu entscheiden, ob der Zweck der Unterbringung erreicht ist. Die Frist beträgt bei der Unterbringung in einer Heil- oder Pflegeanstalt und der Sicherungsverwahrung drei Jahre und bei der wiederholten Unterbringung in einem Arbeitshaus oder einem Asyl zwei Jahre. Ergibt sich bei der Prüfung, daß der Zweck der Unterbringung erreicht ist, so hat das Gericht die Entlassung des Untergebrachten anzuordnen.

Das Gericht kann auch während des Laufs der in den Abs. 2 und 3 genannten Fristen jederzeit prüfen, ob der Zweck der Unterbringung erreicht ist. Wenn das Gericht dies bejaht, so hat es die Entlassung des Untergebrachten anzuordnen.

§ 42h. *Die Entlassung der Untergebrachten gilt nur als bedingte Aussetzung der Unterbringung. Das Gericht kann dem Untergebrachten bei der Entlassung besondere Pflichten auferlegen und solche Anordnungen auch nachträglich treffen oder ändern. Zeigt der Entlassene durch sein Verhalten in der Freiheit, daß der Zweck der Maßregel seine erneute Unterbringung erfordert, und ist die Vollstreckung der Maßregel noch nicht verjährt, so widerruft das Gericht die Entlassung.*

Die Dauer der Unterbringung in einer Trinkerheilanstalt oder einer Entziehungsanstalt und der erstmaligen Unterbringung in einem Arbeitshaus oder einem Asyl darf auch im Falle des Widerrufs insgesamt die gesetzliche Höchstdauer der Maßregel nicht überschreiten.

Die *Entscheidung* über die Maßregeln der Besserung und Sicherung liegt ganz in den Händen des *Gerichtes.* Allerdings kann der Amtsrichter sie nicht allein treffen. Hält er sie für angezeigt, so muß er den Fall an das Schöffengericht verweisen, sofern nicht ein Gericht höherer Ordnung zuständig ist (§ 270 StPO.). Zur Anordnung sind $^2/_3$ der Stimmen erforderlich (§ 263 StPO.). Die Gründe für die Anordnung der Maßregeln müssen im Urteil enthalten sein, ebenso die Gründe für die Ablehnung, wenn diese entgegen einem in der Verhandlung gestellten Antrag nicht angeordnet oder für nicht zulässig erklärt worden ist (§ 270 StPO.). Die Zuweisung der so mit allen Vorsichtsmaßregeln ausgestatteten ernsten Maßnahmen an das Gericht ist sehr zweckmäßig, da bei der Zuweisung an eine *Verwaltungsbehörde* nicht nur Verzögerungen zu erwarten sind, sondern wahrscheinlich oft auch ernste Meinungsverschiedenheiten. Der Richter sieht den Fall in seiner ganzen Frische und faßt unter dem unmittelbaren Erleben der Persönlichkeit des Rechtsbrechers seinen schweren Entschluß. Der Verwaltungsbeamte, dem dieser beklemmende Eindruck fehlt, der an die großen *Kosten*, die eine vielleicht jahrelange Unterbringung macht, an die Unterbringungsschwierigkeiten, an die Versorgung der durch die Entfernung des Ernährers mittellos werdenden Familie denkt, wird sich viel schwerer zu einem solchen Eingriff durchringen.

Daß solche Bedenken ihre Berechtigung haben, geht wohl daraus hervor, daß ein so guter Kenner dieser Frage wie der verstorbene Oberreichsanwalt EBERMAYER die Befürchtung aussprach, die ganzen Sicherungsmaßnahmen würden an den hohen Kosten *scheitern*. Ich teile diese Ansicht nicht; sie soll ja doch nur Persönlichkeiten treffen, die durch ihre Verstöße gegen die Strafgesetze die öffentliche Rechtssicherheit gefährden, vom Gewohnheitsverbrecher an bis zum Landstreicher, vom Geisteskranken bis zum Rauschgiftsüchtigen. Aber die meisten dieser Menschen müßten ja auch ohnehin untergebracht werden, wenn sie *hilflos* sind oder *gefährlich werden* können, selbst dann, wenn sie noch *nichts* angestellt haben. So weit darf es eben nicht kommen.

Beim Gewohnheitsverbrecher ist ja ohnehin die außerhalb der Strafanstalt verbrachte Zeit nicht etwa mit einer Ruhepause zwischen zwei Straftaten zu vergleichen, sondern der Regel nach ist diese Zeit mit Straftaten ausgefüllt, wenn auch vielfach mit *unentdeckten*, deren gesamte Kosten bei weitem die der Sicherungsverwahrung übersteigen. Dabei sehe ich davon ab, daß eine Sicherungsverwahrung ja nicht gleichbedeutend ist mit einem stumpfsinnigen *Eingesperrtsein*, sondern daß von dem Untergebrachten *Arbeit verlangt* wird, eine Arbeit, die so gestaltet sein muß, daß sie mindestens einen großen Teil der Kosten deckt.

Daß die *Dauer* der Unterbringung in einer Heil- und Pflegeanstalt an keine feste Zeit gebunden ist, ist eine logische Folge des Abs. 1 im § 42f, nach dem die Unterbringung *so lange* dauern soll, wie der Zweck es erfordert. Wenn weiter eine Überprüfung der Notwendigkeit, die Unterbringung fortzusetzen, durch das Gericht nach 3 Jahren vorgeschrieben ist, so mag manchem dieser Zeitraum etwas *willkürlich* bemessen erscheinen. Aber die darin liegende Härte wird dadurch ausgeschaltet, daß das Gericht auch schon vorher jederzeit prüfen kann, ob der Zweck der Unterbringung erreicht ist.

Nach §§ 463a 3 und 462 1 der StPO. entscheidet über die *Entlassung* das Gericht erster Instanz ohne mündliche Verhandlung. Nur ausnahmsweise wird die Anordnung der Sicherungsmaßregeln vom Schöffengericht erfolgen, meist wohl durch die großen Strafkammern oder das Schwurgericht. Aber auch im ersten Falle wird nur zufällig einmal der gleiche Amtsrichter, der die Einweisung in eine Heil- und Pflegeanstalt anordnete, auch mit der Entscheidung über die Entlassung betraut werden. Und wenn sogar dieser Fall sich einmal ereignen würde, so dürfte der Regel nach die Erinnerung an das, was sich abgespielt hat, besonders an die schwerwiegenden, in der *Persönlichkeit* des Beschuldigten liegenden Gründe, die zur Anordnung der Sicherungsverwahrung oder der Unterbringung in einer Heil- und Pflegeanstalt Anlaß gaben, auch mit Hilfe der *Akten* schwerlich wieder lebendig zu machen sein, zumal da ohne mündliche Verhandlung entschieden wird. So verliert die geforderte Nachprüfung jeden unmittelbaren Zusammenhang mit der ersten Entscheidung.

Diese Lösung einer so wichtigen Frage scheint mir wenig glücklich zu sein. Besser wäre es, *bestimmte* Gerichte damit zu betrauen, deren *Hauptaufgabe* sein müßte, an Hand der Akten, *persönlicher Untersuchungen*, ärztlicher Gutachten und gestützt auf die Berichte der Anstaltsleiter, sich ein genaues Urteil zu bilden. Ein derartiger Gerichtshof ist auch aus einem *anderen* Grunde eine Notwendigkeit. Die Zahl der auf längere Zeit in einer Heil- und Pflegeanstalt oder in Sicherungsverwahrung unterzubringenden Menschen wird nicht unbeträchtlich sein, aber doch nicht so groß, daß der einzelne Richter imstande ist, sich über den Erfolg oder das Ausbleiben des Erfolges dieser Maßnahmen im allgemeinen ein sicheres Urteil zu verschaffen. Alle die *Einzelerfahrungen* werden sich zersplittern, während die ganzen Sicherungsmaßregeln, deren erste Verhängung wohl dem entscheidenden Gericht überlassen bleiben müßte, ein einheitliches Gepräge bekommen würden, wenn ein und derselbe Gerichtshof das weitere Geschick *aller* Verwahrten *dauernd* verantwortlich zu verfolgen hätte. Erst damit würden sich die zuverlässigen Grundlagen herausbilden, um die Wirksamkeit der Sicherungsmaßnahmen zu gewährleisten.

Das gegebene Gericht ist wohl das *Erbgesundheitsgericht*. Nach Aufarbeitung der aus der Zeit vor dem Inkrafttreten des *Gesetzes zur Verhütung erbkranken Nachwuchses* stammenden Fälle werden diese Gerichte Zeit für andere Arbeiten haben. Und die ihnen hier zugedachte Arbeit steht in engster Beziehung zu der bisherigen Tätigkeit. Für die Betrauung dieser Gerichte spricht weiterhin außer dem Vorhandensein eines *Berufungsgerichtes* seine *Zusammensetzung*: ein Richter und zwei Ärzte, die hier auf Grund ihrer besonderen Fachausbildung und der ganzen bei dem SteG. erforderlichen weitblickenden Einstellung besonders wertvolle Gehilfen des Vorsitzenden des Erbgesundheitsgerichtes sein werden.

Nirgendwo ist bei den Maßregeln der Besserung und Sicherung vorgesehen, daß der über die Entlassung entscheidende Amtsrichter sich der Hilfe des *Arztes* bedienen soll, obgleich — abgesehen, aber hier nur eingeschränkt, von den Gewohnheitsverbrechern und den für die Arbeitsanstalt bestimmten — der Arzt am besten ein Urteil fällen kann, ob die Entlassung möglich ist oder nicht. Zum mindesten müßte der behandelnde Arzt *gutachtlich* gehört werden. Das Gericht wird zuweilen mit Rücksicht auf die

Umgebung, in die der vielleicht nur gebesserte Kranke entlassen werden soll und über die das Gericht sich oft amtlich besser unterrichten kann als die Ärzte der Anstalt, Bedenken haben, ob der Zeitpunkt für die Entlassung schon gegeben ist. Aber es sollte doch vorgesehen werden, in welchem Umfang der Arzt bei der Entscheidung mitbestimmen darf. Daß diese Bedenken berechtigt sind, hat mich eine allerdings schon fast 30 Jahre zurückliegende Studienreise gelehrt, in der ich eine Reihe der europäischen *Kriminalirrenanstalten* besucht habe. So waren in der englischen Anstalt Broadmoor nach dem Bestande vom 31. Dezember 1905 nicht weniger als 83% der wegen ZU. Freigesprochenen dort untergebrachter Kranken *Mörder* oder *Totschläger*. Vielfach aber sind diese Verbrechen nur der Ausdruck eines krankhaften Affektes, der mit dem Tode des vermeintlichen Gegners sein Ziel verloren hat und damit dem Kranken die Gefährlichkeit nimmt. Dagegen fehlten in Broadmoor fast völlig die schweren *Sittlichkeitsverbrecher*, die im allgemeinen bei weitem gefährlicher sind und viel eher rückfällig werden; und diese mußten oft aus Mangel an Platz auf Weisung der Verwaltung entlassen werden! Daß geheilte und weitgehend gebesserte *Selbstmörder* in Broadmoor ebenso wie in dem irischen Dundrum vergeblich auf Entlassung warteten, war eine Klage, die vielleicht heute nicht mehr berechtigt ist, deren Ursache aber damals in den Schwierigkeiten einer Einigung mit den Verwaltungsbehörden zu suchen war. Daß hier der Arzt zu Unrecht und zwar zum großen Nachteil der Kranken zu wenig mitzuentscheiden hat, ist klar.

Noch auf eine weitere Schwierigkeit möchte ich aufmerksam machen; einmal müßte doch bei einem solchen Gesetz die Frage gelöst werden, *wer* eigentlich als *gemeingefährlich* oder, wie es im Gesetz heißt, als ein Mensch betrachtet werden muß, „dessen Unterbringung die öffentliche Sicherheit erfordert“. Auch hier müssen wir mit Verschiedenheit der Auffassung rechnen; es handelt sich ja nicht immer um so schwere Straftaten wie Mord und Notzucht, sondern vielfach um Verfehlungen, die an und für sich nicht als besonders gefährlich erscheinen, gegen die geschützt zu sein aber jeder einzelne Volksgenosse das Recht hat. Ich nenne als Beispiel die immer sich wiederholenden Anzeigen der *Querulanten* und die Verhetzungen durch anonyme Briefe. Wenn auch die Verleumdungen nicht lebensgefährlich sind, so sind sie doch für die von ihnen Betroffenen eine oft unerträgliche Belastung und unter Umständen — da Verleumdungen nur zu leicht geglaubt werden — viel gefährlicher und eine dauerndere Schädigung als mancher körperliche Angriff. Auch hier müßten feste *Grundlagen* geschaffen werden, die nur dann das Richtige treffen können, wenn an einigen Stellen das ganze Material zusammenläuft, auf Grund dessen dann die großen Gesichtspunkte aufgestellt werden können.

Die Vorschrift des § 42f, daß der in einer Heilanstalt Untergebrachte auf eine seinen Fähigkeiten und Verhältnissen angemessene Weise *be-*

schäftigt werden kann, ist eine Selbstverständlichkeit; sie entspricht durchaus dem, was in allen Anstalten zum Zwecke der Behandlung üblich ist.

Durch die Bestimmung, daß bei vermindert Zurechnungsfähigen die Unterbringung *neben die Strafe* treten muß, falls eine Sicherungsverwahrung wünschenswert erscheint, hat sich das Gesetz für die sog. Zweispurigkeit entschieden. Wie bei der Besprechung der VermZ. dargestellt ist, wird man bei vielen dieser angekränkelten Persönlichkeiten mit Strafe *allein* auskommen; aber — wie auch hier wiederholt werden muß — häufig eben doch nur mit einer sehr nachhaltigen und dadurch eindrucksvollen Strafe. Vielfach aber ist die Persönlichkeit der vermindert Zurechnungsfähigen so geartet, daß man sich einer groben Täuschung hingeben würde, wenn man durch eine längere Strafe die Gefährlichkeit dieser Menschen beseitigen zu können glaubt. Erfordert es die öffentliche Sicherheit, so müssen diese vermindert Zurechnungsfähigen noch weiterhin untergebracht werden. Ob man in diesen Fällen die Strafe vorher verbüßen lassen soll, um dann erst die Unterbringung anzuordnen, gehört zu den strittigen Fragen, die nur aus der Erfahrung heraus gelöst werden können, da es sich um zwei dem Namen nach ganz verschiedene aber von den davon Betroffenen schwerlich so aufgefaßte Maßregeln handelt, wie das übrigens auch bei Gewohnheitsverbrechern der Fall sein dürfte. Das, was sie am meisten empfinden, ist der *Verlust der Freiheit*; und dieser ist in beiden Fällen, wenn sie in Strafhaft sind oder in einer Heil- und Pflegeanstalt, der gleiche. Der Gesichtspunkt, daß ihnen erst die Achtung vor dem Gesetz klargemacht werden muß, wird in vielen Fällen daran scheitern, daß die eigenartigen Persönlichkeiten für derartige Werte kein Verständnis haben. Trotzdem werden wir uns mit der getroffenen Lösung einverstanden erklären können, da durch die lange Internierung die Sicherung der Gesellschaft vor den gefährdeten und gefährdenden Persönlichkeiten unter allen Umständen gesichert ist. Bedeutsam ist, daß nach § 456b StPO. die Unterbringung in einer Heil- und Pflegeanstalt ebenso wie die in einer Trinkerheilanstalt oder einer Entziehungsanstalt auch *ganz* oder *teilweise* vor der Freiheitsstrafe erfolgen kann.

Daß sich die Irrenärzte im allgemeinen gegen die Aufnahme der vermindert Zurechnungsfähigen in die *Irrenanstalten* wehren, sie zum Teil sogar aufs schroffste ablehnen, dürfte bekannt sein. Man kann das verstehen, denn die Psychiater fürchten, den *Geist ihrer Anstalten* durch solche oft schwer zur Selbstzucht zu bringende und an Ordnung zu gewöhnende Menschen zu gefährden. Wer viel mit ihnen zu tun gehabt hat, wird das zugeben können, aber die Ablehnung nicht billigen dürfen. Denn wenn auch der letzte Anstoß zur Unterbringung durch die Straftat gegeben ist, so liegt doch die letzte *Ursache* in der abwegigen Artung und Haltung dieser Persönlichkeiten. Wir nehmen derartige Halbkranke doch nicht selten auf, die dank sorgfältiger Aufsicht durch ihre Familie nicht dazu gekommen sind, strafbare Handlungen zu begehen. Wir halten es für unsere Pflicht, ihnen, soweit es geht, ärztlich zu helfen; wo das nicht möglich ist, wenigstens die Öffentlichkeit durch die Unterbringung zu schützen. So werden wir uns auch der Aufgabe nicht versagen können, aus Sicherungsgründen solche Menschen aufzunehmen, wenn sie sich strafbar gemacht haben.

Eine weniger befriedigende Lösung hat die Regelung der Versorgung derjenigen gefunden, die infolge der *Einwirkung von Rauschmitteln* ein Verbrechen begangen haben.

§ 42c. *Wird jemand, der gewohnheitsmäßig im Übermaß geistige Getränke oder andere berauschende Mittel zu sich nimmt, wegen eines Verbrechens oder Vergehens, das er im Rausch begangen hat oder das mit einer solchen Gewöhnung in ursächlichem Zusammenhang steht oder wegen Volltrunkenheit (§ 330a) zu einer Strafe verurteilt und ist seine Unterbringung in einer Trinkerheilanstalt oder einer Entziehungsanstalt erforderlich, um ihn an ein gesetzmäßiges und geordnetes Leben zu gewöhnen, so ordnet das Gericht neben der Strafe die Unterbringung an.*

Soweit wie es sich um *gewohnheitsmäßige* Trinker oder Rauschgift*süchtige* handelt, kann man damit einverstanden sein. Die Gefährlichkeit solcher Personen liegt ja darin, daß der dauernde Genuß der Rauschgifte ihre gesellschaftliche Stellung erschüttern muß, teils wegen des wirtschaftlichen Rückganges, teils — und das wohl an erster Stelle — wegen der seelischen Veränderung, die unter der Dauerwirkung solcher Mittel vor sich geht. Dazu gesellt sich die, wie bei dem Alkohol (S. 45) geschildert worden ist, erhöhte Gefahr für die Öffentlichkeit durch jeden einzelnen *Rausch*. Die zweckmäßigste Behandlung ist unbedingt die *Entwöhnung* von den Rauschmitteln. Wenn eine Freisprechung wegen ZU. in Verbindung mit der Bestrafung wegen Trunkenheit nach dem GgG., eine Bestrafung nach dem KdSt. trotz ZU. oder eine Bestrafung bei Annahme VermZ. erfolgt ist, so ist damit keineswegs die Gewähr gegeben, daß die *Dauer* der in den Strafanstalten natürlichen Enthaltung von Rauschmitteln nun genügt, um auch für später das Verständnis zu erreichen, wie notwendig die *völlige Enthaltsamkeit* ist.

Insofern wird unbedingt eine wie beim Freispruch nach dem GgG. oder an die Strafe wie im KdSt. sich anschließende Einweisung in eine *Entziehungsanstalt* unerläßlich sein. Indessen ist auch hier schon von psychiatrischer Seite den auf gleichem Standpunkt stehenden Entwürfen gegenüber besonders betont worden, daß der Abs. 2 des § 42f, nach dem die Unterbringung in einer Trinkerheilanstalt oder einer Entziehungsanstalt nicht länger als zwei Jahre dauern darf, von einem zu einseitigen Standpunkt aus ausgeht. Es wird dabei zu sehr die *Süchtigkeit* betont und zu wenig beachtet, auf welcher *Grundlage* sich die Sucht abspielt, oder welche *Dauerfolgen* sie schon hervorgerufen hat.

Im § 42h ist sogar ausdrücklich vorgeschrieben:

„*Die Dauer der Unterbringung in einer Trinkerheilanstalt . . . . . . darf auch im Falle des Widerrufs insgesamt die gesetzliche Höchstdauer der Maßregel nicht überschreiten.*“

Wer also versuchsweise etwa nach $1^1/_2$ Jahr entlassen wird und sofort wieder zu trinken beginnt, kann höchstens noch $^1/_2$ Jahr untergebracht werden, obgleich doch gerade der schnelle Rückfall ein besonders entschiedenes Eingreifen erfordern würde; zum mindesten sollte man erwarten, daß die frühere Zeit, die — wie der Rückfall gelehrt hat — ergebnislos geblieben ist, *nicht* angerechnet wird.

Der Anlaß zu dieser bedenklichen Maßregel ist wohl der, daß man es für unwahrscheinlich hält, einen Menschen noch von seiner Sucht zu *heilen*, bei dem es nicht gelungen ist, ihn innerhalb einer zweijährigen Behandlungszeit davon abzubringen. Dieser Gedankengang dürfte zutreffen, soweit er sich auf die *Süchtigkeit* bezieht. Aber sind nicht gerade diejenigen, bei denen die Behandlung gescheitert ist, gleichzeitig auch die *mit Sicherheit Rückfälligen*, aus deren Rückfälligkeit ins Trinken oder in das Einnehmen von Rauschgiften die Gefährdung der öffentlichen Rechtssicherheit entspringt, derentwegen die Sicherungsmaßnahmen erforderlich wurden? Daher das wohl von allen Fachgenossen geteilte Verlangen, daß die Bestimmungen des § 47f bei den Trinkern ebenso wie bei noch nicht eigentlich Trunksüchtigen, den ersten Satz in vollem Umfange erfüllen müssen: „Die Unterbringung dauert so lange, als ihr Zweck es erfordert.“ Wer nach 2 Jahren sich noch nicht an ein gesetzmäßiges und geordnetes Leben gewöhnt hat — und zwar infolge Rauschgiftsucht —, der sollte dann, wenn es die öffentliche Sicherheit erfordert, je nach seinem Zustande so lange in einer *Heil- und Pflegeanstalt*, einem *Arbeitshause* oder in *Sicherungsverwahrung* zurückgehalten werden können, bis die Gefährlichkeit erloschen ist.

Eine zweite Beanstandung des § 42c richtet sich gegen das Wort „*gewohnheitsmäßig*“. Die Freisprechung wegen sinnloser Betrunkenheit und die Verurteilung nach § 330a wegen Volltrunkenheit nach dem GgG. und die Verurteilung nach dem KdSt. betrifft nicht *nur* Gewohnheitstrinker; das strafrechtliche Eingreifen erfolgt ja auch nicht wegen der Trunk*sucht* selbst, sondern der Regel nach wegen einer in der Berauschtheit begangenen Straftat, selbst beim Gewohnheitstrinker. Vielfach fallen die ersten Zusammenstöße mit den Gesetzen in die Zeit, ehe man das Recht hat, den Täter als Gewohnheitstrinker zu bezeichnen; die Trunk- und Rauschgiftgewöhnung ist ja doch nur das Ende einer zuerst langsamen, dann aber schneller sich folgenden Reihe von einzelnen Ausschreitungen. Wäre es dann nicht richtiger und vielversprechender, den Strauchelnden auf diesem Wege aufzufangen und durch eine gründliche Behandlung vor dem endgültigen Verkommen zu schützen, statt zu warten, bis dieser Endzustand ein Eingreifen gestattet? Daß während der Strafverbüßung dem Häftling kein Tropfen Alkohol über die Lippen kommt, ist nicht ausreichend; denn die Zeitdauer der Strafverbüßung, die ja nach Abs. 2 des § 330a (vgl. oben) 2 Jahre nicht übersteigen darf, ist nicht gleichbedeutend mit einer *Entwöhnungskur*. Diese besteht in einer zielbewußten Erziehung zur *Enthaltsamkeit*. Die Beschränkung der Entwöhnungskuren auf *Trunksüchtige* raubt uns die Möglichkeit der Behandlung gerade der günstigeren Fälle; eine solche aber wünschen wir nicht nur im Interesse der Gefährdeten, sondern hauptsächlich zum Schutz der öffentlichen Rechtssicherheit.

Gerade bei einem Entlassungsversuch eines Rauschgiftsüchtigen würde sich die *Schutzaufsicht* besonders bewähren. Die Gefahr liegt ja im Rückfall in die alte Sucht oder, bei einem gegen geistige Getränke besonders Widerstandsunfähigen, der noch nicht als süchtig bezeichnet werden kann, in dem erneuten Trinken. Wir können und dürfen aber nicht abwarten, bis infolge eines Rausches neues Unheil angerichtet wird; es muß schon die ernste, drohende Gefahr der Gefährdung des Rechtsfriedens ausreichen, um den Widerruf der Entlassung zu rechtfertigen.

Nun können nach § 42h dem zur Entlassung Kommenden bei der Gelegenheit besondere *Pflichten* auferlegt werden. Hier liegt die einzig brauchbare Auflage in der Verpflichtung zu *voller Enthaltsamkeit*. Am geeignetsten dürfte, um das zu beaufsichtigen, die Unterstellung unter einen der *Enthaltsamkeitsvereine* sein; sie besitzen das nötige Verständnis für die Sachlage und kennen aus Erfahrung die beste Form der Beaufsichtigung. Daß auch dadurch keine völlig sichere Gewähr für die Durchführung der Enthaltsamkeit gegeben ist, ist wohl selbstverständlich. Wer sich den Nachforschungen entziehen will — ich erinnere nur an die geringe Wirksamkeit der Polizeiaufsicht — kann das unschwer erreichen.

Das noch im § 52 des AE. enthaltene, übrigens auch in mehreren ausländischen StGB. vorgesehene *Wirtshausverbot* ist seit dem AE. 27 erfreulicherweise fortgefallen. Ein Wirtshausverbot hat nur in kleinsten Dörfern und wenig bewohnten Gegenden, und auch unter diesen Umständen immer noch einen sehr beschränkten Wert; in großen Städten ist es sinnlos. Aber die Gefahr einer solchen gesetzlichen Bestimmung liegt nicht so sehr in ihrer Wirkungslosigkeit; viel bedenklicher ist, daß der Richter im trügerischen Glauben, durch das Wirtshausverbot eine zweckmäßige Vorbeugungsmaßnahme getroffen zu haben, verleitet werden könnte, auf das wirklich brauchbare Mittel der *Zwangsheilung* und, wenn es sein muß, der *Zwangsunterbringung* zu verzichten.

Für die wegen *Taubstummheit* für zurechnungsunfähig oder vermindert zurechnungsfähig Erklärten kommen als Heil- und Pflegeanstalt wohl nicht die als solche in der Regel bezeichneten Irrenanstalten, sondern die *Taubstummenanstalten* in Betracht (vgl. S. 57). Mindestens müßte der Versuch gemacht werden, die fehlende geistige Entwicklung nachzuholen, es sei denn, daß von vornherein der allgemeine Tiefstand der geistigen Entwicklung einen Unterricht als aussichtslos erscheinen läßt. In dem Fall und ebenso, wenn der Unterricht fruchtlos geblieben ist, wird wohl in der Regel nichts übrigbleiben, wie zur Sicherung den Kranken in einer Heil- und Pflegeanstalt unterzubringen, da die Beaufsichtigung in den Taubstummenanstalten wohl kaum so sorgfältig geschehen kann, wie die Gefährlichkeit des Kranken es erforderlich macht.

§ 42k. *Das Gericht kann neben der Strafe anordnen, daß ein Mann, der zur Zeit der Entscheidung das einundzwanzigste Lebensjahr vollendet hat, zu entmannen ist,*

1. wenn er wegen der Nötigung zur Unzucht, der Schändung, der Unzucht mit Kindern oder der Notzucht (§§ 176 bis 178) oder wegen eines zur Erregung oder Befriedigung des Geschlechtstriebs begangenen Vergehens oder Verbrechens der öffentlichen Vornahme unzüchtiger Handlungen oder der Körperverletzung (§§ 183, 223 bis 226) zu Freiheitsstrafe von mindestens sechs Monaten verurteilt wird, nachdem er schon einmal wegen einer solchen Tat zu Freiheitsstrafe rechtskräftig verurteilt worden ist und die Gesamtwürdigung der Taten ergibt, daß er ein gefährlicher Sittlichkeitsverbrecher ist;

2. wenn er wegen mindestens zwei derartiger Taten zu Freiheitsstrafe von mindestens einem Jahr verurteilt wird und die Gesamtwürdigung der Taten ergibt, daß er ein gefährlicher Sittlichkeitsverbrecher ist, auch wenn er früher wegen einer solchen Tat noch nicht verurteilt worden ist.

3. wenn er wegen einer zur Erregung oder Befriedigung des Geschlechtstriebs begangenen Mordes oder Totschlags (§§ 211 bis 215) verurteilt wird.

§ 20a Abs. 3 *gilt entsprechend.*

Eine ausländische Verurteilung steht einer inländischen gleich, wenn die geahndete Tat nach deutschem Recht ein Verbrechen oder Vergehen der in Abs. 1 genannten Art wäre.

Zu den Maßregeln des GgG. gehört auch die *Entmannung* gefährlicher Sittlichkeitsverbrecher. Das *dänische* Sterilisationsgesetz vom 1. 4. 1929, das merkwürdigerweise unter dieser Bezeichnung auch die *Kastration* umfaßt, legt die Hauptentscheidung in die Hände der *Ärzte.*

§ 1. „Personen, deren Sexualtrieb durch seine abnorme Stärke oder Richtung sie der Gefahr einer Verbrechensbegehung aussetzt, und die daher für sich selbst und für die Gesellschaft eine Gefährdung bedeuten, können nach vorausgehender ärztlicher Belehrung über die Folgen des Eingriffs auf eigenes Verlangen einem Eingriff in die Geschlechtsorgane unterworfen werden, wenn der Justizminister hierzu nach Einholung eines Gutachtens des Gerichtsärztekollegiums und der Gesundheitsbehörde die Erlaubnis erteilt.

Der Antragsteller soll das 21. Lebensjahr vollendet haben."

Auch bei uns ist durch das Ausführungsgesetz zum GgG. die Mitwirkung der *Ärzte* bei der Entscheidung über die Entmannung gesichert, und zwar sowohl im Vorverfahren wie bei der Hauptverhandlung durch die §§ 80a und 240a StPO. (abgedruckt S. 129). Ob ein Sittlichkeitsverbrecher als ein *gefährlicher Sittlichkeitsverbrecher* anzusehen ist, entscheidet sich nicht nach der Zahl, eher schon nach der Art der begangenen Verfehlungen. Aber zweifellos stecken hinter einer hartnäckigen Neigung zu Sittlichkeitsverbrechen häufig genug *psychische Abwegigkeiten*, deren Aufdeckung für die Wahl des geeigneten Sicherungsmittels von Bedeutung sein kann.

Auch unabhängig davon muß sich der Psychiater um die Frage der Entmannung kümmern. Es handelt sich vor allem um die Grundfrage: *beseitigt* die Wegnahme der Keimdrüsen den *Geschlechtstrieb völlig* und damit auch die Gefahr des Rückfalls bei Sittlichkeitsverbrechen? Die Erfahrungen, die in Amerika, in der Schweiz, in Schweden und in Dänemark gemacht worden sind, sind noch nicht sehr umfangreich; immerhin lassen sie erkennen, daß bei manchen der Entmannten der Geschlechtstrieb erhalten bleibt. Das erschüttert etwas unsere Auffassung, daß nach der Kastration ein Rückfall auszuschließen ist. Aus dem dänischen Justizministerium hat LUKAS 1932 berichtet, daß von 5 Personen, die sich freiwillig dem Eingriff unterzogen haben, und von 17 wegen Sittlichkeitsverbrechen untergebrachten kastrierten Männern, unter denen sich 7 Geistesschwache befanden, in $2^1/_2$ Jahren keine neuen Verbrechen begangen worden sind, und daß sie auch, soweit sie vorher in Anstalten untergebracht waren, nicht wieder zurückgebracht werden mußten.

Nicht ganz so erfreulich sind die von BRÜNICKE und SMITH aus der dänischen Psychopathenanstalt Sundholm berichteten Ergebnisse (bei WILDENSKOV). Von 14 Operierten fanden sich bei 5 noch Zeichen von sexueller Aktivität, und einer von diesen mußte wegen *erneuter* homosexueller Betätigung wieder eingeliefert werden. WILDENSKOV hat 10 in seiner Anstalt Livö untergebrachte Schwachsinnige entmannen lassen. Nur einer zeigte auch danach noch homosexuelle Neigungen, die seine Entlassung verhinderten.

Die umfassendsten Berichte, wichtig besonders deshalb, weil sie sich z. T. auf Fälle beziehen, die vor Jahren entmannt worden waren, stammen aus der Züricher Heilanstalt. Unter 25 Fällen verzögerte sich der Erfolg nur dreimal, und es traten in diesen 3 Fällen Rückfälle ein, wahrscheinlich infolge Hinzutretens einer Geistesstörung und schwerer geistiger Entartung. Weniger gut waren die Ergebnisse überall da, wo außer der abnormen Geschlechtlichkeit ausgeprägte *Geisteskrankheit* oder mindestens *schwerere geistige Mängel* vorlagen, obgleich auch unter diesen ungünstigen Umständen Besserungen zu verzeichnen waren, die eine Entlassung möglich machten.

Von besonderer Bedeutung sind die Untersuchungen von LANGE. Von 310 Vollkastraten oder Menschen mit Hodenresten, darunter etwa 60% Kriegsverletzte, lag die Kastration zur Zeit der Untersuchung bei 303 über 10 Jahre zurück, verwertbare Angaben über die Potenz waren nur bei 141 Fällen zu bekommen. In mehr als 45% erlosch die Potenz sogleich. Bei einem Siebentel der Vollkastrierten war bis Ende der Berichtszeit die Potenz, wenn auch in erheblich herabgemindertem Maße, erhalten. Die *libido* blieb nicht selten auch bestehen, wenn die Potenz erloschen war.

Das deutet darauf hin, daß neben den Keimdrüsen vielleicht auch noch andere Körperdrüsen, sicher aber unser *Vorstellungsleben* am Auftauchen geschlechtlicher Erregungen mitbeteiligt sind. Deshalb werden die Erfolge der Entmannung bei Homosexuellen, die übrigens nach dem GgG. nicht entmannt werden dürfen, und sonstigen *Triebabweichungen* weniger gut sein als bei solchen, deren Gefährlichkeit auf einer abnormen Trieb*stärke* beruht. Ebenso wird der Erfolg gefährdet, wenn Psychosen, Schwachsinn, Psychopathie von vornherein ohnehin schon einen ungünstigen Boden für die Einordnung in das Gemeinschaftsleben bilden. Endlich darf auch ein Bedenken nicht verschwiegen werden. Vielfach werden Sittlichkeitsverbrechen, vor allem Kinderschändungen (§ 176 [3]) und Exhibitionismus gerade von besonders *Triebschwachen* begangen, die sich zur Befriedigung ihrer geschlechtlichen Bedürfnisse eben wegen der Triebschwäche gesunden Frauen nicht zu nähern wagen. Eine weitere Herabsetzung der Triebstärke durch die Entmannung könnte also unter Umständen sogar die Gefährlichkeit erhöhen.

Ein *Allheilmittel* gegen Sexualverbrechen ist demnach die Entmannung nicht. Aber sicher ein Mittel, das aus dem Arsenal der Staaten im Kampf gegen die Sittlichkeitsverbrechen nicht mehr verschwinden wird. Überall beschäftigt man sich zur Zeit mit der Abfassung derartiger Gesetze, besonders in den nordischen Staaten. Bemerkenswert ist, daß auch außerhalb des Geschlechtslebens viele der Operierten eine *Besserung* ihrer oft *unsteten Lebensführung* zeigten, und daß auf der anderen Seite schwere körperliche oder seelische *Störungen*, die mit Bestimmtheit auf die Operation zurückgeführt wären, *ausgeblieben* sind.

Wünschenswert ist, daß bei uns in Deutschland, wie übrigens auch in anderen Ländern, in einer *Zentralstelle* alle Erfahrungen gesammelt werden, damit wir in Zukunft größere Sicherheit haben, wann nach dem Eingriff die Entlassung des Entmannten möglich sein wird.

X. Die Zurechnungsfähigkeit der Jugendlichen.

Das Hineinwachsen der Jugendlichen in den Rechtsstaat. — Absolute Strafunmündigkeit und relative Strafmündigkeit. — Die Einsichtsfähigkeit. — Die Hauptverfehlungen der Jugendlichen. — Verstandes- und Gemütsreife. — Das Jugendgerichtsgesetz. — Schuldausschließungsgründe der §§ 2 und 3. — Das Ungesetzliche der Tat. — Erziehung statt Strafe. — Jugendliche im Gefängnis. — Die Erziehungsmaßregeln. — Jugendgerichtshilfe. — Der Jugendpsychiater. — Jugendliche vor Gericht. — Ausschluß der Öffentlichkeit. — Sonderanstalten für Abwegige. — Beobachtungsmöglichkeit. — Die Altersstufe vom 18.—21. Lebensjahr. — Einheitliches Sicherungsgesetz.

Die Handlungen der Kinder tragen von der Zeit an, zu der überhaupt die *ersten* deutlichen Spuren bewußten Beantwortens der Außenreize bemerkbar werden, den Stempel der *Ich-Bezogenheit*; sie entspringen den Bedürfnissen des eigenen Körpers, dessen Wohlbehagen in naiver Rücksichtslosigkeit auch auf Kosten anderer erstrebt wird. Doch beginnt bald die *Erziehung* einzusetzen. Die *Schule* ist dabei von weit größerem Einfluß auf die Entwicklung der altruistischen Beziehungen als die *Familie*. Zwar soll und kann die Schule das elterliche Haus nicht ersetzen; aber innerhalb des Familienlebens ist die Erziehung doch nur in beschränktem Maße möglich, weil die Übergriffe in die Interessenkreise anderer nur geringfügiger Natur sein können. Das Zusammensein mit Altersgenossen in der Schule dagegen bringt zahllose Reibungen mit sich, die in dem Kinde das vorläufig noch unklare Bedürfnis wecken, seine Interessen gegen die der anderen geschützt zu sehen; umgekehrt wird das Verständnis für die Notwendigkeit wachgerufen, sich den anderen, seiner Umgebung, man möchte sagen: dem *Staat im kleinen* anzupassen.

Anfangs lernt das Kind gehorchen ohne Verständnis, aus Nachahmung, aus Furcht vor Strafe; bald aber wächst die *Einsicht*, und allmählich erlangt das Kind die Fähigkeit, unter Überwindung der eigenen selbstsüchtigen Wünsche die Interessen anderer zu achten. *Recht* und *Unrecht* werden feste Begriffe, werden *Leitmotive*; ihre Klarheit und ihr Gewicht erreichen schließlich einen Grad, der die Verantwortlichkeit gegenüber dem Gesetz herstellt.

Diese Entwicklung kann natürlicherweise nur langsam, Schritt vor Schritt, vor sich gehen und kann ebenso selbstverständlich sich nicht bei allen Kindern gleichmäßig vollziehen. Diese Tatsache haben fast alle Gesetzbücher dadurch anerkannt, daß sie die strafrechtliche Verantwortlichkeit abstufen. Das Kindesalter im engeren Sinne ist das Alter der *absoluten Strafunmündigkeit*; ihm folgt das Alter der *relativen Strafmündigkeit*, und erst auf dieses folgt die Stufe, bei der nur krankhafte Störungen oder Bewußtlosigkeit oder geistige Schwäche den Rechtsanspruch des Staates hinfällig machen.

Die Gesetzbücher der deutschen Staaten hatten bis auf Bayern und Preußen das Kindesalter von der Strafe befreit. Die Grenze der Strafmündigkeit war verschieden: in Württemberg und Bremen das vollendete 10., in Baden, Hessen, Lübeck, Mecklenburg-Schwerin, Oldenburg und in den thüringischen Staaten das 12., in Braunschweig, Hamburg und Sachsen das 14. Lebensjahr. In den Verhandlungen, die der Schaffung unseres deutschen Strafgesetzbuches vorausgingen, wurde schließlich das vollendete 12. Lebensjahr als die Grenze der völligen Strafunmündigkeit festgesetzt (§ 55 StGB.): „Wer bei Begehung der Handlung das 12. Lebensjahr nicht vollendet hat, kann wegen derselben nicht strafrechtlich verfolgt werden."

Auch über das Alter der *Beendigung* der relativen Strafmündigkeit herrschte keinerlei Einheitlichkeit; in Baden, Bayern, Hessen, Oldenburg, Preußen und Württemberg war die oberste Grenze das 16. Lebensjahr, in Bremen, Hamburg, Lübeck, Mecklenburg-Schwerin, Sachsen und den thüringischen Staaten das 18., in Braunschweig das 20. Lebensjahr. Darin bestand innerhalb der Landesgesetze Übereinstimmung, daß durchweg die Strafen milder sein sollten als bei Erwachsenen; dagegen fanden sich bemerkenswerte Unterschiede insofern, als Sachsen, die thüringischen Staaten, Braunschweig und Hamburg grundsätzlich die Zurechnungsfähigkeit annahmen, während die anderen Staaten die Strafbarkeit von bestimmten Umständen abhängig machten; als solche bezeichneten Preußen und Lübeck das *Unterscheidungsvermögen*, Hessen die *hinlängliche Unterscheidungskraft*, Oldenburg die *Zurechnungsfähigkeit*, Mecklenburg-Schwerin die *reife Überlegung* (nur bei Brandstiftung); Baden, Bayern, Bremen und Württemberg *die zur Unterscheidung der Strafbarkeit erforderliche Ausbildung.*

Nach langen und sehr sorgfältigen Beratungen wurde dann schließlich dem § 56, der bis zur Schaffung des *Jugendgerichtsgesetzes* vom 16. 2. 1923 seine Gültigkeit hatte, die Fassung gegeben:

„Ein Angeschuldigter, welcher zu einer Zeit, als er das 12., aber nicht das 18. Lebensjahr vollendet hatte, eine strafbare Handlung begangen hat, ist freizusprechen, wenn er bei Begehung derselben die zur Erkenntnis ihrer Strafbarkeit erforderliche Einsicht nicht besaß.“

Die zur Erkenntnis der Strafbarkeit erforderliche Einsicht, das discernement des code pénal, verlangte einen *bestimmten Grad von Intelligenz*, nur „denjenigen Grad der Verstandesentwicklung, welcher nötig ist, um die Strafbarkeit zu erkennen, nicht aber dasjenige Maß sittlicher Bildung, welches erforderlich ist, um das Verhalten nach dem als Recht Erkannten einzurichten“ (E. 15, 97). Im allgemeinen pflegt die Entwicklung der sittlichen Bildung der des Verstandes parallel zu gehen, nicht aber wächst mit dem Verstand auch die *Fähigkeit der Selbstbeherrschung.* Das beweist am besten die *Art* der Verbrechen, die von Jugendlichen am häufigsten begangen werden. Nach der Feststellung der deutschen Reichskriminalstatistik vom Jahre 1901, deren Beweiskraft durch das Alter nicht gelitten hat, bleibt die Zahl der *verurteilten* Jugendlichen in der Altersstufe von 14 bis unter 18 Jahren nicht erheblich hinter der der Erwachsenen — beides umgerechnet auf je 100000 Personen der Zivilbevölkerung gleichen Alters — zurück, übertrifft sie bei weitem bei *einfachem* und *schwerem Diebstahl,* bei *Sachbeschädigung, Unzucht mit Gewalt und an Kindern* und *Brandstiftung,* und entfernt sich nicht allzuweit von ihnen bei der *gefährlichen Körperverletzung.* Man darf dabei neben den *Freisprechungen* wegen mangelnder Einsicht nicht außer acht lassen, daß eine größere Zahl der Jugendlichen auch für die meisten der in Betracht kommenden Jahre den *Schutz des Elternhauses* genießt.

Wenn bei der gefährlichen Körperverletzung die Erwachsenen die Jugendlichen übertreffen, so sei daran erinnert, daß bei diesem Gesetzesverstoß wie bei der Sachbeschädigung das *Wirtshaus* die Hauptrolle spielt, dessen Pforten glücklicherweise noch nicht dem täglichen Besuch der Jugendlichen offenstehen. Verhältnismäßig oft reagiert der Unerwachsene auf eine Unbill mit roher Gewalt und brutaler Betätigung der Körperkräfte, deren Erwachen und Entwicklung der Jugendliche mit besonderer Freude beobachtet. Die ersten Trinkausschreitungen, die in die gleichen Lebensjahre fallen, wirken um so bedenklicher, als die Erfahrung ihn noch nicht Maß zu halten gelehrt hat.

Das häufigste Vergehen der Jugendlichen ist der *Diebstahl.* Es wird selten ein Kind geben, das nicht einmal der Versuchung, zu naschen, unterlegen wäre; meist wird ihm eben gerade bei einer solchen Gelegenheit der Unterschied zwischen Mein und Dein, zwischen Erlaubtem und Unerlaubtem klargemacht. Und doch lehrt uns die Kriminalstatistik, daß diese Lehren offenbar von dem Erwachsenen sehr viel leichter befolgt werden können als von dem Unerwachsenen. Die Versuchung, sich auf Kosten anderer zu bereichern, wird dadurch noch erheblich gesteigert, daß dem Heranwachsenden weniger als dem in Leben und Beruf Stehenden Mittel und Wege zur Verfügung stehen, sich Geld zu verdienen. Die erwachende *Genußsucht*, die sich nicht mehr an harmlosen Spielen erfreuen kann, will befriedigt sein; sind die dazu erforderlichen Mittel nicht vorhanden, so wird sie zum Motiv, gegen dessen Wucht die verstandesmäßige Einsicht nur zu oft vergebens kämpft. Es fehlt die *Reife*, um der Versuchung, die häufig auch in der Gestalt der Freunde an ihn herantritt, zu widerstehen; dazu kommt der jugendliche Optimismus, der die Gefahr des Ertapptwerdens verschleiert — alles vereinigt sich, der *Dieb* ist fertig, und mit ihm der *Hehler*; wohl nicht der gewerbsmäßige, wenigstens nicht gleich; vorerst ist es der „gute Kamerad", der vielleicht auch den ersten Anstoß zum Diebstahl gegeben hat und sich mit in die Beute teilt.

Die *geschlechtliche Entwicklung* vollzieht sich in unseren Gegenden im allgemeinen erst im 14. und 15. Lebensjahr. Demnach scheidet ein sehr großer Teil der Jugendlichen aus unserer Betrachtung aus, und dennoch erreichte die Zahl der vor vollendetem 14. Lebensjahr wegen Sittlichkeitsverbrechen verurteilten Kinder beinahe den dritten Teil des Anteils der Erwachsenen! Diese Zahl gewinnt erst die richtige Beleuchtung, wenn man berücksichtigt, daß mehr als die Hälfte dieser Altersgruppe bei Sittlichkeitsverbrechen wegen mangelnder Einsicht freigesprochen worden ist. So ergibt sich, daß auf je drei Sittlichkeitsverbrechen der gleichen Zahl Strafmündiger zwei kommen, die von *Kindern* in einem Alter verübt werden, in dem nur bei einem ganz kleinen Teil überhaupt die körperlichen Voraussetzungen zu diesem Verbrechen vorliegen. Auf je 100000 Jugendliche zwischen dem vollendeten 14. und 18. Lebensjahr aber kamen sogar 21,2 Verurteilungen wegen Unzucht mit Gewalt an Kindern, wegen Notzucht usw. — auf 100000 Erwachsene aber nur 12,6!

Der Geschlechtstrieb findet bei seinem ersten Auftreten sehr wenig *Gegenvorstellungen*; gerade hier läßt bei der ängstlichen Scheu, mit der man dem Kinde gegenüber jede Aufklärung zu meiden pflegt, die verstandesmäßige Beurteilung gründlich im Stich. Die Empfindungen, unverstanden und unklar, dabei aber oft außerordentlich heftig, stoßen bei dem Streben nach Befriedigung nicht auf eine geschlossene Phalanx von Verboten und Warnungen. Und selbst wenn sie vorhanden wäre, die Macht des Dranges nach geschlechtlicher Befriedigung ist größer als die des Verstandes. Das sehen wir doch auch täglich sogar beim Erwachsenen, den die Kenntnis der Gefahren eines Verkehrs mit Dirnen nicht daran hindert, sich immer und immer wieder der Gefahr schwerer Gesundheitsschädigung auszusetzen: um wieviel weniger kann der unreife Verstand bei dem Jugendlichen ausreichen.

Dem Erwachsenen stehen, ganz abgesehen von den Verheirateten, zahlreiche Wege zum Geschlechtsverkehr offen — sehr viel zahlreichere als dem Unerwachsenen. Auch das vermehrt die Gefahr und macht es begreiflich, weshalb die Jugendlichen in so erschreckend großem Umfang an Sittlichkeitsverbrechen beteiligt sind. Der stürmisch auftretende Geschlechtstrieb verwischt die Grenzen des strafrechtlich Erlaubten und durchbricht sie.

Eine ganz besondere Stellung nimmt die *Brandstiftung* ein, die von Kindern vom 12. bis zum 14. Jahr mehr als doppelt so häufig, von der Altersgruppe vom 14.—18. Jahr fast dreimal so oft begangen wird wie von der gleichen Zahl Erwachsener. Ein recht erheblicher Teil dieser Verbrechen wird zur Befriedigung des *Rachebedürfnisses* begangen, und zwar durch die Dienstboten. Der Verlauf ist in der Regel der, daß Zurechtweisungen, Scheltworte oder auch Schläge den Jugendlichen reizen; der Ärger ruft den Wunsch wach, aus dem Dienste entlassen zu werden oder dem Besitzer des Hofes — die Szene spielt ja in der Regel auf dem Lande — einen Schabernack zu spielen. Als naheliegendes Mittel zur Erreichung dieses Zweckes bietet sich die Scheune; vielleicht spielt auch die eigentümliche Lust am *Anblick flackernden Feuers*, die vielen Menschen innewohnt, und das Gefühl, mit kleinen Mitteln etwas Großes bewirken zu können, bei der Häufigkeit der Brandstiftung Jugendlicher mit.

Ich habe die Hauptverbrechen der Jugendlichen deshalb etwas eingehend besprochen, weil daraus zu erkennen ist, wie einseitig die Gesetzgebung war, als sie den Nachdruck ausschließlich auf die Verstandesentwicklung legte. Viel wichtiger ist zweifellos die Zuverlässigkeit des *gemütlichen Ansprechens* bei dem Jugendlichen. Daneben verdienen der *Nachahmungstrieb* wie die *Freude am Abenteuerlichen* erwähnt zu werden.

Die Strafgesetzbücher fast aller Länder bedienen sich zur Abgrenzung der strafbaren und der nicht strafbaren Verbrechen Jugendlicher in seltener Übereinstimmung des gleichen Gesichtspunktes, des der *Verstandesreife*, statt die *allgemeine* Reife zu wählen; doch wird auch damit kein Kennzeichen gegeben, das nicht großen Verschiedenheiten der Auslegung ausgesetzt wäre. Nur wird dieser Fehler weniger fühlbar, weil sich für die Jugendlichen wenigstens der Gedanke durchgesetzt hat, daß in möglichst weitem Umfange an Stelle der Strafe *Erziehungsversuche* gemacht werden müssen. Da die mangelnde Reife nicht wesensgleich ist mit mangelnder Veranlagung, so beweisen Straftaten unter allen Umständen, daß der Reifeprozeß *noch nicht vollendet* ist.

In dem ausgezeichneten Kommentar des JGG. von KIESOW steht der Satz: „Das Wesen des Strafrechts besteht darin, daß es mit seinen Maßnahmen *zu spät* kommt.“ Der Sinn jedes Strafgesetzes, ganz gewiß jedes JGG. muß aber sein, dann wenigstens — soweit menschenmöglich — durch die Handhabung des Gesetzes der Wiederholung einer verbrecherischen Handlung *vorzubeugen*. Für die Jugendlichen wird man demnach nicht in der Bestrafung, sondern in der *Beseitigung* der durch die Straftat erwiesenen *Unreife* das gegebene Mittel der Vorbeugung zu suchen haben.

Schon § 56 des StGB. (S. 72) verlangte, daß bei dem Strafunmündigen „die zur Besserung und Beaufsichtigung geeigneten Maßregeln getroffen werden“; und bei dem wegen mangelnder Einsicht freigesprochenen Jugendlichen war zu bestimmen, „ob der Angeschuldigte seiner Familie überwiesen oder in eine Erziehungs- oder Besserungsanstalt gebracht werden soll“. Das war der unverkennbare Ausdruck der Überzeugung, daß der noch nicht zum Abschluß gelangte Reifungsvorgang durch erzieherische Maßnahmen *nachgeholt* werden müsse. Durchaus von diesem Gedankengang bestimmt ist das

Jugendgerichtsgesetz vom 26. Februar 1923.

Die wichtigsten Paragraphen lauten:

§ 1. *Ein Jugendlicher im Sinne dieses Gesetzes ist, wer über vierzehn, aber noch nicht 18 Jahre alt ist.*

§ 2. *Wer eine mit Strafe bedrohte Handlung begeht, ehe er vierzehn Jahre alt geworden ist, ist nicht strafbar.*

§ 3. *Ein Jugendlicher, der eine mit Strafe bedrohte Handlung begeht, ist nicht strafbar, wenn er zur Zeit der Tat nach seiner geistigen oder sittlichen Entwicklung unfähig war, das Ungesetzliche der Tat einzusehen oder seinen Willen dieser Einsicht gemäß zu bestimmen.*

§ 4. *Die Strafbarkeit des Anstifters und Gehilfen, des Begünstigers und Hehlers wird durch die Vorschriften der §§ 2, 3 nicht berührt.*

§ 5. *Hat ein Jugendlicher eine mit Strafe bedrohte Handlung begangen, so hat das Gericht zu prüfen, ob Erziehungsmaßregeln erforderlich sind.*

Hält das Gericht Erziehungsmaßregeln für erforderlich, so hat es entweder selbst die Erziehungsmaßregeln anzuordnen oder auszusprechen, daß Erziehungsmaßregeln erforderlich sind, ihre Auswahl und Anordnung aber dem Vormundschaftsgericht überlassen bleibt. Das Vormundschaftsgericht muß alsdann eine Erziehungsmaßregel anordnen. Die Fürsorgeerziehung soll das Gericht nur dann selbst anordnen, wenn in erster Instanz die Zuständigkeit dafür auch außerhalb des Strafverfahrens begründet ist.

Die vorstehenden Bestimmungen finden auch Anwendung, wenn das Gericht den Täter nach § 3 freispricht.

§ 6. *Hält das Gericht Erziehungsmaßregeln für ausreichend, so ist von Strafe abzusehen.*

§ 7. *Als Erziehungsmaßregeln sind zulässig:*

1. *Verwarnung.*
2. *Überweisung in die Zucht der Erziehungsberechtigten oder der Schule.*

3. *Auferlegung besonderer Verpflichtungen.*
4. *Unterbringung.*
5. *Schutzaufsicht.*
6. *Fürsorgeerziehung.*

Die Reichsregierung kann mit Zustimmung des Reichsrates auch andere Erziehungsmaßregeln für zulässig erklären.

Während der § 2 ein für allemal jedes Kind bis zum vollendeten 14. Jahr als nicht strafbar erklärt, das KdSt. mit den Worten: *Nicht zurechnungsfähig ist das Kind,* wird für den Jugendlichen bis zum vollendeten 18. Jahr grundsätzlich die Strafbarkeit angenommen, die nach dem JGG. nur fortfällt, „wenn er zur Zeit der Tat nach seiner geistigen oder sittlichen Entwicklung unfähig war, das Ungesetzliche der Tat einzusehen oder seinen Willen dieser Einsicht gemäß zu bestimmen". Nach seiner juristischen Bedeutung kennzeichnet das Schrifttum einhellig diese Bestimmung als *Schuldausschließungsgrund,* während das RG. in ihr unter Verzicht auf Kennzeichnung ihres sachlichen Gehaltes seit jeher nur einen *persönlichen Strafausschließungsgrund* gesehen hat (E. 57, 206) und noch neuerdings diese Frage offen läßt (E. **61**, 265). Das KDSt. beseitigt diese Streitfrage durch die Wahl der Worte:

Ein Jugendlicher ist nicht zurechnungsfähig, wenn er zur Zeit der Tat nach seiner geistigen oder sittlichen Entwicklung unfähig ist, das Unrecht der Tat einzusehen oder nach dieser Einsicht zu handeln.

Dadurch daß sowohl im JGG. wie im KdSt. neben der geistigen auch die sittliche Entwicklung gefordert wird, wird die ausschließliche Betonung der intellektuellen Reife beseitigt, denn die sittliche Entwicklung geht nicht Hand in Hand mit der des Verstandes. Hier kommt der Affekt zur Geltung, der dem Wissen erst seine Macht verleiht, und von dessen Entwicklung es abhängt, ob der Jugendliche fähig ist, seiner Einsicht entsprechend zu handeln.

Die Angleichung des Wortlautes des § 3 JGG. und KdSt. an die Fassung des § 51 im AE. 25 und den GgG. bedeutet nicht, daß die Frage nach der ZU. im Sinne des § 51 in Zukunft bei den Jugendlichen unerörtert bleiben soll. Beide gesetzlichen Bestimmungen gehen von grundsätzlich verschiedenen Gesichtspunkten aus. Bei der ZU. nach § 51 ist die Ursache des nicht schuldhaften Handelns *Bewußtseinsstörung* oder *krankhafte Störung der Geistestätigkeit,* bei dem Jugendlichen die *mangelnde* geistige oder sittliche *Reife.* Im einen Fall ist die Beseitigung der Voraussetzung für die ZU. Sache des *Arztes,* im anderen Fall des *Erziehers.* Nicht zu verkennen ist, daß sehr häufig die ausgebliebene Entwicklung des Verstandes und Gemütes auf unzulänglicher *Veranlagung* beruht; trotzdem kann diese Scheidung nur dankbar begrüßt werden, da sie vor fruchtlosen Erziehungsversuchen schützt.

Es wird im § 3 des JGG. verlangt, daß der Jugendliche das *Ungesetzliche* der Tat einzusehen vermag, nicht die Kenntnis eines bestimmten Strafanspruches oder gar eines bestimmten Gesetzes. Ob man daraus mit dem RG. den Schluß ziehen darf, daß der § 3 gegenüber dem § 56 das härtere Gesetz ist, erscheint mir fraglich, aber auch schon deshalb unwesentlich, weil das KdSt. das Ungesetzliche durch „*Unrecht*" ersetzt hat. Genügen soll nach Ansicht der Kommission „die Fähigkeit zur Einsicht, daß ein Verhalten dieser Art mit dem Wohl der Volksgemeinschaft, mit den Normen, die für ein völkisches Zusammenleben unentbehrlich sind, unvereinbar und darum Unrecht ist." Es heißt aber ausdrücklich: „Zu weit dagegen würde es gehen, in jedem Falle schon das Einsichtsvermögen in die moralische Unerlaubtheit genügen zu lassen." Dadurch wird ein größerer Nachdruck auf die *sittliche* Reife gelegt.

Die geistige und sittliche Reife muß *zur Zeit der Tat* vorhanden gewesen sein. Das macht wohl gelegentlich ernstliche Schwierigkeiten. Denn wenn ein Jugendlicher — das gleiche gilt übrigens vielfach auch für Erwachsene — aus dem Affekt, der zur Tat geführt hat, erwacht, die Folgen seines Handelns sieht, wird ihm dann auch zuweilen erst klar, was er angerichtet hat. Diese *späte* Einsicht von der zu scheiden, die zur Zeit der Tat vorgelegen hat, wird sicher oft unmöglich sein. Eine bei der Rechtsprechung entsprechend dem Wortlaut des § 56 von dem RG. geforderte Einsichts*fähigkeit,* nicht die Forderung nach der *Einsicht* selbst, ist mir immer als eine lebensferne Auffassung erschienen. Denn die Begehung der Tat beweist ja gerade, daß eine *durchblutete* Einsicht nicht vorhanden war. Diese Schwierigkeit dürfte für den § 3 wegfallen, da selbst bei Bejahung der Einsichtsfähigkeit die mangelnde Fähigkeit, dieser Einsicht entsprechend zu handeln, die Schuld ausschließt.

In jedem Falle muß der Richter, wenn er die Fähigkeit zur Einsicht und zur entsprechenden Betätigung bejaht, den Angeklagten für *schuldig* erklären, auch dann, wenn er gemäß § 6 von Strafe absehen will. Damit kommen wir zu der wichtigsten Bestimmung, dem *Kernstück* des JGG., von dem aus das ganze Gesetz erst seine richtige Beleuchtung erhält.

Nicht mit Unrecht hebt KIESOW (S. 57) hervor, daß die Fassungen der §§ 5 und 6 sich dadurch unterscheiden, daß bei § 5 der Richter ergänzen müsse: „erforderlich für wen", bei § 6: „ausreichend wozu". Im ersten Falle sei die Frage dahin zu beantworten, daß der Zweck der Erziehungsmaßregel in der *Erziehung* des von ihr Betroffenen bestehe. Dagegen sei die Antwort im zweiten Falle die gleiche wie „die Antwort auf die Frage nach dem Strafzweck, der staatlichen Reaktion gegen das Unrecht überhaupt". Es bedarf also auch der Erwägung, ob die Erziehungsmaßregeln ausreichen, um neben der Reifung des Jugendlichen auch dem Bedürfnis nach der Befriedigung des *staatlichen Rechtsanspruches* und dem der Befriedigung der allgemeinen *Rechtssicherheit* genügt wird. Der § 5 ist demnach mehr vom Standpunkt des Interesses des *Jugendlichen,* der § 6 mehr von dem der *Allgemeinheit* zu betrachten. Wird durch die Nacherziehung die Gewähr gegen neue Rückfälle gegeben und damit die Sicherung der Gesellschaft erreicht, um so besser.

Sicherlich ist das am wenigsten brauchbare Mittel im allgemeinen die *Bestrafung*, die nach § 9 durchweg erheblich milder sein soll als bei gleichen Verfehlungen Erwachsener. Aber jede Strafe ist ein zweischneidiges Schwert. Solange sie den Übeltäter von der *Ferne* bedroht, mag sie vielleicht *abschrecken* können; hat er sie aber aus der Nähe kennengelernt, so stumpft sich die Wirkung ab; die zweite Bestrafung wird weit weniger gefürchtet als die erste. Das ist schon bei dem Erwachsenen nach den Ergebnissen der Rückfallstatistik nur allzu deutlich; um wieviel mehr muß die Wirksamkeit der Strafandrohung verlieren, wenn der Jugendliche sie aus der Nähe kennengelernt hat, wenn der Heranwachsende die Strafe in seine Jugenderinnerungen verflicht.

Nach § 16 ist „der Strafvollzug gegen einen Jugendlichen *so zu bewirken*, daß seine Erziehung gefördert wird". Beim *Vollzuge der Freiheitsstrafen* sollen Jugendliche von erwachsenen Gefangenen vollständig getrennt gehalten werden. Soweit nicht eigene Anstalten für Jugendliche bestehen, ist diese Trennung nicht „vollständig" möglich; und durch die Mauern hindurch dringt der Geist der *Verdorbenheit.* Die kleineren Strafen werden meist in kleinen Gefängnissen abgebüßt, in denen die Berührung der Jugendlichen mit den Erwachsenen unvermeidlich ist. Und selbst wenn die Trennung möglich wäre, wenn das Gefängnis für den Jugendlichen nicht zur Hochschule aller Laster würde, so bleibt die *Tatsache des Bestraftseins.* Die Scheu vor dem Gefängnis ist vorbei, und damit ein in der Jugend wenigstens noch wirksames Gegenmotiv gegen gesellschaftsfeindliche Versuchungen beseitigt, der Weg zum Verbrechertum offen.

Einmal eingereiht in das Heer der Verbrecherwelt, ist dem Jugendlichen das Losreißen kaum noch möglich. KROHNE (Z. 11, 71) fand in seiner Anstalt unter 550, die alle bei ihrer ersten Verurteilung unter 25 Jahren waren, 71 bei der ersten Verurteilung unter 16 Jahren. „Von allen diesen muß ich sagen, sie sind rettungslos verlorene Gewohnheitsverbrecher, soweit man vom menschlichen Standpunkte urteilen kann. Und doch vermag ich mich des Gedankens nicht zu erwehren: ein großer Teil würde gerettet worden sein, hätten wir ihn ins Erziehungshaus gebracht." Wenn ich gerade diese Worte anführe, so deshalb, weil KROHNE, der langjährige Leiter des preußischen Gefängniswesens in der Vorkriegszeit, ganz gewiß von weichlicher Auffassung entfernt war; seine Worte sind das Ergebnis einer besonders großen Erfahrung, die mit der aller Kenner der Sachlage völlig übereinstimmt.

Eine besondere Gefahrenquelle bildet die *Untersuchungshaft*;

sie (§ 28, Untersuchungshaft) ist „*nur zu vollziehen, wenn der Zweck nicht durch andere Maßregeln, insbesondere durch eine Anordnung nach § 8* (vorläufige Anordnungen über die Erziehung und Unterbringung) *erreicht werden kann.*

Muß ein Jugendlicher in der Untersuchungshaft mit anderen Gefangenen in einem Raume untergebracht werden, so ist Vorsorge zu treffen, daß er nicht sittlich gefährdet wird. Mit Erwachsenen darf ein Jugendlicher in einem Raume nur untergebracht werden, wenn dies durch seinen körperlichen oder geistigen Zustand geboten ist."

Alles, was vom Strafvollzug Jugendlicher gesagt worden ist, trifft in erhöhtem Maße für die *Untersuchungshaft* zu. Denn wenn sich schon die restlose Trennung Erwachsener von Unerwachsenen im Strafvollzuge kaum möglich ist, so gilt das erst recht für die Untersuchungshaft, da hier keine *Zentralanstalten* zur Verfügung stehen. Hier lernt der Halbwüchsige alle Ränke und Schliche, mit denen der gewiegte Gewohnheitsverbrecher den Kopf aus der Schlinge zu ziehen versucht; hier erfährt er die Mittel, Wege und Ziele des verbrecherischen Lebens, hier gewinnt er Einblick in die Abgründe geschlechtlicher Ausschweifungen. Gewiß wird dieses Bild nicht für alle Fälle ungenügender Trennung Jugendlicher von Erwachsenen zutreffen; aber daß es zutreffen *kann* — so gering auch heute die Zahl der Fälle sein dürfte —, schon diese Möglichkeit muß genügen, um, solange es geht, von der Verhängung der Untersuchungshaft Abstand zu nehmen.

Das JGG. hat im § 7 dem Richter eine reiche Fülle von Erziehungsmaßregeln zur Verfügung gestellt, die neben der durch § 9^{4} gegebenen Möglichkeit, in besonders leichten Fällen von Bestrafung abzusehen, von der *Verwarnung* bis zur *Fürsorgeerziehung* reichen. Da bisher von der durch § 7^{3} gegebenen Ermächtigung einer Erweiterung der Erziehungsmaßregeln kein Gebrauch gemacht worden ist, umfaßt also die Aufzählung *alle* anwendbaren Maßregeln. Sie im einzelnen zu erörtern, ist an dieser Stelle nicht angebracht. Die Mannigfaltigkeit setzt den Richter in die Lage, das für den gegebenen Fall Beste herauszunehmen. Es wird in Wirklichkeit gar nicht selten vorkommen, daß er die an seinen Spürsinn gestellte Anforderung tatsächlich nicht erfüllen kann, zu entscheiden, ob ein Jugendlicher unfähig war, das Unrecht der Tat einzusehen oder nach dieser Einsicht zu handeln. Dann mag ihm das Bewußtsein tröstlich sein, daß die staatlichen Gegenmaßregeln in beiden Fällen die *gleichen* sind; denn ihm steht bei der Verneinung der strafrechtlichen Verantwortlichkeit nach § 5^{3} das gleiche Recht zu, Erziehungsmaßregeln anzuordnen wie im Falle der Schuldigsprechung nach § 6.

An und für sich ist die Entscheidung ebenso schwierig, ob die Schuld verneint oder bejaht werden soll, wie die, *welche* Erziehungsmaßregeln die *geeignetsten* sind. Mit Rücksicht darauf gehören alle Straftaten Jugendlicher zur Zuständigkeit der *Jugendrichter*. In allen größeren Orten lassen sich alle vorkommenden Fälle in die Hände eines Jugendrichters, ebenso, soweit die *staatsanwaltlichen* Aufgaben reichen, in die eines *Jugendstaatsanwaltes* legen. Das hat den großen Vorteil, daß der Jugendrichter sich schnell eine *Sondererfahrung* erwirbt, deren er unbedingt bedarf. Aber er bedarf noch einer weiteren Unterstützung, und diese ist dadurch gesichert, daß nach § 22 in allen Abschnitten des Verfahrens „*die Organe der Jugendgerichtshilfe zur Mitarbeit herangezogen werden*" müssen. Nach §§ 31 ³, 42 soll das *Jugendamt* möglichst zur Erforschung der im Abs. I bezeichneten Umstände zugezogen werden. Dieser Abs. I lautet:

„*Bei den Ermittlungen sind möglichst frühzeitig die Lebensverhältnisse des Beschuldigten sowie alle Umstände zu erforschen, welche zur Beurteilung seiner körperlichen und geistigen Eigenart dienen können. In geeigneten Fällen soll eine ärztliche Untersuchung des Beschuldigten herbeigeführt werden.*"

Diese Mitwirkung der Jugendgerichtshilfe kann nicht hoch genug eingeschätzt werden. Nur durch sie erfährt der Richter das, was ihm zu wissen nottut; aus welcher Familie, welcher Umgebung der Jugendliche stammt, welche Einflüsse am Werk waren, um ihn zur Entgleisung zu bringen, welchen Einwirkungen er ausgesetzt ist, wenn er wieder in seine alte Umgebung zurückkehrt. Alles andere, Schulzeugnisse, ärztliche Begutachtung, auch den Eindruck der Wesensart des Beschuldigten kann der Richter sich selbst verschaffen; in der Beurteilung der Umwelt, entscheidend vor allem für die Fragen der Erziehungsmöglichkeiten und der *Schutzaufsicht*, ist er auf die Hilfe der Jugendämter angewiesen. Daß er sie nicht immer ohne sorgsame Kritik benutzen darf, liegt in der oft zu einseitigen Einstellung der Fürsorger. Derartige menschlichen Unzulänglichkeiten ändern an dem großen Wert der *Jugendgerichtshilfe* nichts.

Daß uns als *Ärzten* eine wenn auch bescheidene Rolle („in geeigneten Fällen") zugewiesen ist, darf als erfreulich bezeichnet werden. Gewiß kann oft der erfahrene Jugendkenner einen werdenden Menschen richtig beurteilen. Aber man darf nicht vergessen, daß oft die Entgleisungen eines Jugendlichen die ersten Anzeichen des *Jugendirreseins* sind, daß ungebärdiges, gereiztes Benehmen zuweilen *epileptischen* Verstimmungen, freches Auftreten und Schwindeleien *manischen* Zuständen entsprechen, um nur einige der wichtigsten Vorkommnisse zu nennen. Bei *psychopathischen Persönlichkeiten* macht sich die *Entwicklungszeit* nicht selten in so stürmischen Erscheinungen bemerkbar, ja auch bei vorher und nachher ganz gesunden und vollwertigen Persönlichkeiten kann die Pubertät Ursache eines so veränderten Benehmens sein, daß es auch dem erfahrenen Psychiater nicht immer möglich ist, die eigentliche und für die Bestimmung der besten Art des Eingreifens ausschlaggebende Wesensart zu erkennen. So erscheint es durchaus berechtigt, wenn der Psychiater als „Träger einer wissenschaftlich fundierten Menschenkenntnis", wie VORKASTNER (S. 165) sich ausgedrückt hat, seinen Anteil an der wertvollen Aufgabe zu haben wünscht, den gefährdeten Jugendlichen zu einem brauchbaren Mitgliede der menschlichen Gesellschaft zu machen.

§ 23. *Die Verhandlung vor dem erkennenden Gericht einschließlich der Verkündung des Urteils ist nicht öffentlich.*

Damit fällt etwas fort, was bisher mit zu den bedenklichsten *Nebenwirkungen* jeder Anklage gegen einen Jugendlichen gehörte. Wir tun gut, die verbrecherischen Jugendlichen in zwei Gruppen zu scheiden; in solche, die einer besonders verlockenden Gelegenheit nicht widerstehen konnten, innerlich *unverdorbene*, und in solche, die, in verbrecherischer Umgebung aufwachsend, von frühester Jugend an *verdorben*, nur die Furcht vor der Strafe, vor der Polizei kennen, nicht aber die Scheu vor Unrecht. Für einen Jugendlichen der ersten Gruppe wird eine *Verhandlung* ein *Makel* sein, den er auch im Falle einer Freisprechung mit sich schleppen muß, dessen vernichtender Eindruck um so weniger verwunden wird, je unverdorbener er ist. Und mit ihm werden die Angehörigen getroffen, deren Verschulden gerade in solchen Fällen oft unendlich gering war.

Auch bei nichtöffentlicher Verhandlung sickert das Gerücht über das Geschehene durch. Die Mitschüler in der Fortbildungsschule, die Mitarbeiter im handwerklichen oder Fabrikbetrieb werden, je nach der eigenen Veranlagung, den Gestrauchelten mit mehr oder weniger großem Mißtrauen betrachten, hinter jeder verzeihlichen Unart wird die Familie und die weitere Umgebung das Gespenst verbrecherischer Neigung wittern. Ein empfindsames Gemüt kann diesem dauernden Druck erliegen.

Ganz anders die besonders in Großstädten heimische Gruppe von in Zuchtlosigkeit und Selbstsucht groß werdenden Kindern. Für diese bedeutet die *erste Gerichtsverhandlung* den ersten Schritt der *Selbständigkeit.* Trotz aller geistigen und körperlichen Unreife fühlt sich das Kind von da ab als ein *Erwachsener*, denn so wurde es ja vom Gericht behandelt. Es war der *Held* einer vom Staate berücksichtigten Handlung.

Was aber durch das Jugendgericht endgültig beseitigt ist, ist die Erwartung, nun auch als ein solcher Held in der Verhandlung öffentlich zu erscheinen, vor allem aber sich in der *Zeitung* gedruckt zu sehen. Man kann ohne Übertreibung behaupten, daß derartige Gedanken früher manchen Jugendlichen, allerdings wohl nur einen ohnehin *entgleisungsbereiten*, zum Straucheln gebracht haben.

Als letzte und eingreifendste Erziehungsmaßregel nennt § 7 die *Fürsorgeerziehung.* Nach § 62 des *Jugendwohlfahrtsgesetzes* dient sie der

„*Verhütung oder Beseitigung der Verwahrlosung und wird in einer geeigneten Familie oder Erziehungsanstalt unter öffentlicher Aufsicht und auf öffentliche Kosten durchgeführt.*“

Sie soll zur Verhütung der Verwahrlosung (§ 63 [1]) oder zur Beseitigung der Verwahrlosung (§ 63 [2]) angeordnet werden. Daß die Fürsorgeerziehung nicht alle Hoffnungen erfüllt hat, die man auf sie gesetzt hat, ist bekannt. Auf Einzelheiten einzugehen, ist hier nicht am Platze. Nur eines sei hervorgehoben: Sind schon unter einer größeren Zahl beliebiger Menschen immer eine ganze Reihe von *psychisch Abwegigen*, so erst recht unter den Entgleisten, die eben durch diese Entgleisung schon dartun, daß sie in irgendeiner Beziehung nicht dem Durchschnitt entsprechen. Tatsächlich ist die Zahl der geistig Minderwertigen oder Angekränkelten unter denen, die vom Jugendrichter oder Vormundschaftsgericht in Fürsorgeerziehung überwiesen werden, sehr groß. Den Fürsorgeerziehern machen gerade solche abwegige Persönlichkeiten die größten Schwierigkeiten, sie sind nicht nur ungeeignete Objekte für die Erziehung, sondern sie gefährden auch durch ihren schlechten Einfluß die Erfolge bei dem geistig Vollwertigen. Deshalb sollen sie möglichst in *Sonderanstalten* oder *Sonderabteilungen* untergebracht werden, wie das der durch die Notverordnung vom 10. Februar 1924 beseitigte § 70 [2] des Jugendwohlfahrtsgesetzes vorsah, soweit nicht von vornherein durch die bestehende geistige Abweichung andere, mehr ärztliche Maßnahmen an Stelle der Fürsorgeerziehung angebrachter erscheinen. Aber um das zu entscheiden, genügen oft genug weder die genauesten Erhebungen des Jugendamtes noch die einfache Untersuchung durch einen Facharzt. Zuweilen zeigt sich das wahre Gesicht einer psychisch erkrankten oder schwer psychopathischen Persönlichkeit erst bei *längerer Beobachtung.* Deshalb ist es vielfach üblich geworden, die neu aufgenommenen Fürsorgezöglinge zuerst in besonderen *Beobachtungsabteilungen* unterzubringen. Sehr viel zweckmäßiger aber ist es, diese Beobachtung schon vor der Entscheidung über die Fürsorgeerziehung vorzunehmen. Das ist nach § 65 [4] des Jugendwohlfahrtsgesetzes möglich:

„*Das Vormundschaftsgericht kann die ärztliche Untersuchung des Minderjährigen anordnen und auf die Dauer von höchstens sechs Wochen ihn in einer zur Aufnahme von jugendlichen Psychopathen geeigneten Anstalt oder in einer öffentlichen Heil- und Pflegeanstalt zur Beobachtung unterbringen lassen.*"

Man kann nur hoffen, daß von dieser Vorschrift recht oft Gebrauch gemacht wird; die ganze Einrichtung der Fürsorgeerziehung wird davon ebenso großen Nutzen haben wie die Kranken selbst und die öffentliche Rechtssicherheit.

Mit dem vollendeten 18. Lebensjahr erreicht der Heranwachsende, der dann nicht mehr der strafrechtlichen Bezeichnung nach, wohl aber vielfach seiner geistigen Reife entsprechend noch durchaus als „*Jugendlicher*" zu betrachten ist, das Alter der *uneingeschränkten* Verantwortung gegenüber den Strafgesetzen. Die Vollmündigkeit beginnt also in Deutschland für das *Strafrecht* nicht weniger als *drei* Jahre früher als für das *bürgerliche Leben.* Wie die Kriminalstatistik lehrt, ist, umgerechnet auf die gleiche Zahl der strafunmündigen gleicher Altersstufe, die Zahl der begangenen *gefährlichen Körperverletzungen,* der *einfachen* und *schweren Diebstähle,* der *Hehlerei* und *Sachbeschädigungen,* des *Raubes* und der *räuberischen Erpressung* bei den 18—21 Jahre alten höher als die der nächsten Altersstufe vom 21.—25. Lebensjahr. Daraus geht hervor, daß offenbar diese *Jungmänner* noch weit entfernt sind von der vollendeten Reife; noch überwiegen Rohheit und Begehrlichkeit. Ein von der IKV. eingesetzter Ausschuß, bestehend aus Appelius, Krohne und von Liszt (Mitt. IKV. **13**, 327) hatte in einem großzügigen Programm, das die ganze Frage der jungen Rechtsbrecher umfaßte, folgende Forderung erhoben:

VI. „Gegen Personen, welche bei Begehung der strafbaren Handlung das einundzwanzigste Lebensjahr noch nicht vollendet haben, sind als Strafmittel nur zulässig: Gefängnis und Festungshaft von einem Monat bis zu fünfzehn Jahren, Haft, Geldstrafe, Verweis, Entziehung und Unfähigkeit zur Bekleidung öffentlicher Ämter. Ausgeschlossen bleiben Todesstrafe, Zuchthaus, Aberkennung der bürgerlichen Ehrenrechte, Überweisung an die Landespolizeibehörde und Polizeiaufsicht. Von der Erkennung auf dauernde Unfähigkeit, als Zeuge oder Sachverständiger vernommen zu werden (§ 161 RStG.) kann abgesehen werden. Es ist zu empfehlen, für Freiheitsstrafen bis zu drei Monaten Aussetzung des Strafvollzuges einzuführen."

Dieser Vorschlag war wohl von dem richtigen Gedanken ausgegangen, daß auch nach vollendetem 18. Lebensjahr die Entwicklung des Menschen noch nicht abgeschlossen ist. In ähnlicher Weise haben auch andere europäische Staaten zwischen das Alter der relativen Strafmündigkeit und der uneingeschränkten Strafmündigkeit noch eine Stufe eingefügt, innerhalb deren Strafmilderungen in sehr verschiedenem Umfange vorgesehen sind. Als obere Grenze dieser Zwischenzeit betrachtet Spanien und Dänemark das vollendete 18., Ungarn und Österreich das 20., Bulgarien, die Türkei (die 4 Stufen annimmt) und der griechische Vorentwurf das 21. Lebensjahr, während Italien im StGB. von 1930 die früher vorhandene Bestimmung fortgelassen hat. Die Zweckmäßigkeit einer solchen Sondergruppe ist mir immer fragwürdiger geworden. Die Dehnbarkeit der Strafrahmen erlaubt, abgesehen von der Todesstrafe, auch ohne besondere Bestimmungen die Berücksichtigung des Alters und des Reifezustandes. Nicht aber die Möglichkeit des *Strafersatzes*; je weiter wir diesen in unsere Gesetzgebung einfügen, um so wahrscheinlicher wird das Ziel erreicht werden, durch Vorbeugungsmaßregeln wenigstens einen Teil — sicher den wertvollsten — der zum Verbrechen neigenden Menschen zu retten aus der „ungeheuren Maschinerie der Strafrechtspflege", von der Ferri sagt, daß sie „eine zahllose Menschenmasse verschlingt und sie, nachdem sie in ihren Rädern Ehre, sittliches Gefühl und Gesundheit gelassen hat, wieder ausspeit, um gebrandmarkt zu sein und Mitglieder der wachsenden Verbrecherarmee zu werden". Falsch, zu glauben, daß durch zu starke Betonung der *erziehlichen* Gesichtspunkte der Ernst der Strafrechtspflege und die *Generalprävention* notleiden würde. Jeder Fürsorgezögling, der ein Verbrechen begeht, um aus der zeitlich unbestimmten und nur durch das 21. Lebensjahr begrenzten Fürsorge ins Gefängnis zu kommen, zeigt den größeren abschreckenden Wert der *unbestimmten* Zurückhaltung gegenüber der Festlegung einer *bestimmten Strafdauer!*

Schließlich noch ein Wort: Viel zu sehr wird vergessen, daß jeder gewohnheits- und gewerbsmäßige Verbrecher einmal ein jugendlicher Rechtsbrecher war, zu wenig bedacht, daß ein großer Teil der Fürsorgezöglinge später zu den *Dauergästen* der *Arbeitshäuser*, der *Gefängnisse* und *Zuchthäuser* gehört. Vielleicht würde von diesen noch mancher davor bewahrt bleiben, rettungslos in das Riesenheer der Verbrecher eingereiht zu werden, wenn er während der *ganzen Entwicklungszeit*, die bei solchen unvollkommenen Menschen bis weit in das 3. Lebensjahrzehnt hineinragt, vor der für ihn so gefährlichen Berührung mit der Außenwelt durch *Bewahrung* geschützt würde. Diesem Zweck sollten die, ursprünglich vom § 73 JWG. ausgehenden, später aber hauptsächlich um die geschilderte Altersstufe besorgten Vorschläge eines *Bewahrungsgesetzes* dienen. Vielleicht noch besser wäre es, alle gesetzlichen Maßregeln, von der Erfassung der straffälligen Jugendlichen und der geistig Abwegigen bis zu den passiven Gewohnheitsverbrechern und den Berufsverbrechern in einem einheitlichen *Sicherungsgesetz* zusammenzufassen. Die Verwandtschaft aller dieser Gruppen von Rechtsbrechern untereinander ist zu groß, die Übergänge von der einen zur anderen Gruppe zu fließend, um nicht auf diese einheitliche Zusammenfassung als auf ein wünschenswertes Ziel kriminalpolitischer Zukunft hier hinweisen zu dürfen.

XI. Geschlechtliche Vergehen, begangen an und von Geisteskranken.

Mißbrauch des Übergeordnetenverhältnisses. § 174 [3]. — Begriff der Medizinalperson. — Öffentliche Anstalten. — Die Homosexualität. § 175. — Mißbrauch Geisteskranker, Bewußtloser und Willenloser. § 176 [2]. — Einverständnis Geisteskranker. — Kenntnis des krankhaften Zustandes. — Willenlosigkeit und Bewußtlosigkeit. — Wehrlosigkeit. — Möglichkeit des Mißbrauchs Schlafender. — Hypnose. — Wachsuggestion. — Falsche Anschuldigungen. — Narkose. — Lachgas. — Versetzung in bewußtlosen Zustand. § 177. — Trunkenheit. — Epilepsie. — Antragsdelikt.

Unzucht unter Mißbrauch der Amtsstellung und Unzucht in Krankenanstalten[1].

§ 174 [3]. *Mit Zuchthaus bis zu fünf Jahren werden bestraft:*

(Beamte oder) Ärzte oder andere Medizinalpersonen, welche in Gefängnissen oder in öffentlichen, zur Pflege von Kranken, Armen oder anderen Hilflosen bestimmten Anstalten beschäftigt oder angestellt sind, wenn sie mit den in das Gefängnis oder in die Anstalt aufgenommenen Personen unzüchtige Handlungen vornehmen.

Sind mildernde Umstände vorhanden, so tritt Gefängnisstrafe nicht unter sechs Monaten ein.

Ich kann diesen Paragraphen, so wenig er scheinbar mit unserer Aufgabe zu tun hat, und obgleich er durch die neueren Gesetzvorschläge überholt ist, nicht beiseite lassen, da eine Reichsgerichtsentscheidung vom 24. 8. 1898 (E. 31, 246) eine bedenkliche Lücke des StGB. aufgedeckt hat, eine Entscheidung, die gleichzeitig ein unerfreuliches Licht auf die Auffassung unseres

---

[1] Die Überschriften entsprechen denen der Regierungsvorlage vom Jahre 1927.

höchsten Gerichtes von dem inneren Betrieb einer Krankenanstalt wirft. Ein Wärter einer Provinzialheilanstalt[1] war auf Grund des § 174 [3] verurteilt worden; das RG. aber hob das Urteil auf, da ein *einfacher Krankenwärter nicht als eine Medizinalperson* im Sinne des § 174 [3] betrachtet werden könne. FRANK (II zu § 174, S. 393) erklärt für das Verbot der unzüchtigen Handlungen mit abhängigen Personen zwei Gesichtspunkte für maßgebend: „den Schutz der geschlechtlichen Freiheit und die Reinhaltung eines Überordnungsverhältnisses von geschlechtlichen Motiven" und fügt hinzu, daß die Strafbarkeit bestehen bleibe, „auch wenn nur *einer* dieser Gesichtspunkte zutrifft". Und doch billigt FRANK das Urteil des RG., in dem ausdrücklich festgestellt wurde, daß der Wärter mit der Aufsicht und Pflege der Kranken seiner Station, mit Bädern und mit Austeilen der Arzneien betraut war, mit den Worten: „Krankenpflege ist kein Teil der *Heil*kunde" (III [3] zu § 174, S. 394).

Die Krankenpflege ist aber einer der *wichtigsten* Teile der Heilkunde. Einen typischeren Fall des *Mißbrauchs* des *Überordnungsverhältnisses* als den erwähnten kann man sich doch kaum denken. Was soll man denn außerdem unter „*anderen* Medizinalpersonen", welche „in öffentlichen zur Pflege der Kranken, Armen usw. bestimmten Anstalten beschäftigt sind", verstehen, wenn nicht das Pflegepersonal? Es zeugt von geringer Kenntnis des Verhältnisses der Ärzte an solchen Anstalten zu ihren Kranken, wenn man, wie das RG., annimmt, daß überhaupt irgend jemand außer dem Arzte „mit der selbständigen, ärztlichen (unterärztlichen) Behandlung der Kranken, mit einer Medizinaltätigkeit im eigentlichen Sinne, betraut werden kann". Nur nebenbei mag erwähnt werden, daß in anderen Entscheidungen des RG. (E. **7**, 332 und **19**, 330, vgl. auch S. 104 und 105) die Wärtertätigkeit und -stellung ganz anders aufgefaßt wurde.

Der Regierungsentwurf vom Jahre 1930[2] hat entsprechend dem AE. 25 und AE. 27 diesen Fehler beseitigt:

Unzucht in Krankenanstalten.

§ 294. *Wer in Anstalten für Kranke oder Hilfsbedürftige angestellt oder beschäftigt oder als Inhaber daran beteiligt ist und eine Frau oder einen Jugendlichen, die in die Anstalt aufgenommen sind, unter Verletzung seiner Obhuts- oder Behandlungspflicht oder unter sonstigem Mißbrauch seiner Stellung zur Unzucht mißbraucht, wird mit Gefängnis bestraft.*

Warum hier die Unzucht mit erwachsenen *Männern* ausgenommen ist,

---

[1] Näheres über den Fall bei E. SCHULTZE: Die strafrechtliche Stellung eines Irrenpflegers gegenüber dem § 174 [3]. StGB. in der Rechtsprechung. Ärztl. Sachverständigenzeitung **1899**, 163.

[2] Ich zitiere weiterhin die Fassungen, die unter „Antrag KAHL" in der Zusammenstellung des Entwurfs eines allgemeinen deutschen Strafgesetzbuchs (Nr. 395 der Reichstagsdrucksachen) enthalten sind.

bleibt auch dann unklar, wenn dieser Fall in dem § 297 (Unzucht zwischen Männern) besonders erwähnt wird. Dem Sinne nach gehört er zu § 294.

Auch eine weitere Lücke des bisherigen § 174 [3] ist im AE. ausgefüllt. Im § 174 [3] wurde nur von „*öffentlichen* Anstalten" gesprochen, und zwar in dem Sinne, daß darunter solche Anstalten verstanden werden müssen, die aus öffentlichen Mitteln erhalten werden. Selbst wenn man darunter außer den dem Staate und den Gemeinden gehörenden Anstalten auch solche verstehen würde, die durch Privatwohltätigkeit gegründet und erhalten werden, so bleibt doch der Fehler bestehen, daß *Privatanstalten* unberücksichtigt sind. Man wird nicht annehmen können, daß ich damit die Privatanstalten ganz allgemein herabsetzen möchte, wenn ich die Begehung unzüchtiger Handlungen an Kranken eher in solchen für möglich halte, als in einer staatlichen oder kommunalen Anstalt. Dank der Gewerbefreiheit kann innerhalb der weiten Grenzen des § 30 GwO. jeder Beliebige eine Krankenanstalt eröffnen und leiten. Nicht immer sind die Leiter, die ebenfalls, dank der Gewerbefreiheit, das *Heilgewerbe* ausüben dürfen, moralisch unanfechtbare Persönlichkeiten. Zeugt doch eigentlich schon allein die Tatsache, daß ein Laie sich zutraut, eine Heilanstalt zu begründen und verantwortlich zu leiten, ohne die dazu notwendigen Vorkenntnisse zu besitzen, von einem Mangel an Verständnis für die daraus entspringende *Verantwortlichkeit*, von einer Naivität der Anschauungen, die stutzig machen muß. Warum man nun den Ärzten und Medizinalpersonen an öffentlichen Anstalten ein solches Verbrechen eher zutraut — das ist doch durch die Beschränkung der Strafandrohung auf sie ausgesprochen — als den Heilkünstlern an manchen Privatanstalten, ist mir unverständlich. Die Ausdehnung der Bestimmungen des § 174 [3] des alten StGB. auch auf *private* Anstalten ist unbedingt notwendig und wird wohl dem Vorschlage des AE. entsprechend erfolgen.

Unzucht zwischen Männern.

§ 175. *Die widernatürliche Unzucht, welche zwischen Personen männlichen Geschlechtes oder von Menschen mit Tieren begangen wird, ist mit Gefängnis zu bestrafen; auch kann auf Verlust der bürgerlichen Ehrenrechte erkannt werden.*

Keinem Paragraph des StGB. ist seit Jahrzehnten eine so liebevolle und umfangreiche Bearbeitung zuteil geworden wie dem § 175. Das Schrifttum ist unübersehbar angewachsen. Mehrere Zeitschriften des In- und Auslandes haben sich ganz ausschließlich der Erforschung des Problems gewidmet; keine wissenschaftliche Zeitschrift, in der nicht Aufsätze darüber erschienen wären; und doch ist es noch zu keinerlei Einigung gekommen. Auf der einen Seite stehen die, die in einer homosexuellen *Betätigung* den Gipfelpunkt höchster geschlechtlicher Hemmungslosigkeit erblicken; auf der anderen die, denen die eigenartige *Triebrichtung* eine so überwältigende

Macht zu besitzen scheint, daß ihnen die Anwendung der Bestimmung des § 51 berechtigt erscheint.

Die Leidenschaftlichkeit dieses Streites und die Übertreibungen, an denen es beiderseits nicht gefehlt hat, haben — wie mich meine Erfahrung gelehrt hat — besonders in der Juristenwelt dazu geführt, den Begriff der *Homosexualität* vielfach mit dem der *gleichgeschlechtlichen Betätigung* zusammenzuwerfen. Das ist nicht richtig. Es gibt vereinzelte Fälle — im Kriege sind bei dem gänzlichen Mangel an Möglichkeit normaler Befriedigung solche Vorkommnisse häufiger gewesen, ebenso wie auf Schiffen, in Internaten und Strafanstalten —, in denen sich normal Empfindende zu strafbaren Handlungen im Sinne des § 175 hinreißen lassen. Aber es gibt andererseits *unzählige* Homosexuelle — diese sonderbare Abweichung ist viel verbreiteter als gemeinhin angenommen wird —, die sich niemals in einer dem § 175 entsprechenden Weise betätigen, ja viele, die es trotz größten Verlangens nie zu irgendwelchen näheren, wenn auch nicht strafbaren Beziehungen zum gleichen Geschlecht kommen lassen. Wenn dieser, zuweilen bis zur äußersten Grenze des Möglichen gehende heldenhafte Kampf mancher dieser oft geistig sehr hochstehenden unglücklichen Opfer abnormer Triebrichtung besser bekannt wäre — von ihnen erfährt nur der Arzt etwas —, so würde die Schärfe des Tones, in dem der Kampf gegenüber der Homosexualität oft geführt wird, erheblich gemildert werden.

Wir dürfen uns bei der Erörterung über die Verantwortlichkeit homosexueller Handlungen und über die Notwendigkeit oder Entbehrlichkeit der Strafbestimmungen nicht darüber täuschen, daß nicht einmal die Grundfrage geklärt ist, ob das gleichgeschlechtliche Empfinden eine *angeborene*, auf *hormonale* Einflüsse zurückzuführende, oder eine durch *Erlebnisse* in frühester Jugend *erworbene* Eigenschaft ist. Allerdings stehe ich auf dem Standpunkt, daß die endgültige Klärung vielleicht für die moralische Bewertung, sicher für die Behandlung, nicht aber für die Entscheidung über die Verantwortlichkeit für homosexuelle Handlungen von Bedeutung ist. Selbst wenn es sich — wovon ich mich nicht habe überzeugen können — *stets* um eine angeborene Eigenart handeln sollte, so würde dadurch nicht das Recht auf homosexuelle Betätigung zu begründen sein. Der Nachweis einer abnormen Triebrichtung — das gilt in gleicher Weise für die Homosexualität wie für alle anderen geschlechtlichen Triebabweichungen und Triebstörungen — ist nur ein *Symptom*, das nur durch den Vergleich mit allen sonstigen Eigenschaften und durch das Nebeneinanderstellen mit anderen krankhaften Erscheinungen des zu Untersuchenden ins rechte Licht gestellt wird.

Ich glaube, und wohl weitaus die meisten Irrenärzte vertreten den gleichen Standpunkt, daß die Betätigung einer ausgeprägten homosexuellen *Veranlagung* — gleichgültig, ob sie angeboren oder erworben ist — höchstens eine *mildere* Beurteilung verdient als der Verstoß eines Heterosexuellen gegen den § 175. Da natürlich, wo die gleichgeschlechtliche Betätigung nur als Teilerscheinung einer anderweitigen ernsten Erkrankung erscheint, etwa eines hochgradigen Schwachsinns oder bei Gehirnerweichung, steht dem Täter der Schutz der Bestimmungen über die ZU. zu.

Die Gründe, die *für* und *gegen* die *Aufhebung* des § 175 sprechen, liegen größtenteils auf juristischem und sozialem Gebiet. *Ärztlicherseits* wird man ernstlich nicht viel zur Verteidigung des § 175 sagen können, der zur Verhinderung der Verbreitung der Homosexualität erfahrungsgemäß nichts beigetragen hat, ebensowenig aber schwerwiegende, in unserm Berufe wurzelnde Gründe für eine Beseitigung ins Feld führen können.

Ich verweise im übrigen auf die Behandlung dieser Frage durch HOCHE, mit dessen Anschauungen ich durchaus übereinstimme.

Nur eines möchte ich hinzufügen: Wer wie ich die Anschauung vertritt, daß die Homosexualität *erworben* werden kann, wird dadurch zu der Schlußfolgerung gedrängt, daß die *heranwachsende Jugend* in weit höherem Maße als das durch § 176 [3] geschieht, vor der Verführung durch Homosexuelle geschützt werden muß; mindestens bis zu einer Zeit, zu der die Triebrichtung schon einigermaßen festgelegt ist. Das Schutzalter müßte demnach bis zum vollendeten 18. Lebensjahr hinaufgesetzt werden. Das ist im § 297, Antrag KAHL, geschehen, der das Schutzalter sogar bis zum vollendeten 21. Jahre ausdehnt. Gleichzeitig wird für besonders schwere Fälle — warum aber mit Ausnahme der Nr. 2? — auch Zuchthausstrafe angedroht. Der Paragraph lautet[1]:

Schwere Unzucht zwischen Männern.

§ 297. *Mit Gefängnis nicht unter sechs Monaten wird bestraft:*

1. ein Mann, der einen andern Mann unter Mißbrauch einer durch ein Dienst- oder Arbeitsverhältnis begründeten Abhängigkeit nötigt, sich zur Unzucht mißbrauchen zu lassen;

2. ein Mann, der gewerbsmäßig mit einem Manne Unzucht treibt oder sich dazu anbietet;

3. ein Mann über einundzwanzig Jahre, der einen männlichen Minderjährigen verführt, sich zur Unzucht mißbrauchen zu lassen.

In besonders schweren Fällen der Nrn. 1 und 3 ist die Strafe Zuchthaus bis zu fünf Jahren.

Schändung, schwere Schändung und Unzucht mit Kindern[2].

§ 176. *Mit Zuchthaus bis zu 10 Jahren wird bestraft:*

1. . . . .

2. wer eine in einem willenlosen oder bewußtlosen Zustande befindliche oder eine geisteskranke Frauensperson zum außerehelichen Beischlaf mißbraucht;

---

[1] Vgl. Fußnote S. 85.

[2] Vgl. Fußnote S. 85.

3. mit Personen unter 14 Jahren unzüchtige Handlungen vornimmt oder dieselben zur Verübung oder Duldung unzüchtiger Handlungen verleitet.

Sind mildernde Umstände vorhanden, tritt Gefängnisstrafe nicht unter 6 Monaten ein.

In § 176 ³ hat der Gesetzgeber die geschlechtliche Ehre der Jugend unter seinen besonderen Schutz gestellt.

Gerade die Unerfahrenheit der Jugend wird leicht mißbraucht; Entgleisungen des *Greisenalters*, die meistens auf der Grundlage des allgemeinen Abbaues, wenn nicht sogar völligen geistigen Verfalls entstehen, richten sich mit Vorliebe gegen Kinder. Auf der anderen Seite drängt die erwachende Geschlechtsempfindung beim Heranwachsenden oft geradezu stürmisch nach Befriedigung, die dann nicht nur den Altersgenossen oder jüngeren Kindern gegenüber zum Ausdruck kommt; viel häufiger, als die allgemeine Anschauung annimmt, gibt dieser oft unklare aber durchaus unbeherrschte *Trieb* des *reifenden* Kindes den Anstoß zu unzüchtigen Handlungen, bei denen es schwer ist, die Rolle des *Verführenden* von der des *Verführten* zu trennen, auch wenn es sich dabei um einen erwachsenen Teilnehmer handelt.

Die persönlichen und sozialen Folgen des Geschlechtsverkehrs oder unzüchtiger Handlungen zu übersehen, übersteigt nicht nur die Verstandesreife des in der Entwicklung begriffenen *Jugendlichen*, der dadurch jeder ernsten Versuchung unterliegt; auch beim *Erwachsenen* kann die Fähigkeit, sich über die möglichen Folgen des Beischlafs klar zu werden oder sich einem solchen zu widersetzen, beeinträchtigt und aufgehoben sein.

Das deutsche StGB. stellt nicht, wie die Gesetze mancher anderer Länder, z. B. Italiens, der Stooszsche Vorentwurf für die Schweiz, der griechische Strafgesetzentwurf, *jede unzüchtige Handlung*, die an einer „Wehrlosen" begangen wird, unter Strafe, sondern nur den *außerehelichen Beischlaf*. Das ist durchaus unzureichend. Bestraft werden sollte doch der geschlechtliche *Mißbrauch der Wehrlosigkeit*, und es ist weder vom Standpunkt der Schutzbedürftigkeit noch von dem der Verwerflichkeit der Handlung aus ein nennenswerter Unterschied, ob die Straftat einem regelrechten Beischlaf entspricht oder sich auf unzüchtige Berührungen beschränkt. Diese Beschränkung ist um so weniger verständlich, als im § 176 ¹ und 176 ³ ausdrücklich von unzüchtigen Handlungen gesprochen wird.

Der Mißbrauch *Geisteskranker* ist der einfachste Fall, der im § 176 ² vorgesehen ist. Nach den Motiven des § 51 (E. 7, 425) sollte der Begriff Geisteskranker im § 176 ² enger gefaßt sein als die krankhafte Störung der Geistestätigkeit des § 51 insofern, als dieser auch Zustände abnormer Hirntätigkeit, wie z. B. *Fieberdelirien*, mit einbegreift. Tatsächlich aber ist der Begriff ein weiterer. Die gleiche Reichsgerichtsentscheidung rechnet ausdrücklich auch Zustände von Blödsinn dazu. Es ist auch nicht zu verstehen, warum etwa der Mißbrauch einer in Fieberdelirien Liegenden — und ein Fieberdelirium ist eine unzweifelhafte, wenn auch schnell vorübergehende Geisteskrankheit — straffrei ausgehen soll; das uneingeschränkte Wort „*Geisteskrankheit*“ umfaßt doch jede geistige Störung ohne Rücksicht auf Ursache und Dauer.

Dagegen ist die mehr oder weniger große *Besonnenheit* und das scheinbare *Einverständnis* der Kranken für die Strafbarkeit unwesentlich (E. 7, 425). Diese Entscheidung betont, daß „die Geisteskranken nicht in der Lage sind, zwischen einer dem Sittengesetz entsprechenden und einer demselben widersprechenden Befriedigung des Geschlechtstriebes zu unterscheiden“. Unterscheiden bedeutet hier natürlich nicht, einfach den Unterschied zwischen *erlaubtem* und *unerlaubtem* Geschlechtsverkehr zu erkennen, sondern unbeeinflußt von krankhaften Motiven die *Einwilligung geben* oder *verweigern* (stuprum nec violentum nec voluntarium). Bei manchen Krankheitsformen begegnen wir einer oft recht bedeutenden *Steigerung* der geschlechtlichen Erregung; besonders die Hypomanischen sind bei dem Wegfall aller Hemmungen und in ihrer gehobenen übermütigen Stimmung nur zu sehr geneigt, geschlechtliche Ausschreitungen zu begehen, sie fordern zuweilen geradezu zum Verkehr heraus. Selbstverständlich kann die Strafbarkeit nicht von einer solchen, ihrer ganzen Entstehung nach durchaus *krankhaften Einwilligung* abhängig gemacht werden.

Auf der anderen Seite muß aber auch berücksichtigt werden, daß die beiden Krankheitsformen, deren Mißbrauch am häufigsten vorkommt, der *Schwachsinn* und die leichte *manische Erregung*, für den *Nichtsachverständigen* schwer zu *erkennen* sind. Nicht nur die Flüchtigkeit mancher dieser geschlechtlichen Beziehungen verhindert die Feststellung des abnormen Zustandes; öfter noch liegt das in der *Art* der Erkrankung selbst. Es würde wohl den Anforderungen der Gerechtigkeit nicht entsprechen, jemanden mit der geringsten Strafe von 6 Monaten zu bestrafen, dessen Vergehen in einem ihm unbekannten und in den meisten Fällen überhaupt für ihn *nicht erkennbaren* Zustande des beteiligten Kranken liegt. Der LK. (Nr. 9 zu § 176 [5]) begnügt sich mit den kurzen Worten: „Zum *inneren Tatbestand* gehört das Bewußtsein des Täters von dem Zustand der Frauensperson; Eventualdolus genügt.“

Nach meinen Erfahrungen berücksichtigen die Gerichte die Tatsache, daß der Täter von der geistigen Störung keine Kenntnis hatte, um die Anklage einfach fallenzulassen; sie stützen sich dabei auf § 59 StGB.:

Wenn jemand bei Begehung einer strafbaren Handlung das Vorhandensein von Tatumständen nicht kannte, welche zum gesetzlichen Tatbestand gehören oder die Strafbarkeit erhöhen, so sind ihm diese Umstände nicht zuzurechnen.

Dieser Standpunkt scheint mir der Billigkeit durchaus zu entsprechen. Gewiß wird man den Kranken schützen müssen, aber es entspricht nicht dem in § 59 niedergelegten Grundsatze des Schuldprinzips, einen Menschen für etwas verantwortlich zu machen, was sich seiner Kenntnis entzieht und bei der erwähnten Sachlage in den meisten Fällen entziehen *muß*.

Für den Irrenarzt, dem die Frage, ob der Angreifer den Zustand der Kranken erkennen konnte, nicht gar so selten vorgelegt wird, ist die Beurteilung meist nicht schwer. Die gewöhnliche Quelle der diagnostischen Zweifel, die Grenzzustände zwischen geistiger Gesundheit und Krankheit, kommen deshalb in Wegfall, weil die Übung der Gerichte nur den Geschlechtsverkehr mit *offenkundig* Geisteskranken bestraft. Alle die Personen, bei denen der Sachverständige Bedenken trägt, ob er sie schon als geisteskrank bezeichnen soll, sind wohl im Sinne des § 176 ² als *nicht* geisteskrank zu betrachten, zum mindesten muß dem Täter seine Unkenntnis des Zustandes zugute gehalten werden.

Cramer (S. 38) spricht ebenso wie Bischof dem Sachverständigen nur eine *private* Meinung über die Möglichkeit zu, daß der Täter den Zustand als einen krankhaften erkennen mußte. Ich bin darin anderer Ansicht. Die Diagnose allerdings läßt sich für ein derartig eingreifendes Urteil nicht ohne weiteres verwerten. Wer aber immer wieder erlebt, welch grobe psychische Störungen auch von Gebildeten übersehen werden, wird wohl auch am besten imstande sein, zu beurteilen, wieweit sich die Fehlergrenze des Laienerkennens — und im früheren Schwurgericht waren nur, in dem jetzigen überwiegen die Laien, zu denen ich die Richter im allgemeinen nicht rechnen möchte — erstreckt. Einen Beweis für die Schwierigkeit des Verständnisses für abwegige Zustände sehe ich in der Anmerkung des Staudinger-Schmittschen „StGB. für das Deutsche Reich". Es heißt dort in einer Anmerkung zu § 176 ²: „Der Täter muß den Zustand der Frau gekannt oder doch erhebliche Zweifel an ihrer Zurechnungsfähigkeit gehabt haben." Wenn in einem solchen vielgebrauchten Kommentar (19. Auflage!) so der Begriff der Z. und der Geisteskrankheit im Sinne des § 176 ² durcheinandergeworfen wird, wird man die Ansprüche eines Laien an das Verständnis für den Zustand recht niedrig zu stellen haben.

Um alle diese Schwierigkeiten zu beseitigen, scheint es zweckmäßig, in den Paragraphen einen Zusatz aufzunehmen, etwa dem des Vorentwurfs zu einem schweizerischen StGB. entsprechend: „*In Kenntnis ihres Zustandes.*"

Die Begriffe *Willenlosigkeit* und *Bewußtlosigkeit* des § 176 ² sind nicht näher umschrieben, und es ist auch aus dem Schrifttum und beim Vergleichen anderer Gesetze keine völlige Klarheit zu gewinnen. Am einfachsten wird die Bedeutung der beiden Ausdrücke, zwischen denen eine scharfe Grenze nicht besteht, aus dem *Zwecke* des § 176 abzuleiten sein. Durch § 176 ¹ werden diejenigen getroffen, die zur Erreichung ihres Zieles *Gewalt* und *Drohung* anwenden. § 176 ² schützt diejenigen, die durch seelische Abweichungen in der *Abwehr* eines Angriffs auf ihre geschlechtliche

Ehre *verhindert* sind, § 176 [3] die *Kinder*. Demnach umfassen die Bezeichnungen Willenlosigkeit und Bewußtlosigkeit Zustände, deren Schutz *notwendig*, aber eben wegen dieser Zustände *nicht vorhanden* ist.

Wann ist nun eine erwachsene Frauensperson, abgesehen von den Fällen § 176 [1] und der Geisteskrankheit, an der Abwehr eines versuchten Beischlafs verhindert? Am klarsten drückt sich das italienische StGB. aus, das von einer Person spricht, „die im Augenblick der Tat infolge geistiger oder körperlicher Krankheit nicht imstande ist, Widerstand zu leisten". Ähnlich heißt es im AE. 27 und bei KAHL[1] (§ 284) „wegen Geistesschwäche oder aus einem anderen Grunde *zum Widerstand unfähig*". Auf diese Unfähigkeit, *Widerstand zu leisten*, kommt es tatsächlich nur an. Unter Willenlosigkeit haben wir also den Zustand zu verstehen, der den Willen zur Abwehr aus irgendeinem Grunde nicht zur Geltung kommen läßt. Von juristischer Seite (FRANK, I [2] zu § 176, S. 397) werden körperliche Lähmungen oder völlige Erschöpfung hierhin gerechnet, nicht aber „Wehrlosigkeit der Frauensperson (z. B. wegen Fesselung)", „wenn und so lange sie ihren Willen äußern kann". Die Notwendigkeit, auch solchen Personen Schutz zu gewähren, ist einleuchtend; denn die Äußerung des Abwehrwillens etwa durch Schreien genügt wohl nicht, sobald er nicht in die Tat umgesetzt werden kann. Eine Anzahl von Gesetzen enthalten darüber ausführliche Bestimmungen; ich glaube wenigstens, daß der Ausdruck „Wehrlosigkeit" des österreichischen Gesetzes (§ 127) so aufgefaßt werden muß.

Ablehnen muß ich die Auslegung BECKERS, der (S. 879) den willenlosen Zustand beschreibt als „den durch Geisteskrankheit hervorgerufenen Zustand krankhafter Störung der Geistestätigkeit, in dem die freie Willensbestimmung in bezug auf die Handlung (den sexuellen Mißbrauch) ausgeschlossen ist; bewußtloser Zustand ist derjenige nicht durch Geisteskrankheit hervorgerufene Zustand krankhafter Störung der Geistestätigkeit, in dem die freie Willensbestimmung vollständig ausgeschlossen ist." Trotz der sorgfältigen geschichtlichen Begründung ist BECKERS Ansicht weder glücklich noch zutreffend. Ich möchte den beiden in Frage stehenden Ausdrücken die Deutung geben: eine Frauensperson, die infolge ihres körperlichen oder geistigen Zustandes, ohne als geisteskrank bezeichnet werden zu können, zum Widerstand unfähig ist, ist willenlos; war die Behinderung der Abwehr im Zustand des Bewußtseins begründet, bewußtlos im Sinne des § 176 [2]. An dieser Stelle bedarf es keines Eingehens auf die Tragweite einer *körperlichen* Widerstandsunfähigkeit. Wir können es den Juristen anheimgeben, ob der Geschlechtsverkehr mit einer körperlich Gelähmten nach § 176 [2] verfolgt werden kann oder nicht; in der Fassung des AE. ist das wohl nicht der Fall.

Bei BECKER ergibt sich aus seinen Begriffsbestimmungen eine große

---

[1] Vgl. Fußnote S. 85.

Schwierigkeit: Schlaf, Erschöpfung, Trunkenheit usw. sind für ihn nur dann verwertbar, wenn sie zu einem *krankhaften* Zustand, zu einer organischen Störung führen. Davon kann natürlich keine Rede sein. Wenn es möglich ist, an einer im natürlichen *Schlafe* liegenden Frau den Beischlaf zu vollziehen, so hat diese Frau das gleiche Recht auf Schutz wie etwa eine andere im Zustand einer Ohnmacht oder eines postepileptischen krankhaften Schlafes. Die Frage, ob es möglich ist, eine schlafende Frau zu mißbrauchen, ist früher viel erörtert worden; die Wahrscheinlichkeit eines solchen Verbrechens ist nicht allzu groß, doch läßt sich die Möglichkeit nicht in Abrede stellen, zumal dann nicht, wenn etwa besonders *tiefer* Schlaf infolge von Übermüdung die Gelegenheit begünstigt. Dagegen halte ich mit DITTRICH eine *Defloration* mit nachfolgendem Beischlaf für unmöglich. Zwar hat HOFFMANN (S. 749) einen Fall beschrieben, in dem nach seiner Auffassung, der sich das Gericht anschloß, und nach den halben Zugeständnissen der Angeklagten, eine Defloration einer Schlafenden stattgefunden hat, die sich aber, wach geworden, gegen den Beischlaf mit Erfolg wehrte. Das Gewicht dieses Falles wird außer durch manche Nebenumstände auch dadurch beeinträchtigt, daß die Angegriffene ziemlich viel getrunken hatte; so wird man wohl gut tun, solchen Behauptungen gegenüber etwas vorsichtig zu sein und sich an den von CASPER (S. 146) zitierten Ausspruch VALENTINS zu erinnern: ,,non omnes dormiunt qui clausos et conniventes habent oculos''.

Ich hielt diese Ausführungen, die sich an das alte Gesetz anschließen, nicht für überflüssig, weil sie uns zu der gleichen vorsichtigen Zurückhaltung all den Fällen gegenüber veranlassen, in denen die *Anschuldigung* eines geschlechtlichen Mißbrauchs während eines Zustandes von Ohnmacht, Bewußtlosigkeit, Narkose, Hypnose und Trunkenheit erhoben wird. Ein sicherer Nachweis wird meist nur schwer zu führen sein; und so dürfte dem Sachverständigen nichts übrigbleiben, wie ein ,,non liquet'' auszusprechen.

Ganz besonders schwierig für die Beurteilung sind die *Hypnose* und die *Trunkenheit*. Es lohnt sich für die Beurteilung nicht, die Zustände der *tiefen* Hypnose, die mehr dem Begriff der Bewußtlosigkeit und die des hypnotischen *Somnambulismus*, die eher dem Begriff der Willenlosigkeit entsprechen, auseinanderzuhalten, wie das noch VON LILIENTHAL in seiner vorzüglichen Arbeit ,,Der Hypnotismus und das Strafrecht'' getan hat. Da es sich nicht um grundsätzliche Unterschiede handelt, ist auch der Gedanke hinfällig, den Somnambulismus mit VON LILIENTHAL *nicht* als Zustand der Willenlosigkeit oder Bewußtlosigkeit aufzufassen (S. 362).

Ich habe bei Besprechung der verbrecherischen *Suggestion* (S. 16) schon hervorgehoben, daß Kritik und Widerstand nie ganz beseitigt sind; doch werden wir wohl berücksichtigen müssen, daß ein Unterschied zwischen *aktivem* Handeln und *passivem* Dulden besteht. Richtig ist, daß es zuweilen der Hypnose nicht bedürfen wird, um die Geneigtheit der ihren Hypnotisierenden oft allzu anhänglich zugetanen Frauen bis zur geschlechtlichen Hingabe zu steigern. Wenn auch für alle hypnotischen Zustände zutrifft, daß der Widerstand gegen eine verbrecherische Suggestion nur geringer, *nicht aufgehoben* ist, so halten doch auch sehr vorsichtige Beurteiler der Hypnose geschlechtlichen Mißbrauch für möglich. Sehr groß ist glücklicherweise die Gefahr nicht; die berichteten Fälle sind spärlich, und sicher kann man hinter die meisten ein recht großes Fragezeichen machen.

Zwei Gründe sind es hauptsächlich, auf denen die Schwierigkeit der Beurteilung beruht; der eine ist die fließende Grenze zwischen *hypnotischer* und *Wachsuggestion.* Die Erfahrung lehrt, daß viele zu Behandlungszwecken hypnotisierte Frauen in große *Abhängigkeit* von dem Hypnotisierenden geraten, die oft nicht ganz frei von unklarer und uneingestandener *sexueller Beimengung* ist. Bei hysterischen und psychopathischen Frauen kann diese Abhängigkeit den Charakter einer schwärmerischen Verehrung annehmen, die auch *ohne* und *außerhalb der Hypnose* von gewissenlosen Menschen leicht mißbraucht werden kann. Schließlich bedarf es dann kaum noch des Einschläferns, um den Rest eines schon im Wachzustand erschütterten Widerstandes ganz zu beseitigen; dann kann es recht schwer, ja aussichtslos werden, den Anteil der Hypnose an der Einwilligung festzusetzen.

Die zweite noch größere Schwierigkeit besteht in der Möglichkeit *bewußter* oder *unbewußter falscher Anschuldigung.* Vor absichtlicher *falscher Bezichtigung* ist kein Arzt sicher, um so weniger, je leichter glaubhaft die erhobene Anklage durch den Nachweis eines Zustandes von Bewußtlosigkeit wie bei Hypnose, Narkose und dergleichen wird. Die Forderung, Hypnosen von Frauen nur im Beisein zuverlässiger Zeugen vorzunehmen, scheitert an der Unmöglichkeit der psychischen Beeinflussung in Gegenwart Dritter. Die für die seelische Behandlung notwendige *Offenheit* des Patienten würde eine solche Einschränkung erfahren, daß der Erfolg der Behandlung dadurch fast ausgeschlossen wäre. Absichtlich unwahre Beschuldigungen gehen meist von *fragwürdigen* Persönlichkeiten aus, deren Lebenswandel und Umgebung von vornherein den Richter mißtrauisch gegen die Glaubwürdigkeit der Anzeigen machen werden. Ob — wie man das früher geglaubt hat — sexuelle Erregungen während der Hypnose häufiger vorkommen, ist sehr fraglich. Immerhin muß man auch mit der Möglichkeit rechnen, daß irgendwelche derartige Vorgänge nachträglich *umgedeutet* werden könnten. Die *Autosuggestibilität* steigert dann die unklaren Vorstellungen bis zu greifbarer Deutlichkeit, und die Anschuldigung wird *im besten Glauben* erhoben.

Das Verhalten der *Erinnerung* an die Hypnose ist sehr verschieden; wohl vermag der Befehl des Hypnotisierenden jede Erinnerung auszulöschen, allerdings nicht immer und nicht zuverlässig; oft sind trotz einer dahingehenden Suggestion *Bruchstücke* erhalten, die dann von der Phantasie zu einem durchaus nicht immer den Tatsachen entsprechenden Erlebnis umgestaltet werden. Sollten wirklich geschlechtliche Erregungen während des hypnotischen Schlafes häufiger eintreten, so kann sehr leicht die *Nachempfindung* zum Ausgangspunkt einer durch allerhand mißverstandene Erinnerungsreste verstärkten Vorstellung werden, geschlechtlich mißbraucht worden zu sein. Wenn dann die feste *Überzeugung* von der erlittenen Kränkung der Geschlechtsehre der Anschuldigung den Ton ungekünstelter Erregung verleiht, wenn einzelne Angaben glaubhaft, die Person der Anzeigerin unverdächtig erscheinen, kann wohl außer dem nur selten zu führenden Nachweis der geschlechtlichen Unberührtheit einer angeblich Mißbrauchten nur die Aussage unverdächtiger Zeugen eine Verurteilung verhindern.

Ganz ähnlich ist die Sachlage bei *Narkosen*; die Betäubung durch Chloroform, Äther, Lachgas und andere Mittel, die zum Zwecke operativer Eingriffe herbeigeführt wird, würde einen Mißbrauch der Narkotisierten sehr wohl zulassen. Die Empfindungslosigkeit, die schwere, oft stundenlange Operationen schmerzlos gestatten, ist natürlich tief genug, um den geschlechtlichen Mißbrauch oder eine Defloration zu ermöglichen, auch tief genug, um jede *Erinnerung* an das Vorgefallene *auszulöschen.* Diese Tatsache ist wohl zu beachten, falls eine derartige Anschuldigung erhoben wird, da an und für sich eine nur auf die Angabe der Betäubten gestützte Anzeige nicht viel Wahrscheinlichkeit für sich hat. Dagegen könnte die falsche Auslegung *nachträglicher Empfindungen* und während des Erwachens im *Halbschlaf* gemachte und mißdeutete Wahrnehmungen, wie vereinzelte Fälle gelehrt haben, zu irrtümlichen Anschuldigungen Anlaß geben.

Ab und zu wird die öffentliche Aufmerksamkeit durch die Erzählung von *Attentaten* in Eisenbahnen und Autos, von Überfällen alleinwohnender Frauen und Dienstmädchen erregt, die angeben, durch Vorhalten einer betäubenden Substanz eingeschläfert und dann genotzüchtigt worden zu sein. Nun ist aber die Wirkung aller unserer zur Narkose führenden Mittel durchaus nicht so *schnell*, daß nicht ein entschiedenes Widerstreben möglich wäre. Unsinnig sind natürlich die Märchen von überreichten Blumensträußen, Zeitungen und ähnlichen Dingen, die sofort Schlaf erzeugt haben sollen.

Anders zu beurteilen ist die Möglichkeit, eine natürlich *schlafende* Persönlichkeit zu *narkotisieren.* Auch das ist nicht leicht und bedarf eines vorsichtigen und sachverständigen Vorgehens; doch gelang es DELBOEUF (S. 168), von 29 schlafenden Kranken 10 zu chloroformieren, während die anderen erwachten. Es ist nicht zu leugnen, daß die Narkotisierung zum Zweck geschlechtlichen Mißbrauchs möglich ist. Bekannt geworden ist allerdings kein Fall, in dem die Narkose eigens zu diesem Zweck angewendet worden wäre. Die Strafe würde unter diesen Umständen nach § 177 zu erfolgen haben.

§ 177. „*Mit Zuchthaus wird bestraft, wer ...... eine Frauensperson zum außerehelichen Beischlaf mißbraucht, nachdem er sie zu diesem Zweck in einen willenlosen oder bewußtlosen Zustand versetzt hat.*“

Offenbar hat die Tatsache, daß kein derartiger Fall bekannt geworden ist, die Verfasser des AE. veranlaßt, diese Bestimmung fallen zu lassen.

Von allen anderen eine Betäubung herbeiführenden Substanzen, wie *Chloral, Morphium*, gilt dasselbe wie für *Chloroform*; ihre Anwendung zur Erreichung einer den Beischlaf ermöglichenden Bewußtlosigkeit ist möglich, aber bisher meines Wissens noch nicht beobachtet worden. Das *Lachgas* dürfte an und für sich nicht geeignet sein, weil die Betäubung nur kurz dauert; immerhin tauchen während der kurzen Narkose äußerst lebhafte Vorstellungen auf, die zu Erinnerungstäuschungen Anlaß geben können. Ich habe gelegentlich eines Falles, in dem ein Kind behauptete, unzüchtig berührt worden zu sein, was die Verteidigung als eine auf diese Traumvorgänge zurückzuführende *Erinnerungsfälschung* bezeichnete, über eine große Anzahl von Lachgasbetäubten genaue Aufzeichnungen machen lassen; geschlechtliche Bilder waren dabei nicht zu verzeichnen. So ist die Möglichkeit nicht ausgeschlossen, daß so etwas doch vorkommen könnte, aber sehr wahrscheinlich ist es nicht.

Um so ernster ist die Rolle eines anderen *Betäubungsmittels*, das in vielen Fällen seine traurige Wirkung ausübt: ich meine den *Alkohol*. Über die Rolle, die der Trunkenheit im Geschlechtsleben des Volkes zukommt, kann kein Zweifel bestehen. Nicht beim Manne allein gibt der Rausch den Anstoß zu geschlechtlichen Ausschweifungen, auch die Frau unterliegt in der Angetrunkenheit leichter der *Verführung*. Ist die Betrunkenheit hochgradig, so entspricht sie einem Zustande der Willens- und Bewußtlosigkeit, und ein an einer *Volltrunkenen* vollzogener Beischlaf müßte als Verbrechen im Sinne des § 176 ² gewertet werden.

Weniger einfach ist die Beurteilung, wenn alkoholische Getränke gegeben wurden, um den *zu erwartenden Rausch* dann zu mißbrauchen (§ 177). Einerseits wird man bedenken müssen, daß die Wirkung des Alkohols im allgemeinen zu gut bekannt ist, um nicht eine Art Einwilligung der Berauschten annehmen zu dürfen; andererseits hebt der Rausch schon sehr bald das Schwergewicht ethischer, gesellschaftlicher und rein praktischer Bedenken auf. Es bedarf nicht erst der höchsten Grade der Betrunkenheit, um einen seelischen Widerstand zu brechen, der in der Nüchternheit nicht zu überwinden wäre. Nach österreichischen und italienischen Gesetzen ist die Strafbarkeit des Mißbrauchs betrunken gemachter Frauen wohl nicht zulässig. Das eine spricht von arglistiger Betäubung, das andere von Anwendung von Kunstgriffen. Eine *Erwachsene* muß die Folge des Alkoholgenusses in dem groben Sinne, der allein hier maßgebend sein kann, genügend erwägen können, um den Genuß von Wein oder Schnaps als „arglistige“ Betäubung oder als „Anwendung eines Kunstgriffes“ nicht zu rechtfertigen.

Das bisherige deutsche StGB. enthält keinen derartigen erläuternden Zusatz, doch darf hier sinngemäß angenommen werden, daß nur *ausnahmsweise*, d. h. wenn jemand absichtlich und heimtückisch betrunken gemacht worden ist, der Alkohol zu einer Bestrafung auf Grund des § 177 führen kann. Die neuen Entwürfe haben, wie erwähnt, keine derartige Bestimmung.

Alle anderen Zustände von Bewußtlosigkeit, wie *epileptische Dämmerzustände* und *Ohnmachten*, bedürfen keiner besonderen Erläuterung. Die Begleitumstände, über deren Tragweite der Sachverständige durch sorgfältiges Erheben der Zeugenbeobachtungen, aus Körperverletzungen (Zungenbiß) und nach der gesamten Vorgeschichte ein einigermaßen klares Bild gewinnen kann, werden nur selten Zweifel bestehen lassen. Abgesehen von diesen Fällen aber können Richter und Sachverständige *nicht zurückhaltend genug* sein, wenn Bewußtlosigkeit oder Willenlosigkeit vorgegeben wird. Die *Aufrichtigkeit* ist in *geschlechtlichen* Fragen allgemein nicht allzu groß; das Interesse, eine geschlechtliche Ausschweifung, besonders, wenn sie von *Schwangerschaft* gefolgt ist, zu verdecken, die eigene Schuld zu verringern, oft auch ernstere kriminelle Gründe, wie der Wunsch, eine *Erpressung* zu verüben, alle diese Erwägungen mahnen den Gutachter gebieterisch zu großer Vorsicht.

Manche Gesetzbücher, wie das ungarische und italienische, bestrafen die besprochenen Verbrechen nur *auf Antrag*. Das ist insofern recht bedenklich, als bei Geisteskranken erst ein Vormund oder Pfleger ernannt werden muß, um die Verfolgung überhaupt zu ermöglichen. Auch die Schwere des Verbrechens läßt diese Einschränkung als unzweckmäßig erscheinen. Mit Recht wurde deshalb in Deutschland durch die Novelle vom 26. 2. 1876 (in §§ 176, 177, 178) das Antragserfordernis gestrichen.

Der Antrag KAHL[1] hat folgenden Wortlaut:

Schändung.

§ 284. *Wer eine Frau, die bewußtlos, geisteskrank oder wegen Geistesschwäche oder aus einem anderen Grunde zum Widerstand unfähig ist, zur Unzucht mißbraucht, wird mit Gefängnis nicht unter drei Monaten bestraft.*

Der Versuch ist strafbar.

Schwere Schändung.

§ 285. *Wer eine Frau, die bewußtlos, geisteskrank oder wegen Geistesschwäche oder aus einem anderen Grunde zum Widerstand unfähig ist, zum außerehelichen Beischlaf mißbraucht, wird mit Zuchthaus bis zu zehn Jahren bestraft.*

Schwere Folgen.

§ 287. *Hat eine der in den §§ 282 bis 286 mit Strafe bedrohten Handlungen eine schwere Körperverletzung (§ 260 Abs. 1) oder die Ansteckung der ver-*

[1] Vgl. Fußnote S. 85.

letzten Person mit einer Geschlechtskrankheit zur Folge, so ist die Strafe Zuchthaus nicht unter drei Jahren, hat die Handlung den Tod der verletzten Person zur Folge, so ist die Strafe Zuchthaus nicht unter drei Jahren oder lebenslanges Zuchthaus.

XII. Verfall in Siechtum und Geisteskrankheit.

Dauer und Heilbarkeit sind für den Begriff der Geisteskrankheit unwesentlich. — Ursachen der Geisteskrankheit. — Adäquate Folge. — Ursächlicher Zusammenhang. — Siechtum.

§ 224[1]. *Hat die Körperverletzung zur Folge, daß der Verletzte* (ein wichtiges Glied des Körpers, das Sehvermögen auf einem oder beiden Augen, das Gehör, die Sprache oder) *die Zeugungsfähigkeit verliert, oder* (in erheblicher Weise dauernd entstellt wird, oder) *in Siechtum* (Lähmung) *oder Geisteskrankheit verfällt, so ist auf Zuchthaus bis zu fünf Jahren oder Gefängnis nicht unter einem Jahre zu erkennen.*

§ 225. *War eine der vorbezeichneten Folgen beabsichtigt und eingetreten, so ist auf Zuchthaus von zwei bis zu zehn Jahren zu erkennen.*

§ 228. *Sind mildernde Umstände vorhanden, so ist in den Fällen der §§ 225 (und 227, Abs. 2) auf Gefängnis nicht unter einem Monat zu erkennen.*

Die Fälle der §§ 224 und 225 werden als *schwere Körperverletzungen* bezeichnet. Mit vollem Rechte, denn eine bedauerlichere Folge einer Körperverletzung als die dauernde Verstümmelung, als Siechtum und Verfall in Geisteskrankheit ist kaum denkbar. Besonders die letztere Folge ist so traurig, daß man oft den Tod als das kleinere Übel für den Kranken und seine Angehörigen ansehen muß. Was aber ist unter *Verfall in Geisteskrankheit* zu verstehen? Ausdrücklich werden durch eine Reichsgerichtsentscheidung (E. **44**, 59) *vorübergehende* Störungen, Bewußtlosigkeitszustände, Ohnmachten, Betäubungen, sinngemäß wohl auch Schreckreaktionen ausgenommen. Andererseits aber ist Unheilbarkeit *nicht* Voraussetzung der Anwendung des § 224, sondern nur eine längere Dauer.

Das österreichische StGB. unterscheidet zwischen „Geisteszerrüttung“ (§ 152) und einer „Geisteszerrüttung ohne Wahrscheinlichkeit der Wiederherstellung“ (§ 156b). Diese Scheidung bringt den Sachverständigen in eine höchst peinliche Lage. Das Mindeststrafmaß von 5 Jahren schweren Kerkers bei Verursachung einer *Geisteszerrüttung ohne Wahrscheinlichkeit der Wiederherstellung* verlangt die denkbar größte Vorsicht. Treten doch zuweilen noch nach Jahren Besserungen auf, die wir im Sinne des Gesetzes wohl als *Wiederherstellungen* bezeichnen können. Ferner aber entwickelt sich oft eine Psychose nicht unmittelbar nach einer Verletzung, so z. B. gerade die sog. traumatische Demenz vielfach erst später und ganz allmählich. Vor Irrtümern kann auch die größte Erfahrung nicht schützen, weil in der Regel die Aburteilung schon bald nach der Tat stattfindet, also

[1] Vgl. Fußnote S. 85.

zu einer Zeit, in der ein klares Erkennen der Folgen auf psychischem Gebiete noch unmöglich ist.

Jede Geistesstörung ist eine so schwere Schädigung, daß den Täter, auch ohne daß Unheilbarkeit verlangt wird, die ganze Schwere des Gesetzes treffen müßte, vorausgesetzt, daß sich überhaupt ein solches Vorgehen vom Standpunkte des Psychiaters aus rechtfertigen läßt. Hier aber erhebt sich die eigentliche und *grundsätzliche Schwierigkeit.* Wir müssen offen gestehen, daß wir über die wirklichen Ursachen geistiger Störungen noch recht wenig wissen. Selbst bei Psychosen, wie z. B. bei dem Delirium tremens, von dem wir wissen, daß es nie ohne länger dauernden Alkoholmißbrauch auftritt, bleibt die Frage offen, warum der eine Trinker in Säuferwahnsinn verfällt, während ein anderer eine ganz andersartige Alkoholpsychose oder eine Alkoholepilepsie bekommt oder — auch gar nicht geistig erkrankt. Solche Beobachtungen geben zu denken. Nur ein verschwindend kleiner Prozentsatz derjenigen, die schwere Schädelverletzungen erleiden, erkrankt später an einer Psychose; wieweit ist nun diese Verletzung *Ursache*?

Dürften wir uns nach den Aussagen der Kranken oder ihrer Familien richten, so wäre die Sachlage unendlich einfach. Sie wissen uns stets eine Ursache anzugeben; körperliche Leiden, akute Krankheiten, Sorgen, unglückliche Liebe usw. Alle diese angeblichen Ursachen müssen wir aber mit größter Zurückhaltung beurteilen. Oft lehrt uns eine sorgfältige Aufnahme der *Vorgeschichte,* daß die Spuren der Erkrankung schon lange Zeit bestanden, bevor die Schädigung eintrat. In solchen Fällen müssen wir den Zusammenhang zwischen Psychose und einer etwaigen Körperverletzung natürlich ablehnen.

Wenn aber eine Erkrankung, wie das sog. *manisch-depressive Irresein,* sich an eine Verletzung anschließt, eine Psychose, deren einzelne Anfälle sich meist von selbst einstellen, gelegentlich aber auch durch eine äußere Schädigung ausgelöst werden, zeitlich bald nach einer Körperverletzung auftritt, so wird uns durch das Verlangen einer genauen Beantwortung der Frage nach dem Zusammenhang im Sinne des § 224 eine Aufgabe auferlegt, die wir psychiatrisch *nicht* zu lösen vermögen. Wir dürfen die Verletzung höchstens als ein *Glied* der Kette von Ursachen ansehen, nicht als das *entscheidende,* vielleicht nicht einmal als ein *notwendiges.*

Auf zwei Formen geistiger Erkrankung muß ich besonders hinweisen, auf die *Epilepsie* und die *Hysterie.* Beschränkt sich die erstere auf einfache Krampfanfälle, so kann sie auch als Siechtum im Sinne des § 224 angesehen werden, ebenso wie auch die Hysterie nach den mehr äußerlich auffallenden Erscheinungen, etwa Lähmungen, mehr diesem Begriffe entspricht. Doch sind die Grenzen gegenüber der Geisteskrankheit nur fließende, bei Vorwiegen der psychischen Erscheinungen wird man sie eher dieser zuweisen müssen. Das ist für die vorliegende Schwierigkeit aber ganz gleichgültig. Daß sich Epilepsie oft an eine Gehirnschädigung anschließt, und daß sie zu gänzlicher Umgestaltung der Persönlichkeit und zu völliger Verblödung führen kann, ist klinisch unanfechtbar. Unanfechtbar ist aber auch, daß nur bei *einzelnen* Personen sich diese schweren Symptome entwickeln.

Noch deutlicher ist das bei der Hysterie. Bei dieser Krankheit kommt es gar nicht auf die *Schwere* der Verletzung an; eine leichte Mißhandlung kann einen Zustand auslösen, der allen Heilungsbestrebungen trotzt. Gerade so gut wie die Mißhandlung hätten, so lehrt uns die klinische Erfahrung, bei einer solchen zur Hysterie geneigten Person ein Schrecken, der Tod eines Angehörigen, eine Enttäuschung, verletzte Eitelkeit, Geltungssucht, ja sogar eine jähe Freude die Erkrankung hervorrufen können; wenn aber im gegebenen Falle die Körperverletzung den Anstoß zum Auftreten der Erscheinungen gegeben, ist das nun eine „*Folge*", wie sie der § 224 verlangt?

„Jeder Zustand und jedes Ereignis, bei dessen Mangel die Veränderung nicht eingetreten wäre, heißt Bedingung" (Frank, III zu § 1, S. 11). Um für unser Fach klarzustellen, daß nicht jede Bedingung, nicht jedes Glied der Kausalkette als eine Ursache anzusehen ist, die zu strafrechtlichem Vorgehen, besonders zu so schwerem, wie dem in § 224 vorgesehenen, berechtigt, muß ich von meinem Bestreben, Kasuistik zu vermeiden, abgehen.

Ein zwölfjähriger Knabe wurde von einem Lehrer mißhandelt, ohne daß die Art der Mißhandlung (Zupfen am Ohr und leichte Schläge auf den Kopf) schwerere Folgen wahrscheinlich machte. Der Arzt mißkannte die auftretenden Symptome der Hysterie und sprach von Hirnentzündung und Gefahr für das Leben; die Eltern betrachteten, auch als die Unrichtigkeit der Diagnose klar war, ihr Kind als schwerkrank und unheilbar. Während unserer Beobachtung, d. h. dem suggestiven Einfluß der für ihr Kind töricht besorgten und dem Lehrer übelgesinnten Eltern entzogen, verlor der Knabe bald alle Erscheinungen wieder.

Hätte man ihn seinen Eltern gelassen, so wäre eine schwere, wahrscheinlich unheilbare Hysterie die Folge gewesen. Die Mißhandlung des Lehrers hat den Eintritt der Erkrankung hervorgerufen, die Unheilbarkeit oder auch nur ein längeres Festhalten der Erscheinungen aber würde neben der Veranlagung des Kindes auf die unzweckmäßige Behandlung durch den Arzt und die Eltern zurückgeführt werden müssen. Wir können als Ärzte unmöglich unsere Hand bieten zu einer solchen Verkennung von Ursache und Folge. Natürlich ist eine Kausalkette stets so geschlossen, daß kein Glied fehlen darf. Die Theorie von Buris, die nach Franks Ansicht die strafrechtliche Praxis des RG. *beherrscht,* lautet: „Hat eine menschliche Handlung zu dem Eintreten eines bestimmten Ereignisses auch nur das Geringste beigetragen, so ist sie als seine Ursache anzusehen."

Das führt mitten hinein in das Gebiet der *Erfolgshaftung,* deren übertriebene Ausdehnung auch in juristischen Kreisen immer entschiedener mißfällt, und gegen die besonders von der IKV. immer wieder Sturm gelaufen worden ist. Man wird sich mit der Auffassung Franks (III zu § 1, S. 15) einverstanden erklären können: „Bedroht das Gesetz eine Handlung um ihres schweren Erfolges willen mit strengerer Strafe, so gilt das nur, wenn sie den schweren Erfolg in typisch verlaufender Kausalität herbeigeführt hat." Aber wieder erhebt sich eine neue Frage: Was ist *typisch verlaufende Kausalität?*

Der durch VON KRIES (S. 224) eingeführte Ausdruck der *adäquaten Folge* scheint mir den Gesichtspunkt zu geben, dessen wir zur Beurteilung benötigen. Die zufällige oder, wie im beschriebenen Falle, durch ganz fremde Einflüsse bewirkte Folge einer Körperverletzung dem Täter zuzurechnen, verletzt ein empfindliches Rechtsgefühl. Nur dann, wenn nicht durch ein unglückliches Zusammentreffen aller möglichen Bedingungen die Mißhandlung nur die *zufällige Auslösung* wurde, sondern wenn die Geisteskrankheit in einem *typischen,* häufig beobachteten und allgemein verständlichen Zusammenhang mit der Körperverletzung steht, nur dann dürfen wir den § 224 für anwendbar erklären.

Dieser Abneigung gegen die Überspannung der Erfolgshaftung dürfen wir glücklicherweise nachgeben. Der Mangel, der uns die Entscheidung erschwert, macht sie uns auf der anderen Seite leicht. Die Unzulänglichkeit unserer Kenntnisse von den Ursachen der Psychosen zwingt uns zur größten Zurückhaltung in unserem Urteil. Die Fälle, in denen wir zuverlässig eine Geisteskrankheit auf eine Körperverletzung zurückführen können und einen *ursächlichen* Zusammenhang annehmen *müssen,* sind selten. Und auch in diesen berechtigt uns unsere klinische Erfahrung, den Richter auf die Mitwirkung anderer Bedingungen, wie erbliche Belastung, Alter, Alkoholmißbrauch, Syphilis usw., aufmerksam zu machen.

Die gleichen Bedenken hinsichtlich des Zusammenhanges zwischen Verletzung und Folge gelten auch für den Begriff *Siechtum,* wenn auch vielleicht in etwas weniger ausgeprägtem Maße. Der Begriff *Siechtum* ist durchaus nicht leicht zu umschreiben, da der Ausdruck kein medizinischer ist. Man pflegt mit Siechtum einen Zustand von Kränklichkeit zu bezeichnen, der den Leidenden unfähig zu jeder Arbeit und Berufstätigkeit, pflegebedürftig und hilflos macht. Es verbindet sich mit dieser Auffassung die Vorstellung des chronischen Leidens; *nicht* aber notwendigerweise die eines *unheilbaren.*

Die kgl. wissenschaftliche Deputation für das Medizinalwesen hatte vorgeschlagen, von „anhaltendem Siechtum" zu reden, entsprechend dem „immerwährenden" des österreichischen Gesetzes. Der Entwurf des StGB. (Motive **5**, 114) verwarf diesen Vorschlag, „weil der Zustand des Siechtums in sich eine längere Dauer voraussetzt und der Zusatz leicht Veranlassung zu einer schwankenden Auslegung geben könnte". Später (Superarbitrium über einen in Siechtum verfallenen Verletzten, Vjschr. gerichtl. Med., N. F. **27**, 385) hat sich die Deputation der Anschauung angeschlossen, daß in dem Begriff Siechtum nicht unbedingt auch der der Unheilbarkeit liege. Eine Reichsgerichtsentscheidung (E. **12**, 127) erklärte sogar schon einen chronischen Krankheitszustand, bei dem nach siebenmonatigem Bestehen sich nicht absehen ließ, „ob er jemals oder wann beseitigt werden könne", für Siechtum. „Es ist nicht nötig, daß der Krankheitsprozeß abgeschlossen ist, und seine Wirkung ein für allemal feststeht." Von dem Krankheitszustand selbst wird verlangt, „daß er, den ganzen Organismus des Verletzten ergreifend, eine erhebliche Beeinträchtigung des Allgemeinbefindens, eine Abnahme der Körperkräfte und Hinfälligkeit zur Folge hat".

Mit dieser Auffassung kann man sich wohl einverstanden erklären. Die Insassen der Siechenhäuser zeigen uns am besten die Mannigfaltigkeit der Leiden, die zu langdauerndem Siechtum führen. Unter diesen befinden sich fast allenthalben auch Geisteskranke, und zwar vorwiegend solche, die einer eigentlichen psychiatrischen Behandlung nicht bedürfen, aber zu hinfällig oder zu hilflos und unselbständig, oft auch zu pflegebedürftig sind, um in der Freiheit oder in ihren Familien leben zu können. Anscheinend ist durch die besondere Erwähnung der Geisteskrankheiten im § 224 die Annahme eines *geistigen* Siechtums überflüssig. Doch stimme ich SCHULTZE (S. 285) durchaus zu, daß es für eine Reihe von Zuständen aus praktischen Gründen empfehlenswert ist, von Siechtum zu sprechen, obgleich nicht körperliche, sondern psychische Störungen im Vordergrunde stehen. Als solche Invaliditätszustände sind schwere Hysterien, Epilepsie (SKRZECZKA, S. 256), traumatische Psychosen aufzufassen. Auch das Reichsgericht hat sich in dem SCHULTZEschen Falle (S. 285) ähnlich ausgesprochen: „Es gibt nicht nur körperliches, sondern auch geistiges Siechtum, das nicht notwendig Geisteskrankheit sein muß."

Bei der Beurteilung des Siechtumzustandes spielen die individuellen Verhältnisse eine nicht geringe Rolle; abgesehen von der Möglichkeit einer zweckmäßigen Behandlung, die den Begüterten vor dem Verfall in Siechtum leichter bewahrt, wird jede Störung seiner körperlichen und geistigen Leistungsfähigkeit den Armen in viel höherem Maße schädigen. Ob wir aber gut tun, wie SKRZECZKA will, die *Arbeitsfähigkeit* zum Maßstabe zu machen, ist doch wohl fraglich.

Der Regierungsentwurf vom Jahre 1927 und gleichlautend der Antrag KAHL[1] hat die entsprechenden Bestimmungen über die schwere Körperverletzung so gefaßt:

Schwere Körperverletzung.

§ 260. *Wird der Verletzte an seinem Körper oder seiner Gesundheit schwer geschädigt, wird er insbesondere* (erheblich verstümmelt, für immer und auffallend entstellt) *im Gebrauch* (seines Körpers) *seiner Sinne, seiner Geisteskräfte oder seiner Arbeitskraft für immer oder lange Zeit erheblich beeinträchtigt, oder verfällt er in eine schwere oder langdauernde Krankheit, so ist die Strafe Zuchthaus bis zu fünf Jahren.*

Stirbt der Verletzte, so ist die Strafe Zuchthaus bis zu zehn Jahren.

[1] Vgl. Fußnote S. 85.

Daraus ergibt sich, daß nicht nur die Minderung der Arbeitsfähigkeit, sondern *jede schwere Beeinträchtigung des Wohlbefindens*, jedes *ernste Leiden* eine Körperverletzung zu einer *schweren* im Sinne des § 260 AE. stempelt.

Die Höchststrafe für leichte Körperverletzung (§ 223 der *alten* StGB., § 259 AE.) übersteigt mit 3 Jahren die Mindeststrafe der schweren Körperverletzung von 1 Jahr Zuchthaus bei § 260 AE. so weit, daß es dem Richter möglich ist, auch ohne Annahme einer schweren Körperverletzung eine empfindliche Strafe für die Tat eines Rohlings zu verhängen.

XIII. Die Verantwortlichkeit des Irrenarztes.

Aufsicht über die Kranken. — Sicherheitsmaßregeln. — Isolierung. — Untersuchungsgefangene. — Geisteskranke Verbrecher. — Bewegungsfreiheit. — Entlassung. — Entmündigung.

Mit dem Augenblicke der Aufnahme eines Geisteskranken in ein Krankenhaus übernimmt der Leiter desselben nicht nur die *Fürsorge* für den Kranken, sondern auch die *Verantwortung gegenüber der Außenwelt.* So selbstverständlich das erscheint, so schwierig gestalten sich diese verschiedenartigen Beziehungen zu dem Kranken und Gesunden in der praktischen Ausführung. Die bekannte Erzählung, tatsächlich unwahr, aber dem Sinne nach zutreffend, nach der Pinel, der berühmte französische Irrenarzt, 1793 gegen den Wunsch des Konventes, trotz der Drohung, ihn für etwaige unliebsame Folgen verantwortlich zu machen, den Irren in der Pariser Salpetrière die Ketten abnahm, kennzeichnet den Ausgangspunkt einer weitgehenden Umgestaltung in der Irrenpflege. Aus den Kerkern und Narrentürmen vergangener Jahrhunderte wurden *Krankenhäuser* und *Landgüter.* Der *mechanische Zwang* machte der *freien Behandlung* Platz, deren Krönung das sog. *Open-Door-System* darstellt. Wer in einer unserer Anstalten die Scharen der fleißig das Feld bebauender Kranker beobachtet, kann sich in der Erinnerung an die furchtbaren Zustände vergangener Zeiten wohl der Anerkennung nicht verschließen, eine kulturelle Tat von höchster Bedeutung vor sich zu haben. Unwillkürlich aber wird er ein Gefühl der Beklemmung empfinden, ob nicht das den Kranken zugute kommende hohe Maß persönlicher Freiheit *Gefahren für die Öffentlichkeit* mit sich bringe.

Wir dürfen als Irrenärzte nicht die wohlbegründeten Wünsche, die wir für unsere *Kranken* hegen, so ausschließlich in den Vordergrund stellen, daß darunter die Rechtssicherheit der Gesunden leidet. Tatsächlich haben sich auch Stimmen genug erhoben, die sich gegen die Bewegungsfreiheit wenden, die wir den Kranken gewähren. Kornfeld (S. 210) verlangte 1898 aufs dringendste: „Garantien nicht bloß vor einer ungerechten Einsperrung, sondern auch vor Gefährdung durch unverantwortliche Personen.“ In der Tat kann ja nicht in Abrede gestellt werden, daß der mit Ackerbau beschäftigte, in Schlosser- und Schreinerwerkstätten arbeitende

Geisteskranke jederzeit Waffen zur Hand hat, mit denen er seiner Umgebung ernstlich gefährlich werden könnte.

Die Paragraphen, auf Grund deren gegen einen Irrenarzt in solchen Fällen eingeschritten werden könnte, sind folgende:

§ 230. *Wer durch Fahrlässigkeit die Körperverletzung eines anderen verursacht, wird mit Geldstrafe oder Gefängnis bis zu zwei Jahren bestraft.*

War der Täter zu der Aufmerksamkeit, welche er aus den Augen setzte, vermöge seines Amtes, Berufes oder Gewerbes besonders verpflichtet, so kann die Strafe auf drei Jahre Gefängnis erhöht werden.

§ 222. *Wer durch Fahrlässigkeit den Tod eines Menschen verursacht, wird mit Gefängnis bis zu drei Jahren bestraft.*

Wenn der Täter zu der Aufmerksamkeit, welche er aus dem Auge setzte, vermöge seines Amtes, Berufes oder Gewerbes besonders verpflichtet war, so kann die Strafe bis auf fünf Jahre Gefängnis erhöht werden.

Der AE. und ebenso der Antrag KAHL[1] haben den ganzen § 222 gestrichen, ebenso die Verschärfung der Strafe in den Fällen der Amts- und Berufspflichtwidrigkeit beseitigt und bei der fahrlässigen, amts- und berufspflichtwidrigen Körperverletzung wie auch das geltende Recht von dem Erfordernis des Antrags zur Strafverfolgung abgesehen.

Gerade wir Irrenärzte und unsere Hilfspersonen sind durch unsern Beruf zu besonderer Aufmerksamkeit verpflichtet und bleiben es auch trotz der geplanten Gesetzesänderung. Der Berechtigung einer Strafe wird sich niemand verschließen, wenn der Irrenarzt, der die Gefährlichkeit eines Kranken kennt, versäumen würde, die erforderlichen Vorsichtsmaßregeln zu treffen. Dazu gehört auch die *Aufsicht* über die Kranken, die *für sich* selbst *gefährlich* sind. Das RG. (E. 7, 332) hat entschieden, daß die Unachtsamkeit zweier Wärterinnen, die einer als selbstmordsüchtig bekannten Kranken den Selbstmord ermöglichte, als eine Fahrlässigkeit im Sinne des § 222 anzusehen ist. Auch der *Leiter* der Anstalt ist in vollem Umfange verantwortlich, wenn er unterlassen hat, das Pflegepersonal auf die Gefahr aufmerksam zu machen.

Die Tötung und Verletzung anderer durch Kranke hat mehrfach zu Anklagen Veranlassung gegeben; so die Tötung eines Senators in einer Irrenanstalt in Rom durch einen Kranken, den er allerdings bei einem Besuche selbst gereizt hatte. Die Strafbarkeit ist abhängig von der *Fahrlässigkeit.* Die Untersuchung würde also vor allem festzustellen haben, ob der Zustand des Kranken ein solcher war, daß Gewalttätigkeit erwartet werden konnte; war das der Fall, ob genügende Sicherheitsmaßregeln getroffen worden waren. Dem Laien wird als die zweckmäßigste Sicherung die durch *mechanischen Zwang* (Zwangsjacke, feste Lederhandschuhe u. dgl.) oder durch Einsperrung in feste *Zellen* erscheinen.

Es erscheint mir kein Zufall, daß, wie ich einmal nachweisen konnte,

---

[1] Vgl. Fußnote S. 85.

innerhalb von 10 Jahren in Deutschland ein Fall von Tötung durch einen Geisteskranken in der Irrenanstalt bekannt wurde, während in der gleichen Zeit in Frankreich zehn Fälle festgestellt wurden, von denen ein Kranker isoliert war, eine Kranke sich aus der Zwangsjacke herausgeschält hatte. Auch bei späteren Fällen betrafen die ernsteren immer solche Kranke, die in Zellen eingesperrt waren. Wir besitzen tatsächlich ein besseres, menschlicheres und zuverlässigeres Mittel in unseren *Wachabteilungen*; die ununterbrochene *Aufsicht* bei Tag und Nacht, die mit einer Wachabteilung verbundene Durchführung der sog. *Bettbehandlung;* die besonderen Vorsichtsmaßregeln in bezug auf gefährliche Gegenstände innerhalb dieser Abteilung verringern die Gefahren außerordentlich.

In einzelnen Fällen, bei ungewöhnlich gewalttätigen Kranken, wird man auch eine zeitweise *Isolierung* nicht umgehen können; aber diese Einsperrung pflegt — abgesehen von sonstigen Unzuträglichkeiten — die Reizbarkeit mancher Kranker, besonders besonnener, nur zu erhöhen und damit die Gefahr zu *vergrößern.* Trotzdem wird man dann das Interesse solcher Kranker hinter dem der Allgemeinheit zurücktreten lassen müssen, wenn die Gefahr so groß ist, daß mit den sonstigen Mitteln hier nicht ausreichend vorgebeugt werden kann.

Dann allerdings ist die Entscheidung doppelt schwer und in jedem Falle hart, wenn dem Arzte durch äußere Verhältnisse die Rolle eines Kerkermeisters zugeteilt wird. Das gilt vor allem für *Untersuchungsgefangene,* die zur Beobachtung ihres Geisteszustandes nach § 81 StPO. einer Anstalt zugewiesen werden. Wir sind verpflichtet, dafür Sorge zu tragen, daß sie nicht entweichen können. In einer Reichsgerichtsentscheidung (E. **19**, 330) wird ausdrücklich ausgeführt, daß *Wärter* eines Krankenhauses, denen Untersuchungsgefangene zur Beaufsichtigung übergeben worden sind, für dieselben haften wie *Gefangenenwärter,* daß folglich eine Entweichung, die auch durch Fahrlässigkeit möglich wurde, nach § 121 StGB.[1] strafbar ist. In dieser Entscheidung ist erwähnt, daß es gleichgültig sei, ob die Verwaltung des Krankenhauses die *Verantwortung* für die Sicherheit von Gefangenen im allgemeinen *ablehnte,* wenn sie gleichwohl solche zur Bewahrung annahm.

Daraus geht hervor, daß wir uns einer strafbaren Fahrlässigkeit schuldig machen, wenn wir bei Untersuchungsgefangenen nicht das Maß der gewöhnlichen Beaufsichtigungsvorschriften erhöhen. Von jeder ruhigen Ab-

---

[1] § 121: Wer vorsätzlich einen Gefangenen, mit dessen Beaufsichtigung oder Begleitung er beauftragt ist, entweichen läßt oder dessen Befreiung befördert, wird mit Gefängnis bis zu drei Jahren bestraft.

Ist die Entweichung durch Fahrlässigkeit befördert worden, so tritt Gefängnisstrafe bis zu drei Monaten oder Geldstrafe bis zu dreihundert Mark ein.

(Für Beamte kann bei Fahrlässigkeit die Gefängnisstrafe nach § 347 [2] sogar bis auf sechs Monate erhöht werden.)

teilung, selbstverständlich von Gartenarbeiten und ähnlichen Beschäftigungen, kann ein einigermaßen besonnener Kranker jederzeit entweichen. Wir müssen also den zu Beobachtenden auch dann, wenn aus ärztlichen Gründen der Aufenthalt auf der Wachabteilung nicht mehr notwendig ist, dort festhalten, ja wir müssen, wenn die besondere Geschicklichkeit eine Flucht sogar dann noch als möglich erscheinen läßt, ihn unter Umständen sogar dauernd isolieren. Wir wären zur Unterlassung dieser bei besonnenen Kranken recht grausamen Maßregel nur berechtigt, wenn wir einen ernstlichen Schaden für die Gesundheit des Betreffenden befürchten müssen; in dem Falle bleibt kaum etwas anderes übrig, wie die weitere Beobachtung abzulehnen, falls nicht das Gericht uns mit Rücksicht auf die sonst zu befürchtende Gesundheitsschädigung des Untergebrachten von unserer Verantwortung entbindet. Solange aber der Untersuchungsgefangene in der Anstalt ist, dürfen wir das Wohl eines der Krankheit nur Verdächtigen nicht über das der Gesunden setzen. Wir können uns um so eher dieser Notwendigkeit anpassen, da die Dauer der Einsperrung höchstens 6 Wochen beträgt.

In einem ernsthaften Zwiespalt dagegen befindet sich zuweilen unsere ärztliche Anschauung mit dem Zwang, für die öffentliche Rechtssicherheit Sorge zu tragen, wenn es sich nicht um Untersuchungsgefangene, sondern um *Kranke* handelt, die irgendwelche strafbare Handlungen begangen haben. Man hat versucht, die *geisteskranken Verbrecher*, d. h. solche Persönlichkeiten, die vielleicht von Jugend auf schon Verbrecher gewesen sind und später erkrankten, von den *verbrecherischen Geisteskranken* zu trennen, worunter man solche Menschen versteht, die erst infolge ihrer Erkrankung Verstöße gegen die Gesetze begangen haben. Im großen ganzen ist diese Unterscheidung belanglos, einmal deshalb, weil sehr häufig in solchen Fällen die verbrecherische Lebensführung der Ausdruck einer erst zu spät erkannten Erkrankung ist; dann aber auch, weil das, was für beide Gruppen besondere Maßregeln erforderlich macht, nicht die Gesetzesverletzung ist, sondern die *Gefährlichkeit*. Man kann unbedenklich von diesem Gesichtspunkt aus den beiden Gruppen die Kranken anreihen, bei denen die Fürsorge der Familie oder der Umgebung eine rechtzeitige Unterbringung veranlaßt hat, bevor der Kranke Gelegenheit hatte, eine strafbare Handlung zu begehen.

Das GgG. hat unsere Verantwortung noch erheblich erhöht. Nach § 42b (S. 59) ordnet das Gericht die Unterbringung eines Menschen, bei dem ZU. oder VermZ. angenommen worden ist, an, „wenn die öffentliche Sicherheit es erfordert".

Es heißt in § 346:

Ein Beamter, der vermöge seines Amtes (bei einem Strafverfahren oder) *bei der Vollstreckung* (einer Strafe) *zur Mitwirkung* oder *einer Maßregel der Sicherung und Besserung berufen ist und wissentlich jemand der im Gesetz vorgesehenen* (Strafe oder) *Maßregel entzieht, wird mit Zuchthaus bis zu fünf Jahren bestraft. Sind mildernde Umstände vorhanden, so tritt Gefängnisstrafe nicht unter einem Monat ein.*

Wenn weiterhin der Abs. 3 des § 347[1] bestimmt:

Einem Gefangenen steht gleich, wer in Sicherungsverwahrung (oder in einem Arbeitshaus) *untergebracht ist,*

so ist dadurch zwar dem Wortlaute nach die Anwendung auf die in Irrenanstalten untergebrachten Kranken nicht gegeben. Durch die im KdSt. vorgesehene Möglichkeit sinngemäßer Ausdehnung von Strafbestimmungen wird aber wohl auch der § 347³ für die Ärzte und Angestellten von Irrenanstalten in Betracht kommen, und wir werden uns also durchaus der Notwendigkeit fügen müssen, alle die nach § 42b eingewiesenen Kranken mit aller Sorgfalt an der Entweichung zu verhindern.

Je näher diese gemeingefährlichen Persönlichkeiten der Verbrecherwelt stehen, um so schwieriger wird die Zurückhaltung. Die Gewandtheit im Ausbrechen spottet gelegentlich aller Vorsicht; häufen sich dabei gemeingefährliche Kranke in größerer Anzahl an, so bedingt die Rücksicht auf diese eine schwere *Benachteiligung* anderer Kranker. Man hat deshalb vielfach besondere Anstalten für geisteskrank gewordene Verbrecher errichtet; sie haben sich im ganzen nicht bewährt[2]. Man dürfte wohl, wenigstens bei uns in Deutschland, immer mehr zu der Überzeugung gekommen sein, daß für besondere Fälle, deren Auswahl nicht von der Vorstrafliste oder irgendeinem Zusammenstoß mit den Gesetzen, sondern von ihrer Gemeingefährlichkeit abhängt, *besondere Abteilungen* eingerichtet werden müssen.

Wieweit man in der Gewährung der *Bewegungsfreiheit* mit den Kranken gehen kann, zumal bei solchen, deren Erregung abgelaufen ist, läßt sich nicht am Schreibtisch feststellen, sondern nur in der engsten täglichen Berührung und Behandlung. Diese aber belehrt uns, daß es nicht die Bewegungsfreiheit ist, die Gefahr bringt, nicht die Beschäftigung der Kranken und die Handhabung gefährlicher Werkzeuge, sondern nur die *mangelnde Aufsicht,* und zwar die mangelnde Aufsicht durch den *Arzt.* Nur dieser besitzt genügend Fachkenntnis, um innerhalb der menschlichen Fehler-

---

[1] § 347: Ein Beamter, welcher einen Gefangenen, dessen Beaufsichtigung (Begleitung oder Bewachung) ihm anvertraut ist, vorsätzlich entweichen läßt oder dessen Befreiung vorsätzlich bewirkt oder befördert, wird mit Zuchthaus bis zu 5 Jahren bestraft. Sind mildernde Umstände vorhanden, so tritt Gefängnisstrafe nicht unter 1 Monat ein.

Ist die Entweichung durch Fahrlässigkeit gefördert oder erleichtert worden, so tritt Gefängnisstrafe bis zu 6 Monaten oder Geldstrafe ein.

[2] Meine persönliche Anschauung in dieser für die Allgemeinhait überaus wichtigen Frage findet man in dem Abschnitt: „Gemeingefährliche Geisteskranke und verbrecherische Gewohnheitstrinker" (Vergleichende Darstellung des deutschen und ausländischen Strafrechts. Allgem. Teil, Bd. 1), sowie in meinem Buche: „Die Sicherung der Gesellschaft gegen gemeingefährliche Geisteskranke".

grenzen das Auftreten von Erregungszuständen vorauszusehen und zweckmäßige Vorsichtsmaßregeln treffen zu können.

Volle Sicherheit, daß nicht trotz aller Sorgfalt und trotz aller Aufsicht doch gelegentlich ein Unglück geschehen kann, läßt sich nicht erreichen. Jeder der *seltenen* Fälle, die sich innerhalb der Mauern einer Irrenanstalt zutragen, pflegt die Öffentlichkeit aufs höchste zu erregen; an den zahllosen, die täglich in der Freiheit vorfallen, einfach deshalb, weil die Kranken *nicht rechtzeitig* in die Irrenanstalten gebracht werden, an diesen Fällen, die die Spalten der Zeitungen füllen, pflegt die große Menge achtlos vorüberzugehen! Das ist natürlich kein Grund für den Irrenarzt, weniger gewissenhaft in der Beaufsichtigung seiner Kranken zu sein. Wir sind eben vermöge unseres Berufes mit den Gefahren besser vertraut als der Laie; und bei uns wird deshalb mit Recht das als Fahrlässigkeit ausgelegt werden müssen, was einem Nichtpsychiater verziehen werden kann.

Mit der *Entlassung* des Kranken endet die Verantwortlichkeit des Irrenarztes nicht, vielmehr muß gerade die Entlassung als eine der folgenschwersten Handlungen betrachtet werden. Innerhalb der Anstalt sind die sorgsame Aufsicht, die gute und sachverständige Pflege in hohem Grade geeignet, auch bei schwierigen Kranken Zusammenstöße zu verhindern. Sobald aber ein Kranker entlassen ist, stürmen Schädigungen aller Art auf ihn ein; es mag genügen, auf die Gefahren hinzuweisen, die durch *unzweckmäßige Behandlung* seitens der Angehörigen und der Umgebung, durch *Sorge* um das tägliche *Brot, mangelnde Pflege* usw. entstehen können. Nur eines verdient besondere Berücksichtigung, das ist der *Alkoholgenuß*. Die Kranken, die wegen der Roheit und Sinnlosigkeit ihrer Angriffe besonders häufig gefährlich werden, sind die *Epileptiker*. Viele von ihnen, besonders solche, deren Anfälle vorwiegend auf psychischem Gebiete sich abspielen, haben Verfehlungen begangen, und zwar meist während Dämmer- oder Erregungszuständen. Bei fast allen Epileptikern pflegt der Anstaltsaufenthalt bald eine Besserung herbeizuführen, die nicht zum wenigsten auf die erzwungene *Alkoholfreiheit* zurückzuführen ist. Manche sind wegen ihrer eigentümlichen peinlichen Sorgsamkeit innerhalb der Anstalt geradezu ausgezeichnete, willige und fleißige Arbeiter; nach einiger Zeit, nachdem viele Monate lang kein Anfall mehr aufgetreten ist, wünschen die Kranken oder deren Angehörige die *Entlassung*. Wir wissen aber aus Erfahrung, daß die Anfälle dieser Kranken wiederkehren können, wir wissen, daß Epileptiker in Anfällen äußerst gefährlich werden können. Dürfen wir nun unsere Zustimmung zur Entlassung geben?

Der Laie kann sich kaum eine Vorstellung machen, wie schwierig die *Entscheidung über die Entlassung* ist. Ich habe als Beispiel deshalb den Epileptiker gewählt, weil bei ihm die Veränderung durch den Anstaltsaufenthalt am deutlichsten, die Gefahr der Entlassung am verständlichsten ist. Aber die gleichen Erwägungen müssen auch bei den anderen Kranken gemacht werden. Man wird um so unbedenklicher den Versuch einer Entlassung machen dürfen, je *verständiger* der Kranke und seine *Umgebung*, je besser seine *wirtschaftliche Lage* ist. Wir können einen nicht allzu gefährlichen Kranken seiner einsichtigen Familie übergeben, von dessen Entlassung wir unbedingt Abstand nehmen müßten, wenn er, allein stehend, allen Sorgen und Gefahren des unbeaufsichtigten Lebens eines Arbeiters ausgesetzt wäre.

Im allgemeinen läßt sich wohl sagen, daß wir bei den gebesserten Kranken die häusliche Verpflegung nur dann erlauben können, wenn die Krankheit im Verein mit den Verhältnissen, in die der Kranke zurückkehrt, die Gefahren nicht allzu groß erscheinen läßt. Wir werden deshalb guttun, uns über die häuslichen Zustände, die Befähigung der Familie zur Pflege und Überwachung, die wirtschaftliche Lage, die Umgebung, kurz über alle die Punkte, deren Bedeutung oft größer ist als der augenblickliche psychische Zustand, sorgfältig zu unterrichten. In manchen Ländern bestehen Vorschriften, die es uns möglich machen, dem Drängen der Kranken und ihrer Angehörigen gegenüber die Entscheidung der Behörde anzurufen. Wo das möglich ist, wird dem Irrenarzt ein Teil der strafrechtlichen Verantwortung abgenommen. Auf der anderen Seite wird das Gericht möglicherweise in der Unterlassung der Einholung behördlicher Zustimmung bei bestehender Gemeingefährlichkeit eines Kranken den Tatbestand der §§ 222 und 230 verwirklicht sehen und einen objektiven Beweis der Fahrlässigkeit darin erblicken.

Es wird wohl manchem meiner Fachgenossen als eine *Beaufsichtigung* vorkommen, deren der Arzt nicht bedürfe, wenn — wie das z. B. in Preußen der Fall ist — vor der Entlassung Kranker, die *polizeilich* eingewiesen sind, die Zustimmung der zuständigen Behörde eingeholt werden muß. Sicher wird das in Zukunft für alle diejenigen gelten, die gemäß § 42b GgG. in die Heilanstalten eingewiesen werden, da über die Entlassung das *Gericht* zu entscheiden hat. Diese Bevormundung hat ihre Unbequemlichkeiten, aber auch ihre guten Gründe. Die widerstreitenden Interessen der Kranken und der öffentlichen Rechtssicherheit lassen sich nicht in jedem einzelnen Fall zu einer für beide Teile passenden und befriedigenden Lösung bringen.

Ein Überblick über die Art, wie in verschiedenen Ländern gegen gemeingefährliche Geisteskranke vorgegangen und insbesondere, wie deren Entlassung gehandhabt wird, zeigt, daß wir von einem *einheitlichen* Verfahren noch weit entfernt sind. Nur in Schweden liegt die Entscheidung in den Händen des höchsten medizinischen Kollegiums, sonst entscheiden überall, soweit der Arzt nicht ganz unabhängig handeln darf, Verwaltungsbehörden oder die Gerichte. Die Schattenseiten, die den verschiedenen Arten des Vorgehens anhaften, haben mich veranlaßt, eine *Entmündigung* aller gemeingefährlichen Kranken vorzuschlagen (V S. 114). Ich befinde mich darin in Übereinstimmung mit den Vorschlägen von Liszts (IV S. 8), während Oettker (S. 58) an Stelle der Entmündigung ein *Internierungsverfahren* vorschlägt. Vielleicht verdient hier auch in diesem Zusammenhang der bei den sichernden Maßnahmen gemachte Vorschlag der Erwähnung (S. 62), die Erbgesundheitsgerichte mit der Entscheidung zu betrauen, auch in Fällen, die keine strafbare Handlung begangen haben, aber doch der Gemeingefährlichkeit zum mindesten verdächtig sind. Welches Vorgehen zweckmäßiger ist, kann wohl von juristischer Seite besser entschieden werden als durch den Arzt. Daß ein solches Verfahren in irgendeiner Form ein Bedürfnis ist, kann kaum in Abrede gestellt werden; dadurch würde der Irrenarzt von einer großen — und, wie man wohl zugeben darf, zuweilen unerträglichen — Verantwortung entlastet werden. Eine Beeinträchtigung unserer ärztlichen Rechte werden wir dadurch kaum ernstlich zu befürchten haben; es bleiben auch so dem Irrenarzt noch genug Schwierigkeiten zu lösen, die an das *Verantwortungsgefühl* und die Verantwortlichkeit gegenüber dem Strafrecht die allergrößten Anforderungen stellen.

XIV. Das Recht chirurgischer Eingriffe an Geisteskranken.

Chirurgische Eingriffe sind Körperverletzungen. — Theorien zur Erklärung der Straflosigkeit. — Berufsrecht. — Recht dem Staat und Pflicht den zu Operierenden gegenüber. — Einwilligung. — Verfügungsrecht über die körperliche Unversehrtheit Geisteskranker. — Forderungen.

Der Rechtsgrund, der den Arzt *zur Vornahme chirurgischer Eingriffe berechtigt*, ist vorderhand noch nicht aufgeklärt. Nach einer Reichsgerichtsentscheidung (E. 25, 375) faßt der Ausdruck „körperlich mißhandeln" „im weitesten und allgemeinsten Sinne alle unmittelbar und physisch dem körperlichen Organismus zugefügten *Verletzungen*" zusammen. Daher Verurteilung eines Arztes wegen einer gegen den Willen des Vaters vorgenommenen Amputation des Fußes bei einem an Knochentuberkulose leidenden Kinde (1894)! Auch der IV. Zivilsenat vertritt in einer E. von 1908 den gleichen Standpunkt (EZiv. 68, 431).

Die chirurgischen Operationen, denen übrigens innere Mittel strafrechtlich durchaus gleichgestellt sind, stellen Eingriffe in den körperlichen Zustand, Verletzungen des körperlichen Organismus dar, müßten also eigentlich bestraft werden, da der § 223 StGB. lautet:

Wer vorsätzlich einen anderen körperlich mißhandelt oder an der Gesundheit beschädigt, wird wegen Körperverletzung mit Gefängnis bis zu drei Jahren oder mit Geldstrafe bis zu tausend Mark bestraft.

Daß gleichwohl chirurgische Operationen und ähnliche Eingriffe nicht bestraft werden, ist selbstverständlich; die *Straflosigkeit* juristisch zu *begründen* aber sehr schwierig.

Früher war anscheinend bei den Juristen am meisten die Theorie verbreitet, daß die Schuldlosigkeit sich aus dem *Berufsrechte* herleite. Dieser Auffassung gegenüber macht die erwähnte Reichsgerichtsentscheidung darauf aufmerksam, daß die *Approbation* — leider — dem Arzte nichts gibt als das Recht der Titelführung und die Möglichkeit staatlicher und kommunaler Anstellung.

Oppenheim begründet die Straffreiheit mit dem *Gewohnheitsrecht*; diese Auffassung ist für zahlreiche Einzelheiten unzulänglich; von juristischer Seite wird auch hervorgehoben, daß neben dem bestehenden Strafrecht das Gewohnheitsrecht keine rechtliche Geltung habe.

Dietrich ist der Ansicht, daß durch die ärztlichen Eingriffe *schwere* Schädigungen vermieden werden sollen; so richtig es ist, daß, wer einen Erfolg erreichen will, den Weg nicht scheuen darf, so kann doch in dieser Begründung keine ausreichende Erklärung für die Ausnahme vom Gesetz gefunden werden.

Belings Auffassung, daß nur eine Schädigung des *Gesamtorganismus* als Körperverletzung aufzufassen sei, rechtfertigt nur den *gelungenen* Eingriff, kann aber nicht verhindern, daß alle mit schweren Entstellungen einhergehende Operationen, etwa Amputationen, strafbar wären, gewiß aber alle mit dem Tode endenden.

Mit der *Notwendigkeit des Eingriffes* sucht Schmidt (S. 27) und, nahe damit verwandt, mit dem zu erreichenden *Zwecke* von Lilienthal die Straffreiheit zu begründen. Ähnlich auch eine Reichsgerichtsentscheidung (E. **25**, 227), zeitlich fast mit der besprochenen zusammenfallend, ihr aber insofern widersprechend, als bei einem operativen Eingriff der Vorsatz verneint und allenfalls fahrlässige Körperverletzung angenommen wird, weil die angeklagte Hebamme(!) bei Aufschneiden des Schambändchens lediglich geglaubt habe, mit diesem Einschnitt die Leiden der Gebärenden zu lindern und abzukürzen.

Dieser Theorie ordnen sich manche Operationen, so z. B. die *Perforation*, nur gezwungen unter; das gleiche gilt für die Erprobung von neuen Mitteln, für sog. Probelaparotomien u. dgl. Vor allem aber löst von Lilienthals Anschauung deshalb nicht alle Schwierigkeiten, weil er außerdem die *Einwilligung* des Kranken zur unerläßlichen Vorbedingung macht.

In der *Einwilligung* suchen manche Bearbeiter der Frage, vor allem der Reichsanwalt in der erwähnten Entscheidung und im allgemeinen die Rechtsprechung des RG. den Grund für die Straffreiheit. Ob der Grundsatz: volenti non fit injuria dem einzelnen die *freie* Verfügung über seinen Körper gestattet, ist lange strittig gewesen. Nach dem alten StGB. war eine Verstümmelung nur strafbar, wenn dadurch *Befreiung vom Militärdienste* erreicht werden sollte (§ 142 StGB.).

Wäre die *Einwilligung* ein Grund, der jeden Eingriff rechtfertigt, so würde also ein Arzt eine Frau zur Verhütung der Schwangerschaft sterilisieren können, ohne sich — allerdings nur dem StGB., nicht dem ärztlichen Ehrengericht gegenüber — der Gefahr einer Strafverfolgung auszusetzen. Nicht alle Gerichte standen auf diesem Standpunkt, daß die Einwilligung so bedeutsam sei. In einem Urteil des OLG. Celle (GA. 68, 142) heißt es: „Es kann die Frage, ob eine mit Einwilligung des Verletzten begangene Körperverletzung rechtswidrig ist oder nicht, nur von Fall zu Fall entschieden werden. Hat die Einwilligung vorgelegen, dann wirkt sie strafaufhebend, wenn durch die betreffende Körperverletzung das öffentliche Interesse in keiner Weise berührt war." Diese durchaus begrüßenswerte Anschauung ist nach dem Vorbild des AE. durch Gesetz vom 26. 5. 1933 im StGB. als § 226a verwirklicht worden.

§ 264. „*Wer eine Körperverletzung mit Einwilligung des Verletzten vornimmt, handelt nur dann rechtswidrig, wenn die Tat trotz der Einwilligung gegen die guten Sitten verstößt.*"

Eine große, und man darf sagen immer wachsende Reihe von Schriftstellern, von denen ich nur die Juristen BAR, BINDING, HEIMBERGER, HESS, STOOSS, TORP und EBERMAYER, die Mediziner THIERSCH und VON ANGERER nennen möchte, lehnen es ab, eine Operation als *Mißhandlung* oder *Gesundheitsschädigung* zu betrachten. Die Silbe „*miß*" bedeute eine üble unangemessene Behandlung. Der chirurgische Eingriff zu Heilzwecken aber sei keine üble, sondern eine angemessene Behandlung.

Hier wird also der Endzweck, das zu erreichende Ziel, als Grund der Straffreiheit herangezogen. Aber die Perforation einer lebenden Frucht rettet das Leben der Mutter, vernichtet jedoch das Kind. Diesem gegenüber läßt die Theorie im Stich; eine *Notstandshandlung* ist sie deshalb nicht, weil diese nach § 54 StGB. nur bei Gefahr für Leib und Leben der eignen Person oder der Angehörigen die Strafbarkeit aufhebt. Daher hat neuerdings das RG. unter Billigung der juristischen Theorie bei ärztlicher (nur bei dieser!) Schwangerschaftsunterbrechung aus medizinischer Indikation die Rechtswidrigkeit der an sich gegebenen Abtreibung durch den Gedanken eines *übergesetzlichen Notstandes* ausgeschlossen. „In Lebenslagen, in welchen eine den äußeren Tatbestand einer Verbrechensform erfüllende Handlung das einzige Mittel ist, um ein Rechtsgut zu schützen oder eine vom Recht auferlegte oder anerkannte Pflicht zu erfüllen, ist die Frage, ob die Handlung rechtmäßig oder unverboten oder rechtswidrig ist, an der Hand des dem geltenden Recht zu entnehmenden Wertverhältnisses der in Widerstreit stehenden Rechtsgüter oder Pflichten zu entscheiden — Grundsatz der Güter- und Pflichtenabwägung" (E **61**, 242 und **62**, 137).

Diese Versuche, den notwendigen und zweckmäßigen Eingriff an einem Kranken oder Verletzten zu einer straflosen Handlung zu machen, zeigen die *Rechtsunsicherheit*, die durch mannigfache Prozesse ihre traurige Beleuchtung bekommen hat. Wie immer finden wir da die größte Zahl von Theorien, wo es an Klarheit fehlt; und daß es an dieser fehlt, kommt nur daher, daß man durch *Auslegung* des betreffenden Gesetzes eine Lücke auszufüllen versucht, die nur durch eine *Änderung* zu beseitigen ist. Es wird stets nur ein kümmerlicher Behelf sein, die Straflosigkeit ärztlicher Eingriffe in eine Gesetzgebung hineinzudeuten, bei deren Schaffung an diese Frage gar nicht gedacht wurde. Wir müssen uns deshalb darauf beschränken, unsere Forderungen an eine *zukünftige* Gesetzgebung aufzustellen.

Wenn wir sehen, daß der Staat chirurgische Kliniken und Musteranstalten baut, mit welcher Sorgfalt er die Einzelheiten der chirurgischen Staatsprüfung ausgearbeitet hat, wie er zur Beförderung zum Stabsarzt einen (weiteren) chirurgischen Operationskurs vorschreibt, so kann es eigentlich keinem Zweifel unterliegen, daß er gerade dem *Arzte* und *nur* dem Arzte eine möglichst sorgfältige Ausbildung auf diesem Gebiete zuteil werden lassen will. Damit ist auch die Auffassung die naheliegendste, daß de lege ferenda in dem *Berufsrecht* des Arztes der Strafausschließungsgrund zu suchen ist. Der ganze Zweck der chirurgischen Erziehung kann doch nur der sein, daß der Staat durch die Erteilung der Approbation die Befähigung des Arztes anerkennt, zweckmäßig und kunstgerecht operieren zu können, und ihm das Recht, operieren zu dürfen, zusprechen will.

Das Recht, das der Staat und die Gesetzgebung dem Arzte verleiht, enthebt ihn aber nicht der *Pflicht*, auch die Rechte der zu Operierenden zu achten. Das kann nur dadurch geschehen, daß wir bei allen einigermaßen eingreifenden oder lebensgefährlichen Operationen die Einwilligung des Kranken einholen. Wie aber, wenn diese nicht zu erlangen ist? Der bei solchen Erörterungen regelmäßig angeführte Fall, daß während einer zu einem bestimmten Zweck vorgenommenen Operation sich die Notwendigkeit herausstellt, einen sehr viel *ernsteren* Eingriff zu machen, so, wenn bei einer Blinddarmoperation ein Gebärmutterkrebs gefunden wird, kann nur von einem Lebensunkundigen dahin beantwortet werden, daß dann die Operation zu *unterbrechen* sei, um die erforderliche Zustimmung des Patienten einzuholen. Man kann nicht einen Kranken *unnötigerweise* einer Lebensgefahr zweimal aussetzen. Die überkommene Rechtsprechung des RG. hat mit ihrem starren Festhalten an dem Erfordernis der Einwilligung freilich auch in solchen Fällen zu Verurteilungen geführt, die vom ärztlichen Standpunkt schwer verständlich sind. Auch der Psychiater kann hier vor ernste Konflikte gestellt werden; so wenn ein Kranker bewußtlos nach einem mißglückten *Selbstmordversuch* eingeliefert wird, und seine Verletzungen ein sofortiges Eingreifen erforderlich machen. Wie aber, wenn er nicht bewußtlos ist und erklärt, sterben zu wollen, dementsprechend seine Zustimmung zum Unterbinden eines spritzenden Gefäßes oder zum Vernähen einer schweren Verletzung *ausdrücklich* verweigert? Bei Besprechung dieser Frage mit vielen Juristen stieß ich fast ausnahmslos auf die Ansicht, daß der Arzt dann gezwungen sei, jeden Versuch der Lebensrettung zu unterlassen. Ich kann mich damit *nicht* einverstanden erklären.

Daß wir bei dem Verdacht, der Selbstmordversuch sei die Folge einer geistigen Erkrankung, uns durch die Willensäußerungen nicht hindern lassen dürfen, sofort einzugreifen, ist wohl nicht zu beanstanden. Aber wir dürfen nach meiner Auffassung ganz allgemein das Widerstreben des Verletzten, sich helfen zu lassen, unbeachtet lassen. Die meisten Selbstmordversuche erfolgen, auch bei *Nichtkranken*, unter dem Einfluß irgendwelcher heftiger Gemütsbewegung. Wer täglich solche *Affektstürme* bei den in die Klinik eingelieferten Selbstmordversuchen schnell abklingen sieht, weiß, daß fast ausnahmslos diese Menschen nach einigen Tagen froh sind, daß man ihnen geholfen hat, auch wenn an der Ernsthaftigkeit des Wunsches, das Leben zu beendigen, kein Zweifel bestand.

Das berechtigt uns zu der Annahme, daß der Genesene uns auch dann dankbar sein wird, wenn er auf der Höhe des Affektes seine Zustimmung zum Eingriff verweigert hat. Die Tatsache, daß meines Wissens noch nie ein Arzt angeklagt worden ist, weil er gegen die ausdrückliche Weigerung des Kranken, sich helfen zu lassen, seine Pflicht als Mensch und Arzt erfüllt hat, beweist wohl, daß die von mir — und wohl von allen meinen Fachgenossen — vertretene Ansicht zutreffend ist.

Wie aber soll sich der Arzt bei nicht vorhandener Dringlichkeit verhalten, wenn es sich um *Kinder*, der Psychiater, wenn es sich um *Geisteskranke* handelt? Ob der Vormund — falls ein solcher überhaupt eingesetzt ist — berechtigt ist, über den Körper seines Mündels zu verfügen, ist gesetzlich nicht klar festgestellt. § 1631 BGB. lautet:

„Die Sorge für die Person des Kindes (bzw. des Mündels, § 1800 BGB.) umfaßt das Recht und die Pflicht, das Kind zu erziehen, zu beaufsichtigen und seinen Aufenthalt zu bestimmen."

Kein Wort davon, daß ihm auch das Verfügungsrecht über die körperliche Unversehrtheit zusteht. Man kann aber doch nicht eine Lücke in der Gesetzgebung durch eine andere ausfüllen. Noch schwieriger wird die Sachlage, wenn Stumpfheit oder gar Gewissenlosigkeit, etwa bei Krebs eines seit Jahren unheilbaren und der Familie entfremdeten Geisteskranken oder auch Einsichtslosigkeit und verbohrter Glaube an die Naturheilkraft den Mann, Vormund oder Vater veranlassen, die Einwilligung zu einer unbedingt notwendigen Operation zu verweigern.

Dem unerhörten Zustande, daß so alltägliche Erscheinungen, wie Operationen und diesem ähnliche Eingriffe (Verabreichung stark wirkender Arzneimittel z. B.) in ihrer Rechtsgrundlage auf so schwankendem Boden sich befinden, muß ein Ende gemacht werden. Die Regelung muß die *Straffreiheit* des ärztlichen Handelns feststellen. Sie muß aber auch — und das haben gerade wir Psychiater für unsere Kranken und für uns selbst nötig — die Notwendigkeit und die Grenzen der Zustimmung umfassen. Der AE. (§ 263) und der gleichlautende § 262 des Regierungsentwurfs vom Jahre 1927 und KAHL haben die Straffreiheit so geregelt:

„Eingriffe und Behandlungen, die der Übung eines gewissenhaften Arztes entsprechen, sind keine Körperverletzungen im Sinne dieses Gesetzes."

Auch der Mangel der Einwilligung macht nach diesen Vorschlägen den ärztlichen Eingriff *nicht* zu einer strafbaren Körperverletzung. Wohl aber soll hiernach der Arzt wegen einer gegen den Willen des Patienten vorgenommenen, „eigenmächtigen Heilbehandlung" sich strafbar machen, wobei auch diese Strafbarkeit entfällt, „wenn der Behandelnde nach den Umständen außerstande war, die Einwilligung des Behandelten rechtzeitig einzuholen, ohne Leben oder Gesundheit ernstlich zu gefährden" (AE. 27 und Antrag Kahl § 281). Hoffen wir, daß die bevorstehende Strafrechtsreform den Arzt von der drückenden Unsicherheit befreit. Gerade uns Psychiatern ist eine Regelung unentbehrlich, die uns von der Einwilligung eines nicht geschäftsfähigen Kranken unabhängig macht.

XV. Das Berufsgeheimnis.

Die ärztliche Schweigepflicht als Voraussetzung für das Vertrauen der Kranken. — Gehilfen. — Umfang des Anvertrauten. — Zeugnisverweigerungsrecht. — Gesetzlicher und sittlicher Zwang zur Aussage. — Wissenschaftliche Veröffentlichungen. — Vorlesungen. — Aussagen über Verstorbene. — Fahrlässige Verletzung des Berufsgeheimnisses. — Beschlagnahme der Krankengeschichten.

Bei keiner ärztlichen Fachtätigkeit, vielleicht mit Ausnahme der Ärzte für Geschlechtskrankheiten, ist das *unbedingte Vertrauen* in die *Verschwiegenheit* des Arztes so sehr Voraussetzung jeder Behandlung wie bei dem Nervenarzt. Die rückhaltlose Offenheit des Kranken gibt allein die Gewähr dafür, daß wir die seelischen Vorgänge wirklich richtig beurteilen können. Wie aber sollte ein Kranker alles das, was ihn bedrückt, von harmlosen Verfehlungen bis zum Ehebruche und bis zu Verstößen gegen das StGB. — und zwar nicht nur eigene Erlebnisse, sondern oft die seiner Angehörigen — dem Arzte anvertrauen, wenn er nicht seiner unbedingten Verschwiegenheit sicher wäre. Diese Gewißheit gibt ihm rechtlich der § 300.

(Rechtsanwälte, Advokaten, Notare, Verteidiger in Strafsachen), *Ärzte, Wundärzte,* (Hebammen, Apotheker) *sowie die Gehilfen dieser Personen werden, wenn sie unbefugt Privatgeheimnisse offenbaren, die ihnen kraft ihres Amtes, Standes oder Gewerbes anvertraut sind, mit Geldstrafen oder mit Gefängnis bis zu 3 Monaten bestraft.*

Die Verfolgung tritt nur auf Antrag ein.

Die Bedeutung dieser Bestimmungen bekommt ihre volle Beleuchtung durch § 53 ^{3} der StPO. (ähnlich § 383 ^{5} ZPO.). Diese Paragraphen berechtigen den Arzt zur *Verweigerung des Zeugnisses* in Ansehung desjenigen, was ihm bei Ausübung seines Berufes anvertraut wird. Diese Bestimmungen sind wohl der beste Beweis, wieweit auch der Gesetzgeber Verständnis für die Notwendigkeit eines *uneingeschränkten* Vertrauensverhältnisses zwischen Arzt und Kranken hat. So weit geht allerdings das deutsche Gesetz nicht, jede Mitteilung ohne weiteres als Verstoß gegen die Gesetze zu betrachten. Der Pariser Kassationshof (Urteil vom 9. 11. 1903, MonSchrKrimPsych. **1**, 451) hat eine Verletzung der Verschwiegenheitspflicht darin gefunden, daß ein Arzt, der Wahrheit entsprechend, dem Verlobten eines jungen Mädchen mitgeteilt hatte, es lägen keinerlei krankhafte Erscheinungen vor; von dem Gedanken ausgehend, daß eine Verweigerung einer günstigen Auskunft für das Vorliegen einer Erkrankung spräche. Diese Befürchtung ist nach allgemeinen Erfahrungen berechtigt; die Berufung auf die Schweigepflicht wird tatsächlich leicht ungünstig gedeutet, auch sogar seitens der Gerichte, ähnlich wie die Zeugnisverweigerung eines Angehörigen.

Man wird also, auch wenn man die Wahrung des Berufsgeheimnisses für eine der wichtigsten Pflichten und eines der vornehmsten Rechte unseres Berufes hält, nicht in Übertreibung des Grundsatzes die Auskunft verweigern, wenn es sich um ein gebrochenes Bein oder eine Lungenentzündung handelt, wohl aber bei einer geistigen Erkrankung, die ja — man mag das bedauern, aber es läßt sich nicht übersehen — immer noch als eine Minderung des Ansehens aufgefaßt wird. Indessen werden wir auch hier trennen dürfen und müssen zwischen Fragen müßiger Neugier und solchen, die aus *hilfsbereiter Besorgnis* an uns gestellt werden. Wir werden in jedem Falle abzuwägen haben, was zum Wohle, was zum Nachteil des Anvertrauenden am besten ist, richtiger gesagt: nach pflichtgemäßem Abwägen zu sein scheint; denn hier ist ein nicht unerheblicher Grad von Subjektivität unvermeidlich. Nicht die rechtliche Bestimmung in ihrer ohnehin vielfach umstrittenen Bedeutung jedes einzelnen Ausdrucks des § 300 kann Leitstern sein, sondern die Gewissenhaftigkeit des Arztes.

Der § 300 nennt neben den Ärzten noch deren *Gehilfen*; damit sind aber nach der üblichen Auffassung des Gerichtes nur *ständig* beschäftigte Hilfspersonen gemeint, nicht solche, die *gelegentlich* zu vorübergehender Unterstützung herangezogen werden. Das ist nicht unbedenklich vom Standpunkt des Arztes, der etwa zum Nachschreiben wichtiger Untersuchungen sich gelegentlich einer Schreibhilfe bedient. Eine dauernde Hilfskraft wird für die Notwendigkeit der Verschwiegenheit auch ohne gesetzliche Vorschrift mehr Verständnis haben als eine nur ausnahmsweise beschäftigte Hilfsperson. Verantwortlich, wenn auch nicht dem Gesetze, so doch seiner Berufspflicht gegenüber bleibt der *Arzt.*

Der *Umfang* des Geheimzuhaltenden ist nicht, wie der Wortlaut anzudeuten scheint, auf das beschränkt, was dem Arzt beim Erzählen der Vorgeschichte *berichtet* wird, sondern umfaßt auch alles, was er selbst *feststellt* und auf Grund seiner Feststellungen erschließt, ja auch das, was er — als Arzt zugezogen — wahrgenommen hat. Das erweitert den Kreis des zu Verschweigenden beträchtlich, erhöht das Vertrauen der Kranken, aber auch unsere Verantwortung. Strittig ist, wieweit die Schweigepflicht geht, wenn der Arzt als *Sachverständiger* ernannt, den Kranken untersucht. Hat der Arzt das Recht, etwa bei einem Beschuldigten das ihm gegenüber gemachte *Geständnis* der Tat in seinem Gutachten zu verwerten? Oder ist er verpflichtet, das zu verschweigen? HÜBNER glaubt, daß es zweckmäßig sei, den zu Beobachtenden vor Beginn der Untersuchung darauf aufmerksam zu machen, daß der Arzt alle Wahrnehmungen und Mitteilungen verwerten muß. Ich halte das mit VORKASTNER für bedenklich und glaube, daß wir als *Sachverständige* bei den uns zur Beobachtung Eingewiesenen zur Verwertung alles dessen verpflichtet sind, was zur Aufklärung der Sache dienen kann. Genaueres darüber findet sich bei HOCHE.

Spricht der § 300 StGB. von der *Verpflichtung* zur Wahrung des Berufsgeheimnisses, so der § 53 StPO. und § 383 ZPO. von einer *Berechtigung*, die Aussage zu verweigern. Ob man daraus, wie VORKASTNER (S. 142) die Schlußfolgerung ziehen darf, daß die Aussage eines Arztes *niemals* als ein *unbefugtes* Offenbaren von Privatgeheimnissen aufgefaßt werden kann, erscheint mir doch in Übereinstimmung mit EBERMAYER und einem Urteil des RG. vom 12. 5. 1922 (E. 57, 63) fraglich. Gewiß wird der Arzt kaum der Gefahr einer strafgesetzlichen Verfolgung ausgesetzt sein, wenn er vor Gericht aussagt. In einem Zusatz zu § 383 ZPO. heißt es, daß die Vernehmung der zur Verweigerung des Zeugnisses berechtigten Personen, „auch wenn das Zeugnis nicht verweigert wird, auf Tatsachen nicht zu richten sind, in Ansehung welcher erhellt, daß ohne Verletzung der Verpflichtung zur Verschwiegenheit ein Zeugnis nicht abgelegt werden kann". Dieser Satz beweist die hohe Auffassung und den gesetzlich anerkannten Wert des Berufsgeheimnisses.

Das Gesetz gibt dem Arzt das *Recht*, zu entscheiden, ob er aussagen will oder nicht, und dieser muß aufs gewissenhafteste erwägen, ob die Belange eines Kranken und in weiterer Folge die Gefährdung des Vertrauens in die ärztliche Schweigepflicht im allgemeinen wichtiger sind oder die Bedürfnisse der Rechtspflege. EBERMAYER hat diese Auffassung in die klaren Worte gefaßt: „*Geheimhaltung ist die Regel, Offenbarung die Ausnahme.*"

Aber es gibt Fälle, in denen der Arzt sprechen *muß*; so dann, wenn er von dem Vorhaben gewisser schwerer Verbrechen (Mord, Hochverrat usw.) zu einer Zeit erfährt, in der durch Anzeige bei der Behörde oder der bedrohten Person das Verbrechen verhütet werden kann (§ 139 StGB.).

In neuerer Zeit haben mancherlei Gesetze dem Arzt eine *Anzeigepflicht* auferlegt; dahin gehören das *Seuchengesetz*, das *Gesetz zur Verhütung der Geschlechtskrankheiten*, besonders aber das *Gesetz zur Verhütung erbkranken Nachwuchses*, das sog. *Sterilisationsgesetz* (Ausführungsbestimmungen). Dieses vor allem bringt die Gefahr mit sich, daß die Kranken aus Furcht vor der ihnen drohenden Maßnahme den Arzt nicht aufsuchen werden; eine Erschütterung des Vertrauens in die Schweigepflicht des Arztes ist unvermeidlich. So bedauerlich das ist, wäre es eine große Einseitigkeit, das Gesetz nur vom Standpunkt der Schweigepflicht aus zu betrachten. Es wird wohl kaum einen Arzt geben, der nicht, soweit ihn nicht religiöse Bedenken verhindern, seit Jahren den Wunsch gehabt hat, die *rücksichtslose Fortpflanzung* gefährdeter Menschen *verhindern* zu können. Und gerade wir Psychiater sind diejenigen, die am stärksten durch ihre tägliche Erfahrung auf diese Notwendigkeit hingewiesen werden und dementsprechend auch für die Zulässigkeit der Sterilisation eingetreten sind. Hinter dem Erfordernis, dieser *fortschreitenden Entartung* Einhalt zu tun, muß das Interesse des Einzelnen an der Schweigepflicht und das Interesse des Arztes, das Vertrauen seiner Patienten nicht verlieren zu wollen, zurücktreten.

Aber auch darüber hinaus ist es gelegentlich die Pflicht des Arztes, gegen die Schweigepflicht zu *verstoßen*, wenn er nicht schweres Unheil über andere Menschen heraufbeschwören will. So etwa, wenn er bei einem Kraftfahrer epileptische Anfälle feststellt. Ich habe in einem solchen Falle die zuständige Behörde benachrichtigt. Ebenso, wenn er bei einer Hausangestellten eine frische, stark ansteckende Syphilis findet, oder wenn ein Paralytiker im Begriff ist, zu heiraten. Ich hielt mich trotz des ausdrücklichen Widerspruchs der uneinsichtigen und unbelehrbaren Kranken für verpflichtet, die Angehörigen der Braut zu benachrichtigen. Jeder gewissenhafte Arzt wird ebenso handeln, selbst wenn er sich dadurch der Gefahr einer strafrechtlichen Verfolgung aussetzt.

Diese Gefahr wird durch einen Zusatz des AE., gleichlautend auch bei KAHL[1], behoben:

§ 325 [3]. *Der Täter ist straffrei, wenn er ein solches Geheimnis zur Wahrnehmung eines berechtigten öffentlichen oder privaten Interesses offenbart, das nicht auf andere Weise gewahrt werden kann, und wenn das gefährdete Interesse überwiegt.*

Wissenschaftliche Veröffentlichungen, besonders solche mit Bildern, verstoßen gegen den § 300; das muß deshalb betont werden, weil derartige Verfehlungen bei genügender Vorsicht durchaus vermeidbar sind. Name, Geburtsort, Einzelheiten der Lebensführung können ohne Beeinträchtigung des wissenschaftlichen Wertes und auch ohne Schaden für die Zuverlässigkeit des Dargestellten weggelassen oder verändert, Bilder durch Verhüllen des Gesichts oder Übermalen unkenntlich gemacht werden. Hierher gehören auch die *Vorführungen* in der *Klinik* und im *kriminalpsychologischen Unterricht.* Denn unsere Studenten sind nach dem bisherigen StGB. keine *Gehilfen* im Sinne des § 300, die auch ihrerseits zur Wahrung des Berufsgeheimnisses verpflichtet sind. AE. 27 und der KAHLsche Vorschlag beseitigt diesen Fehler:

§ 325 [2]. *Den Personen, die den Beruf selbständig ausüben, stehen ihre Gehilfen und Personen gleich, die zur Vorbereitung an der berufsmäßigen Tätigkeit teilnehmen.*

---

[1] Vgl. Fußnote S. 85.

Unabhängig von dieser wünschenswerten Neuerung mag aber doch eins mit allem Nachdruck betont werden: Auch die Zustimmung unserer Kranken zum Vorgestelltwerden — gegen ihren Willen halte ich das für unzulässig — entbindet uns nicht von der Verpflichtung zu äußerster Vorsicht; jedenfalls sollte man alles beiseite lassen, was eine *Bloßstellung* der Kranken möglich macht. Ich pflege meine Hörer zu Beginn meiner Vorlesung auf die Notwendigkeit der Geheimhaltung alles Gesehenen und Gehörten nachdrücklichst hinzuweisen und glaube, damit den gewünschten Zweck erreicht zu haben, rate aber doch zu *größter Vorsicht*, da sich *unbefugte Teilnehmer* an den Vorführungen kaum mit völliger Sicherheit fernhalten lassen.

Den Standpunkt, daß durch den *Tod* des Anvertrauenden die Schweigepflicht erloschen ist, kann ich nicht teilen; häufig greift das, was wir als Ärzte von dem Verstorbenen erfahren haben, weit hinein in den Lebensraum seiner *Familie*. Rückhaltloses Offenbaren, weil niemand da ist, der uns von der Schweigepflicht entbinden kann, oder gar weil niemand zur Stellung des Strafantrages berechtigt ist — die Verletzung des Berufsgeheimnisses wird nur auf Antrag verfolgt —, ist m. E. nicht erlaubt. Auch hier entscheidet letzten Endes die pflichtgemäße Berücksichtigung der verschiedenen Interessen.

Eine *fahrlässige* Verletzung des § 300 gibt es im Strafrecht nicht; praktisch kommt sie häufiger vor, als die meisten denken. Ich erinnere nur daran, daß die Stichworte des Arztes auf seinen Zählkarten, die ausführlichen Krankengeschichten der Kliniken nicht immer so sorgfältig verwahrt werden, daß nicht Unberufene Einblick gewinnen könnten[1].

Vor solchen Nachlässigkeiten können wir uns einigermaßen schützen, nicht aber gegen die Neigung der Behörden, bei Verweigerung der Aussage die *Krankengeschichten* nach §§ 94—96 StPO. zu *beschlagnahmen*. Dem Buchstaben des Gesetzes nach haben die Behörden dazu das Recht, wie schon Rudolf Lehmann mit gewichtigen Gründen nachweist. Aber ist es nicht ein Widerspruch mit dem *Sinn* des Berufsgeheimnisses, wenn es den Arzt zum Schweigen zwar berechtigt, um nicht zu sagen verpflichtet, aber dem Richter den Zugriff zu Aufzeichnungen ermöglicht, die weit mehr zu enthalten pflegen als das, was den Richter zu seinem Vorgehen veranlaßt? Außerdem ist eine Krankengeschichte auch nicht immer nur eine Aufzeichnung von *Angaben* des Kranken und von *Beobachtungen*, für den Richter ohne nähere Deutung kaum verwertbar, sondern sie enthält auch *Beurteilungen*, die oft im Laufe der Beobachtung sich als unzutreffend erwiesen haben, ohne daß das für das Gericht erkennbar wäre. Ich habe, auch trotz gelegentlicher Drohungen der Gerichte, stets mit Erfolg die Herausgabe der Krankengeschichten abgelehnt, allerdings mich gleich-

---

[1] Wenn auch die Strafbarkeit einer solchen fahrlässigen Verletzung des Berufsgeheimnisses ausgeschlossen ist, so bleibt davon die Haftung nach dem BGB. unberührt.

zeitig zur Erstattung eines Gutachtens oder auch zur Überlassung der Aufzeichnungen an den vom Gericht bestellten Sachverständigen bereit erklärt. Das ist, wie ich weiß, das auch von anderen Fachgenossen geübte Verfahren. Jedenfalls ist sehr zu hoffen, daß von der Beschlagnahme möglichst wenig Gebrauch gemacht wird, und eine Änderung der StPO. sie bald, wie das übrigens auch LEHMANN für notwendig hält, verbietet. Wir Ärzte werden uns deshalb der Aufgabe, dem Recht zum Siege zu verhelfen, nicht entziehen, soweit unser Gewissen es zuläßt.

ZWEITER ABSCHNITT.

Die Strafprozeßordnung.

I. Der Geisteskranke als Zeuge.

Zuverlässigkeit der Zeugenaussagen. — Erinnerungsfälschungen. — Zweck und Bedeutung des Eides. — Minderjährige. — Geisteskranke. — Feststellung der Eidesfähigkeit. — Gedächtnisschwäche. — Wahnhafte falsche Aussagen. — Aussagen aus der Zeit der Krankheit. — Notwendigkeit, die Unfähigkeit zu objektiv wahrer Aussage zu berücksichtigen. — Vorschlag einer Änderung des § 60 [1]. — Falsche Anschuldigungen. — Beobachtung von Zeugen.

Der Richter, der sich in den oft verwickelten Vorgängen bei einer strafbaren Handlung zurechtfinden will, muß sich bestreben, eine möglichst einwandfreie Vorstellung von den Einzelvorgängen und den Begleitumständen zu bekommen; diesem Zweck soll die Vernehmung derjenigen dienen, die von der strafbaren Handlung nähere Kenntnis haben. Über die *Zuverlässigkeit der Zeugenaussagen* herrschen im allgemeinen noch immer sehr irrige Anschauungen. Es dürfte wohl kaum einen Strafprozeß geben, in dem, wenn die Sachlage nicht ungewöhnlich einfach ist, die Angaben der Zeugen sich nicht wenigstens in irgendwelchen nebensächlichen, oft in wichtigen Punkten völlig widersprechen.

Um so zahlreicher werden diese Widersprüche, je später die Verhandlung stattfindet, je aufregender sie für die Öffentlichkeit und je schwerwiegender die verübte Tat selbst ist. Im Laufe der Zeit, und zwar schon sehr bald beginnt die *Erinnerung* zu verblassen, deren Genauigkeit ohnehin bei den einzelnen Menschen sehr verschieden ist. Wiederholtes Erzählen und Besprechen führen ebenso wie die Vernehmungen dazu, unsichere Wahrnehmungen und Schlüsse aus den Beobachtungen für *Tatsachen* zu halten; Erzählungen anderer mischen sich mit den eigenen Erinnerungen und fälschen sie, so daß schließlich am Tage der Verhandlung die scheinbar objektive Aussage sich von der Wirklichkeit weit entfernt.

Der Überschätzung unserer Anschauung vom Wert der Zeugenaussagen haben die Forschungen *zur Psychologie der Zeugenaussagen* STERNS, MARBES,

Plauts, Mönkemöllers, Hellwigs und vieler anderer ein Ende gemacht. Zahlreiche Fehlerquellen des Gedächtnisses sind aufgedeckt worden, deren Kenntnis für den Richter unerläßlich ist; er muß diese durchaus in das Gebiet des *normalen* seelischen Geschehens fallende *Umgestaltung der Erinnerung* kennen und sich ein eigenes Urteil über den Wert der Zeugenaussagen bilden.

Wieweit er sich dabei der Mitwirkung eines *Sachverständigen* bedienen will, steht in seinem Ermessen. Ich habe es vor langen Jahren einmal erlebt, daß die Ablehnung meiner Vernehmung über die Frage, wieweit Kinderaussagen Glauben verdienen, vom Reichsmilitärgericht als ein Revisionsgrund angesehen wurde. Inzwischen haben sich die Verhältnisse sehr geändert. Gerade weil die Unzuverlässigkeit der Zeugenaussagen, besonders Jugendlicher und Kinder, nicht jedem Richter gleich gut bekannt ist, werden in wechselndem Maße Sachverständige zugezogen. Bei aller Anerkennung für die großen Leistungen der *Berufspsychologen* bin ich der Ansicht, daß der *Psychiater* vor diesen den Vorzug verdient, da ihm neben dem Wissen um die Quellen der normalpsychologischen Fehler noch seine Kenntnis der *psychopathologischen* ein gewichtigeres Urteil erlaubt.

In ungewöhnlichen und die Öffentlichkeit erregenden Straffällen ist es überaus schwierig, aus dem Gewirr der sich widersprechenden Aussagen beschränkter, verlogener oder auch klatschsüchtiger, voreingenommener und fanatischer Zeugen die Wahrheit herauszuschälen; es bedarf dazu besonderer Vorkehrungen, deren wichtigste die *Vereidigung der Zeugen* ist.

Bedenken gegen die Überbewertung des Eides, die Häufigkeit der Eidesverletzung, wenn auch wohl mehr der fahrlässigen, haben schon lange den Wunsch bezeugt, von der Vereidigung einen etwas sparsameren Gebrauch zu machen, zumal Erfahrungen in anderen Ländern gelehrt haben, daß das ohne Gefährdung der Rechtspflege möglich ist. So trat in Deutschland am 1. Januar das *Gesetz zur Einschränkung der Eide im Strafverfahren* vom 24. November 1933 in Kraft.

An die Stelle des Voreides ist der Nacheid getreten. Auf die Worte des Vorsitzenden: *Sie schwören bei Gott dem Allmächtigen und Allwissenden, daß Sie nach bestem Wissen die reine Wahrheit gesagt und nichts verschwiegen haben*, spricht der Zeuge: *Ich schwöre es, so wahr mir Gott helfe* (§ 66c StPO.). Von der Vereidigung *kann abgesehen* werden *bei Personen, die zur Zeit der Vernehmung zwar das sechzehnte, aber noch nicht das achtzehnte Lebensjahr vollendet haben* (§ 61[1]); wenn alle Mitglieder des Gerichts die Aussage für unerheblich oder für offenbar unglaubhaft halten, und wenn nach ihrer Überzeugung auch unter Eid eine erhebliche oder eine wahre Aussage nicht zu erwarten ist (§ 61 [5]), oder wenn die Staatsanwaltschaft, der Angeklagte und der Verteidiger auf sie verzichten (§ 61 [6]).

Durch die vor der Vernehmung durch den Richter erfolgende Belehrung über die Bedeutung des Eides und seine strafrechtlichen Folgen einer unter

Eid gemachten falschen Aussage (§ 57) soll erreicht werden, daß der Zeuge sein Gedächtnis genau prüft, um in seinen Angaben streng bei der Wahrheit bleiben zu können. Daraus ergeben sich zwei Anforderungen an den zu Vereidigenden: daß er das *Wesen* und die *Bedeutung des Eides* zu begreifen vermag, und daß er imstande sein muß, die *Wahrheit* zu sagen.

Unsere Strafprozeßordnung berücksichtigt nur die erste Bedingung. Ausgehend von der Tatsache, daß die Wichtigkeit des Eides erst bei einem gewissen Grade der *Verstandesentwicklung* genügend erfaßt werden kann, und daß geistige Erkrankung störend einwirken muß, erhielt der § 60 [1] den Wortlaut:

Von der Vereidigung ist abzusehen

1. bei Personen, die zur Zeit der Vernehmung das sechzehnte Lebensjahr noch nicht vollendet haben, oder die wegen mangelnder Verstandesreife oder wegen Verstandesschwäche vom Wesen und von der Bedeutung des Eides keine genügende Vorstellung haben.

Die Festsetzung des Alters von sechzehn, in der österreichischen StPO. von vierzehn Jahren ist ziemlich willkürlich. Im allgemeinen darf wohl von einem jungen Menschen nach vollendetem sechzehnten Lebensjahr vorausgesetzt werden, daß er ein ausreichendes Verständnis für die Bedeutung des Eides besitzt. In der besonderen Hervorhebung der Personen bis zum vollendeten achtzehnten Lebensjahr, von deren Vereidigung das Gericht absehen kann (§ 61 [1]), liegt wohl eine Anerkennung, daß der im § 60 gewählte Zeitpunkt des sechzehnten Jahres dem Gesetzgeber selbst etwas bedenklich erschienen ist. Im Strafprozeß kommt nur das Alter *zur Zeit der Vereidigung* in Betracht, ohne Rücksicht darauf, ob die Beobachtungen, über die eine Zeugenaussage verlangt wird, vor das vollendete sechzehnte Lebensjahr fielen. Das ist dann nicht unbedenklich, wenn es sich um Vorfälle handelt, die vielleicht schon mehrere Jahre zurückliegen.

Neben dem *Minderjährigen* ist von der Vereidigung derjenige ausgeschlossen, der wegen *mangelnder Verstandesreife* oder wegen *Verstandesschwäche* von dem Wesen und der Bedeutung des Eides *keine genügende Vorstellung* hat. Die beiden Ausdrücke, mangelnde Verstandesreife und Verstandesschwäche, decken sich nicht etwa mit psychiatrischen Diagnosen; in beiden kehrt die Bezeichnung „Verstand" wieder; dadurch wird der Nachdruck auf die *intellektuellen* Fähigkeiten gelegt, die entweder nicht zur vollen Entwickelung gekommen sind oder durch Erkrankung eine Schädigung erfahren haben. Wir werden demnach annehmen dürfen, daß die Ausdrücke denen der *angeborenen* und *erworbenen Geistesschwäche* entsprechen. Diese Zustände sind allerdings bei einigermaßen hohem Grade nicht vereinbar mit der Voraussetzung genügenden Verständnisses für das Wesen und die Bedeutung des Eides. Die einfache *Kenntnis* von der *Straf-*

barkeit des Meineides darf wohl noch nicht als eine „genügende Vorstellung" betrachtet werden; dazu gehört doch auch noch, daß sich der Schwörende der Folgen für den Angeklagten bewußt sein muß, weiter auch, daß er ein Verständnis besitzt für die Gefährdung der Rechtspflege, die sich aus häufigeren Verstößen gegen die Eidespflicht ergeben müßte.

Die Gefahr von Mißgriffen ist durch den Nacheid geringer geworden, da ja der Richter sich über die Glaubwürdigkeit des Aussagenden ein Urteil bilden kann. Ob dieses Urteil immer richtig ist, muß aber bezweifelt werden. Denn ein großer Teil Geisteskranker wird seine Aussagen so klar und natürlich vorzubringen imstande sein, daß der Richter gar nicht auf den Gedanken kommen kann, es mit einem Kranken zu tun zu haben. Jeder *Wahnkranke* wird unbedenklich eine Anzahl wahnhafter Wahrnehmungen beschwören, weil er sie für Tatsachen hält. Wird er vereidigt, weil die Rechtslage es erfordert, und weil er volle Einsicht in das Wesen und die Bedeutung des Eides besitzt, so könnte der Kranke doch mit Rücksicht auf § 51 StGB. strafrechtlich nicht verfolgt werden, selbst dann nicht, wenn er — in der krankhaften Überzeugung, gegenüber der Übermacht seiner Gegner sei jedes Kampfmittel erlaubt — mit *bewußter* Absicht einen Meineid schwören würde.

Ich halte es für unwürdig, einen Menschen unter feierlicher Anrufung Gottes einen Eid schwören zu lassen, dessen Geisteszustand durch wahnhafte Vorstellungen, durch Sinnestäuschungen oder krankhafte Affekte getrübt ist, Aussagen unter Eid entgegenzunehmen, die — auch abgesehen von der Gefahr ihrer falschen Bewertung — nicht ernst genommen werden können. Grund genug, um die rein intellektuelle Würdigung des Verständnisses für den Eid durch einen zweckmäßigeren Ausdruck zu ersetzen.

Eine eigentümliche verwickelte Situation begegnete mir bei der Vernehmung eines *geheilten* Kranken.

Derselbe wurde nach der Entlassung aus der Klinik als Zeuge über eine Beobachtung vernommen, die er während einer ziemlich hochgradigen manischen Erregung gemacht hatte. Zur Zeit der Verhandlung konnte seine Eidesfähigkeit im Sinne des damaligen § 56 [1] nicht angezweifelt werden; fraglich dagegen war, ob seine Wahrnehmungen während der *Erkrankung* nicht durch die Psychose sehr stark beeinflußt waren, ohne daß dem *Genesenen* die Unrichtigkeit seiner Beobachtungen bekannt sein mußte. Der Zeuge wurde vereidigt; soweit ich beurteilen konnte, schienen mir auch seine Aussagen glaubhaft.

Wir dürfen uns die Bedenklichkeit einer solchen Sachlage, die auch anderen, so VORKASTNER (S. 209) begegnet ist, nicht verhehlen. Ich habe gerade deshalb, weil mein Vorschlag, die Vereidigung genesener oder weitgehend gebesserter Geisteskranker bei Aussagen über Vorgänge aus der Zeit der Erkrankung auszuschließen, auf Widerspruch gestoßen ist (BELING), dem Verhalten der Erinnerung besondere Aufmerksamkeit geschenkt; ich war häufig überrascht, wie unzuverlässig das Gedächtnis für die Einzelvorgänge auch dann war, wenn die Ruhe des Kranken keine Störung der Aufmerksamkeit und Merkfähigkeit vermuten ließ. Bei großer Intelligenz wird der Geheilte natürlich über das, was er während der Krankheit erlebt hat, nur vorsichtig urteilen; nicht deshalb, weil er wahnhafte Beobachtungen scharf von wirklichen Vorgängen zu trennen vermöchte, sondern weil ihm verständige Einsicht diese Zurückhaltung auferlegt. Auf dieser Höhe überlegener geistiger Klarheit stehen aber verhältnismäßig wenige. Es sollte doch dem Zeugen nicht mehr zugemutet werden, als man von ihm verlangen kann. Daraus ergibt sich die einfache Folgerung, von der Vereidigung grundsätzlich alle die Aussagen auszuschließen, die sich auf *Wahrnehmungen während eines krankhaften Zustandes* beziehen.

Deshalb möchte ich für den § 60 folgende Fassung vorschlagen:

Von der Vereidigung ist abzusehen

1. bei Personen, die zur Zeit der Vernehmung das sechzehnte Lebensjahr nicht vollendet haben; ferner bei solchen, deren Aussagen und Wahrnehmungen durch Geisteskrankheit oder Geistesschwäche beeinflußt sind.

Damit würde schon bei jedem Verdacht eines solchen Zustandes zur Zeit sowohl der Wahrnehmung wie der Aussage die Vereidigung ausgeschlossen sein. Wenn auch durch den Nacheid die Gefahr geringer geworden ist, so ist sie doch nicht ganz beseitigt.

Im Anschlusse an die Vernehmung Geisteskranker als Zeuge muß auf die Rolle hingewiesen werden, die sie als *Anzeiger* von Verbrechen spielen (Bresler). Häufiger noch als die *bewußt* falschen Anschuldigungen sind die auf Grund *wahnhafter* Vorstellungen erhobenen.

Jeder Richter weiß, daß sich unter den bei der Staatsanwaltschaft einlaufenden Strafanzeigen nicht wenige befinden, die von Geisteskranken herrühren. Meist läßt schon die Form oder die abenteuerliche Art der Beschuldigung den krankhaften Ursprung der Anzeige erkennen, aber nicht immer. Dann müht sich der Untersuchungsrichter ab, ein großes Aufgebot von Zeugen wird vernommen, ein Angeschuldigter einem schimpflichen Verdacht, peinlichen Verhören, vielleicht gar der Untersuchungshaft mit all ihren Schrecken und seelischen sowie gesellschaftlichen Schädigungen ausgesetzt. Dem kann nur das Verständnis und die Feinfühligkeit der Staatsanwaltschaft und des Untersuchungsrichters vorbeugen, der rechtzeitig, wenn er sich unsicher fühlt, die Hilfe des Sachverständigen in Anspruch nimmt.

Aber diese versagt da, wo die psychische Abart des Anzeigers nicht handgreiflich ist, weil für den Zeugen kein *Zwang* besteht, sich einer gerichtsärztlichen Untersuchung zu stellen.

Die Verhandlungen der Kommission für die Reform des Strafprozesses (I, 8. 79) haben gezeigt, daß man, im Interesse der Rechtspflege, die *körperliche* Untersuchung auch solcher Personen, die weder als Täter noch als

Beihelfer in Betracht kommen, zu erzwingen für notwendig hält. Von einer *psychischen* Untersuchung war keine Rede. Und doch ist diese für viele Strafprozesse weit wichtiger als die körperliche. Es muß deshalb ein Weg gefunden werden, der es gestattet, die Feststellung der geistigen Gesundheit eines wichtigen Zeugen, wenn es sein muß, durch *Zwangsmittel* zu ermöglichen. Gerade wenn man bedenkt, daß die Anschuldigungen Kranker meist sehr ernste Verbrechen zum Gegenstande haben, wird man eine Untersuchung verlangen müssen, die eingehend und lange genug sein muß, um Dichtung und Wahrheit zu scheiden; Dichtung im pathologischen Sinne, wie z. B. bei sexuellen Beschuldigungen und fingierten Raubanfällen Hysterischer. So dürfen wir schließlich sogar vor der Forderung nicht zurückschrecken, eine *Beobachtung* von *Zeugen* zu verlangen, wie sie jetzt nur für *Angeschuldigte* nach § 81 StPO. gestattet ist.

Ich bin mir bewußt, daß dieser Vorschlag auf starken Widerstand stoßen wird, dessen theoretische Berechtigung ich zugebe, der aber praktisch wenig begründet ist. Es soll sich ja nur um eine Ausnahmemaßregel handeln! Unter den vielen Fällen, die zur Entmündigung kommen, wird doch auch nur verhältnismäßig selten von der Überweisung zur Beobachtung Gebrauch gemacht, viel seltener jedenfalls als bei Straftaten Geisteskranker. Bei dem Zeugen dürfte wohl nur in ganz ungewöhnlichen Fällen eine so einschneidende Maßregel zur Anwendung kommen. Aber die Möglichkeit müßte gegeben sein, wenn auf andere Weise keine Klarheit geschaffen werden kann. Wenn ich auch sicher bin, daß ein Mißbrauch mit einer solchen Bestimmung nicht getrieben wird, so könnte man ja etwaigen Bedenken dadurch Rechnung tragen, daß man das *Beschwerderecht* gegen den Beschluß des Gerichts, einen Zeugen zur Beobachtung zu überweisen, sorgfältiger ausgestaltet, als dies im § 81 StPO. geschehen ist. Nach der üblichen Praxis steht der Beschwerdeweg bei der Beobachtung von Angeschuldigten gemäß § 81 StPO. eigentlich nur auf dem Papier; denn ganz allgemein entscheidet die Berufungsinstanz *gegen* den Angeschuldigten, übrigens aus guten Gründen, da ja sonst in schwierigen Fällen die Zurechnungsfähigkeitsfrage nicht zu beantworten ist. Beim Zeugen wäre aber doch das Verhältnis etwas anders; es kann sehr wohl der Fall eintreten, daß die Berufungsinstanz ihn vor der Einweisung in die Irrenanstalt schützt.

Vielleicht würde es auch genügen, wie HEIMBERGER (Gerichtsärztliche Wünsche S. 91) vorschlägt, die Verpflichtung, sich einer Untersuchung zu unterwerfen, auf diejenigen Zeugen zu beschränken, auf deren *eigene Veranlassung* (Anzeige, Antrag) eine Strafverfolgung eingeleitet werden soll oder eingeleitet wurde. Jedenfalls sollte man der Tragik, die in der Gefährdung Unschuldiger durch krankhafte Anschuldigungen liegt, durch geeignete Vorsichtsmaßregeln Rechnung tragen können.

II. Der Geisteskranke als Angeschuldigter, Angeklagter und Verurteilter.

Verfahren bei geisteskranken Angeschuldigten und Angeklagten. — Verhandlungsfähigkeit. — Taubstumme. — Straferstehungsfähigkeit. — Strafaufschub. — Strafvollzug bei Geisteskranken. — Irrenabteilungen an Strafanstalten.

Die StPO. dient der Erforschung der *materiellen Wahrheit*; sie soll das Recht wahren, und dazu ist ebensogut erforderlich, daß dem Untersuchungs- und Strafrichter weitgehende *Machtvollkommenheit* zusteht, wie daß der Beschuldigte in der *Freiheit der Verteidigung* nicht beschränkt wird. Beeinträchtigt aber wird die Fähigkeit, sich selbst zu verteidigen oder sich in zweckentsprechender Weise verteidigen zu lassen, sobald eine geistige Erkrankung den Beschuldigten befällt. Deshalb setzt der § 205 fest:

Vorläufige Einstellung des Verfahrens kann beschlossen werden, wenn dem weiteren Verfahren (Abwesenheit des Angeschuldigten oder) *der Umstand entgegensteht, daß er nach der Tat in Geisteskrankheit verfallen ist.*

Für den *Taubstummen* gilt der § 205 nach E. **3**, 29 auch, und zwar dann, wenn eine Verständigung durch einen in der Hauptverhandlung zugezogenen Dolmetscher nicht möglich ist. Wenn auch der § 205 die Taubstummen nicht eigens erwähnt, so kann doch die sinngemäße Ausdehnung seiner Vorschrift auf sie nur gebilligt werden.

Wenn sich *vor* Erhebung der öffentlichen Anklage die ZU. des Täters herausstellt, so wird das Hauptverfahren gar nicht eröffnet. Die Entscheidung darüber, ob der Strafausschließungsgrund des § 51 vorliegt, ist dann Sache der Staatsanwaltschaft, in jedem weiteren Stadium des Strafprozesses Sache des Gerichts, so Löwe-Rosenberg StPO. Nr. 5 zu § 170.

Die Bestimmung des § 205 beschäftigt sich nur mit demjenigen, der *nach* der strafbaren Handlung in Geisteskrankheit verfallen ist. Solche Fälle sind, wie ich im Gegensatz zu Leppmann (2, S. 121) annehme, außerordentlich selten, um so seltener, wenn Straftat und gerichtliches Verfahren zeitlich schnell aufeinanderfolgen. Man wird nicht oft fehlgehen, wenn man das Verbrechen dann mit der Psychose in ursächlichen Zusammenhang bringt; mindestens ist es stets ratsam, diese Möglichkeit besonders genau ins Auge zu fassen.

Ist die geistige Erkrankung zur Zeit der Begehung der Tat fraglich, zur Zeit der Verhandlung aber zweifellos, *darf* dann eine Verhandlung nicht stattfinden? Diese Auffassung vertrat ein Staatsanwalt in einem Revisionsantrage, der das RG. beschäftigte (E. **1**, 149). Er stellte nicht die Anwendbarkeit des § 51 StGB. in Frage, sondern nur die *Verhandlungsfähigkeit.* Das RG. verwarf die Revision, weil der Angeklagte nur an *partieller* Geistesstörung gelitten habe. „Das Landgericht hat nur eine partielle, auf einzelne fixe Ideen oder falsche Vorstellungen beschränkte krankhafte Störung der Geistestätigkeit des Angeklagten unterstellt, die sich lediglich in einer bestimmten Richtung offenbare, während im übrigen der Gebrauch seiner Verstandeskräfte und die Freiheit seines Handelns nicht beschränkt sei. Da es nun wirklich die Verhandlung mit dem Angeklagten bewirkt, seine Erklärungen entgegengenommen, seinen Verzicht auf Zeugen berücksichtigt und die Feststellung der Tat auf sein Geständnis gestützt hat, so muß angenommen werden, daß es zur Zeit der Verhandlung einen geistigen Zustand des Angeklagten als vorhanden angenommen hat, welcher die Vornahme dieser Verhandlung mit ihm ermöglichte. Die Beurteilung der Frage aber, ob ein Angeklagter sich in einem solchen Zustande geistiger Freiheit befinde, daß mit ihm in gültiger Weise strafgerichtlich verhandelt werden könne, steht lediglich dem erkennenden Richter zu."

Diese Auffassung des RG. war insofern für den Angeklagten eine Wohltat, als die Freisprechung auf Grund des § 51 StGB. entschieden einem ins Unendliche verlängerten und wegen der Unheilbarkeit der Psychose nie zum Abschluß kommenden Verfahren vorzuziehen war. Aber das Urteil begibt sich auf eine schiefe Ebene, indem es durch die unhaltbare Annahme einer partiellen Geisteskrankheit (vgl. dazu S. 41) einer Entscheidung aus dem Wege geht, ob Geisteskrankheit die Verhandlungsfähigkeit ausschließt.

In einer späteren Entscheidung (E. **19**, 324) hat das RG. *keine* Gesetzesverletzung in der Verhandlung mit einem zweifellos Geisteskranken gefunden. Die Möglichkeit ist nach dem Wortlaute des § 205 tatsächlich gegeben; denn erstlich *muß* die Einstellung des Verfahrens nicht beschlossen werden, sondern *kann* erfolgen; ferner aber ist die Einstellung nur für den Fall vorgesehen, wenn dem weiteren Verfahren der Umstand *entgegensteht*, daß der Angeschuldigte der Geisteskrankheit verfallen ist.

Die Verhandlung gegen einen Geisteskranken hat den *Vorzug*, daß der schwebende Strafprozeß seine Erledigung findet. Eine vorläufige Einstellung des Verfahrens gemäß § 205 unterbricht nach § 68 StGB die Verjährung (E. **21**, 308). Das Gericht hat also die Pflicht, von Zeit zu Zeit die Anstalt, in welcher der Angeklagte untergebracht ist, über die Verhandlungsfähigkeit zu befragen; ein Verfahren, doppelt unerfreulich, weil vielfach die Unheilbarkeit diesen Anfragen den Charakter rein formeller Pflichterfüllung gibt, und weil eine Verhandlung sehr wahrscheinlich auch das Vorhandensein der geistigen Störung schon für die Zeit der Straftat dartun würde, das Verfahren demnach durch eine Freisprechung einen richtigeren Abschluß finden könnte.

Ich bin bei diesen Auseinandersetzungen von der Voraussetzung ausgegangen, daß der Angeschuldigte die strafbare Handlung, wegen derer er verfolgt wird, auch *wirklich begangen* hat. Das ist aber doch keineswegs immer bewiesen. Jeder von uns kennt Fälle, in denen während der Untersuchung, manchmal auch erst in der Verhandlung sich herausstellte, daß als Täter ein ganz anderer in Frage kam. Die vorläufige Einstellung des Verfahrens birgt also auch die Gefahr in sich, daß, während die Spuren des wirklichen Verbrechers bis zur Unkenntlichkeit verblassen, ein völlig Unbeteiligter alle Folgen zu tragen hat. Nicht nur die Schädigung seines Ansehens, schwerer wiegt, daß er, wegen der Erkrankung in eine Heilanstalt überführt, durchweg wegen der *angenommenen Gemeingefährlichkeit* viel länger zurückgehalten wird, als das ohne den Verdacht einer strafbaren Handlung der Fall sein würde. Auch aus diesem Grunde dürfte es sich dringend empfehlen, von der Bestimmung des § 205 so selten als möglich Gebrauch zu machen.

Die Verhandlung mit einem Geisteskranken hat allerdings den Nachteil, daß die Erkrankung den Angeklagten vielleicht doch in seiner Verteidigung ernstlich behindern könnte. Die theoretische Überlegung und die praktische Erfahrung führen zu dem scheinbar widersinnigen Ergebnis, daß diese Gefahr um so geringer ist, je *ausgeprägter* die krankhaften Erscheinungen sind. Und doch ist das nur scheinbar widersinnig. Ist ein Angeklagter völlig verblödet oder gänzlich verworren, so kann er sich allerdings nicht selbst verteidigen, seine Verteidigung führt dann seine *Krankheit* selbst. Dem Richter kann die geistige Zerrüttung unmöglich entgehen; für den Sachverständigen wird die Begutachtung um so leichter, als die überzeugende Kraft seiner Ausführung durch den in der Verhandlung hervortretenden Zustand des Angeklagten wirksam unterstützt wird.

Geringfügige Störungen dagegen sind viel bedenklicher für den Angeklagten. Sie können anscheinend die Verhandlung gestatten, obgleich der Kranke in seiner Verteidigung sehr erheblich benachteiligt sein kann. So wird z. B. ein an Verfolgungswahn Leidender seine Verteidigung mit großer äußerlicher Gewandtheit führen, aber gewiß nicht in zweckmäßiger Weise. Er wird vielleicht durch die Art seines Auftretens die Richter reizen, er wird, wie das in der Natur seiner Krankheit liegen kann, an Stelle von Beweisen Anschuldigungen vorbringen, er wird die Aufklärung fraglicher Umstände durch seine Unbelehrbarkeit verhindern, ja er wird vor allem dem Gutachten des ihn für krank erklärenden Sachverständigen aufs schärfste widersprechen. So kann es dem Richter sehr schwer werden, die objektive Wahrheit festzustellen, obgleich und gerade weil ihm die Verhandlungsfähigkeit des Angeklagten nicht zweifelhaft erscheint.

Gelegentlich kann auch eine Verdunkelung des Tatbestandes dadurch zustande kommen, daß ein Kranker infolge wahnhafter Vorstellungen oder depressiven Affektes *Selbstanschuldigungen* vorbringt; es ist oft recht schwer nachzuweisen, daß sie unbegründet sind. In solchen Fällen vermag vielfach der Sachverständige allein Klarheit zu schaffen.

Nach dem Auseinandergesetzten ist es begreiflich, daß wir keine festen Normen über die *Verhandlungsfähigkeit* aufstellen können, ebenso aber auch, daß es wünschenswert ist, wenn *eben* möglich, das Verfahren durchzuführen und den Strafprozeß durch ein Urteil zu beenden. Früher fehlte eine Bestimmung, daß in allen Fällen, in denen es sich um ein Verfahren gegen einen Geisteskranken handelt, ein Verteidiger und ein Sachverständiger zugezogen werden *müsse*; das ist jetzt durch die Einarbeitung des Sicherungsverfahrens in die StPO. anders geworden. Nach § 140 [2] StPO.

. . . *ist die Verteidigung notwendig, wenn zu erwarten ist, daß die Unterbringung in einer Heil- oder Pflegeanstalt* (die Sicherungsverwahrung oder die Entmannung) *angeordnet* (oder die Berufsausübung untersagt) *werden wird, oder wenn der Angeschuldigte taub oder stumm ist.*

Die Mitwirkung des *Sachverständigen* im Vorverfahren ist durch § 80a, in der Hauptverhandlung durch § 240a geregelt.

§ 80a. *Ist damit zu rechnen, daß die Unterbringung des Beschuldigten in einer Heil- und Pflegeanstalt oder einer Entziehungsanstalt oder seine Entmannung angeordnet werden wird, so soll schon im Vorverfahren einem Sachverständigen Gelegenheit zur Vorbereitung des in der Hauptverhandlung zu erstattenden Gutachtens gegeben werden.*

§ 240a. *Ist damit zu rechnen, daß die Unterbringung des Angeklagten in einer Heil- und Pflegeanstalt oder einer Entziehungsanstalt oder seine Entmannung angeordnet werden wird, so ist in der Hauptverhandlung ein Arzt als Sachverständiger über den geistigen und körperlichen Zustand des Angeklagten zu vernehmen. Hat der Sachverständige den Angeklagten nicht schon früher untersucht, so soll ihm dazu vor der Hauptverhandlung Gelegenheit gegeben werden.*

Eine besondere Besprechung verlangen die *Haftreaktionen*, in diesem Zusammenhange die während der *Untersuchungshaft* auftretenden; das gleiche gilt mit den entsprechenden Verschiebungen der auslösenden Bedingungen und ihrer Auswirkung übrigens auch für die *Strafhaft*. Die Zurückhaltung eines Erkrankten in der Untersuchungshaft ist nicht unbedenklich. Es hieße die Wirkungen des Strafverfahrens von der Verhaftung an bis zu der Aussicht auf schwere Strafe gründlich verkennen, wollte man in Abrede stellen, daß sich in vielen der Wunsch regt, sich dieser Sachlage zu entziehen. Aber zwischen diesem Wunsch und der Fähigkeit, durch „Flucht in die Krankheit" ihn zu verwirklichen, klafft eine für einen gesunden Menschen unüberschreitbare Kluft; nur die eine Brücke führt hinüber, die der *Vortäuschung* einer Erkrankung. Daß sie — wenigstens in der Form ernster und länger durchgeführter Versuche — häufig ist, muß ich nach meinen Erfahrungen — und ich stehe mit dieser Auffassung durchaus nicht allein — bezweifeln.

Neben diesen von Anfang bis zu Ende und meist sehr ungeschickt vorgetäuschten Erscheinungen finden wir nun sehr häufig Bilder vom Typus des sog. Ganser*schen Dämmerzustandes* (Vorbeireden, Pseudodemenz, kindisches Benehmen, Verfolgungsideen usw.). Nach der Ansicht vieler, zu deren Wortführer sich vor allem Wilmanns gemacht hat, verliert ein von dem Wunsch, krank zu sein, Beseelter und mit diesen Erscheinungen spielender Mensch die Macht, sie beliebig zu lenken und zu unterdrücken; als Beweis für die Richtigkeit dieser Auffassung, daß diese Bilder, ein Mittelding zwischen Simulation und Krankheit, keine wirklichen Psychosen sind, wird immer wieder angeführt, daß sie meist schnell wieder verschwinden, wenn die Häftlinge freigelassen werden. Aber mir scheint doch die Einwirkung der Haft, die Angst vor der Verhandlung und der Strafe zu gering eingeschätzt zu sein, wenn man die Möglichkeit einer schweren psychischen Veränderung für sehr unwahrscheinlich erklärt. Gewiß wird durch die Haft keine Schizophrenie hervorgerufen, ebensowenig eine manisch-depressive Psychose, aber die *Auslösung* einer in dem Kranken schlummernden Veranlagung zu diesen Erkrankungen ist wohl, nach Erfahrungen auf anderen Gebieten wie gerade auf dem des Strafrechts, nicht zu verkennen. Ich persönlich glaube, daß die meisten dieser *scheinbar gewollten* Zustände *echte* Psychosen, meist schizophrene Erkrankungen sind, wie mich die Weiterverfolgung des Verlaufs bei einer Anzahl solcher Fälle gelehrt hat. Darum halte ich es für bedenklich, wenn man, wie das VORKASTNER (S. 205) tut, diese Haftreaktionen „in vielen Fällen" für „glatte Simulation" erklärt. Selbst VORKASTNER fügt hinzu: „wenn auch von psychopathischen Persönlichkeiten". Daß man nach Ausschaltung wirklicher Vortäuschung mit solchen Menschen nicht wie mit Gesunden verhandeln kann, bleibt von der Beantwortung der Frage unberührt, ob man diese Haftreaktionen für Wunschzustände hält, über die der Kranke die Macht verloren hat, oder für echte Psychosen. Ebensowenig wie diese Kranken *verhandlungsfähig* sind, so sehr wie ich aus den genannten Gründen für eine Verhandlung bin, sind sie während der Dauer des Zustandes *haftfähig*.

Besondere Bestimmungen über die Behandlung der während der Untersuchungshaft Erkrankenden fehlen. Ich bin mit KOHLRAUSCH der Auffassung, daß eine *sinngemäße* Anwendung des § 455 (vgl. unten) zulässig ist, obgleich in diesem Paragraph nur von Verurteilten die Rede ist.

Nicht immer endet die Verhandlung gegen einen Geisteskranken mit *Freisprechung*; auch das ist nicht ausgeschlossen, daß ein Geistesgesunder in Geisteskrankheit verfällt, *bevor* er seine Strafe angetreten hat. Ich halte es für meine Pflicht, auch hier noch einmal nachdrücklich darauf hinzuweisen, daß in der Regel das wirkliche Geschehen ein anderes ist: Die Erkrankung kommt zur *Kenntnis* des Gerichts; nicht aber entsteht sie wirklich erst in dieser Zeit. Die Psychosen beginnen, abgesehen von den toxischen, epileptischen und wenigen andern, meist ganz allmählich und langsam; bei der oft kurzen Zeit, die zwischen Verbrechen und Strafantritt liegt, muß immer mit der Möglichkeit gerechnet werden, daß schon die Straftat in einem Zustande geistiger Störung begangen wurde.

Ist das Urteil ergangen, so muß prozessual das *Bemerktwerden* der Erkrankung, soweit es nicht Anlaß zur Wiederaufnahme des Verfahrens gibt, als ihr Beginn aufgefaßt werden. Geisteskranke sind *nicht straferstehungsfähig*. Man mag die Strafe auffassen wie man will, ob mehr als eine Unterwerfung des Rechtsbrechers unter die Rechtsordnung, als Versuch der

Abschreckung oder Besserung — die Wirkung auf den Kranken wird versagen. Deshalb hat die StPO. festgesetzt:

§ 453 Abs. 2. *An* (schwangeren oder) *geisteskranken Personen darf ein Todesurteil nicht vollstreckt werden.*

§ 455. *Die Vollstreckung einer Freiheitsstrafe ist aufzuschieben, wenn der Verurteilte in Geisteskrankheit verfällt.*

Der Grundsatz, der diese Bestimmungen veranlaßt hat, ist klar. Solange der Kranke dem Strafvollzugsbeamten noch nicht übergeben ist, gilt er ausschließlich als *Kranker.* Nicht allein die vorauszusetzende *Wirkungslosigkeit der Strafe* bestimmt diese Auffassung, sondern auch die *Rücksicht auf die Strafanstaltsordnung,* die durch die Anwesenheit Geisteskranker Not leidet, und endlich wohl auch, für den Psychiater am wichtigsten, die Notwendigkeit sachgemäßer *Behandlung.* Eine solche ist im Rahmen des Strafvollzuges nur schwer zu ermöglichen. Nimmt doch die StPO. im gleichen Paragraphen auch Rücksicht auf schwere körperliche Erkrankungen, für die im ganzen viel leichter innerhalb der Strafanstalten gesorgt werden kann als für Geisteskranke.

Die Freiheitsstrafe wird von Amts wegen *aufgeschoben,* aber nicht *erlassen.* Sobald der Kranke *genesen* ist, muß die Strafe vollstreckt werden; gelegentlich wird dabei zu bedenken sein, ob nicht die Haft mit ihren unvermeidlichen Nachteilen: Einförmigkeit der Kost und Beschäftigung, Mangel an Bewegung und frischer Luft, Abgeschlossenheit, Verbot des Sprechens, vor allem auch durch die niederdrückenden psychischen Begleiterscheinungen, den kaum Genesenen der Gefahr einer *Wiedererkrankung* aussetzen. In solchen Fällen kann der Verurteilte selbst den Antrag auf *Strafaufschub* stellen.

§ 456. *Auf Antrag des Verurteilten kann die Vollstreckung aufgeschoben werden, sofern durch die sofortige Vollstreckung dem Verurteilten oder seiner Familie erhebliche, außerhalb des Strafzweckes liegende Nachteile erwachsen.*

Der Strafaufschub darf den Zeitraum von vier Monaten nicht übersteigen.

Eine Bewilligung kann an eine Sicherheitsleistung oder andere Bedingungen geknüpft werden.

Für den Arzt ist es nicht zweifelhaft, daß durch allzu frühe Strafvollstreckung der Verurteilte schwer geschädigt werden kann; er wird also ein Gesuch um Aufschub bereitwilligst unterstützen dürfen.

Die Gesetzgebung hat die *Unterbrechung des Strafvollzuges* durch eine während desselben sich entwickelnde Psychose nicht besonders vorgesehen. Soweit nicht landesgesetzliche Bestimmungen vorhanden sind, wird der § 461 zur Anwendung kommen müssen:

Ist der Verurteilte nach Beginn der Strafvollstreckung wegen Krankheit in eine von der Strafanstalt getrennte Krankenanstalt gebracht worden, so ist die Dauer des Aufenthaltes in der Krankenanstalt in die Strafzeit einzurechnen, wenn nicht der Verurteilte mit der Absicht, die Strafvollstreckung zu unterbrechen, die Krankheit herbeigeführt hat.

Die Staatsanwaltschaft hat im letzteren Falle eine Entscheidung des Gerichts herbeizuführen.

Die Zahl der Geisteskranken im *Strafvollzug* wird von den verschiedenen Beobachtern sehr verschieden hoch geschätzt. KROHNE (S. 455), um nur einen wegen seiner Eigenschaft als Nichtpsychiater wohl gänzlich unparteiischen Beobachter zu erwähnen, stellte in Moabit im Verein mit einigen Irrenärzten 10% geistig Defekte fest, obgleich unter den Inhaftierten die Gewohnheitsverbrecher und die alten, schwachsinnig gewordenen Verbrecher fehlten.

Bei Untersuchungen von psychiatrischer Seite wurden durchweg erheblich höhere Hundertsätze gefunden. Wie dem auch sei, der Strafvollzug an Geisteskranken gibt auf jeden Fall den Anlaß vieler unerwünschter Mißstände. Dabei kann ganz davon abgesehen werden, daß die Strafe wirkungslos ist, soweit der Zweck der Sühne, der Besserung oder der Abschreckung erhofft wird. Bedenklicher ist der gesundheitliche Schaden für den Kranken, am bedenklichsten der Schaden für den Strafvollzug. Auch der ruhige Geisteskranke bedarf mancher im Gefängnis nicht möglicher Maßnahmen, z. B. andauernder Überwachung bei Selbstmordneigung, mehr noch natürlich der Erregte, dessen Gebaren mit der notwendigen Anstaltsordnung nicht vereinbar ist. Die in der Strafhaft unvermeidliche Verschlimmerung der Erkrankung, die Notwendigkeit eines Heilversuches einerseits, die Störung der Ruhe und Ordnung, die Möglichkeit von Angriffen auf die Umgebung andererseits zwingen zur Entfernung aus den Strafanstalten.

Bei der Aufstellung der Grundsätze, nach denen zweckmäßigerweise verfahren werden muß, bedarf eine weitere Erscheinung noch Berücksichtigung, die *Vortäuschung von geistigen Störungen*. Sie ist im allgemeinen recht selten, sehr viel seltener jedenfalls, als allgemein angenommen wird; die Vortäuschung wird an Häufigkeit unendlich übertroffen durch die *Verkennung* von Psychosen. Diese wird um so weniger leicht vorkommen, je sachkundiger der Strafanstaltsarzt ist; und zu gleicher Zeit wird durch eine gründliche psychiatrische Ausbildung des Arztes auch der Simulation am besten vorgebeugt. Wird sie stets in kurzer Zeit erkannt, so verschwindet sehr bald auch die Neigung zu solchen betrügerischen Versuchen, sich eine Erleichterung des Strafvollzuges zu verschaffen.

Die meisten Strafanstalten bringen den geisteskranken Gefangenen im *Lazarett* unter. Das ist insofern mißlich, als für die körperlich Kranken die üblichen Disziplinarvorschriften unbedenklich bestehen bleiben können, deren Durchführung durch die Anwesenheit eines psychisch Erkrankten sehr erschwert wird. Es sind deshalb an einer Anzahl von Gefängnissen besondere *Abteilungen für irre Verbrecher* eingerichtet worden (Bruchsal, Waldheim, Moabit, Breslau, Halle a. S., Köln a. Rh., Münster i. W., Hohenasperg). In den preußischen Beobachtungsabteilungen wird etwa nach folgenden Gesichtspunkten verfahren:

Kurzdauernde Psychosen, schnell vorübergehende Erregungszustände bleiben bis zur Genesung in der Irrenabteilung. Nur dann, wenn die Einrichtungen des Krankenhauses eine sachgemäße Behandlung nicht gestatten, wird, trotz voraussichtlicher Heilbarkeit, der Kranke für strafvollzugsunfähig erklärt und zur weiteren Behandlung einer Irrenanstalt zugewiesen. Bei *geringfügigen* geistigen Störungen, bei denen eine Verschlimmerung durch den Strafvollzug nicht zu befürchten ist, kann die Irrenabteilung deshalb als zweckmäßiger Unterbringungsort um so eher in Betracht kommen, weil die weniger straffe Disziplin, die bessere, vor allem abwechslungsreichere Kost, die Aufhebung des Arbeitszwanges genügende Erleichterungen ermöglichen; weiter aber auch, weil der Kranke seine Strafe abbüßen kann, und ihm die Freiheit um so eher wiedergegeben wird, da keine Unterbrechung des Strafvollzugs die Verbüßung überflüssig verlängert.

Denn in *Preußen* wird durch die Erklärung, daß der Kranke strafverfolgungsunfähig sei, die *Strafe unterbrochen*; er geht der Wohltat des § 461, der ihm die Vorteile einer sachgemäßen Behandlung sichert und doch seine Strafzeit nicht verlängert, verlustig. Warum der körperlich Kranke, der beispielsweise in eine Lungenheilanstalt überwiesen wird, vor dem Geisteskranken bevorzugt wird, ist nicht zu verstehen. Das in Preußen geübte Verfahren wird von HEIMBERGER (Gerichtsärztliche Wünsche S. 93) als ein unmittelbarer Verstoß gegen § 461 StPO. erklärt (vgl. zu dieser Frage auch RIXEN). Es führt zu einer erheblichen Benachteiligung des Kranken, wenn er wieder besser wird. Ich sage ausdrücklich besser und nicht geheilt, weil es sich meist um chronische Zustände handelt, die nicht geheilt, sondern die nur unter der sorgsamen Pflege, unter Arbeitstherapie und der größeren Freiheit und Freundlichkeit der neuen Umgebung in der Irrenanstalt gebessert werden.

Sobald der Zustand so weit ist, daß eine längere Zurückhaltung in der Irrenanstalt überflüssig ist, macht der Staatsanwalt seine Rechte geltend und zieht den Gebesserten von neuem zur Strafverbüßung ein. Die wenig gefestigte Gesundheit — die nicht mit Strafvollzugsfähigkeit identisch ist — erliegt in der Regel bald wieder dem ungünstigen Einfluß der Strafhaft, die Krankheit bricht von neuem aus. Und nun wiederholt sich dasselbe Spiel, oft zwei-, dreimal und mehr. Die Strafdauer, vom ersten Antritt an gerechnet, zieht sich endlos in die Länge, und immer wieder wird der Kranke wie ein Spielball zwischen Irren- und Strafanstalt hin- und hergeschleudert.

Es ist deshalb unbedingt notwendig, die Wiedereinziehung zum Strafvollzug von einem eingehenden amtlichen Gutachten abhängig zu machen. Das geschieht nun schon zum Teil, da jeder, bevor er in den geordneten Strafvollzug zurückkehrt, erst von neuem in die Beobachtungsabteilung kommt, und die endgültige Entscheidung von dem Gutachten des ihr vorstehenden Arztes abhängt. Aber diese Irrenabteilungen sind durchaus nicht mit öffentlichen Irrenanstalten zu vergleichen. Der Zusammenhang mit den Strafanstalten bringt es mit sich, daß manche für den Geheilten oder Gebesserten notwendige Maßregel unterbleiben muß, manche für den Gebesserten schädliche Einwirkung unvermeidlich ist.

Auf jeden Fall ist es unbillig, dem *körperlich Kranken* den Aufenthalt in einem Krankenhause auf die Strafdauer anzurechnen, dem *Geisteskranken* nicht; es genügt zur Abhilfe wohl, das Verfahren, den Strafvollzug zu unterbrechen, aufzugeben.

Handelt es sich aber um *unheilbare* Psychosen, so *scheidet der Kranke mit Recht aus der Strafrechtspflege aus.* Der Strafvollzug darf nicht unnütz durch solchen Ballast beschwert werden; da, wo die Strafwirkung ausgeschlossen ist, findet die Rechtsordnung die Grenze ihres Machtbereichs. Wie das Strafrecht auf die Verfolgung des Zurechnungsunfähigen verzichtet, so verzichtet der Strafprozeß auf die Strafvollstreckung an dem unheilbar Geisteskranken. Er ist förderhin nur noch *Objekt der Irrenfürsorge.*

Wie diese mit solchen Elementen verfährt, darf den Irrenärzten überlassen werden. Allerdings hat die weiteste Öffentlichkeit ein lebhaftes und mehr als berechtigtes Interesse an dem Schutz vor den gemeingefährlichen Geisteskranken. Indessen kann auf die Erörterung, ob eigene Anstalten für geisteskrank gewordene Verbrecher notwendig sind oder nicht, hier deshalb nicht eingegangen werden, weil es sich dabei um eine Frage der irrenärztlichen und Anstaltstechnik handelt. Der Strafrichter hat mit der Überweisung des Geisteskranken als eines *Kranken* an den *Irrenarzt,* der ihn, nun nicht mehr als *Verbrecher,* sondern als *Patient* übernimmt, seine Aufgabe vollendet.

III. Die Sachverständigentätigkeit.

Bedeutung der Sachverständigentätigkeit. — Einzelvernehmung. — Recht der Verweigerung des Gutachtens (§ 76). — Auswahl des Sachverständigen (§ 73). — Begriff des Sachverständigen (§ 75). Psychiatrische Fachkenntnisse. Staatsärzte. — Akteneinsicht und Zeugenvernehmung (§ 80). — Beobachtung in einer Irrenanstalt (§ 81). Beobachtungsdauer. Antrag des Sachverständigen. — Ergänzung des Gutachtens und Obergutachtens (§ 83). Ablehnung von Sachverständigen (§ 74). — Vereidigung (§ 79). — Sachverständigengebühren. — Sachverständige Zeugen (§ 85).

Zu den wichtigsten Hilfsmitteln des Richters zur Feststellung der objektiven Wahrheit gehört die Vernehmung der *Sachverständigen.* Das Gericht *entscheidet über das Ergebnis der Beweisaufnahme nach seiner freien, aus dem Inbegriffe der Verhandlung geschöpften Überzeugung.* Dieser § 261 verleiht dem Richter eine große Machtvollkommenheit; das hohe Recht der „*freien Beweiswürdigung*“ legt ihm aber gleichzeitig die *Verpflichtung* auf, sich seiner Verantwortlichkeit bewußt zu sein und alles aufzubieten, um die Grundlagen seines Urteils zu sichern. Dazu aber bedarf er des Beistandes in all den Fällen, in denen das eigene Urteil die vorhergehende Belehrung und Aufklärung durch Fachleute nicht entbehren kann.

Der Umfang sowie die Art und Weise der *Zuziehung der Sachverständigen* ist durch genaue Vorschriften geregelt, die in den §§ 72—93 der StPO. enthalten sind.

§ 72. *Auf Sachverständige finden die Vorschriften des sechsten Abschnittes über Zeugen entsprechende Anwendung, soweit nicht in den nachfolgenden Paragraphen abweichende Bestimmungen getroffen sind.*

Eine Ausnahme macht nur der § 58, nach dem jeder Zeuge einzeln und in Abwesenheit der später abzuhörenden Zeugen zu vernehmen ist. Das RG. (E. 2, 158) entschied, daß das Gesetz, soweit es den Sachverständigen betrifft, ,,hier an einer nicht ganz genauen Fassung leide''. Eine spätere RE. (E 22, 434) hält sogar die Bestimmung des § 72 auch dann auf den Sachverständigen nicht für anwendbar, wenn dieser zugleich als Zeuge vernommen werden soll. Durch die Bestimmungen des Sicherungsverfahrens (vgl. S. 129) ist dieser ungenauen Fassung abgeholfen. Tatsächlich dient die Vernehmung eines Sachverständigen in *Gegenwart* eines andern nicht, wie das bei Zeugen zu befürchten wäre, zur Verschleierung, sondern nur zur Aufhellung der Sachlage. Oft sind *Widersprüche* in den Gutachten nur *scheinbare*, nur Abweichungen in der Bezeichnung der Krankheit oder in der Auffassung von dem Umfang der Störung, oft beruht die Verschiedenheit der Ansicht allein darauf, daß der eine der Gutachter Gelegenheit hatte, Wahrnehmungen zu machen, die dem andern entgangen sind. Die Einzelvernehmung würde die Verhandlung nur unnütz in die Länge ziehen, da Schwierigkeiten, die bei dem jetzigen Verfahren kaum zum Vorschein treten können, immer erst mühsam aufgeklärt werden müßten. Es ist deshalb zu billigen, wenn der § 72 auf die Sachverständigen keine Anwendung findet.

Von Bedeutung sind für den Sachverständigen die §§ 52 3 und 76.

§ 52 3. *Zur Verweigerung des Zeugnisses sind berechtigt . . . Ärzte über das, was ihnen in dieser Eigenschaft anvertraut ist.*

Die unter Nr. 3 bezeichneten Personen dürfen das Zeugnis nicht verweigern, wenn sie von der Verpflichtung zur Verschwiegenheit entbunden sind.

§ 76. *Dieselben Gründe, welche einen Zeugen berechtigen, das Zeugnis zu verweigern, berechtigen einen Sachverständigen zur Verweigerung des Gutachtens. Auch aus anderen Gründen kann ein Sachverständiger von der Verpflichtung zur Erstattung des Gutachtens entbunden werden.*

Zu der Wahrung des *Berufsgeheimnisses* sind wir durch das Strafgesetzbuch *verpflichtet* (vgl. auch § 300 StGB., S. 115), durch die StPO. *berechtigt.* Von der Verpflichtung zur Verschwiegenheit kann nur derjenige uns entbinden, der uns bei der Ausübung unseres Berufs etwas anvertraut. Bei

Geisteskranken ist eine rechtsgültige Entbindung von der Schweigepflicht nicht möglich.

Der Zweck der Einvernahme eines Sachverständigen ist klar. Wir sind aber in erster Linie *Ärzte*, erst in zweiter *Hilfsorgane der Rechtspflege*. Wir haben also allen Grund, das Interesse unserer Kranken zu wahren, soweit dieses durch eine Verletzung der Schweigepflicht geschädigt werden könnte. Andererseits aber werden wir berücksichtigen müssen, daß wir durch unsere Weigerung, ein Gutachten ohne besondere Erlaubnis der Kranken abzugeben, die Abwickelung des Strafprozesses verzögern, ja geradezu verhindern. Wir werden deshalb überflüssige Schwierigkeiten zu vermeiden suchen; es bedarf aber oft, um das Richtige zu treffen, einer sorgfältigen Abwägung und einer feinen Empfindung für das, was unsern Schutzbefohlenen not tut, und was eine geordnete Rechtspflege fordern *kann* und *muß*.

§ 73. *Die Auswahl der zuzuziehenden Sachverständigen und die Bestimmung ihrer Anzahl erfolgt durch den Richter.*

Sind für gewisse Arten von Gutachten Sachverständige öffentlich bestellt, so sollen andere Personen nur dann gewählt werden, wenn besondere Umstände es erfordern.

Abgesehen von den besonderen und an dieser Stelle gleichgültigen Sonderbestimmungen über die Sachverständigen bei richterlicher Leichenbeschau (§§ 87—91 ist es durchaus „in das Ermessen des Richters gestellt, ob und wie viele Sachverständige er vernehmen will“. (Motive S. 151): „Auch in bezug auf technische Fragen entscheidet die Überzeugung des Richters, und es folgt hieraus, daß derselbe von der Einholung eines sachverständigen Gutachtens absehen kann, wenn er glaubt, selbst die betreffende Frage entscheiden zu können, sowie ferner, daß er an den Inhalt eines abgegebenen Gutachtens nicht gebunden ist, und daß er beim Widerspruche zwischen mehreren Gutachten ohne weiteres dem einen den Vorzug vor dem andern geben darf, wenn er eines Obergutachtens oder einer sonstigen weiteren Aufklärung nicht zu bedürfen glaubt.“

Neben dem Richter hat auch der *Angeschuldigte* das *Recht*, einen oder mehrere Sachverständige zu laden, denen, soweit dadurch nicht die Tätigkeit der vom Richter bestellten gehindert wird, die Teilnahme am Augenschein und an den Untersuchungen zu gestatten ist (§ 195).

Was ist ein *Sachverständiger?* „Durch besondere wissenschaftliche Kenntnisse, technische oder gewerbliche Übung wird die Fähigkeit erlangt, Wahrnehmungen bestimmter Art zu machen und aus diesen oder aus anderweit festgestellten oder hypothetisch angenommenen Tatsachen Schlußfolgerungen zu ziehen“ (v. Kries, S. 380). Diese Anschauung verlangt *besondere wissenschaftliche Kenntnisse* in dem betreffenden Fache, und mit Recht wird sich der Richter immer diejenigen Sachverständigen auswählen, von denen er diese besonderen Kenntnisse erwarten kann.

Der § 75 geht darin weiter:

Der zum Sachverständigen Ernannte hat der Ernennung Folge zu leisten, wenn er zur Erstattung von Gutachten der erforderten Art öffentlich bestellt ist, oder wenn er die Wissenschaft, die Kunst oder das Gewerbe, deren Kenntnis Voraussetzung der Begutachtung ist, öffentlich zum Erwerbe ausübt, oder wenn er zur Ausübung derselben öffentlich bestellt oder ermächtigt ist.

Zur Erstattung des Gutachtens ist auch der verpflichtet, welcher sich hierzu vor Gericht bereit erklärt hat.

Auf Grund dieses Paragraphen hat das Gericht das Recht, jeden approbierten Arzt zum Sachverständigen zu *ernennen*, sobald Fragen aus dem Gebiete der Medizin zur Verhandlung kommen. Nun hat der stetig wachsende Umfang der medizinischen Sonderfächer es mit sich gebracht, daß eine wirkliche *Beherrschung* des Gesamtstoffes für den einzelnen unmöglich ist. Kein Richter wird gegenüber der Weigerung eines Arztes, z. B. in Vergiftungsfällen über chemische Fragen Auskunft zu erteilen, auf seiner Vernehmung als Sachverständiger bestehen. Auf dem Gebiete der Psychiatrie aber werden immer wieder Gutachten verlangt, für die im allgemeinen *nur* der Facharzt zuständig ist.

Der Besuch einer psychiatrischen Klinik während eines oder zweier Semester macht ebensowenig wie die bestandene Prüfung in diesem Fache den Arzt zum Sachverständigen auf diesem Gebiete. Der Richter wird sich daher im allgemeinen an den beschränkten Kreis derer wenden, auf die ihn der Abs. 2 des § 73 ausdrücklich hinweist. Als solche kommen neben den *Fachärzten* die öffentlich bestellten *Gerichtsärzte* und *Amtsärzte* in Betracht, die außer dem medizinischen Staatsexamen auch die *staatsärztliche Prüfung* bestanden haben. Eine Vorbedingung der Zulassung zu dieser Prüfung ist eine dreimonatige Tätigkeit in einer Irrenanstalt oder einer psychiatrischen Klinik. Daß diese Zeit *nicht entfernt ausreicht*, um sich die zum Sachverständigen nötigen Kenntnisse zu erwerben, bedarf keiner Begründung. Deshalb hat der deutsche Verein für gerichtliche Medizin eine Verlängerung dieser Ausbildungszeit auf ein Jahr verlangt. Man darf auch eine solche einjährige Tätigkeit nicht überschätzen. Wir können froh sein, wenn sie den Erfolg hat, daß der zukünftige Gerichtsarzt ein klares Bild von den großen *Schwierigkeiten* gewonnen hat, die jede Begutachtung eines fraglichen Kranken macht. Zur Feststellung einer Geisteskrankheit genügt oft eine Minute, zum Nachweis aber, daß jemand *nicht* geisteskrank ist, zur Erkenntnis, wieweit bestehende Störungen Einfluß auf Z., Verhandlungsfähigkeit usw. haben, reichen oft Wochen genauester Beobachtung nicht aus, geschweige denn einige, wenn auch noch so gründliche Untersuchungen.

Es ist ohne weiteres einleuchtend, warum die Einsicht in die Schwierigkeiten psychiatrischer Diagnostik und Beurteilung fast wichtiger ist als das Vorhandensein psychiatrischer *Kenntnisse*. Der *wirklich* Sachverständige ist meist sehr vorsichtig in seiner Beurteilung. Der nicht gründlich Durchgebildete wird nur allzu leicht versucht sein, seine Ansicht viel bestimmter zu fassen, als wenn er sich der Schwierigkeiten jedes einzelnen Falles, durch die Erfahrung gewitzigt, stets bewußt ist. Kennt er diese Schwierigkeiten in vollem Umfange, so wird er vor allen Dingen danach streben, sein *Material* zur Begutachtung so vollständig zu sammeln wie möglich.

Das zu tun, gestattet der § 80:

Dem Sachverständigen kann auf sein Verlangen zur Vorbereitung des Gutachtens durch Vernehmung von Zeugen oder des Beschuldigten weitere Aufklärung verschafft werden.

Zu demselben Zwecke kann ihm gestattet werden, die Akten einzusehen, der Vernehmung von Zeugen oder des Beschuldigten beizuwohnen und an sie unmittelbar Fragen zu stellen.

Durch das Wort „*kann*" ist dem Richter das Recht bewahrt, das Verlangen des Sachverständigen unter Umständen abzulehnen. Doch erfährt auch dieses Recht dadurch eine Einschränkung, daß solche Tatsachen, deren der Sachverständige für sein Gutachten bedarf, zum Gegenstande der Beweisaufnahme gemacht werden *müssen*. Wenn aber der Sachverständige auf die Vernehmung eines durch die Verteidigung namhaft gemachten Zeugen über den Geisteszustand des Angeschuldigten — etwa des früheren Hausarztes — *verzichten* zu können glaubt, so ist die Ablehnung des Antrags auf Ladung dieses Zeugen keine Beschränkung der Verteidigung (E. **29**, 152). Durch die Kannfassung des § 80 sollte offenbar der Möglichkeit vorgebeugt werden, die Untersuchung durch allzu viele Beweisanträge zu erschweren.

Im allgemeinen wird der Sachverständige wohl selten auf Schwierigkeiten stoßen. Die Gerichte sind in der Überlassung der Akten und Vernehmung der Zeugen durchweg sehr entgegenkommend. Gelegentlich führt eine außergerichtliche Vernehmung von Zeugen schneller zum Ziele als die gerichtliche, weil der Sachverständige durch wenige zweckmäßige Fragen unter Umständen mehr erfährt, als sich bei stundenlangen Verhören durch den Richter ergibt, da dieser ja nicht wissen kann, was für den Arzt besonders wichtig ist. Der Arzt darf aber nicht vergessen, daß solche Unterredungen rechtlich nicht verwertet werden dürfen (LÖWE-ROSENBERG StPO. [18] Nr. 1 zu § 80, S. 361). Übrigens gilt, streng genommen, das gleiche auch für den ganzen Inhalt der Akten, soweit nicht, was unter bestimmten Umständen, im ganzen aber selten vorkommt, bereits einzelne der Zeugen schon in der Voruntersuchung eidlich vernommen worden sind. Durchweg stützen sich die schriftlichen Gutachten auf Grundlagen, deren Richtigkeit oder Unrichtigkeit erst die Hauptverhandlung ergibt. Das sollte der Sachverständige, wenn er auf Widersprüche in Zeugenaussagen untereinander oder mit den Angaben des Angeschuldigten stößt, nicht vergessen.

Und vielleicht ist auch die Mahnung für den Richter nicht unangebracht, daran zu denken, daß gelegentlich auch einmal ein Angeklagter die Wahrheit, ein Zeuge, solange er nicht vereidigt ist, die Unwahrheit sagt.

Auf die Durchsicht der Akten sollte der Gutachter *nie* verzichten. Und zwar nicht nur der Akten, die über die vorliegende Straftat geführt sind, sondern möglichst *aller Vorakten*. Er gewinnt dadurch oft ein wesentlich anderes Bild von der Sachlage, als ihm die *Untersuchung des Angeschuldigten* allein gewährt. Diese selbst ist natürlich die Hauptsache. Wie weit der Arzt dieselbe ausdehnen will, hängt von den Schwierigkeiten des einzelnen Falles ab. In Preußen werden dem Sachverständigen in der Regel nur *drei Vorbesuche* bezahlt; das läßt darauf schließen, da doch das Gericht dem Arzte die ihm zukommenden Gebühren nicht vorenthalten will, daß man im allgemeinen drei Besuche für ausreichend hält, um zur Klarheit zu kommen. Das ist aber durchaus nicht immer der Fall, besonders dann nicht, wenn der *Verdacht auf Simulation* besteht, oder wenn es sich um Kranke mit *zeitweiliger* psychischer Störung, z. B. um Epileptiker, handelt.

Der wechselnde Zustand mancher Kranken bringt es mit sich, daß der Patient zufällig zur Zeit der Untersuchung ganz ruhig, geordnet und gesund erscheint, Angaben über das Auftreten von Ohnmachten, Krämpfen, Angstanfällen und ähnliche sind nicht immer glaubhaft; und doch ist die Feststellung, ob wirklich solche Zustände vorkommen, oft für die Beurteilung entscheidend. Es war deshalb notwendig, eine Bestimmung zu treffen, die eine genaue *Beobachtung* ermöglicht. Das gleiche gilt natürlich ebenso für alle Zustände fraglicher Z.

§ 81. *Zur Vorbereitung eines Gutachtens über den Geisteszustand des Beschuldigten kann das Gericht auf Antrag eines Sachverständigen nach Anhörung des Verteidigers anordnen, daß der Angeschuldigte in eine öffentliche Heil- und Pflegeanstalt gebracht und dort beobachtet werde.*

Im vorbereitenden Verfahren entscheidet das Gericht, das für die Eröffnung des Hauptverfahrens zuständig wäre.

Dem Beschuldigten, der keinen Verteidiger hat, ist ein solcher zu stellen.

Gegen den Beschluß findet sofortige Beschwerde statt. Dieselbe hat aufschiebende Wirkung.

Die Verwahrung in der Anstalt darf die Dauer von sechs Wochen nicht übersteigen.

Der zur Untersuchung seines Geisteszustandes in eine Heil- und Pflegeanstalt Eingewiesene ist weder ein Untersuchungsgefangener, auch wenn die Untersuchungshaft weiter bestehen bleibt, noch ein Kranker; daraus ergeben sich manche Schwierigkeiten. Wir müssen, soweit das eben die Einrichtungen der Irrenanstalten zulassen, die Entweichung zu verhindern suchen (E. **19**, 330, vgl. auch S. 105). Wir sind aber nicht von vornherein verpflichtet, bezüglich der Zulassung von Besuchen und Gestattung der Korrespondenz den Angeschuldigten nach anderen Regeln zu behandeln, als denen des Krankenhauses, in dem derselbe untergebracht ist. Hält der

Staatsanwalt, der Untersuchungsrichter oder das einweisende Gericht besondere Maßnahmen für notwendig, so wird der Irrenarzt keine Schwierigkeiten machen, so wenig angenehm für den Betrieb der Heilanstalt auch die Anwendung dieser besonderen Maßregeln ist. Wir werden also *auf Wunsch des Gerichtes* Besuche und Briefschreiben *nicht* gestatten, aber auch *nur* auf Wunsch; ohne besonderen *Auftrag* des Gerichtes halte ich den Irrenarzt nicht für gezwungen, in den Einrichtungen und Gepflogenheiten seiner Anstalt eine Ausnahme zu machen.

In einer *Heil- und Pflegeanstalt* wirkt alles zusammen, um die Feststellung des Geisteszustandes zu erleichtern. Vor allem wird der Beschuldigte damit der Beobachtung *psychiatrisch besonders geschulter Ärzte* überantwortet. Die Einrichtungen der Anstalten gestatten die *Beaufsichtigung* des der Geisteskrankheit Verdächtigen bei Tag und bei Nacht; so nur kann, um den einen Punkt herauszugreifen, die *Schlaflosigkeit*, ein oft sehr wichtiges Symptom, auf die Stunde genau festgestellt werden. *Absonderlichkeiten* des Handelns, die während längerer Besprechungen im Gefängnis oft gar nicht zu bemerken sind, dort auch zuweilen gar nicht hervortreten, entgehen der Aufmerksamkeit des Arztes um so weniger, je häufiger er den Angeschuldigten sieht, je mehr Bewegungsfreiheit er ihm innerhalb der Anstaltsgrenzen gewährt.

Im allgemeinen kann man wohl behaupten, daß der *Zeitraum von 6 Wochen* hinlänglichen Spielraum gewährt, um ein Urteil zu gestatten; sollten auch nach Ablauf dieser Zeit noch Zweifel herrschen, so würde sehr wahrscheinlich auch eine längere Ausdehnung der Beobachtungszeit nicht zum Ziele führen. Ausnahmen sind aber sehr wohl möglich.

Die *zeitliche Beschränkung* ist durchaus berechtigt, denn die Verwahrung in einer Heilanstalt stellt doch einen recht erheblichen *Eingriff in die persönliche Freiheit* des Angeschuldigten dar. Wenn auch die Behauptung, daß ein Geistesgesunder durch den Aufenthalt in einer Heilanstalt geistig erkranken könnte, zu den unbegründeten Vorurteilen zu rechnen ist, so dürfen wir uns doch nicht verhehlen, daß diese Beobachtung zwar im Interesse der Rechtspflege *unvermeidlich*, für den Angeschuldigten aber oft eine *sehr harte Maßregel ist.*

Deshalb wurden auch während der Reichstagsverhandlungen außer der zeitlichen Begrenzung noch weitere Einschränkungen dem § 81 zugefügt. Als solche sind zu nennen, daß der *Verteidiger* gehört werden muß, daß die *Beschwerde gegen den Beschluß* aufschiebende Wirkung hat, endlich, daß die Anstalt eine *öffentliche* sein müsse. Das Mißtrauen gegen die *Privatanstalten*, das aus der letzterwähnten Bestimmung spricht, war so lange begründet, als zur Leitung einer Privatanstalt jedermann, auch ohne hinreichende psychiatrische Ausbildung, berechtigt war. Im Gegensatz zur StPO. spricht der § 656 der ZPO. bei der entsprechenden Vorschrift des Entmündigungsverfahrens übrigens nur von „*Heilanstalten*“ ganz allgemein.

Der *Antrag des Sachverständigen* ist die *unerläßliche* Voraussetzung der Beobachtung in einer Irrenanstalt. Der Verteidiger kann die Maßregel anzuregen versuchen, er kann auch selbst einen Sachverständigen zuziehen. Wenn aber der letztere nicht den Antrag selbst stellt, so kann das Gericht den des Verteidigers unberücksichtigt lassen (E. **20**, 378). In der gleichen Reichsgerichtsentscheidung wird bemerkt, daß „selbst dann, wenn ein Sachverständiger die Maßregel beantragt hat, dieselbe nur nach Ermessen des Gerichts verhängt werden kann. Dadurch, daß das Gericht von seinem Ermessen im verneinenden Sinne Gebrauch macht, kann das Gesetz nicht verletzt werden".

Schließt sich der Sachverständige dem Antrage des Verteidigers an, macht ihn also dadurch zu dem seinigen, so *muß* das Gericht analog § 244 [2] über diesen Antrag besonders *Beschluß* fassen (E. **27**, 348), kann ihn also nicht einfach unbeachtet lassen, wie dann, wenn er nur vom Verteidiger ausgeht. Besser wäre freilich, wenn das Gericht bei Erfüllung der prozessualen Voraussetzungen des § 81 in *jedem* Falle die Beobachtung in einer Irrenstalt anordnen *müßte*; so viel Zutrauen muß das Gericht seinen Sachverständigen doch schenken, daß diese nicht überflüssigerweise die geistige Gesundheit eines Beschuldigten anzweifeln.

Die Untersuchung und Verhandlung mit dem Beschuldigten muß ja nicht notwendig bei dem Ungeübten Bedenken über dessen Z. wachrufen; schon deshalb nicht, weil sehr wohl die Straftat in einen krankhaften Zustand der Geistestätigkeit fallen kann, der zur Zeit der Verhandlung abgelaufen und geheilt ist. Der Umstand, daß der Beschuldigte genesen ist, hindert die Beobachtung in einer Irrenanstalt nicht (E. **20**, 378). Im Gegensatz zu den früheren Auflagen vertritt jetzt auch der Kommentar von Löwe-Rosenberg diese Auffassung: diese Maßregel ist „auch dann zulässig, wenn der Angeschuldigte zur Zeit nicht geisteskrank ist, der Sachverständige sie aber beantragt, um aus dem gegenwärtigen Zustand des Angeschuldigten Rückschlüsse auf den Geisteszustand desselben zur Zeit der Tat ziehen zu können" (StPO. 18. Aufl., Nr. 3 zu § 81; S. 249). Mit Recht, denn die Erfahrung lehrt, daß gerade solche Fälle besonders häufig die Anwendung des § 81 notwendig machen; ich erinnere nur an die zahlreichen Straftaten von Epileptikern.

Das Gutachten nach der sechswöchigen Beobachtung wird meist schriftlich erstattet werden müssen, da es sich noch um das Vorverfahren handelt.

§ 82. *Im Vorverfahren hängt es von der Anordnung des Richters ab, ob die Sachverständigen ihr Gutachten schriftlich oder mündlich zu erstatten haben.*

In der Regel sind die Heil- und Pflegeanstalten nicht am Sitze des Gerichts, so daß der Untersuchungsrichter oder der Staatsanwalt schon der räumlichen Trennung wegen auf die *schriftliche Begutachtung* nicht verzichten kann. Da es sich außerdem meist um schwierige Fälle handelt, wenn der § 81 zur Anwendung kommt, so ist auch schon deshalb die genaue

Begründung des Endergebnisses unentbehrlich. Auch der Sachverständige, der, wenn er Anstaltsarzt oder Gerichtspsychiater ist, meist häufig herangezogen wird, bedarf der schriftlichen Festlegung seines Befundes und seiner Schlußfolgerungen, um bei der oft sehr viel später erst sich abspielenden Verhandlung im Bilde sein zu können. Näheres darüber bei HOCHE.

Außerdem aber kann der Richter unter Umständen nach § 83 ein Gutachten für *ungenügend* erklären.

§ 83. *Der Richter kann eine neue Begutachtung durch dieselben oder durch andere Sachverständige anordnen, wenn er das Gutachten für ungenügend erachtet.*

Der Richter kann die Begutachtung durch einen anderen Sachverständigen anordnen, wenn ein Sachverständiger nach Erstattung des Gutachtens mit Erfolg abgelehnt ist.

In wichtigeren Fällen kann das Gutachten einer Fachbehörde eingeholt werden.

Eine genaue Erklärung des Begriffs „ungenügend" fehlt. Aus dem Zusammenhange mit dem Gesamtinhalt des Paragraphen ergibt sich, daß darunter die für den Richter bestehende *Unklarheit* oder unzulängliche Überzeugungskraft des aus den Beobachtungen gezogenen Schlusses verstanden werden muß.

Die *Ablehnung* eines Sachverständigen gehört wohl zu den Seltenheiten. Sie geschieht auf Grund des § 74:

Ein Sachverständiger kann aus denselben Gründen, welche zur Ablehnung eines Richters berechtigen (es sind dies nach §§ 22—24: Verletztsein durch die strafbare Handlung, Verwandtschaft, Vormundschaft, Ehe mit dem Verletzten oder Beschuldigten, Tätigkeit als Anwalt, Verteidiger, Beamter der Staatsanwaltschaft oder Polizei, Besorgnis der Befangenheit) *abgelehnt werden. Ein Ablehnungsgrund kann jedoch nicht daraus entnommen werden, daß der Sachverständige als Zeuge vernommen ist.*

Das Ablehnungsrecht steht der Staatsanwaltschaft, dem Privatkläger und dem Beschuldigten zu. Die ernannten Sachverständigen sind den zur Ablehnung Berechtigten namhaft zu machen, wenn nicht besondere Umstände entgegenstehen.

Der Ablehnungsgrund ist glaubhaft zu machen; der Eid ist als Mittel der Glaubhaftmachung ausgeschlossen.

Über das Ablehnungsbegehren entscheidet das Gericht. Gibt es ihm statt, so scheidet damit ein bereits vorher erstattetes Gutachten als prozeßrechtlich *unverwertbar* aus. Nicht, weil es zur Feststellung der Wahrheit untauglich wäre, sondern um von vornherein jedes Mißtrauen in die Unparteilichkeit der Sachverständigentätigkeit zu verhindern.

Die Beeidigung der Sachverständigen ist durch § 79 geregelt:

Der Sachverständige kann nach dem Ermessen des Gerichtes vereidigt werden. Auf Antrag der Staatsanwaltschaft, des Angeschuldigten oder des Verteidigers ist er zu vereidigen.

Der Eid ist nach Erstattung des Gutachtens zu leisten; er geht dahin, daß der Sachverständige das von ihm erforderte Gutachten unparteiisch und nach bestem Wissen und Gewissen erstattet habe.

Ist der Sachverständige für die Erstattung von Gutachten der betreffenden Art im allgemeinen beeidigt, so genügt die Berufung auf den geleisteten Eid.

Bei schriftlichen Gutachten genügt ebenfalls der Hinweis auf den im allgemeinen geleisteten Sachverständigeneid; als solcher ist auch ein Diensteid dann ausreichend, wenn in ihm der Sachverständigeneid enthalten ist (E. **3**, 321). Merkwürdig ist — oder darf man schon jetzt sagen „war" — daß manche deutsche Staaten den in einem anderen Staat ein für allemal geleisteten Sachverständigeneid nicht gelten lassen. Die Beeidigung soll *parteiische* Begutachtung verhindern und darüber hinaus die strengen Anforderungen an die pflichtgemäße Erfüllung der Sachverständigenaufgabe in eindrucksvoller Weise allgemein erkennbar machen. Dazu gehört auch für den Sachverständigen die gewissenhafteste Selbstbeobachtung und Selbstbeherrschung, um *ungewollte* und *unbewußte* Einflüsse subjektiver Einstellung und persönlicher Beziehungen zu den beteiligten Personen soweit möglich auszuschalten. Ein verständiger Richter wird gerade im Interesse der Rechtspflege den Sachverständigen bei einem ernsthaften Gewissenskonflikt über den Rahmen der gesetzlichen Weigerungsgründe hinaus gemäß § 76^1 von der Verpflichtung zur Erstattung des Gutachtens entbinden, ein verständiger Sachverständiger wird sich dadurch nicht in seiner Ehre gekränkt sehen.

Wichtiger ist für den Richter, daß er in schwierigen Situationen in der *Anzahl* der Sachverständigen nicht beschränkt ist. Zumal dann, wenn die Ansicht des von dem Beschuldigten gestellten Gutachters der des gerichtlichen widerspricht, muß das Gericht prozessual die Berechtigung haben, durch weitere Gutachten Klarheit zu schaffen. Als letzte Instanz dient gemäß § 83 Abs. 3 das Gutachten einer *Fachbehörde.* Als solche dienen nach der Zusammenstellung von Rapmund und Dietrich (S. 24—27) meist die Landes- oder Provinzial-Medizinalkollegien, jetzt gerichtsärztliche Ausschüsse genannt, in einzelnen deutschen Ländern die medizinischen Fakultäten der Universität oder auch eigene Berichterstatter.

Die *Fachbehörden* haben den großen *Vorzug,* daß sich in ihnen in der Regel — allerdings nicht immer — die *bestausgebildeten Fachleute* befinden, die in dem betreffenden Bezirk vorhanden sind; diesem Vorzuge steht aber ein sehr bedenklicher *Nachteil* gegenüber, der nämlich, daß die Begutachtung vielfach nur auf Grund der *Akten* und der von den unteren Instanzen abgegebenen Gutachten erfolgt. In besonders verwickelten Fällen wird die Fachbehörde auf der *persönlichen Untersuchung* bestehen müssen, selbst wenn diese nur schwer zu bewerkstelligen ist. Bei psychiatrischer Begutachtung ist die eigene Untersuchung *nicht* zu entbehren; keine noch so gut und ausführlich geführte Krankengeschichte eines andern vermag den *persönlichen Eindruck* zu ersetzen. Und auch dieser ist nicht so wichtig wie die *wochenlange Beobachtung* in einer Irrenanstalt. Deren Dauer aber darf einen Zeitraum von 6 Wochen nicht überschreiten; das Verlangen der Fachbehörde, den Angeschuldigten selbst beobachten zu können, ist vom psychiatrischen Standpunkte aus gerechtfertigt, aber nach der StPO. auch im Falle des § 83[3] *nicht gestattet*, sobald die erstmalige Unterbringung in einer Heil- und Pflegeanstalt bereits 6 Wochen gedauert hat (E. **23**, 209).

Einen Ausweg bietet die Möglichkeit, den Angeschuldigten in dem Gefängnisse seines Wohnortes zu beobachten, in dem er sich als Untersuchungsgefangener befindet; die Überführung in ein anderes für die Zwecke einer Beobachtung besser eingerichtetes Gefängnis ist dagegen ausgeschlossen, wenn es sich um einen Untersuchungsgefangenen handelt, und das in Aussicht genommene Gefängnis keine Untersuchungsgefangene aufnimmt. Doch wird mit Zustimmung des Angeschuldigten und seines Anwaltes gelegentlich von einer solchen Versetzung in ein anderes Gefängnis Gebrauch gemacht. *Gefängnisse* eignen sich indessen schlecht zur Beobachtung, zumal dann, wenn es sich um schwierige Fälle handelt. Und gerade bei diesen wird häufiger als bei einfachen ein zweites Gutachten oder das einer Fachbehörde erforderlich sein. Ich halte es deshalb für notwendig, dem § 81 eine Erweiterung zu geben in der Richtung, daß eine *erneute* Beobachtung in einer Heil- und Pflegeanstalt zulässig ist, wenn ein Gutachten einer *Fachbehörde* eingeholt werden soll. Man mag diese abermalige Beobachtung auf schwere Verbrechen beschränken, mag das Beschwerderecht des Angeschuldigten oder seines Verteidigers noch sorgfältiger ausgestalten, wenn man befürchtet, es könnte sonst Mißbrauch mit dieser Bestimmung getrieben werden. Aber man sei sich auch dessen bewußt, daß selbst die beste Fachbehörde nicht zu einem einwandfreien Ergebnis kommen kann, wenn ihr das *wichtigste* Mittel zur Beurteilung fehlt, die *Beobachtung*.

Auf alle Fälle ist es wünschenswert, daß der Richter die Bedeutung und Unentbehrlichkeit der Beobachtung für die Begutachtung im Auge behält. Er wird dann in der Wahl der Anstalt, über die keine Vorschriften bestehen, vorsichtig sein und sich gleich an diejenigen Sachverständigen wenden, die sein volles Vertrauen besitzen.

Ein ernstes Wort verdient schließlich noch die Stellung des Sachverständigen zum Richter. Ich will dabei ganz davon absehen, daß die *Angriffe*, die Staatsanwalt und Verteidiger bei Gerichtsverhandlungen gegen die Beweisführung der Irrenärzte in ihren Reden gelegentlich machen, nicht gerade zu den Annehmlichkeiten unseres Berufes gehören, Angriffe, die bei technischen Gutachten zu den größten Seltenheiten gehören; erfreulich ist es auch ferner nicht, wenn die öffentliche Meinung, zuweilen sogar schon bevor überhaupt das Gutachten fertiggestellt ist, den Sachverständigen *verdächtigt*, falls sein Gutachten einen Beschuldigten von der Strafe befreit, dessen Straftat wegen ihrer Natur oder wegen der Person des Täters die Öffentlichkeit für besonders strafwürdig hält. Viel schlimmer ist es, daß die Gerichte oder gar die Geschworenen auf Grund ihrer *flüchtigen Beobachtung während der Verhandlung* und in der festen Überzeugung von der *eignen Sachkenntnis* sich über das sorgfältigst ausgearbeitete Gutachten hinwegsetzen können. An Beispielen ist kein Mangel.

Begreiflich ist die Zuziehung eines weiteren Sachverständigen oder die Einholung eines Obergutachtens, wenn das Gericht Zweifel an der Zuverlässigkeit der Beweisführung hat. Eine Verurteilung eines Beschuldigten aber *gegen* die Stimme des Sachverständigen, vorausgesetzt, daß derselbe sich mit Bestimmtheit und unter Darlegung seiner Gründe für das Vorhandensein einer geistigen Störung im Sinne des § 51 StGB. ausspricht, sollte nicht vorkommen. Wenn sich der Richter ein eigenes Urteil in schwieriger Sachlage zutraut, so erspare er dem Sachverständigen das peinliche Gefühl, das in der Mißachtung eines nach bestem Wissen und Gewissen unparteiisch erstatteten Gutachtens liegt.

Die Vernehmung eines Sachverständigen ist ein Zugeständnis, daß der Richter seinem eigenen Urteile — vorausgesetzt, daß der Sachverständige nicht von der Verteidigung geladen ist — nicht traut. Deshalb besteht zwischen diesem Zugeständnis und der Verwerfung des Gutachtens ein unlösbarer Widerspruch. Und doch wird man der Forderung NAECKES nicht zustimmen können: „Da der Sachverständige zweifellos mehr in seinem Fache weiß, als selbst der bestunterrichtete Richter, so hat sich letzterer seinem Urteile im allgemeinen *unbedingt* zu fügen." Ich teile HOCHES Ansicht, daß dieser Wunsch NAECKES keine Aussicht auf Verwirklichung hat und auch nicht haben *darf*. Denn es hieße, auch abgesehen davon, daß jeder Sachverständige das gleiche verlangen könnte wie der Irrenarzt, das Recht der „freien Beweiswürdigung" des Richters durchbrechen. Etwas mehr Achtung aber vor unseren Gutachten könnten wir wohl verlangen. Mancher, der — so will es unser Gesetz — wegen seines geistigen Zustandes nicht strafbar ist, würde dann nicht ins Gefängnis und Zuchthaus kommen.

Über die Schwierigkeiten psychiatrischer Begutachtung sind die Richter meist nur unvollkommen unterrichtet; die wenigsten haben eine Vorstellung, welche Summe von Fleiß und geistiger Arbeit in einem Gutachten steckt. Die Begutachtung fraglicher Geisteszustände gehört zu den schwierigsten und verantwortungsvollsten Aufgaben unseres Berufes. Wer aber nicht in der Lösung der Aufgabe seine Befriedigung findet, wird dieselbe schwerlich in der ihm nach § 84 zustehenden *Entlohnung* finden können.

§ 84. *Der Sachverständige hat nach Maßgabe der Gebührenordnung Anspruch auf Entschädigung für Zeitversäumnis, auf Erstattung der ihm verursachten Kosten und außerdem auf angemessene Vergütung für seine Mühewaltung.*

Das, was die *Reichsgebührenordnung* dem Arzte zuspricht, ist sehr wenig, und doch muß es wohl den maßgebenden Stellen noch viel zu viel erscheinen. Denn es gibt in fast allen deutschen Staaten eine besondere Gebührenordnung für *beamtete* Ärzte, die z. B. in Preußen früher sogar ohne weiteres auf alle Ärzte ausgedehnt wurde. Es hat keinen Zweck, diese immer wieder wechselnden Bestimmungen anzuführen. Nur aus zwei Gründen muß diese überaus *peinliche* Angelegenheit erwähnt werden. Einmal, weil nach meiner Erfahrung auch die *Richter* mit wenigen Ausnahmen keine Ahnung davon haben, daß die Ärzte für ihre Sachverständigkeit vielfach geringer entlohnt werden als jeder ungelernte Arbeiter. Das wird ohne weiteres einleuchten, wenn man weiß, daß die *Höchstgebühr* für ein schriftliches Gutachten 30 Mark beträgt. Bei den äußerst umfangreichen Akten, der notwendigen Beobachtung, die sich nicht auf die auch in besonders schwierigen Fällen nur bezahlten *drei Vorbesuche* (zu je 3 Mark) beschränkt, sondern wochenlang tägliche Besuche erfordert, bei der zur Ausarbeitung des Gutachtens nötigen Zeit kann es geschehen, daß die Entlohnung für die Arbeitsstunde bis auf wenige Pfennige herabrückt! Ein Landgericht hatte (EBERMAYER 586) eine Entschädigung für eine schriftliche Bekundung abgelehnt, „weil eine Erwerbsversäumnis nicht ohne weiteres vorauszusetzen, vielmehr anzunehmen sei, daß der Arzt den schriftlichen Bericht zu einer Zeit verfaßt habe, wo er nicht durch sonstige ärztliche Tätigkeiten in Anspruch genommen worden sei". Wenn auch das OLG. dieser Auffassung nicht beigetreten ist, — daß sie *möglich* war, beweist, wie wenig Vorstellung viele Richter von der gutachtlichen Tätigkeit haben. Erst recht natürlich der *Laie*. Ich glaube, manches harte Urteil über die Sachverständigen würde unterbleiben, wenn allgemein bekannt wäre, daß die Ärzte — weit davon entfernt, mit ihrem Gutachten Geld zu verdienen — durch ihre Mitwirkung vor Gericht, der sie sich ja nicht entziehen können, wirtschaftlich meist Schaden erleiden.

Der zweite, *wichtigere* Grund ist die in dieser kärglichen Entschädigung für Zeitversäumnis und „*angemessene* Vergütung für die Mühewaltung" liegende *Geringschätzung* der in jedem Gutachten steckenden *geistigen Arbeit* und der durch die Verantwortung bedingten *seelischen Belastung*. Nicht aus *geldlichen* Gründen müssen wir deshalb gegen die üblichen Sachverständigungsgebühren Einspruch erheben, sondern weil sie *unwürdig* sind.

Ein weiterer Ausdruck einer Verkennung der Sachverständigentätigkeit ist die Vernehmung als „sachverständiger Zeuge" nach § 85.

Soweit zum Beweise vergangener Tatsachen oder Zustände, zu deren Wahrnehmung eine besondere Sachkunde erforderlich war, sachkundige Personen zu vernehmen sind, kommen die Vorschriften über den Zeugenbeweis zur Anwendung.

Die Motive zu dem Paragraphen (S. 152) sagen ausdrücklich: „Die Hervorhebung des inneren Unterschiedes, welcher zwischen den Sachverständigen, die als Gehilfen des Richters stets aus Tatsachen *Schlüsse* ziehen, und den sachverständigen Zeugen, die eigene *Wahrnehmungen* bekunden, *unleugbar* besteht, ist zur Beseitigung vielfacher Streitigkeiten für angemessen erachtet." Die scharfe Grenze zwischen einem Schluß und einer Wahrnehmung, wie sie hier angenommen wird, besteht aber weder medizinisch noch juristisch.

In jeder Wahrnehmung ist schon ein erheblicher Anteil von *subjektiver Stellungnahme*, also von *Urteil*, enthalten. Vor allem aber wird von uns auch nach § 85 der Regel nach stets ein *Gutachten* verlangt, wie jeder „sachverständige Zeuge" bestätigen wird, der einmal in dieser Eigenschaft vernommen wurde. Das ist unzulässig.

BRASCH (S. 274) verlangte in einem Falle die wörtliche Niederschrift des von ihm „als sachverständigem Zeugen" verlangten *Urteils* und erstritt eine E., die ihm die Gebühren eines Sachverständigen zusprach; damit wurde seine Zeugenaussage zu einem Sachverständigengutachten. Eine *neue Vereidigung* ist in solchen Fällen nicht erforderlich (E. **3**, 101 und **58**, 269). In einem zweiten Falle verweigerte BRASCH jede Antwort, die nicht einfach die Wiedergabe einer technischen Beobachtung war, obgleich der Richter mit den gesetzlichen Zwangsmaßregeln, die bei Zeugnisverweigerung gemäß § 70 anwendbar sind, drohte. Der Richter vermochte aus den Aussagen selbst den Schluß nicht zu ziehen, den auszusprechen über die Verpflichtungen des Zeugen hinausging, und war schließlich doch zur Vernehmung des Arztes in seiner Eigenschaft als eines Sachverständigen gezwungen.

Man kann sich eigentlich nur wundern, daß, und nicht verstehen, weshalb immer wieder der Versuch gemacht wird, auf dem Wege des sachverständigen Zeugen ein Gutachten zu erzwingen. Wenn der Arzt sich darauf beschränkt, die von ihm beobachteten Erscheinungen, und nur diese, nicht schon unter dem Gesichtspunkte ihrer diagnostischen Bedeutung herzuzählen, und nur das ist eine Wahrnehmung, so ist der Richter völlig hilflos. Erst recht, wenn er aus den ihm vorgetragenen Einzelheiten, die vielleicht den Verdacht einer Erkrankung auch bei dem Laien erwecken, nun seinerseits etwa den Schluß auf die Z. oder ZU. zu ziehen genötigt ist. Wir sollten uns deshalb stets auf den Standpunkt stellen, den BRASCH im zweiten Falle eingenommen hat, selbst bei Androhungen von Zwangsmaßregeln nach § 70. Wir sind doch wirklich gerne bereit, dem Richter *unser ganzes Wissen und Können* zur Verfügung zu stellen, aber wir müssen verlangen, daß dazu der einzig richtige Weg gewählt wird, uns als *Gutachter* zu vernehmen.

Wohl nur selten, vielleicht nie wird der Richter die Erstattung eines Gutachtens erzwingen müssen, wozu ihm der § 77 eine Handhabe gibt:

Im Falle des Nichterscheinens oder der Weigerung eines zur Erstattung des Gutachtens verpflichteten Sachverständigen wird dieser zum Ersatze der Kosten und zu einer Ordnungsstrafe in Geld verurteilt. Im Falle wiederholten Ungehorsams kann noch einmal auf eine Ordnungsstrafe in Geld erkannt werden.

Ich weiß nicht, ob die *Verweigerung* eines Gutachtens überhaupt vorkommt. Gerade darum aber, weil wir, wie die Motive es nennen, „Gehilfen des Richters" sind, verlangt die *Selbstachtung*, unsere wissenschaftliche Begutachtung nicht auf das Niveau einer Zeugenaussage *herabwürdigen* zu lassen. Das wird trotz der genau entsprechenden Bestimmung des § 414 ZPO. im Zivilprozeß meist anerkannt und wird hier auch durch eine Reichsgerichtsentscheidung vertreten (I. Zivilsenat, E. vom 29. 9. 1902). „Für die Ansprüche einer gerichtlich vernommenen Person an die Staatskasse kann nur der sachliche Gehalt der Vernehmung maßgebend sein, nicht aber die bloße Tatsache, ob der Vernommene in dem Beweisbeschlusse als Zeuge oder als Sachverständiger bezeichnet ist, und ebensowenig, ob der Vernommene nach § 392 ZPO. oder nach § 410 ZPO. oder überhaupt nicht beeidigt worden ist."

Am besten und wohl auch am gerechtesten wäre es, wie STRASSMANN und HEIMBERGER (Gerichtsärztliche Wünsche S. 11 und 92) sowie SCHULTZE vorgeschlagen haben, den ganzen § 85 einfach zu streichen.

Man mag die Ausführungen, in denen ich versuchte, die *Schattenseiten* unserer Sachverständigentätigkeit zu kennzeichnen, zuweilen etwas scharf finden; sie sind aber leider nicht unberechtigt. Ich muß deshalb bemerken, daß nach zwei Richtungen, wenigstens soweit wir es mit *Berufsrichtern* zu tun haben, unsere Erfahrungen auch *erfreulicher* Natur sind. Einesteils finden wir die Neigung zu Übergriffen meist bei den Richtern, die infolge geringer eigener Erfahrungen die Schwierigkeiten der psychiatrischen Diagnostik unterschätzen und noch das unbegrenzte Vertrauen zu dem „gesunden Menschenverstand", zu dem „unbefangenen" Laienurteil haben. Mit den Jahren pflegt dieser Fehler sich zu bessern.

Vor allem aber ist die *Wertschätzung der Psychiater* in Richterkreisen gestiegen. Daran ist zum Teil wohl die bessere Ausbildung der Sachverständigen schuld, zum Teil aber wohl auch die Möglichkeit für den Juristen, schon auf der Universität einen *Einblick* in die *gerichtliche Psychiatrie* zu bekommen. Auf den meisten Hochschulen werden Vorlesungen, fast überall praktische Übungen in diesem Fache abgehalten. Es ist keine Überschätzung der Wichtigkeit unseres Faches, wenn ich den Wunsch und die Hoffnung ausspreche, daß kein Jurist die Hochschule verlassen sollte, ohne an solchen Vorführungen und Besprechungen teilgenommen zu haben. Der Erfolg wird und soll nicht der sein, daß der Richter selbst zum Sachverständigen wird; aber er wird dadurch ein Verständnis für die Schwierigkeiten gewinnen; ein *einträchtiges Zusammenarbeiten* wird die natürliche Folge sein. Und das kommt in gleicher Weise *unseren Kranken* und *der Rechtspflege* zugute.

Literaturverzeichnis.

ALEXANDER, R.: Das verbrecherische Verhalten der Geisteskranken. Mannheim: Bensheimer 1926. — v. ANGERER: Die strafrechtliche Verantwortlichkeit des Arztes. Münch. med. Wschr. **1899**, 351. — ANGIOLELLA: Gaettano. Manuele di antropologia criminale.

Milano: Vallardi 1898. — Aschaffenburg: Die verminderte Zurechnungsfähigkeit. Ärztl. Sachverständigen-Ztg 5, 397. — Die Verantwortlichkeit des Irrenarztes. Allg. Z. Psychiatr. 56, 72. — Das Recht chirurgischer Eingriffe bei Geisteskranken. Arch. f. Psychiatr. 33, 692. — Alkoholgenuß und Verbrechen. Eine kriminalpsychologische Studie. Z. 20, 80. — Die Behandlung gemeingefährlicher Geisteskranker und verbrecherischer Gewohnheitstrinker. Vergleichende Darstellung des deutschen und ausländischen Strafrechts. Allg. Teil, Bd. 1. Berlin: Otto Liebmann. — Gutachten über die strafrechtliche Behandlung von Rückfalls-, gewohnheitsmäßigem und gewerbsmäßigem Verbrechertum. Verh. XXVIII. dtsch. Juristentages 2. — Das Verbrechen und seine Bekämpfung, 3. Aufl. Heidelberg: Carl Winters Universitätsbuchhandlung. — Strafvollzug an Geisteskranken. Mschr. Kriminalpsychol. 1, 428. — Gerichtsärztliche Wünsche bei der Revision der Strafgesetzgebung. Ebenda 1, 435. — Zur Psychologie der Sittlichkeitsverbrecher. Ebenda 2, 399. — Zur Vereidigung genesener Geisteskranker. Ebenda 3, 416. — Schizophrenie, schizoide Veranlagung und das Problem der Zurechnungsfähigkeit. Z. Neur. 78, 628. — Einheitlichkeit der Sicherungsmaßnahmen. Mschr. Kriminalpsychol. 22, 253.

Bär: Der Verbrecher in anthropologischer Beziehung. Leipzig: Georg Thieme 1893. — v. Bar: Wille, Determinismus. Gerichtssaal 1896, 285. — Bärnreither: Jugendfürsorge und Strafrecht in den Vereinigten Staaten von Amerika. Leipzig: Duncker & Humblot 1905. — Beaunis: Der künstlich hervorgerufene Somnambulismus. Übers. von Frey. Leipzig: Deuticke 1889. — Becker: Willenlos im Sinne des § 176 [2], 177 StGB. Allg. Z. Psychiatr. 53, 871. — Die strafrechtliche Verantwortlichkeit des Arztes bei Vornahme und Unterlassung operativer Eingriffe. Z. 44, 210. — Die Reichsgerichtsentscheidungen in Strafsachen auf forensisch-psychiatrischem Gebiete. Allg. Z. Psychiatr. 55, 191. — Beling, E.: Zur Strafprozeßreform. Z. 26, 709. — Nichtvereidigung geistig Gesunder mit Rücksicht auf ehemalige Geisteskrankheit. Mschr. Kriminalpsychiatr. 3, 613. — Bernheim: De la suggestion et de ses applications à la thérapeutique, 3. Aufl. Paris: Octave Doin 1891. — Neue Studien über Hypnotismus, Suggestion, Psychotherapie. Übers. von Freud. Leipzig: Deuticke 1892. — L'hypnotisme et la suggestion dans leurs rapports avec la médecine légale et les maladies mentales. Zbl. Nervenheilk. 1897, Oktoberheft. — Berze, J.: Zur Frage der partiellen Unzurechnungsfähigkeit. Mschr. Kriminalpsychol. 1, 206. — Bever: Im Handbuch der Hals-, Nasen-, Ohrenheilkunde, 3. T., S. 354. — Binding: Lehrbuch des gemeinen deutschen Strafrechts, s. I, II 1 u. 2. Leipzig: Engelmann 1902—1905. — Birkmeyer: Gedanken zur bevorstehenden Reform der deutschen Strafgesetzgebung. GA. 48, 67. — Was läßt von Liszt vom Strafrecht übrig? München: Beck 1907. — Birnbaum: Kriminalpsychopathologie. Berlin: Julius Springer 1921. — Bleuler: Der geborene Verbrecher. München: J. F. Lehmann 1896. — Die psychologischen Kriterien der Zurechnungsfähigkeit. Mschr. Kriminalpsychol. 1, 621. — Lehrbuch der Psychiatrie, 5. Aufl. Berlin: Julius Springer 1930. — Bonhoeffer: Irrenabteilungen an Gefängnissen. Mschr. Psychiatr. 1899, 231. — Sittlichkeitsdelikt und Körperverletzung. Ebenda 2, 465. — Brasch: Ärzte als „sachverständige Zeugen" vor Gericht. Ärztl. Sachverständigen-Ztg 1898, 274. — Bresler: Die pathologische Anschuldigung. Halle a. S.: C. Marhold 1907. — Briand: De l'intervention chirurgicale chez les aliénés au point de vue médico-légal. Ann. Hyg. publ. 40, 71. — Brouardel: Responsabilité médicale. Ebenda 39, 41. — La Responsabilité du médecin. Ebenda 40, 486. — Coitus an Schlafenden. Ebenda 43, 4. — Bünger: Die Selbstbestimmung des verbrecherischen Willens und das Kausalitätsgesetz. Z. 7, 80. — Burgl: Die Hysterie und die strafrechtliche Verantwortlichkeit der Hysterischen. Stuttgart: Enke 1912. — Bumke, E.: Jugendgerichtsgesetz. In: Handwörterbuch der Rechtswissenschaft. 1928. — Deutsches Gefängniswesen. Berlin: Vahlen 1928. — Bumke, O.: Gerichtliche Psychiatrie. In: Handbuch der Psychiatrie von Aschaffenburg. Wien: Deuticke 1912. — Psychologie für Mediziner. Wiesbaden: Bergmann 1919.

Carrara: Die biologische Grundlage der partiellen Zurechnungsfähigkeit. Mschr. Kriminalpsychol. 17, 428. — Casper-Liman: Praktisches Handbuch für gerichtliche Medizin,

6. Aufl. Berlin: Hirschwald 1876. — CRAMER: Gerichtliche Psychiatrie, 4. Aufl. Jena: Gustav Fischer 1906. — Über die forensische Bedeutung des normalen und pathologischen Rausches. Mschr. Psychiatrie **13**, 60.

DEES: Strafrecht und Heilkunde, spez. Psychiatrie. Allg. Z. Psychiatr. **57**, 49. — DELBOEUF: Les suggestions criminelles. Ber. II. internat. Psychologenkongr., S. 335. München 1896. — DELBRÜCK, ANTON: Gerichtliche Psychopathologie. Leipzig: Ambr. Barth 1897. — DIETRICH: Die Straflosigkeit ärztlicher Eingriffe. Marburger Inaug.-Dissert. Fulda 1896. — DITTRICH, PAUL: Lehrbuch der gerichtlichen Medizin. Wien: Braumüller 1897. — DOHNA, GRAF ZU: Willensfreiheit und Verantwortlichkeit. Mschr. Kriminalpsychiatr. **3**, 513. — Die Rechtswidrigkeit als allgemein gültiges Merkmal im Tatbestande strafbarer Handlungen. Halle a. S. 1905. — DOLBEAU: De l'emploi du chloroforme au point de vue de la perpétration des crimes et délits. Ann. Hyg. publ. **1874**, 168.

EBERMAYER: Der Arzt im Recht. Leipzig: G. Thieme 1930. — EBERMAYER-LOBE-ROSENBERG: Reichsstrafgesetzbuch (Leipziger Kommentar), 5. Aufl. Berlin: de Gruyter 1933. — EXNER: System der sichernden Maßnahmen nach dem GgG. Z. **57**, 629.

v. FEILITZSCH: Sind Geisteskranke verhandlungsfähig? Arch. Strafr. **45**, 409. — FERRI: Das Verbrechen als soziale Erscheinung. Deutsch von KURELLA. Leipzig: G. Wigand 1896. — FISCHER, S.: Bewußtsein. In: Handwörterbuch der med. Psychologie, S. 74. 1930. — FISCHER, MAX: Berufsgeheimnis und Herausgabe der Krankengeschichten. Allg. Z. Psychiatr. **71**, 464 (1914). — FOLTIN: Soll Sicherungsverwahrung der Besserung oder Unschädlichmachung dienen? Gerichtssaal **45**, 142. — Die chronisch erhöht Gefährlichen. Berlin: Julius Springer 1927. — FOREL: Der Hypnotismus, seine Bedeutung und seine Handhabung, 5. Aufl. Stuttgart: Enke 1907. — FRANK, R.: Strafgesetzbuch, 18. Aufl. Tübingen: Mohr 1931. — FÜRSTNER: Die Zurechnungsfähigkeit der Hysterischen. Arch. f. Psychiatr. **31**, 627.

GARRAUD: De la notion de la responsabilité morale et pénale. Mitt. JKV. **7**, 330. — GAUCKLER: A partir de quel âge peut-on poursuivre les jeunes délinquents. Ebenda **2**, 75. — GAUPP: Zur gerichtsärztlichen Beurteilung der im Rausche begangenen Verbrechen. Zbl. Nervenheilk. **1906**, 101. — Über den heutigen Stand der Lehre vom „geborenen Verbrecher". Mschr. Kriminalpsychol. **1**, 25. — Zur Reform der §§ 173 und 174 StGB. Ebenda **1**, 111. — Gerichtsärztliche Wünsche mit Rücksicht auf die bevorstehende Neubearbeitung der Strafgesetzgebung für das deutsche Reich. Ber. III. Hauptversammlg dtsch. Medizinalvereins. Berlin: Fischers Medizinische Buchhandlung 1904. — GEYER: Die Zurechnungsfähigkeit und der verbrecherische Willen im allgemeinen. Holtzendorffs Hdb. **4**, 97. — GRUHLE: Unterricht in der Kriminalpsychologie. In: ASCHAFFENBURGS Festschrift. Heidelberg: Winter 1926. — GRÜNHUT: Gefährlichkeit als Schuldmoment. In: ASCHAFFENBURGS Festschrift. Heidelberg: Winter 1926. — GÜNTHER: Über Behandlung und Unterbringung der irren Verbrecher. Leipzig: Vogel 1893. — GÜRTNER: Das kommende deutsche Strafrecht. Berlin: Franz Vahlen 1934.

HAFTER, E.: Die Behandlung der vermindert Zurechnungsfähigen im Vorentwurf zu einem schweizerischen Strafgesetzbuch. Mschr. Kriminalpsychol. **1**, 77. — HAMON: La responsabilité. Archives d'anthropol. crim. **12**, 601. — HARTMANN: Taubstummheit und Taubstummenbildung. Stuttgart: Enke. — HARTMANN, J.: Über die hereditären Verhältnisse bei Verbrechern. Mschr. Kriminalpsychol. **1**, 493. — HAUSBERG: Vorschläge zur Abänderung des Reichsstrafgesetzbuches bezüglich der Heilkunde. Ebenda **3**, 694. — HEILBRONNER: Beitrag zur klinischen und forensischen Beurteilung gewisser sexueller Perversitäten. Vjschr. gerichtl. Med, 3. Folge **19**, 2. — Die Versorgung der geisteskranken Verbrecher mit Bemerkungen über die Wirksamkeit der Gefängnisirrenabteilungen in Preußen. Mschr. Kriminalpsychol. **1**, 269. — Über pathologische Rauschzustände. Münch. med. Wschr. **1901**, Nr. 24 u. 25. — Die strafrechtliche Begutachtung der Trinker. Halle: Carl Marhold 1905. — HEIMBERGER: Strafrecht und Medizin. München: O. Beck 1894. — VON HENTIG: Sichernde Maßnahmen vor dem Verbrechen. Mschr. Kriminalpsychol. **9**, 277. —

Strafrecht und Auslese. Berlin: Julius Springer 1914. — Eugenik und Kriminalwissenschaft. Berlin: Metzner 1933. — HERSCHMANN: Die strafrechtliche Behandlung und Unterbringung der geisteskranken und psychopathischen Verbrecher. Jb. Psychiatr. **45**, 221. — HERZOG: Strafbarkeit und Straflosigkeit im Sinne der § 51f. StGB. nach der Judikatur des Reichsgerichts. Gerichtssaal **1886**, 342. — HOCHE: Zur Frage der forensischen Beurteilung sexueller Vergehen. Neur. Zbl. **1896**, 57. — Zur Frage der Zeugnisfähigkeit geistig abnormer Personen. Halle a. S.: C. Marhold 1904. — Richter und Sachverständige. Neur. Zbl. **1902**, H. 7. — HOFFMANN: Zeugengebühr und Sachverständigengebühr. Ärztl. Vereinsbl. f. Deutschland **1899**, 3. — Defloration einer Schlafenden. Z. Med.beamte **19**, 749. — Die Reifezeit. Leipzig: Quelle-Meyer 1922. — v. HOLTZENDORFF: Handbuch des deutschen Strafrechts. Berlin: Lüderitz 1871. — Handbuch des deutschen Strafprozeßrechts, 2. Aufl. Berlin: Habel 1879. — v. HOLTZENDORFF u. v. JAGEMANN: Handbuch des Gefängniswesens. Hamburg: J. F. Richter 1888. — HOPPE: Der Alkohol im gegenwärtigen und zukünftigen Strafrecht, S. 49. Halle 1907. — Zur gerichtsärztlichen Beurteilung des Rausches. Zbl. Nervenheilk. **1906**, 259. — HOSPITAL: Les degrès de la responsabilité. Ann. méd.-psychol. S. VIII, T. 10, S. 205. — HÜBNER: Lehrbuch der gerichtlichen Psychiatrie. Bonn 1914.

ILBERG: Über geminderte Zurechnungsfähigkeit. Grenzbote **1898**, 183.

JELLINEK, WALTER: Der Umfang der Verschwiegenheitspflicht des Arztes und des Anwalts. Mschr. Kriminalpsychol. **3**, 656. — JOLLY: Über geminderte Zurechnungsfähigkeit. Allg. Z. Psychiatr. **44**, 461.

KAHL: Geminderte Zurechnungsfähigkeit. Vgl. Darstellung des deutschen und ausländischen Strafrechts. Allgem. Teil **1**, 1. Berlin: Liebmann 1907. — Der Stand der europäischen Gesetzgebung über die verminderte Zurechnungsfähigkeit. Ber. VII. intern. Kongr. f. Kriminalanthropol. — KESSLER: Die Einwilligung des Verletzten in ihrer strafrechtlichen Bedeutung. Berlin: J. Guttentag 1884. — KIESOW: Jugendgerichtsgesetz. 1923. — KINBERG: Findet ein auf empirisch-psychologischem Grunde aufgebautes Strafsystem Verwendung für einen Zurechnungsfähigkeitsbegriff. Z. Neur. **148**, 79/4. — KLUGE: Über die Behandlung und Unterbringung psychisch-abnormer Fürsorgezöglinge. Mschr. Kriminalpsychol. **2**, 232. — KORNFELD: Schutz vor Irren und No-restraint. Z. Med.beamte **1898**, 210. — KRAEPELIN, E.: Zur Frage der geminderten Zurechnungsfähigkeit. Mschr. Kriminalpsychol. **1**, 478. — Das Verbrechen als soziale Krankheit. Ebenda **3**, 257. — KRAUSS, R.: Das Berufsgeheimnis des Psychiaters. Ebenda **1**, 151. — KREUSER: Die Stellung des Geisteskranken in Strafgesetzgebung und Strafprozeß. Jur.-psychiatr. Grenzfrag. **3**, H. 6/7. — v. KRIES: Über den Begriff der objektiven Möglichkeit und einige Anwendungen desselben. Vjschr. wiss. Philos. **12**, 179. — KROHNE: Lehrbuch der Gefängniskunde. Stuttgart: Enke 1889. — KOHLRAUSCH: Strafgesetzbuch für das deutsche Recht, 30. Aufl. Berlin 1932. — KRATTER: Lehrbuch der gerichtlichen Medizin, 2. Aufl. 1921.

LANGE, JOH.: Die Folgen der Entmannung Erwachsener. Leipzig: Thieme 1934. — LE BON: Psychologie des foules. 1926. — LEHMANN: Beschlagnahme und Herausgabe von Krankengeschichten. Dtsch. Ärztebl. **1933**, 229. — LENZ: Grundriß der Kriminalbiologie. Wien: Julius Springer 1927. — LEPPMANN: Geistige Minderwertigkeit und Mord. Ärztl. Sachverst.ztg **1899**, 297. — Die Sachverständigentätigkeit bei Seelenstörungen. Berlin: Richard Schötz 1890. — LEUTNER: Zur Frage der gesetzlichen Stellungnahme gegen mißbräuchliche Anwendung des Hypnotismus. Ber. III. intern. Kongr. f. Psycho., S. 413. München 1896. — LIÉGEOIS: De la suggestion et du somnambulisme dans leurs rapports avec la jurisprudence et la médecine légale. Paris 1888. — LIEPMANN, M.: Einleitung in das Strafrecht. Berlin: O. Häring 1890. — Die ethischen Grundlagen des Schuldbegriffs. Z. **14**, 446. — v. LILIENTHAL: Der Hypnotismus und das Strafrecht. Ebenda **7**, 281. — Die internationale kriminalistische Vereinigung. Ebenda **14**, 698. — Die pflichtmäßige ärztliche Handlung und das Strafrecht. Berlin: O. Häring 1899. — Rechtsstrafe und Sicherungsstrafe. Entwurf 1925. In: ASCHAFFENBURGS Festschrift. Heidelberg: Winter 1926. — LIPMANN: Der Psychologe als Sachverständiger. Arch. f. Kriminalpsychol. **69**. — v. LISZT, FRANZ:

Lehrbuch des deutschen Strafrechts, 20. Aufl. Berlin: J. Guttentag 1904. — Die strafrechtliche Zurechnungsfähigkeit. Z. 17, 70; 18, 229. — Kriminalpolitische Aufgaben. Ebenda 12, 161. — Schutz der Gesellschaft gegen gemeingefährliche Geisteskranke und vermindert Zurechnungsfähige. Mschr. Kriminalpsychol. 1, 8. — Strafrechtliche Aufsätze und Vorträge. Berlin: J. Guttentag 1905. — von Liszt-Schmidt: Lehrbuch des deutschen Strafrechts, 26. Aufl. Bd. I. Berlin: de Gruyter 1933. — Litten, F.: Zur Frage des ärztlichen Berufsgeheimnisses. Mschr. Kriminalpsychol. 1, 55. — Zum § 493 der Reichsstrafprozeßordnung. Ebenda 1, 769. — Löwe-Rosenberg: Die Strafprozeßordnung für das Deutsche Reich, 19. Aufl. Berlin: de Gruyter 1933. — Löwenfeld: Der Hypnotismus. Wiesbaden: J. F. Bergmann 1901. — Lombroso: Der Verbrecher in anthropologischer, ärztlicher und juristischer Beziehung. Deutsch von Fränkel. Hamburg: J. F. Richter 1887. — Lunier: Sur la responsabilité légale des sourds-muets. Ann. Hyg. publ. 1879, 446.

Maier, Hans: Die nordamerikanischen Gesetze gegen die Vererbung von verbrecherischen Geistesstörungen. Halle a. S.: Marhold 1911. — Marbe: Der Psychologe als Gerichtsgutachter. Stuttgart 1926. — Maudsley: Responsability in mental diseases. London: Henry S. King & Co. 1874. — Meggendorfer: Gerichtliche Psychiatrie. Berlin: Carl Heymann 1931. — Metzdorf: Der gemeingefährliche Geisteskranke. Berlin 1930. — Meyer, Ernst: Rausch und Zurechnungsfähigkeit. Arch. f. Psychiatr. 42, H. 1. — Meyer, Ludwig: Die Stellung der Geisteskranken und verwandter Zustände zur Kriminalgesetzgebung. Ebenda 2, 425. — Mezger: Persönlichkeit und strafrechtliche Zurechnungsfähigkeit. München: Heymann 1926. — Strafrecht, 2. Aufl. München: Duncker & Humblot 1933. — Kriminalpolitik auf kriminologischer Grundlage. Stuttgart: F. Encke 1934. — Michel: Lehrbuch der forensischen Psychiatrie. Berlin 1931. — Mittermaier: Gutachten über § 300 RStGB. Z. 21, 197. — Verbrechen und Vergehen wider die Sittlichkeit. Vergleichende Darstellung des deutschen und ausländischen Strafrechts, Bd. 4. Berlin: Otto Liebmann. — Aus der Lehre der Zurechnungsfähigkeit. Aschaffenburgs Festschrift. Heidelberg: Winter 1926. — Moeli: Über irre Verbrecher. Berlin: H. Kornfeld 1888. — Die Fürsorge für Geisteskranke und geistig Abnorme. Halle a. S.: Marhold 1915. — Moll: Der Hypnotismus, 4. Aufl. Berlin: Fischers med. Buchhandlung 1907/35. — Mönkemöller: Die Verwahrung Asozialer. Mschr. Kriminalpsychol. 15, 277. — Moreau: L'hypnotisme dans ses rapports avec la criminalité. Arch. d'anthropol. crim. 12, 676 (1897). — *Motive* zur Strafprozeßordnung. Berlin: Kortkampf 1874. — v. Muralt: Über moralisches Irresein. München 1903. — Mygind, Holger: Taubstummheit. In: Schwartzes Handbuch der Ohrenheilkunde. Leipzig: F. C. W. Vogel 1890.

Näcke, P.: Über den Wert der Degenerationszeichen. Mschr. Kriminalpsychol. 1, 99. — Richter und Sachverständiger. Arch. Kriminalanthrop. 3, 99. — Neustadt: Die chronische Encephalitis epidemica. 1932.

Oehlert: Die Freisprechung Jugendlicher wegen mangelnder Einsicht. Mschr. Kriminalpsychol. 3, 353. — Oetker: Entwurf eines Reichsgesetzes betreffend die vorläufige Verwahrung und die Internierung gemeingefährlicher Geisteskranker und die Bestrafung, vorläufige Verwahrung und Internierung im Falle geminderter Schuldfähigkeit. Mitt. IKV. 12, 58. — v. Oettingen: Die Moralstatistik, 3. Aufl. Erlangen: A. Deichert 1882. — Olrik: Studien über die Straflosigkeit. Z. 18, 583. — Olshausen, J.: Kommentar zum Strafgesetzbuch, 11. Aufl. Berlin: Franz Vahlen 1927. — Oppenheim: Das ärztliche Recht zu körperlichen Eingriffen an Kranken und Gesunden. Basel: B. Schwabe 1892. — Ortloff: Die Verminderung der Willensfreiheit im Determinismus. Z. 14, 300.

Pailhas: L'existence du libre arbitre. Arch. d'anthrop. crim. 12, 129 (1897). — Petersen, J.: Zur Frage der Willensfreiheit. Mschr. Kriminalpsychol. 2, 705. — Der neueste Gegner des Determinismus. Ebenda 2, 509. — Willensfreiheit, Moral und Strafrecht. München: J. F. Lehmann 1905. — Placzek: Das Berufsgeheimnis des Arztes, 2. Aufl. Leipzig: G. Thieme 1898. — Polligkeit: Reichswohlfahrtsgesetz. Kommentar, 2. Aufl. Berlin:

Heymann 1930. — PONS: Du secret dans les asiles publics d'aliénés. Ann. méd.-psychol. T. 11, Ser. 8, S. 31. — *Protokolle* der Kommission für die Reform des Strafprozesses. Berlin: J. Guttentag 1905.

RÄMISCH: Die Suggestion und das Strafrecht. GA. **1893**. — RAPMUND u. DIETRICH: Ärztliche Rechts- und Gesetzeskunde. Leipzig: G. Thieme 1898. — RIVIÈRE: Die Strafgesetzgebung der Gegenwart, Bd. 1. Frankreich. Berlin: Liebmann 1894. — RIXEN: Zur Frage der Anrechnung des Irrenanstaltsaufenthalts auf die Strafzeit. Psychiatr.-neur. Wschr. **1908**, 433. — ROTHAMEL: Über die Sachverständigentätigkeit der Sanitätsoffiziere zum § 51 RStGB. Beih. 12 zum Militär. Wblatt **1905**, 557. — RÜMELIN: Reden und Aufsätze, N. F. 1881. Über einige psychologische Voraussetzungen des Strafrechts.

DE SANCTIS: Psychiatria forense. Milano: Soc. e ditr. libraria 1909. — SANDER u. RICHTER: Die Beziehungen zwischen Geistesstörung und Verbrechen. Berlin: Kornfeld 1886. — SAULLE, LEGRAND DU: Traité de médecine légal et de jurisprudence médicale. Paris: A. Delahaye 1874. — SCHÄFER: Der Gerichtsarzt und die freie Willensbestimmung. Vjschr. gerichtl. Med., N. F. **42**, 58. — Noch einmal der Sachverständige und die freie Willensbestimmung. Ebenda **45**, 19. — SCHAPER: Die Zurechnungsfähigkeit und der verbrecherische Wille. In: HOLTZENDORFFS Handbuch des deutschen Strafrechts **2**, 151. Berlin: C. Habel 1871. — SCHMIDT: Die strafrechtliche Verantwortlichkeit des Arztes für verletzende Eingriffe. Jena: G. Fischer 1900. — SCHMITZ, LUDWIG: Die Fürsorgeerziehung bzw. Zwangserziehung Minderjähriger, 4. Aufl. Düsseldorf: L. Schwann 1908. — SCHULTZE, C.: Vorschläge zur Reform des Irrenrechts auf Grund einer Vergleichung des italienischen mit dem in Preußen geltenden Recht. Berlin: J. Guttentag 1896. — SCHULTZE, ERNST: Traumatische Hysterie und Siechtum. § 224 StGB. Ärztl. Sachverst.ztg **1898**, 280. — Über pathologische Schlafzustände und deren Beziehung zur Narkolepsie. Allg. Z. Psychiol. **52**, 724. — Der Arzt als Sachverständiger und sachverständiger Zeuge. Vjschr. gerichtl. Med. **25**, Suppl.-H. — Die jugendlichen Verbrecher im gegenwärtigen und zukünftigen Strafrecht. Wiesbaden: J. F. Bergmann 1910. — Psychiatrie und Strafrechtsreform. Berlin: Julius Springer 1922. — SEUFFERT: Die Strafgesetzgebung der Gegenwart. Bd. 1. Deutsches Reich. Berlin: O. Liebmann 1894. — Die Bewegung im Strafrechte während der letzten 30 Jahre. Dresden: von Zahn & Jaensch 1901. — SIEFERT: Über die Störungen der Strafhaft. Halle a. S.: Marhold 1907. — SIGNELE: Psychologie des Auflaufs und der Massenverbrechen. Übers. von HANS KURELLA. Dresden u. Leipzig: C. Reißner 1897. — SIMONS, D.: Die neuen niederländischen Gesetze betr. verwahrloste und verbrecherische Kinder. Mschr. Kriminalpsychol. **3**, 385. — SKRZECZKA: Bemerkungen zu § 224 des deutschen Strafgesetzbuches. Vjschr. gerichtl. Med., N. F. **17**, 249. — Die Geisteskrankheiten im Verhältnis zur Zurechnungslehre. In: HOLTZENDORFFS Handbuch des deutschen Strafrechts **2**, 221. Berlin: C. Habel 1871. — SOMMER: Kriminalpsychologie und strafrechtliche Psychopathologie. Leipzig: Joh. Ambr. Barth 1904. — STENGLEIN: Das Recht des Arztes, zu operieren. Münch. med. Wschr. **1899**, 526. — STIER: Die akute Trunkenheit und ihre strafrechtliche Begutachtung. Jena: Gustav Fischer 1907. — Trunksucht und Trunkenheit in dem Vorentwurf zu einem deutschen Strafgesetzbuch. Arch. f. Psychiatr. **47**, 1. — STOOSS: Chirurgische Operation und ärztliche Behandlung. Berlin: O. Liebmann 1898. — SUTHERLAND: The jurisprudence of intoxication. Med. Review **1898**, July.

TOURETTE, GILLES DE LA: Der Hypnotismus und die verwandten Zustände vom Standpunkte der gerichtlichen Medizin. Hamburg 1889.

UNGAR: Über partielle Zurechnungsfähigkeit. Mschr. Kriminalpsychol. **16**, 354.

VERGER: L'évolution des idées médicales sur la responsabilité des délinguants. Paris: E. Flammassion 1922. — VIBERT: De l'hypnotisme au point de vue médico-légal. Ann. Hyg. publ. **1881**, 399. — VORKASTNER: Hypnotismus und Verbrechen. Mo. **31**, 350. — Forensische Beurteilung. In: Handbuch der Geisteskrankheiten **4**, 132 (1929).

WAGNER: Über Wesen und Bedeutung des Hypnotismus vom sanitätspolizeilichen Standpunkte. Vjschr. gerichtl. Med., N. F. **16**, 321. — WAGNER VON JAUREGG: Zum Unzurechnungsfähigkeitsparagraphen im österreichischen Strafgesetzentwurf. Mschr. Kriminalpsychol. **4**, 465. — Hypnose und Telepathie im Verbrechen. Wien. med. Wschr. **1919**, Nov. 27. — Vorgetäuschter Mordversuch in der Posthypnose. Dtsch. Strafr. Z. **1921**, 51. — WALTHER: Geschichte des Taubstummenwesens. Bielefeld u. Leipzig: Velhagen & Klasing 1882. — Handbuch der Taubstummenbildung. Berlin: Erwin Staude 1895. — WESTERKAMP, A.: Jugendgerichte. Mschr. Kriminalpsychol. **3**, 111. — WETTERSTRAND: Der Hypnotismus. Wien u. Leipzig: Urban & Schwarzenberg 1891. — WEYGANDT: Forensische Psychiatrie. Leipzig: Göschen 1922. — WILMANNS: Die sogenannte verminderte Zurechnungsfähigkeit als zentrales Problem der Entwürfe zu einem Deutschen StGB. Berlin 1927. — WINDELBAND, W.: Über Norm und Normalität. Mschr. Kriminalpsychol. **3**, 1. — WOLLENBERG: Die Grenze der strafrechtlichen Zurechnungsfähigkeit bei psychischen Krankheitszuständen. Allg. Z. Psychiatrie **56**, 615. — Die forensische Beurteilung der Krampfkranken, insbesondere der Hysterischen. Neur. Zbl. **18**, 227. — WULFFEN: Zur Kriminalpsychologie des Kindes. Mschr. Kriminalpsychol. 2, 172.

ZIEHEN: Neuere Arbeiten über pathologische Unzurechnungsfähigkeit. Mschr. Neru. **5**, 52, 459. — ZIEMKE, E.: Der Schutz der Gesellschaft vor den vermindert Zurechnungsfähigen. Mschr. Kriminalpsychol. **1**, 424.

B. Bürgerliches Gesetzbuch.

Von Prof. Dr. **HANS W. GRUHLE**, Heidelberg.

I. Allgemeiner Teil.

1. Historischer Überblick über die Stellung des Geisteskranken in der bürgerlichen Rechtsordnung.

Im Beginn der Entwicklung des *Straf*rechts findet sich eine doppelte Tendenz: das Privatstrafrecht nimmt auf die Eigenart des Täters keine Rücksicht, die Familie haftet für den Erfolg der Tat ihres Angehörigen, gleichgültig, ob der Täter Erwachsener, Kind oder Wahnsinniger ist (z. B. im Kabylischen Blutracherecht). Demgegenüber hat die Gemeinde ein soziales Recht, nach dem nur der Mündige, geistig Gesunde für seine vorsätzliche Handlung haftet. Man erinnere sich z. B. an die Vertretung in der Todesstrafe in verschiedensten ältesten Strafrechten (Strafbürgschaft). Erst ganz allmählich taucht die Idee der persönlichen Schuld auf (LÖFFLER). Wie heute die Sprache des Alltags das Wort Schuld noch im Sinne von causa *und* culpa gebraucht, so schon im Sachsenspiegel. Schuld bezeichnet anfangs nur „den Gegensatz zum juristischen Zufall: „von ungelücke unde ane scult“ und umfaßt auch die Fahrlässigkeit, wie die Wendung „von enes mannes sculden, unde doch ane sinen willen“ (III, 48 § 3) erweist“ (wörtlich aus LÖFFLER S. 119). Auch wir meinen heute bald die Kausalität, wenn wir äußern, „der verlorene Krieg ist an allem Unglück schuld“, bald die ethische Schuld in der Wendung „und vergib uns unsere Schuld“. Dazu kommen noch mehr, hier nicht interessierende Bedeutungsgehalte. Im Sachsenspiegel wird die subjektive Lage des Handelnden nicht berücksichtigt, sculd ist Urheberschaft (HOMEYER). Im Schwabenspiegel dagegen, der sich mehr an das römische Recht anschließt, wird Schuld enger gefaßt. Zufällige Urheberschaft läßt frei ausgehen, Fahrlässigkeit und Absicht rechtfertigt Strafe (Löffler). Aber selbst im Schwabenspiegel ist diese These nicht widerspruchslos durchgeführt. In 351 wird ein Kerkermeister auf *alle* Fälle für den Schaden haftbar gemacht, der durch das Entrinnen eines Gefangenen entsteht. In anderen Fällen ist wiederum eine *wissentliche* Begehung Voraussetzung der Strafe, vor allem bei Delikten, die sich nicht direkt wider die Person des einzelnen richten (Löffler). Z. B. bleibt straffrei, wer gestohlenes oder geraubtes Gut kauft oder erbt „ane sine wizzen" (Schwabenspiegel 57, 58, 317). Es gehen also recht verschiedene Schuldauffassungen unübersichtlich durcheinander. Im Strafrecht schafft erst die Carolina Klarheit im Sinne der Schuld des römischen Rechtes. Delinquitur aut proposito (= fürsatz), aut impetu (= Jähheit und Zorn), aut casu (= von ungeschichten ganz ungeverlicher weiss, auss geylheit oder unfürsichtigkeit, doch wider des thätters willen).

Im deutschen bürgerlichen Recht der Frühzeit ist ein Schaden, den Kinder, Wahnsinnige und Blödsinnige verübt haben, nach seinem vollen Werte zu ersetzen (Sachsenspiegel III, 3). Das deutsche Recht kennt ursprünglich keine vollständige Handlungsunfähigkeit irgendeiner Person, kennt nicht die vier Altersstufen der infantes, impuberes, minores, maiores mit ihrer jeweiligen besonderen Rechtsstellung. Es trennt nur diejenigen, welche gut und böse unterscheiden, und diejenigen, die dies nicht können (Grimm, Weisth. II/542). Aber auch dann sind die Rechtshandlungen eines solchen Gebrechlichen keineswegs an sich ungültig, sondern es besteht nur die Möglichkeit einer Revokation binnen einer bestimmten Frist nach Erlangung des Unterscheidungsvermögens bzw. des betreffenden Alters. Bei der Rechtshandlung eines Furiosus bleibt alles in suspenso, bis der furiosus wieder zur Vernunft kommt (Heusler). Später im Richtstätter Landrecht 43 § 4 werden Wahn- und Blödsinnige ausdrücklich Kindern unter 12 Jahren gleichgestellt. Wie stark sich die frühen deutschen Anschauungen von unserer heutigen Auffassung unterscheiden, geht schon daraus hervor, daß auch körperliches Leiden entrechtet (Stobbe). Bei den Langobarden ist auch der Aussätzige bürgerlich tot, und im Sachsenspiegel kann ein körperlich schwer Leidender kein Lehen erwerben; Zwerge, Krüppelkinder und Zwitter sind erbunfähig (Sachsenspiegel I, 4). Erst später verschiebt sich die Wertung auf die seelische Seite: König Liutprand spricht aus, daß es nicht auf Gesundheit oder Krankheit ankomme, sondern darauf, „ob er ordentlich sprechen und seinen Willen geltend machen kann" (Ed. Liutprand 6).

Nach römischem Recht sind absolut handlungsunfähig furiosi und Kinder unter 7 Jahren, weil sie nullum habent intellectum. Im *älteren* römischen Recht klammert sich freilich das Rechtsgefühl nur an den Erfolg, ohne den Täter zu berücksichtigen. Bald aber setzt sich die entgegengesetzte

Ansicht durch: ohne Schuld keine Verantwortlichkeit für die Tat, d. h. keine Verpflichtung zum Schadenersatz. Wer nicht weiß, was er tut, haftet für nichts. Der Wahnsinnige geht nach römischem Recht frei aus. Sein Tun steht wie das des Tieres nicht unter den Gesetzen der moralischen, sondern der Körperwelt; es ist ein Vorgang der äußeren Natur gleich dem Fallen des Steines (quemadmodum si quadrupes damnum dederit aut si tegula ceciderit, JHERING).

Zu diesem Standpunkte bekennen wir uns noch heute. Wir haben den Begriff der völligen Geschäftsunfähigkeit und sprechen diese dem Kinde unter 7 Jahren und dem Geisteskranken zu. Beide können irgendwelche Wirkungen gar nicht ausüben, ähnlich wie eine strafbare Handlung eines Geisteskranken nicht von Strafe frei bleibt, sondern gemäß unserm Strafgesetz gar nicht vorhanden ist.

2. Wandel der begrifflichen Abgrenzung der Geisteskrankheit. Geisteskrankheit und Geistesschwäche als psychiatrischer und als juristischer Begriff. Andere Begriffe des BGB.

Als das BGB. entworfen wurde, hatte sich in den Kreisen der Juristen eine Unterscheidung noch nicht eingebürgert, die damals sogar bei Psychiatern erst langsam Boden gewann, diejenige zwischen Psychopathie und Psychose. Zum Beginn des 19. Jahrhunderts gab es (auch noch in KANTS Anthropologie) nur *eine* Geisteskrankheit, und es herrschte ferner noch durch Jahrzehnte hindurch die Meinung, Geisteskrankheit sei Gehirnkrankheit, eine Meinung, die zum mindesten in dieser Fassung mißverständlich ist. Eine akute Haftpsychose trennte man wohl verlaufsmäßig, aber noch nicht grundsätzlich von einer Schizophrenie. Erst seit den Arbeiten des württembergischen Psychiaters I. L. A. KOCH (von 1891 ab) suchte man die eigentlichen *Erkrankungen* der seelischen Funktionen und ihrer cerebralen Grundlage zu sondern von den abnormen *Persönlichkeiten*, die sich durch ihre Anlage von ihren Mitmenschen zwar erheblich unterscheiden, aber an keinem Leiden, an keinem Krankheitsprozeß erkrankt sind. Die ersteren, die seelischen Erkrankungen, sind die Psychosen, die letzteren, die abnormen Persönlichkeiten, sind die Psychopathen. Ein Mißverständnis wäre also kaum möglich, wenn sich der Anwendungsbereich des Wortes Psychose auf die organisch cerebralen Krankheitsprozesse und ihre seelischen Symptome beschränkte, während das Wort Psychopathie für alles andere verwendet würde. Dies ist nun leider nicht der Fall. Außer dem soeben erwähnten genetischen (ätiologischen) Gesichtspunkt hat das Wort Psychose noch eine klinische (symptomatische) Bedeutung: man meint nämlich mit Psychose *alle* neu einsetzenden ernsteren seelischen Störungen. So ergibt sich aus der Vermischung dieser beiden Momente eine Dreiteilung: 1. Organische (cerebrale) Psychosen, 2. Psychogene (psychopathische) Psychosen, 3. Psychopathische Charaktere, Zustände und Reaktionen. Als Beispiel für 1 diene die Paralyse, die Schizophrenie, die Epilepsie — für 2: die Situationspsychose (z. B. Haftpsychose) — für 3: die hypochondrische Neurasthenie oder Zwangsideen und dergleichen.

Von allen diesen Unterscheidungen will und soll das Gesetz nichts wissen, denn die Psychiatrie ist eine lebendige, weiterarbeitende Wissenschaft mit starkem Bedeutungswandel ihrer Fachausdrücke. Daher hat sich das Gesetz einen eigenen psychologischen und psychopathologischen Wortvorrat geschaffen, den der ärztliche Sachverständige erst mit seinen Begriffen vergleichen und irgendwie zur Deckung bringen muß. Kein Psychologe, kein Psychiater wird je mit gerichtlicher Sachverständigentätigkeit zustande kommen, ehe er begreift, daß die Ausdrücke des Gesetzes vollkommen andere Bedeutung haben als die gleichen Ausdrücke des Alltags oder diejenigen der Psychologie: Vorsatz, Überlegung, Wille, Bewußtlosigkeit, Geistesschwäche — das alles bedeutet etwas vollkommen anderes, als man so gemeinhin meint. Da das Gesetz seine Ausdrücke kaum selbst erklärt, muß man sich an die oberste Rechtsprechung halten, die in ihre Spezialentscheidungen Erklärungen der verwendeten Begriffe einstreut. Auch diese Erläuterungen wechseln. Folgt man den Reichsgerichtsurteilen durch die Jahrzehnte, so kann man den langsamen, vorsichtigen Bedeutungswandel manchen juristischen Ausdrucks deutlich beobachten. Das Leben, die sich wandelnde Zivilisation, die sich ändernde Technik zwingen auch das oberste Gericht beständig, jede Starrheit zu vermeiden und mitzugehen.

Nur die wichtigsten psychologischen Fachausdrücke des BGB. seien hier kurz betrachtet. Die im § 6[1] verwendeten Ausdrücke *Geisteskrankheit* und *Geistesschwäche* werden unter dem besonderen Kapitel der Entmündigung noch genauer untersucht werden. Hier sei nur erwähnt, daß Geisteskrankheit *alle* seelischen Anomalien überhaupt umfaßt, mag eine echte Psychose oder eine Psychopathie oder Imbecillität zugrunde liegen. Für Geistesschwäche gilt das gleiche, der einzige Unterschied ist der, daß jene den höheren Grad der Störung, diese den leichteren Grad treffen will. — In den §§ 104 und 105 finden sich die Ausdrücke freie Willensbestimmung, Zustand krankhafter Störung der Geistestätigkeit, Bewußtlosigkeit, also Ausdrücke, die auch das bisherige Strafgesetz bringt. ASCHAFFENBURG hat in diesem Handbuch diese Begriffe schon besprochen. Es erübrigt sich, nochmals darauf einzugehen. Nur sei der Gedanke abgelehnt, daß eine Bejahung einer dieser Kategorien für einen Tatbestand *strafrechtlicher Art* gleichzeitig die *Geschäftsunfähigkeit* einschließe. Man mag über die Frage der partiellen strafrechtlichen Zurechnungsfähigkeit und der Zweckmäßigkeit ihrer Anerkennung recht verschiedener Meinung sein: man muß dennoch zugeben, daß es Fälle gibt, in denen man sehr schwer ohne sie auskommt. Es gibt z. B. Alkoholiker, die noch keinen deutlichen geistigen Zerfall aufweisen und die einen umschriebenen Eifersuchtswahn haben, d. h. einen wirklichen Wahn, nicht etwa nur gesteigerte Eifersucht. Es ist schwer zu verstehen, aber real unbezweifelbar, daß dieser Eifersuchtswahn wirklich isoliert bleibt. Begeht nun ein solcher alkoholistischer Eifersuchtswahnsinniger ein Vergehen, indem er seiner Frau eine Körperverletzung beibringt, so muß man die Voraussetzungen des § 51 StGB. bejahen, da seine freie Willensbestimmung infolge krankhafter Störung der Geistestätigkeit ausgeschlossen war. Hätte derselbe Mann etwas gestohlen, so hätte man seine Zurechnungsfähigkeit bejaht. Keineswegs wird man einem solchen Manne die Geschäftsfähigkeit ohne weiteres absprechen können. Ebenso wäre, falls die Frage der Entmündigung bei ihm aufgeworfen würde, diese Frage nicht etwa durch die soeben gefällten Entscheidungen schon mitgetroffen, sondern müßte gesondert geprüft werden. In anderen Worten: die Frage der Zurechnungsfähigkeit, der Geschäftsfähigkeit, der Entmündigungsreife ist jeweils für sich gesondert zu prüfen. Ja, selbst innerhalb der Zurechnungsfähigkeit ist noch eine Unterscheidung erforderlich. Wie bei der Besprechung der Ehescheidung infolge Geisteskrankheit (§ 1569 BGB.) und der Ehescheidung infolge Verletzung der durch die Ehe begründeten Pflichten (§ 1568 BGB.) noch dargelegt werden wird, ist das Verschulden des § 1568 von anderem Standpunkte aus zu beurteilen als die Schuld, auf die sich das *Straf*gesetz bezieht.

Schwierig zu definieren ist ferner jener seelische Zustand, für den der § 1910 die Worte wählt, „eine Verständigung mit jemandem ist nicht möglich". Bei der Besprechung der Pflegschaftserrichtung wird davon noch die Rede sein.

Aber die Fähigkeit zur Schuld bei der Verletzung ehelich begründeter Pflichten ist noch durch Nuancen getrennt von jener Fähigkeit zu schuldhafter Begehung unerlaubter Handlungen, die der § 823 und die folgenden meinen. Hier handelt es sich um die sog. *Deliktsfähigkeit.*

BGB. § 823: *Wer vorsätzlich oder fahrlässig das Leben, den Körper, die Gesundheit, die Freiheit, das Eigentum oder ein sonstiges Recht eines anderen widerrechtlich verletzt, ist dem anderen zum Ersatze des daraus entstehenden Schadens verpflichtet.*

Die gleiche Verpflichtung trifft denjenigen, welcher gegen ein den Schutz eines anderen bezweckendes Gesetz verstößt. Ist nach dem Inhalte des Gesetzes ein Verstoß gegen dieses auch ohne Verschulden möglich, so tritt die Ersatzpflicht nur im Falle des Verschuldens ein.

Die §§ 827 und 828 bestimmen dann ausdrücklich, daß dieses „Verschulden" nicht besteht, wenn der Schaden Zufügende „im Zustande der Bewußtlosigkeit oder in einem die freie Willensbestimmung ausschließenden Zustande krankhafter Störung der Geistestätigkeit" handelte, oder wenn er das 7. Lebensjahr noch nicht vollendete, oder wenn sein Alter zwar zwischen dem 7. und 18. Geburtstage lag, aber seine Einsicht zur Erkenntnis der Verantwortlichkeit nicht ausreichte. Letzteres gilt auch vom Taubstummen.

Da hier die Deliktsfähigkeit, Verschuldungsfähigkeit durchaus mit den Ausdrücken des Strafgesetzbuches definiert wird, sei auf die dortigen Ausführungen verwiesen. Immerhin sei auch bei diesem Punkte betont, daß Fälle denkbar sind, bei denen strafrechtliche Zurechnungsfähigkeit und bürgerlich rechtliche Deliktsfähigkeit nicht zusammenfallen.

Die Deliktsfähigkeit schließt die Pflicht ein, für die Folgen unerlaubter Handlungen einzustehen. Die Geschäftsfähigkeit birgt die Folgerung, für erlaubte Handlungen die Folgen zu genießen und zu tragen. Beide Fähigkeiten zusammen werden wohl auch als *Handlungsfähigkeit* bezeichnet (Verkehrsfähigkeit nach ENDEMANNS Vorschlag). Davon wäre noch die *Rechtsfähigkeit* zu unterscheiden. Sie beginnt mit der Vollendung der Geburt und ist also die Fähigkeit, Rechte und Pflichten zu haben, rechtliche Wirkungen zu erfahren. Die Rechtsfähigkeit ist angeboren und unverlierbar, die Geschäftsfähigkeit ist erworben und verlierbar. Rechtsfähigkeit und Handlungsfähigkeit werden im Französischen als capacité civile zusammengefaßt.

II. Besonderer Teil.

1. Geschäftsunfähigkeit, Testierunfähigkeit.

Würde das Gesetz einfach formuliert haben, daß der *Geisteskranke* abseits vom bürgerlich-rechtlichen Leben stehe, und würde das Gesetz unter Geisteskrankheit *jede schwere* seelische Anomalie meinen, ähnlich wie der Entmündigungsparagraph dies tut, so hätte sich der Sachverständige auch mit dieser Formulierung abfinden können. Aber die Gesetzgeber fühlten das Bedürfnis, sozusagen festzulegen, welche Voraussetzungen bei einem Menschen erfüllt sein müssen, wenn er außerhalb des Rechtslebens stehen soll.

Der § 104 BGB. formuliert: *Geschäftsunfähig ist: 1. wer nicht das siebente Lebensjahr vollendet hat; 2. wer sich in einem die freie Willensbestimmung ausschließenden Zustande krankhafter Störung der Geistestätigkeit befindet, sofern nicht der Zustand seiner Natur nach ein vorübergehender ist; 3. wer wegen Geisteskrankheit entmündigt ist.*

Alle drei Voraussetzungen ergeben also das gleiche Ergebnis der totalen Geschäftsunfähigkeit. Hier interessiert der zweite Punkt: Gefordert wird, daß sich der Geschäftsunfähige in einem die freie Willensbestimmung ausschließenden Zustande befinden soll, und dieser Zustand soll eine krankhafte Störung der Geistestätigkeit sein[1]). Wie schon oben erwähnt, meint das Gesetz mit krankhaft nicht etwa das gleiche, was der Arzt in seinen Krankheitsbegriff hineindenkt. Und mit *Geistes*tätigkeit ist nicht etwa der Geist

[1]) Wenn der Wortlaut des neuen Strafgesetzes später in irgendeiner Form in das BGB. übergehen sollte, so ändert sich sachlich nichts: wer wegen Bewußtseinsstörung oder krankhafter Störung der Geistestätigkeit unfähig ist, das Unerlaubte (oder Unrecht) der Tat einzusehen oder nach dieser Einsicht zu handeln.

im Sinne moderner Psychologie, also nicht Verstand (Intelligenz) gemeint. Sondern anstatt krankhafter Störung der Geistestätigkeit könnte man ebensogut „seelische Störung“ setzen. Etwas *Allgemeines*, in keiner Richtung Spezifiziertes soll getroffen werden. Ähnlich aber wie der Entmündigungsparagraph der dort angeführten Geisteskrankheit oder Geistesschwäche eine Einschränkung nach ihrer *praktischen* Auswirkung zufügt, nämlich sofern beide die Besorgung der Angelegenheiten verhindern, so fügt auch der § 104 eine Einschränkung hinzu, freilich nicht eine Einschränkung in der Richtung auf das Spezielle, sondern eine Einschränkung in Richtung auf den *Grad*. Die Zufügung, die krankhafte Störung solle die freie Willensbestimmung ausschließen, will die leichten Grade vernachlässigen. Auch der § 51 RStGB., über den ja Aschaffenburg in seinem strafrechtlichen Teile berichtet, enthielt bisher diese Einschränkung auf die *schweren* Grade der Störung. Auch die neue Fassung des § 51 meint Ähnliches: Unfähigkeit, einzusehen oder zu handeln. Der § 104^2 will also nur jene seelisch Gestörten treffen, bei denen die Anomalie nicht nur gleichsam theoretisch besteht, sondern bei der sie sich praktisch, d. h. auf die Praxis und auf den hinter ihr stehenden Willen auswirkt. Das RG. selbst will die Ausdrücke „krankhafte Störung der Geistestätigkeit“ und „Geisteskrankheit“ so verstanden wissen, daß der erstere weiter ist und auch die Geistesschwäche (des § 6) umfaßt (RG. 4. 6. 1909, 10. 12. 1910, 30. 11. 1912). Dem Gutachter kann es nur dienen, daß das Gesetz im § 104^2 einen so unbestimmten Ausdruck „krankhafte Störung“ wählt; der Sachverständige ist also in keiner Richtung eingeengt außer in der einen, daß diese Störung die freie Willensbestimmung ausschließen muß. Wenn das RG. näher ausführt, daß es unter der krankhaften Störung der Geistestätigkeit nicht nur die des Vorstellungslebens, sondern auch die des Empfindungs- und Trieblebens mit umfaßt wissen will (7. 10. 1899, ähnlich 5. 7. 1918, 6. 2. 1919), oder daß auch der Altersschwachsinn als krankhafte Störung anzusehen sei (11. 2. 1927), so erscheint dies dem psychologischen oder psychiatrischen Fachmann selbstverständlich. Auch manche andere RG.-Entscheidungen, die sich bemühen, näher in psychologische Sachverhalte einzudringen, fördern die Beurteilung der Voraussetzungen des § 104^2 kaum, denn das RG. verwendet, wie schon mehrfach erwähnt wurde, seine psychologischen Ausdrücke keineswegs in Übereinstimmung mit der Wissenschaft noch auch mit dem Sprachgebrauch des Alltags, falls es diesen bei den verwickelten psychologischen Begriffen überhaupt geben würde. So lehnt das RG. am 23. 5. 1917 die bloße Willensschwäche und leichte Beeinflußbarkeit als Ursachen der Geschäftsunfähigkeit ab, da sie nicht die freie Willensbestimmung ausschließen. Als das RG. am 8. 5. 1919 erklärte, eine Paralyse mache den Kranken nicht geschäftsunfähig, solange die freie Willensbestimmung nicht ausgeschlossen sei, kam dieser Entscheidung mehr eine theoretische Bedeutung zu; seitdem aber die Fieberbehandlung der Paralyse eine große Anzahl der Paralytiker weitgehend wieder herstellt, gibt es in der Tat nicht allzu selten Kranke, die wieder im Besitz ihrer sog. freien Willensbestimmung sind.

Jedes Rechtsgeschäft beruht auf einem Willensmoment. Es ist hier nicht der Ort — wie etwa beim Verbrecher — den dolus directus, indirectus, eventualis, die culpa usw. gegeneinander abzugrenzen. Auch eine Differenzierung ist hier nicht möglich zwischen Strebung, Wunsch, Vorsatz, Absicht, Wille usw. Sondern es sei nur daran erinnert, daß man den Willen als Funktion von dem Willen als Inhalt, Gegenstand, Ziel trennt. Das Gesetz interessiert sich nicht für den Willen als leere Funktion, sondern es meint den Willen als Gewolltes, wie es in der LUTHERschen Fassung heißt: Dein Wille geschehe. Und das Gesetz weiß, daß die Wahl dieses gewollten Gegenstandes ihre Motive, Herkünfte, Beweggründe hat. Erfolgt das Spiel dieser Motive normal, d. h. tritt kein äußeres (Gewalt oder Drohung) oder inneres Moment (Geistesstörung) störend dazwischen, so nennt das Gesetz diese Willensbestimmung „*frei*". Man hat es oft — besonders in der verflossenen materialistischen Wissenschaftseinstellung — getadelt, daß das Gesetz diesen philosophisch so beschwerten Ausdruck des „freien Willens" verwendet. Hätte man nicht ihn, sondern einen anderen Ausdruck gewählt, so hätte wohl eine andere historische Bedeutungsbelastung vorgelegen. Es kommt ja nur auf den Sinn, nicht auf die Worte an, und diesen Sinn hat man sich mit einer Umschreibung zu treffen bemüht: normale Bestimmbarkeit durch Motive oder Bestimmbarkeit durch normale Motive. Diese Fassung ist etwas weiter als die des Gesetzes. Zwar liegt im Begriff des Motivs *auch* der Beweggrund des Willens, aber im Motiv liegt mehr, nämlich auch der Urgrund des Denkens und der Gemütsbewegung. In dieser anderen Ausdrucksweise würde also der Sinn der 2. Ziffer des § 104 lauten: *wer durch eine seelische Störung der Bestimmbarkeit durch normale Motive beraubt ist.* Dem einen würde diese, dem anderen jene Fassung des § 104 mehr zusagen und klarer erscheinen.

Der Begriff der Geschäftsunfähigkeit wegen krankhaft gestörter Geistestätigkeit (§ 104^2) erfordert nicht, daß die Geisteskrankheit im Verkehr oder gar dem Gegner erkennbar hervorgetreten ist. Auch das mit einem für den Handelnden unerkennbar Geisteskranken geschlossene Rechtsgeschäft ist nichtig (RG. VI vom 13. 2. 1928, 317/27).

Auf welche seelischen Lagen, auf welche Fälle trifft nun dieser Sachverhalt zu? Die Fassung des Gesetzes führt, wie schon angedeutet, dazu, bei der Entscheidung des Einzelfalles zu sehr an den „Geist" zu denken. Jeder Erfahrene hat eine Kasuistik von Richtern bereit, die dem Sachverständigen die Gegenfrage stellen, warum denn XY. nicht geschäftsfähig sein solle, er gebe doch durchaus klare und verständige Antworten. Oft hat der Gutachter Mühe, auseinanderzusetzen, daß es hierauf gar nicht ankomme, sondern daß XY. aus abnormen *Motiven* heraus handle,

Und deshalb empfiehlt sich der Mitgebrauch jener zweiten obigen Definition.

Daß die sog. *großen Psychosen* die Voraussetzungen des § 104 erfüllen, ist so gut wie selbstverständlich. Es bedarf dabei nicht etwa des Nachweises, daß das *einzelne* Rechtsgeschäft motivisch in bestimmten krankhaften Seelenvorgängen wurzelt. Sondern die Annahme der heutigen Wissenschaft geht dahin, daß eine echte Psychose das gesamte Seelenleben des Individuums derart zerstört, daß ein normales Motivgefüge überhaupt nicht mehr vorliegt. Aus demselben Gedanken heraus ist man geneigt, die sog. Lucida intervalla abzulehnen. Theoretisch könnte man wohl einmal einen solchen hellen Augenblick konstruieren, wenn man z. B. erlebt, wie ein schwer zerfallener Paralytiker oder Schizophrener durch eine akute fieberhafte Erkrankung plötzlich ganz klar und vernünftig erscheint. Aber praktisch werden solche klare Zwischenzeiten kaum ernstlich wichtig werden. Schwierig wird auch bei den großen Psychosen die Frage der Geschäftsfähigkeit dann, wenn sich das Leiden weitgehend gebessert hat, z. B. in jenen Fällen von Paralyse, in denen eine Malariakur sehr gut anschlug.

Ein von jeher ziemlich lebhafter Essigfabrikant machte eine Paralyse durch und wurde durch die eingeimpfte Malaria so weit gebessert, daß alle eigentlichen Krankheitssymptome schwanden. Er hat sein vorzügliches Gedächtnis wiedergefunden, beherrscht den rechnerischen Teil seines Geschäfts ausgezeichnet und vermag wieder seine Kunden zu besuchen und sie zu neuen Aufträgen zu bewegen. Jedem Laien erscheint er als ein munterer, jovialer, kluger, geschäftsgewandter Herr. Nur der Fachmann weiß, daß seine von jeher ziemlich lebendige Aktivität noch krankhaft gesteigert ist: er mischt sich in viele Dinge, die ihn nichts angehen, schreibt politische Zeitungsartikel mit leerem Phrasenschwall, verfaßt unnütz viel Briefe (jeder einzelne ist ungemein weitschweifig und leer, aber formal korrekt) und hat eine derartig optimistische Auffassung der Konjunktur und hegt so große Geschäftserweiterungspläne, daß er sich sicher sogleich zugrunde richten würde, wenn man ihn nicht durch die Feststellung seiner Geschäftsunfähigkeit schützen würde.

Man wird stets an dem Grundsatz festhalten müssen, daß ein Psychotiker trotz aller Besserung dann noch immer geschäftsunfähig bleibt, wenn noch deutliche Symptome seines Leidens nachweisbar sind und in sein Handeln eingreifen. Diese Symptome sind aber keineswegs immer auf den ersten Blick „deutlich". Es bedarf oft der ganzen Kunst psychiatrischer Ausforschung, um sie zu enthüllen. Z. B. kann ein schizophrener Paranoiker ganz erfüllt sein von Wahnideen, alle seine Handlungen können wahnmäßig motiviert sein, und dennoch macht er äußerlich einen vollkommen korrekten, unauffälligen Eindruck. Es ist hier nicht der Ort, auseinanderzusetzen, wie man eine solche seelische Störung trotzdem enthüllen kann. Nur die Warnung habe hier ihre Stätte, niemandem seine Geschäftsfähigkeit, ja nicht einmal seine geistige Gesundheit zu bescheinigen. Man ist als Fachmann immer wieder über den Leichtsinn erstaunt, mit dem praktische Ärzte die seelische Gesundheit eines Menschen attestieren, den sie vielleicht 10 Minuten in der Sprechstunde sahen. Gewiß mag es manchem Kranken schwer gelingen, nach überstandener Psychose wieder als vollwertig ins gesamte bürgerliche Leben einzutreten. Gewiß wird man ihm den Wunsch nachfühlen können, durch irgendwelche Zeugnisse sich die Wiederkehr seiner Geschäftsfähigkeit bescheinigen zu lassen, aber wenn jemand in der Lage sein kann, ein solches Zeugnis auszustellen, so ist es höchstens jener Arzt, der den Kranken zuletzt in seiner Psychose behandelte. Dieser kennt den speziellen Krankheitsverlauf und seine Reste. Wenn aber der Kranke durch Deutschland zu reisen beginnt und Zeugnisse zu sammeln versucht, sei man als Gutachter größter Vorsicht beflissen.

Es wird kaum ein Fall denkbar sein, in dem ein *Psychopath* im Sinne des § 104² nicht geschäftsfähig ist. Zwar kann natürlich auch ein solcher abnorme Seelenzustände haben, die seine freie Willensbestimmung ausschließen, aber sie gehen fast immer vorüber, und so kommt der noch zu besprechende § 105² hier in Frage.

Sehr viel schwieriger ist die Beurteilung des *Schwachsinns*. Man nennt ihn ja meist schlechthin angeboren und unterscheidet ihn gerade dadurch von den erworbenen Defektzuständen, von der Demenz. Aber tatsächlich erfaßt man neuerdings immer mehr die Bedeutung der exogenen Faktoren, der Lues, des Geburtstraumas, der frühen Kinderencephalitis, der infantilen Schädeltraumata. Alle solche endogenen oder exogenen Momente können seelische Schädigungen aller Art und aller Grade zurücklassen. Es ist dann oft recht schwierig, einen Grad des Schwachsinns daraufhin zu beurteilen, ob die Ziffer 2 des § 104 gegeben ist. Denn daß auch der (sogenannte) angeborene Schwachsinn eine krankhafte Störung der Geistestätigkeit im Sinne des Gesetzes ist, steht außer Frage. Zu entscheiden ist nur, ob sie derartige Grade erreicht, um die freie Willensbestimmung durch normale Motive auszuschließen. Allgemeine Anweisungen lassen sich kaum geben. In jedem einzelnen Falle ist der seelische Gesamtzustand — nicht nur die Verstandesreifung — zu beurteilen. Bei solchen Schwachsinnigen mittleren Grades werden zwei Sachverständige auch leicht einmal verschiedener Meinung sein können, obwohl beide den Fall gleich gewissenhaft erforschten.

Selten wird ein *Alkoholiker* im Sinne des § 104² geschäftsunfähig sein. Nur in den Fällen eines schweren alkoholischen Korsakow-Syndroms wird dies zutreffen. Auch könnte ich mir einen Fall schweren alkoholischen Verfalls mit ausgeprägtem Eifersuchtswahn denken, bei dem der Wahn die an sich schon reduzierte Geistigkeit so beherrscht, daß dadurch die freie Willensbestimmung ausgeschlossen ist und der § 104 bejaht werden muß. Aber selbst erlebt habe ich einen solchen Fall noch nicht. Die Frage der Geschäftsfähigkeit bei Alkoholikern ist insofern oft praktisch wichtig, als der zu Heilzwecken internierte schwere Trinker gegen seine Unterbringung irgendwelche Rechtsmittel ergreift. Dann lautet die erste Frage, ob sein Einspruch beachtlich ist oder (wegen Geschäftsunfähigkeit) nicht.

Auch von der *Epilepsie* gilt das Gleiche: ein Epileptiker wird im Sinne des § 104² nur bei fortgeschrittener allgemeiner Verblödung geschäftsunfähig sein. Für seine vorübergehenden Störungen kommt ja höchstens der § 105² in Betracht.

Es findet sich beim praktischen Arzte und gelegentlich sogar beim Juristen die allgemeine Meinung, daß der Großteil der *Insassen einer geschlossenen Anstalt* geschäftsunfähig sei. Das mag allenfalls auf die alten Irrenanstalten zugetroffen haben, in denen vorwiegend menschliche Ruinen verwahrt wurden. Heute ist die Aufnahme in die Anstalt allenthalben erleichtert, das Mißtrauen der Bevölkerung gegen die Internierung ist weitgehend geschwunden, und gar in den psychiatrischen Kliniken werden heute so viel Nervenkranke, Psychopathen, Alkoholiker, Epileptiker behandelt, daß der Anteil der Geschäftsunfähigen klein sein dürfte. Früher gab es ja eine große, immer wieder erneuerte Literatur über „3 Monate lebendig begraben in der Irrenanstalt X". Heute bringt ein verständiger Mensch kaum noch den Gedanken fertig, die Irrenärzte könnten ein Interesse daran haben, einen Nichtkranken widerrechtlich zu behalten. Aber man muß zugeben, daß im einzelnen Falle doch immerhin ein Irrtum möglich sein könnte, nicht so sehr ein klinischer Irrtum über die Tatsache der seelischen Störung als ein Irrtum über die Notwendigkeit der Internierung. In solchen Fällen ist in der Tat die Lage des Internierten ungünstig. Vergleicht man ihn mit dem Fall des wegen Geisteskrankheit Entmündigten, so erleidet die Ziffer 3 des § 104 insofern eine Ausnahme, als dieser dann prozeßfähig ist, wenn er gegen seine eigene Entmündigung Anfechtungsklage erhebt (§ 664 ZPO.). Das gleiche gilt nicht für den nichtentmündigten internierten Geisteskranken. Mir ist seit 25 Jahren die Praxis des Badischen Verwaltungsgerichtshofes bekannt. Wenn in der Anwendung der entsprechenden Paragraphen des badischen Irrenfürsorgegesetzes ein Internierter gegen seine Zurückhaltung klagt, so gibt der genannte Gerichtshof dieser Klage gar nicht statt, wenn die Anstaltsdirektion bescheinigt, der Kläger sei nicht geschäftsfähig. So korrekt dieser Standpunkt juristisch sein mag, praktisch wirkt er sich so aus, daß der Internierte doch gerade gegen die Direktion (die ihn zurückhält) Schritte (die Klage) bei einer unparteiischen Instanz tun will, daß ihm aber die gleiche Direktion durch die Verneinung der Geschäftsfähigkeit diese Schritte vereitelt. Nicht formal, aber real ist der Verklagte Richter. Künftige Irrengesetze sollten also dem Internierten in seiner speziellen Klage gegen die Zurückhaltung die gleiche Prozeßfähigkeit einräumen, wie der § 664 ZPO. dies für den Entmündigten tut. Freilich müßten Bestimmungen verhindern, daß solche Klagen gegen die Internierung aller kurzen Fristen erhoben werden könnten.

Vor besonderen Schwierigkeiten steht der Gutachter, wenn er nicht die *Geschäftsfähigkeit* eines Lebenden, sondern die *eines Verstorbenen* zu beurteilen hat, oder wenn der Betroffene zwar noch lebt, aber seine Geschäftsfähigkeit in einem weit zurückliegenden Zeitpunkt bezweifelt wird.

Meist handelt es sich dabei um Fälle von seniler oder arteriosklerotischer Demenz. Bei der ersteren Krankheit schleicht sich der Verfall immer, bei der zweiten in den meisten Fällen *langsam* ein. Da ist es sehr schwer zu sagen, wann diese Abnahme der seelischen Kräfte einen derartigen Grad erreicht, daß die freie Willensbestimmung ausgeschlossen wird. Auch hier untersuche man nicht allein die *geistigen* Kräfte, sondern man bedenke, daß die senile Veränderung sich oft gerade in abnormen Gemüts- und Willensmomenten offenbart. Mancher Greis wird abnorm eigensinnig und starrköpfig, ein anderer abnorm beeinflußbar, schwach und nachgiebig und denkt nur noch, sie mögen mir meine Ruhe lassen.

Ein Druckereibesitzer beginnt in seinem 53. Lebensjahr recht unternehmend zu werden. Er kauft in einer Vorstadt ein Villengrundstück, das für seine Einnahmen recht luxuriös erscheint. Doch ist der Kauf entschieden geschickt abgeschlossen. In der gleichen Zeit schreibt er eine Anleitung zur Buchführung, die aber nie gedruckt wird. Nach 9 Jahren beginnt er in seinem Druckereigebäude mit Umänderungen, die niemand recht einleuchten. Er legt Kegelbahnen an, indem er den Hof unterkellert, baut Säle ein, richtet eine „historische Klause" ein, in der er Bilder von Bismarck, einem Theaterkapellmeister und einigen privaten Bekannten aufhängt und einen Globus auf den Tisch stellt. Die schweren Druckereimaschinen kommen ins oberste Geschoß, unten übt eine Tanzschule, bei der der nunmehr 62jährige mittanzt. Er veranstaltet ein Radiokonzert, zu dem beinahe niemand kommt. — In kurzer Zeit hat er sein ursprünglich blühendes Geschäft ruiniert. Als er im 67. Jahre dem Psychiater zugeführt wird, ist er durch eine Arteriosklerose verblödet und völlig geschäftsunfähig. Die Ehefrau sucht zu retten, was möglich ist und ficht eine Anzahl Verträge usw. an. Aber sehr schwer sind Zeugen zu beschaffen, die über den Geisteszustand des Erkrankten in den vergangenen Jahren so genaue Angaben machen können, daß man mit einiger Sicherheit den Beginn der arteriosklerotischen Rückbildung und den Beginn der Geschäftsunfähigkeit im 62. Lebensjahr festlegen kann. Die Fragen des Beweisbeschlusses, die ja nicht mit Vermutungen, sondern mit Feststellungen erledigt werden sollen, lassen sich kaum exakt beantworten.

Bei dem soeben geschilderten Falle lebte der Kranke noch, als 1933 die Frage nach seiner Geschäftsfähigkeit beim Abschluß von Verträgen im Jahre 1927 auftauchte. Der Sachverständige konnte also den jetzigen Zustand des Kranken noch genau kennenlernen und daraus seine Rückschlüsse auf die Vergangenheit zu ziehen versuchen. In vielen Fällen aber — besonders, wenn Testamente beanstandet werden — ist der zu Begutachtende tot. Dann bietet sich natürlich das Testament selbst oder die sonst in ihrer Rechtsgültigkeit bezweifelte Handlung zuerst als Objekt dar, welches Hinweise auf die Geschäftsfähigkeit gibt. Aber dieses Objekt wird von Sachverständigen ebenso ungern benutzt wie der Gutachter im Strafrecht ungern die Tat als Kriterium der Zurechnungsfähigkeit ansieht. Beide Momente geben nur Hilfen. Die Beurteilung der Persönlichkeit muß sich hauptsächlich auf ihr *gesamtes* Wesen und ihre sonstigen Handlungen stützen. Bei einem Verstorbenen bleibt nichts übrig, als umfangreiche

Zeugenaussagen zu beantragen. Bei einem bürgerlichen Rechtsstreit wird sich der Sachverständige am besten beider Parteien und beider Anwälte bedienen, um Persönlichkeiten ausfindig zu machen, die in der kritischen Zeit Gelegenheit hatten, den Erblasser zu sprechen und zu beobachten. Hier darf ein Gutachter sich nur in seltenen Fällen darauf beschränken, das übersandte Aktenmaterial durchzuarbeiten. Meist wird er große Aktivität entfalten müssen, um geeignete Zeugen ausfindig zu machen. Sein Takt wird es zu verhindern wissen, daß sein schließlicher Vorschlag der Zeugenvernehmung so ausfällt, als stehe er einer der beiden Parteien näher. Oft ist ein Dienstmädchen ein wertvollerer Zeuge als ein Professor, der mit dem Verschiedenen früher den Stammtisch teilte. Es gibt senile Leute, die sich zu Hause aufs äußerste gehen lassen, Haltung und gesellschaftliche Sitten vernachlässigen, nur noch schimpfen oder an Frau und Kindern herummäkeln, ja die schon anfangen, nachts den Abort nicht mehr zu finden, ihren Schlüsselbund dauernd zu verlegen oder das brennende Streichholz auf die Tischdecke zu werfen. Von dem Augenblick aber, in dem sie zum Ausgang Mantel und Hut nehmen, imponieren sie noch durchaus als geordnet und vollwertig. Am Stammtisch erzählen sie immer noch korrekt die — freilich schon hundertmal wiederholten — Anekdoten und beherrschen die alltäglichen Redewendungen, Zitate und Sprichwörter souverän. Fragt man über solche verstorbene Persönlichkeiten einen Zechbruder oder den Kaufmann, bei dem sich der Verschiedene seine Zigarren zu kaufen pflegte, so loben sie ihn als einen vollkommen gesunden, gesprächigen, freundlichen alten Herrn. Fragt man den Hausmeister, das Dienstmädchen — die Angehörigen scheiden als „Partei" oft aus —, den Nachbarn, so kann man sich oft zahlreiche Anekdoten erzählen lassen, die die vollkommene Vertrotteltheit des Greises beweisen und daher seine Geschäftsfähigkeit höchst fragwürdig erscheinen lassen. — Auch die Prüfung der Handschrift kann einen Hinweis geben.

Die *Testierfähigkeit* ist nur ein Sonderfall der Geschäftsfähigkeit. Die §§ 2229, 2230 und 2253 regeln zwar die Testierfähigkeit des Entmündigten, geben aber sonst keine besonderen Gesichtspunkte an. Über die Folgen der Entmündigung wird in besonderem Kapitel die Rede sein.

Gerade bei der Geschäftsfähigkeitsfrage wird man ja eine besonders sorgfältige Anamnese zu erheben versuchen, da hier die Unfähigkeit *nachgewiesen* werden muß und nicht wie bei der Zurechnungsfähigkeit des StGB. *Zweifel* genügen. Aus der Erfahrung des Sachverständigen sei noch darauf hingewiesen, daß man z. B. praktische Ärzte findet, die den Verstorbenen in der Zeit seiner Testamentserrichtung an kleinen Altersbeschwerden oder dergleichen behandelt haben, die die Frische, geistige Rüstigkeit und Interessiertheit des alten Herrn bezeugten und dabei nicht merkten, daß dieser hochgradig verblödet war. Die Bewahrung gewisser Redewendungen gesellschaftlicher Höflichkeit, die Anwendung vom Gymnasium her konservierter lateinischer Zitate, der Gebrauch abgeschliffenster politischer Phrasen täuschen oft darüber hinweg, daß in dem äußerlich gut erhaltenen Organismus nichts mehr vorgeht, ja daß die eigentlichen Denkfunktionen schwer Not gelitten haben.

Ein Universitätsprofessor, der als Zeuge über die Geschäftsfähigkeit eines Verstorbenen gehört wurde, hob als Beweis der geistigen Lebendigkeit des damaligen Kollegen hervor, daß jener aus seinem, Jahre zurückliegenden Aufenthalt in der Türkei amüsante Geschichten erzählen konnte. — Ein Gärtner, der dadurch zu großem Wohlstande gekommen war, daß die wachsende Stadt seine Ländereien allmählich umfaßte, verwechselte in der Zeit, in der er seinen letzten Willen niederschrieb, Kinder und Enkelkinder beständig miteinander; er saß fast den ganzen Tag freundlich lächelnd auf seinem Sofa und empfing am Monatsersten seine zahlreichen kleinen Mietsparteien, deren Mietzinshöhe eines seiner Kinder in einem kleinen Buch notiert hatte. Er vermochte die hingelegte Summe noch mit der eingeschriebenen Summe zu vergleichen. Stimmte sie nicht, so konnte er weder herausgeben noch die Sache aufklären. Er hatte von den geänderten Zeit- und Lebensumständen keine Ahnung. Begnügte man sich nicht mit seinen üblichen Redensarten, wie „heute ist aber einmal ein schöner Tag" oder „daß Sie, Herr Doktor, mich alten Mann immer wieder besuchen" oder „ja, die Zeiten sind schwer, aber man kann nichts machen", sondern fragte man ihn etwas bestimmt, ohne sich mit allgemeinen Wendungen abspeisen zu lassen, so wußte er nur noch aus seiner Jugend, vom Wachsen der Großstadt, vom Bau der Häuser usw. Verständiges zu berichten. Vom 60. Lebensjahr ab hörte sein geistiges Mitleben auf. Trotzdem gab sein Hausarzt über den dement gewordenen Greis folgendes Zeugnis ab: er sei weder geisteskrank noch geistesschwach, sei vielmehr in Geldgeschäften zweckbewußt gewesen und habe diese Sachen überdurchschnittlich gut behandelt.

Es bedarf der „Kunst der Anamnese", um über die Geschäftsfähigkeit eines Verstorbenen Klarheit zu gewinnen, es bedarf ferner großer Erfahrung, um die so gewonnenen Aussagen dann gegeneinander objektiv abzuwägen. Solche Gutachten gehören mit zu den schwierigsten Aufgaben des Sachverständigen. Ist irgendein Rechtsgeschäft, dessen Gültigkeit später bezweifelt wird, vor einem Notar abgeschlossen worden, so liegt dem Richter, der später über die Frage der Geschäftsfähigkeit zu entscheiden hat, begreiflicherweise der Gedanke nahe, der erfahrene Notar müsse ein besonders gewichtiger Zeuge sein. Das ist sehr oft ein Irrtum. Wenn der Vertragspartner kein auffälliges Benehmen zeigt, wenn er seine Meinung klar ausdrückt, wenn ihn der Notar nochmals fragt, ob diese seinem Willen vollkommen entspräche, dann *kann* ja der Notar gar nicht auf den Gedanken einer seelischen Anomalie kommen. Auch hier zeigt sich wieder die Überschätzung der augenblicklichen *Verstandes*verfassung des Vertrágsabschließenden. Es ist ja auch gar nicht Aufgabe des Notars, nach den Motiven zu forschen. Aber gerade dort „sitzt" ja oft, wie nun schon vielfach erwähnt wurde, die krankhafte Störung der Geistestätigkeit.

Es gibt alte Leute, die selbst komplizierte Rechenaufgaben gut lösen, oder die z. B. die Hauptstädte aller Länder der Welt glatt hersagen können, und die sich dennoch in ihren Handlungen durchaus von abnormen Motiven leiten lassen. Es ist seelisch etwas ganz anderes, reproduktiv einen Gedankengang zu vollziehen, als ihn produktiv zu schaffen, etwas nachzudenken oder es vorzudenken. Sowohl die Frage nach der Besorgung der eigenen Angelegenheiten (§ 6 BGB.) als nach der Geschäftsfähigkeit (§ 104 BGB.) ist aber nach der Seite der Aktivität orientiert. Jemand soll normalerweise imstande sein, geistig selbständig seine Angelegenheiten zu besorgen, wenn er sich in technischen Dingen natürlich auch beraten lassen kann. Jemand soll ein Geschäft (im weitesten Sinne) selbständig abschließen, d. h. es oft auch erst schaffen, erdenken, erfinden können und nicht nur zu einem vorgelegten Vorschlag sein Verständnis oder sein Placet erklären können. Mancher ausgesprochen Geisteskranke versteht eine auseinandergesetzte Rechtslage noch ganz gut, aber er ist ganz außer Stande, in sie einzugreifen. Darauf aber kommt es im wesentlichen an, wie ja auch der § 104 ausdrücklich den „freien *Willen*" hervorhebt, und wie die neue Definition der Unzurechnungsfähigkeit im Strafgesetz die Unfähigkeit enthält, einzusehen *und zu handeln*. So ist auch die Bemerkung in einem Gutachten nicht wichtig, X. sei über die allgemeinen Rechtsfragen der Entmündigung, Erbeinsetzung, Einsetzung auf den Pflichtteil usw. noch grundsätzlich orientiert gewesen. Dies ist eine (unwesentliche) Wissensfeststellung, die mit der Willensbeurteilung wenig zu tun hat. Ein Landgerichtsurteil führte einst aus: Ein so einfaches Testament, wie das hier in Frage stehende zu errichten, setze keineswegs eine komplizierte Gedankentätigkeit voraus. Es genüge die einfache gedankliche Erwägung, das eine der Kinder sei aus dem oder jenem Grunde besser zu stellen als die übrigen. — Dies Urteil läßt ebenfalls gerade den im § 104 BGB. hervorgehobenen freien Willen außer acht. Gewiß ist die Erwägung einfach, *daß* eines der Kinder bevorzugt werde. Aber es ist ein aus mannigfachen Motiven hergeleiteter Entschluß, *ob* es bevorzugt werde. Sind diese Motive zur Bevorzugung abnorm unterbaut oder, wie man sich in strafrechtlichen Erwägungen meist ausdrückt, ist die normale Bestimmbarkeit durch normale Motive gestört, so kann der Testierende unfrei sein, obwohl er die Einsicht in die formal logische Beschaffenheit seines Handelns besitzt. Die abnormen Motive brauchen auch keineswegs aktiv abnorm zu sein, d. h. etwa infolge einer Wahnidee einen abnormen Entschluß setzen, sondern sie *können* auch passiv abnorm sein, z. B. durch eine Willensschwäche und Geistesschwäche eines senilen Individuums.

Ferner kann z. B. ein Wahnkranker einen „Willen" mit der größten Klarheit bekunden, ja vielleicht mit Klugheit und Gewandtheit begründen, aber gerade jene Motivkonstellation, aus der heraus er „will", ist der Wahn. Solche Gedankengänge darzulegen und sie etwa gerade den Aussagen eines Notars gegenüber ins rechte Licht zu rücken, ist die Aufgabe des Gutachters bei dem Gericht.

Jene „Kunst der Anamnese" ist bei der Beurteilung der Geschäftsfähigkeit eines Verstorbenen die Hauptsache. Man erwarte nichts von körperlichen, besonders neurologischen oder gar *Sektionsbefunden*. Ein

Hirnluiker kann schwere fokale Symptome haben und dennoch geschäftsfähig sein. Ein seniler Geschäftsunfähiger braucht cerebral histologisch nur einen geringfügigen Befund zu haben. Wenn die Sektion freilich eine Paralyse erweist, die in vivo nicht erkannt wurde, so wird diese Feststellung auch auf die Geschäftsfähigkeit vor dem Tode ein Licht werfen, das vielleicht manches sonst nicht recht verständliche Verhalten des Verstorbenen klärt.

Der § 104 BGB. hat eine dritte Ziffer, die die Geschäftsunfähigkeit eines *wegen Geisteskrankheit Entmündigten* festlegt. Im Kapitel der Entmündigung wird hierüber noch ausführlich gesprochen werden. Das Gesetz kennt neben dieser totalen Geschäftsunfähigkeit noch eine *beschränkte Geschäftsfähigkeit.* Aber die Beschränkung der Geschäftsfähigkeit ist nicht etwa in das Ermessen des Gutachters oder Richters gestellt. Man könnte sich Fälle denken, in denen das Gegenteil Vorteile haben könnte. Es gibt tatsächlich vereinzelte Fälle, in denen der „Kranke" sich in vielen seiner Handlungen von so vernünftigen Motiven leiten läßt und diese Handlungen auch so korrekt durchführt, daß niemand auf den Gedanken kommen könnte, er sei überhaupt abnorm und dadurch geschäftsunfähig, bis der Sachverständige einen ausgeprägten Eifersuchtswahn enthüllt (bei schwerem Alkoholismus). Zu allen Handlungen, die seine Frau und alles, was mit ihr zusammenhängt, also auch ihre — seine Kinder, betreffen, ist der Kranke durch seine Wahnmotive bestimmt, und diese erreichen einen solchen Grad, daß dadurch seine freie Willensbestimmung ausgeschlossen ist. Für alle anderen Geschäfte spielt sein Wahn keine Rolle. Man wäre also geneigt, für den Umkreis Frau — Kinder die Geschäftsfähigkeit zu verneinen, für alle anderen Angelegenheiten sie zu bejahen. *Aber das Gesetz läßt dies nicht zu. Es gibt keine partielle Geschäftsfähigkeit.* Man hat sich als Sachverständiger in solchen Fällen *generell* zu entscheiden, ob man die Geschäftsfähigkeit bejahen oder verneinen will, es sei denn, daß die Entmündigung wegen Geistesschwäche durchgeführt werden kann, die ja, wie später zu erwähnen sein wird, besondere Folgerungen ergibt. Daß man keine partielle Geschäftsfähigkeit mehr anerkennt, erscheint durch einige historische Erwägungen wohlbegründet, wenngleich diese geschichtlichen Tatsachen bei der gesetzlichen Festlegung dieser Materie real kaum eine Rolle gespielt haben dürften. Man hat im Beginne der Psychiatrie, am Anfang des 19. Jahrhunderts, an einzelne selbständige seelische „Vermögen" geglaubt (*Fries*) und deshalb folgerichtig auch die Möglichkeit der Erkrankung dieser Vermögen angenommen. Man sprach von Monomanien (PINEL, ESQUIROL). Die wachsende wissenschaftliche Erkenntnis verwarf diesen Gedanken. Heute bekennt man sich zu der Überzeugung, daß die Seele als *Ganzes* erkrankt, daß sie deshalb auch als Ganzes praktisch beurteilt werden muß. Wenn dennoch bei dem obigen Beispiel des alkoholischen Eifersuchtswahns von einem ganz umschriebenen, scheinbar isolierten Symptom die Rede ist, so gilt das nur für die normale Bestimmbarkeit durch Motive im praktischen Verhalten des Alltags. Erforscht man solche Fälle genauer, so zeigt sich auch auf anderen Gebieten des Seelenlebens eine Beeinträchtigung, eine Abschwächung der Funktionen. Das Eigenartige dabei ist nur, daß dieser Defekt bei allen anderen seelischen Tätigkeiten sehr gering ist, und daß nur der Eifersuchtswahn als einziges *grobes* Symptom aufzeigbar ist.

Das RG. hat im Falle des Querulanten, bei dem ebenfalls der Gedanke der partiellen Geschäftsfähigkeit auftauchen könnte, entschieden, daß er an sich *nicht* als derart geistesgestört betrachtet werden könnte, daß ihm die freie Willensbestimmung fehle.

Mit dieser — abzulehnenden — partiellen Geschäftfähigkeit verwechsle man nicht die *beschränkte Geschäftsfähigkeit*. Diese gilt für den Menschen vom 7. bis 21. Geburtstag (§ 106). Und auf dieses Stadium wird (§ 114) derjenige Erwachsene zurückversetzt, der wegen Geistesschwäche oder Verschwendung oder Trunksucht, oder derjenige, welcher vorläufig entmündigt ist. Der beschränkt Geschäftsfähige kann ohne weiteres Geschäfte abschließen, durch die er lediglich einen rechtlichen Vorteil erlangt. Zu den anderen Rechtsgeschäften bedarf er zwar der Genehmigung seines gesetzlichen Vertreters, doch darf dieser z. B. dem beschränkt Geschäftsfähigen mit Genehmigung des Vormundschaftsgerichtes die Ermächtigung zum selbständigen Betrieb eines Erwerbsgeschäftes geben (§ 112). Ähnliches gilt von der Eingehung eines Dienst- oder Arbeitsverhältnisses (§ 113), kurz der beschränkt Geschäftsfähige kann in großem Umfange seine Geschäfte vollziehen, wenn er sich nur die Genehmigung seines Vertreters oder in besonderen Fällen des Vormundschaftsgerichts verschafft. Der beschränkt Geschäftsfähige kann mit Zustimmung des Vormundes die Ehe schließen, kann ein Testament widerrufen. Er kann als Vater (oder Mutter) in die Eheschließung seiner Kinder einwilligen (§ 1307), in bestimmten Fällen die Ehe anfechten (§ 1336), die eheliche Abstammung des Kindes anfechten (§ 1595, I), die eheliche Abstammung des Kindes anerkennen (§ 1598, III), einen Erbvertrag anfechten (§ 2282, I) oder aufheben (§ 2290, II) oder von ihm zurücktreten (§ 2296, I) usw. Von dieser Möglichkeit der beschränkten Geschäftsfähigkeit wird der Gutachter besonders dann gern Gebrauch machen, wenn er einen geistig Abnormen zwar unter Aufsicht stellen, ihm unter dieser Aufsicht aber noch einen größeren Spielraum der Betätigung lassen will.

Der Gutachter darf aber niemals einen seelisch abnormen oder gestörten Menschen schlechtweg für beschränkt geschäftsfähig erklären. Dies sieht das Gesetz nirgends vor. Sondern der Sachverständige darf lediglich die Geschäftsfähigkeit generell bejahen oder verneinen. *Nur* wenn die Frage der Entmündigungsreife gestellt ist, darf der Gutachter indirekt die beschränkte Geschäftsfähigkeit herbeiführen, indem er die Voraussetzungen des § 6 wegen Geistesschwäche, Trunksucht oder Verschwendung bejaht oder die vorläufige Entmündigung zu erreichen versucht. Hierüber wird im Kapitel der Entmündigung noch berichtet werden.

Die vollkommene Geschäftsfähigkeit hat auch noch eine passive Seite:

§ 131, I: ,,*Wird die Willenserklärung einem Geschäftsunfähig entgegenüber abgegeben, so wird sie nicht wirksam, bevor sie dem gesetzlichen Vertreter zugeht*''.

Ausdrücklich bestimmt der § 105: ,,*Die Willenserklärung eines Geschäftsunfähigen ist nichtig.*'' Nicht leicht verständlich ist, warum der zweite Absatz dieses Paragraphen noch hinzufügt: ,,*Nichtig ist auch eine Willenserklärung, die im Zustande der Bewußtlosigkeit oder vorübergehender Störung der Geistestätigkeit abgegeben wird.*''

Wenn der § 104 von einer krankhaften Störung der Geistestätigkeit spricht und ausdrücklich die vorübergehenden Zustände ausnimmt, so holt der § 105 dies nach, indem er aber diese vorübergehenden Zustände nicht mehr mit dem Beiwort ,,krankhaft'' versieht, und indem er das Wort Bewußtlosigkeit hinzufügt. Da im § 104² an sich gar nicht von der Art der seelischen Störung gesprochen wird, hätte man wohl die Fälle des § 105 mit in 104 hereinnehmen können. Daß im § 105 der Ausschluß der freien Willensbestimmung nicht auch ausdrücklich gefordert wird, entbehrt wohl besonderen Sinnes, vielmehr ist das gleiche gemeint (ratio legis) wie in § 104. Die Bewußtlosigkeit, die der § 105 bringt (ähnlich dem bisherigen § 51 des StGB.) ist ein vielumstrittener Begriff. Schon in der allgemeinen Psychologie und Psychiatrie bemüht man sich innerhalb der Bewußtseinsstörungen die Benommenheit, das alternierende Bewußtsein, den Dämmerzustand, die Verwirrtheit usw. zu sondern. Aber die Psychopathologie ist noch nicht zu allgemein anerkannten Wortfestsetzungen gelangt. Was also das *Gesetz* mit Bewußtlosigkeit meint, muß aus gelegentlichen Erläuterungen erschlossen werden. Daß nicht ein Zustand gemeint sein kann, wie er im Tiefschlaf, in der Narkose, nach einem Schädeltrauma vorliegt, ist selbstverständlich, denn in solchen Lagen schließt man keine Geschäfte ab. Obwohl es an sich prinzipiell nicht angängig ist, Definitionen der im Strafrecht verwendeten Begriffe ohne weiteres auf das Zivilrecht zu übertragen, kann man vielleicht behelfsweise doch einmal heranziehen, was das Reichsgericht über die Bedeutung des Begriffs Bewußtlosigkeit im *Straf*recht aussagt. In einer älteren Entscheidung (21. 6. 1907) führt es aus: der Ausdruck Bewußtlosigkeit sei nicht wie im Alltag aufzufassen, sondern als Bezeichnung eines Zustandes, ,,in dem, ungeachtet der nicht beeinträchtigten physischen Fähigkeit äußeren Handelns, das Selbstbewußtsein in der temporären Sinnesaufregung so weit untergegangen ist, daß dem Geiste die Erkenntnis des Inhalts und Wesens vorgenommener Handlungen, sei es überhaupt, sei es in einer bestimmten Richtung, mangelt.'' Man darf an eine solche Erklärung des obersten Gerichts nicht mit dem Rüstzeug der Psychologie herantreten. Dann wäre dieser Satz unverständlich. Sondern man muß schlecht und recht versuchen, sich in die Meinung dieser Erläuterung laienhaft hineinzuversetzen. Unter dieses Schema fiele also etwa ein sogenannter Automatismus, wenn z. B. ein durch heftigen Schrecken affektiv Verwirrter eine Unterschrift leistet. Wenn ASCHAFFENBURG in seinem strafrechtlichen Teil ausführt, mit Bewußtlosigkeit sei nur eine hochgradige *Trübung* des Bewußtseins gemeint, so gilt hier das gleiche, daß eine solche Trübung auch durch den Wortlaut des § 104 mit eingefangen werden könnte. Die neue Fassung des § 51 des StGB. spricht nur von „Bewußtseinsstörung". Da nun der § 104 die länger dauernden und der § 105 die vorübergehenden Störungen sondert, muß sich der Sachverständige diesen Formulierungen anpassen. Praktisch wird der § 105 Fälle umfassen, in denen man etwa einen Mann absichtlich betrunken machte, um eine Willenserklärung von ihm zu erlangen und dadurch ein gutes Geschäft zu erzielen. Der Betrunkene, der sich des Geschäftes hernach vielleicht gar nicht erinnert, ficht später die Rechtsgültigkeit des Geschäftes gemäß § 105 an. Die Frage, inwiefern ein *Rausch* den Betroffenen bewußtlos macht und dadurch der Folgen von Willenserklärungen entbindet, ist nicht leicht zu beantworten. Grundsätzlich ist die Frage hier nicht anders gestellt als im Strafrecht. Wie von ASCHAFFENBURG ausgeführt wird, gilt ein gewöhnlicher Rausch weder als eigentliche krankhafte Störung der Geistestätigkeit noch als Bewußtlosigkeit; ein sinnloser Rausch erlaubt kaum verständliche Willenserklärungen, der pathologische Rausch indessen ist ein Zustand, der eine klare Willensbekundung oft gestattet und dennoch als geistige Störung oder Bewußtlosigkeit gewertet werden muß. Über seine Kriterien seien ASCHAFFENBURGS Ausführungen hier nicht wiederholt. Daß der Tatbestand des § 105, II vorgelegen habe, muß derjenige beweisen, der sich darauf beruft (RG. 2. 12. 1904).

Eine erzwungene Einweisung einer zu begutachtenden Person in eine Anstalt zur Beobachtung ist im Rahmen des BGB. unzulässig. Das BGB. kennt keine Zwangsmaßregeln zur Feststellung des Geisteszustandes einer Person. Insbesondere die Angelegenheiten der freiwilligen Gerichtsbarkeit regeln sich nach den Vorschriften der ZPO. Diese Vorschriften enthalten keine dem § 81 der StPO. entsprechende Bestimmung, kennen also keinen Zwang zur Duldung einer Untersuchung. Die einzige Ausnahme ist der § 656 ZPO. im Entmündigungsverfahren (Kammergericht 12. 7. 1918) (s. später).

2. Unfähigkeit, seine Angelegenheiten zu besorgen.

A. Die Entmündigung.

a) Die Entmündigung wegen seelischer Störung. Heute erscheint uns der Sinn der Entmündigung ohne weiteres im Gedanken des *Schutzes* für den Gebrechlichen gegeben. Das war keineswegs immer so. Im deutschen Privatrecht des frühen Mittelalters ist die Munt ein Gewaltbegriff. Sie hatte ihr Motiv keineswegs in der Fürsorge für das Wohl des Kindes oder des wegen Geistes- usw. Schwäche Unselbständigen, sondern in den Rechten der Hausherrschaft. Alles, was im Laufe der späteren Entwicklung den Grundsatz der Fürsorge für das Mündel in den Vordergrund stellt, ist ein der ursprünglichen Munt feindseliges Element (HEUSLER). Erst seit dem 13. Jahrhundert ändert sich dies und ändert sich vollkommen. Ob es dann ursprünglich das Schutzbedürfnis infolge der Wehrlosigkeit des Kindes oder „gecken" ist (KRAUT) oder die Erkenntnis seiner Unreife des Willens (RIVE) oder die Notwendigkeit eines Ersatzes für die Handlungsunfähigkeit des Mündels (v. AMIRA) oder alles zusammen, muß dahingestellt bleiben. Aber seit dieser Zeit tritt eben an Stelle des egoistischen Gedankens der Vermögenserhaltung der Familie oder Sippe durch die Machtausübung eines (möglichst nahen) Verwandten als Vormunds die altruistische Idee des Schutzes für den Gebrechlichen. Der Sachsenspiegel steht noch auf dem ersteren Standpunkt, der zweite scheint sich zuerst bei den Langobarden durchzusetzen (HÜBNER). Die Sinnlosen — die Namen lauten: geck, rechter dor, sinneloser man, unsinnige lute — sind nicht etwa notwendig bevormundet[1]. Wie ihre Rechtsstellung dann erscheint, läßt sich nicht leicht feststellen. Es scheint, daß ihre Handlungen keineswegs von selbst rechtsungültig sind, sondern nur daß die Revokation binnen einer bestimmten Frist nach Erlangung der Vollsinnigkeit möglich ist (HEUSLER).

Aus den späteren Quellen sei nur eine genannt. Im alten Nürnberger Stadtrecht heißt es:

„Da auch prechenhaffte Personen gefunden wurden, als Synnlosse, Stumme oder ungehörende, die ire sachen nicht verrichten könnten, Dessgleichen die mit langwiriger kranckheit beladen, und legerhafte, auch die ire Güter unnützlich verschwenden, die sollen durch ire Freunde (Verwandte) den Obristen Vormundern angezaigt und inen nach gelegenheit Curatores und versorger verordnet werden" (GEORGI).

Heute ist der Sinn der Entmündigung also der Gedanke des *Schutzes.* Wird jemand von einer seelischen Störung befallen, so soll er dadurch in seinen gesamten Lebensverhältnissen keinen Schaden erleiden: ein anderer soll seine Angelegenheiten besorgen: der Vormund. In diesem Falle erscheint also die Voraussetzung der Bestellung eines Vormundes einfach, nämlich der Verfall in eine seelische Störung. Aber es gibt seelische Störungen, die so leicht sind, daß der Befallene eines Vormundes kaum bedarf. Und es gibt Persönlichkeiten, die sich nach Abschluß ihrer seelischen Reifung im 22. Lebensjahre als so gering begabt erweisen, daß sie eines Vormundes bedürfen, obwohl sie nicht in eine eigentliche seelische Störung *verfallen* sind. Wie meistert nun das Gesetz diese und manche andere Komplikationen[2]?

---

[1] „ne hevet aver de sinnelose nenne vormunden ..." Goslar Stat. 42/10 und 89/7.

[2] Über die Entstehungsgeschichte des jetzigen Entmündigungsparagraphen 6 des BGB. siehe die Ausführungen von ERNST SCHULTZE in der ersten Auflage dieses Handbuches, S. 181ff.

Es kümmert sich zunächst einmal *nicht* um die Ausdrücke der psychologischen und psychiatrischen Wissenschaft. Diese Wissenschaften sind lebendig, sie wechseln ihre Termini zuweilen innerhalb eines Jahrzehnts; dem Gesetz wünscht man eine *längere* Geltung. Also schafft sich das Gesetz seine Ausdrücke selbst und interessiert sich dabei auch nicht für die Frage, ob eine seelische Anomalie erworben oder eingeboren ist. Das Bestehen der Anomalie selbst ist das Wesentliche. Aber diese Anomalie hat Grade, und so nimmt der § 6[1] des BGB. zwei Grade an, die er mit den Ausdrücken der Geisteskrankheit und Geistesschwäche trifft.

Dem Gutachter gelte der Rat, in seinen Ausführungen diese beiden Worte nur im Sinne des Gesetzes zu verwenden. Es führt zu Mißverständnissen oder doch zu Unklarheiten, wenn gerade der gewissenhafte Psychiater darlegt: X. leide an angeborener Geistesschwäche. Diese sei aber so hochgradig, daß sie im Sinne des § 6[1] als Geisteskrankheit anzusehen sei usw.

Die Grenze zwischen beiden Graden ist so gedacht, daß der Geisteskranke an *allen* Geschäften seelisch behindert ist und insofern einem Kinde *unter* 7 Jahren gleicht, während der Geistesschwache einem Kinde oder Jugendlichen vom 7. bis zum 21. Geburtstage gleichzusetzen ist. Es würde zu weit führen, hier *alle* Fähigkeiten und Rechte anzuführen, die also die Entmündigung wegen Geistes*schwäche* dem Betroffenen noch läßt: bei der Erörterung der Geschäftsfähigkeit wurde diese Frage besprochen. Man halte fest: der wegen Geisteskrankheit Entmündigte ist vollkommen geschäftsunfähig, der wegen Geistesschwäche Entmündigte beschränkt geschäftsfähig. Das BGB. kennt nur diese beiden Kategorien: Unfähigkeit und beschränkte Fähigkeit und hat deren Abgrenzung ein für allemal klar festgelegt. Im Verlauf einer seelischen Störung kann sich ihre Intensität natürlich derart ändern, daß man dem Kranken, dem man erst seine gesamte Geschäftsfähigkeit nahm, wieder die beschränkte Geschäftsfähigkeit gewähren möchte und umgekehrt. Ja, es ist theoretisch auch der Fall denkbar, daß bei gleichbleibender geistiger Störung sich die Angelegenheiten des Betroffenen so vermehren und verwickeln, daß er, dem man anfangs bei einfacher Lebenslage noch die beschränkte Geschäftsfähigkeit zubilligte, nun in veränderter Situation wegen Geisteskrankheit entmündigt werden muß.

Es kommt also — noch einmal sei es zusammengefaßt — weder auf die Art noch auf die Ursache oder die Dauer oder die Prognose der seelischen Abwegigkeit an: der höhere Grad ist als Geisteskrankheit, der geringere als Geistesschwäche zu bezeichnen. Dabei verliere sich der Gutachter keinesfalls an den Irrtum, daß das Gesetz mit *Geistes*krankheit oder -schwäche eine Störung des *Geistes* im engeren Sinne, also des Verstandes, der Intelligenz treffen wolle. Auch hierin ist die Wortgebung des Rechtes eigenwillig: es meint mit Geist Seele schlechtweg. Auch Störungen oder Varietäten des Charakters, des Gemütslebens sind also im Sinne des Gesetzes Geisteskrankheit oder -schwäche.

Keinesfalls also bedarf es des Nachweises einer Beeinträchtigung der *Intelligenz*, des Denkvermögens; auch eine Psychopathie kann so hochgradig sein, daß sie des Schutzes einer Entmündigung bedarf. Jeder erfahrene Sachverständige kennt Fälle, in denen der Entmündigungsrichter, wenn er den Kranken kennenlernt, erklärt: bei einer so hervorragenden Intelligenz könne doch von Geistesschwäche nicht die Rede sein. Dies ist aus den eben erwähnten Gründen ein grundsätzlicher Irrtum, der ja — falls es zu einer Fehlentscheidung kommt — von der höheren Instanz meist wieder gutgemacht wird.

Am 18. 2. 1924 173/23 IV wendet sich das RG. ausdrücklich *gegen* die Ausführungen einer Vorinstanz; Mängel des Charakters, des Gemüts- und Gefühlslebens seien rechtsirrig in den Tatbestand der Geistesschwäche eingereiht worden. Vielmehr stellt das oberste Gericht ausdrücklich fest, daß auch die Entwicklung des Charakters eine krankhafte Richtung nehmen, und daß gerade Störungen des Gefühls- und Trieblebens auf psychopathischer Grundlage beruhen können. Werde durch die krankhafte Anlage die Charakterbildung nachteilig beeinflußt und träten Triebe und Leidenschaften als Äußerungen einer bestehenden Entartung auf, so sei es auch vom Rechtsstandpunkt aus nicht zu beanstanden, wenn hierin die Anzeichen einer Geistesschwäche psychopathischen Ursprungs gefunden werden. Daß die Verstandestätigkeit des zu Entmündigenden aufgehoben oder übermäßig beschränkt sein müsse, sei kein regelmäßiges Erfordernis der Geistesschwäche. Auch infolge einer solchen Geistesschwäche könne jemand seine Angelegenheiten in ihrer Gesamtheit zuweilen nicht besorgen.

Mit dem Nachweis einer seelischen Abnormität hohen oder geringen Grades hat es aber noch nicht sein Bewenden.

Der Wortlaut des § 6^1 BGB. lautet: *Entmündigt kann werden, wer infolge von Geisteskrankheit oder Geistesschwäche seine Angelegenheiten nicht zu besorgen vermag.*

Es kommt also nicht nur auf die theoretische Feststellung der Störung an, sondern diese muß sich praktisch so auswirken, daß der Abnorme seine *Angelegenheiten* nicht besorgen kann. Dieser Ausdruck ist absichtlich so unbestimmt gefaßt, weil nicht bestimmte Geschäfte gemeint sind, bei deren Nichtbesorgung der Betroffene entmündigungsreif erscheint, insbesondere nicht etwa nur die wirtschaftlichen Momente. Sondern nur derjenige möge entmündigt werden, so meint es das Gesetz und seine heute allgemein übliche Auslegung, der die *Gesamtheit* seiner Angelegenheiten nicht zu besorgen vermag. Mit der Gesamtheit ist aber nicht etwa die Summe *aller* Angelegenheiten gemeint, derart, daß jemand *nicht* entmündigt werden könnte, der noch einzelne seiner Geschäfte zu besorgen vermag. Sondern mit „Gesamtheit" sollen die die gesamte bürgerliche Existenz begründenden *wichtigen* Angelegenheiten getroffen werden.

Der Gutachter muß also eine *Beziehung* beurteilen: hat er eine seelische Anomalie nachgewiesen, hat er den Grad festgestellt, so muß er sich nun noch dazu äußern, ob diese Anomalie ihrem Wesen nach so geartet ist, daß sie die Besorgung der Angelegenheiten verhindert. Ja, wenn man ganz korrekt formulieren will, muß man darauf hinweisen, daß selbst der erwähnte *Grad* der seelischen Störung nicht absolut, sondern erst *im Hinblick auf die Angelegenheiten* beurteilt werden kann. Wie oben schon angedeutet, kann der gleiche Grad einer psychischen Anomalie gegenüber einer verschiedenen Gesamtheit von Angelegenheiten in einem Fall als Geisteskrankheit, im anderen als Geistesschwäche angesehen werden. — Für die Beurteilung der Angelegenheiten ist die Voraussetzung, daß der Sachverständige die Art dieser Angelegenheiten hic et nunc kennt. Hier verläßt der Psychiater fast sein Gebiet: er muß sich in die wirtschaftliche oder familiäre oder sonstwie geartete Bedingtheit eines Individuums tief hineinversetzen, wenn er beurteilen will, wie sich gerade bei dieser bürgerlichen Existenz die seelische Störung auswirkt. Ein Fabrikbesitzer oder Großkaufmann mit vielen organisatorischen und sonstigen wirtschaftlichen Verpflichtungen kann schon durch eine leichte seelische Anomalie so lahmgelegt werden, daß er eines Schutzes bedarf. Ein verwitweter Landwirt, der niemals sein Dorf verließ und auch in Zukunft das winzige Besitztum weiter bestellen wird, der schon erwachsene Kinder hat, der seinen kleinen Hypothekenzins regelmäßig zu zahlen gewohnt ist, muß schon seelisch *sehr* schwer gestört sein, wenn man begutachtend behauptet, er könne den gesamten Umkreis seiner Angelegenheiten nicht mehr besorgen.

Wurde jemand wegen Geistes*schwäche* entmündigt, so kann er natürlich trotzdem zu einem Rechtsgeschäft unfähig sein, zu dem ihm rechtlich die Potenz verblieb, sofern er gemäß § 104^2 generell geschäftsunfähig ist (RG. 21. 10. 1907).

Welche Schwierigkeiten tauchen für den Gutachter in der realen *Praxis der Begutachtung* zu Entmündigender auf?

Die Entscheidung, zu welchem der beiden Grade des § 6^1 eine nachgewiesene seelische Anomalie gerechnet werden soll, mag zuweilen nicht leicht sein. Wird man jemandem doch noch ein gewisses Verfügungsrecht (eben das der beschränkten Geschäftsfähigkeit) in dem Maße, wie es ein Jugendlicher besitzt, lassen wollen, so wird man nur die Geistesschwäche bejahen. So wird z. B. ein durch eine Malariakur weitgehend gebesserter Paralytiker, dessen Verstand wieder recht befriedigend arbeitet, und der nur durch seine große Stimmungslabilität und Beschwätzbarkeit seine wirtschaftliche Existenz gefährdet, entmündigungsreif nur wegen Geistesschwäche erscheinen. Mit Geistesschwäche wird man z. B. auch bei einem Schizophrenen auskommen, der nach Beendigung einer katatonischen Erregung fast alle Symptome verlor und nur noch eine derartige Impulslosigkeit (sog. Willensschwäche) besitzt, daß er sich zu gar nichts aufzuraffen vermag. Ein völlig enthemmter rastloser Hypomaniacus wird aber — obwohl klinisch seine Störung gar nicht sehr schwer erscheint — vielleicht doch wegen Geisteskrankheit entmündigt werden müssen, wenn er einen großen Umkreis komplizierter Angelegenheiten hat. Die *klinische Ein-*

ordnung einer speziellen Psychose ist für die Begutachtung der Entmündigungsreife ziemlich unwichtig. Der Entmündigungsrichter als medizinisch-psychiatrischer Laie ist ja der Leser des Gutachtens. Er wird z. B. für eine gelehrte Erörterung, ob eine Paralyse oder Hirnlues vorliege, wenig Interesse haben.

Schwierig ist das Problem der „*Angelegenheiten*". Hat der Gutachter aus irgendwelchen neurologischen und psychischen Befunden etwa eine Paralyse nachgewiesen, so wird deren Auswirkung auf die Lebensführung im einzelnen Falle relativ leicht vorauszusehen sein. Zeigt sich aber gerade in der Art der Lebensführung selbst allerlei Merkwürdiges, was den Verdacht einer seelischen Störung erweckt, ohne daß diese sonst sicher erwiesen werden könnte, so befindet sich der Gutachter in einer ähnlichen schwierigen Lage, wie wenn er strafrechtlich die Tat selbst als Kriterium der Zurechnungsfähigkeit nehmen soll. Ganz ähnlich wie der Strafrichter von einer Straftat gelegentlich annimmt, sie sei so verschroben und schlecht motiviert, daß hieraus eine seelische Anomalie des Täters vermutet werden könnte, so neigt auch der Entmündigungsrichter gelegentlich zu der Ansicht, die Lebensführung eines Menschen sei so verwerflich und extravagant, daß dieser entmündigt werden müsse. Solchen — wenigstens vorläufigen — Annahmen liegt eine etwas moralisierende, an gewissen sozialen Forderungen orientierte Weltanschauung zugrunde, die dem meist naturwissenschaftlich eingestellten Gutachter viel ferner steht. Besonders drei Sonderfälle ergeben zuweilen Meinungsverschiedenheiten zwischen Richter und Gutachter: das *Sexualleben*, das Verbrechen, das Querulantentum.

Wenn z. B. ein mündiges Mädchen aus gepflegtem Lebenskreise sexuell sehr zügellos lebt, und wenn alle Versuche der Angehörigen, sie wiederum sozial einzuordnen, fehlschlagen, wenn die Familie ferner die Entmündigung betreibt, um das Mädchen einer Anstalt zuzuführen, so sieht sich der Gutachter in der unerfreulichen Lage, in der Lebensführung des Mädchens selbst einen psychopathischen Zug zu suchen, der vielleicht zu der Annahme führt, sie könne wegen Geistesschwäche ihre Angelegenheiten nicht besorgen. Denn die Einordnung in die traditionelle Lebensweise und den angestammten Lebensraum sei eine so wichtige Angelegenheit, daß dadurch die *Gesamtheit* ihrer Angelegenheiten getroffen werde. Solche Gedankengänge und Folgerungen sind sehr anfechtbar. Denn man könnte dann leicht dahin kommen, jeden Menschen, der in bewußter Opposition zu üblichen Gebräuchen, Lebensformen, Handlungsweisen usw. steht, gerade deswegen für entmündigungsreif zu erklären. Der Gutachter möge daran festhalten, daß er die *Gesamtpersönlichkeit* auf seelische Anomalien zu untersuchen hat, gleichgültig, ob sie den Angehörigen oder einem Kreise lästig fällt oder nicht.

Ähnliches gilt von der Beurteilung des *Verbrechers*. Man hört gelegentlich den Gedankengang: wenn ein Verbrecher immer wieder rückfällig werde und sich durch wiederholte lange Straffristen weder bessern noch abschrecken lasse, beweise er damit eine so stark vom Durchschnitt abweichende Eigenart, daß man ihn für entmündigungsreif erklären müsse. Denn die Fähigkeit, sich sozial einzugliedern, sei ein so wichtiger Komplex der Angelegenheiten jedes Menschen, daß der immer erneute Rückfall ins Verbrechen ihre Nichtbesorgung erweise. Auch eine solche allgemeine Einstellung eines Sachverständigen erscheint sehr bedenklich. Es gibt Berufsverbrecher (Verbrecher aus Neigung), die ganz klar, kalt und ruhig das Verbrechen als ein Gewerbe betreiben. Sie stehen eben nihilistisch oder anarchistisch zum Staat und seiner Ordnung. Dieses Verhalten jedoch einer Geistesschwäche gleichzusetzen, infolge derer der Verbrecher seine Angelegenheiten nicht zu besorgen vermöge, würde doch überaus fragwürdig erscheinen. Im Heere dieser Antisozialen oder der Gemeinschädlichen gibt es aber natürlich auch Persönlichkeiten, deren seelische Analyse ernste Anomalien ergibt, z. B. eingeborenen Schwachsinn.

Eine jetzt 29jährige Näherin ergab sich ohne jede Bedenken ihrem ersten und dann noch wahllos manchem anderen Zuhälter. Sie hatte eine Anomalie ihrer Sexualorgane, so daß ein richtiger Sexualverkehr nicht möglich war. Sie wurde von ihren Zuhältern abgerichtet, vor allem ältere Männer zu reizen, diesen alles zu erlauben und deren starke Erregung — sie konnten ja nicht zum Ziele kommen — zu Geldbeutel- und sonstigen Diebstählen auszunutzen. Sie wurde sechsmal bestraft wegen Diebstahls und zog von Ort zu Ort, im wesentlichen in Südwestdeutschland, wobei sie immer mehr verwahrloste. Die Analyse ergab einen mittleren angeborenen Schwachsinn und starke Unruhe und Haltlosigkeit. Das Vormundschaftsgericht lehnte die Entmündigung ab, da sich das Mädchen von anderen Prostituierten nicht erheblich unterscheide, und man sonst *alle* Prostituierten entmündigen könne. Die höhere Instanz schloß sich dem Gutachten des Sachverständigen an und entmündigte sie wegen Geistesschwäche.

Der dritte Sonderfall, der neben übermäßig sexueller und verbrecherischer Lebensführung gelegentlich zu Meinungsverschiedenheiten führt, ist das *Querulantentum.* Die Staatsanwaltschaft oder andere Behörden wissen sich vor den Eingaben eines Querulanten oft nicht zu retten. Anstatt eine Eingabe ruhig zu den Akten zu nehmen, mit einem Randvermerk, sie enthalte nichts Neues und sei also schon durch den letzten Bescheid beantwortet, glaubt mancher Beamte dem Einsender jedesmal eine Antwort schuldig zu sein. Das ergibt natürlich eine enorme Arbeitsbelastung. Um ihr zu entgehen, betreibt die Behörde die Entmündigung. Dabei erinnere man sich daran, daß die Entmündigung ein Schutz für den Abnormen sein soll, aber nicht ein Schutz für die Behörde. Hat das Querulatorium — es ist praktisch gleichgültig, ob es sich um einen sog. echten Querulanten oder einen Pseudoquerulanten handelt; diese Unterscheidung ist nicht sehr ertragreich — einen solchen Grad erreicht, daß sich dieser Mann durch Zeitaufwand, Portoauslagen, Anwaltskosten und dergleichen wirtschaftlich gefährdet, seine Familie und seinen Beruf vernachlässigt usw., so wird man die Voraussetzungen des § 6^1 BGB. bejahen können, da er infolge von Geistesschwäche seine Angelegenheiten nicht zu besorgen vermag. Hält sich der

Querulant aber im Rahmen geordneter Lebensführung, so wird seine ausschweifende Anfertigung von Eingaben und dergleichen nicht ausreichen, ihn für entmündigungsreif zu erklären.

Daß der Querulant nur im Falle der Nichtbesorgung seiner eigenen Angelegenheiten entmündigt werden kann, hat das RG. wiederholt ausgesprochen (18. 3. 1907; 30. 6. 1910); es führt im einzelnen noch näher aus, daß insbesondere dann die Voraussetzungen der Entmündigung gegeben seien, wenn die Zahl und die Kosten der geführten Prozesse darauf schließen lassen, daß ihm im Verkehr mit Dritten und den Behörden schwere Konflikte drohen (4. 7. 1910).

Ein 42jähriger Bankbeamter, der infolge von Intriguen seines Vorgesetzten als unbequem entlassen worden war, bestürmte in politisch schwierigen Zeiten viele Dienststellen mit Eingaben, in denen er auf Grund einer eigenen etwas verschrobenen, aber nicht unsinnigen Geldschrumpfungstheorie alle möglichen Maßnahmen und Eingriffe forderte. Als man nicht auf seine Anregungen einging, wollte er in öffentlicher Verhandlung seine Theorie vortragen und erstrebte daher irgendeinen Prozeß, in dem er Angeklagter sein wollte. Im Verlaufe dieser recht verwickelten Bestrebungen suchte er um Bewilligung des Armenrechtes nach. Als der Oberbürgermeister ihm das dazu nötige Vermögenszeugnis verweigerte, gab dies den Anlaß zu einem Querulatorium, während dessen man seine Entmündigung erstrebte, um den lästigen Mann los zu sein. Die Analyse ergab, daß X. zwar ein seltsamer, etwas verschrobener, starrer Charakter war, und daß seine Intelligenz keineswegs einen so hohen Grad erreichte, wie er selbst glaubte, und wie manche seiner Eingaben vortäuschte, doch führte er ein bescheidenes Leben, machte keine unnützen Ausgaben noch sonstige Torheiten, ja man konnte nicht einmal von Zeitvergeudung sprechen, da er sich um Arbeit zwar immer, aber seit langem vergebens bemühte. Die Voraussetzungen des § 6[1] BGB. mußten also verneint werden.

Man wird es dem Sachverständigen, so sehr er um wissenschaftliche Einstellung bemüht sein soll, nicht verargen, wenn er in allen jenen Fällen, in denen die Entscheidung für oder gegen eine Entmündigung auf der Schneide des Schermessers steht, auch *praktische Gesichtspunkte* für sein schließliches Gutachten heranzieht. Wieder erinnere er sich des Sinnes der Entmündigung: eines *Schutzes* für den Betroffenen. Wie sieht es aber in Wirklichkeit damit oft aus? Ein exogen leicht geistesschwacher Mann zeugt mit einem ebenfalls geistesschwachen Mädchen zwei Kinder. Die Eltern des Mädchens, die ein kleines Häuschen besitzen, betreiben die Heirat der Tochter mit dem Kindsvater, weil sie ihn als arbeitssam und ruhig kennen, obwohl ihnen sein Schwachsinn keineswegs unbekannt ist. Die Fürsorgebehörde, die das Mädchen von ihren außerehelichen Niederkünften her kennt, sucht die Heirat zu hintertreiben, vorwiegend aus eugenischen Gesichtspunkten. Als man keine rechte Handhabe findet, versucht man erst das Mädchen, dann den Mann zu entmündigen. Die Analyse *beider* ergibt eine Debilität. Die Angelegenheiten beider sind denkbar primitiv; bei dem Mädchen wird angeführt, sie habe später mit einem Geschwister zusammen Anteil am Häuschen, zudem müsse sie doch ihre Kinder erziehen. Während der Gutachter beim Manne die Entmündigungsreife glatt verneint, schwankt er in der Beurteilung des Mädchens und ihrer Angelegenheiten. Daher setzt seine Überlegung über die *praktischen* Folgen einer Entmündigung (wegen Geistesschwäche) ein. An der Lebensführung des Mädchens könnte ein Vormund nichts ändern: sie ist fleißig; für ihre Kinder braucht sie schon jetzt nicht persönlich zu sorgen, da das Jugendamt sie in Pflegestellen untergebracht hat. Verweigert der künftige Vormund und auch das Vormundschaftsgericht die Eheschließung, so ist zu erwarten, daß beide Leute weiterhin uneheliche Kinder erzeugen. Daran könnte der Vormund das Mädchen nur durch eine Sterilisierung oder Internierung hindern. Für die letztere liegt sonst gar kein Anlaß vor, sie würde nur unnütze Kosten verursachen. Die Sterilisierung ist formal zulässig, wenn der Vormund es wünscht. Aber das Mädchen will nicht. Man könnte nach der neuesten Gesetzgebung (s. später) die Operation erzwingen. Aber es stellt sich heraus, daß ihr Schwachsinn exogen ist (Encephalitisfolge), und eine eugenische Indikation also nicht vorliegt. Stimmt der Vormund aber der Heirat zu, was sollen dann eigentlich seine realen Funktionen sein? Die schwierige Lage spitzt sich also fast zu der Alternative zu: *mit* Vormund wilde Ehe mit unehelichen Kindern — *ohne* Vormund Ehe zweier exogen Schwachsinniger mit Anerkennung der bisherigen und mit der Erwartung zahlreicher künftiger Kinder. Dabei wurde die Sachlage noch nicht einmal von der Seite des Mannes aus betrachtet: zeugt er außerehelich weiter mit ihr Kinder, so kann er eines Tages auf Nimmerwiedersehen verschwinden. Ist er Ehemann, so wird er eher bleiben, zumal er später einen Anteil am Hause erwartet. — Alle diese Erwägungen bestehen natürlich nur zu Recht, wenn nicht die Geschäftsfähigkeit beider gemäß § 104² verneint wird.

In manchen solchen Fällen zeigt sich deutlich der Gegensatz zwischen der juristischen und der ärztlichen Behandlung der Sachlage. Es kommt vor, daß der Jurist zufrieden ist, wenn er den geltenden Gesetzen und Bestimmungen genügte. Es liegt dem Arzte näher, daß er realiter etwas ändern, einen praktischen Erfolg erzielen, die Verhältnisse bessern will. Im obigen Falle würde man gern aus sozialen Gründen die Nachkommenschaft verhindern. Darum erinnere sich der ärztliche Sachverständige im schwierigen Einzelfalle immer der These: die Entmündigung soll für den zu Entmündigenden ein *Schutz* sein. Es gibt leider manchen Entmündigten, der seinen Vormund niemals sah noch sprach.

Zur Zeit, da in Deutschland die Frage der *Unterbrechung der Schwangerschaft* derart geregelt ist, daß nur *ärztliche* Indikationen den Eingriff straflos machen, spielt die Frage der Entmündigung kaum in diesen Fragenkomplex herein. Sollte die Zukunft aber ein Gesetz bringen, das eine Unterbrechung aus eugenischen Gründen vorsieht, oder sollte man sogar an die Möglichkeit einer Freigabe der Operation aus gewissen sozialen Gründen glauben, so würden Bestimmungen nötig werden, ob man eine Frau gegen ihren Willen dann jenem Eingriff unterwerfen kann, wenn man sie vorher entmündigt hat. Man nehme den Fall, ein endogen imbezilles Mädchen bringe ein uneheliches Kind nach dem anderen von unbekannten Vätern auf die Welt: niemand dürfte Bedenken dagegen tragen, daß der § 6[1] BGB. bejaht wird, und der Vormund entweder die Internierung oder die Sterilisierung beantragt (§ 2 des Gesetzes zur Verhütung erbkranken Nachwuchses), obwohl natürlich durch eine Sterilisierung (im Gegensatz zur Kastration) nicht der sexuelle Trieb des Mädchens und nicht die Gefahr erlöschen würde, daß sie Geschlechtskrankheiten verbreitet. Nimmt man aber ein anderes Beispiel, daß ein endogen imbezilles Mädchen, das nicht geschäftsfähig ist, gemäß dem Antrag des beamteten Arztes sterilisiert werden soll. Laut § 9 des Gesetzes zur Verhütung erbkranken Nachwuchses protestiert sie aber. Freilich ist ihr Einspruch nicht beachtlich, weil sie nicht geschäftsfähig ist (§ 104[2]). Sollen nun die Voraussetzungen des § 6[1] BGB. so zurechtgebogen werden, daß man das Kinderbekommen oder Nichtbekommen als einen so wichtigen Teil der Gesamtheit der Angelegenheiten betrachtet, daß man begutachtet: das Mädchen könne also ihre Angelegenheiten infolge Geistesschwäche (klinisch: Imbezillität) nicht besorgen — damit der Vormund nun nach eigenem Ermessen den Protest aufnimmt oder nicht aufnimmt?

Die Praxis des Sterilisierungsverfahrens scheint sich so zu entwickeln, daß man sich in solchen Fällen mit der Einrichtung einer Pflegschaft (s. später) begnügt. Dies empfiehlt sich schon deshalb, weil ja die Sterilisierung auch gegen den Willen des Erbkranken oder seines gesetzlichen Vertreters vorgenommen werden kann.

Der wirkliche Beistand, den ein *Vormund* einem entmündigten Geisteskranken oder Geistesschwachen gewähren kann, ist nicht groß, sofern die Sorge für die Person selbst in Frage kommt. Die Wahl des Aufenthaltsortes oder der Anstalt dürfte die wichtigste Angelegenheit sein. Hat man eine lange Anstaltserfahrung, so weiß man, daß man häufiger an einen Vormund herantreten muß, als daß ein Vormund mit eigenen Wünschen kommt. Man wünschte den Vormündern oft eine größere, lebendigere Aktivität.

Das Verfahren der Entmündigung.

Die Mitarbeit des Sachverständigen im *Verfahren der Entmündigung* erstreckt sich 1. auf ein vorläufiges kurzes Zeugnis, auf Grund dessen der gestellte Entmündigungsantrag das Verfahren in Gang bringt; 2. auf die Anwesenheit des Sachverständigen bei der im § 654 ZPO. vorgesehenen Vernehmung des zu Entmündigenden und 3. auf das Entmündigungsgutachten selbst.

Wenn oben davon die Rede war, daß heute kaum noch ein Verständiger an die widerrechtliche Zurückhaltung eines seelisch Normalen in einer geschlossenen Anstalt glaubt, so ist das Interesse einer Partei, einen Gegner durch Entmündigung außer Gefecht zu setzen, doch zuweilen so groß, daß hier besondere Vorsicht am Platze ist. Man stelle das in § 649 ZPO. verlangte Zeugnis niemals nur auf die Angaben der Verwandten hin aus, sondern nur nach genauer Kenntnis des zu Entmündigenden selbst: Freilich kann dies Zeugnis kurz sein, da das Gutachten später gemäß § 655 ZPO. angefordert wird.

Der § 649 lautet: „*Das Gericht kann vor der Einleitung des Verfahrens die Beibringung eines ärztlichen Zeugnisses anordnen.*"

§ 655: „*Die Entmündigung darf nicht ausgesprochen werden, bevor das Gericht einen oder mehrere Sachverständige über den Geisteszustand des zu Entmündigenden gehört hat.*"

Der Sachverständige sichere sich stets die Erlaubnis, sein Gutachten schriftlich abzugeben; nur dann wird er die richtigen Formulierungen finden. Erscheint ihm der Fall schwierig, so stelle er einen Antrag gemäß § 656 ZPO.:

„*Mit Zustimmung des Antragstellers kann das Gericht anordnen, daß der zu Entmündigende auf die Dauer von höchstens 6 Wochen in eine Heilanstalt gebracht werde, wenn dies nach ärztlichem Gutachten zur Feststellung des Geisteszustandes geboten erscheint und ohne Nachteil für den Gesundheitszustand des zu Entmündigenden ausführbar ist. Vor der Entscheidung sind die in § 646 bezeichneten Personen soweit tunlich zu hören.*"

„*Gegen den Beschluß, durch welchen die Unterbringung angeordnet wird, steht dem zu Entmündigenden, dem Staatsanwalt und binnen der für den zu Entmündigenden laufenden Frist den sonstigen im § 646 bezeichneten Personen die sofortige Beschwerde zu.*"

Die Zivilprozeßordnung verlangt also *nicht* die Wahl einer staatlichen Anstalt. Gesundheitlich nachteilig dürfte eine Einweisung in eine Anstalt wohl sehr selten erscheinen. Wenn aber ein differenzierter Mensch davor dennoch sehr zurückschreckt, so wird man in manchen Fällen noch den Ausweg finden können, sich den zu Entmündigenden mehrmals ambulando einzubestellen. Auf eine einmalige Untersuchung, mag sie noch so sorgfältig sein, gründe man sehr selten sein Gutachten (höchstens bei klaren Paralysen und dergleichen). Bei einer zweiten Unterredung ist vielleicht der Gutachter oder der Kranke anders disponiert, und manches wird deshalb in anderem Lichte erscheinen.

Der § 654 ZPO. schreibt vor: „*Der zu Entmündigende ist persönlich unter Zuziehung eines oder mehrerer Sachverständiger zu vernehmen. Zu diesem Zwecke kann die Vorführung des zu Entmündigenden angeordnet werden ... Die Vernehmung darf nur unterbleiben, wenn sie mit besonderen Schwierigkeiten verbunden oder nicht ohne Nachteil für den Gesundheitszustand des zu Entmündigenden ausführbar ist.*"

Bei der Vernehmung des zu Entmündigenden durch den Richter kann der Sachverständige meist die Angelegenheit sehr fördern, indem er in angemessener Weise dem Richter zwanglos andeutet, worauf es im einzelnen Falle ankommt. Sonst kann man es — gerade bei einem gewissenhaften Richter — erleben, daß sich eine endlose Unterhaltung, vielleicht sogar mit einer angeschlossenen Intelligenzprüfung, entspinnt, die z. B. bei einem besonnenen, gebildeten Wahnkranken niemals auf die Hauptsache zu sprechen kommt.

Ein juristisch durchaus gewandter Richter, der aus den höchst umfangreichen Akten eines Querulanten entnommen hatte, welch hervorragend kluger Mann der Kranke war, hielt es doch für seine Pflicht, ihm Fragen aus dem großen Einmaleins und andere derart vorzulegen, z. B. wann Bismarck geboren wurde.

Handelt es sich um einen schwer kranken, vielleicht auch erregbaren Psychotiker, so wird man, gestützt auf den dritten Abschnitt des § 654 ZPO., die Vernehmung verhindern: sie ist nicht ohne Nachteil für den Gesundheitszustand des zu Entmündigenden ausführbar. — *Das Entmündigungsgutachten* soll dem Richter ja vor allem darlegen, wie sich die seelische Anomalie zeigt, und wie sie sich auf die Besorgung der Angelegenheiten auswirkt. Eine sorgfältige Darlegung irgendwelcher Erbmomente ist hier gerade so entbehrlich wie eine sorgsam auseinandergesetzte Differentialdiagnose. Eine kurze präzise Beschreibung der seelischen Anomalie und eine ausführlichere Darlegung ihres Einflusses auf die konkrete Lebensführung wird dem Richter die Grundlagen geben, seine Entscheidung zu treffen. Man wird im Gutachten den Hauptwert auf den Zusammenhang der *Motive* des Kranken, der Beweggründe seiner Handlungsweise legen müssen. Der Richter ist, wie erwähnt, gar zu leicht geneigt, nur nach Schädigungen der formalen Intelligenz zu fragen, die ja in vielen Fällen recht unwichtig sind oder trotz Entmündigungsreife ganz fehlen können.

Selten einmal kommt es vor, daß ein Jugendlicher, noch *ehe* er die Mündigkeitsgrenze erreicht (21. Geburtstag), entmündigt werden muß, um einem Unheil zuvorzukommen (z. B. einer unerwünschten Heirat). Eine Gruppe von Sachverständigen des Fürsorgeerziehungswesens trat früher einmal für diese vorbeugende Entmündigung bei solchen jugendlichen Psychopathen ein, bei denen nach der Entlassung aus der Fürsorgeerziehung eine antisoziale Lebensführung und verbrecherische Betätigung mit Verwahrlosung sicher zu erwarten war. Theoretisch ist natürlich dieser Standpunkt wohl zu begründen, praktisch hat ein solches Verfahren meist gar keinen Erfolg. Höchstens bei infantilen und debilen Individuen, bei denen man noch eine gewisse Nachreifung erwartet, erscheint es geschickt, durch die Entmündigung eine leichtere Verfügungsgewalt für einige Zeit zu behalten. Bei den „fertigen“ Verbrechern kann ein Vormund wirklich nichts erreichen: der junge Mann geht in die Fremde und ist verschwunden.

Nimmt ein Arzt, ein Geistlicher, ein Lehrer seinen Beruf ernst, so wird er bei den anvertrauten Personen oder in deren Lebenskreis zuweilen auf Individuen stoßen, bei denen eine Entmündigung Gutes hoffen lassen könnte. Man lasse sich dann nicht dadurch vor weiteren Schritten abschrecken, daß man erfährt, man dürfe einen *Entmündigungsantrag nicht* stellen. Das sei den Angehörigen, der Staatsanwaltschaft und in gewissen

Fällen der Armenbehörde vorbehalten (§ 646 und 680 ZPO). Darf der Arzt oder der Trinkerfürsorger nicht den „Antrag“ stellen, so kann ihn niemand daran hindern, bei der Staatsanwaltschaft die Entmündigung *anzuregen*; stellt er den Sachverhalt einleuchtend und mit guten Belegen dar, so wird kein Staatsanwalt zögern, die Anregung in einen Antrag zu verwandeln.

Vielfach ist bei Laien und Ärzten noch die Meinung verbreitet, zur *Einweisung in die geschlossene Anstalt* oder zur längeren Zurückhaltung darin gehöre die Entmündigung. Beide Momente haben gar nichts miteinander zu tun. Es gab früher eine preußische Bestimmung, daß nach einer gewissen Dauer der Anstaltsbehandlung die Direktion an die Staatsanwaltschaft in jedem einzelnen Falle berichten müsse, damit diese auf Grund des Berichtes die Frage des Entmündigungsantrages prüfe. Jetzt verfährt man wohl in den meisten deutschen Ländern nicht mehr nach einem solchen allgemeinen Grundsatze; die leitenden Psychiater der Anstalten sind heute viel spontaner und fürsorgebeflissener eingestellt: zeigt die eingehende Beschäftigung mit einem Kranken, daß er wichtige Angelegenheiten hat, zu deren Besorgung ein Pfleger (s. später) nicht ausreicht, so wird die Direktion von sich aus bei den Angehörigen oder der Staatsanwaltschaft die Entmündigung „anregen“. Handelt es sich um einen einsamen, alten, schizophrenen, zerfallenen Landstreicher mit einem Minimum von Angelegenheiten, so würde es nur einen ganz zwecklosen Aufwand an Arbeit und Kosten bedeuten, das Entmündigungsverfahren durchzuführen. Es gibt vereinzelte Fälle, in denen ein seelisch defektes Individuum (z. B. im schizophrenen Endzustand) zwar auf Grund eines Irrengesetzes oder ähnlicher Verordnungen nicht der Unterbringung in geschlossener Anstalt bedarf, dennoch aber in der Freiheit infolge seines Stumpfsinns oder seiner Verschrobenheit oder dergleichen nicht selbständig leben kann. Er bedarf also der halboffenen Fürsorge in einer Kreispflegeanstalt oder einem Armenhaus. Gibt der Kranke seine Zustimmung, so wird man sich mit dieser begnügen, ohne den Einwand zu erheben, er sei auch für diese Zustimmung nicht geschäftsfähig. Gibt er sie aber nicht, so wird zuweilen nichts übrig bleiben, als ihn zu entmündigen, damit sein Vormund seinen Aufenthaltsort bestimmt.

Man hat früher wohl darüber debattiert, in welchem Zusammenhange die Entmündigungsreife mit der *Dauer der seelischen Störung* stehe. Man kann kurz antworten: in *keinem* Zusammenhang. So sinnlos es wäre, bei einer kurzen, etwa einer symptomatischen Psychose sich *nicht* mit einer Pflegschaft zu begnügen — wenn überhaupt eine Vertretung des Kranken nötig ist —, ebenso sinnlos wäre es (wie soeben schon erwähnt), bei langdauernder Psychose prinzipiell das Entmündigungsverfahren durchzuführen. Ebenso hat die Entmündigungsreife mit der Frage der *Heilbarkeit* oder Unheilbarkeit *nichts* zu tun. Auch bei einer rein manischen Erregung eines zirkulären Kranken, deren Ende man bald erwartet, kann eine Entmündigung nötig werden, wenn seine Angelegenheiten sehr schwierig und dringlich sind, und die Bestellung eines Pflegers keinen genügenden Schutz verspricht. Ja, in solchen Fällen wird eine *vorläufige* Entmündigung zuweilen nötig werden.

§ 1906 BGB.: „*Ein Volljähriger, dessen Entmündigung beantragt ist, kann unter vorläufige Vormundschaft gestellt werden, wenn das Vormundschaftsgericht es zur Abwendung einer erheblichen Gefährdung der Person oder des Vermögens des Volljährigen für erforderlich erachtet.*"

Ein vorläufig Entmündigter ist einem wegen Geistes*schwäche* Entmündigten insofern gleichzuachten, als beide die beschränkte Geschäftsfähigkeit des Menschen (zwischen dem 7. und 21. Geburtstag) haben. Bei der vorläufigen Entmündigung ist also eine Unterscheidung in Geisteskrankheit und Geistesschwäche nicht vorgesehen (§ 114 BGB.). Wird die *Wiederaufhebung der Entmündigung* beantragt — der Entmündigte kann selbst jederzeit den Antrag stellen, oder sein Vormund kann dies tun —, so vollzieht sich die Mitwirkung des Sachverständigen nicht anders als beim Entmündigungsverfahren selbst: sein Gutachten wird hauptsächlich zu erörtern haben, ob die seelische Verfassung des Entmündigten jetzt eine so günstige Wendung zum Besseren genommen hat, daß man ihm die Besorgung seiner Angelegenheiten wieder zutrauen kann.

§ 664 ZPO.: „*Der die Entmündigung aussprechende Beschluß kann im Wege der Klage binnen der Frist eines Monats angefochten werden.*

Zur Erhebung der Klage sind der Entmündigte selbst, derjenige gesetzliche Vertreter des Entmündigten, welchem die Sorge für die Person zusteht, und die übrigen im § 646 bezeichneten Personen befugt."

§ 668 ZPO.: *Will der Entmündigte die Klage erheben, so ist ihm auf seinen Antrag von dem Vorsitzenden des Prozeßgerichts ein Rechtsanwalt als Vertreter beizuordnen.*

Die Anfechtungsklage gemäß § 664 II kann vom Entmündigten natürlich nur dann erhoben werden, wenn er nicht gemäß § 104^2 geschäftsunfähig oder aus sonstigen Gründen in seiner Handlungsfähigkeit *allgemein* beschränkt ist.

Zwischen der *Gemeingefährlichkeit* und der Entmündigungsreife besteht *keine* logische Beziehung. Es wird ja selten genug der Fall sein, daß ein seelisch Abnormer nur „für andere gefährlich und für die öffentliche Sittlichkeit anstößig" ist, ohne zugleich schutz- und behandlungsbedürftig zu sein. Aber selbst wenn man sich einen solchen Fall theoretisch konstruiert, wird eine solche Gemeingefährlichkeit nur dann die Entmündigungsreife ergeben, wenn die spezielle Art des gemeingefährlichen Verhaltens derart ist, daß es die Nichtbesorgung der Angelegenheiten einschließt. Hierfür gilt das gleiche, was oben über die Beziehung von Verbrechensbegehung und Entmündigungsreife gesagt worden ist.

Der Anstaltsarzt vermeide es, dem Kranken unnütze gerichtliche Zustellungen auszuliefern. Sie erregen den Kranken oft und machen so manchen psychotherapeutischen Erfolg zunichte. Ist aber der Kranke einmal entmündigt, so verhehle man ihm das nicht: man soll auch einen geschäftsunfähigen Kranken nicht belügen.

b) Die Entmündigung wegen Verschwendung. Die 2. Ziffer des § 6 BGB. lautet: *Entmündigt kann werden, wer durch Verschwendung sich oder seine Familie der Gefahr des Notstandes aussetzt.*

Hierbei ist eine Mitwirkung des Sachverständigen nicht vorgesehen. Daß vielfach eine sinnlose Verschwendung auf krankhaften oder mindestens psychopathischen Zügen beruhen wird, ist für den Sachkenner selbstverständlich. In manchen Fällen, in denen der Antrag gemäß Ziffer 2 gestellt wird, könnte wohl auch die Ziffer 1 in Frage kommen.

Die Entmündigung gemäß Ziffer 2 bedingt beschränkte Geschäftsfähigkeit.

Verschwendung ist der Hang einer Person zu sinnloser, ihren Vermögensverhältnissen nicht entsprechender Vergeudung des Vermögens (RG. 20. 5. 1901, 30. 1. 1905).

c) Die Entmündigung wegen Trunksucht. Der § 6 des BGB. birgt noch eine Ziffer 3, welche besagt:

Entmündigt kann werden, wer infolge von Trunksucht seine Angelegenheiten nicht zu besorgen vermag oder sich und seine Familie der Gefahr des Notstandes aussetzt oder die Sicherheit anderer gefährdet.

Der Gedanke liegt für den Sachverständigen nahe, Trunksucht sei doch auch eine geistige Störung, und diese sei unter den vom Gesetz gewählten Ausdrücken der Ziffer 1 „Geisteskrankheit und Geistesschwäche“ schon mit eingefangen. Was aber immer die Motive des Gesetzgebers gewesen sein mögen, die Trunksucht gesondert zu behandeln, niemand hindert den Sachverständigen, einen Trunksüchtigen, dessen Sucht hohe Grade erreicht, auch nach der Ziffer 1 des § 6 zu begutachten. Ist freilich ausdrücklich der Antrag wegen Trunksucht gestellt — Gemeinde oder Armenverband sind hier neben den Angehörigen antragsberechtigt, nicht die Staatsanwaltschaft —, so muß das Gutachten natürlich die in Ziffer 3 erwähnten Fragen beantworten.

Hinsichtlich des Begriffes und des Umfanges der Trunksucht hat der Sachverständige freies Ermessen. Würde man sich an Reichsgerichtsentscheidungen halten, z. B. an jene alte vom 27. 10. 1902, daß derjenige trunksüchtig sei, dessen Hang zu übermäßigem Trinken in dem Grade krankhaft geworden sei, daß er die Kraft verloren habe, dem Anreiz zu widerstehen, so böten diese und andere Umschreibungen so viele Angriffspunkte der Kritik, daß man sich ihrer ungern bedient. Der Unterschied üblicher Trinkgewohnheit von der Trunksucht ist vielmehr vom Gesetz selbst schon dadurch festgelegt, daß jemand durch sein alkoholistisches Verhalten eben seine Angelegenheiten nicht zu besorgen vermag. Hierfür gelten natürlich alle oben schon formulierten Gedanken. Auch *dipsomanische*

Persönlichkeiten können natürlich ihre Angelegenheiten schwer gefährden. Dauernde ununterbrochene Trunksucht wird vom Gesetz nicht gefordert. Wenn es auch erfreulich wäre, wenn man unter die „Trunksucht" auch die Süchte nach anderen Rauschmitteln (Äther, Morphium, Cocain usw.) mit einbegreifen könnte, so läßt doch unser Gesetz eine solche Ausdehnung nicht ohne weiteres zu.

Die Frage, inwieweit ein Trinker sich und seine Familie der Gefahr des Notstandes aussetzt, dürfte bei einer guten Anamnese leicht zu beantworten sein. Freilich scheut sich die Ehefrau eines Trinkers sehr oft, klare Angaben zu machen, fürchtet sie doch hernach die Rache des Mannes. In der Empörung über eine Mißhandlung gibt sie wohl gelegentlich eine rückhaltlose Schilderung, bei späterer Vernehmung aber nimmt sie oft alles wieder zurück. Wer das brutale Verhalten vieler Säufer kennt, wird dies Verhalten der Ehefrau wohl verstehen. Hat man einen Trinker in der Anstalt, so wird man in Ruhe den Umfang seiner Trunksucht erforschen können, ohne auf die fast immer lügnerischen Angaben des Biedermannes selbst hereinzufallen. Bleibt der Trinker in Freiheit, so wird der Sachverständige es oft schwer haben, Gewißheit über die „Gefahr des Notstandes" zu erhalten. In den größeren Städten haben die Trinkerfürsorgestellen oft brauchbares Material, auch die Gemeinde- oder Kreisfürsorgeschwestern vermögen aus eigener Erfahrung oft wertvolle Angaben zu machen.

Das gleiche gilt für die *Gefährdung der Sicherheit anderer*. Versagt die Ehefrau, so liegen oft auf der Polizei Akten vor, die die Anzeigen der Nachbarn über Gewalttaten, ruhestörenden Lärm und dergleichen enthalten. Auch die Lehrer wissen gelegentlich von den Mißhandlungsspuren bei Trinkerkindern zu berichten. Das Strafregister sollte immer herangezogen werden. Daß der Trinker selbst leugnet und sich als einen gutmütigen Menschenfreund hinstellt, ist selbstverständlich. Für die Zeiten, in denen er nicht trinkt, hat er ja oft auch Recht.

Die Zahl der Trunksuchtsfälle, in denen der Antrag gemäß § 6^3 BGB. gestellt wird, sind gering, gemessen an der sehr großen Zahl brutaler Säufer. Die Ursache der geringen Anwendung der Möglichkeiten dieses Paragraphen liegt zum Teil in der erwähnten Zurückhaltung der Umgebung des Säufers aus Angst vor seiner Rache, zum Teil in der weitverbreiteten, auch von manchen Juristen geteilten Meinung, die Entmündigung eines Trinkers habe nicht viel Zweck.

Es ist zwar richtig, daß zur Internierung des gemeingefährlichen Säufers in einer geschlossenen Anstalt eine Entmündigung unnötig sei, aber in mancher Hinsicht erleichtert sie doch seine Behandlung. Im Gegensatz zu sehr vielen Geisteskranken ist der internierte, des Alkohols entwöhnte Trinker geschäftsfähig: seinen Eingaben, Beschwerden usw. muß nachgegangen werden. Man wird die Trinker, die fern vom Alkohol ja oft ganz brauchbare Menschen sind, zu ihrer und der Anstalt Nutzen in den Anstalten oft zur Außenarbeit heranziehen. Dabei können sie leicht entspringen. Sind sie entmündigt, ist ihre Rückverbringung wesentlich einfacher, als wenn sie erst — vielleicht durch erneute Gewalttaten — ihre Gemeingefährlichkeit abermals erweisen müssen. Auch hier soll ja die Entmündigung des Trinkers ein Schutz sein, und zwar hier oft ein Schutz vor ihm selbst, insofern die Entmündigung verhindern soll, daß er die zu seinem Besten unternommene langdauernde Entziehungskur immer von neuem durchkreuzt. Die Entmündigung des Trinkers — zuweilen noch mehr die *Androhung der Entmündigung* — ist ferner ein gutes Hilfsmittel in der Bekämpfung seiner Trunksucht, zumal auf dem Lande. Die Entmündigung eines Mannes bedeutet dort, wo ihn alle kennen, einen großen Verlust an Ansehen. Ein Entmündigter kann in den Wirtschaften nicht mehr das große Wort führen wie bisher, er dient viel leichter als Zielscheibe des Spottes, und hat er gar noch Wirtshausverbot — auf dem Lande ebenfalls ein ausgezeichnetes Trunksuchtsgegenmittel —, so läßt sein Alkoholismus in der Tat oft nach. Denn das einsame Trinken zu Hause macht viel weniger Freude; es gehört dazu, im Wirtshaus laut zu sein, sich zu hören, auf die Regierung und die Verkommenheit der Zeit zu schimpfen oder zu raufen. Auch kann der Entmündigte natürlich viel weniger leicht beim Gastwirt Schulden machen. In der Großstadt freilich ist die Entmündigung des Trinkers viel weniger nützlich, wie auch hier das Wirtshausverbot völlig versagt. Einige Straßen weiter weg von seiner Behausung kennt niemand mehr den Mann. Ein weiterer Erfolg der Entmündigung besteht darin, daß der Trinker leichter in einer halboffenen Anstalt oder Trinkerheilanstalt untergebracht werden kann. Ferner kann man leichter über seine Kinder verfügen. Solange er nicht entmündigt oder ihm nicht die elterliche Gewalt ausdrücklich aberkannt ist (§ 1666 BGB.), durchkreuzt er ja sehr oft die wohlmeinenden Absichten des Jugendamtes, seine Kinder vor völliger Verwahrlosung zu schützen. — Die Entmündigung des Trinkers hat also in sehr vielen Fällen durchaus Sinn und Zweck.

Der entmündigte Trinker hat beschränkte Geschäftsfähigkeit, ist also in der gleichen Lage wie der wegen Geistesschwäche Entmündigte. Im Verfahren ist die Mitwirkung eines Sachverständigen nicht vorgeschrieben.

Eine gleichzeitige Entmündigung wegen Geisteskrankheit und Trunksucht ist ebenso unzulässig wie wegen Trunksucht und Verschwendung.

B. Einrichtung einer Pflegschaft. Frage der möglichen Verständigung.

Eine Pflegschaft wird in vielen Fällen notwendig, wenn jemand einer Hilfe oder Fürsorge in einem bestimmten Kreis seiner Angelegenheit bedarf. Bald handelt es sich darum, daß ein Vormund oder Gewalthaber an der Besorgung bestimmter Angelegenheiten seines Mündels verhindert ist (§ 1909 BGB.), bald ist eine Pflegschaft anzuordnen, wenn die Voraussetzungen für die Anordnung einer Vormundschaft vorliegen, ein Vormund aber noch nicht bestellt ist (§ 1909). Für den Sachverständigen ist der wichtigste

§ 1910: „*Ein Volljähriger, der nicht unter Vormundschaft steht, kann einen Pfleger für seine Person und sein Vermögen erhalten, wenn er infolge körperlicher Gebrechen, insbesondere weil er taub, blind oder stumm ist, seine Angelegenheiten nicht zu besorgen vermag.*

Vermag ein Volljähriger, der nicht unter Vormundschaft steht, infolge geistiger oder körperlicher Gebrechen einzelne seiner Angelegenheiten oder einen bestimmten Kreis seiner Angelegenheiten, insbesondere seine Vermögensangelegenheiten, nicht zu besorgen, so kann er für diese Angelegenheiten einen Pfleger erhalten.

Die Pflegschaft darf nur mit Einwilligung des Gebrechlichen angeordnet werden, es sei denn, daß eine Verständigung mit ihm nicht möglich ist."

§ 1920: „*Eine nach § 1910 angeordnete Pflegschaft ist von dem Vormundschaftsgericht aufzuheben, wenn der Pflegebefohlene die Aufhebung beantragt.*"

Der Wortlaut des § 1910 hat gelegentlich die Auffassung veranlaßt, nur derjenige könne einen Pfleger erhalten, der nur an der Besorgung *einzelner* seiner Angelegenheiten verhindert sei. Sei der Gebrechliche im Gesamtumkreis seines Lebensraumes behindert, so bedürfe er nicht eines Pflegers, sondern einer Vormundschaft. Das ist irrig: auch der total Geschäftsunfähige kann, sofern er noch nicht entmündigt ist, für einen bestimmten Kreis seiner Angelegenheiten einen Pfleger erhalten. Dieser „Kreis" ist stets bestimmt zu bezeichnen. Der einem Geschäftsunfähigen beigeordnete Pfleger hat die Stellung eines gesetzlichen Vertreters. Der einem Geschäftsfähigen beigeordnete Pfleger ist nur staatlich bestellter Bevollmächtigter (Das Recht **33**, 396, 1929). In sehr vielen Fällen der Internierung eines Geisteskranken in einer Anstalt ergibt sich sogleich die Möglichkeit, für die Besorgung seiner vielleicht draußen unbeaufsichtigten Habe und die laufenden Angelegenheiten einen Pfleger durch das Amtsgericht bestellen zu lassen. Freilich muß man sich in allen Fällen der Pflegschaftseinrichtung für einen geistig Gebrechlichen als Gutachter darüber klar werden, ob eine „Verständigung mit ihm möglich" sei. Man fasse den Sinn dieser Worte keineswegs zu eng. Das Gesetz meint nicht den äußerlichen Sachverhalt, ob ein Kranker die Worte, die ich zu ihm spreche, versteht und sie mit einigermaßen verständigen Worten beantwortet. Das Gesetz meint auch nicht etwa allein die Tatsache, ob der Gebrechliche imstande ist, Sinn und Wesen der Pflegschaft zu erfassen (KG. 9. 3. 1905). Sondern eine sehr viel allgemeinere Feststellung ist gemeint, die die obersten Gerichte so formulieren: gefordert sei eine „vernünftigen Erwägungen folgende Überzeugung" (B. OLG. 20. 10. 1906, 7/580), unbeeinflußt von krankhaften Vorstellungen (B. OLG. 6. 5. 1905). Hat der Gebrechliche im Sinne des § 104^2 überhaupt keinen freien Willen, so ist auch eine Verständigung mit ihm nicht möglich (RG. 10. 5. 1906, B. OLG. 30/160). Wenn z. B. ein geisteskranker, geschäftsunfähiger

Beamter wegen Dienstunfähigkeit aus dem Amte entfernt werden soll, so kann ihm auch ohne seine Einwilligung ein Pfleger zur Vertretung im Pensionierungsverfahren gegeben werden (Kammergerichts-Jahrbuch 19, A. 47, 30. A. 28, 37. A. 69).

Das Kammergericht bestreitet freilich (Jahrbuch 30 A. S. 28), daß die Feststellung, daß jemand gemäß § 104^2 BGB. geschäftsunfähig sei, *an sich* die Verneinung der Verständigungsmöglichkeit gemäß § 1910 einschließe.

Beantragt ein unter Pflegschaft Stehender die Wiederaufhebung der Pflegschaft, so braucht diesem Verlangen natürlich nur dann stattgegeben zu werden, wenn er geschäftsfähig ist. Im Gegensatz hierzu ist das Kammergericht in einer Entscheidung vom 15. 2. 1906 überraschenderweise der Meinung, ein nicht geschäftsfähiger Geisteskranker, der einen Pfleger habe, könne wirksam die Aufhebung seiner Pflegschaft beantragen. Es führt aus, der § 1920 BGB. bestimme allgemein, daß eine nach § 1910 angeordnete Pflegschaft aufzuheben sei, wenn der Pflegebefohlene die Aufhebung beantrage. Es liege nicht im Sinne des Gesetzes, den Geisteskranken hiervon auszunehmen. Verlangen müsse man nur, daß die Geisteskrankheit ihm die Möglichkeit belasse, ein verständliches Verlangen auf Aufhebung der Pflegschaft zu äußern. — Wenn die Gründe der Entscheidung darauf hinweisen, daß ja auch im Entmündigungsverfahren die Prozeßfähigkeit des Geisteskranken für die Anfechtungsklage aus § 664 ZPO. anerkannt sei, so ist dieser Hinweis wenig glücklich, denn nach allgemeiner Meinung ist diese Prozeßfähigkeit vernichtet, wenn der Geisteskranke generell geschäftsunfähig gemäß § 104^2 ist.

Eine freiwillige Stellung unter Pflegschaft (oder Vormundschaft) kennt das Gesetz nicht.

Der psychiatrische Sachverständige braucht bei der Bestellung eines Pflegers an sich nicht mitzuwirken, doch wird der Richter sein Gutachten in den meisten Fällen einholen, wenn die erörterte Frage der Verständigungsmöglichkeit zweifelhaft ist.

Durch die Bestellung eines Pflegers wird die Geschäftsfähigkeit einer Person nicht beeinträchtigt. Letztere kann also auch Vollmacht erteilen, auf Grund deren der Pfleger Rechtsgeschäfte, zu denen er eigentlich vormundschaftlicher Genehmigung bedurft hätte, auch ohne diese Genehmigung vornehmen kann (RG. V 21. 12. 1929. Das Recht **34**, 170).

Sieht eine Familie davon ab, für einen entmündigungsreifen Vater eine Entmündigung zu beantragen, und richtet sie eine private Familienfürsorge ein, dann darf die Familie nicht hernach behaupten, diese private Geschäftsführung sei nicht verpflichtend, weil der Verstorbene nicht geschäftsfähig gewesen sei (OLG. Karlsruhe vom 13. 7. 1929).

C. Prozeßunfähigkeit.

Die Voraussetzung der Prozeßfähigkeit ist die Parteifähigkeit. Über sie sagt der § 50 ZPO.:

„Parteifähig ist, wer rechtsfähig ist.“ Über die Rechtsfähigkeit wurde schon früher bei der Geschäftsfähigkeit gesprochen. Der Prozeßfähige muß also die Fähigkeit haben, vor Gericht zu stehen, er muß selbst als Partei einen Prozeß führen oder ihn durch einen Bevollmächtigten führen lassen können.

Der § 52 ZPO. formuliert: *„Eine Person ist insoweit prozeßfähig, als sie sich durch Verträge verpflichten kann.“*

Dies kann jedoch nur derjenige, der *nicht* unter die Ausschließungsmomente des § 104 BGB. fällt, der also zu selbständigen Willenserklärungen (Rechtsgeschäften) fähig ist. Prozeß*un*fähig sind also die Geschäftsunfähigen. Die Minderjährigen vom 7. bis 21. Geburtstag, die wegen Geistes*schwäche*, wegen Verschwendung, wegen Trunksucht oder die vorläufig Entmündigten sind beschränkt prozeßfähig. Z. B. kann ein solcher gemäß § 1336 BGB. seine Ehe anfechten, ja er ist in Ehesachen überhaupt prozeßfähig (§ 612 ZPO.). Der beschränkten Geschäftsfähigkeit entspricht also eine beschränkte Prozeßfähigkeit. Auch ohne daß ein Entmündigungsverfahren schwebt und abgewartet werden müßte, kann das Prozeßgericht von sich aus entscheiden, ob eine Person prozeßfähig ist oder nicht, es kann jedoch nicht aus freiem Ermessen eine beschränkte Geschäftsfähigkeit feststellen. Die früher erwähnte Deliktsfähigkeit ist jedoch kein Maßstab für die Prozeßfähigkeit.

Der Entmündigte — auch der wegen Geistes*krankheit* Entmündigte — ist in seiner eigenen Entmündigungsangelegenheit prozeßfähig (gemäß § 664 ZPO. Abs. II), wie schon oben beim Kapitel der Entmündigung auseinandergesetzt wurde. Ist er aber gemäß § 104^2 BGB. nicht geschäftsfähig, so kann er natürlich dennoch seine Entmündigung im Wege der Klage *nicht* anfechten, ist also dann auch nicht prozeßfähig. Wenn also ein Geisteskranker, der entmündigt wurde, gegen den Entmündigungsbeschluß die Klage erheben wollte, so wäre das unzulässig, falls seine geistige Störung die freie Willensbestimmung ausschließt (§ 104^2 BGB.). Die *allgemeinen* Beschränkungen der Handlungsfähigkeit werden also durch den § 664 II der ZPO. nicht aufgehoben.

§ 53 ZPO. besagt: *„Wird in einem Rechtsstreit eine prozeßfähige Person durch einen Pfleger vertreten, so steht sie für den Rechtsstreit einer nicht prozeßfähigen Person gleich.“*

Dieser Paragraph meint also nicht etwa den Umstand, daß eine Person einen Pfleger überhaupt hat — dann bleibt sie, wenn keine anderen Ausschließungsmomente vorliegen —, prozeßfähig, sondern nur wenn der Pfleger den Rechtsstreit ausdrücklich übernommen hat, wird die durch diesen Pfleger unterstützte Person für diesen Rechtsstreit prozeßunfähig. Oben war davon die Rede, daß der die Entmündigung aussprechende Beschluß durch den Entmündigten im Wege der Klage angefochten werden kann (§ 664 II ZPO.). Den Antrag auf Wiederaufhebung der Entmündigung darf dieser gemäß § 675 ZPO. stellen — immer vorausgesetzt, daß er nicht den allgemeinen Beschränkungen seiner Handlungsfähigkeit unterliegt —, wird aber dieser Antrag auf Wiederaufhebung vom Amtsgericht abgelehnt, so kann der Entmündigte diese *nicht* im Wege der Klage beantragen (§ 679 ZPO.). Vielmehr heißt es dort: „*Zur Erhebung der Klage ist derjenige gesetzliche Vertreter des Entmündigten, welchem die Sorge für die Person zusteht, und der Staatsanwalt befugt. Will der gesetzliche Vertreter die Klage nicht erheben, so kann der Vorsitzende des Prozeßgerichtes dem Entmündigten einen Rechtsanwalt als Vertreter beiordnen.*" Der beigeordnete Anwalt hat die Stellung eines gesetzlichen Vertreters.

Einen Pfändungsbeschluß kann man mit dem Einwand der Geisteskrankheit nicht beseitigen. Jener kann wirksam auch gegen den nicht vertretenen geisteskranken Schuldner ergehen (KGBl. **1909**, 84). Denn bei der Zwangsvollstreckung spielt die Prozeßfähigkeit des Schuldners und seine gesetzliche Vertretung nur da eine Rolle, wo die Erzwingung von Handlungen in Frage steht oder die Vollstreckung sich gegen seine Person richtet oder eine Handlung ihm gegenüber vorzunehmen ist oder sein Gehör vorgeschrieben ist oder der Schuldner Einwendungen erheben will. Der Mangel der Prozeßfähigkeit entzieht auch dem Urteil, dessen Vollstreckung der Pfändungsbeschluß dient, nicht ohne weiteres seine Wirksamkeit. Es kann dieser Mangel je nach dem Stande durch Anfechtung des Urteils oder im Wege der Nichtigkeitsklage geltend gemacht werden (KG.-Beschluß vom 25. 4. 1929. 1. X. 164/29) (Das Recht **33**, 429).

D. Eidesunfähigkeit.

Der § 455 der ZPO. besagt in der neuen Fassung vom 8. 11. 1933: „*Ist eine Partei nicht prozeßfähig, so ist vorbehaltlich der Vorschrift im Abs. 2 ihr gesetzlicher Vertreter zu vernehmen. Sind mehrere gesetzliche Vertreter vorhanden, so gilt § 449 entsprechend. Minderjährige, die das 16. Lebensjahr vollendet haben, sowie Volljährige, die wegen Geistesschwäche, Verschwendung oder Trunksucht entmündigt sind oder unter vorläufige Vormundschaft gestellt sind, können über Tatsachen, die in ihren eigenen Handlungen bestehen oder Gegenstand ihrer Wahrnehmung gewesen sind, vernommen und auch nach § 452 beeidigt werden, wenn das Gericht dies nach den Umständen des Falles für angemessen erachtet. Das Gleiche gilt von einer prozeßfähigen Person, die in dem Rechtsstreit durch einen Pfleger vertreten wird.*"

Die Eidesfähigkeit reicht also in der Regel so weit wie die Prozeßfähigkeit. Diese ist die Voraussetzung der Fähigkeit zum Parteieid. Natürlich ist der wegen Geisteskrankheit Entmündigte unbedingt eidesunfähig. Den Offenbarungseid hat nur der gesetzliche Vertreter zu leisten. — Es ist bedauerlich, daß der wegen Geistes*schwäche* Entmündigte einen Eid leisten darf: Wenn auch der Richter Freiheit hat, die von dem Geistesschwachen beschworenen Fakten zu glauben oder nicht zu glauben, so sollte doch jeder erheblich seelisch Abnorme von der Eidesleistung ausgeschlossen werden. Vgl. auch die Kritik, die ASCHAFFENBURG im strafrechtlichen Teile dieses Handbuchs an der Eidesfähigkeit übt.

Daß der wegen Verschwendung oder Trunksucht Entmündigte einen Eid leisten kann, ist weniger bedenklich, da er ja keine eigentliche Psychose hat.

3. Eheschließung und seelische Störung.

Daß ein Geisteskranker, der gemäß § 104² BGB. nicht geschäftsfähig ist, keine Ehe eingehen kann, erscheint selbstverständlich.

§ 1304 BGB. führt aus: „*Wer in der Geschäftsfähigkeit beschränkt ist, bedarf zur Eingehung einer Ehe der Einwilligung seines gesetzlichen Vertreters. — Ist der gesetzliche Vertreter ein Vormund, so kann die Einwilligung, wenn sie von ihm verweigert wird, auf Antrag des Mündels durch das Vormundschaftsgericht ersetzt werden. Das Vormundschaftsgericht hat die Einwilligung zu ersetzen, wenn die Eingehung der Ehe im Interesse des Mündels liegt.*"

§ 1325 BGB.: „*Eine Ehe ist nichtig, wenn einer der Ehegatten zur Zeit der Eheschließung geschäftsunfähig war oder sich im Zustande der Bewußtlosigkeit oder vorübergehenden Störung der Geistestätigkeit befand.*

Die Ehe ist als von Anfang an gültig anzusehen, wenn der Ehegatte sie nach dem Wegfalle der Geschäftsunfähigkeit, der Bewußtlosigkeit oder der Störung der Geistestätigkeit bestätigt, bevor sie für nichtig erklärt oder aufgelöst worden ist. Die Bestätigung bedarf nicht der für die Eheschließung vorgeschriebenen Form."

Die in diesen Paragraphen verwendeten Begriffe wurden schon oben bei anderer Gelegenheit ausführlich erörtert. Dem Sachverständigen wird sich selten die Gelegenheit geben, zu den erwähnten Paragraphen Stellung zu nehmen. Es mag einmal ein Fall vorkommen, daß eine schizophrene junge Frau in der Hochzeitsnacht an einem Erregungszustand erkrankt, oder daß ein junger Ehemann der Frau fernbleibt und hierdurch und durch andere Anzeichen seltsamer Verschrobenheit seine Schizophrenie offenbart: man forscht nach und findet, daß kurz vor der Ehe schon so deutliche Anzeichen des schweren Gemütsleidens beobachtet worden sind, daß die Geschäftsfähigkeit zur Zeit der Eheschließung verneint werden muß und die Ehe nichtig wird.

4. Eheanfechtung wegen Irrtums.

Der Zeitgeist, aus dem heraus die Bestimmungen des BGB. erwuchsen, nahm die Institution der Ehe sehr schwer und sah in ihr die Grundlage der Familie und eines der Fundamente der staatlichen Ordnung. Die Auffassung der Ehe als eines Sakramentes (Paulus an die Epheser) war damals in weiten Kreisen noch viel lebendiger und wirkte also in der gleichen Richtung. Dennoch sahen die Formulierungen des BGB. gewisse Fälle vor, in denen eine Ehe wieder gelöst werden könne. Man nahm an, daß zwei Menschen, die sich zur Lebensgemeinschaft zusammenfinden wollen, einander erst sorgfältig kennenlernen. Die Zeit der Verlöbnis, die besonders auf dem Lande auch eine Zeit körperlicher Gemeinschaft war, sollte diesem Kennenlernen dienen. Aber man dachte natürlich auch an die Möglichkeit, daß dieses Kennenlernen mißlinge, sei es, daß einer der Ehepartner arglistig irgendwelche Eigenschaften oder Umstände verschweige, sei es, daß er selbst von ihnen nichts wisse. In solchen Fällen sollte eine Ehe als nichtig erklärt werden können.

Der § 1333 BGB. lautet: „*Eine Ehe kann von dem Ehegatten angefochten werden, der sich bei der Eheschließung in der Person des anderen Ehegatten oder über solche persönliche Eigenschaften des anderen Ehegatten geirrt hat, die ihn bei Kenntnis der Sachlage und bei verständiger Würdigung des Wesens der Ehe von der Eingehung der Ehe abgehalten haben würden.*"

Der folgende § 1334 BGB. besagt: „*Eine Ehe kann von dem Ehegatten angefochten werden, der zur Eingehung der Ehe durch arglistige Täuschung über solche Umstände bestimmt worden ist, die ihn bei Kenntnis der Sachlage und bei verständiger Würdigung des Wesens der Ehe von der Eingehung der Ehe abgehalten haben würden. Ist die Täuschung nicht von dem anderen Ehegatten verübt worden, so ist die Ehe nur dann anfechtbar, wenn dieser die Täuschung bei der Eheschließung gekannt hat.*

Auf Grund einer Täuschung über Vermögensverhältnisse findet die Anfechtung nicht statt."

Im § 1333 wird also ein Irrtum über Eigenschaften des Partners getroffen, gleichgültig wie er zustande kommt. In § 1334 richtet sich die Aufmerksamkeit auf die Arglist des einen, die den anderen über wesentliche Umstände täuschte. Wenn also eine Mutter, um ihrer Tochter die Ehe zu ermöglichen, mit dieser ausmacht, dem Bewerber eine früher überstandene ernste Geistesstörung zu verheimlichen, so ist sowohl die Arglist als auch die Wesentlichkeit der Umstände im Sinne des § 1334 zu bejahen. Hat ein Bewerber in der Verlobungszeit seiner Braut seine persönliche Stellung zur Rassenreinheit, seine Auffassung von dem Ehezweck zur Erzeugung gesunden Nachwuchses und dergleichen auseinandergesetzt, und täuscht ihn das Mädchen, aus Angst ihn zu verlieren, über die frühere geistige (erbliche) Störung eines Elternteils, so ist die Ehe zweifellos anfechtbar (RG. 19. 10. 1925). Hat aber nur ein entfernter Verwandter ihrer Aszendenz an einer Geistesstörung gelitten, und erscheint es glaubhaft, daß sie zwar von diesem Falle gewußt, ihm aber keine Bedeutung beigemessen habe, so wird man die im § 1334 geforderte Arglist verneinen müssen. — Auch wenn ein Partner selbst eine seelische Störung früher überstand und diese nur deshalb bei der Verlobung verschweigt, weil er sie für eine harmlose, ohne Folgen geheilte Erkrankung hielt, kann die Ehe *nicht* deshalb auf Grund des § 1334 angefochten werden; auch hier handelt es sich um keine Täuschung (RG. 9. 5. 1912).

Über das Wesen der „persönlichen Eigenschaft" des § 1333 belehrt eine Reichsgerichtsentscheidung von 1930 ausführlich:

(In „Höchstrichterliche Rechtsprechung" 1930. Nr. 1460.)

Als „persönlich" im Sinne des § 1333 BGB. muß eine Eigenschaft dann gelten, wenn sie einer Person, und zwar nicht bloß als ein außer ihr Liegendes, mehr oder weniger Vorübergehendes und Zufälliges, sondern dergestalt wesentlich zukommt, daß sie als Ausfluß und Betätigung ihres eigentlichen Wesens, als ein wesentlicher Bestandteil ihrer Persönlichkeit erscheint. In diesem Sinne kann auch die sittliche Bescholtenheit, der schlimme Leumund, den eine Person sich erworben hat, eine persönliche Eigenschaft darstellen. Diese Bescholtenheit und dieser Leumund sind in ihrer Dauer unabhängig von der Dauer des Handelns, das sie veranlaßt hat. Sie können also auch bei der Eheschließung der Parteien weiterbestanden haben, trotzdem die Entstehungsursache jahrelang zurückliegt (RGZ. 52, 306/310; **95**, 289; **104**, 335; RGR.-Komm. § 1333 Anm. 3). Die Bescholtenheit aus alten Vorstrafen muß, wenn sie als Anfechtungsgrund geltend gemacht werden will, noch zur Zeit der Eheschließung bestanden haben, da nur dann von einer persönlichen Eigenschaft des Klägers gesprochen werden kann, die möglicherweise die Beklagte von der Eingehung der Ehe abgehalten haben würde. Der schlechte Leumund, den sich ein Mensch in jüngeren Jahren zugezogen hat, bedingt aber nicht notwendig, daß er ihm für die Dauer seines Lebens anhaftet. Jede Schuld kann und muß einmal vergessen werden, wenn nicht der Schuldige selbst durch ehrenrühriges Verhalten dafür sorgt, daß neue Schande auf ihn gehäuft und damit sein schon von früher her getrübter Ruf immer neu belastet wird. Hat aber ein Mensch eine an sich entehrende Strafe sich zur Warnung dienen lassen, ist er in seinem Innern gebessert und gefestigt aus der Strafanstalt herausgekommen, ist er dann Jahrzehnte hindurch seinem Vorsatze, ein brauchbares Mitglied der menschlichen Gesellschaft zu sein und zu bleiben, treu geblieben, hat er sich in langer Zeit unter seinen Mitbürgern eine ehrenvolle und geachtete Stellung erworben, dann hat er auch den alten bösen Leumund abgestreift. Dann wird eine alte Verfehlung meist überhaupt vergessen sein, oder aber jeder vernünftig und gerecht denkende Mensch wird, wenn er sich an diese alten Dinge zurückerinnert, vielmehr Achtung vor demjenigen haben, der es über sich gebracht hat, durch Selbstzucht seine früheren Verfehlungen wieder gutzumachen. Es ist nicht der Zweck einer Strafe, daß diese den Bestraften das ganze Leben hindurch verfolgt. Auf diesen rein menschlichen Erwägungen beruhen die gesetzlichen Vorschriften über die Bewilligung einer Bewährungsfrist, die beschränkte Auskunft aus dem Strafregister und die Tilgung von Strafvermerken. Was so für die Allgemeinheit gesetzlich festgelegt ist, muß in der Regel auch im Privatleben gelten. Zu berücksichtigen ist, abgesehen von den zur Zeit der Eheschließung obwaltenden Verhältnissen auch die persönliche Denk- und Empfindungsweise des angeblich irrenden Ehegatten, aber nach dem ausdrücklichen Wortlaute des § 1333 BGB. immer unter verständiger Würdigung des Wesens der Ehe, die alle willkürlichen, der persönlichen Laune und Stimmung entsprungenen Anfechtgelüste abzuwehren und auf das durch die Ehe als einer vorwiegend sittlichen Einrichtung gebotene Maß zurückzuführen hat. Käme man danach zu der Annahme, daß der Kläger zur Zeit der Eheschließung nicht mehr mit einer die Anfechtung rechtfertigenden persönlichen Eigenschaft behaftet war, dann würde es auch nichts ausmachen, wenn seine alten Vorstrafen im Ehestreit ausgegraben und böswillig verbreitet, wenn dadurch der Erfolg langjährigen tadellosen Verhaltens zerstört worden sein sollte. — Soweit das höchste Gericht.

Im Zusammenhange dieses Handbuches soll nicht von körperlichen Eigenschaften eines Ehepartners die Rede sein, sondern nur erörtert werden, was für normale oder abnorme *psychische* Eigenschaften in die Reichweite des § 1333 fallen. Wenn seit dem Inkrafttreten eines Gesetzes 33 Jahre verstrichen sind, so werden sich die Grundanschauungen, die bei der Schaffung des Gesetzes herrschten, meist stark geändert haben. Eine verständige Würdigung des Wesens der Ehe dürfte 1900 wesentlich anders ausgefallen sein als 1930, während vielleicht irgendeine Zukunft romantisch wieder zur Auffassung von 1900 zurückstrebt. Jedenfalls handelt es sich in diesem Paragraphen nicht um ganz bestimmte Eigenschaften, die ein für allemal festgelegt sind, sondern diese Eigenschaften werden kurz gesagt zum Zeitgeist in Beziehung gesetzt. Schlägt man ältere Lehrbücher auf, die bald nach der Jahrhundertwende die Materie behandelten, so findet man ziemlich „grobe" Beispiele, etwa Epilepsie oder Homosexualität.

Das waren Eigenschaften, deren Kenntnis den Partner also von der Ehe (unter obigen Einschränkungen) sicher abgehalten hätte. Heute ist der Inhalt des § 1333 beträchtlich ausgeweitet worden. Hätte man 1900 jemanden nach dem Wesen der „Eigenschaft" gefragt, so hätte er wohl darin kein besonderes Problem erblickt. Heute neigt man dazu, das Wesen der Eigenschaft nicht in einer absoluten Gegebenheit zu suchen, sondern man sieht in der Eigenschaft die Disposition zu einer Reaktion auf eine Situation. Stellt sich die Situation ein, so wird die Eigenschaft deutlich. Bleibt die Situation das ganze Leben lang aus, so merkt niemand etwas von jener Eigenschaft. Man weiß aus der Biologie, daß eine Pflanze in kühler Trockenheit ganz andere „Eigenschaften" entwickeln kann als in feuchter Wärme. Übertragen auf den Menschen, würde das bedeuten, daß erst das Leben, und zumal das Leben in der Ehe, Situationen schafft, auf die der Partner mit „Eigenschaften" reagiert, die ihm selbst und anderen bisher unbekannt bleiben mußten. Ja, man hat nicht Unrecht, in der Ehe selbst eine „Situation" zu sehen, auf die — erstmals — der Partner mit neuen Eigenschaften reagiert. Und diese Eigenschaften hätten den anderen, wären sie ihm bekannt gewesen, vielleicht von der Eingehung der Ehe abgehalten. Nur vergleichsweise sei des früher öfter erörterten Vaginismus gedacht. Kam es vor der Ehe nicht zum Verkehr, so wußten beide Partner nichts von dieser „Eigenschaft", die — hochgradig entwickelt — den Mann von der Eingehung der Ehe hätte abhalten können. Kurz: die Überlegung zielt auf den Begriff der *Anlage.* Ist eine Anlage im Sinne des § 1333 eine Eigenschaft?

Handelt es sich bei der Anfechtung der Ehe um einen Irrtum über eine normale, vielleicht sehr starke Eigenschaft (im älteren Sinne), also etwa um Geiz, Eifersucht usw., so wird der Richter kaum Anlaß haben, einen Sachverständigen zu fragen. Solche Fälle — so selten sie sein mögen — bleiben im Rahmen der eigenen Erfahrungsbreite des Richters. Handelt es sich aber um psychopathische Eigenschaften, so wird der Sachverständige schon eher zugezogen werden und wird dann je nach der Lage des Falles zu entscheiden haben, ob beispielsweise Zwangsvorstellungen, starke Hypochondrie und dergleichen die Voraussetzungen des § 1333 erfüllen. Hier kann der Sachverständige nicht vermeiden, sich mit der „verständigen Würdigung des Wesens der Ehe" zu beschäftigen. Bekennt er sich zu der älteren Auffassung, daß die Ehe eine Lebensgemeinschaft für Freud und Leid ist — nur der Tod soll uns scheiden —, so wird er nicht geneigt sein, in Phobien und ähnlichen psychopathischen Störungen eine Eigenschaft im oben qualifizierten Sinne zu sehen. Neigt er der lockeren Auffassung des Wesens der Ehe zu, die sich besonders nach dem Weltkriege durchzusetzen begann, so wird es ihm leicht sein, darzutun, wie schwer eine Ehe z. B. durch einen dauernden Reinigungs- und Waschzwang des Mannes zerrüttet wird, und daß es der Ehefrau gar nicht eingefallen wäre, diese Ehe einzugehen, hätte sie von dieser „Eigenschaft" des Mannes gewußt. Sind sich hierbei vielleicht schon zwei Sachverständige uneins, um so eher werden etwa zwei Zivilkammern differieren, von denen die eine mit katholischen, die andere mit evangelischen Richtern besetzt ist. Wie es bei anderen juristischen Begriffen, etwa dem Verstoße gegen die guten Sitten oder der sog. Zumutbarkeit geht, so auch hier bei der verständigen Würdigung des Wesens der Ehe: das sind höchst unbestimmte, mit dem Zeitgeist schnell schwankende logische Gebilde. Wird hier schon manches von der Gewandtheit der sachverständigen Formulierung abhängen, so wird noch größere Bedeutung der Geschicklichkeit zukommen, mit der dann der Anwalt das Gutachten verwendet.

Bei den eigentlichen Psychosen ist die Sachlage eindeutiger. Hat ein Ehepartner vor der Eheschließung einen Anfall einer Psychose wirklich durchgemacht, so werden die meisten Sachverständigen und Richter darin übereinstimmen: niemandem ist zuzumuten, eine latent geisteskranke Person zu heiraten oder mit ihr — wenn er sich irrte — verheiratet zu bleiben. Neuerdings taucht aber eine ganz andere Schwierigkeit auf. Heute versucht man manche Ehe anzufechten, bei der die seelische Störung erstmals während der Ehe selbst einsetzte. Der Gedankengang zielt darauf hin, daß die meisten Psychosen *endogen* sind, d. h. nach heutiger wissenschaftlicher Auffassung auf einer *Anlage* beruhen. Und so kehrt der Gedankengang zu der obigen Frage zurück: Ist eine Anlage im Sinne des § 1333 eine Eigenschaft?

Rein theoretisch kann die Antwort nur bejahend lauten. Die früher übliche Einschränkung, daß eine Anlage nur dann im Sinne des § 1333 eine Eigenschaft sei, wenn sie sich schon vor der Eheschließung — dem anderen unbekannt — einmal geoffenbart habe, läßt sich logisch nicht halten. Ehe sich aber der Sachverständige und Richter diesen Standpunkt praktisch zu eigen machen, daß der Irrtum über jede wichtige Anlage eine Ehe anfechtungsreif mache, möge er die Folgerungen überdenken. Es gibt heute wenig „große" Erkrankungen auf körperlichem wie auf seelischem Gebiete, bei denen die Wissenschaft nicht eine Anlage annimmt. Ja selbst bei manchen Infektionskrankheiten (Tuberkulose) geben manche Forscher der Anlage den Hauptakzent. Kaum eine seelische Störung wird heute ohne Anlage gedacht, und wenn die Paralyse eine Ausnahme macht, so fällt sie doch in anderem Sinne dennoch wieder in dieses Gebiet, da sie auf luischer Ansteckung beruht, und diese Lues — dem Partner meist unbekannt — oft lange vor der Eheschließung erworben wurde. Nicht nur bei manchen Formen der Epilepsie, bei der Schizophrenie, dem manisch-depressiven Irresein, den frühzeitigen Hirnarteriosklerosen nimmt man heute eine Anlage als wesentliche Ursache an, auch bei den Suchten (Alkoholismus, Morphinismus usw.) glaubt man an Anlagen. Wenn also ein Ehepartner irgendein schweres chronisches körperliches oder seelisches Leiden bekommt: fast immer könnte die Anfechtung der Ehe betrieben werden, da so gut wie niemals eine Anlage ausgeschlossen werden kann. Wohl in der Ahnung solcher Folgerungen bemüht sich die heutige Rechtsprechung, selbst einen Damm zu errichten, indem sie ausführt: Unter Eigenschaft im Sinne des § 1333 sei nur eine solche Anlage zu verstehen, die *notwendig* zur Geisteskrankheit führen müsse (RG. VII, 28. 6. 1929, 14/29)[1]. — Aber eine solche Formulierung geht in doppelter Weise fehl: wir wissen von Anlagen, die *notwendig* zum Ausbruch einer Krankheit führen müssen, praktisch so gut wie gar nichts. (Die Annahme einer absoluten Dominanz eines Gens wird in der heutigen Erbforschung nur noch von wenigen Forschern gebilligt.) Zweitens aber liegt darin eingeschlossen die Vermutung, in den *anderen* Fällen würde zur Anlage ein exogenes Moment hinzutreten müssen, um die Krankheit hervorzulocken. — Auch von solchen äußeren Auslösungen wissen wir so gut wie nichts. Wenn wir Sachverständigen bei ausgesprochen zeitlichem Zusammenfallen dennoch gelegentlich von der auslösenden Rolle des äußeren Faktors sprechen (z. B. äußerlich bedingte Aufregung als Auslösung einer Melancholie), so sind wir uns der Unsicherheit solcher Behauptungen sehr wohl bewußt. Die heutige Rechtsprechung (RG. VII vom 28. 6. 1929) führt aber noch weiter aus: Eine Anfechtung sei *nicht* möglich, wenn zur Anlage mißliche Verhältnisse hinzutreten müssen, um die Krankheit auszulösen (das ist tatsächlich fast niemals nachweisbar). Finden sich solche

[1] Etwa nach dem Satze des THOMAS v. AQUIN: „Effectus enim virtute praeexistit in causa."

mißlichen Verhältnisse nicht, so bedürfe es beim Ausbruch einer Psychose für die oben angegebene *Notwendigkeit* keines weiteren Beweises. — Mit solchen Gedanken errichtet das RG. *keinen* Damm gegen eine allzu weitherzige Auslegung des Eigenschaftsbegriffes, im Gegenteil, es weitet seinen Umfang fast grenzenlos aus. Hiernach könnte in Zukunft jeder Ehepartner die Ehe anfechten, wenn der andere Teil in eine Psychose verfällt, bei der äußere ätiologische Momente nicht nachweisbar sind. Manchem Gutachter, der sich bemüht, das Wesen der Ehe verständig zu würdigen, würde es empfehlenswert erscheinen, wenn unsere Rechtsprechung zu dem alten Grundsatz zurückkehrte, eine Anlage nur dann als Eigenschaft im Sinne des § 1333 anzusehen, wenn sie sich schon vor der Eheschließung *gezeigt* hat. Hierher würden natürlich auch Fälle gehören, in denen die Mutter der Braut dem Verlobten nur mitteilt, diese sei einmal vor Jahren „sehr nervös“ gewesen. 4 Jahre nach der Hochzeit bricht bei der Ehefrau eine schwere schizophrene Psychose aus, und die Nachforschungen des Ehemanns ergeben die Tatsache, daß jene „Nervosität“ der erste Schub des Leidens war, der das Mädchen damals auf ein halbes Jahr in eine Heilanstalt führte. Hier könnte der Ehemann sicher mit allgemeiner Zustimmung von Sachverständigen und Richtern die Ehe anfechten[1]. Vielleicht teilen sich die Meinungen schon über den weiteren Fall, daß ein in der Ehe psychotisch gewordener Ehepartner zwar nicht selbst vor der Ehe eine offenbare Psychose durchmachte, daß sich aber nachträglich herausstellt, sein *Vater* habe an einer langdauernden Psychose gelitten und sei in der Irrenanstalt gestorben. Würde der Richter hier einen Vererbungsforscher fragen, so würde dieser versuchen, die Art der geistigen Störung des Vaters zu klären. Stellt sich dann heraus, daß Vater und Sohn an der gleichen seelischen Erkrankung leiden, so wäre es gezwungen, beim Sohn eine „Anlage“ zu dieser Psychose (vom Vater her) leugnen zu wollen. Die Ehefrau könnte also — indem sie sich als Anhängerin der Vererbungstheorie bekennt — ihre Anfechtungsklage auf die Behauptung stützen, sie habe erst jetzt erfahren, daß der Vater ihres erkrankten Mannes wegen des gleichen Leidens interniert gewesen sei. Hätte sie das vor der Eheschließung gewußt, so wäre ihr die Möglichkeit, auch der Sohn könne gleichartig erkranken, so gewiß erschienen, daß dies sie vor der Eingehung der Ehe abgehalten hätte. Läßt sich aber das Wesen des väterlichen Leidens aus der Krankengeschichte nicht mehr ergründen, liegt also z. B. die Möglichkeit vor, daß der Vater an einer (exogenen) Paralyse gestorben sei, während der Sohn eine Schizophrenie hat, so wird nach dem Stand unserer heutigen Kenntnisse die innere hereditäre Beziehung zwischen beiden Psychosen für so gering erachtet, daß die Ehefrau obige Folgerungen nicht ziehen und daraufhin also die Ehe nicht anfechten dürfte.

Man beachte auch, daß es im Wortlaut des § 1333 heißt, der Irrtum

[1] Schweiz. CivGB. § 147: „Wenn eine Krankheit verheimlicht worden ist, die die Gesundheit des Klägers und seiner Nachkommen in bedeutendem Maße gefährdet.“

müsse solche Eigenschaften betroffen haben, die *ihn* usw. abgehalten haben würden. Es wird also nicht nur eine Prüfung der Eigenschaften an der verständigen Würdigung des Wesens der Ehe verlangt, eine Prüfung, die *jeden* Menschen abgehalten hätte, sondern es wird eine Relation zu gerade *diesem* Ehegatten verlangt, offenbar also eine Relation zu den Forderungen, die er gemäß seiner Bildung, seiner gesellschaftlichen Lage usw. an die Ehe und an den Gatten zu stellen berechtigt ist (RG. 8. 6. 1921 und Entsch. RG.-Zivilsachen 52, 306). Zieht man hieraus die Folgerung, daß also die Kriterien für die Bejahung des § 1333 je nach dem gesellschaftlichen Niveau der Eheleute recht verschieden angesetzt werden müßten, so wird diese Konsequenz je nach der allgemeinen Weltanschauung den einen mit Befriedigung, den anderen mit Empörung erfüllen.

Der § 1339 fordert, daß die Anfechtung innerhalb einer Frist von 6 Monaten nach Entdeckung des Irrtums (zuweilen auch nach Entdeckung der Tragweite des Irrtums) erfolgt. — Ferner ist die Anfechtung natürlich an die Bedingung geknüpft, daß der Ehegatte nach Entdeckung des Irrtums die Ehe nicht bestätigt.

Eine besondere Stellung unter jenen „Eigenschaften", die vielleicht eine Eheanfechtung bedingen können, haben natürlich die besonderen *Dispositionen zur Sexualität*. Von körperlichen Anomalien, die sich erst nach dem Eheschluß herausstellen, soll hier nicht die Rede sein. Aber es gibt eine Reihe seelischer Einstellungen zur Sexualität überhaupt oder zum Sexualverkehr überhaupt, oder zum speziellen Sexualverkehr mit *diesem* Partner, die als persönliche Eigenschaften im Sinne des § 1333 aufgefaßt werden können. Daß voreheliche fortgesetzte weitgehende Intimitäten mit einem alten Lüstling (um ihn auszunutzen) den Charakter der Ehefrau so bedenklich erscheinen lassen, daß dadurch später eine Anfechtung möglich ist, erscheint einleuchtend (RG. 14. 3. 1907). Wird der Ehefrau erst *nach* dem Eheschluß eine intensive Betätigung des Mannes in homosexuellen Kreisen vor der Ehe bekannt, so kann ihr dies als Anfechtungsgrund dienen (RG. 12. 10. 1916). Impotenz des Mannes nur gerade *seiner* Frau gegenüber kann ebenfalls eine Anfechtung begründen, wenn dieser Umstand nicht (z. B. durch Psychotherapie) beseitigt werden kann (RG. 11. 12. 1915). Daß absolute psychische Impotenz erst recht ein Anfechtungsgrund ist, wird hiernach selbstverständlich (RG. 19. 2. 1912). Das gleiche gilt für den unheilbaren Vaginismus der Frau (RG. 11. 5. 1911, 16. 10. 1911). Erfährt der Ehemann nach der Eheschließung von einer sehr erheblichen Geschlechtsbetätigung der Ehefrau zuvor, so ist die Anfechtung möglich (RG. 16. 5. 1917), ebenso wie die nachträgliche Kenntnis von einer vorehelichen Niederkunft der Frau auch jenem Ehemann die Anfechtung ermöglicht, der von ihrem vorehelichen Geschlechtsverkehr gewußt hatte (RG. 25. 6. 1923). Hat die Frau vor der Ehe in voller Öffentlichkeit in wilder Ehe gelebt, so ist das ein Anfechtungsgrund (RG. 3. 12. 1926).

Ebenso ist ein Ehebruch der Frau in erster Ehe Grund für die Anfechtung der zweiten (RG. 13. 5. 1902, 14. 3. 1904, 15. 11. 1916).

Eine schwierige Rechtslage würde sich ergeben, wenn in diesen und ähnlichen Fällen der Ehegatte die früheren Verfehlungen, die eine „Eigenschaft" im oben besprochenen Sinne darstellen, zwar zugibt, aber die Einrede der damaligen Unzurechnungsfähigkeit vorbringt. Wenn der Ehepartner dann nicht den Nachweis liefern kann, daß diese Unzurechnungsfähigkeit auf einer echten Psychose beruhte, und daß diese Psychose eben wiederum eine „Eigenschaft" darstellt, dürfte er mit der Anfechtung nicht durchdringen. Entsprechende RG.-Entscheidungen wurden mir nicht bekannt.

Das RG. bemüht sich um die Festlegung der Krankheitsanlage als Eigenschaft in mehreren Entscheidungen. Eine vorübergehende akute Erkrankung ist auch dann nicht als persönliche „Eigenschaft" anzusehen, wenn sie erst nach längerer Zeit und schwer heilbar ist. Begründet eine Veranlagung nur eine gewisse Besorgnis des künftigen Ausbruchs des Leidens, so ist jene noch keine Eigenschaft im Sinne des § 1333 (RG. 5. 11. 1914). Eine bloße konstitutionelle Veranlagung zu seelischer Erkrankung kann *nicht* unbedingt als „Eigenschaft" angesprochen werden, auch dann nicht, wenn sie in der Ehe zu deutlicher Erkrankung führte (RG. 14. 12. 1921). Hinwiederum kann dauernde Veranlagung zu schweren nervösen Störungen oder unheilbarer Neurasthenie unter Umständen die Anfechtung der Ehe begründen (RG. 4. 6. 1921, 22. 12. 1923). Dies alles ist freilich nicht sehr glücklich gefaßt, und so beschäftigt sich denn auch das höchste Gericht immer wieder mit der Materie: Hysterie, die an der Grenze geistiger Erkrankung stehe und darnach angetan sei, die ganze Persönlichkeit des Kranken zu wandeln (?), sei ein Eheanfechtungsgrund (RG. 10. 6. 1918, 14. 1. 1920), ebenso wie Neigung zum Trunk und zu Gewalttätigkeiten (RG. 25. 4. 1921), eingewurzelter Hang zur Unwahrhaftigkeit (RG. 13. 6. 1912, 26. 11. 1926), ebenso der Hang zur Begehung von Betrügereien (RG. 3. 7. 1905) und diebische Veranlagung (RG. 29. 4. 1918). Besonders eingehend beschäftigt sich das oberste Gericht mit der Anlage zur Geisteskrankheit. Es führt aus, daß es ganz von den Umständen des einzelnen Falles abhänge, ob man eine Anlage zu seelischer Störung und damit eine „Eigenschaft" annehmen müsse (RG. 5. 2. 1920). Das ist sicher richtig, aber man ist sich leider über den *Wert* dieser Umstände wissenschaftlich noch nicht recht klar. Z. B. heiratet ein Mädchen (mit 3 Geschwistern) und erkrankt in der Ehe an einem schizophrenen Gemütsleiden. Man forscht nach und entdeckt, daß der früh verstorbene Großvater Selbstmord unter Umständen beging, die ebenfalls auf das Bestehen eines schizophrenen Leidens schließen lassen. Die 3 wesentlich älteren Geschwister sind indessen alle, ebenso wie die Eltern, gesund. Die heutige wissenschaftliche Erbforschung nimmt an, daß 2 Geschwister den Keim zur schizophrenen Erkrankung tragen. Warum sie nur bei der einen Tochter „herausgekommen“ ist, bleibt unklar. Schematisch sähe ein solcher Fall so aus, wobei a die verborgene Anlage, aa das Erscheinen der Krankheit, AA innere und äußere Gesundheit bedeutet:

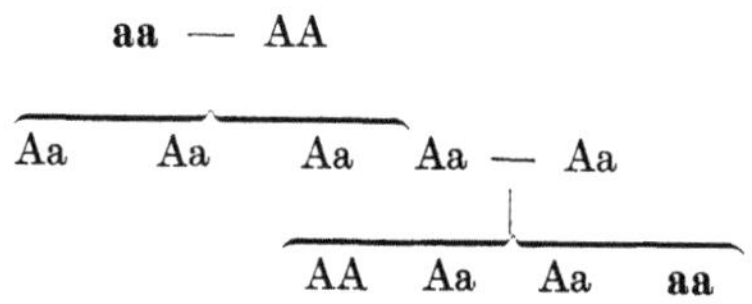

aa — AA

Aa Aa Aa Aa — Aa

AA Aa Aa **aa**

Nur die beiden fett gedruckten Personen, Großvater und Enkelin, sind krank.

Soll es also möglich sein, hier die Ehe der erkrankten Tochter anzufechten, weil ihr schizophrenes Leiden an sich ein Anlageleiden ist, und weil der Großvater nachweislich das gleiche Leiden hatte? Ihre 3 Geschwister sind ja äußerlich gesund, und doch enthalten zwei von ihnen auch den Keim zur Erkrankung. Von einer „Notwendigkeit“ der Erkrankung infolge der Anlage kann also nicht gesprochen werden. Über solche Fälle wird man recht verschiedener Meinung sein können. — Der eugenisch Interessierte wird auch eine negative Entscheidung eines Gerichts nicht zu beklagen brauchen: wird doch kranke Nachkommenschaft heute durch das Sterilisierungsgesetz verhindert.

Nach der reichsgerichtlichen Rechtsprechung wird man eine Ehe ohne weiteres anfechten können, wenn sich schon *vor* der Ehe die Anlage durch eine erste, vorübergehende Psychose *erwies* (RG. 9. 5. 1912). Jene Anlage wird aber kein Anfechtungsgrund sein, wenn sie nicht nach der gewöhnlichen Entwicklung zur Geisteskrankheit führen *muß* (RG. 24. 11. 1910). In den reichsgerichtlichen Entscheidungen in Zivilsachen (73, 134) heißt es ausdrücklich, daß Fälle von Geisteskrankheit in der Familie der Ehefrau *nicht* als eine persönliche Eigenschaft der Ehefrau anzusehen seien. Daher könne eine Ehe nicht wegen der *Besorgnis* des künftigen Ausbruchs einer Geisteskrankheit angefochten werden. Es lassen sich also folgende Fälle denken.

1. Psychose in der Familie, Ehepartner selbst gesund: keine Anfechtung möglich.

2. Psychose in der Familie, Ehepartner selbst psychotisch geworden: Anfechtung fraglich.

3. Keine Psychose in der Familie, Ehepartner selbst psychotisch geworden: Anfechtung unmöglich.

4. Keine Psychose in der Familie, Ehepartner selbst psychotisch geworden und vor der Eheschließung schon einmal gewesen: Anfechtung möglich.

Das RG. führt am 16. 6. 1919 ausdrücklich aus, es sei möglich, die Annahme einer persönlichen wesentlichen Eigenschaft auch auf Umstände zu gründen, die erst *nach* der Eheschließung offenbar wurden. Doch solle das

Gericht in solchen Fällen besonders sorgsam prüfen, ob nach Sachlage der Schluß auf das Vorhandensein einer dauernden schon *vor* der Eheschließung bestehenden Eigenschaft gerechtfertigt sei. Wer den obigen Ausführungen über das Wesen der Eigenschaft zustimmt, wird diese und die folgenden Formulierungen des RG. etwas skeptisch überdenken. In den Entscheidungen vom 5. 11. 1914 und 4. 6. 1921 wird vom RG. definiert, eine persönliche Eigenschaft sei eine Beschaffenheit, die jemandem so wesentlich zukomme, daß sie als Ausfluß und Betätigung ihres ganzen Wesens erscheine. Sie trage das Merkmal des Dauernden, die Persönlichkeit Bestimmenden in sich (RG. 11. 12. 1915). Für eine Krankheitsanlage, die keineswegs notwendig, sondern nur unter unbekannten Umständen gelegentlich offenbar wird, paßt diese Definition der Eigenschaft schlecht. Wenn das RG. ausführt (22. 11. 1919), daß auch eine einzelne Handlung ein so helles Licht auf den Charakter eines Menschen werfen könne, daß dadurch eine wesentliche Eigenschaft bei ihm enthüllt werde, so öffnet diese Formulierung natürlich der willkürlichen Ausdeutung weit die Tür.

Wie schwierig hier eine Entscheidung ist, geht aus einem anderen RG.-Urteil (6. 7. 1928 VII, 125/28) hervor: Nur eine bestimmte persönliche Eigenschaft, nicht aber einzelne von dem Ehegatten vor der Eheschließung begangene Handlungen, können einen Grund zur Anfechtung der Ehe bilden.

Die §§ 1333 und 1334 bringen den Begriff der „verständigen Würdigung des Wesens der Ehe“. Wie sehr diese vom Zeitgeist beeinflußt ist, kann am Beispiel der Gegenwart aufgezeigt werden. Heute (1934) erheben viele die Forderung, daß zum Wesen der Ehe die Erzeugung keimgesunder Nachkommenschaft gehöre. Wenn sich die Rechtsprechung künftig diesen Grundsatz zu eigen macht, könnte also jede Ehe angefochten werden, in der der eine Eheteil an einer sog. endogenen, d. h. anlagemäßig bedingten Psychose erkrankt. Denn diese setzt die Möglichkeit, daß die Kinder keimkrank sein *können*. Freilich erzwingt heute das Sterilisierungsgesetz, auf Kinder überhaupt zu verzichten und den kranken Elternteil zu sterilisieren. Dieser Eingriff würde also diese Ehe einer solchen gleichsetzen, die aus anderen körperlichen Gründen unfruchtbar ist. Und Unfruchtbarkeit einer Ehe ist unter Umständen Anfechtungsgrund (Entsch. des RG. in Zivilsachen **94**, 123, RG. 11. 3. 1926).

Welche Folgerungen die zukünftige oberste Rechtsprechung aus diesen Anschauungen und Sachverhalten ziehen wird, läßt sich noch nicht voraussehen.

5. Ehescheidung wegen geistiger Störung.

Der § 1569 BGB. besagt: *Ein Ehegatte kann auf Scheidung klagen, wenn der andere Ehegatte in Geisteskrankheit verfallen ist, die Krankheit während der Ehe mindestens drei Jahre gedauert und einen solchen Grad erreicht hat, daß die geistige Gemeinschaft zwischen den Ehegatten aufgehoben, auch jede Aussicht auf Wiederherstellung dieser Gemeinschaft ausgeschlossen ist.*

Die erste Vorbedingung dieses Paragraphen ist der *Verfall in Geisteskrankheit.* Folgt man der reinen Sprachbedeutung, so könnte man meinen, daß ein *Verfall* den Eintritt von etwas Neuem voraussetzt, was vorher nicht da war. Man könnte also interpretieren, der Ehepartner müsse beim Eheschluß gesund gewesen und erst später in Geisteskrankheit verfallen sein. Aber diese strenge Auslegung des Wortlautes scheint vom Gesetzgeber nicht gemeint gewesen zu sein. Die Gerichte begnügen sich vielmehr meist mit der Feststellung, daß der Ehegatte geisteskrank *ist,* ohne darnach zu fragen, wann dieser Zustand einsetzte. Auch wenn sich also nachweisen ließe, daß der Ehegatte schon beim Eheschluß geisteskrank war — ganz unabhängig von der Prüfung, ob die Ehe nicht dann gemäß § 1325 BGB. nichtig wäre —, würde dennoch ein Verfall in Geisteskrankheit vorliegen.

Dem ärztlichen Sachverständigen liegt infolge seiner medizinischen Ausbildung natürlich der Gedanke nahe, daß das Gesetz wirklich Geisteskrankheit meine, wenn es Geisteskrankheit sage. Aber schon bei der Entmündigung und an anderen Orten wurde darauf hingewiesen, daß der juristische Begriff der Geisteskrankheit sich nicht mit dem medizinischen decke.

Man bedenke, daß das Gesetz unter Geisteskrankheit eine wirklich offenbare seelische Störung versteht. Der Arzt ist auf Grund seiner ganzen Ausbildung allzu leicht geneigt, Gehirnkrankheit und Geistesstörung in eins zu setzen. So erscheint dem Arzte eine progressive Paralyse beinahe selbstverständlich als Geisteskrankheit. Es gibt aber gerade Paralytiker und Hirnluiker, bei denen ganz vorzugsweise die körperlichen Symptome überwiegen, z. B. die artikulatorische Sprachstörung, die reflektorische Pupillenstarre, der körperliche Verfall usw. Die hinzutretenden seelischen Anzeichen äußern sich vielleicht nur in einer Abnahme des Gedächtnisses und der Initiative. In solchen Fällen braucht keine Geisteskrankheit im Sinne des § 1569 vorzuliegen. Man hat auch darüber gestritten, ob die Geisteskrankheit des § 1569 sich mit derjenigen des § 6¹ BGB. logisch decke. Die Frage ist praktisch unwichtig. Denn die Entmündigungsreife muß ganz vom eigenen Standpunkte geprüft werden, und die Scheidungsmöglichkeit wegen Geisteskrankheit ist wiederum ganz für sich durchzudenken. Auch ist der Ehescheidungsrichter natürlich von den Entscheidungen des entmündigenden Richters ganz unabhängig. Zudem macht das RG. unter dem 7. 2. 1916 IV, 297/16 darauf aufmerksam, daß in dem nämlichen Falle die Entmündigungsvoraussetzungen unerfüllt, die Scheidungsvoraussetzungen gemäß § 1569 aber erfüllt sein können.

Wenn das RG. in seiner Entscheidung vom 5. 5. 1902 ausdrücklich ausspricht, daß eine Scheidung wegen Geistes*schwäche* nicht ausgesprochen werden könne, weist es implizite darauf hin, daß das Gesetz hier seine eigene, im § 6² BGB. ausdrücklich festgelegte Terminologie hat. Geistesschwäche ist also der geringere, Geisteskrankheit der höhere Grad jeder in ihrem medizinischen Wesen noch so verschiedenartigen seelischen Störung. Aber neben dem hohen Grad fordert der § 1569 noch eine *Dauer der Anomalie während dreier Ehejahre.* Der Beginn dieser Frist hängt von der sicheren Feststellung des Vorhandenseins des Leidens ab (nicht etwa seiner Diagnose), nicht aber von dem Augenblick, an dem die ersten Symptome oder *Vor*zeichen festgestellt worden sind (OLG. Jena, Blätter für Rechtspflege in Thüringen und Anhalt **50**, 206), sondern vom eigentlichen Ausbruch ab (RG. IV, 13. 2. 1928, 557/27); dabei bleibt gleichgültig, ob damals beim Ausbruch das Leiden als Leiden auch schon erkannt wurde. Die oberste Rechtsprechung verlangt nicht, daß das Leiden während dieser drei Jahre lückenlos bestand, sie fordert aber, daß es zur Zeit der Scheidung in einer Weise vorhanden ist, die sogleich noch erörtert werden wird (RG. 7. 2. 1917). Inwieweit man im einzelnen Falle die bisher festgestellten Zeiten offenbarer Psychose addieren darf, um jene geforderten 3 Jahre herauszubekommen, bleibt ungewiß. Der Sinn der Bestimmung ist wohl, ein *chronisches Leiden* und nicht nur eine Reihe einzelner Anfälle zu fordern. Man beachte, daß die noch zu erörternde Aufhebung der geistigen Gemeinschaft nur für die Gegenwart und Zukunft, nicht auch für das in der Vergangenheit liegende dreijährige Bestehen der Psychose gefordert wird.

Unhaltbar erscheint die Äußerung eines Sachverständigen, auf die sich das RG. am 7. 2. 1916 IV, 297/16 stützt: die Anfälle des manisch-depressiven Irreseins seien nur Symptome einer im Innern stets vorhandenen anormalen krankhaften Konstitution und damit einer Krankheit, die dauernd vorhanden und unheilbar sei, und auf deren Boden sich die einzelnen Anfälle immer wieder einstellten. — Es ist unmöglich, eine Konstitution und eine Krankheit im Hinblick auf § 1569 BGB. gleichzusetzen. Im Gegenteil: das manisch-depressive Irresein wird nur in den seltensten Fällen so häufige und langdauernde Anfälle hervorbringen, daß dadurch die dreijährige Dauer der Geistesstörung im Sinne des § 1569 gegeben ist.

Abgesehen von dem schon im Worte Geisteskrankheit geforderten hohen Grad seelischer Störung verlangt der § 1569 weiter, daß durch sie die geistige Gemeinschaft zwischen den Ehegatten aufgehoben ist. Dadurch wird ein schwierig zu erfassender Umstand in die Frage der Ehescheidung eingeführt. *Nicht* gemeint ist mit geistiger Gemeinschaft eine intellektuelle Entsprechung, sondern auch hier kann geistig ohne Sinnänderung durch seelisch ersetzt werden. Die gemeinte Gemeinschaft ist im Sinne dieses Paragraphen dann aufgehoben, wenn der kranke Ehegatte nicht mehr imstande ist, an dem Lebens- und Gedankenkreise des anderen irgendwie teilzunehmen und wenn ihm das Bewußtsein seiner ehelichen Rechte und Pflichten abgeht (RG. 8. 5. 1905). Damit fügt das Gesetz eine schwerwiegende Relation in die Beurteilung eines psychologischen Tatbestandes ein: derselbe zwar vom Tode durch die Malariakur gerettete, aber stumpfsinnig gewordene Paralytiker könnte z. B. einer ebenfalls recht stumpfen debilen

Ehefrau noch genügen, während in einer Ehe auf hohem persönlichen und kulturellen Niveau dieser Teil des § 1569 zu bejahen wäre. In dieser schroffen Form fand ich die Ideen des § 1569 freilich nirgends kommentiert, so folgerichtig dieser Standpunkt erscheint. Forscht man in der obersten Rechtsprechung nach einer Auslegung der „geistigen Gemeinschaft", so fordert das RG. am 8. 1. 1920 (vgl. RGZ. 98, 295), daß beide Ehegatten auf Grund verständnisvoller Neigung und gegenseitigen Vertrauens das Bewußtsein haben, daß die Ehe ein auf sittlichen Rechten und Pflichten fußendes Lebensverhältnis sei; beide sollen Anteil nehmen am körperlichen und geistigen Wohle des anderen und der Kinder und sollen diesen Anteil nicht nur in Äußerungen, sondern in Handlungen betätigen, die gemeinsamem Denken und Fühlen entspringen. — Der gesunde Gatte soll den redlichen Willen haben, im Eheleben auf das Leiden des kranken gebührende Rücksicht zu nehmen, und nur wenn im Geisteszustande des Kranken ein unüberwindliches Hindernis gemeinsamen Denkens gesetzt ist, kann eine völlige innere Entfremdung anerkannt werden. Nur bei völliger Verblödung des einen Teils lasse sich sagen, daß die Aufrechterhaltung der geistigen Gemeinschaft schlechthin ausgeschlossen sei (RG. 2. 6. 1913, 30. 11. 1916, 8. 1. 1920). Auch hier halte sich der Gutachter nicht zu streng an das Wort „Verblödung", denn auch ein schizophrener Verfall des einen Gatten kann natürlich — ohne Verblödung im psychologischen Sinne — die geistige Gemeinschaft aufheben. Die Verhinderung der körperlichen Gemeinschaft durch die Seelenstörung des Gatten ist bei der Beurteilung der geistigen Gemeinschaft unwichtig (RGZ. 97, 340; 100, 108).

Die Tatsache der Unterbringung eines Gatten in einer geschlossenen Anstalt ist kein Moment, welches an sich die Frage der geistigen Gemeinschaft wesentlich berührt. Denn wenn ein Gatte z. B. wegen Gemeingefährlichkeit infolge epileptischer Ausnahmezustände interniert bleiben muß, so kann er doch volles Verständnis für das Wesen der Ehe behalten und dies durch teilnehmende und sorgende Briefe bekunden. Dann sind die Voraussetzungen des § 1569 *nicht* gegeben, so schwer wohl solche Schicksale für den Ehepartner zu tragen sind. Auch hier kann (selten) noch eine Anfechtung der Ehe helfen.

Sinnestäuschungen und Wahnideen sind für die Frage der geistigen Gemeinschaft dann unwichtig, wenn der kranke Ehegatte das Bewußtsein von den ehelichen Rechten und Pflichten nicht verloren hat (RG. 18. 12. 1902). Das mag selten genug vorkommen. Umgekehrt aber wird eine relativ leichte Wahnpsychose, die sich gerade auf den Ehepartner richtet, die geistige Gemeinschaft aufheben können.

Endlich verlangt der § 1569, daß jede Aussicht auf Wiederherstellung dieser ehelichen geistigen Gemeinschaft ausgeschlossen sei. Welcher Fall ließe eine solche Bekundung zu? Forscht man in der Praxis des Lebens nach Fällen der Schizophrenie, so wird man sehr oft eine gute Remission des Leidens als durchaus möglich zugeben müssen. Liegt eine schon recht stark verblödete Paralyse vor, so wird man durch eine Malariakur doch weitgehende Besserung erwarten können. Höchstens bei senilen Demenzen wird man jede Aussicht auf Wiederherstellung der geistigen Gemeinschaft verneinen können, aber selbst wenn dann der Ehepartner noch lebt, wird eine Scheidung kaum je in Betracht kommen. Alle Voraussetzungen des § 1569 werden also überhaupt recht selten und nur etwa in folgenden Fällen gelegentlich vorliegen: schwere Encephalitis lethargica; schwere, bisher remissionslos verlaufende Schizophrenie mit weitgehender Schisis; erheblich verblödete Paralyse ohne Möglichkeit einer Kur; vorgeschrittene senile oder arteriosklerotische Demenz; sehr ausgeprägte epileptische Demenz und Charakterveränderung. In allen anderen Fällen wird der Sachverständige eben nur nach allgemeiner Wahrscheinlichkeit vorsichtig etwas über die Zukunft äußern können. — Die außerordentliche Erschwerung der Ehescheidung wegen Geisteskrankheit, die der § 1569 setzt, hat seine Anwendung sehr eingeschränkt.

Wie schwer die Ehescheidung auf Grund seelischer Störung zuweilen durchzuführen ist, möge noch ein Beispiel erläutern. Hat eine schizophrene Ehefrau einen Ehebruch in unzurechnungsfähigem Zustande begangen, ist aber *nicht* zu erwarten, daß sie eine solche Tat wiederholt, so ist darin *nicht* eine Aufhebung der geistigen Gemeinschaft zu erblicken, auch dann nicht, wenn sie ihre Wahnvorstellungen gegen den Ehemann richtet, sofern sie nur Vertrauen und Verständnis für den Mann und für die Ehe besitzt (RG. VIII, 7. 7. 1930, 244/30).

Der § 623 ZPO. bestimmt: *Auf Scheidung wegen Geisteskrankheit darf nicht erkannt werden, bevor das Gericht einen oder mehrere Sachverständige über den Geisteszustand des Beklagten gehört hat.*

§ 1568 BGB. lautet: *Ein Ehegatte kann auf Scheidung klagen, wenn der andere Ehegatte durch schwere Verletzung der durch die Ehe begründeten Pflichten oder durch ehrloses oder unsittliches Verhalten eine so tiefe Zerrüttung des ehelichen Verhältnisses verschuldet hat, daß dem Ehegatten die Fortsetzung der Ehe nicht zugemutet werden kann. Als schwere Verletzung der Pflichten gilt auch grobe Mißhandlung.*

Es ist hier nicht der Ort, auseinanderzusetzen, welche Tatbestände die oberste Rechtsprechung im Laufe der Jahre unter die hier gewählten logischen Kategorien eingereiht hat. Das Gemeinsame aber bei allen einzelnen Fällen ehewidrigen Verhaltens ist, daß der Eheverletzende sein Verhalten „*verschuldet*“. Wäre es so, daß lediglich die Gesichtspunkte der Zurechnungsfähigkeit (§ 51 StGB.) auch hierbei gelten würden, dann wäre die Sachlage einfach, dann würde eben das Vorliegen von Bewußtseinsstörung oder krankhafter Geistesstörung mit Ausschluß der freien Willensbestimmung (oder mit Unfähigkeit einzusehen und darnach zu handeln) auch den Täter wider seine eigene Ehe exkulpieren, und diese Ehe könnte *so* nicht geschieden werden. Aber darüber hinausgehend hat sich eine weit mildere

— in gewissem Sinne strengere — Auslegung durchgesetzt. Auch dann, wenn die Voraussetzungen der Unzurechnungsfähigkeit *nicht* vorliegen, erachtet die Praxis der Gerichte ein ehewidriges Verhalten für nicht oder für nicht voll gegeben, wenn besondere seelische Umstände die Schuld vermindern. Der Richter erforscht also für die Grundlage seines Spruches nicht nur die objektive Schwere des ehewidrigen Verhaltens, sondern den *Grad* der subjektiven Schuld daran. § 1568 erfordert ja eine *schwere* Pflichtverletzung und ein *ehrloses* oder *unsittliches* Verhalten, aber die Schwere der Pflichtverletzung und die Ehrlosigkeit und Sittenwidrigkeit mindert sich natürlich proportional der Schwere der Verschuldung. In anderen Worten: je geringer die Schuld des Gatten aus subjektiven Gründen ist, um so weniger kann ihm eben ein ehewidriges Verhalten angerechnet werden. Wie stark das RG. auf die subjektive Konstellation eines Verhaltens abhebt, geht daraus hervor, daß selbst eine Straftat, z. B. Meineid, keinen Makel der Unsittlichkeit oder Ehrlosigkeit auf jemand zu werfen braucht, nämlich wenn er aus Motiven gehandelt hat, die nach den herrschenden sittlichen Anschauungen sein Verbrechen weitgehend entschuldigen. Daher ist der § 1568 darauf nicht zu stützen. (RG. IV vom 8. 11. 1928, 205/28; das Recht **33**, 70). Ebenso wie auf der objektiven Seite der Eheverfehlungen Zeit, Ort und Sitte zu berücksichtigen sind (RG. 20. 10. 1904), so bestimmt das RG. für die subjektive Seite ausdrücklich: eine Scheidung gemäß § 1568 sei *nicht* auszusprechen, wenn das Verhalten des Gatten ihm in subjektiver Hinsicht mit Rücksicht auf eine krankhaft überreizte Gemütsverfassung oder etwa Wahnvorstellungen nicht in voller Schwere angerechnet werden kann (RG. 5. 5. 1902, 18. 12. 1902, 16. 4. 1903, 30. 6. 1904, 26. 11. 1917, 6. 4. 1918). Die neuerdings im § 51 StGB. eingeschaltete verminderte Zurechnungsfähigkeit, über deren Einführung ins Strafgesetzbuch seit Jahrzehnten gekämpft wurde — s. ASCHAFFENBURGS Ausführungen in diesem Band —, ist hier beim ehewidrigen Verhalten als eine verminderte Deliktsfähigkeit schon längst in Gebrauch. Nicht ganz in Übereinstimmung mit dem psychologischen Sachverständigen neigt freilich das oberste Gericht dazu, Schuldminderungen nur aus augenblicklichen Alterationen, nicht aus abnormen Charakteranlagen herzuleiten. Am 9. 12. 1907 führt das RG. aus, dem schuldigen Teile könne eine Charakteranlage — Leidenschaftlichkeit, leichte Erregbarkeit — keinesfalls auch nur mildernd zugute gerechnet werden. — Auch eine hysterische Veranlagung könne zur Entschuldigung von einem Ehegatten nur insoweit herangezogen werden, als sie ihm die Möglichkeit des Zusammenlebens und des Herrwerdens raube (RG. 9. 5. 1923). Da tatsächlich sehr viele Eheverfehlungen in heftigster Leidenschaft oder im Rausch und zudem noch von psychopathischen Persönlichkeiten begangen werden, so kann sich nicht so selten ein armer, geplagter, verprügelter, geängstigter Ehepartner nicht scheiden lassen, weil die „Verfehlung“ des anderen nicht schwer genug erscheint infolge seiner seelischen

Anomalie, und weil diese Anomalie wieder nicht schwer genug erscheint, um den Tatbestand des § 1569 darzustellen. Der Sachverständige lernt hier manches Ehemartyrium kennen, ohne helfen zu können. Als eine weitere Erschwernis kommt noch hinzu, daß auch der Verletzte oder Gekränkte nur dann geschieden werden kann, wenn er selbst die Ehewidrigkeit des Verhaltens des anderen erkennt und als einen Hinderungsgrund gegen die Fortsetzung der Ehe ansieht (RG. 26. 3. 1914). Endlich können anstößige Handlungen nur dann zur Scheidung gemäß § 1568 führen, wenn festgestellt ist, daß sie *im Bewußtsein ehelichen Pflichtverstoßes* begangen sind (RG. 15. 10. 1903, 20. 10. 1904). Wenn also ein imbeziller Ehemann schon recht grobe Eheverfehlungen beging, wird man doch daraus keinen Scheidungsgrund herleiten können, wenn er infolge seiner Unterbegabung darin keinen Eheverstoß sah.

Einer besonderen Besprechung bedarf noch die *Trunksucht*. Wie gern wünschte man eine ordentliche Frau und Mutter zuweilen von ihrem rohen, alles Geld vertrinkenden Manne befreit. Aber das ist sehr schwer. Das RG. kommt hier zu recht komplizierten und praktisch wenig brauchbaren Entscheidungen. Offenbare Trunksucht gilt durchaus als ehewidriges Verhalten, selbst dann, wenn der Säufer wegen seiner Sucht entmündigt ist, wenn ihm nur der Mißbrauch als Schuld angerechnet werden kann (RG. 18. 11. 1901, 3. 4. 1902, 5. 6. 1902, 25. 6. 1904, 15. 1. 1906, 1. 7. 1915). Natürlich ist es logisch richtig, daß die Frage der Entmündigung wegen Trunksucht mit derjenigen der Schuld logisch nichts zu tun hat. Aber von welcher Plattform aus soll man die Schuldfrage beantworten, wenn man praktisch die Sucht für so schwer erachtet, daß man den § 6^3 bejaht? Eine ausgeprägte Sucht vermindert sicher die Schuld, und Schuldverminderung führt bald an die Grenze der mangelnden Deliktsfähigkeit. Vorgeschrittene Trunksucht berechtigt ja auch (als eine Krankheit) zum Bezug von Krankengeld (§ 165 RVO., und EBERMAYER, Dtsch. med. Wschr. **1930**, 795). Am 6. 12. 1915 und 24. 10. 1929 erklärt das Reichsversicherungsamt schwere Trunksucht ausdrücklich als Krankheit. — Eine Scheidung wegen Trunksucht ist nicht auszusprechen, wenn der Süchtige sich bis zur Fällung des Urteils dauernd gebessert hat (RG. 2. 10. 1913, 13. 12. 1913, 15. 2. 1915, 20. 3. 1916). Bestand die Sucht freilich schon sehr lange und trat nur zuletzt eine leichte Besserung ein, so ist *diese* Besserung unwichtig (RG. 30. 5. 1922). Konnte der Trinker oder Morphiumsüchtige aber für seine Sucht in den letzten 6 Monaten nicht mehr sittlich verantwortlich gemacht werden, zumal wenn die Sucht auf angeborener Anlage beruhte, so liegt keine Schuld im Sinne des § 1568 vor (RG. 19. 12 .1907, 9. 3. 1914; Kiel, OLG. 21, 239). Man wird sich also nicht leicht den Verwicklungen entwinden, daß schwere Trunksucht zwar ein Leiden sei, aber dennoch ein ehewidriges, schuldhaftes Verhalten darstelle, falls der Trinker nicht etwa sittlich unzurechnungsfähig sei.

Der Kläger trägt für den vollen Tatbestand des § 1568 die Beweislast und daher auch für die Abwesenheit solcher vom beklagten Gatten behaupteter Umstände, die dessen Verhalten in ein milderes Licht setzen und für die Frage nach dem Vorhandensein einer *schweren* Eheverfehlung oder für die Frage nach der Zumutbarkeit der Fortsetzung der Ehe bedeutungsvoll sein würden (RG. IV vom 17.10.1929, 163/29. Das Recht **33**, 644).

Im Überblick über die gesamten Fragen der Ehescheidung sei zusammengefaßt, daß es nur die Möglichkeit einer Ehescheidung erschwert, wenn die seelische Abnormität des fehlsamen Gatten hervorgehoben wird. Im Gegensatz zum Strafrecht haben also etwa Anwälte, die sich über die Notwendigkeit einer Ehescheidung gemäß § 1568 geeinigt haben, alles Interesse daran, den schuldigen Gatten so normal als möglich hinzustellen. Widerspricht ein Gatte dem Scheidungsvorhaben, so muß ihm daran gelegen sein, den schuldigen Teil so abnorm als möglich zu schildern. Bei der Scheidung gemäß § 1569 sind diejenigen Fälle, in denen ohne weiteres alle geforderten Voraussetzungen vorliegen, selten. Am leichtesten wird sich in manchem Falle noch die *Anfechtung* der Ehe durchführen lassen.

§ 1583 BGB.: *Ist die Ehe wegen Geisteskrankheit eines Ehegatten geschieden, so hat ihm der andere Ehegatte Unterhalt in gleicher Weise zu gewähren wie ein allein für schuldig erklärter Ehegatte.*

Die katholische Kirche hält sich an das kanonische Ehescheidungsverbot. Das evangelische Kirchenrecht kannte anfangs keine Scheidung wegen Krankheit oder Wahnsinns, weil dafür kein Verschulden erforderlich ist. Erst seit der Aufklärung wurde das anders. Die deutsche Bestimmung, daß durch die seelische Störung die geistige Gemeinschaft aufgehoben sein muß, findet sich in den meisten fremden Rechten nicht.

6. Haftung für den Verfall in Geisteskrankheit. Kausalität im bürgerlich-rechtlichen Sinne. Unfallsentschädigung.

Der Sachverständige wird — in neuerer Zeit in stets vermehrtem Maße — zur Beantwortung der Frage benötigt, ob ein Sachverhalt oder eine Person eine Krankheit *verschuldete.* Vom großen Kriege her schweben noch immer zahlreiche „Versorgungen" von Kriegsgeschädigten, ja es tauchen sogar noch ab und zu einzelne Fälle auf, in denen neue Forderungen, neue Versorgungsansprüche erhoben werden, weil ein Kriegsleiden angeblich erst jetzt recht deutlich geworden sei. Vor allem sind es heute aber die Unfälle, besonders die Autounfälle, die Rechtsstreitigkeiten entfesseln und die Frage nach den Unfallsfolgen aufwerfen. Der Sachverständige muß hier oft eine schwierige Entscheidung treffen; er muß sein Urteil auch besonders sorgfältig begründen, da zur Zeit eine Klärung zwischen den verschiedenen Auffassungen des Reichsgerichts, Reichsversorgungsgerichts und Reichsversicherungsamtes (z. B. Entscheidung vom 24. 9. 1926) noch nicht erfolgt ist. So darf sich der Sachverständige nicht etwa auf ein Schema berufen, sondern muß jeden Einzelfall individuell untersuchen und schildern.

Bei der *Unfallsbegutachtung* ist also zu prüfen, ob die am Geschädigten objektiv nachgewiesenen Schäden oder die subjektiv vorgebrachten Klagen auf den Unfall als Ursache zurückzuführen sind. Zuweilen wird ein Unfall benutzt, um auf ihn Anomalien kausal zu beziehen, die tatsächlich in anderen Ursachen begründet sind. Hierbei ist besonders der *Anfälle* zu gedenken. Es kommt vor, daß ein Epileptiker oder Paralytiker im Anfall stürzt und sich eine Schädigung zuzieht, die dann äußeren Umständen, etwa einer schlecht beleuchteten Treppe oder dem Glatteis oder der sonstigen Fahrlässigkeit eines Dritten aufgebürdet werden soll. Hierbei besteht die Äußerung der Angehörigen nur scheinbar zu Recht, daß der Verletzte vor dem Unfall ganz gesund war. Eine genaue Erforschung des Befundes und der Anamnese ergibt, daß die Krankheit den Unfall und nicht der Unfall die Krankheit verschuldete. Besonders im Hinblick auf den großen Krieg hörte man ungemein häufig den Ausspruch der Angehörigen: der Vater ist gesund in den Krieg gegangen und krank zurückgekehrt; also muß der Krieg am Leiden Schuld sein. Daß in einer vierjährigen Frist, die der Krieg dauerte, auch sonst manche Paralyse, Epilepsie, Schizophrenie ausgebrochen wäre, leuchtete dem Kranken und seinen Angehörigen meist nicht ein.

Die Aufgabe des Gutachters ist also die Findung der Ursache im positiven Sinne oder, wenn das nicht möglich ist, die Entscheidung, ob der *hier* angeschuldigte Umstand — der Autounfall, der Krieg usw. — wirklich kausal wirksam war oder nicht. Das RG. macht am 3. 5. 1910 darauf aufmerksam (ähnlich am 2. 12. 1914), daß ein bestimmter tatsächlicher Umstand nicht *allein* die Ursache einer Schädigung zu sein brauche, um einen Schadenersatzanspruch zu begründen; es genügt der Nachweis, daß er mitwirkte (RGZ. 23, 160; 42, 291; 44, 152). Sind aber mehrere Umstände am Bewirken der Folgen beteiligt, so konnte sich das RG. bisher nicht entschließen, einer Bewertung der einzelnen Ursachen zuzustimmen. Dabei ist der Gedankengang des obersten Gerichts sicher unanfechtbar, daß es im Begriff der Ursache begründet sei, etwas überhaupt zu verursachen. Man könne nicht von einem mehr oder weniger Verursachen sprechen. Der naturwissenschaftlich orientierte Arzt neigt zur gegenteiligen Auffassung. Wenn er im einzelnen Falle von dem Vorhandensein einer papierdünnen Hirnschale oder eines tabisch veränderten Kniegelenkes weiß und nun beobachtet, wie ein ganz harmloser, kaum als Unfall zu bezeichnender Umstand schwere Folgen hat (der leichte Stoß des Kopfes gegen eine Möbelecke, das kräftige Zuschieben einer Schublade mit dem Knie), so ist er naturgemäß viel eher geneigt, dem ursprünglichen Leiden die Hauptschuld, dem harmlosen Ereignis die Nebenschuld zuzuweisen. Aber darauf läßt sich die oberste Rechtsprechung nicht ein. Sie macht *jeden* Umstand kausal gleich verantwortlich, der aus dem Gesamtzusammenhang der Verursachung nicht weggedacht werden kann (RG. 12. 3. 1912 und ähnlich 18. 5. 1922, 24. 4. 1909). Freilich erscheint hierbei die oberste Rechtsprechung nicht ganz einheitlich. Am 12. 3., 14. 4., 7. 7. 1908, 28. 5. 1909 spricht sich das Reichsgericht dahin aus, daß es auf die Umstände des Einzelfalles ankomme, ob der Unfall als alleinige oder nur als mitwirkende Ursache der eingetretenen Erwerbsunfähigkeit anzusehen sei, nämlich dann, wenn vor dem Unfall schon eine krankhafte Veränderung des Körpers des Verletzten nachweisbar war. Und nach der entgegengesetzten Seite tendiert wieder eine Entscheidung (RGZ. 192/241), daß ein ursächlicher Zusammenhang zwischen dem Betriebe und dem Unfall auch dann gegeben ist, wenn der Betrieb nicht die alleinige, sondern nur eine mitwirkende Ursache des Unfalls war. Die Frage des sog. inadäquaten Zusammenhangs von Ursache und Folge ist logisch noch nicht endgültig geklärt (RG. 10. 4. 1924). Man könnte meinen, eine Ursache sei inadäquat, wenn sie zwar im besonderen Zusammenhange sicher mitwirkte, wenn aber der Erfolg wohl auch ohne sie — vielleicht etwas später — eingetreten wäre. Aber das RG. entscheidet am 13. 10. 1905 ausdrücklich, daß die Haftung nicht dadurch ausgeschlossen wird, daß möglicherweise der Schaden auch ohne das Verschulden entstanden wäre. Nach anderer Erläuterung ist eine Ursache dann adäquat: *nicht*, wenn der Täter sie subjektiv vorhersehen mußte —, *nicht*, wenn der Erfolg objektiv der Regel nach von jener „causa“ zu erwarten war —, sondern wenn diese Ursache die Möglichkeit eines Erfolges in diesem Fall erhöht oder begünstigt (RGZ. 81, 359). Schwierig ist auch die Unterscheidung der mittelbaren und unmittelbaren Folgen. Die mittelbaren fallen nur dann noch in den Bereich des Schadenersatzanspruches, wenn der Zusammenhang nach der Auffassung des Lebens vernünftigerweise noch in Betracht gezogen werden kann (RGZ. 78, 270). Wenn ein Schädeltrauma die Blutversorgung des Gehirns in irgendeiner Weise schädigte, und es erfolgt eine ganz andere zweite Schädigung des Kopfes, die eine Hirnblutung herbeiführt, so ist zu untersuchen, ob nicht das erste Trauma insofern an der Hirnblutung schuld ist, als es einen Sachverhalt schuf, der geeignet war, den Eintritt des (zweiten) schädigenden Ereignisses zu ermöglichen (ähnlich RG. 8. 10. 1924). Führt ein Verletzter einen Rechtsstreit wegen seines Schadenersatzanspruches, und entstehen durch den Prozeß nach dem gewöhnlichen Lauf der Dinge Schädigungen seines Nervenzustandes, so gelten diese noch als Unfallfolgen. Freilich schränkt das RG. diese Entscheidung dahin ein, daß nicht ein besonderer Zustand des Verletzten dabei mitwirkte (RG. 14. 4. und 19. 6. 1908, 1. 10. 1910, RGZ. 75/19). Ist freilich dieser besondere „nervöse“ Zustand des Verletzten erst durch den gleichen Unfall, wegen dessen jener prozessiert, *gesetzt* worden, dann sind die Verschlimmerungen durch die Aufregungen des Prozesses als Unfallfolge zu buchen (RG. 1. 10. 1910, RGZ. 75/19). Eine unrichtige ärztliche Behandlung, die Schaden setzt, kann dadurch nicht etwa den Zusammenhang mit dem ursprünglichen Unfall ohne weiteres, sondern nur in ganz besonderen Fällen aufheben (RG. 22. 3. 1920, ähnlich 7. 1. 1913). Wenn es sich freilich um einen eigentlichen ärztlichen Kunstfehler handelt, liegt der Fall anders (JW. **13**, 322).

Bisher war immer nur von dem Fall einer Verursachung in dem (engeren) Sinn die Rede, daß ein Umstand einen Schaden herbeiführt, so wie ein Schlag auf den Schädel Bewußtlosigkeit herbeiführt. Niemand zweifelt bei diesem einfachen Beispiel an der eigentlichen Verursachung. Diese Bewußtlosigkeit kann zur Not noch als eine *Körper*verletzung angesehen werden, nämlich als eine echte Gehirnschädigung, die die Bewußtlosigkeit zur Begleiterscheinung hat: Folgen auf eine Körperschädigung — insbesondere auf eine Kopfverletzung — rein seelische Veränderungen, z. B. auf eine Hirnerschütterung seelische Reizbarkeit und Unverträglichkeit oder Einbuße an Initiative, so wird man ebenfalls geneigt sein, einen echt kausalen Zusammenhang anzunehmen. Der Gesetzgeber hat keinen Anlaß gehabt, seelische Folgen einer Ursache anders zu behandeln als körperliche. Schwieriger wird schon die Beurteilung eines Sachverhaltes, wenn seelische Ursachen seelische Wirkungen setzen. Im § 823 BGB. heißt es: Wer vorsätzlich oder fahrlässig . . . die Gesundheit eines anderen widerrechtlich verletzt, ist dem anderen zum Ersatze des Schadens verpflichtet. — Ob eine solche Schädigung durch einen Stockhieb oder durch ein heftiges Erschrecken erfolgt, konnte dem Gesetzgeber gleichartig erscheinen. In der Tat ist die Hirnblutung durch einen Stockhieb oder die Hirnblutung als Schreckensfolge über eine schlimme Nachricht kaum verschieden einzuschätzen. Aber bei allen diesen Beispielen ist der Zusammenhang wesentlich einfacher als bei den *seelischen* Folgen auf einen Schrecken. Man wird einen kausalen Zusammenhang keinesfalls leugnen wollen, wenn jemand, der einem Autounfall mit größter Mühe entging, hernach Herzklopfen, Zittern der Knie, Appetitlosigkeit usw. hat. Dies sind unmittelbare Unfallsfolgen. Wenn diese Schreckfolgen aber Wochen, ja Monate andauern, tauchen andere Gesichtspunkte der Beurteilung auf.

Zuerst ist der Meinung zu gedenken, durch diese lange Dauer der sog. nervösen Folgen beweise der Erschreckte seine psychopathische Wesensart: ein vollkommen Gesunder zittere eben nicht monatelang. Man beweist also diese Psychopathie nicht aus anderen, mit dem Unfall *nicht* zusammenhängenden Zügen des Verletzten, sondern gerade aus dem langen Bestehen der Schreckfolgen selbst. Aber — zugegeben, dies wäre zulässig — so entsteht jetzt sofort das Dilemma: ist diese psychopathische Artung das Wesentliche, und tritt die kausale Rolle des Schreckens ganz zurück, oder ist das Zusammenwirken *zweier* Ursachen gegeben und gemäß den oben angeführten Beispielen der RG.-Entscheidungen also der kausale Zusammenhang mit dem Unfall zu bejahen, oder ist endlich der Schrecken die Hauptsache — denn ohne ihn wäre die Schädigung nicht entstanden — und die

Psychopathie, für die doch der Verletzte nicht verantwortlich zu machen ist, das Nebensächliche. Die Beantwortung dieser Fragen setzt einen anderen Gedanken voraus.

Der Facharzt weiß, daß ein Schrecken gewisse Ausdrucksbewegungen, wie z. B. Zittern, *setzen* kann. Aber der Sachverständige weiß auch, daß man das gleiche Zittern durch die *Suggestion* eines Schreckens in der Hypnose setzen kann, und daß schließlich ein Phantasiebegabter sich einen Schrecken selbst so lebhaft ausmalen kann, daß er Zittern bekommt, genau so, wie Flaubert wirklich erbrach, als er selbst den Giftmord der Madame Bovary erfand und beschrieb. Hätte Flaubert von dem Giftmord an einer wirklichen Madame Bovary erzählt bekommen, so hätte er weder den Mörder noch den Erzähler für den Erfolg des beim Zuhören eintretenden Erbrechens im Sinne des § 823 BGB. verantwortlich machen können.

In anderen Worten: wenn man sich aus *freiem Entschluß* mit einer Angelegenheit geistig beschäftigt, und diese Beschäftigung führt zu unerwünschten Folgen (etwa nervösen Symptomen), so ist man selbst, aber nicht diese Angelegenheit an den Folgen „schuld". Wenn ein Zirkuszuschauer sich über den blutigen Unfall eines Trapezkünstlers so erregt, daß er darnach nicht essen und schlafen kann, am nächsten Morgen erbricht, zerstreut ist, nicht arbeiten kann und dergleichen, so kann er weder den Akrobaten noch den Zirkus auf Schadenersatz verklagen.

In gleicher Lage ist mancher Psychopath seinem eigenen Unfall gegenüber. Er ist nicht nur Unfallverletzter, sondern auch Zuschauer und geistiger Bearbeiter seines eigenen Unfalls. Er beschäftigt sich damit, malt sich weitere mögliche Folgen aus, hält den Unfall für unendlich viel schlimmer, als er ist, und verrennt sich schließlich ganz in die Idee, unheilbar geschädigt zu sein. Hierfür ist dann nicht der Unfall, sondern der Hypochonder selbst verantwortlich zu machen.

Der Richter erwartet von einem Geschädigten, daß er sich selbst verständig verhält und alle Maßregeln ergreift oder duldet, die seiner Wiederherstellung dienen.

§ 254 BGB.: „*Hat bei der Entstehung des Schadens ein Verschulden des Beschädigten mitgewirkt, so hängt die Verpflichtung zum Ersatze sowie der Umfang des zu leistenden Ersatzes von den Umständen, insbesondere davon ab, inwieweit der Schaden vorwiegend von dem einen oder dem anderen Teile verursacht worden ist.*"

Das Verschulden des Beschädigten setzt nicht die Verletzung einer besonderen Rechtspflicht voraus, sondern ist schon dann gegeben, wenn der Beschädigte Maßnahmen unterläßt, die ihm zur Abwendung des Schadens zu Gebote stehen, und deren Ergreifung ihm zuzumuten war (RGZ. 52/351; 100/44). Fahrlässigkeit ist natürlich auch Verschulden im Sinne dieses Paragraphen. Es ist jeder Grad des Mitverschuldens des Beschädigten und des Schädigenden zu beachten (RG. 7. 3. 1905), es sei denn, daß dies Verschulden ganz geringfügig sei. (RG. 15. 10. 1903, 24. 10. 1903, 14. 12. 1905.) Freilich setzt die Anwendung des § 254 die Zurechnungsfähigkeit des Beschädigten voraus (RG. 12. 10. 1903). Der § 254 ist auch dann zu beachten, wenn eine nachträgliche Minderung des Schadens nur durch das eigene Verschulden des Beschädigten verhindert worden ist (RGZ. 68, 352).

Jener Forderung des verständigen Mitwirkens oder des Nichtmitverschuldens handelt der sog. Unfallsneurotiker tatsächlich, wenn auch nicht absichtlich, entgegen. Sein Verhalten ist psychopathisch unverständig. Er muß genau so die Folgen dieses Verhaltens selbst tragen wie der unverständige Körperverletzte, der eine ärztliche Kur verweigert oder unterläßt und etwa durch sein eigenes Verschulden ein steifes Bein bekommt. Diese Erwägungen laufen zu folgender These zusammen: Es steht außerhalb des Kausalzusammenhanges, wenn ein Verletzter sich eine überwertige Idee über die etwaigen Unfallsfolgen bildet, sich in diesen Irrtum förmlich verrennt und nun so stark unter dessen Suggestion steht, daß er sich selbst eine Anzahl Symptome suggeriert. *Dies ist der Mechanismus der psychogenen Symptome, der sogenannten Neurose.* Ob man als motivisch wirksam hierbei Rentenwünsche oder Rechtsüberzeugungen (Rechtsneurose) oder andere Ideen annimmt, ändert nichts an dem Ergebnis: *der Unfallsneurotiker fällt mit seinen Symptomen nicht in den Bereich des Schadenersatzes.* Freilich wird der Ausdruck „Neurose“ sehr unbestimmt und schwankend gebraucht: die sog. Kommotionsneurose ist das Ergebnis einer organischen Hirnschädigung und durchaus entschädigungspflichtig; die Schreckneurose ist eine direkte seelische Unfallsfolge und daher ebenfalls zu vergüten; die eigentliche Unfalls-, Renten-, Kriegs-, Rechtsneurose ist weder Kriegs- noch Unfallsfolge. Im Gegensatz zu der verbreiteten Auffassung, daß dem primären Psychopathen, der eine Schreckneurose bekomme, am wenigsten eine Entschädigung gebühre, muß man erwägen, daß er viel weniger für eine pathologische Reaktion auf den Unfall verantwortlich zu machen ist. Er ist — man verzeihe den Ausdruck — für seine Neurose gleichsam vermindert zurechnungsfähig. Bei ihm wirken echte Unfallsfolgen und psychopathische Wesenszüge zusammen. Wenn man sich den oben zitierten Reichsgerichtsentscheidungen (24. 4. 1909, 12. 3. 1912, 18. 5. 1922) anschließt, daß beim Zusammenwirken mehrerer Ursachen jede für den Erfolg einzustehen hat, könnte man eher geneigt sein, bei der Schreckneurose eines Psychopathen den kausalen Zusammenhang auch dann zu bejahen, wenn sie ungewöhnlich lange dauert.

Im Kriege geschah es, daß man einen bisher stets gesunden Mann in den besten Jahren kennenlernte, der an der Front zwar durch einen nahen schweren Einschlag erschreckt, aber nicht beschädigt wurde, der dann in der Feuerstellung augenblicklich nicht mehr brauchbar erschien und zur Erholung ins Lager geschickt, dort plötzlich unfähig wurde zu gehen und zu stehen, der in die Heimat kam und dort monatelang grob zitterte und schüttelte. Schaltete man die Vermutung ganz aus, daß es sich um einen bewußten Schwindler handelte, sondern entschloß man sich zu der Überzeugung, daß der Geschädigte die überwertige Idee erwarb, nervös aufs schwerste geschädigt zu sein, so konnte man doch nur für kurze Zeit eine Kriegsdienstbeschädigung bejahen. Für seine überwertige Idee und deren langwierige Folgen mußte er sich selbst als causa gelten. — Geschieht es einem von jeher ängstlichen und übervorsichtigen Fabrikbesitzer, der seit Jahren an einer sog. Magenneurose leidet und gelegentlich von kleinen Zwangsvorstellungen geplagt wird, daß sein Auto von der Lokomotive einer Kleinbahn erfaßt, weitergeschoben und zertrümmert wird, während er selbst „mit dem Schrecken davonkommt", so wird man bei dieser psychopathischen Konstitution und dem außerordentlichen Schrecken (sekundenlang die Lokomotive neben sich, den Tod vor Augen) viel eher geneigt sein, den Kausalzusammenhang auch dann noch zu bejahen, wenn sich der Erschreckte viele Monate lang nicht mehr entschließen kann, Auto zu fahren, enorm reizbar, erregbar und geräuschempfindlich geworden ist, bei harmlosen Bewegungen in seinem seitlichen Gesichtsfeld zusammenzuckt und andere „neurotische" Symptome produziert.

In den RG.-Entscheidungen finden sich überall verstreut Ausdrücke wie: nach der Auffassung des Lebens vernünftigerweise in Betracht ziehen — eine auf Erfahrungssätzen beruhende Präsumption — nach der Erfahrung des Lebens — nach dem regelmäßigen Zusammenhang der Dinge usw. Hinter diesen verschiedenen Ausdrücken steckt die Meinung, daß der Richter bei einem Unfallverletzten ein normales Verhalten voraussetzen muß. Ein sonst gesunder Mensch muß eben mithelfen, die Folgen einer Schädigung baldigst zu überwinden. Gelingt das einem *normalen* Menschen nicht, so hat er selbst die Folgen zu tragen (vgl. den oben besprochenen § 254 BGB.; Schuld des Verletzenden und Schuld des Verletzten, RG. 28. 2. 1908); gelingt das einem Geisteskranken nicht, so kann man dies von ihm nicht verlangen, und der Unfall ist verantwortlich zu machen (Zusammenwirken zweier Ursachen); ist der Verletzte nachweislich ein Psychopath, so liegt es an der Art und Schwere der Psychopathie, inwiefern man ihm das gleiche zugestehen will. Ähnlich wie bei einer strafbaren Handlung die Psychopathie je nach Art und Stärke zugunsten des Angeklagten geltend gemacht werden kann, so auch hier.

Handelt es sich bei anderen Gelegenheiten um eine Feststellung, ob an dem Schaden einer *Sache* ein Umstand kausal schuld ist, so macht die Aufdeckung der Beziehung zwischen nachweisbarem Schaden und einwirkender Gewalt meist keine Schwierigkeiten. Trägt der *Mensch* einen Schaden davon, und taucht die gleiche Frage auf, so ist die Entscheidung deshalb sehr viel schwieriger, weil der geschädigte Mensch ein sich verhaltendes Wesen ist, und weil der Richter, wie erwähnt, vernünftigerweise ein verständiges Verhalten dieses geschädigten Menschen *fordert*. Dadurch kommt in die Beurteilung eines an sich nur kausal gedachten Zusammenhanges eine Normierung. Das BGB. gebraucht folgende Ausdrücke: der *daraus entstehende* Schaden (§ 823), ein *von ihm verursachter* Schaden (§§ 254, 829), der Schaden, den jemand *zufügt* (§§ 831, 832). Diese Ausdrücke zielen an sich auf das reine Kausalverhältnis. Aber in dem Begriff des Schadens steckt eben insofern ein anderes, außerkausales, schließlich ethisches Moment, als die Existenz dieses Schadens von dem Verhalten des Geschädigten mit abhängt und schließlich — bei der Nichterfüllung gewisser Sollvorschriften — von ihm allein abhängt. Es entsteht also die logische Schwierigkeit, daß ein Umstand erst wirkte, weil sich ein Betroffener in bestimmter Weise verhielt, und weil er bei diesem Verhalten geschäftsfähig war. Dies ist der Fall der reinen psychogenen Unfallsneurose.

So bedauerlich es ist, daß in diesen rein kausal gedachten Begriff des Schadens und Schadenersatzes eine ethische Normierung hereinspielt, so läßt sich dies bei *menschlichen* Beziehungen nicht vermeiden. Auch bei dem Schädigenden setzt man gemäß § 823 ein bestimmtes seelisches Verhalten voraus, nämlich Vorsatz oder Fahrlässigkeit, und der § 827 bestimmt ja ausdrücklich, daß der Willensunfreie für den angerichteten Schaden nicht verantwortlich ist. So muß man sich an den Gedanken gewöhnen, daß auch beim Betroffenen ein bestimmtes seelisches Verhalten vorausgesetzt werden muß, nämlich daß jener Akt des Urhebers nicht erst durch das Verhalten des Betroffenen überhaupt zu einer Schädigung wird, oder daß das Ausmaß der objektiven Schädigung subjektiv maßlos übersteigert wird. Schädiger und Schädigung stehen hier etwa in gleicher Beziehung zueinander wie in der Biologie Reiz und Reaktion. Ein Reiz wird überhaupt erst zum Reiz, wenn der Receptor sich gereizt zeigt oder spürt. Erst in der Reaktion des rezipierenden Systems wird der Reiz zum Reiz. So wird — bei der echten Neurose — erst durch das unzweckmäßige Verhalten des Betroffenen die Schädigung zur Schädigung. In Erläuterung des § 254 BGB. sagt das RG. am 18. 12. 1902, 11. 11. 1904, 27. 6. 1905: Bei der Abwägung des Verschuldens des Schädigenden und des Geschädigten kommt es auf das Maß an, in dem die Handlungsweise des einen und des anderen auf den Umfang des Schadens eingewirkt hat.

Aber dies alles sind Gedankengänge, die der Sachverständige dem Richter ja nur als Material übergibt: nur beim Richter steht die Entscheidung.

Das RG. hat sich nur sehr unvollkommen diese hier niedergelegten Ideen zu eigen gemacht. Zwar liegt vom 4. 12. 1913 eine Entscheidung vor, nach der der Kausalzusammenhang zwischen Unfall und Erkrankung zu verneinen sei, wenn sich im Anschluß an einen an sich harmlosen Unfall auf dem Nährboden einer nervösen Veranlagung Begehrungsvorstellungen, insbesondere die „überwertige" Idee entwickelt, eine schwere Gesundheitsschädigung erlitten zu haben. Aber die folgende Entscheidung vom 7. 7. 1916 ist wenig glücklich: Der ursächliche Zusammenhang zwischen einem Unfall und einem Nervenleiden sei zu bejahen, wenn sich das Nervenleiden alsbald nach dem Unfall, im Anschluß an ihn entwickele. Nicht aufrechtzuerhalten ist der Standpunkt des RG., nervöse Erscheinungen müßten dann einem vorausgegangenen Unfall zur Last gelegt werden, wenn sich keine andere Ursache ermitteln lasse. Während das Reichsversorgungsgericht und Reichsversicherungsamt (24. 9. 1926) sich ziemlich eindeutig auf den Standpunkt gestellt haben, die psychogenen Störungen nach Unfällen oder nach Kriegseinflüssen seien nur in besonderen Ausnahmefällen zu entschädigen, folgt das RG. nur zögernd. Eine seiner neueren Entscheidungen sucht indessen doch ähnliche Gedanken zu entwickeln, indem ein äußerlicher (nicht zu entschädigender) von einem inneren zu entschädigenden Zusammenhang geschieden wird: Wenn gesundheitliche Folgeerscheinungen nur in äußerem Zusammenhang mit dem Unfall stehen, d. h. nur an das Erleben des Unfalls anknüpfen, ohne daß dieser auf die Gesundheit schädlich eingewirkt hätte, so sind sie nicht dem Unfall als Folge zuzurechnen. So sei insbesondere die Prozeßneurose dem Unfall nur dann anzurechnen, wenn er gerade eine nervöse Erkrankung hervorgerufen oder eine vorhandene nervöse Reizung verschlimmert habe (RG. 18. 10. 1923). Und in der Entscheidung vom 13. 11. 1928 (J. W. 6. 4. 1929) weist das RG. ebenfalls darauf hin, daß die „Willensschwäche", die den Geschädigten zu seiner Überbewertung der Symptome treibe, vielleicht gerade erst auf den Unfall zurückzuführen sei. — Das ist vom obersten Gericht sicher logisch richtig gedacht, trifft aber in der Erfahrung des Alltags wohl kaum jemals zu. Denn der Sachverständige weiß, daß gerade der ernstlich organisch Geschädigte oft gar nichts aus seinen Symptomen niacht, ja der traumatische Jacksonepileptiker neigt eher dazu, seine Anfälle und sonstigen Symptome zu entschuldigen, als sie hervorzukehren. In der gleichen Entscheidung betont aber das RG. ebenfalls den Unterschied von äußerem und innerem Zusammenhang.

Ist aber eine Neurose einmal früher als Unfall- oder Kriegsfolge anerkannt worden, so kann der Wechsel der medizinischen Anschauungsweise hinsichtlich der Unfallsneurose nicht zur Urteilsänderung führen (KG. vom 20. 4. 1929, 5.U. 1170/29; Das Recht **33**, 596).

So oft wohl auch Streitigkeiten über die Verursachung eines Unfalls- oder Kriegsschadens durch die bürgerlichen Gerichte entschieden werden mögen, so kann hier dennoch keine allgemeine Anweisung zur *Unfallsbegutachtung* Platz finden. Nur die allgemeine Warnung finde hier noch eine Stelle, bei Unfällen und insbesondere bei Körperverletzungen besonders vorsichtig zu sein, wenn es sich um die Epilepsie und die sog. großen Psychosen handelt. Bei der Epilepsie sind es nur nachgewiesene ernste *Kopf*verletzungen, die eine Epilepsie herbeiführen *können*, aber man versäume hier nie, auch die Zeit *vor* dem Unfall anamnestisch genau nach epileptischen Anzeichen zu durchforschen. Die großen Psychosen werden heute von der Wissenschaft alle als organisch, d. h. körperlich aufgefaßt, mag ihre causa nun exo- oder endogen sein Lediglich beim manisch-depressiven Irresein — nicht bei dem Leiden selbst, sondern nur bei seinen einzelnen Anfällen — gehen die Meinungen noch darüber etwas auseinander, inwieweit der Anfall durch äußere (seelische) Erlebnisse herbeigeführt — ausgelöst — werden mag. Folgt ein zirkulärer Anfall zeitlich unmittelbar einem ernstlich erschütternden Erlebnis, so wird man den Zusammenhang nicht bestimmt leugnen können. Ebenso wird man sich als Sachverständiger zwar schwer entschließen können, die „vorzeitige Auslösung“ einer (auf Lues beruhenden) Paralyse durch einen Schädelunfall oder dergleichen anzuerkennen, aber man wird in einzelnen Fällen eine solche „Auslösung“ auch nicht sicher verneinen können. Wir wissen ja aus Forschungen SPIELMEYERS, daß gelegentlich einmal bei der Untersuchung eines Gehirns ein typisch paralytischer Befund zufällig erhoben wird, auf den während des Lebens *keine* paralytischen Symptome hingewiesen hatten. Man wird nicht sicher leugnen können, daß in solchen latenten Fällen eine ernste äußere Hirnschädigung den (eigenen Gesetzen folgenden) Hirnprozeß einmal zum Ausbruch bringen kann (s. Das Recht **1931**, Nr. 74).

Eine schwierige Entscheidung ist gelegentlich in Selbstmordfällen zu treffen. HOCHE geht ja in diesem Handbuch noch genauer auf dieses Thema ein. Hier sei nur erwähnt, daß in einer Reihe von Prozessen der Streit darum ging, ob bei einem Kriegsteilnehmer, bei dem eine K.D.B. für „nervöse Folgen“ anerkannt war, ein späterer Selbstmord auch noch unter diese „nervösen Folgen“ unterzuordnen sei. Handelte es sich um jene Fehlentscheidungen, bei denen man fälschlich für eine im Krieg ausgebrochene Schizophrenie eine K.D.B. anerkannt hatte, so mußte man folgerichtig einen aus der Schizophrenie her motivierten Selbstmord auch noch unter die D.B. rechnen, so sachlich falsch auch eine solche Entscheidung war. Handelte es sich aber nur um jene Fälle, in denen sich die anerkannte D.B. auf nervöse Erschöpfung, Neurose oder Verschlimmerung psychopathischer Zustände oder dergleichen erstreckte, so ergab eine genauere Untersuchung des Falles fast immer, daß solche psychopathische Zustände von jeher bestanden hatten, daß eine „mögliche“ Kriegsverschlimmerung längst verebbt war, und daß der neuerliche Selbstmord als pathologische Reaktion eines Psychopathen auf neue Lebensschwierigkeiten erschien.

Man spricht gelegentlich von der Unmöglichkeit der Beantwortung der Kausalitätsfrage durch den Arzt (HOLLMANN). Das ist wesentlich übertrieben. Daß es z. B. in Fällen der Hirnerschütterung oft schwierig ist, zu erkennen, ob hier noch organische oder psychogene Folgen vorliegen, ist sicher. Aber neben der großen Erfahrung des Facharztes hilft ihm hier die Zuwendung zur *ganzen* Persönlichkeit des Geschädigten, nicht nur zu den geklagten Symptomen. Ein wirklicher *Schädel*unfall ist immer sehr ernst zu bewerten, auch dann noch, wenn objektive neurologische Zeichen nicht mehr aufzufinden sind.

In den obigen Ausführungen war vorzüglich von dem Verhalten des Sachverständigen die Rede, wenn es sich um Entschädigungsansprüche im Zivilrechtsstreit handelt. Aber es wurden auch schon jene Fälle herangezogen, in denen es sich um Versicherte handelt, die sich generell gegen Kriegs- und Unfallsfolgen gesichert wissen. So richtig es ist, daß dieser Rechtsanspruch sehr oft ein wichtigstes Motiv zur Erzeugung psychogener Symptome ist, so bleiben diese Fälle dennoch eine Sondergruppe im Rahmen der übergeordneten Kategorie psychogener Symptome. Jeder erfahrene Facharzt kennt Fälle überwertiger Ideen, bei denen auch der unversicherte malade imaginaire irgendwelche Beschwerden auf Ursachen zurückführt, die nur in seiner Auffassung, in seiner geistigen Verarbeitung vorhanden sind. Es gibt selbst Sportleute, in deren aussichtsreiche Sportlaufbahn eine überwertige Schädigungsidee derart energisch einbrach, daß sie sich ganz von dem geliebten Sport zurückzogen und ihrer Hypochondrie leben. Diese aus den mannigfachsten seelischen Quellen gespeiste überwertige Idee ist der umfassende Gesichtspunkt: der unglückliche Name der „Rechtsneurose" deckt nur eine Untergruppe. Aber diese ist groß.

Daher sinnt der Sachverständige auf Abhilfe. Es ist nicht jedermanns Sache, die obigen Erwägungen über die kausalen und nichtkausalen Zusammenhänge in jedem einzelnen Falle anzustellen und dem Gericht auseinanderzusetzen. Gerade dem *besseren* Arzt liegt diese Tätigkeit nicht: er will helfen und nicht nur irgendwelche Befunde in logische Kategorien bringen. Und er ist unmutig, bei den Neurosen so schwer vorwärtszukommen. Deshalb erstreben alle Sachverständigen seit Jahren, zumal seit dem großen Krieg, eine Änderung der sozialen Versicherung. *Hoche*s Vorschlag „nicht entschädigungspflichtig sind diejenigen nervösen oder psychischen Störungen, die ihre Entstehung nicht einem Unfall als solchem, sondern der Tatsache des Versichertseins verdanken", leuchtet zwar aufs erste ein. Aber man bedenke, daß nicht die Existenz des Alkohols am Alkoholismus des einzelnen schuld (causa) ist, sondern der „freie Wille" dieses einzelnen, der im Übermaß nach dem Alkohol greift; — beim Versichertsein der „freie Wille" des einzelnen, der das Versichertsein mißbraucht. Optimisten der Psychotherapie schlagen vor, die Versicherung solle als Gegenstand nur den Anspruch auf Behandlung und Heilung enthalten. Skeptiker wenden ein, daß solche Behandlungen wohl vorzügliche Erfolge aufweisen, solange der Geschädigte unter den Augen des Arztes ist, daß aber im heimischen Lebensraum auch dann Rückfälle eintreten, wenn der Arzt die Angehörigen mit unter seinen Einfluß stellt. Deshalb erstrebt man weitergehende Reformen: Jeder Geschädigte soll soweit wie möglich gebessert und dann nach Maßgabe der verbliebenen Fähigkeiten — gleichgültig ob es sich um organische oder psychogene Symptome handelt — wieder in den Arbeitsprozeß eingegliedert werden. Aber auch bei diesem Vorschlag lauert noch die Frage im Hintergrunde, welche causa die Kosten für Besserung und Eingliederung trägt. Deshalb taucht ein noch weitergehender Plan auf: Jeder Versicherte, ja vielleicht jeder Staatsbürger, hat das Recht — nicht auf Entschädigung, nicht auf Rente, sondern auf Behandlung, Heilung und einen seinen verbliebenen Kräften entsprechenden Arbeitsplatz, gleichgültig, ob Krieg oder Unfall oder Krankheit oder Rückbildung die Einbuße erzeugten. Wird eine solche Regelung einst gültig sein, dann werden alle jene dem Arzte so unerfreulichen Kausalitätserwägungen stark zurückgedrängt werden. Sie werden freilich auch dann noch in jenen Fällen zu Recht bestehen, in denen ein Täter vorsätzlich oder fahrlässig den anderen schädigt (Erfolgshaftung) (HOCHE, v. WEIZSÄCKER, HOLLMANN).

7. Fürsorgeprobleme. Sterilisierung.

Der Arzt muß sich heute weit mehr als noch vor Jahrzehnten mit den Problemen der *Fürsorge* für den seelisch Abnormen beschäftigen. In den 15 Jahren seit dem großen Kriege war das Interesse vor allem auf die Einzelpersönlichkeit gerichtet, zuweilen in einer Weise, daß sich schließlich die Tageskosten für den Insassen einzelner Anstalten auf über 6 RM. stellten. Heute denkt die öffentliche Fürsorge mehr an die Allgemeinheit. Man will es verhindern oder doch soweit wie möglich einschränken, daß das öffentliche Wohl durch Gewalttaten oder Arbeitsscheu oder Landstreichertum oder allzu hohen Aufwand für die Hilfsbedürftigen beeinträchtigt wird. In diesem Handbuch der *gerichtlichen* Psychiatrie kann nicht das gesamte Fürsorgeproblem dargelegt werden. Nur einige Punkte seien herausgegriffen, bei denen die Verwaltungsbehörden oder die Gerichte die Mitarbeit des Sachverständigen erbitten. Soweit Straftaten in Betracht kommen, bearbeitet ASCHAFFENBURG schon den Stoff.

Es ist vor allem die Zusammenarbeit mit dem Vormundschaftsgericht, welche allerlei Fragen mit sich bringt. Die *Entziehung der elterlichen Gewalt* stützt sich naturgemäß oft auf die Frage, inwieweit die Eltern trotz besten Willens nicht in der Lage sind, eine verständige Erziehung der Kinder zu verbürgen.

§ 1666 BGB. lautet: „*Wird das geistige oder leibliche Wohl des Kindes dadurch gefährdet, daß der Vater das Recht der Sorge für die Person des Kindes mißbraucht, das Kind vernachlässigt oder sich eines ehrlosen oder unsittlichen Verhaltens schuldig macht, so hat das Vormundschaftsgericht die zur Abwendung der Gefahr erforderlichen Maßregeln zu treffen. Das Vormundschaftsgericht kann insbesondere anordnen, daß das Kind zum Zwecke der Erziehung in einer geeigneten Familie oder in einer Erziehungsanstalt oder einer Besserungsanstalt untergebracht wird.*“

§ 1686 BGB.: „*Auf die elterliche Gewalt der Mutter finden die für die elterliche Gewalt des Vaters geltenden Vorschriften Anwendung, soweit sich nicht aus den §§ 1687—1697 ein anderes ergibt.*“

Die Voraussetzung dieser Bestimmung ist, daß der Vater *schuldhaft* handelt. Schuldhaft handeln kann er nicht, wenn seine Zurechnungsfähigkeit (freie Willensbestimmung) ausgeschlossen ist. Dies müßte natürlich vom Sachverständigen nach den andernorts erörterten Grundsätzen begutachtet werden. Ist der Vater an der Sorge für das Kind — etwa durch eine Psychose — verhindert, so käme der § 1665 in Betracht, welcher lautet:

„Ist der Vater verhindert, die elterliche Gewalt auszuüben, so hat das Vormundschaftsgericht, sofern nicht die elterliche Gewalt nach § 1685 von der Mutter ausgeübt wird, die im Interesse des Kindes erforderlichen Maßregeln zu treffen."

§ 1676: *„Die elterliche Gewalt des Vaters ruht, wenn er geschäftsunfähig ist. Das gleiche gilt, wenn der Vater in der Geschäftsfähigkeit beschränkt ist, oder wenn er nach § 1910 Abs. 1 einen Pfleger für seine Person und sein Vermögen erhalten hat. Die Sorge für die Person des Kindes steht ihm neben dem gesetzlichen Vertreter des Kindes zu; zur Vertretung des Kindes ist er nicht berechtigt. Bei einer Meinungsverschiedenheit zwischen dem Vater und dem gesetzlichen Vertreter geht die Meinung des gesetzlichen Vertreters vor."*

Die in § 1666 gemeinte Gefährdung des Kindes braucht nicht schon eingetreten zu sein (OLG. 16, 18 und Bayerische OLGZ. 20, 118). Es wäre außerordentlich erfreulich, wenn jeder Arzt, dem in seiner Praxis ernste Vernachlässigungen von Kindern bekannt würden, einschritte. Besonders in Trinkerfamilien führen die Kinder durch Hunger und durch Angst vor dem gewalttätigen, rohen Vater oft ein elendes Leben. Wie oft kommt der praktische Arzt, der eine Herzschwäche oder chronische Rachen- und Magenkatarrhe oder eine Leberzirrhose oder ein Delirium des Säufers zu behandeln hat, mit solchen unseligen Zuständen in Berührung. Und wie selten faßt er die Pflicht seines ärztlichen Handelns so weit und so ernst auf, daß er zum Besten der Kinder einschreitet. Niemand verlangt, daß sich der Arzt etwa im Dorfe oder in seinem Arbeiterbezirk durch energisches Handeln so unbeliebt macht, daß seine Praxis zugrunde geht. Der Arzt soll keine Eingaben an die Ämter machen, in denen sein Name auftaucht, sondern er soll persönlich einmal die Gemeindeschwester oder Kreisfürsorgeschwester oder den Schularzt oder Kommunalarzt oder Stadtarzt oder Bezirksarzt (Kreisarzt) oder die Trinkerfürsorgestelle oder die Innere Mission oder den Caritasverband oder was immer für eine Stelle im einzelnen Falle gerade in Betracht kommt, mit dem Sachverhalt vertraut machen, damit *diese* Stelle dann an das Jugendamt (Fürsorgeamt) oder direkt an das Vormundschaftsgericht die sachdienliche Meldung erstattet. Diese Mahnung an jeden einzelnen Arzt, sich seine Pflichten für das Wohl des Ganzen *weiterzustecken*, gilt auch der Bekämpfung der Trunksucht. Viel Elend würde gemindert, manchem Kummer würde vorgebeugt werden, wenn sich der Arzt in der gleichen soeben geschilderten Weise auch der Betreuung der Trinker annehmen würde. Doch kann dies in diesem Zusammenhang nicht näher ausgeführt werden.

Wenn ein Vater keinen guten Erziehungswillen hat und ein etwa noch leidendes Kind durch lieblose Behandlung und mangelhafte Pflege vernachlässigt, so sind die Voraussetzungen des § 1666 zu bejahen (OLG. 5, 187). Auch in übermäßig strengen Züchtigungen kann ein Mißbrauch der elterlichen Gewalt liegen (OLG. 4, 410), auch dann, wenn diese Mißhandlungen durch den Stiefvater ausgeführt werden, denn dann liegt ein Mißbrauch des Rechtes der Mutter vor (OLG. 6, 288; 10, 1). Wenn der Vater — man denke an querulatorische Psychopathen, sofern sie geschäftsfähig sind, oder an randalierende Säufer — seine Kinder gegen die Schulzucht aufhetzt, mißbraucht er das Recht der Sorge (OLG. 16, 10; 4, 277). Im Falle eines fanatischen sektiererischen Psychopathen versuchte man durch polizeiliche Zuführung der Kinder und durch Polizeistrafen gegen den Vater einen normalen Schulbesuch (vergeblich) zu erzwingen, ohne daß der mehrfach gehörte Schularzt auf den Gedanken kam, das Vormundschaftsgericht zum Einschreiten gemäß § 1666 *indirekt* zu veranlassen. Eine Vernachlässigung der Erziehungspflicht liegt vor, wenn der trunksüchtige, arbeitscheue Lebenswandel des Vaters dem Sohne nicht nur ein schlechtes Beispiel gibt, sondern die erzieherische Einwirkung geradezu erschwert (OLG. 1, 484). Wenn etwa die Mutter sich der Prostitution ergibt und der Vater das duldet, kann man gegen ihn gemäß § 1666 einschreiten (Bayrische OLGZ. 12, 499), sofern das Wohl der Kinder gefährdet wird.

Man erlebt es zuweilen, daß sich die Eltern mit aller Macht dagegen sträuben, daß ein besonders hilfsbedürftiges, etwa ein sehr schwerhöriges oder schwachsinniges Kind ihnen genommen wird, um es besserer Ausbildung zuzuführen. Oft sind die Widerstände solcher Eltern gar nicht in schlechtem Willen, sondern nur in Unverständnis und Eigensinn begündet. In der großen Stadt wird eine Versorgung eines solchen Kindes in Hilfs- oder Sonderklassen leicht durchführbar sein, ohne das Kind aus der Familie zu entfernen; auf dem Lande oder in der Kleinstadt finden sich aber keine Möglichkeiten weiterer Förderung solcher Kinder. Sieht der behandelnde Arzt oder der Kreisarzt, daß das Kind wirklich geistig weit zurückbleibt und tut Hilfe not, so kann man sich als letzter Möglichkeit des Verfahrens gemäß § 1666 bedienen (KGJ. 23, A. 50; Bayrische OLGZ. 23, A. 219).

Das Jugendamt oder Vormundschaftsgericht will zuweilen auch wissen, ob ein Jugendlicher in *Fürsorgeerziehung* genommen werden kann. So verschiedenartig die Länderbestimmungen über die Durchführung der Fürsorgeerziehung auch abgefaßt sind: *eines* ist ihnen wohl allen gemeinsam; daß ein Kind oder Jugendlicher nicht in Fürsorgeerziehung genommen werden darf oder aus ihr wieder entlassen werden muß, wenn es als geisteskrank erkannt ist. Dabei wird man sich nicht etwa auf den psychiatrischen Begriff der geistigen „Erkrankung", sondern auf die juristische Fassung der Geisteskrankheit (= schwere seelische Anomalie) beziehen müssen. Auch dann, wenn der Sachverständige bestimmt die Unmöglichkeit versichert, daß weitere Erziehungsversuche an einem Jugendlichen noch irgendwelche Aussicht auf Erfolg haben, ist der Jugendliche aus der Fürsorgeerziehung zu entlassen. Zuweilen erbittet auch der Vormundschaftsrichter oder das Jugendamt genauere Ratschläge über die Art der weiteren Unterbringung eines Fürsorgezöglings. Insbesondere bei schwer zu behandelnden großen Jungen, die durch Schlucken von Schrauben und Nägeln oder durch wiederholte Revolten und Ausbrüche das Erziehungsniveau einer Anstalt schwer herabdrücken, holt man nicht selten zuletzt den Psychiater, weil die Erziehungssituation ganz verworren erscheint. Man scheue sich nicht, in denjenigen Fällen, in denen man von der völligen Aussichtslosigkeit eines Einzelfalles überzeugt ist, sich dafür einzusetzen, daß man diesen Jungen seinem Schicksal überläßt, wenn dadurch den anderen zurückbleibenden Zöglingen vermehrte Erziehungsaussichten sichergestellt sind. Unter einem dürfen nicht alle anderen leiden. Freilich kann man als letzten Versuch zuvor noch die Unterstellung eines solchen schwierigen Jungen unter die Psychotherapie eines Psychiaters in geeigneter Anstalt vorschlagen. Leichter ist es meistens, mit pathologischen Reaktionen besonders bei debilen jugendlichen Prostituierten fertig zu werden. Oft ist es nur das Ungeschick der beteiligten Aufsichtspersonen, das die seelische Explosion herbeigeführt hat. Es bedarf dann nur einer verständigen allgemeinen Aussprache zwischen allen Beteiligten, um die Situation wieder einzurenken.

In dem § 1635, der die *Zuteilung der Kinder im Falle der Ehescheidung* regelt, steht der wichtige Satz: „*Das Vormundschaftsgericht kann eine abweichende Anordnung treffen, wenn eine solche aus besonderen Gründen im Interesse des Kindes geboten ist*“; das Reichsjugendwohlfahrtsgesetz vom 9. 7. 1922 setzte noch hinzu in § 43: „*nach vorheriger Anhörung des Jugendamtes*“. Es ist höchst bedauerlich, den Kampf der geschiedenen Eltern um die Kinder mitzuerleben. Will man den Vorschriften des § 1635 genau genügen, so handelt man oft gegen die einfachsten pädagogisch-psychologischen Grundsätze. Denn ein Elternteil, dem die Schuld zu- und dem die Kinder also abgesprochen worden sind, kann erzieherisch dennoch einwandfrei sein, während der nichtschuldige Elternteil vielleicht völlig unfähig ist zur Erziehung. Auch hierüber wird der Arzt gelegentlich gefragt. Ja, es kommen Fälle vor, in denen man sich als Arzt und besonders als Heilpädagoge geradezu gezwungen sieht, einzugreifen, um schweres erzieherisches Unglück zu verhindern. Vielleicht hat die Mutter sich in Abkehr von dem rohen, trunksüchtigen Mann schuldig gemacht, und dennoch ist sie eine unendlich bessere Erzieherin als jener. Nach dem oben zitierten Satz des § 1635 kann in einem solchen Falle die Sorge für die Person des Kindes der allein für schuldig erklärten Mutter übertragen werden (Bayrische OLGZ. 21, A. 74). Für die Entschließung des Vormundschaftsgerichtes soll ausschließlich das Interesse des Kindes selbst maßgebend sein (OLG. 9, 457;

26, 252). Werden Kinder nach der Scheidung dem einen Ehepartner zugeschrieben, und ist dieser Ehegatte geisteskrank, so können natürlich aus diesem Umstand ernste Schwierigkeiten für das geistige Wohl der Kinder entstehen. Hier wird der Sachverständige oft nicht zögern dürfen, die völlige Unfähigkeit dieses kranken Elternteiles zur Erziehung zu bescheinigen.

Eine Ehe wird durch die beiden — lang befreundeten — Schwiegermütter gestiftet. Bald nach der Hochzeit erkennen die beiden Ehepartner die Unmöglichkeit, weiter miteinander zu leben. Man einigt sich so, daß die Frau die Schuld auf sich nimmt. Die Ehe wird geschieden. Die Frau gebiert einen Knaben, der dem Vater zugesprochen wird. Laut Vereinbarung übernimmt aber die Mutter den Knaben und gibt ihm im Schoße ihrer eigenen Familie eine gute Erziehung. Anfangs sendet der Vater noch ab und zu kleines Spielzeug usw. Dann aber kümmert er sich 5 Jahre nicht um das Kind. Er heiratet wieder; die zweite Frau erweist sich als unfruchtbar, und nun erinnert sich der Vater plötzlich des Knaben aus erster Ehe; er verlangt brüsk, daß jener zu ihm ziehe; der Knabe weigert sich; die richtige Mutter unterstützt ihn in seinem Widerspruch, doch erreicht der Vater eine Verfügung, daß der Knabe ihm unverzüglich auszuliefern sei. Trotz bester Erziehung ist der Knabe eine schwierige, psychopathische Persönlichkeit geworden. Im Interesse des Kindes bescheinigt der Sachverständige, daß jeder Bruch der Erziehung, jede Verpflanzung in einen anderen Lebensraum, jede Trennung von der Mutter für ihn, den Psychopathen, schädlich und wohl auch direkt gefährlich sei (pathologische Reaktion).

Nach einer Entscheidung des Bayrischen OLG. (23, A. 151) komme es auf Wünsche und Sonderinteressen der Eltern nicht an. Nur das Interesse des Kindes entscheide. Die im obenangeführten Satz des § 1635 erwähnten besonderen Gründe liegen dann vor, wenn dieses Interesse einer ernstlichen Gefährdung ausgesetzt ist (OLG. 18, 278; Bayrische OLGZ. 11, 553; 12, 448). Unter Würdigung aller einschlägigen Verhältnisse hat nach freiem Ermessen das Vormundschaftsgericht zu entscheiden. Die Würdigung muß sich auch auf den Charakter, die Erziehungsfähigkeiten und die Verhältnisse des schuldigen Ehepartners beziehen (OLG. 30, 73). Gerade hierüber hat natürlich oft der Sachverständige das letzte Wort. Er wird sich hier besonders davor hüten müssen, dem einen Elternteil einen Gefallen erweisen zu wollen, getrieben oft von wohlgemeinter Sentimentalität „für die arme Mutter".

§ 1636 BGB. besagt: „*Der Ehegatte, dem nach § 1635 die Sorge für die Person des Kindes nicht zusteht, behält die Befugnis, mit dem Kinde persönlich zu verkehren. Das Vormundschaftsgericht kann den Verkehr näher regeln.*"

Auch diese Bestimmungen entfesseln oft heftige und häßliche Streitigkeiten, deren Objekt die leidtragenden Kinder sind.

In einem Falle der Ehescheidung wegen Geisteskrankheit der Ehefrau hatte ein Landgericht den Verkehr der 13jährigen Tochter mit der Mutter so geregelt, daß das Kind an jedem ersten und dritten Mittwoch jeden Monats der Mutter für die Nachmittagsstunden zur Verfügung stehe. Eine geeignete, vom Vater auszusuchende Frau habe zur Beaufsichtigung dauernd zugegen zu sein. Das Landgericht begründete diesen Beschluß unter anderem damit, unter den genannten Umständen bringe der Verkehr mit der Mutter dem Kinde keine Gefahr. Ja, dieses Zusammensein liege im Interesse der Erziehung des Kindes — gewöhne es sich doch daran, in der Mutter die bemitleidenswerte Kranke zu sehen und sie darnach zu behandeln. Der verständlichen Furcht des Mädchens vor der wunderlichen Mutter sei nicht Vorschub zu leisten.

Diese Ausführungen erwecken schwere Bedenken, schon weil mit diesen pädagogischen — höchst anfechtbaren — Erwägungen das Gericht wohl seine Befugnisse überschreitet. Das KG. hob — freilich aus formalen Gründen — am 4. 6. 1920 dieses Urteil auf: Werde eine Ehe wegen Geisteskrankheit der Frau geschieden, so gehe mit der Rechtskraft der Scheidung die gesamte elterliche Gewalt, also auch die Personensorge auf den Vater über, solange er lebe (Entscheidungen in Angelegenheiten der freiwilligen Gerichtsbarkeit 17, 27 [1922]; KGJ. 52, A. 20). Der Umstand, daß der verkehrsberechtigte Elternteil geistige oder sittliche Mängel habe, kann Anlaß geben, den Verkehr mit dem Kind auf das Notwendigste zu beschränken, ja ihn sogar zu versagen, wenn die Gesundheit des Kindes gefährdet ist (KGJ. 53, 30).

In manchen Städten ist erfreulicherweise der Meinungsaustausch zwischen Vormundschaftsgericht, Jugendamt und Psychiater außerordentlich rege: er verhindert vor allem, daß Maßnahmen ergriffen werden, die aktenmäßig korrekt erscheinen, ohne doch den Jugendlichen zu nützen.

Die Unterbringung eines seelisch Kranken in einer geschlossenen Anstalt ist in den verschiedenen Ländern zur Zeit noch sehr verschiedenartig geregelt. Es entbehrt des Interesses, diese verschiedenen Regelungen miteinander zu vergleichen. Einige Staaten besitzen ein eigentliches Irrenfürsorgegesetz (z. B. Baden), andere helfen sich mit Verordnungen. Im wesentlichen laufen die verschiedenen Bestimmungen doch darauf hinaus, daß jemand gegen seinen Willen in eine geschlossene Anstalt aufgenommen oder in ihr zurückgehalten werden kann, wenn er infolge seelischer Störung für sich oder andere gefährlich, in bezug auf Schutz, Aufsicht und ärztlichen Beistand verwahrlost oder gefährdet oder für die öffentliche Sittlichkeit anstößig ist. Zuweilen entspinnt sich ein Streit der Behörden, ob ein einzelner Kranker nur im Interesse des öffentlichen Wohls, also aus polizeilichen Gründen, in der Anstalt zurückgehalten wird, oder ob auch sein persönliches Interesse die ärztliche Behandlung erheischt. Die Folgerungen aus diesem Entweder — Oder ergeben einen Unterschied der Kostentragung, der hier nicht näher erörtert werden soll. Der Sachverständige wird in den meisten Fällen guten Gewissens *beide* Gesichtspunkte bejahen können.

Auf dem Gebiete der Zahlungsverpflichtung der Fürsorgeverbände liegt auch die Frage der Begründung eines Wohnsitzes.

§ 8 BGB. besagt: *Wer geschäftsunfähig oder in der Geschäftsfähigkeit beschränkt ist, kann ohne den Willen seines gesetzlichen Vertreters einen Wohnsitz weder begründen noch aufheben.*

Der Geschäftsunfähige kann seinen Wohnsitz ohne Zustimmung des gesetzlichen Vertreters auch nicht verlegen, auch dann nicht, wenn ihm gar keiner bestellt ist (Bayrische OLGZ. 14, 189). Verläßt der Geschäftsunfähige seinen bisherigen Wohnsitz tatsächlich, so verliert er diesen Wohnsitz dennoch rechtlich *nicht* (OLG. 25, 1). Ein entmündigter Geisteskranker, der einer geschlossenen Anstalt zugeführt wird, behält seinen Wohnsitz an dem zuvor bewohnten Ort (OLG. 2, 445); ist er jedoch wegen seines voraussichtlich unheilbaren Zustandes zu dauerndem Aufenthalt in eine Anstalt verbracht worden, so begründet er hier seinen Wohnsitz (OLG. 33, 19).

Am 14. 7. 1933 wurde ein *Sterilisierungsgesetz* unter der Überschrift veröffentlicht: Gesetz zur Verhütung erbkranken Nachwuchses. Es stellt an die Kenntnisse und an das Verantwortungsbewußtsein der Ärzte hohe Ansprüche. Nicht nur, daß die Ärzte als Sachverständige wichtige Fragen zu begutachten haben — sie haben in dem aus 3 Personen bestehenden Erbgesundheitsgericht (1. Instanz) und dem ebenso zusammengesetzten Obergericht die Mehrheit. Der Gedanke des Gesetzes, aus der Volksgesamtheit die hereditär geisteskranken Personen derart auszuschalten, daß man ihnen die Fortpflanzung versagt, wurde zwar schon seit langer Zeit erörtert, gewann aber erst in diesem Gesetz (in Deutschland) die erste prägnante Form.

Das Gesetz wählte folgende Krankheitsformen aus, deren Träger von der Fortpflanzung ausgeschaltet werden sollen: angeborenen Schwachsinn, Schizophrenie, manisch-depressives Irresein, erbliche Fallsucht, erblicher Veitstanz (Huntington), erbliche Blindheit, erbliche Taubheit, schwere erbliche körperliche Mißbildung und schweren Alkoholismus. Das Gesetz verlangt den Nachweis dieser Störungen, und es unterstellt, daß „*nach den Erfahrungen der ärztlichen Wissenschaft mit großer Wahrscheinlichkeit zu erwarten ist, daß seine Nachkommen an schweren körperlichen oder geistigen Erbschäden leiden werden*“.

Hat man als Facharzt eine große Erfahrung darüber gesammelt, wie praktische Ärzte psychiatrische Diagnosen zu stellen pflegen, so wird man hoffen, daß nur der Facharzt die Feststellungen vornimmt, die zu den wichtigen Folgerungen dieses Gesetzes führen. Die Ausführungsverordnung vom

5. 12. 1933 bestimmt, daß die betreffende Krankheit, auf die sich der Eingriff stützen soll, „einwandfrei festgestellt ist". Der Artikel 3 dieser Verordnung fordert, daß der praktische Arzt, dem in seiner Berufstätigkeit eine Person mit Erbkrankheit oder schwerem Alkoholismus bekannt wird, diese dem zuständigen Amtsarzt auf vorgeschriebenem Formular zu melden habe. Bei Anstaltsinsassen hat der ärztliche Anstaltsleiter die Meldepflicht. Hält der Amtsarzt auf die Anzeige hin die Unfruchtbarmachung für geboten, so soll er dahin wirken, daß der Kranke oder sein gesetzlicher Vertreter selbst den Antrag auf Sterilisierung stelle. Unterbleibt dies, so hat der Amtsarzt selbst den Antrag zu stellen. Auf die Sterilisierung kann verzichtet werden, wenn der Betroffene jenseits des zeugungsfähigen Alters steht oder durch den Eingriff ernstlich gefährdet oder in geschlossener Anstalt dauernd verwahrt wird. — Das Erbgesundheitsgericht kann Sachverständige vernehmen; diese dürfen *nicht* unter Hinweis auf das Berufsgeheimnis die Aussage verweigern. Hat das Gericht den chirurgischen Eingriff endgültig beschlossen, so ist er auch gegen den Willen des zu Sterilisierenden, nötigenfalls unter Anwendung unmittelbaren Zwanges, durchzuführen, vorausgesetzt, daß nicht dieser allein zuvor den Antrag stellte. Kinder dürfen nicht vor dem 10. Geburtstag, und gegen den Willen der Erziehungsberechtigten nicht vor dem 14. Geburtstag unfruchtbar gemacht werden.

Der § 6 des Gesetzes fordert, daß einer der ärztlichen Beisitzer des Gerichts mit der Erbgesundheitslehre besonders vertraut sei. Es wäre zu wünschen, daß beide ärztliche Beisitzer nicht nur die sog. Erbregeln und ihre Abwandlungen kennen, die die üblichen Lehrbücher der Vererbungswissenschaft enthalten, sondern daß sie durch eigene psychiatrische Tätigkeit dem Leben nahestehen.

Die Diagnose der Schizophrenie und des manisch-depressiven Irreseins — sind sie einmal vom Facharzt gestellt — sollen an sich schon Voraussetzung der Sterilisierung sein. Die Krankheit soll „einwandfrei festgestellt" sein. Auf ihren Grad oder auf die Häufigkeit und Schwere ihrer einzelnen Anfälle kommt es dabei nicht an. In dem amtlichen Kommentar (GÜTT-RÜDIN-RUTTKE) gehen die Autoren noch über die Forderungen des Gesetzes hinaus und verlangen Anzeige oder Antrag auch in Fällen des Zweifels an der Diagnose.

Die *erbliche Fallsucht* macht größere Schwierigkeiten. Die Epilepsie wird durch die verbesserte Forschung immer häufiger als symptomatisch erkannt, so daß sich die Zahl der genuinen Epilepsien immer mehr einengt. Aber selbst unter diesen „eingeborenen" Epilepsien steckt wohl noch eine Anzahl solcher, bei denen das Leiden durch ein Geburtstrauma entstand. Die echte hereditäre Epilepsie herauszufinden, wird also schwer aus dem Falle selbst gelingen, es sei denn, daß die Stammtafel weitere epileptische Persönlichkeiten aufweist.

Zur erblichen Blindheit, Taubheit, schweren körperlichen Mißbildungen und zu dem schweren Alkoholismus ist kaum etwas Sachdienliches hinzuzufügen. Die Chorea Huntington wird sich leider praktisch dem Zugriff entziehen, so beklagenswert dies ist. Denn das Gesetz erlaubt es nicht, etwa die Kinder einer Huntingtonmutter schlechtweg zu sterilisieren, sondern es fordert, daß die zu Sterilisierenden *selbst* erkrankt sind. Nun bricht aber das Choreleiden in vielen Fällen erst jenseits des 40. Lebensjahres aus, also zu einer Zeit, in der meist schon die Zeugung eingestellt worden ist.

Am meisten Mühe macht im Rahmen der Anwendung des Sterilisierungsgesetzes der *Schwachsinn*. So lange man diesen auch schon studiert, man kennt noch keine sicheren Symptome, um die exogenen von den endogenen Formen zu scheiden. Das Gesetz will natürlich von seinem Standpunkt aus nur die endogenen Formen treffen, denn nur diese bergen die Wahrscheinlichkeit ebenfalls wieder schwachsinnigen Nachwuchses. Wohl die meisten Forscher neigen heute der Meinung zu, daß deutlich nachweisbare neurologische Symptome die *exogene* Herkunft des Schwachsinns beweisen. Die Verletzungen bei schweren Geburten führen begreiflicherweise oft nur zu einseitigen Gefäßzerreißungen; von der schlecht sitzenden Zange gilt das gleiche. Die Meningitiden und Encephalitiden des frühesten Kindesalters führen meist ebenso zu umschriebenen Schädigungen des Gehirns und entsprechenden psychisch-neurologischen Symptomen wie die Kopftraumata der Kinderjahre. Finden sich aber *keine* Anzeichen umschriebener Hirnschädigung, so ist damit noch keineswegs die endogene Natur des Schwachsinns bewiesen. Auch eine nicht hereditäre Stoffwechselstörung (fötale Erkrankungen) und die Lues können natürlich Schwachsinn ergeben.

Fühlt man sich als Facharzt zu strenger Diagnosenstellung verpflichtet, so kann man angeborenen Schwachsinn eigentlich nur dann diagnostizieren, wenn für die erwähnten exogenen Momente kein Hinweis zu finden ist. Handelt es sich um ein junges Kind mit relativ leichter Geistesschwäche, bei dem man vielleicht nur einen Entwicklungsrückstand vermutet und also für später noch weitgehenden Ausgleich erwarten kann, so wiederhole man die Untersuchung nach einem oder zwei Jahren; hat man aber einen erheblich schwachsinnigen Jugendlichen oder Erwachsenen vor sich, so erinnere man sich der vortrefflichen Tendenz des Gesetzes und bejahe die Sterilisierungsmöglichkeit auch dann, wenn die Entscheidung, ob exogen oder endogen *nicht* völlig sicher fallen kann. Mancher um die Erziehung der Kinder schwachsinniger Eltern besorgter Volksfreund, der um die dort heranwachsenden Verwahrlosten und ihre spätere Verbrechensbetätigung weiß, würde hier vielleicht noch weitergehende Möglichkeiten der Sterilisierung wünschen. Man braucht nicht zu beschreiben, wie tief oft das soziale Niveau in Familien mit schwachsinnigen Eltern sinkt, wie viele erwachsene Schwachsinnige sich im Verbrecherheere finden. In manchen Gruppen Antisozialer ist der Anteil ein Drittel. Mancher geistig zurückgebliebene Verbrecher ist ein Erzeugnis schlechter Umgebung und so *indirekt* ein Erzeugnis schwachsinniger Eltern. Manches exogen schwachsinnige Mädchen bringt ein Kind nach dem anderen unehelich auf die Welt und vermag sich hernach um diese Kinder natürlich erzieherisch nicht zu kümmern. Welche Wohltat wäre es, auch solchen Personen die Fortpflanzungsmöglichkeit zu nehmen. Aber das Gesetz erlaubt es nur dann, wenn deren Schwachsinn angeboren ist. Soziale und erzieherische Gesichtspunkte werden im Gesetz nicht berücksichtigt.

Alle diese Gedanken mögen den Arzt zu der Tendenz veranlassen, bei Schwachsinnsfällen unentscheidbarer Herkunft sich eher für als gegen die Sterilisierung zu entscheiden. Ähnliches gilt auch für die Epilepsie.

Beim *Verfahren des Sterilisierungsgesetzes* macht die fehlende Geschäftsfähigkeit des zu Sterilisierenden einige Schwierigkeiten. Ist dieser schon entmündigt oder hat er einen Pfleger, so ist der gesetzliche Vertreter zur Stellung des Antrags auf Sterilisierung berechtigt (mit Genehmigung des Vormundschaftsgerichtes), oder er muß seine Zustimmung geben. Sehr viele erwachsene Geisteskranke oder Schwachsinnige haben aber keinen gesetzlichen Vertreter, obwohl sie geschäftsunfähig sind. Es scheint sich die Praxis herauszubilden, in solchen Fällen einen Pfleger — wenn eine Verständigung unmöglich ist — zu bestellen. Ob eine Entmündigung auch zu diesem Zweck durchgeführt werden könnte, erscheint ungewiß. Dann müßte die Staatsanwaltschaft wohl den Antrag stellen. Oben ist bei der Entmündigung schon von dieser Schwierigkeit gesprochen worden.

Stellt aber gemäß § 3 des Gesetzes nicht der Kranke selbst, sondern der beamtete Arzt oder Anstaltsdirektor den Antrag, so kann gemäß § 9 der zu Sterilisierende gegen den Sterilisierungsbeschluß Beschwerde einlegen. Ist er nicht geschäftsfähig, so kann die Beschwerde von seinem gesetzlichen Vertreter eingelegt werden. Wiederum bleibt aber vorläufig offen, wer ex officio für einen Kranken die Bestellung eines gesetzlichen Vertreters beantragt.

Einige Schwierigkeiten entstehen auch aus dem 2. Absatz des § 2: „Dem Antrag ist eine Bescheinigung eines für das Deutsche Reich approbierten Arztes beizufügen, daß der Unfruchtbarzumachende über das Wesen und die Folgen der Unfruchtbarmachung aufgeklärt worden ist.“ Da es sich in vielen Fällen eben um schwer Schwachsinnige oder Geisteskranke handelt, wird eine solche Aufklärung praktisch oft unmöglich sein.

Der Sachverständige wird oft um ein Gutachten gebeten, wenn im *Invalidisierungsverfahren* die Angelegenheit vor das Oberversicherungsamt oder das Reichsversicherungsamt kommt. Auf psychiatrischem Gebiete sind diese Gutachten oft sehr schwierig. Man sieht verbrauchte, frühzeitig ergraute, abgemagerte, subjektiv leidende Menschen vor sich, bei denen doch die genaueste Untersuchung keine Erkrankung erweist. Mancher Fall wird durch eine sehr sorgfältige Anamnese geklärt. Zuweilen handelt es sich nämlich um schizophrene Endzustände, die vor vielen Jahren, ja Jahrzehnten ihren ersten Schub in einer Anstalt überstanden, dann aber in Freiheit weiterzuleben vermochten. Werden sie nun aus dem Gleichmaß ihrer Verhältnisse gerissen, indem ihnen der Mann wegstirbt und das Klimakterium auftaucht, oder die Frau stirbt und niemand mehr für Nahrung und Zimmer sorgt, so ist die schizophrene Toleranzgrenze erreicht, und die Kranken versagen. Hier wird man keine Bedenken tragen, die Invalidität zu bejahen.

In anderen Fällen wundert man sich bei relativ jungen Menschen über die übermäßig betonte allgemeine Schwäche, über die Schmerzen in *allen* Körperteilen, über die *so* übertrieben vorgebrachten Beschwerden, daß man anfangs zwar an hysterische Klagen denkt, dann aber zweifelt, weil selbst hierfür das Ausmaß der Schilderungen fast übermäßig erscheint. Achtet man auf die seltsame Form der Klagen, auf die in abstrusen Vergleichen vorgebrachten Beschwerden, und wendet man seine Aufmerksamkeit dann von diesen Klagen weg auf die Fragen nach der Einordnung in das Dorf, in die Nachbarschaft, so werden ganz plötzlich paranoide Aussagen laut, die die Diagnose einer hypochondrischen Hebephrenie sicherstellen. Auch hierbei wird man die Invalidität — freilich nicht für den Rest des Lebens — bejahen oder doch so lange annehmen, bis eine verständige Therapie eine gewisse Arbeitsfähigkeit wieder herstellt.

Bei malariabehandelten Paralytikern ist es oft sehr schwer, das Maß der noch verbliebenen Arbeitsfähigkeit zu schätzen. Da die Frage an den Sachverständigen lautet, wie hoch die verbliebene Erwerbsfähigkeit auf dem allgemeinen Arbeitsmarkt sei, denke man daran, daß der sonst weitgehend wieder hergestellte Paralytiker gerade in seiner Initiative, seinem Unternehmungsgeist und dergleichen Not gelitten hat; er ist also gerade nicht imstande, auf dem allgemeinen Arbeitsmarkt die Konkurrenz mit den anderen aufzunehmen und Umschau zu halten, sich zu bewerben, zu laufen, Einfälle zu haben, während ein solcher Kranker, einmal eingestellt in ein Gleichmaß täglicher Obliegenheiten, noch voll arbeiten kann. Es ist ein oft beim praktischen Arzt zu beobachtender Fehler, daß er nur auf die Stärke der Muskeln, die Güte des Ernährungszustandes und dergleichen sieht und nicht bedenkt, daß diese Körpermaschinerie durch eine normale Psyche gelenkt werden muß, wenn die Erwerbsfähigkeit bejaht werden soll.

Äußerst ungern wird man einen Psychopathen (im weitesten Sinne) invalidisieren. Dabei wird freilich nicht jeder von den Argumenten der überwiegend therapeutisch eingestellten Sachverständigen überzeugt werden: wer geheilt werden könne — und der Psychopath sei zu heilen — sei nicht invalid. Auch wird nicht jedem Arzt der moralisierende Standpunkt liegen, den man früher gern mit DUBOIS' Psychotherapie zusammenbrachte: man solle den

Psychopathen so energisch aufrichten, daß er von sich selbst wieder volle Arbeit verlange. Vielfach überschätzen die Psychotherapeuten auch ihren Einfluß: sie sind stolz, den Kranken leicht zu überreden und zu entgegenkommenden Äußerungen zu veranlassen. Solange sie sich täglich um solche Kranke bemühen, geht auch alles leidlich. Sobald er aber in sein heimisches Dorf zurückgekehrt ist, geht die alte Klagseligkeit wieder los.

Tatsächlich aber wird es wirklich nur wenige Psychopathen — etwa Menschen mit sehr ausgeprägten Zwangsvorstellungen — geben, die ein Drittel der Leistungen eines gleichartigen Arbeiters nicht mehr aufzubringen imstande sind. Gerade bei Psychopathen sollte man nicht versäumen, der Landesversicherungsanstalt eine Kur als Vorbeugemittel vorzuschlagen. Freilich wird man nicht viele Anstalten oder Kliniken nennen können, die zu ernsten psychotherapeutischen Eingriffen imstande wären.

Bei Epileptikern äußert gelegentlich einmal ein Gutachter: der Krampfkranke sei nicht invalid, weil ja durch eine richtig geleitete Brom- oder Luminalkur die Anfälle weitgehend eingeschränkt werden könnten. In der Tat wird man den Landesversicherungsanstalten gern eine antiepileptische Kur empfehlen, um die Erwerbsfähigkeit wieder herzustellen. Aber diese Stellen gehen nicht gern darauf ein, wenn sie hören, daß eine solche Kur nicht Monate, sondern Jahre umfaßt. Zudem gibt es nicht viel praktische Ärzte, die diese Kur wirklich sachgemäß und geduldig durchzuführen geeignet sind. Auch wäre es sehr unbillig, einem schweren Epileptiker eine Invalidenrente deshalb zu versagen, weil ihn eine Kur wieder herstellen könne, wenn doch in seinem Dorf kein Arzt vorhanden ist, der diese Kur durchzuführen versteht.

Literaturverzeichnis.

ARNDT: Geisteskrank. Unzurechnungsfähig. Entmündigt. 1897. — ASCHAFFENBURG: Die Entmündigung der Geisteskranken. Münch. med. Wschr. **1898**, 892. —

BACHRACH: Bemerkungen eines Deutsch-Österreichers zur Ehereform. Jur. Wschr. **1922 I**, 359ff. — BARD, LEOPOLDO: Die zivilrechtliche Stellung der Giftsüchtigen (spanisch) Ars. med. **7**, 1931. — BENEDEK, LÁSZLÒ: Zur Frage der Geschäftsunfähigkeit vom psychiatrischen Standpunkt (ungarisch). Jogtudomanyi Közlöny **63** (1929). — BGB., erläutert von OTTO WARNEYER, 5. Aufl. Leipzig 1931. — BIRNBAUM, KARL: Soziologie der Neurosen. Berlin 1933. — BLACHIAN: Zustellungen von Entmündigungsbeschlüssen an unsere Anstaltsinsassen. Allg. Z. Psychiatr. **1906**, 894. — BOEHMER: Geschäftsunfähigkeit und Genehmigung. D. J. Z. **25**, 99. — BONHOEFFER: Die Unfruchtbarmachung der geistig Minderwertigen. Klin. Wschr. **3**, 798 (1924). — BOVENSIEPEN: Lücken im Entmündigungsverfahren. D. J. Z. **1929**, 303. — BREMER: Lassen sich aus den bisherigen Ergebnissen der modernen Vererbungslehre in der Psychiatrie neue Gesichtspunkte für die Anwendung des § 1333 und 1334 des BGB. aufstellen? Dtsch. Z. gerichtl. Med. **1924**. — BRUNSWIG, PETER: Die Handlungsfähigkeit der Geisteskranken nach dem Bürgerlichen Gesetzbuch. Leipzig: Deichert 1902. — BUHL: Nichtigkeit und Anfechtbarkeit der Ehe. Heidelberger Festgabe für BEKKER 1899. — BUMKE, OSWALD: Gerichtl. Psychiatrie im Handbuch der Psychiatrie von ASCHAFFENBURG. Leipzig und Wien 1912. — BUZENGEIGER: Prozeßrechtliche Gedanken zur geplanten Ehescheidungsreform. Jur. Wschr. **1922 I**, 431ff.

CRAMER: Gerichtliche Psychiatrie, 2. Aufl. 1900.

DELBRÜCK: Gerichtliche Psychopathologie. Leipzig 1897.

EBERMAYER, L.: Arzt und Patient in der Rechtsprechung. Berlin: Mosse 1924. — Der Arzt im Recht. Leipzig: Thieme 1930. — ELIASBERG, W.: Beobachtungen und Erwägungen aus der zivil- und strafrechtlichen Gutachtertätigkeit usw. Psychiatr.-neur. Wschr. **1931**. — Wie sind aphasische Sprachstörungen nach Schlaganfällen auf Grund des BGB. zu beurteilen? Ein medizinisch-zivilrechtliches Gutachten und ein Vorschlag für die Gesetzgebung und die Praxis. Münch. med. Wschr. **73**. — ENDEMANN: Lehrbuch des bürgerlichen Rechts, viele Auflagen. — ERLENMEYER: Die Entmündigung wegen Trunksucht. 1899.

FISCHER, MAX: Das badische Irrenfürsorgegesetz in der Bewährung. Mschr. Kriminalpsychol. **14**, H. 8/12, 231—250 (1924).

GAUPP, R.: Die Unfruchtbarmachung geistig und sittlich Kranker und Minderwertiger. Z. Neur. **100**, 139 (1926). — GEORGI, ELSBETH: Vom Mündelschutz nach altem Nürnberger Stadtrecht. Wohlfahrtsblätter der Stadt Nürnberg **7**, Juni 28. — GRUHLE, HANS W.: Die sozialen Aufgaben des Psychiaters. Z. Neur. **13**, 1912. — Die Ausweitung der psychiatrischen Sachverständigentätigkeit vor Gericht. Der Nervenarzt **5**, 1932. — GÜTT, A., E. RÜDIN u. F. RUTTKE: Gesetz zur Verhütung erbkranken Nachwuchses. München: Lehmann 1934.

HACHENBURG: Das BGB. für das Deutsche Reich, viele Auflagen. — HAFF: Grenzgebiete der Rechtsphilosophie, speziell zur Lehre von der Geschäftsfähigkeit. Arch. Rechtsphil. **21**, 213. — HANKE: Rechtsfähigkeit, Persönlichkeit, Handlungsfähigkeit. Berlin 1928. — HANOTEAU u. LETOURNEUX: La Kabylie et les coutumes Kabyles. Paris 1893. — HASSE, JOH. CHRIST.: Die culpa des röm. Rechts. Bonn 1838. — HELLER, JULIUS: Arzt und Eherecht. Berlin-Köln: Marcus & Weber 1927. — HEPP: Die Zurechnung auf dem Gebiete des Zivilrechts. 1838. — HERSCHMANN, HEINRICH: Das Eherecht der Geisteskranken nach dem österr. allgem. Bürgerl. Gesetzbuch. Dtsch. Z. gerichtl. Med. **1925**. — Psychiatr. Bemerkungen zum III. Abschnitt der Entmündigungsordnung (österreichisch). Beitr. ger. Med. **11** (1931). — Kann nach österreichischem Recht eine Ehe wegen Geisteskrankheit eines Gatten getrennt oder geschieden werden? Wien. med. Wschr. **1933**, 131 u. 165. — HEUSLER, ANDREAS: Institutionen des deutschen Privatrechts. Leipzig 1885. — HITZIG: Über den Quaerulantenwahnsinn. 1895. — HOCHE, A.: Die Frage der Veranlagung zur Geisteskrankheit als Eheanfechtungsgrund (§ 1333 BGB.). Nervenarzt **5**, 575 (1932). — Siehe unter „Die Unfallneurose". HOFMANN: Lehrbuch der gerichtl. Medizin, 7. Aufl. 1895. — HOLLMANN, W.: Die ärztliche Begutachtung in der Sozialversicherung. Leipzig 1934. — HORSTMANN: Manisch-depressives Irresein als persönliche Eigenschaft im Sinne des § 1333 BGB. Z. med. Beamte **26**, Nr. 24, 914 (1913). — HUBERNAGEL: Das Scheidungsrecht im Ausland. Staatsanw.-Ztg **26**, 182. — Die absoluten und relativen Ehescheidungsgründe des BGB. Ebenda **26**, 311. — HÜBNER, A. H.: Lehrbuch der forensischen Psychiatrie. Bonn 1914. — Die Entmündigung wegen Geisteskrankheit, Geistesschwäche und Trunksucht. Veröff. Med.verw. **16**, H. 3. — Das Eherecht der Geisteskranken und Nervösen. Bonn 1921. — HÜBNER, RUDOLF: Grundzüge des deutschen Privatrechts, 5. Aufl. Leipzig 1930.

JHERING, RUDOLF: Das Schuldmoment im röm. Privatrecht. Gießen 1867.

JOÒ, BELA: Zurechnungsfähigkeit und juridische Aktionsfähigkeit bei mit Fieber behandelten Paralytikern (ungarisch). Orv. Hetil **1932**. — JORDAN: Zur Reform des Ehescheidungsrechts. Jur. Wschr. **1922 II**, 999.

KANKELEIT, O.: Die Unfruchtbarmachung usw. München: J. F. Lehmanns Verl. 1929. — KAUSCHANKY, D. M.: Geisteskrankheit und Ehescheidung. Allg. Z. Psychiatr. **94** (1931). — KOBELT, REINHOLD: Trunksucht als Ehescheidungsgrund im deutschen Recht. Internat. Z. Alkoholism. **40** (1932). — v. KRAFFT-EBING: Lehrbuch der gerichtl. Psychopathologie, mehrere Aufl. — KRAINZ-PFAFF: System des österr. allgemeinen Privatrechts. Wien 1913. —

KRAUT, W. TH.: Die Vormundschaft, 3 Bde. Göttingen 1835—1859. — KREUSER: Testamentserrichtung und Testierfähigkeit. Jur.-psychiatr. Grenzfrag. **4**, H. 7/8.

LEIBBRAND, W.: Mängel in der Vormünderauswahl für Geistesschwache und Geisteskranke. Ärztl. Sachverst.ztg **37** (1931). — Die sozialpsychiatrische Bedeutung der Pflegschaft. Ebenda **39**, 71 (1933). — LEPPMANN: Die Sachverständigen-Tätigkeit bei Seelenstörungen. 1890. — LEPPMANN, A.: Geistesstörung als Ehescheidungsgrund. Ärztl. Sachverst.ztg **1905**, 19. — LEPPMANN, FR.: Schuld oder Schuldlosigkeit bei Verkehrsunfällen. Ebenda **38**, 284 (1932). — LEVIS: Die Entmündigung Geisteskranker. Leipzig 1901. — LINDHAGEN, C.: Psychiatrie und Rechtsprechung (schwedisch). Sv. Läkartidn. **1930 II**.— LÖFFLER, A.: Die Schuldformen des Strafrechtes. Leipzig 1895. — LUNIEWSKI, W.: Die Pathologie des Charakters vom zivilgerichtlichen Standpunkt (polnisch). Roczn. psychjatr. **20** (1933).

MAIER, HANS W.: Über die Beurteilung psychoanalytischer Aufzeichnungen durch den Richter (betr. Ehescheidungsprozeß). Nervenarzt **6**, 19 (1933). — MARESCHAL, P.: Le divorce des aliénés. Prophyl. ment. **6** (1931). — MASCHKA: Handbuch der gerichtl. Medizin 1882. — MAY: Reform der Ehescheidung. Jur. Wschr. **1922 I**. — MEGGENDORFER, FR.: Gerichtliche Psychiatrie. Berlin 1931. — MENDEL: Geisteskrankh. oder Geistesschwäche? Ärztl. Sachverst.ztg **1900**. — Zur Frage der Entmünd. der Geisteskranken. Dtsch. med. Wschr. **1892**. — MENZEL: Der kranke Offenbarungseidschuldner. Jur. Rdsch. **3**, 308ff. (1927). — MILFERSTÄDT: Die Entwicklung des deutschen Entmündigungsverfahrens. D. J. Z. **1898**, 105. — MITTENZWEIG: Zur Entmündigung wegen Trunksucht. Z. Med.beamte **1891**. — Zur Wiederaufhebung der Entmündigung. Ebenda **1885**. — MOELI, C.: Die Geistesstörungen im BGB. 1899. — Die Tätigkeit des Sachverständigen bei Feststellung des Geisteszustandes im Zivilverfahren. Dittrichs Handbuch d. ärztl. Sachverst.-Tätigkeit **1**. Wien 1908. — MÜLLER-HESS u. WIETHOLD: Zur Entmündigung der asozialen Psychopathen. Jkurse ärztl. Fortbildg **22** (1931).

NAEGELE: Zur Reform des Entmündigungsverfahrens. Leipzig. Z. **1925**, 284ff. — NEUMANN, MORITZ: Über Haft-, Verhandlungs- und Terminsfähigkeit. Dissert. Frankfurt a. M. 1932. — NITSCHE, P.: in Protokolle der For.-psychiatr. Vereinigung Dresden. Allg. Z. Psychiatr. **98**.

PALAZZO, G. A.: L'errore sulla persona e l'impotenza in relazione al Codex Juris Canonici. Arch. di Antrop. crimin. **50** (1930). — POLLITZ: Ehescheidung wegen Geisteskrankheit. Z. Med.beamte **1896**. — PONS BALMES, JOSÉ: Zivilrechtliche Zurechnungsfähigkeit des malariabehandelten Paralytikers (spanisch). Archivos Neurobiol. **11** (1931).

RAECKE, J.: Der Entwurf des preuß. Irrenfürsorgegesetzes. Dtsch. med. Wschr. **1928** Nr. 9. — REICHARDT, M., Die psychogenen Reaktionen usw. Berlin 1932. — REICHEL: Geisteskrankheit als Ehehinderung. Ärztl. Sachverst.ztg **29**. — Geisteskrankheit und Geschäftsfähigkeit. Wiss. Vjschr. der Prager Jur. Z. **23**, 38. — REINHEIMER: Inwieweit ist bei geistigen und schweren nervösen Erkrankungen eine Anfechtung der Ehe auf Grund des § 1333 möglich? Z. gerichtl. Med. **7**, H. 1 (1926). — RICHTZENHAIN, WALTER: Gemeingefährlichkeit von Wahnkranken und Entmündigung. Dissert. Münster 1932. — RIESE, W., u. O. ROTBART: Zur Rechtsprechung des Reichsgerichtes in der Frage der Geschäftsfähigkeit. Allg. Z. Psychiatr. **98**, 417 (1932). — RITTERSHAUS: Zur Frage der rechtlichen Stellung des Entmündigten. Arch. f. Psychiatr. **73**. — RIVE, FRIEDR.: Die Vormundschaft. Braunschweig 1862. — ROJAS: Geisteskrankheit und Ehescheidung. Semana méd. **31**. — RÜMELIN: Die Geisteskranken im Rechtsgeschäftsverkehr. Tübingen 1912.

SACERDOTE, A.: La mancanza di sanità mentale quale causa di impedimento al matrimonio nel progetto per un nuovo Codice Civile Italiano. Arch. di Antrop. crimin. **52**, 603 (1932). — SANTANGELO, GIUSEPPE: Capacità civile e capacità matrimoniale nei riguardi della psychiatria. Note Psichiatr. **60** (1931). — v. SCHEY: Das Allgemeine Bürgerliche Gesetzbuch. Wien 1916. — SCHIFFER: Die Ehescheidung wegen Geisteskrankheit. Dtsch. Jur. Z. **1896**. — SCHUBART: Zur Reform der Ehescheidung. Dtsch. Z. gerichtl. Med. **15**, 473 (1930). — SCHULTZE, ERNST: Die für die gerichtl. Psychiatrie wichtigsten Bestimmungen des BGB. Halle 1899. — Psychiatrische Bemerkungen zum BGB. Arch. f. bürgerl. Recht **17**. — Bürgerliches Gesetzbuch. In: HOCHES Handbuch der gerichtl. Psychiatrie, 1. Aufl. Berlin: Hirschwald 1901. — Die ungerechtfertigten Einweisungen in die Irrenanstalten und ungerechtfertigte Entmündigungen. Mschr. Kriminalpsychol. 8. — STERZ: Enzephalitisfolgen und Ehescheidung. Dtsch. Z. gerichtl. Med. **1926**. — STIEFLER, GEORG: Die sog. Unfallneurose, I u. II. Fortschr. Neur. **1**, 544; **2**, 461. — STOBBE, OTTO: Handbuch des deutschen Privatrechts, 3. Aufl. Berlin 1893. — STRASSMANN, F.: Lehrbuch der gerichtl. Medizin. 2. Aufl. Stuttgart 1931. — Zur Reform der Zivilprozeßordnung. Dtsch. Z. gerichtl. Med. **1924**. — Ärztl. Bemerkungen zum neuen Zivil- und Strafprozeß. Arch. f. Psychiatr. **73**.

TUCZEK: „Geisteskrankheit" und „Geistesschwäche" nach dem BGB. Psychiatr. Wschr. **1900**.

Die „Unfall- (Kriegs-) Neurose". Vorträge u. Erörterungen. Berlin: Reimar Hobbing 1929.

VORKASTNER, WILLY: Forensische Beurteilung. In: BUMKES Handbuch der Geisteskrankheiten **4**, 132—389 (1929).

WAGNER-JAUREGG: Gerichtl. Psycho-Pathologie. In: Lehrbuch d. ger. Med. von HOFMANN-HABERDA. Berlin-Wien 1927. — v. WEIZSÄCKER: a) Über Rechtsneurosen. Nervenarzt **1929**. — b) Ärztliche Fragen. Berlin 1934. — WEYGANDT: Geistesstörungen nach dem BGB. Münch. med. Wschr. **1900**. — WIMMER, AUGUST: Die mediko-legale Stellung des „geheilten" Paralytikers (dänisch). Hosp.tid. **1932**). — WIRSZUBSKI, A.: Ehescheidung infolge psychischer Krankheit im jüdischen religiösen Recht (polnisch). Now. psychjatr. 8 (1931). — WURZER-CASSEL: Ist eine Erleichterung der Ehescheidung erforderlich? Jur. Wschr. **1922 II**, 1000ff.

Wer den Wunsch hat, über die Beziehungen psychiatrischer Gesichtspunkte zu Fragen des bürgerlichen Rechts *im Ausland* Aufschluß zu bekommen, wird in folgenden Zeitschriften Material finden.

Für die *Schweiz*:	Schweiz. Arch. f. Neur. u. Psychiatr., s. auch oben HANS W. MAIER.
Für *Österreich*:	s. die obigen Arbeiten von HERSCHMANN, BACHRACH, KRAINZ-PFAFF, WAGNER-JAUREGG.
Für *England*:	Trans. med.-leg. Soc. Lond. 1932 der 25. Jahrg.
Für *Amerika*:	Med. leg. J. 1932 der 49. Bd.
Für *Frankreich*:	L'informateur als Beilage von l'Encéphale.
	Ann. Méd. lég. etc. 1932 der 12. Jahrg.
	Rev. internat. Criminalist. 1932 der 4. Jahrg.
	Ann. méd.-psychol. 1832 der 90. Jahrg., s. auch MARESCHAL.
Für *Italien*:	Arch. di Antrop. crimin. 1932 der 52. Bd.. ferner Note Psichiatr. 1931 der 60. Bd.
	s. auch oben SACERDOTE, PALAZZO, SANTANGELO.
Für *Spanien*:	Archives Med. leg. 1932 der 2. Bd.
	Rev. Criminología etc. 1932 der 19. Bd., s. oben BARD, PONS BALMES.
Für *Portugal*:	Arch. Med. leg. 1930 der 3. Bd.
Für *Argentinien*:	Rev. Asoc. méd. argent. 1933 der 47. Bd.
Für *Schweden*:	Sv. Läkartidn, s. LINDHAGEN.
Für *Polen*:	s. oben LUNIEWSKI, WIRSZUBSKI.
Für *Rußland*:	Ž. Nevropat. 1931 der 5. Jahrg.
Für *Ungarn*:	s. BENEDEK, JOÓ.
Für *Dänemark*:	Hosp.tid.
Für *Brasilien*:	Arch. brasil. Med. 1931 der 21. Bd.

Zweiter Teil.

Die klinischen Grundlagen der gerichtlichen Psychiatrie.

A. Grundzüge einer allgemeinen gerichtlichen Psychopathologie.

Von Professor Dr. A. HOCHE, Baden-Baden.

ERSTER ABSCHNITT.

I. Einleitung.

Gegenstand der gerichtlichen Psychopathologie. — Voraussetzungen des Gesetzes. — Begriff des „Normalen", Schwierigkeiten der Abgrenzung. — Untersuchung der Gesamtpersönlichkeit. — Abhängigkeit geistigen Geschehens vom Zustande des Gehirns und Folgerungen daraus. — Stellung des Sachverständigen zu den juristischen Begriffen. — Einteilung des Stoffes der allgemeinen Psychopathologie.

Die *allgemeine Psychopathologie* interessiert sich für die Gesamtheit der seelischen Abweichungen von der menschlichen Norm; *unsere* Fragestellung geht von einem bestimmten Gesichtspunkte aus: nur dasjenige an abnormen Seelenvorgängen wird uns hier beschäftigen, was auf das Verhältnis des einzelnen einerseits zu den strafgesetzlichen Normen, andererseits zum bürgerlichen Rechtsverkehre von Einfluß ist.

Das *Gesetz* nimmt an, daß der Mensch in abgestuftem Grade von bestimmten Lebensjahren an Eigenschaften besitzt, die ihn im strafrechtlichen Sinne verantwortlich, im zivilrechtlichen fähig machen, selbständig am Rechtsverkehr teilzunehmen. Es ist dies eine Voraussetzung, die ohne Prüfung so lange zu Recht besteht, bis das Gegenteil bewiesen wird.

Welche Umstände zu dieser Prüfung Anlaß geben, und welche gesetzlichen Bestimmungen dabei maßgebend sind, ist im ersten Teil dieses Buches dargestellt worden. Die Aufgabe der einleitenden Bemerkungen an dieser Stelle besteht nur darin, die allgemeinen Grundsätze zu erörtern, die bei der Beurteilung des Geisteszustandes für gerichtliche Zwecke in Betracht kommen.

Gegenstand der begutachtenden Untersuchung durch den ärztlichen Sachverständigen ist der einzelne Mensch, und zwar nicht überhaupt, sondern in einem bestimmten Zeitpunkt, und nicht im allgemeinen, sondern in seinem Verhältnis zu einer bestimmten strafrechtlich nicht gleichgültigen Handlung, zu bestimmten bürgerlichen Rechten oder zu bestimmten Ansprüchen, die an ihn herangetreten sind oder in Zukunft herantreten können.

Der gegenwärtige Zustand eines Menschen ist das Gesamtergebnis aller derjenigen Einflüsse, die auf ihn jemals und in irgendeiner Form eingewirkt haben; diese setzen sich zusammen aus solchen, die schon vor seiner individuellen Existenz in seinen Erzeugern und deren Vorfahren tätig gewesen sind und damit der Bildung seiner ursprünglichen Anlage eine bestimmte Richtung gegeben haben, und solchen, die während der Dauer seiner Einzelexistenz ihre Wirksamkeit entfaltet haben (Krankheiten, Erziehung, Umgebung und Beispiel, Lebensschicksale); für diese letztgenannten Einwirkungen darf nicht übersehen werden, daß alle äußeren Ereignisse zu „Erlebnissen" von einer bestimmten Bedeutung erst werden durch das Medium der individuellen mitgebrachten Veranlagung. Die aus Anlagen und Erlebnissen (im weitesten Sinne) resultierende individuelle geistige Beschaffenheit, im besonderen die Art der Reaktion auf die Eindrücke der Außenwelt bezeichnen wir als den „Charakter" eines Menschen. Alles menschliche Handeln ist das Ergebnis der Einwirkungen von Motiven auf einen bestimmten Charakter; daß der Charakter des erwachsenen normalen Menschen so beschaffen sei, daß er imstande ist, die Richtung seines Handelns selbst zu bestimmen, daß sein Wille „frei" sei, wird vom Gesetze vorausgesetzt; diese Vorfrage, die einer theoretischen Erörterung wohl zugänglich ist, bedarf hier keiner Untersuchung bei Darstellung der praktischen Aufgaben einer gerichtlichen Psychopathologie. Die Frage, die das Gesetz im Strafrecht dem ärztlichen Sachverständigen zur Beantwortung zuweist, ist, ganz allgemein gesagt, die, ob ein gegebenes Individuum in einem bestimmten Zeitpunkt zu den im obigen Sinne „Normalen" gehört oder nicht (die Fragestellungen im bürgerlichen Rechte sind mannigfaltigerer Art). Vor der Beantwortung der Frage nach dem Vorhandensein oder Fehlen der „freien Willensbestimmung" braucht der ärztliche Sachverständige nicht zurückzuscheuen, sobald er als den Sinn der letzteren die „normale Bestimmbarkeit durch normale Motive" erkannt hat. Da das Bestehen einer Freiheit des Willens beim normalen Menschen Voraussetzung des Gesetzes ist, kann sich die Erörterung des Sachverständigen nur darauf erstrecken, ob die „normalen" Verhältnisse im gegebenen Falle vorhanden sind; trifft dies nicht zu, so fällt damit auch die darauf aufgebaute „freie Willensbestimmung". Es kommt also auf die Bestimmung der „Norm" an.

Was heißt für unsere Zwecke „*normal*", was „*abnorm*"? Wenn wir normal im Sinne von „*durchschnittlich*" nehmen, ist uns nicht viel gedient, da es Abweichungen vom Durchschnitt gibt, die im gerichtlichen Sinne keineswegs als Abnormitäten anzusehen sind. Auch eine Ersetzung der obigen Bezeichnungen durch „gesund“ und „krank“ würde uns nicht viel weiterführen, da wir dabei erstens dieselben prinzipiellen Abgrenzungsschwierigkeiten vorfinden, und da zweitens das Gesetz mit abnormen Zuständen rechnet, die ausdrücklich als nicht krankhaft bezeichnet werden. Wir finden unter den abnormen Geisteszuständen, die in Betracht kommen, solche von sehr verschiedener Entstehungsweise, so z. B. „normale“, aber durch besondere Umstände modifizierte Zustände, wie z. B. die Schlaftrunkenheit, andere, die auf einem Stillstand der geistigen Entwicklung beruhen, dessen Gründe wir nicht immer kennen, andere, die anscheinend unabwendbar, ohne besondere äußere Einflüsse, aus einer abweichenden Veranlagung heraus erwachsen, wie die periodischen Psychosen, endlich andere, die von greifbaren äußeren oder inneren Schädlichkeiten erzeugt werden usw. Das für die gerichtliche Betrachtungsweise Gemeinsame daran ist nur die Beeinflussung des Handelns, das dadurch ein von dem des Normalen abweichendes ist. Die Art der Entstehung können wir, angesichts ihrer Verschiedenheit, als ein durchgreifendes Merkmal des Abnormen nicht aufstellen, wenn auch die krankhafte Entstehung für die Mehrzahl der Anomalien als sicher gelten muß. Es bliebe demnach als Abgrenzungsprinzip übrig: die Größe und Richtung der Abweichung vom Durchschnitt; damit ist sofort auch ausgesprochen, daß es in der langen Reihe der möglichen Abstufungen Fälle geben muß, bei denen die Abweichung so gering ist, daß es für praktische Fragestellungen bis zu einem gewissen Grade Sache der persönlichen Auffassung ist, ob man sie noch zu den normalen rechnen kann oder schon zu den abnormen rechnen muß. Dieses in der Praxis als Mißstand empfundene Verhältnis ist eine notwendige Folge des Versuchs, in einer kontinuierlichen Reihe von natürlichen Übergängen durch Hineintragen eines einem ganz anderen Gebiete entnommenen Einteilungsprinzips eine Abgrenzung vornehmen zu wollen. Wer sich über die Unmöglichkeit des Gelingens eines solchen Versuchs einmal klar geworden ist, wundert sich nicht mehr über das Vorkommen von Divergenzen zwischen den Meinungen von Sachverständigen angesichts des gleichen Falles und sucht den Grund nicht mehr ausschließlich in der Unvollkommenheit der psychiatrischen Wissenschaft; immerhin ist die Zahl der Fälle, bei denen wirklich sachverständige Begutachter zu entgegengesetzten Ergebnissen kommen können, sehr klein im Verhältnis zu der großen Zahl solcher, bei denen die Entscheidung mit voller Sicherheit und in überzeugender Weise auf Grund einwandfreien Nachweises des geistig abnormen Zustandes getroffen werden kann.

Die dem ärztlichen Sachverständigen im allgemeinen zugewiesene Aufgabe, das Vorhandensein oder Fehlen geistiger Anomalien festzustellen, ist im Gesetz nach verschiedenen Richtungen hin im einzelnen genauer festgelegt worden; so spricht das Strafrecht von Bewußtseinsstörung und krankhafter Störung der Geistestätigkeit, das bürgerliche Recht neben diesen von einer ganzen Reihe anderer Zustände, die für die jedesmaligen besonderen Rechtsbeziehungen von Bedeutung sind (Geisteskrankheit, Geistesschwäche, geistige Gebrechen, Trunksucht, Aufhebung der geistigen Gemeinschaft usw.). Immer ist es dabei die Pflicht des Sachverständigen, unabhängig von der jedesmaligen, im Strafrecht und bürgerlichen Recht verschiedenen Art der Fragestellung, eine Untersuchung der gesamten geistigen Persönlichkeit des betreffenden Individuums vorzunehmen, aus deren Ergebnis heraus die Beantwortung der gestellten Fragen erfolgt.

Wenn diese Untersuchung mit Erfolg vorgenommen werden soll, muß der Sachverständige einerseits die einzelnen abnormen Seelenerscheinungen in ihrer Bedeutung beurteilen können und anderseits Kenntnis besitzen von den erfahrungsgemäß vorkommenden Einzelformen und von der Verlaufsweise geistig abnormer Zustände; ein gewisses sachliches Verständnis nach diesen beiden Richtungen sollte auch der Richter besitzen. Es ergibt sich daraus die hier eingehaltene natürliche Einteilung des klinischen Stoffes in eine allgemeine und eine spezielle gerichtliche Psychopathologie. Es kann dabei weder in dem einen noch in dem anderen Teile unsere Absicht sein, eine nach allen Richtungen hin erschöpfende Darstellung zu geben, die den Lehrbüchern der Psychiatrie überlassen bleiben muß; eine ganze Reihe von Fragen, die dort behandelt werden, wie Ursachen des Irreseins, Statistik desselben nach Geschlecht und Lebensalter, pathologische Anatomie usw., berührt uns hier nur wenig. Unsere Fragestellungen knüpfen in foro an ein gegebenes Individuum an; die Vergangenheit desselben in bezug auf erbliche Einflüsse und persönliches Erleben kommt nur insoweit in Betracht, als die verflossenen Einwirkungen in einem bestimmten Zeitpunkt durch nachweisbare Spuren vertreten sind. Es handelt sich also hier im allgemeinen Teile wesentlich nur um eine Symptomatologie der geistigen Anomalien, wenn wir auch andere allgemeine Gesichtspunkte nicht werden übersehen dürfen. Einzelsymptome sind es, aus deren Gruppierung die Diagnose bestimmter, erfahrungsgemäß abgegrenzter Krankheitsbilder erwächst. Die Feststellung solcher krankhaften Symptome kann aber auch zu der Annahme einer krankhaften oder im weitesten Sinne abnormen geistigen Verfassung führen, ohne daß der gegenwärtige Stand der Wissenschaft erlaubt, eine endgültige Namensdiagnose zu stellen, die vom Gesetze auch nicht verlangt wird; wenn also auch der ärztliche Sachverständige in der Regel in der Lage sein wird, einen Fall geistiger Störung in einer bereits feststehenden Kategorie unterzubringen, so ist das doch für die Begutachtung nicht immer eine Notwendigkeit.

Der Darstellung der allgemeinen Symptomatologie müssen wir einige das ganze Gebiet betreffende *allgemeine Bemerkungen* vorausschicken.

Als Ursache der Abweichungen vom normalen Seelenleben, die als Störungen des Vorstellens, Fühlens, Wollens usw. in die Erscheinung treten, haben wir Veränderungen im Gehirn zu betrachten. Erfahrungen auf den verschiedensten Gebieten entwicklungsgeschichtlicher, vergleichend anatomischer, physiologisch experimenteller und pathologischer Art führen in gleicher Weise zu dem für den naturwissenschaftlich Denkenden zur Zeit bindenden Schluß, daß alles höhere geistige Geschehen beim Menschen an die nervösen Bestandteile des Gehirns gebunden ist. Die Frage, in welcher Weise wir uns das Verhältnis von materiellen Vorgängen zu geistigem Geschehen zu denken haben, braucht uns dabei nicht zu beschäftigen; als feststehend dürfen wir für unsere Zwecke nur den Satz betrachten, daß normales Seelenleben nur möglich ist bei normal organisierter und normal funktionierender Hirnsubstanz.

Bei einer Reihe von geistigen Erkrankungen finden wir bestimmte und ziemlich genau bekannte Veränderungen der Bestandteile des Hirnes mit solcher Regelmäßigkeit, daß wir uns berechtigt glauben, einen gesetzmäßigen Zusammenhang zwischen diesen zwei verschiedenen und an sich unvergleichbaren Reihen von Vorgängen anzunehmen; bei anderen haben unsere heutigen technischen Hilfsmittel noch nicht erlaubt, gesetzmäßige Veränderungen zu finden, an deren Vorhandensein wir aber, auf Grund berechtigten Analogieschlusses, nicht zweifeln. Eine vollkommene Kenntnis aller anatomischen Zustandsänderungen im Gehirne Geisteskranker würde für die praktische Handhabung der gerichtlichen Psychiatrie keinen nennenswerten Fortschritt bedeuten, da es sich nur relativ selten um Begutachtung nach dem Tode des Individuums handelt. Der heute bereits erreichte Stand unseres tatsächlichen Wissens genügt, um den oben aufgestellten Satz in noch kürzerer, schärferer Fassung dahin zu formulieren: Geisteskrankheiten sind Gehirnkrankheiten.

Daraus ergeben sich für die allgemeine Beurteilung der geistigen Anomalien bestimmte Schlüsse.

Wenn wir auch Grund zu der Annahme haben, daß zwischen einzelnen einfachen seelischen Vorgängen und abgegrenzten Hirngebieten besondere Beziehungen bestehen in der Art, daß erstere regelmäßig eine Störung erleiden, wenn letztere in vielleicht sehr geringer örtlicher Ausdehnung krankhafte Veränderungen erfahren, so ist doch andererseits sicher anzunehmen, daß gerade für die zusammengesetzten Formen des geistigen Geschehens (höhere Gefühle, Stimmungen, Begriffsbildung, Urteilsvermögen) ein Zusammenwirken sehr verschiedener Hirnterritorien stattfindet. Der feinere Bau des Gehirns ist nun so außerordentlich verwickelt, die Möglichkeiten der Beziehungen zwischen seinen einzelnen Teilen sind so zahlreich, daß wir, trotz Kenntnis einer Menge von Einzeltatsachen, absolut nicht imstande sind, bei geistigen Vorgängen im einzelnen anzugeben, welche Hirnabschnitte dabei tätig sind, welche nicht; wir können, namentlich auf Grund pathologischer Erfahrungen bei Geistesstörungen mit bekannter anatomischer Grundlage, nur sagen, daß die Wahrscheinlichkeit einer ausgedehnten Beteiligung aller möglichen Gegenden des Zentralorgans um so größer ist, je stärker und eingreifender die bei einem Menschen zu beobachtenden Veränderungen oder Mängel der geistigen Persönlichkeit sind. Die Kenntnis dieser Verhältnisse muß uns vorsichtig machen in der Annahme, daß anscheinend isolierte, krankhafte, geistige Störungen, selbst wenn man sie auf eine umgrenzbare örtliche Hirnerkrankung zurückzuführen geneigt sein möchte, ohne Einfluß auf das allgemeine geistige Geschehen bleiben könnten. Besteht einmal eine sicher nachweisbare, krankhafte, geistige Veränderung, so können wir bei keiner der seelischen Äußerungen des betreffenden Menschen sicher sein, daß sie von jener Störung unbeeinflußt geblieben ist; handelt es sich um die Störung einer vereinzelten Funktion, z. B. um den Verlust der Fähigkeit, Wortbilder zu reproduzieren (Aphasie), so kann die Beeinflussung der allgemeinen geistigen Vorgänge gering bleiben; dagegen wird die Wahrscheinlichkeit einer allgemeinen Einwirkung um so größer, je „höher" die gestörte geistige Funktion steht, d. h. je zusammengesetzter sie ist, je mehr elementare geistige Vorgänge zusammenwirken müssen, um sie zustande kommen zu lassen. Die klinische Erfahrung stützt diese theoretische Erwägung; schon lange haben wir z. B. gelernt, daß die allmähliche, ohne ersichtlichen Grund erfolgende Entwicklung einer anscheinend isolierten Veränderung des ästhetischen und ethischen Fühlens im Sinne einer Verschlechterung bei einem erwachsenen, vorher in dieser Richtung vielleicht hochstehenden Menschen (wie bei der progressiven Paralyse), ein Symptom ist, aus dem mit großer Wahrscheinlichkeit auf die Entwicklung weit ausgebreiteter materieller Veränderungen im Gehirne geschlossen werden kann, Veränderungen, die dann bald auch in greifbaren nervösen Erscheinungen bemerkbar werden; ebenso wissen wir, daß das Zustandekommen von dauernden Wahnideen, d. h. von krankhaft gefälschten, unkorrigierbaren Überzeugungen, wenn wir auch die anatomische Grundlage dabei nicht kennen, immer den Schluß auf tiefgreifende Wandlungen der psychischen Persönlichkeit erlaubt. Die Feststellung dieser und anderer, ihnen gleichwertiger Symptome nötigt uns zu der Schlußfolgerung, daß bei keiner Handlung des betreffenden Menschen, auch wenn sie scheinbar unabhängig von den speziell nachweisbaren krankhaften Veränderungen ist, die Beeinflussung durch das Krankhafte ausgeschlossen werden kann.

Die Gefahr, die der Jurist leicht in dieser durch die Tatsachen gebotenen Auffassung liegen sieht, daß der Sachverständige auf Grund einer irgendwie gearteten geistigen Anomalie ohne weiteres die Zurechnungsfähigkeit oder Handlungsfähigkeit eines Individuums verneinen würde, besteht in Wirklichkeit nicht; die Erfahrung hat uns die verschiedene Größe der Beeinflussung des Handelns durch mehr oder weniger ausgedehnte geistige Veränderungen schätzen gelernt; wir kennen solche, die praktisch überhaupt ganz gleichgültig sind, andere, die vom Individuum als lästig empfunden werden, aber auf gerichtlich in Betracht kommendes Handeln einflußlos bleiben (wie z. B. viele Zwangsvorstellungen), andere, die je nach der Gleichgewichtsverteilung im seelischen Organismus wirksam werden oder nicht (z. B. abnorme Impulse, die nur bei gleichzeitiger intellektueller Schwächung zur Tat führen), andere, denen wir vom ärztlichen Standpunkte aus von vornherein und unter allen Umständen Einwirkung zumessen, wie die obengenannten, endlich solche, bei denen der Einfluß auf das Handeln für jedermann auf der Hand liegt, wie z. B. bei der tobsüchtigen Erregung und dergleichen.

Die Gesetzesparagraphen und das praktische Bedürfnis nötigen den ärztlichen Sachverständigen auch zu einer quantitativen Schätzung des Einflusses, den eine bestimmte geistige Anomalie auf das Handeln ausübt.

Es ist angesichts dieser Sachlage nicht recht verständlich, wie immer wieder in dogmatischer Form verkündet werden konnte, daß die Aufgabe des Sachverständigen mit der Feststellung der vorhandenen oder fehlenden Krankheit erschöpft sei, und daß es ausschließlich Sache des Richters sei, aus den tatsächlichen Feststellungen des Sachverständigen die noch fehlenden Schlüsse zu ziehen; es besteht gar kein Anlaß, warum der Sachverständige, wenn er einer ist, von Sinnestäuschungen, Wahnideen, abnormen Stimmungen reden darf, aber haltmachen soll, sobald er an die Frage kommt, ob nun diese Anomalien auch auf das Handeln von bestimmendem Einfluß gewesen sind; wer sich darüber klar ist, daß nur dieses letztere gemeint ist, wenn von Beeinträchtigung, Aufhebung der freien Willensbestimmung usw. die Rede ist, wird sich seine gutachtliche Äußerung nicht an der entscheidenden Stelle beschneiden lassen wollen; es besteht dazu um so weniger Anlaß, als bekanntlich das ärztliche Gutachten den Richter in keiner Weise bindet.

Wir werden aus allen diesen Gründen in der folgenden Darstellung der Frage, wie weit die geistigen Anomalien, mit denen wir uns zu beschäftigen haben, auf das Handeln der Kranken bestimmend einwirken, nicht aus dem Wege gehen.

Was nun die *Einteilung* des im Sinne der vorstehenden Bemerkungen umgrenzten Stoffes der allgemeinen Psychopathologie anbetrifft, so bringt es die Besonderheit des Ausgangspunktes mit sich, daß nicht alle Erscheinungen abnormen Seelenlebens für uns hier gleiche Bedeutung beanspruchen können; das wissenschaftliche Interesse, das in einer voraussetzungslosen Psychopathologie den einzelnen Symptomen ihre Stellung anweist, und das praktische Interesse, das dieselben für den gerichtlichen Sachverständigen und die Vertreter der Rechtspflege besitzen, deckt sich keineswegs immer. Es ist deshalb in einer gerichtlichen Psychopathologie fast unmöglich, eine systematische Einteilung des Stoffes durchzuführen; ein solcher Versuch ist hier gar nicht erst gemacht worden.

Der Weg, den wir einhalten wollen, ist der, daß wir beginnen mit der Besprechung bestimmter normaler Eigentümlichkeiten des menschlichen

Seelenlebens, die bei der praktischen Handhabung der Rechtspflege erfahrungsgemäß noch immer nicht die Berücksichtigung finden, die ihnen zukommt.

Daran schließen wir an eine Erörterung über die Bedeutung abnormer erblicher Einflüsse. In der dann folgenden allgemeinen Symptomenlehre halten wir uns im großen und ganzen bei Besprechung der geistigen Anomalien an den Weg des psychischen Reflexbogens: Gewinnung des Erfahrungsmaterials, Verarbeitung desselben nach der Verstandes- und Gefühlsseite, Reaktion der psychischen Persönlichkeit je nach der Art ihrer individuellen Beschaffenheit, Bewußtseinsvorgänge, Willensvorgänge. Den Abschluß der Symptomatologie bildet die Besprechung von geistigen Symptomengruppen, die wegen der vielseitigen Beteiligung aller möglichen seelischen Funktionen bei der Würdigung der Einzelsymptome ihre Stelle nicht finden konnten. Ohne Zusammenhang eingefügt ist das „induzierte Irresein", das, weil es keine bestimmte Form, sondern ein ätiologischer Begriff ist, dem allgemeinen Teile angehört. Den Schluß bildet die Darstellung der Gesichtspunkte, die bei Erkennung und Beurteilung des Irreseins für gerichtliche Zwecke in Betracht kommen: Grenzzustände, körperliche Störungen, Simulation und Dissimulation geistiger Störung und endlich das Gutachten des ärztlichen Sachverständigen.

II. Der normale Mensch vor Gericht.

Notwendigkeit der gerichtlichen Würdigung gewisser normaler Eigentümlichkeiten des Seelenlebens. — Mangelhaftigkeit protokollierter Aussagen. — Wunsch nach stenographischer Aufzeichnung. — Seelische Verschiedenheiten nach Lebensalter und Geschlecht. — Kinder als Zeugen in Sittlichkeitsprozessen. — Die Frau vor Gericht. — Entwicklung der Psychologie der Aussage. — Pseudodemenz als Schuldbeweis. — Tatbestandsdiagnostik. — Psychologie der Notare.

In der Einleitung ist bemerkt worden, daß das Gesetz, wenn nicht besondere Umstände eine nähere Prüfung nötig erscheinen lassen, den Erwachsenen ohne weiteres im strafrechtlichen Sinne für verantwortlich, im zivilrechtlichen für handlungsfähig erachtet. Die Abstufungen, die für die Zeit der Entwicklung angenommen werden, und die Festsetzung der zeitlichen Grenzen, innerhalb deren die volle Reife im Sinne des Gesetzes erlangt wird, sind im ersten Teile dieses Buches erwähnt worden. Die Anomalien des Seelenlebens und ihre gerichtliche Bedeutung werden in den unten folgenden Blättern ihre Würdigung finden.

Richter und Sachverständige sind in gewissen Grenzen ihrem Objekte, einem bestimmten Individuum gegenüber (wenn wir von der körperlichen ärztlichen Untersuchung absehen), auf das gleiche Verfahren angewiesen: Vernehmung dritter Personen und Befragen der Hauptperson des betreffenden Verfahrens; das Ziel ist dabei allerdings ein verschiedenes; der Richter geht in erster Linie aus auf Feststellung eines bestimmten objektiven Tatbestandes, der Arzt auf Feststellung bestimmter subjektiver Verhältnisse, zu deren Berücksichtigung übrigens der Richter aus rechtlichen Gründen in gewissem Umfange ebenfalls genötigt ist. Die Verschiedenheit des Hauptzieles ist es, die es bewirkt, daß der Arzt, wenn er den Maßstab seiner psychiatrischen Technik des Befragens anlegt, leicht dazu kommt, das Verhör der Zeugen oder des Angeklagten durch den Richter keineswegs als erschöpfend oder gründlich anzuerkennen.

So hat der Sachverständige z. B. oft Gelegenheit, zu beklagen, wie wenig die in den Akten schriftlich niedergelegten Aussagen der an dem Verfahren irgendwie beteiligten Personen ein zutreffendes Bild von deren geistiger Persönlichkeit geben; man kann es erleben, besonders bei Vernehmung durch untergeordnete Organe, ein in langen Perioden stilisiertes Protokoll über die Aussagen eines Menschen zu finden, der so schwachsinnig ist, daß man mühsam ja und nein als Antworten aus ihm herausziehen muß; man lernt dabei wohl den Diktierenden kennen, aber nicht den Vernommenen. Dieses Verfahren hat zwar den Vorzug, daß das Ergebnis des einzelnen Verhörs, wie es sich dem Vernehmenden darstellt, in kurzer und präziser Form als Material vorliegt; es hat aber den großen Nachteil, daß dabei Zeuge und Zeuge, wenn es sich um diese handelt, ohne Rücksicht auf den sehr verschiedenen Zeugenwert ihrer Individualität, in gleicher Reihe in ihren Aussagen nebeneinander stehen. Im strafprozessualischen Sinne findet dieser Mangel seine Korrektur dadurch, daß die wesentlichen Zeugen im Hauptverfahren noch einmal vernommen werden; es empfindet diesen Mangel aber der Sachverständige, wenn er im Vorverfahren oder bei den Begutachtungen nach dem Tode auf Grund des vorliegenden Aktenmaterials sein Gutachten abgeben soll. Dazu, daß der einzige hierbei mögliche Ausweg, die regelmäßige stenographische Protokollierung von Frage und Antwort, beschritten werde, ist vorläufig keine Aussicht; wenn sie stattfände, würde von vornherein ein zur Beurteilung des Geisteszustandes des Angeschuldigten oder Beklagten wie zur Schätzung des Wertes von Zeugenaussagen gleich wichtiges Material geschaffen werden, das nicht nur dem doch nur ab und zu beteiligten ärztlichen Sachverständigen, sondern auch dauernd dem Richter zugute käme. Es würde möglich sein, an der Hand dieser stenographischen Protokolle allen den Fehlerquellen nachzugehen, die erfahrungsgemäß bei gerichtlichen Vernehmungen das Ergebnis trüben. Der Druck der wörtlichen Protokollierung würde außerdem sehr bald das Bedürfnis nach einer systematischen psychologischen Schulung der Juristen hervortreten lassen.

Der jetzige Gang der juristischen Ausbildung gibt gewöhnlich in dieser Beziehung den praktischen Vertretern der Rechtspflege keine andere Mitgift, als sie jedem Gebildeten als allgemeines Ergebnis seines Bildungsganges eigen ist. Das Bedürfnis nach einer Änderung wird auch auf juristischer Seite lebhaft empfunden, ohne daß etwas Durchgreifendes geschähe.

Die *rechtliche Stellung der Heranwachsenden*, wenn sie als Angeklagte erscheinen, oder wenn ihre bürgerliche Handlungsfähigkeit in Frage steht, ist im ersten Teile erörtert worden; die Verwertung der *Aussagen kindlicher Zeugen* in bezug auf ihre Zuverlässigkeit ist nach wie vor dem Richter überlassen.

Die frische Empfänglichkeit des Kindes, sein lebhaftes Interesse an allen äußeren Vorgängen, sein Gerechtigkeitssinn, alles das würde es zu einem ausgezeichneten Zeugen machen, wenn dem nicht zweierlei entgegenstände: einmal der Besitz eines nur engen Gesichtskreises, der bewirkt, daß neue Beobachtungen in irgendwelchen vorhandenen Fächern untergebracht werden und damit eine vielleicht ganz falsche Deutung erfahren (wie z. B., um einen krassen, mir bekannten Fall zu wählen, die Schilderung eines Beischlafaktes durch einen kindlichen Zeugen im Sinne eines Mordversuchs), und zweitens die große Beeinflußbarkeit der kindlichen Phantasie durch Erzählungen, Lektüre, Träume usw., wobei wir von absichtlichen Einwirkungen in irgendeinem Sinne noch ganz absehen. Es ist nötig, sich über die Spannweite des kindlichen Horizontes in jedem Falle besonders zu orientieren, festzustellen, ob bestimmte in Frage stehende Begriffe und Anschauungen in seinem Erfahrungsschatze überhaupt vertreten sind, und weiter niemals aus dem Auge zu lassen, daß nicht jede kindliche Unwahrheit eine Lüge ist. Ganz unzuverlässig sind durchweg bei Kindern Zeitangaben, die schon bei Erwachsenen mit Vorsicht zu verwerten sind. Während der gutartige ältere Knabe mit seinem Stolz, seiner Abneigung gegen die Lüge, seinem Ehrgeiz im Sinne des Wunsches, für voll genommen zu werden, der beste denkbare Zeuge ist, gilt dies nicht in gleichem Maße von dem älteren Mädchen, bei dem, mit der Annäherung an die Pubertätszeit, die erwachenden dunklen Sexualgefühle in ihren mannigfachen Verkleidungen als gesteigertes Interesse an der eigenen Person, als Sucht, die Aufmerksamkeit zu erregen, als Freude an romanhafter Ausschmückung einfacher Erlebnisse usw. die Zuverlässigkeit bedenklich beeinträchtigen können; Mädchen sind im allgemeinen suggestibler als Knaben, bevorzugen bei ihren Aussagen mehr die persönlichen Kategorien, die Knaben die sachlichen.

Die sehr häufigen kindlichen Charakterzüge: Egoismus, Grausamkeit, schlechte Impulse usw. dürfen bei gerichtlichen Berührungen ebensowenig aus dem Auge gelassen werden, wie das namentlich bei noch latenter künstlerischer oder auch abnormer Veranlagung nicht seltene Vorkommen phantastischer, nur halb als solcher bewußter Erdichtungen[1] von langen und komplizierten Erlebnissen, an deren Realität dann, trotz des Wissens um die möglichen Folgen für Dritte, teils gutgläubig, teils aus Trotz oder aus Angst vor Strafe festgehalten wird. Diese Erscheinung ist ihrem Wesen

[1] Vgl. dazu das Kapitel mit der Überschrift „Kinderverbrechen“ in GOTTFRIED KELLERS grünem Heinrich.

nach ein Analogon zu der krankhaften „Pseudologia phantastica“ der Erwachsenen.

Eine Reihe von aufsehenerregenden Prozessen der letzten Jahre, in denen Kinderaussagen die beherrschende Rolle spielten, hat besonders eindringlich nicht nur die Breite der persönlichen Variation, sondern auch die Häufigkeit pathologischer Züge bei äußerlich nicht auffallenden Heranwachsenden zur Anschauung gebracht. Ältere und jüngere Erfahrungen haben zu dem Vorschlag geführt, die Vernehmung von Kindern den *Richtern* zu nehmen und sie in die Hände von Pädagogen (Pfarrern, Lehrern, Fürsorgepersonen usw.) zu legen. Das geht sicherlich viel zu weit; so schätzenswert die sachkundige Hilfe solcher Personen sein mag, so wenig dürfen die in solchem Modus liegenden Gefahren unterschätzt werden; man hat es im Kreise jener Leute gelegentlich auch mit verstiegenen, einseitig eingestellten, von ihrer Bedeutung übermäßig überzeugten Menschen zu tun, denen gegenüber die Übung des Richters im Verhören und die nicht spezialistische Einengung den Vorzug verdient (ganz abgesehen von den Schwierigkeiten einer formalen Einordnung einer solchen Gruppe in das Verfahren). Etwas ganz anderes ist es, wenn man darnach strebt, die *polizeilichen* Berührungen mit Kindern möglichst einzuschränken und in diesem Stadium des Vorverfahrens pädagogisch geschulte Kräfte heranzuziehen.

Die Überzeugung ist allgemein geworden und auch in die Praxis übergegangen, daß das kindliche Seelenleben vor den vergiftenden Einwirkungen immer neuer Verhöre namentlich in Sittlichkeitsprozessen behütet werden muß; die Mehrzahl der Bundesstaaten (besonders sorglich und eingehend Sachsen) hat durch Verfügungen diese Seite des Verfahrens zu regeln gesucht. Ich habe nicht den Eindruck gewonnen, daß durch Verminderung der Zahl der Verhöre der Wert der Kinderaussagen als Beweismittel abgenommen hat.

Eine richtige Würdigung der Tragweite kindlicher Zeugenaussagen ist namentlich darum so wichtig, weil Kinder sehr häufig die einzigen Zeugen darstellen; die von einzelnen aufgestellte Forderung, allein auf Kinderaussagen hin niemals eine Verurteilung eintreten zu lassen, geht sicherlich zu weit; immerhin werden andere gleich mir es als bedenklich empfunden haben, wenn auf die Aussage eines einzigen Kindes hin ein Menschenleben bürgerlich gebrochen wird.

Die Zeugenschaft der Kinder wird bei weitem am häufigsten im Strafverfahren wegen Sittlichkeitsdelikten angerufen; die typischen „*Lehrerprozesse*“ haben eine traurige Berühmtheit erlangt. Es sind dabei die Gefahren lebhaft zur Anschauung gebracht worden, die besonders aus den Anschuldigungen halbwüchsiger Mädchen hervorgehen.

Den Niederschlag aus eigenen (und fremden) Erfahrungen zu diesem Kapitel habe ich in *Thesenform* zusammengefaßt:

I. In der Schätzung der Glaubwürdigkeit weiblicher jugendlicher Zeugen und Kinder wird noch immer nicht genügend Vorsicht geübt; es gilt dies auch für Fälle, in denen aus der Fassung des Urteils hervorgeht, daß die Richter sich die Frage des Wertes von Kinderaussagen in besonders ernster Selbstprüfung vorgelegt hatten.

II. Als besonders fragwürdig müssen sexuelle Anschuldigungen von Mädchen gelten, die sich in der körperlichen Phase der Entwicklung befinden; es ist dabei nicht wesentlich, ob das äußerliche Zeichen der Menstruation schon vorhanden ist oder nicht; die seelischen Veränderungen beginnen schon mit der Annäherung an diese Zeit; die innere Störung des seelischen Gleichgewichtes überdauert den Zeitpunkt der ersten Regel.

III. Das gefährliche Moment ist gegeben durch eine Reihe von seelischen Eigentümlichkeiten, die dieser weiblichen Lebensstufe — keineswegs immer, aber nicht selten — beschieden sind: lebhafte Phantasietätigkeit mit Neigung zu Erinnerungstäuschungen, Beschäftigung mit erotischen Bildern unbestimmter oder klar vorgestellter Art, Tagträume und nächtliche Phantasiebeschäftigung, innerliche Verschiebungen in dem Sinne, daß Wunschgebilde, mit denen oft gespielt wurde, allmählich die Gestalt der Erinnerung an ein reales Erlebnis annehmen, Geltungsbedürfnis vor Altersgenossinnen mit der Wirkung des Renommierens mit angeblichen Erlebnissen, Eifersucht bei tatsächlicher oder vermeintlicher Bevorzugung von Freundinnen, Verkehrung einer unerwiderten Zuneigung zu einem Lehrer, Arzt, Geistlichen usw. in Haß und Rachegelüste, Projektion der Erinnerung von Erlebnissen mit dem einen auf einen anderen.

IV. Die oft vom Zufall abhängige praktische Unmöglichkeit, im Einzelfall bei Heranwachsenden die Herkunft des Wissens auf sexuellem Gebiete festzustellen, darf nicht als Beweis für das Vorliegen tatsächlicher Erlebnisse verwendet werden.

V. Die Angaben der Eltern, die oft von einschneidenden seelischen Vorgängen bei ihren Kindern in der Entwicklungsphase am wenigsten wissen, sind kein brauchbares Zeugenmaterial.

VI. Freies und offenes Auftreten, äußerlich brave Haltung und Unschuldsmiene sind kein Beweis gegen das Vorliegen innerlicher, interessierter Wunschbeschäftigung mit erotischen Vorstellungen; die Erregbarkeit der erotischen Phantasie braucht nicht mit offenkundiger allgemeiner Phantasiedisposition verbunden zu sein; sie kann für sich bestehen.

VII. Der überzeugende äußerliche Anschein der Glaubwürdigkeit einer Kinderaussage ist kein Beweis für die Richtigkeit des Ausgesagten.

VIII. Festhalten an einer einmal gemachten Aussage ist bei Kindern keine Verstärkung ihrer Beweiskraft; es kann dies auf Genieren, Scham, Trotz usw. beruhen, ebenso aber auch auf dem Weiterbestehen einer primär wirksamen Erinnerungstäuschung oder eines Affektes, aus dem die erste Aussage erwuchs.

IX. Auch eine Häufung gleichgerichteter Aussagen mehrerer oder zahlreicher Mädchen ist kein sicherer Beweis für die Richtigkeit des identisch Ausgesagten. —

Gewisse für die gerichtliche Praxis manchmal kennenswerte normale Eigentümlichkeiten des *Greisenalters* werden wir bei der Frage des Gedächtnisses zu streifen haben.

Die grundsätzlichen Verschiedenheiten in der geistigen Verfassung der beiden *Geschlechter* sind seit MÖBIUS oft literarisch behandelt worden; neuerdings ist die Erörterung stiller geworden, seit der Staat durch Zuteilung des politischen Wahlrechts ihre bürgerliche Gleichwertigkeit anerkannt hat. Das entbindet uns nicht von der Verpflichtung, für forensische Zwecke den psychologischen Geschlechtsunterschieden nachzugehen. MÖBIUS schreibt in seinem Buche „Über den physiologischen Schwachsinn des Weibes" (dessen herausfordernden Titel er gewählt hat, damit es gelesen wird): „Auch das Gesetz sollte auf den physiologischen Schwachsinn des Weibes Rücksicht nehmen. Unsere Gesetze sind im großen und ganzen nur für Männer gemacht; für die Minderjährigen ist gesorgt; das erwachsene Weib aber wird im Strafrecht (um nur von diesem zu reden) dem erwachsenen Manne gleich geachtet, und nicht einmal für einen mildernden Umstand gilt irgendwo weibliches Geschlecht. Mit Unrecht. Zu den bisher angestellten Erwägungen kommt noch das hinzu, daß das Weib während eines beträchtlichen Teiles seines Lebens als abnorm anzusehen ist. Ich brauche vor Ärzten nicht über die Bedeutung der Menstruation und der Schwangerschaft für das geistige Leben zu reden, darauf hinzuweisen, daß beide Zustände, ohne eigentliche Krankheit, das geistige Gleichgewicht stören, die Freiheit des Willens im Sinne des Gesetzes beeinträchtigen. Bedenkt man nun die früher besprochenen Geisteseigentümlichkeiten des Weibes, besonders die Unfähigkeit, Affektstürmen zu widerstehen, und den Mangel an Rechtsinn, so muß man einsehen, daß es eine große Ungerechtigkeit ist, beide Geschlechter mit gleichem Maße zu messen. Nur die durch die Umstände des weiblichen Lebens leicht erklärbare geringe Kriminalität des Weibes läßt die Härte unserer Gesetze nicht empfinden. Je mehr aber das Weib aus dem Schutze des Hauses heraustritt, um so leichter wird sie mit den Gesetzen in Konflikt kommen, und dann wird sie oft härter bestraft werden, als sie verdient." Indem MÖBIUS dann noch besonders auf die Neigung zum Vorkommen von Erinnerungstäuschungen beim weiblichen Geschlechte hinweist, kommt er zu dem Ergebnis: „Wir überschätzen das Weib als Zeugin, behandeln es zu hart als Angeklagte."

Um einen einzelnen von MÖBIUS nur gestreiften Punkt herauszugreifen, so ist der *Einfluß der Menstruation* auf das Handeln der Frau ein zahlenmäßig belegbarer; hier wäre z. B. zu erwähnen die Feststellung von LEGRAND DU SAULLE, daß von 56 in Pariser Magazinen verübten Diebstählen durch Damen 35 in die Zeit der Menses fielen, und die Angabe von Heller, der bei 35,9% der Selbstmörderinnen das Vorhandensein der Periode konstatierte; auch Gudden erwähnt das häufige Vorliegen der Menses bei den Warenhausdiebinnen. Welche Ursachen psychischer Art bei diesen Individuen der Handlung zugrunde lagen, ist hier unwesentlich gegenüber dem Einfluß, den der besondere körperliche Zustand mit seinen gemütlichen Folgen als auslösendes Moment augenscheinlich auf die Handlung ausgeübt hat. Die Zahlen würden noch höher ausfallen, wenn es ausführbar wäre, die in psychischer Hinsicht fast noch wichtigeren letzten Tage vor Eintritt der Regel mitzurechnen, an denen, ebenso wie manchmal auch hinterher noch, die jedesmalige individuelle Gemütsalteration genau so, manchmal noch stärker, als während der Dauer der Menstruation selbst, ausgesprochen zu sein pflegt. Die hier in Betracht kommenden psychischen Veränderungen während der Menstruation äußern sich entweder darin, daß etwa vorhandene geringgradige, im allgemeinen nicht auffallende nervöse Anomalien aus ihrer Latenz heraustreten, oder in der Weise, daß die in der Zwischenzeit ganz normalen Frauen unter dem Einfluß der Menstruationsvorgänge abnormen Zuständen ausgesetzt sind; die häufigsten Erscheinungen hierbei sind Reizbarkeit, Unverträglichkeit, grundlose Verstimmung, Angstanfälle, lieblose Anwandlungen, ja feindselige Impulse gegen die normalerweise geliebte Umgebung und dergleichen mehr. Es ist dies ein Punkt, an dem der Richter, ohne daß es sich um einen krankhaften Zustand handelt, doch gegebenenfalls der ärztlichen Beihilfe kaum sollte entraten wollen.

Es kann natürlich keine Rede davon sein, allein mit der Feststellung, daß z. B. weibliche Strafhandlungen in die Zeit der Menses fielen, eine Aufhebung der Zurechnungsfähigkeit begründen zu wollen; dazu wäre weiter notwendig der Nachweis, daß die dabei etwa vorhandenen geistigen Veränderungen ihrer Stärke nach die gesetzlichen Voraussetzungen erfüllen; der große Spielraum aber, über den der Richter meist bei der Strafabmessung verfügt, gibt die Möglichkeit, die Besonderheiten des Falles zu berücksichtigen, wenn die „normalen“ Gemütsschwankungen zur Zeit der Periode bei dem Handeln einer Kranken von Einfluß gewesen sind.

Die gleichen Erwägungen würden Platz greifen müssen, wenn es sich um die besonderen seelischen Eigentümlichkeiten während der *Schwangerschaft* handelt (soweit dieselben nicht direkt in das Gebiet der Pathologie fallen); in Betracht kommt dabei z. B. neben der eventuell vorhandenen allgemeinen Unsicherheit der Gefühlslage das Auftreten der sog. „Gelüste“, die zu Eigentumsvergehen disponieren können; möglicherweise wirkt die sonst vorher in den Menstruationsterminen sich ausdrückende Periodizität auch in der *Gravidität* weiter. Auch die Zeiten des Erlöschens der Sexualfunktion beim Weibe, das *Klimakterium*, gehen in der Regel am Seelenleben nicht ohne Einfluß vorüber; bemerkenswert ist in dieser Hinsicht eine Feststellung von HÖGEL, daß die Straffälligkeit des Weibes in dieser Lebensperiode um die Hälfte größer ist als sonst im Durchschnitt, und daß ein besonderes Delikt, namentlich die Beleidigung, dabei die Hauptrolle spielt.

Daß die allgemeinen Eigentümlichkeiten der weiblichen Geistesbeschaffenheit in irgendeiner gesetzgeberischen Form erkennbar werden sollten, ist wenig wahrscheinlich.

Unabhängig von Lebensalter und Geschlecht begegnen wir nun in foro regelmäßigen bestimmten Momenten, die als trügende bei der Beurteilung gerichtlicher *Aussagen* gekannt sein müssen. Immer, gleichviel, ob es sich um Angeklagte, Parteien oder Zeugen handelt, steht die Aussage in irgendeiner Form zahlenmäßig und an Bedeutung an der Spitze der Beweismittel; hieran wird auch durch den Umstand nichts geändert, daß gegebenenfalls greifbare Dinge: Blutflecken, Patronenhülsen, gefälschte Unterschriften und dergleichen an unmittelbarem, absolutem Überführungswert überwiegen können.

Eine wissenschaftlich kritische Behandlung der *Psychologie der Aussage* gehört erst den letzten Jahrzehnten an; vor 100 Jahren mit einigen Zweifeln zögernd einsetzend, fließt der literarische Strom neuerdings fast übermäßig einher. Der überzeugten Energie und Beharrlichkeit von Männern, wie H. GROSS, W. STERN und O. LIPMANN (um nur die aktivsten zu nennen), verdanken wir eine Fülle wohlbegründeter Tatsachen, die sich vor allem in der von STERN begründeten Zeitschrift für angewandte Psychologie angehäuft finden und für die gerichtliche Praxis fruchtbar geworden sind. Die bei solchen Entwicklungen gesetzmäßig fällige Phase der Überschätzung der Ergebnisse macht jetzt der ruhig sichtenden Arbeit Platz. Es würde den für dieses Buch gegebenen Rahmen sprengen, wenn ich versuchen wollte, die zu diesem Kapitel erwachsene Riesenliteratur im einzelnen zu verwerten; ich muß mich auf eine mehr dogmatische Darstellung der gesicherten Tatsächlichkeiten beschränken. Hierher gehört zunächst der *fälschende Einfluß*, den *Gemütsbewegungen* auf den Wahrnehmungsvorgang ausüben. Alle unsere Wahrnehmungen (wir kommen darauf im Kapitel Sinnestäuschungen zurück), setzen sich aus Objektivem und Subjektivem zusammen; die unbefangene Vorstellung, daß unser Gehirn gewissermaßen eine photographische Platte darstelle, auf der äußere Vorgänge genau entsprechende Eindrücke hervorbringen, muß man fallen lassen. Die Fälschung durch Affekte ist es zum großen Teil, die z. B. bewirkt, daß ein aufregender Vorgang von jedem beteiligten Zeugen, mit subjektiver Wahrheit in anderer Weise geschildert wird, gelegentlich Wichtiges überhaupt nicht wahrgenommen wird (wie z. B. niemand im Augenblick der Tat *Caserios* Dolch oder *Lucchenis* Mordinstrument gesehen hat); gespannte Erwartung oder Furcht färbt die Wahrnehmungen im Sinne des Erwarteten; ebenso fälschend wirkt das Bewußtsein einer von vielen geteilten festen Überzeugung, wenn z. B. in religiös fanatisierten Bezirken ganze Gemeinden gutgläubig schwören, diese oder jene wunderbaren Erscheinungen „gesehen" zu haben.

Zu diesen Mängeln des Wahrnehmungsvorganges, die also im wesentlichen auf Unvollständigkeit, Zutaten oder falschen Beziehungen und Deutungen beruhen, addieren sich die Veränderungen hinzu, welche die Wahrnehmung in der Zeit bis zur Aussage erleiden kann durch Ausfallen einzelner Teile, Veränderungen auf assoziativem Wege, Ausfüllen von Lücken, falsche mnemotechnische Hilfen und dergleichen mehr.

Bei der *Wiedergabe des Wahrgenommenen vor Gericht* sind zunächst auch wieder die Gemütsbewegungen von Einfluß. Dem Eindruck, den der ganze feierliche Apparat der öffentlichen Sitzung auf den gerichtlichen Neuling macht, kann sich auch der rüstige, kritische Mensch nicht ganz entziehen, viel weniger ein zaghafter, empfindlicher. Die Hemmung, die alle verstandesmäßigen Vorgänge unter dem Einfluß der ängstlichen Befangenheit erfahren können, muß mit in Rechnung gesetzt werden, wenn das Ergebnis des Verhörs in der Hauptverhandlung ganz anders ausfällt als innerhalb der vier Wände des Zimmers des Untersuchungsrichters, wenn sich Widersprüche, Lücken usw. herausstellen. Besonders gilt das für zwar nicht geisteskranke, aber doch „nervöse" Persönlichkeiten, bei denen es namentlich falsch ist, wenn sie etwa als Angeklagte figurieren, aus Erregung, Schweigen, Verwirrung oder Erröten Schlüsse in der Schuldfrage zu ziehen; es gibt nervöse Individuen, die in solchem Falle erröten, nicht aus Schuldbewußtsein, sondern wenn ihnen klar wird, daß irgendeine auftauchende Verkettung von Umständen sie, auch ohne ihr Verschulden, belasten muß, oder eventuell schon allein aus Angst vor dem Erröten.

Bostroem hat neuerdings die Bedeutung der *Pseudodemenz* als Schuldbeweis zur Diskussion gestellt; er selber neigt dazu, diese Bedeutung anzunehmen, ist aber, meines Erachtens mit Recht, so vorsichtig, nur zu raten, sie als Schuldbeweis „mit zu verwerten".

Eine besondere Lage besteht für den Typus der ängstlichen *Situationsstotterer*, die von ihren inneren Nöten so hingenommen sein können, daß der Inhalt ihrer Aussage darunter leidet, schon auch darum, weil sie Worte vermeiden, die sie „nicht können".

Noch wichtiger als diese bisher genannten Momente sind die „normalen" Fehler unserer *Gedächtnisfunktion.*

Bei jedem gerichtlichen Verhöre handelt es sich um Feststellung von Umständen, die hinter dem Augenblicke des Verhörs eine kürzere oder längere Zeit zurückliegen; Angeklagter, Zeugen, Parteien, alle haben sich zu äußern über Dinge, über die ihr Gedächtnis Auskunft zu geben hat.

Was für die Wahrnehmungen gesagt wurde, gilt für die Erinnerungen in erhöhtem Maße, daß sie nämlich, bei subjektiver Richtigkeit, der objektiven Wahrheit häufig nicht entsprechen, und zwar auch ohne jede Mitwirkung krankhafter Einflüsse (mit denen wir uns später noch besonders zu beschäftigen haben werden); im allgemeinen ist die fehlerlose Aussage nicht die Regel, sondern die Ausnahme.

Zunächst muß man der großen und dauernden individuellen Verschiedenheiten des Gedächtnisses eingedenk sein; die zufällige persönliche Eigenart des Gedächtnisses bei dem vernehmenden Richter darf nicht, wenn auch die Versuchung dazu naheliegend genug ist, in aller Unbefangenheit als allgemein gültiger Maßstab der Leistungsfähigkeit des Gedächtnisses überhaupt genommen werden. Diese individuellen Verschiedenheiten betreffen nicht nur Umfang, Treue, Leichtigkeit des Gedächtnisses, sondern äußern sich auch z. B. darin, daß bei dem einen vorwiegend optische Eindrücke gut haften, bei dem anderen akustische, während wieder andere eine besondere, manchmal berufsmäßig gesteigerte Erinnerungsfähigkeit für irgendwelche technischen Einzelheiten besitzen.

Besonders großen individuellen Schwankungen unterliegt die Fähigkeit, sich vergangene Gesichtseindrücke zu vergegenwärtigen; es gibt Individuen, die z. B. absolut keine farbigen Erinnerungsbilder kennen, von einer Menge öfters gesehener Dinge zwar wissen, welche Farben sie haben, aber nicht imstande sind, sie sich in ihrer natürlichen Färbung vorzustellen; ähnliche Mängel, wenn man diese individuellen Eigentümlichkeiten so nennen darf, zeigt manchmal die Fähigkeit der Erinnerung für gesehene Formen und Linienkombinationen. Es liegt auf der Hand, daß solche Menschen nur sehr unvollkommene Aussagen zu machen wissen über die Einzelheiten früherer Wahrnehmungen; diese Unvollkommenheit kann so weit gehen und sich von dem zufälligen, auf die eigenen Erfahrungen gestützten Maßstab des Vernehmenden so weit entfernen, daß ihm wie absichtliches Leugnen aussieht, was eine persönliche Eigentümlichkeit der Reproduktionsgabe ist.

Mit zunehmendem Alter sinkt normalerweise die Merkfähigkeit, d. h. die Fähigkeit, neue Eindrücke zu behalten; so kommt es, daß bei Greisen die Erinnerung, bei aller Schärfe für die frühere Vergangenheit, mangelhaft sein kann für die jüngsten und zeitlich näherliegenden Ereignisse.

Nur wenige Menschen haben die Gabe, frühere Geruchs- und Geschmacksempfindungen sich genau wieder zu vergegenwärtigen. Allgemein ist die Mangelhaftigkeit der Reproduktion von früheren Gefühlszuständen, Stimmungen, Gemütsbewegungen oder Schmerzen; wir benutzen, wenn wir dies wollen, die Erinnerung an die damaligen veranlassenden Momente, mit deren Hilfe wir unvollkommen, sekundär, an die Gefühle uns zu erinnern suchen; wie wenig treu aber die durchschnittliche Erinnerung in dieser Hinsicht ist, kann z. B. jeden die Lektüre eigener, vor langer Zeit geschriebener Briefe lehren; es beruht auf diesem selben Mangel der Erinnerung, daß Kranke dazu neigen, ihren jedesmaligen augenblicklichen Zustand für das Schlimmste zu halten, was sie je durchgemacht haben;

die früheren Mißempfindungen tauchen bei der Erinnerung nur sehr unvollkommen mit auf. Frühere eigene Taten werden uns unverständlich, weil wir nicht imstande sind, die damaligen Stimmungen in ihrer Lebhaftigkeit wieder zu erwecken. Bei der Beurteilung z. B. von längere Zeit zurückliegenden Affekthandlungen ist die Kenntnis dieser allgemeinen Eigentümlichkeit des Gedächtnisses nicht unwesentlich.

Mangelhaft ist im allgemeinen die zeitliche Einordnung unserer früheren Erinnerungen, soweit sie nicht an besonders markante feststellbare Ereignisse angeknüpft sind, noch mangelhafter die Schätzung verflossener Zeitstrecken; im allgemeinen werden dabei, wie das Experiment lehrt, kleine Zeitstrecken in ihrer Dauer überschätzt, große unterschätzt (das gleiche gilt für Raumstrecken). Überraschend ist häufig die Sicherheit, mit welcher Zeugen mit Zeitwerten von Schlagwortcharakter („alle 5 Minuten") operieren, und wie bei ihren zahlenmäßigen Schätzungen die durch 5 teilbaren Werte überwiegen.

Indizienbeweise, die sich auf Minutenberechnungen stützen, müssen immer großes Mißtrauen erwecken.

Bestimmend für die Genauigkeit und Schärfe der Reproduktion früherer Eindrücke ist in erster Linie der Grad von Aufmerksamkeit, den wir denselben seinerzeit gewidmet haben; die Gewohnheit, ungenau zu beobachten, schafft ungenaue Erinnerungen. Ungenau beobachten wir auch in gemütlicher Erregung, wie sie z. B. fast immer bei Opfern strafrechtlicher Handlungen (Raubanfälle und dergleichen) vorauszusetzen ist; es ist aus diesem Grunde äußerste Vorsicht geboten bei den sog. „Rekognoszierungen" von Personen oder Gegenständen, die bei dem fraglichen Ereignis eine Rolle gespielt haben; im allgemeinen, das kann man wohl sagen, wird in dieser Hinsicht die Leistungsfähigkeit des Zeugengedächtnisses weit überschätzt; sie wird auch durch richterliches Drängen: „aber das müssen Sie doch wissen" nicht verbessert.

Nachträgliche Angaben über das Aussehen von Personen besitzen meist geringe Glaubwürdigkeit, wie experimentell erweisbar ist; Ausnahmen bilden die Fälle, in denen aus speziellen Gründen ein besonderes Maß von Aufmerksamkeit auf Physiognomien vorauszusetzen ist (Kassierer in Banken, Gepäckträger, Photographen). Wenn man bei sich selber z. B. die Prüfung vornimmt, wieweit man imstande ist, sich die *Barttracht* Abwesender aus dem Bekanntenkreise scharf zu vergegenwärtigen, ist man erstaunt über die Unsicherheit der inneren Bilder. Eine Rekognoszierung sollte als beweisend nur anerkannt werden, wenn sie aus einer Vielheit von Menschen heraus gelingt. — Belebend auf die Erinnerungsfähigkeit wirkt häufig die Wiederkehr der begleitenden Umstände; den „Augenschein" am Orte der Tat mit Zeugen aufzunehmen, ist deswegen eine zweckmäßige Maßregel.

Neben diesen zum größten Teil quantitativen Unvollkommenheiten des

Gedächtnisses treffen wir nun bei ganz Gesunden qualitative Veränderungen der Erinnerung, „*Erinnerungsfälschungen*". Eine derselben, das Mitwachsen unserer Kindheitserinnerungen, ist jedem geläufig; wesentlich ist die Veränderung, die frühere Eindrücke durch Verschmelzung mit späteren erleiden, die Färbung derselben durch Erzählungen oder Träume, die Verwechslung mit Gelesenem oder Gehörtem, die Umgestaltung durch eigene wiederholte, in einem bestimmten Sinne akzentuierte Wiedergabe und dergleichen mehr. Es kann auf diesen Wegen nach einiger Zeit zu einer totalen Wandlung führerer Erinnerungen kommen, die in gutem Glauben an die Richtigkeit vorgetragen und beschworen werden und dennoch falsch sind. In quantitativer Steigerung führen diese genannten Vorgänge, wenn sie bei nervös abnormen Menschen vorkommen, zu der schon erwähnten Pseudologia phantastica.

Neben allen diesen Faktoren hat sich nun weiterhin im Experiment die *Art der Fragestellung* als ein die Qualität der Aussagen wesentlich beeinflussendes Moment erwiesen. Frageformulierungen, die ganz frei wären von einer suggestiven Wirkung, existieren eigentlich kaum; die daraus von einzelnen abgeleitete Forderung, überhaupt an den Zeugen keine formulierten Fragen zu richten, sondern nur im allgemeinen die Aufforderung, sich zur Sache zu äußern, geht indessen viel zu weit, wie jeder ohne weiteres zugeben wird, der jemals einem Verhöre ungebildeter Leute beigewohnt hat. So viel aber ist gewiß, daß jede Fragestellung verwerflich ist, die in irgendeiner Weise schon die Richtung der Antwort voraussetzt.

Von der „*Tatbestandsdiagnostik*", die seinerzeit mit Hoffnungen begrüßt wurde, ist es wieder stiller geworden; die Idee schien fruchtbar; die praktischen Ergebnisse haben wohl nicht befriedigt; ich selbst habe darüber keine Erfahrung.

Auf weitere Einzelheiten will ich an dieser Stelle nicht eingehen; der Zweck der wenigen hier gegebenen Hinweise ist erreicht, wenn sie darauf aufmerksam machen, daß ohne Mitwirkung krankhafter Einflüsse die individuellen Verschiedenheiten der geistigen Verfassung und Funktionen so groß sind, daß die Rechtspflege sie nicht ignorieren darf, ohne daß sie in Gefahr kommt, den beteiligten Persönlichkeiten unrecht zu tun. —

(Das Interesse an der Psychologie der Aussage ist bei den *Richtern* besonders durch das seitdem mit Varianten im Vorgange mehrfach wiederholte Experiment belebt worden, das v. Liszt in seinem Hörsaal angestellt hat; der Kredit, den dieser Strafrechtslehrer in juristischen Kreisen genoß, ließ auch sie aufmerken; es ist betrüblich, wie gering im allgemeinen das Interesse der praktischen Juristen an der forensisch-psychiatrischen Literatur ist; Ärzte sind weit mehr darauf bedacht, mit den Strömungen ihres Faches in Fühlung zu bleiben.)

Anhangsweise sei hier noch einer in bürgerlichen Rechtsbeziehungen tätigen Instanz gedacht, die dem Sachverständigen nicht selten psychologische Rätsel aufgibt — *der Notare.* In den Prozessen, die der Anfechtung eines Testaments, eines Vertrages, Kaufes usw. gelten, wird regelmäßig für die Frage der Geschäftsfähigkeit auf die Aussage des Notars zurückgegriffen, der das betreffende Rechtsgeschäft beurkundete. Ich entsinne mich keines Falles (unter sehr vielen), in dem ein für uns nicht zweifelhafter Zustand von geistiger Abnormität vom Notar registriert wäre. Entweder geht ihre Aussage dahin, daß ihnen „nichts aufgefallen" ist, und daß sie keinen Anlaß zu näherer Prüfung gehabt, oder daß sie anfängliche Zweifel im Laufe des Aktes zurückgestellt haben; es wird dann noch hinzugefügt, daß sie ja bei Zweifeln an der Geschäftsfähigkeit den Akt nicht vollzogen haben würden. Hierin liegt der äußerliche Grund, warum die Aussagen der Notare so wenig Anhaltspunkte für den Sachverständigen zu bieten pflegen; wir bekommen nur die Fälle in die Hand, in denen die Notare nichts gemerkt haben; der innere ist der, daß die Notare ihre Aufmerksamkeit in erster Linie den formalen Aufgaben bei Fassung der Urkunde zuwenden und den Geisteszustand nur beachten, wenn er aufdringlich abnorm ist. Sie sind gewohnt, bei den Verhandlungen mit einfachen Leuten nur geringe Ansprüche an die Fassungskraft zu stellen, nehmen auch teil an der Laienduldsamkeit gegenüber seelischen Abweichungen. So entgehen ihnen, wenn die Leute fügsam sind und fleißig ja sagen — vielleicht führten auch Angehörige das Wort —, auch gröbere Ausfallserscheinungen. Ein Vorwurf liegt in diesen Feststellungen nicht, nur Anlaß zu dem Rat an die Sachverständigen, den Bekundungen der Notare in dieser Richtung nicht den *Beweiswert* beizulegen, den Richter gern darin finden wollen. —

III. Erbliche Belastung.

„Belastung". — Allgemeines aus der Erblehre; MENDELsche Gesetze und Psyche. — Unsicherheit der klinischen Formenlehre. — Verschiedene Stellung der Bevölkerungspolitik und der Psychiatrie gegenüber den Fragen der Erblichkeit. — Erbprognosen. — Relative Bedeutung der erblichen Belastung; praktische Bedeutungslosigkeit.

Der Begriff der *erblichen Belastung* spielt seit einigen Jahrzehnten im Denken der gerichtlichen Psychiatrie und in der Gerichtspraxis eine ziemlich ausgedehnte Rolle; sie wird in Gutachten und Plädoyers ebenso wie bei der Verteidigungshaltung Angeklagter zur Geltung gebracht; auch die Richter sind vielfach geneigt, ihr bei der strafrechtlichen Beurteilung (weniger im bürgerlichen Rechtsverfahren) einen gewissen absoluten Wert beizumessen. Man kann nicht sagen, daß dieser vielfachen Anwendung des Begriffes die Klarheit über seinen Inhalt und seine Tragweite parallel geht.

Dem Worte Belastung begegnen wir auch in anderen Zusammenhängen; „*Belastung*" mit irgend etwas bedeutet regelmäßig für das Objekt eine *Minderung des Wertes*, sei es des materiellen oder des moralischen; ein mit Hypotheken belastetes Haus ist als Besitz um so viel weniger wert; ein mit peinlichen Erinnerungen, Schuldgefühl oder unlösbaren Konflikten belastetes Leben ist kein volles Leben mehr. Im sprachlichen und logischen Sinne bedeutet *erbliche* Belastung eine irgendwie geartete Wertminderung einer Persönlichkeit, die auf mißliche erbliche Einflüsse zu beziehen ist. Stillschweigende Voraussetzung ist bei Laien und vielen Ärzten, daß die Annahme dieser Wertminderung ohne nähere Prüfung, automatisch, zu Recht besteht, sobald in dem als vererbungsfähig angesehenen Verwandtenkreise geistige oder nervöse Störungen vorgekommen sind.

Bei der konturlosen Flüssigkeit aller geistigen Beziehungen ist ein so einfacher Sachverhalt von vornherein unwahrscheinlich; tatsächlich macht es sich die Praxis vielfach allzu leicht in der Anerkennung und Verwertung der aus der Ahnenreihe stammenden Einflüsse.

Die Frage der erblichen Belastung ist ein kleiner Ausschnitt aus der seit einiger Zeit lebhaft aufblühenden *allgemeinen Erblehre*; das meiste davon berührt uns an dieser Stelle nicht; die hier zu stellende und nach Möglichkeit zu beantwortende Frage lautet nur:

Was bedeutet für einen Menschen, insbesondere bei fraglichen Rechtsbeziehungen, die Tatsache, daß in seiner näheren oder ferneren Verwandtschaft seelische oder nervöse Störungen vorgekommen sind? Einige Vorbemerkungen sind nötig, um unserem Sonderproblem seine richtige Stelle anzuweisen.

Vermutungen, Betrachtungen und Beobachtungen über den Erbgang seelischer Eigenschaften sind nichts Neues; SCHOPENHAUERS Thesen über die Abhängigkeit der Kinder nach Geist und Charakter von Vater und Mutter sind bekannt; in sorglicher Weise ist man schon lange der erblichen Herkunft hoher (musikalischer, mathematischer usw.) Begabungen nachgegangen; die klinische Beobachtung erkannte nach und nach immer neue erblich bestimmte Regelmäßigkeiten im Auftreten allgemeiner körperlicher Störungen und bei Erkrankungen des Gehirns und des Rückenmarkes; gleichzeitig drängte sich den Irrenärzten die Überzeugung auf, daß für einzelne Formenkreise der Geistesstörung die bestimmende und gestaltende Ursache jenseits des Individuums, bei den Vorfahren, zu suchen sei.

Die Bemühungen, hierbei endgültige Gesetzmäßigkeiten zu finden, führten, um es ehrlich zu sagen, zu bescheidenen Ergebnissen; es waren zu viele Unbekannte in den Gleichungen; allein schon die Tatsache, daß die statistischen Angaben über die Häufigkeit erblicher Einflüsse bei seelischen Erkrankungen zwischen 4% und 90% schwankten, beleuchtet genügend das Unbefriedigende der Lage. Einen neuen Aufschwung nahmen auch in der Psychiatrie die Hoffnungen, als die MENDELschen Gesetze ihren Siegeszug durch die Biologie antraten; die allgemeine Vererbungslehre erhielt die fruchtbarsten Antriebe, als es auf dem zuerst von MENDEL eingeschlagenen Wege gelang, zahlenmäßig festzulegende Tatsachen und quantitativ bestimmbare Gesetzmäßigkeiten zu finden. Entdeckungen dieser Art erfüllen uns immer mit der Freude, ein neues Gebiet des Geschehens unserer Denkherrschaft unterworfen zu sehen; daneben winkte in diesem Falle die Hoffnung auf praktische Verwertung der neuen Einsichten, die Hoffnung, zukünftigem Unheil vorbeugen, eine bessere Gesundheit kommender Generationen durch Ausschluß der zur Fortpflanzung ungeeigneten Elemente züchten, die Summe des auf dem Erdballe möglichen Glückes vermehren zu können.

In der Psychiatrie blieb die der Entdeckerfreude regelmäßig folgende Phase der Überschätzung der Tragweite und der eiligen, voreiligen Verallgemeinerung der neuen Ergebnisse nicht aus; wir sind jetzt daran, die Grenzen, innerhalb deren die MENDELschen Gesetze bei psychischen Erkrankungsfällen erkennbar werden, abzustecken; die optimistischen Meinungen der eigentlichen Vertreter der Erblichkeitsforschung und die kritischen Erwägungen der Psychiater gehen dabei nicht völlig Hand in Hand.

Die MENDELschen Gesetze wurden gefunden und bestätigt an Organismen pflanzlicher und tierischer Art, die gegenüber der menschlichen Struktur als äußerst primitiv gelten müssen; dieser Unterschied würde uns, die wir an durchgehende Gesetzmäßigkeiten für das organische Leben glauben, nicht viel zu schaffen machen; unbestreitbar aber bleibt, daß mit zunehmender Verfeinerung des Baues lebender Wesen die inneren Beziehungen immer verschlungener und bis zur Unübersehbarkeit kompliziert werden.

Für die *menschliche Psyche* kommt ein weiteres hinzu. Daß eine Vererbung seelischer Qualitäten auf anderem Wege stattfinden könne, als durch Vermittlung der materiellen Grundlage, des Gehirns, glaubt kein wissenschaftlich Denkender, was er auch sonst für Vorstellungen über das Verhältnis von Leib und Seele hegen mag. Erblich übertragen und beeinflußt werden also nicht Seelenvorgänge, sondern Hirnqualitäten, gleichviel, ob man an mikroskopische Gewebseigentümlichkeiten, an chemische Dinge oder an wechselnde Gestaltungen der Dynamik des Hirngeschehens denkt; jedenfalls müssen es irgendwie greifbare, nicht in der Luft schwebende Verhältnisse sein. Aus dieser Sachlage erwächst von selbst die bisher kaum aufgeworfene, jedenfalls nicht erledigte Vorfrage: steht es denn überhaupt fest, daß bestimmte geistige Prozesse unverbrüchlich, bis in alle Einzelheiten hinein, bestimmten Hirnvorgängen zugeordnet sind? Wir haben Grund, daran zu zweifeln. Ich sehe von dem nächstliegenden Beispiel der bei gleichbleibender Hirnbeschaffenheit unendlich großen Vielgestaltigkeit hysterischer Entäußerungen ab, erinnere aber an die banale Tatsache, daß dasselbe Gehirn, ohne daß man berechtigt wäre, an greifbare Wandlungen zu denken, dem Träger im raschen Wechsel ebensowohl krankhafte tiefste Verzweiflung wie krankhaftes höchstes Glücksgefühl zu liefern vermag. Wenn man diesen Gedankengang an der Hand unserer sonstigen klinischen Erfahrungen weiter verfolgt, wird man jedenfalls zur größten Vorsicht gemahnt, wenn man in Versuchung kommt, Gesetzmäßigkeiten in der seelischen Vererbung einzelner Qualitäten als bewiesen anzusehen. Was durch Vermittlung des anatomischen Substrates erblich beeinflußt werden kann, sind vor allem allgemeine Dispositionen, wie (in obigem Beispiel) die Neigung, im Fall psychischer Störung eine Affektpsychose zu erleben, oder die Bereitschaft zu wahnhaften Deutungen, zu Entgleisungen des Temperaments, zu hysterischen Reaktionen und dergleichen; man wird zugeben, daß dies im Vergleiche mit dem, was wir brauchten, bescheidene Ergebnisse sind.

Bei der Beschränkung auf diesen Bezirk bewegen wir uns immer noch in übersehbaren, von der Erfahrung einigermaßen gestützten Verhältnissen; für weite Gebiete der Psychiatrie gilt das nicht; ich denke hier in erster Linie an das Kapitel der *Schizophrenie.* Die nicht psychiatrisch geschulten Erbforscher, aber auch Ärzte, operieren mit diesem Begriffe wie mit einer feststehenden Größe; wer nicht vom Glauben an die Endgültigkeit unserer heutigen Einteilung der Krankheitsformen oder an die Existenz reiner Formen überhaupt getragen wird, bedauert die alle wissenschaftlichen Erörterungen belastende Überschätzung von Anschauungen, die nur Episoden in einer weiterlaufenden Entwicklung bedeuten. Es ist klar, daß es mit einem Krankheitsbegriff, unter dem vielerorts mehr als die Hälfte aller Fälle untergebracht wird, seine Richtigkeit nicht haben kann, daß er vielmehr nur eine für den Tag gültige *Zusammenfassung verschiedenartiger Dinge* bedeutet, von denen jedes einzelne, z. B. in der Erbfrage, vielleicht seine eigenen Wege geht. Nicht einmal das steht fest, ob selbst bei den Fällen, die den allgemein anerkannten Grundstock der Schizophreniegruppe bilden, die Störung schicksalsmäßig aus der Uranlage erwächst, oder ob sie durch besondere Lebenseinflüsse erworben werden kann; ersteres ist sehr viel wahrscheinlicher, aber sicher ist es nicht. Jedenfalls hat man, weder klinisch noch erbbiologisch, etwas Festes in der Hand, wenn man in der Familientafel eines Menschen das Wort „Schizophrenie“ eingetragen findet, mag es als belastendes Moment der Vergangenheit oder als gegenwärtiges Ergebnis erblicher Einflüsse verzeichnet werden.

Wir haben auch nur eine unvollkommene Schätzung für den Grad des in die Generationen abwärts reichenden *Belastungswertes der einzelnen Erkrankungsformen.* Wir können in der *Erbstatistik* auch die Fehlerquelle nicht ausmerzen, daß sie die vorhandenen, aber nicht zur Entfaltung gelangenden *Dispositionen* zu psychischen Störungen, die im Erbzusammenhange ebensoviel bedeuten als eine offenkundige Erkrankung, nicht mit erfassen kann. Ein zum „-ismus“ disponierter Mensch wird z. B. Morphinist durch den Zufall einer Ischias oder einer Gallensteinerkrankung; ein manisch-depressiv Veranlagter erleidet eine melancholische Phase im Anschluß an Schicksalsschläge, ein latenter Epileptiker wird durch Alkoholmißbrauch zum Anfallskranken, eine paranoide Struktur gerät durch rechtliche Konflikte auf die Bahn des Querulanten. In allen solchen Fällen liegt zwar die vererbbare Uranlage vor, aber ob sie in der Statistik erkennbar wird, hängt von zufälligen Gestaltungen des Lebenslaufes ab, der auch anders hätte sein können.

Für die zahlenmäßig bedeutende Gruppe der *Schwachsinnigen und Idioten* ist es, um ein weiteres Beispiel zu nennen, zur Zeit noch ungeklärt, wieweit die Abnormitäten auf hirnerblicher Grundlage beruhen, wieweit der Einfluß von Alkohol und Syphilis, unter dem die Erzeuger standen, mitwirkte.

Wenn man solche und viele andere Momente berücksichtigt, kommt man zu dem Ergebnis: Trotz unserer grundsätzlich festen Überzeugung von dem Walten bestimmter Erbgesetze auch auf dem Gebiete der psychischen Erkrankungen ist der Umfang unseres sicheren Wissens noch gering.

Das ist um so mehr zu beklagen, als es uns drängt, aus unseren Erkenntnissen praktische Folgerungen zu ziehen; das Bedürfnis des Psychiaters, im Einzelfall klar zu sehen, tritt dabei quantitativ zurück hinter der Notwendigkeit, für die oben schon angedeuteten *bevölkerungspolitischen Maßregeln* eine sichere Grundlage zu finden.

Die Fragestellung ist für diese verschiedenen Interessengebiete nicht die gleiche; die ärztliche Begutachtung will den gegebenen *Einzelfall* bis in die Wurzeln seines Wesens durchschauen und mit gerechten Maßstäben beurteilen; die Bevölkerungspolitik blickt in die *Zukunft* und will Anordnungen treffen, deren nach Generationen erst erkennbare Auswirkungen keiner derjenigen erlebt, die sie heute zu vertreten haben.

Wenn wir vom Individuum ausgehen, sieht die Frage anders aus, als bei der Betrachtung der Zahlenzusammenhänge von außen her. Die Erkrankungswahrscheinlichkeit eines Menschen, die z. B. für eine Eheberatungsstelle genügen würde, um ihm die Heirat zu widerraten oder, im Falle gesetzlicher Regelung, ihn von der Fortpflanzung auszuschließen, kann für die forensiche Bewertung ganz gleichgültig sein. In der Ehefrage genügt es für die Entscheidung, daß das Individuum mit Wahrscheinlichkeit Träger unerwünschter Keimtendenzen ist, auch wenn es selber nicht offensichtlich krank ist; für die Beurteilung des Geisteszustandes in einem gegebenen Zeitpunkt sind die latenten Erbeinflüsse gleichgültig, solange der zu Begutachtende keine Anomalien aufweist. Der Beweisweg und der Beweiswert der uns zur Verfügung stehenden Tatsachen ist für diese verschiedenen Bedürfnisse nicht der gleiche; im Gutachtenfall steht die Persönlichkeit für sich da, so wie sie ist, losgelöst von Vergangenheit und Zukunft ihrer Erbreihe, im anderen Falle ist sie das, was sie in der Kette der Vererbungswahrscheinlichkeit bedeutet, losgelöst von ihrem Augenblickswert.

Die Bevölkerungspolitik strebt darnach, *Erbprognosen* (Rüdin) zu entwickeln und zu begründen; sie versucht die Berechnung des Erbrisikos für die Kinder aus den persönlichen und verwandtschaftlichen Gesundheitsverhältnissen ihrer Erzeuger. Die Träger von Krankheitsformen, die an sich und für die Erbfrage als gleichartig gelten, werden zusammengefaßt; in ihrer Nachkommenschaft werden die Verhältniszahlen gleicher und verwandter Erkrankungsformen festgestellt; diese Durchschnittsziffern des Erbrisikos werden verglichen mit den Ziffern der Krankheitswahrscheinlichkeit bei der Durchschnittsbevölkerung; es ergab sich bei diesem Verfahren z. B. mit einer für praktische Zwecke genügenden Sicherheit die hervorragende Vererbungsenergie des manisch-depressiven Irreseins, der Epilepsie usw.

Die forensische Psychiatrie nimmt von solchen Zahlenergebnissen mit wissenschaftlichem Interesse Kenntnis, aber sie kann im *Einzelfall* nicht viel mit ihnen anfangen. Eine einfache Überlegung, die leider häufig unterlassen wird, macht das klar.

Nehmen wir ein Ehepaar mit 10 Kindern. Eins davon haben wir auf seinen Geisteszustand zu begutachten; die Frage heißt dann: Welchen Einfluß haben seelische Erkrankungen der Eltern und Großeltern usw. auf dieses eine Objekt unseres Interesses, wieweit ist es erblich belastet und eventuell wertvermindert.

Der einfachste Fall von 100% erblicher Belastung, daß alo unter dem Einfluß von elterlichen usw. Störungen alle 10 Kinder mit unerbittlicher Regelmäßigkeit geisteskrank werden müßten, kommt auch bei den schwersten Konstellationen von Belastung nicht vor; es handelt sich immer nur um einen gewissen Prozentsatz, der sich aus dem Widerstreit gesunder und kranker Keimeinflüsse ergibt; ist z. B. der Vater geisteskrank, die Mutter aber gesund (oder umgekehrt), so kann eine beliebige Zahl der Kinder gesund oder krank sein; es greift sozusagen jedes Kind von neuem in den Lostopf einer ungewissen Erwartung. Hätten wir eine sichere Kenntnis der Vererbungsgesetze der seelischen Störungen, so müßten wir an der Wiege eines Neugeborenen bei vollem Wissen um seine Ahnengalerie den Lauf seines Lebens in bezug auf geistige Gesundheit *prophezeien* können; wir wissen nur allzugut, wie weit wir davon entfernt sind; über eine gewisse Wahrscheinlichkeit kommen wir nicht hinaus.

Das bedeutet praktisch, daß der uns zur Prüfung seines Geisteszustandes überwiesene Mensch auch bei bedenklicher Beschaffenheit seiner Vorfahren ebensowohl zu den gesundbleibenden Nachkommen wie zu den erkrankenden gehören kann.

Es folgt daraus, daß „erbliche Belastung" nichts ist, was dem Individuum schon deswegen anhaftete, weil es Kranke unter seinen Ahnen hat;

bei den gesund bleibenden Nachkommen Geisteskranker ist es überhaupt *nichts objektiv Greifbares*; es ist nur ein *Denkzusammenhang* da in dem Sinne: für diesen Menschen besteht die und die, größere oder kleinere, *Aussicht* dazu, daß sein geistiges Leben nicht normal verlaufen wird. Die Lage ist nicht anders als für den Besitzer eines Lotterieloses, an dem sich auch objektiv dadurch nichts ändert, daß er eine gewisse Chance hat, Geld zu gewinnen oder nicht zu gewinnen; erbliche Belastung heißt für den Gesunden, daß er in seinem eigenen Denken oder im Denken anderer als Träger eines gewissen Maßes von Wahrscheinlichkeit zum Krankwerden verzeichnet wird, nichts anderes.

Es liegt auf der Hand, daß für die Zwecke der ärztlichen Begutachtung, z. B. für die Beurteilung der strafrechtlichen Verantwortlichkeit, diese erbliche Belastung gleichgültig ist; es bleiben keine geheimnisvollen Reste, keine mystischen Einflüsse, deren sich unser Urteil bemächtigen könnte. Entweder ist der Mensch seinem Befunde und seiner Vorgeschichte nach gesund, dann ist es unerheblich, ob seine Mutter oder sein Großvater krank waren. Oder er ist krank, dann ist diese seine Abweichung von der Norm nach Art und Ausmaß entscheidend für unser Gutachten, nicht aber die Frage, ob er aus inneren erblichen oder von äußeren Ursachen her krank geworden ist. Diese Frage kann unter Umständen eine gewisse Rolle spielen, wenn es sich nicht um die Beurteilung eines gegenwärtigen Zustandes, sondern, wie bei der Entmündigung, um eine Voraussage für die Zukunft handelt; aber auch dann fließt die Prognose aus unserem Wissen um die durchschnittliche Verlaufsart der vorliegenden Form von Störung, nicht aus Betrachtungen über die Erblichkeit.

Sachlich würde dem gar nichts im Wege stehen, daß man aus dieser Lage die Folgerung zieht, *im Gutachten gar nicht von erblicher Belastung zu sprechen*; einstweilen, solange die am Strafverfahren beteiligten Instanzen, jedenfalls aber die Verteidiger, fortfahren werden, die Frage der erblichen Belastung zu diskutieren, wird auch der Gutachter dazu Stellung nehmen müssen; die Art der Behandlung ist einfach für denjenigen, der die Lage klar durchschaut.

Die obengestellte Frage ist also so zu beantworten: *Die Tatsache seelischer Abnormitäten in der näheren oder ferneren Verwandtschaft ist bei der Beurteilung des Geisteszustandes eines Menschen unerheblich, solange nicht der Träger der erblichen Belastung krankhafte Züge aufweist; sind solche vorhanden, so sind sie für die Beurteilung entscheidend, nicht aber ihre zu vermutende Herkunft; diese hat wissenschaftliches Interesse, aber forensisch keine Bedeutung.*

(Die Frage, welche konstitutionellen Eigentümlichkeiten auf erbliche krank machende Einflüsse zu beziehen sind, wird im speziellen Teil bei der Darstellung der Gruppe der Psychopathen behandelt.)

ZWEITER ABSCHNITT.

Allgemeine Symptomenlehre.

I. Sinnestäuschungen.

Allgemeines über Sinneswahrnehmungen. — Normale Sinnestäuschungen. — Halluzination, Illusion; Fälschung der Erfahrung; gerichtliche Bedeutung. — Sinnestäuschungen bei den verschiedenen Formen geistiger Störung. — Täuschungen der einzelnen Sinne. — Imperative Stimmen. — Sensationen. — Verhalten der Kranken.

Nicht alle dem Gebiete der Sinnestäuschungen zugehörenden Tatsachen und Theorien haben für die gerichtliche Psychiatrie Interesse; meine Darstellung gibt an dieser Stelle nur das Wichtigste und auch das nur, soweit es allgemein anerkannt ist.

Durch den Vorgang der *Sinneswahrnehmung* werden die aus der Außenwelt (einschließlich unseres eigenen Körpers) stammenden Reize umgesetzt in Vorgänge unseres Bewußtseins. In der Reihe der bewußten Lebewesen bestimmt die Besonderheit der nervösen Organisation, in welcher Form und in welchem Umfange ein inneres Spiegelbild des äußeren Geschehens entsteht; bei Wesen prinzipiell gleicher Organisation, wie der menschlichen, setzen wir überall ein in den groben Zügen identisches Weltbild als Ergebnis identischer Vorgänge von Sinneswahrnehmung voraus.

Die genauere Beobachtung zeigt, daß die Übereinstimmung, selbst bei ganz gesunden Sinnesorganen, in der Tat nur im groben vorhanden ist, daß bei Geistesgesunden subjektive, fälschende Momente in individuell sehr verschiedenem Maße wirksam sind. Mängel der Sinnesorgane selbst werden Ursache, daß ganze Gruppen von Wahrnehmungen, Vorstellungen überhaupt nicht (Taubstummheit, Blindheit usw.), oder in unvollkommener Weise (Farbenblindheit, „unmusikalisches Ohr") gebildet werden.

Eine praktische Bedeutung haben die leichtesten Grade dieser Störungen, wie die beiden letztgenannten, nicht; aber auch sie zeigen, welche Wichtigkeit der Art der sinnlichen Wahrnehmung für den Aufbau des Bewußtseins der Außenwelt zukommt. — Alle Menschen unterliegen gewissen *gesetzmäßigen Sinnestäuschungen*, die eben wegen ihrer Allgemeinheit für unsere Zwecke keine besondere Bedeutung zu beanspruchen haben (es gehört hierher z. B. die scheinbar verschiedene Größe des Mondes am Horizont und im Zenith). Zu einer Quelle gesetzmäßiger Sinnestäuschungen wird auch der (die Voraussetzung jeder Wahrnehmung überhaupt bildende) Zwang, die Erregungen der Sinnesorgane nach außen zu verlegen, der uns z. B. bei mechanischer Reizung der Netzhaut des Auges durch einen Stoß oder Schlag einen Lichtblitz „sehen", bei Tubenkatarrh Glockenläuten, Knallen, Rauschen, Brausen und dergleichen „hören" läßt und dergleichen mehr. Alle gesetzmäßigen Sinnestäuschungen bei Gesunden bewirken auf die Dauer keine Fälschung des Bildes der Außenwelt im

Bewußtsein; sie werden durch die anderen Sinne korrigiert und als Täuschungen erkannt; eine Gefahr von seiten der Sinnestäuschungen für die Persönlichkeit besteht erst von dem Augenblick an, in dem gefälschte Wahrnehmungen gleichwertig mit richtigen in das Bewußtsein eintreten.

Für das Endergebnis der Fälschung des Bildes der Außenwelt ist es gleichgültig, ob das Trügende darin liegt, daß eine Sinneswahrnehmung irgendwelcher Art stattfindet, ohne daß überhaupt ein äußerer Reiz auf das Sinnesorgan eingewirkt hat, oder ob eine Wahrnehmung realer Art auf dem Wege zum Bewußtsein durch abnorme subjektive Vorgänge verändert wird.

Man hat seit langer Zeit diese beiden durch das Fehlen oder Vorhandensein eines äußeren Objektes voneinander trennbaren Arten der Sinnestäuschung als *Halluzination* und *Illusion* unterschieden; man kann daran festhalten, wenn man sich dessen bewußt bleibt: in theoretischer Hinsicht, daß wahrscheinlich gleichartige Vorgänge beiden Arten der Sinnestäuschung zugrunde liegen, in praktischer Beziehung: daß ein Nebeneinander derselben im gleichen Individuum und daß Übergänge vorkommen.

Wir wollen also auch im folgenden verstehen unter Halluzinationen: sinnliche Wahrnehmungen ohne äußeres Objekt, unter Illusionen: subjektive Fälschungen realer Wahrnehmungen. Ein Kranker, der bei vollkommener äußerer Stille eine laute Stimme sprechen hört, hat eine Halluzination; ein anderer, der die sich bewegenden schwarzen Flecken seines eigenen Schattens auf dem Fußboden als Ratten sieht, erleidet eine Illusion. (Zur Illusion in diesem fest umschriebenen Sinn gehört nicht die auf dem Wege der Schlußbildung erfolgende wahnhafte Umdeutung realer Wahrnehmungen, wenn z. B. ein Paranoiker in dem Benehmen seiner Umgebung absichtliche Unfreundlichkeiten wittert; zum Begriff der Illusion gehört, daß das Fälschende im Wahrnehmungsvorgange selber liegt.)

Die Sinneswahrnehmung, die als Halluzination oder als Illusion zu bezeichnen ist, hat für das Bewußtsein *volle Realität*; die sonstige Erfahrung des Individuums oder das Zeugnis der anderen Sinne kann zwar Anlaß werden, die betreffenden Wahrnehmungen auf ihre Richtigkeit zu prüfen; in dem Charakter der Wahrnehmungen selbst liegt aber nichts, was sie von den realen unterschiede; die Kranken glauben nicht bloß zu hören oder zu sehen (wie Laien das gewöhnlich auffassen), sondern sie sehen und hören wirklich; „nur ist zufällig kein äußeres Objekt da“, oder wenigstens nicht ein dem wahrgenommenen entsprechendes.

In der sinnlichen Gleichwertigkeit der Halluzinationen und Illusionen mit realen Wahrnehmungen liegt das Überzeugende derselben; dem Zeugnis unserer Sinne trauen wir bis zum zwingenden Gegenbeweis; daher das Erschreckende der Erscheinung, wenn es einem Geistesgesunden klar wird, daß er im Wachen eine Halluzination gehabt hat (was unter gewissen Umständen vorkommt), und daß die für seinen seelischen Mechanismus sonst gültigen Gesetze zu versagen scheinen. Intelligente, gebildete halluzinierende Kranke greifen lieber zu den abenteuerlichsten *Erklärungsversuchen* ihrer Beobachtungen, als daß sie sich von dem subjektiven Charakter ihrer Trugwahrnehmungen überzeugen lassen.

In forensischer Beziehung ist die Bedeutung der Sinnestäuschungen im allgemeinen darin zu suchen, daß sie ein *falsches Bild der Außenwelt* erzeugen. Für ein Individuum, in dessen Bewußtsein neben den realen zutreffenden Wahrnehmungen oder an Stelle derselben krankhaft falsche und fälschende eintreten, bestehen andere Voraussetzungen des Handelns als für Normale; dies kann sich in mehr chronischer Weise äußern, indem allmählich die ganze Persönlichkeit und ihr Handeln unter Beihilfe von Sinnestäuschungen umgewandelt wird, oder in akuter Weise, indem Sinnestäuschungen bei dem vielleicht plötzlichen Entschluß zu einer einzelnen Handlung in bestimmender Weise mitwirken.

Worin die Veränderung des Zentralorgans besteht, die zur Entstehung von Sinnestäuschungen führt, wissen wir nicht; die Erfahrung lehrt, daß bei den verschiedenen Formen der Geistesstörung Sinnestäuschungen nicht in gleicher Häufigkeit und Bedeutung vorkommen. Bei einzelnen Formen beherrschen dieselben so sehr das Krankheitsbild, daß dies in der Benennung zum Ausdruck gebracht wird; bei anderen können sie vorhanden sein oder fehlen.

Das Auftreten derselben im einzelnen Falle wird von äußeren und inneren Gründen beeinflußt; so begünstigen Dunkelheit und Stille die Entstehung von Gesichts- und Gehörstäuschungen, ebenso Undeutlichkeit der äußeren Eindrücke, die wiederum real gegeben sein oder durch den Zustand des Bewußtseins veranlaßt sein kann; diejenigen Sinnesgebiete, bei denen die Empfindungen im besten Falle auf einer mehr elementaren Stufe verharren und wenig scharf sind, wie die der inneren Organe z. B., werden die Stätte besonders überzeugungskräftiger Täuschungen.

Von wesentlichem Einflusse auf die Färbung der Sinnestäuschungen ist die Affektlage des Individuums, die bekanntlich auch auf den Verlauf der Vorstellungen bestimmend einwirkt. Die Illusionen besonders lassen häufig in ihrer Richtung den Einfluß der Gemütsstimmung deutlich erkennen.

Unter den Sinnesorganen steht der Häufigkeit der Sinnestäuschungen nach an erster Stelle das Gehör, und hier wieder treten die mehr elementaren Täuschungen, wie Rauschen, Klopfen, Glockenläuten oder dergleichen, nach Zahl und Bedeutung weit zurück hinter den organisierten Gehörstäuschungen, dem Hören von Worten, von Stimmen; diese meint man gewöhnlich zunächst, wenn man von Gehörshalluzinationen spricht.

In bezug auf die sinnliche Lebhaftigkeit dieser Stimmen finden sich große Unterschiede; von solchen, die nach Stärke und Stimmfärbung mit Sicherheit sofort auf bestimmte Personen bezogen werden, bis zu denjenigen, die der Kranke selbst von lebhaften Vorstellungen nicht zu unterscheiden vermag, finden sich alle Übergänge.

Die *Stimmen* kommen aus größerer oder geringerer Entfernung; es sind bald abgerissene, kurze Äußerungen, bald, wenn auch weniger oft, längere Reden; sie sind bald laut, bald leise, werden aber immer in bestimmter Richtung lokalisiert, auch in unbelebte Gegenstände, Möbel, Wände, ja auch in den eigenen Körper. Vom Bildungsgrade und der Krankheitsform hängt es ab, zu welchen Erklärungen für diese Erscheinungen der Kranke greift (Zauberei oder Telephon, Phonograph, drahtlose Telegraphie, Radio). Bald ist es nur eine Stimme, bald mehrere, wohl voneinander unterscheidbare, freundliche oder feindliche.

Der Inhalt der Äußerungen ist häufig den herrschenden Gedankengängen des Kranken entsprechend, bestätigend oder weiterbauend, andere Male fremdartig und unverständlich, sehr oft beleidigend oder obszön. Die in den eigenen Körper lokalisierten Stimmen können mit Täuschungen anderer Gebiete und mit Bewegungsempfindungen in Zunge oder Hals oder mit sonstigen Organgefühlen verknüpft sein.

Eine besondere Form der Gehörstäuschungen ist das „*Gedankenlautwerden*", eine Erscheinung, die darin besteht, daß die von dem Kranken als eigene anerkannten Gedanken in Wortform von ihm gehört werden, als wenn sie aus der Außenwelt oder aus dem eigenen Körper kämen.

Das *Verhalten der Kranken* den Stimmen gegenüber ist, entsprechend der großen Mannigfaltigkeit in deren Auftreten, ein sehr wechselndes, abhängig auch in gewissen Grenzen von der persönlichen allgemeinen Reaktionsart, von der größeren Indolenz oder Reizbarkeit des Individuums.

Im allgemeinen gilt, daß die Überzeugungskraft der Stimmen und damit der Einfluß auf das Handeln nicht parallel geht ihrer größeren oder geringeren sinnlichen Schärfe; dieselbe ist bei den „inneren", tonlosen Stimmen, die sich nicht viel über das Niveau lebhafter Vorstellungen erheben, nicht kleiner als bei den nach außen verlegten, auf Personen bezogenen Stimmen; nur ist bei den letzteren die Gefahr von Konflikten eine viel größere, besonders dann, wenn die Stimmen einen beschimpfenden Inhalt haben.

Ebenso wie man bei der Untersuchung von Gehörshalluzinanten aus dem lauschenden Gesichtsausdruck, aus der Unaufmerksamkeit beim Gespräche, aus unmotivierten Änderungen der Mienen (Lachen, Staunen) oder unmotivierten plötzlichen Äußerungen auf das bei direktem Fragen vielleicht abgeleugnete Bestehen von Gehörstäuschungen schließen kann, vermag man oft aus Zeugenaussagen oder Aktenangaben über das Vorleben eines Individuums das frühere Bestehen solcher Täuschungen wahrscheinlich zu machen; man findet da z. B. Angaben über fortgesetztes erregtes Reden und Schimpfen oder die Tatsache eines ungewöhnlich häufigen Wohnungswechsels, durch den der Kranke den Beleidigungen, die ihn täglich treffen, zu entgehen hofft (meist mit einem allerdings vorübergehenden Erfolge!), das Ergreifen besonderer Schutzmaßregeln an Fenstern oder Türen, nächtliches Absuchen des Bodens oder Kellers, Eingaben an die Polizei wegen Belästigung durch die Nachbarn. Eine nicht geringe Gefahr mancher nicht als krank erkannter Gehörshalluzinanten für dritte liegt in der als ultima ratio ergriffenen „Selbsthilfe", durch welche Personen, die ganz ahnungslos sein können über die Rolle, die sie im fremden Gedankenleben spielen, sich plötzlich einem gefährlichen Angriffe ausgesetzt sehen.

Wenn es hierbei der Inhalt der Stimmen ist, durch den sie für das Handeln des Kranken von Einfluß werden, ist es andere Male die Form derselben, wie bei den als „imperative Stimmen" bezeichneten. Man findet häufig nach Handlungen Kranker, die für sie selbst oder für andere gefährlich waren, die Angabe, daß den letzten Anstoß zur Tat Stimmen gegeben hätten, die zuredeten, aufforderten, befahlen. Bei den mit starken, unangenehmen Affekten einhergehenden Zuständen, besonders in Angstzuständen, ergeht der Imperativ in der herrschenden Gedankenrichtung, wenn z. B. bei einer Kranken meiner Beobachtung, die mit Selbstmordabsichten umging, die Stimmen mit „tu's doch, tu's doch" drängen, als sie ein Fläschchen mit Opiumtinktur in die Hand bekommt; andere Male, namentlich in Zuständen getrübten Bewußtseins, bestimmen die befehlenden Zurufe auch die Richtung der Handlung z. B. gegen fremdes Leben.

Beispiel. „Eine erblich nicht belastete, bis dahin immer gesunde 32jährige Arbeiterfrau gerät am 6. Tage nach der 5. mit schweren Blutverlusten verknüpften Entbindung in einen Zustand, in dem ihr die ganze Umgebung rätselhaft, wie verändert vorkommt; es treten immer deutlicher werdende Stimmen auf: „Du mußt den Kindern den Hals abschneiden", „schneide den Kindern den Hals ab wie den Hühnern"; die Stimmen werden mächtiger, sie beherrschen sie schließlich vollständig, so daß sie nicht mehr widerstehen kann und mit dem großen Küchenmesser den 3 Kindern, welchen sie bisher eine liebende Mutter gewesen war, die Hälse durchschneidet." — (CRAMER: Gerichtliche Psychiatrie, 3. Aufl., S. 21.)

Ein Teil derjenigen psychologisch anscheinend unmotivierten Handlungen, die als „impulsive" bezeichnet werden, ist in dem entscheidenden Anstoß zur Tat auf imperative Stimmen zurückzuführen.

Nicht selten ist es auch, daß der Kranke bei allen seinen Entschlüssen in unsicheres Schwanken gerät, weil widersprechende Befehle für ihn laut werden, „iß" — „iß nicht" und dergleichen.

Mögen nun die Stimmen durch Inhalt oder Form wirken, immer ist auffallend die zwingende Macht, die sie auf den Kranken ausüben. Es wäre ganz falsch, zu glauben, daß ein Kranker seinen Gehörstäuschungen gegenüber etwa dasselbe Verhältnis habe, wie ein Geistesgesunder gegenüber realen Äußerungen des gleichen Inhalts. Die feststehenden klinischen Erfahrungen lehren, daß bei Geisteskranken das Zeugnis der anderen Sinne, die innere Wahrscheinlichkeit, die Summe aller früheren Erfahrungen auf die Dauer machtlos ist gegenüber der inhaltlichen Überzeugungskraft der Gehörstäuschungen (wie der krankhaften Sinnestäuschungen überhaupt), und daß auch die imperativen Stimmen zwar nicht unter allen Umständen und sogleich und nicht auf jedes beliebige Handeln herrschenden Einfluß gewinnen, daß sie aber beim Vorhandensein starker Affekte und bei Bewußtseinstrübungen das Handeln ohne weiteres bestimmen können. Wir treffen hier die gleiche Erscheinung wie bei den Wahnideen: die Übermacht der krankhaft entstandenen psychischen Gebilde über die normalen; hier wie dort haben wir den Grund darin zu suchen, daß nicht die psychologischen Zusammenhänge, sondern die veränderten Bedingungen eines kranken Gehirns den Wert von Wahrnehmungen, Vorstellungen und Antrieben bestimmen; der Beweis, daß diese veränderten Bedingungen im Gehirne vorhanden sind, ist für die praktischen Zwecke schon mit der Feststellung krankhafter psychischer Störungen überhaupt als geführt zu erachten. Nicht erforderlich ist also im gegebenen Fall, wenn einmal das Vorhandensein einer psychischen Störung mit Sinnestäuschungen feststeht, der besondere Beweis eines psychologischen Zusammenhanges derselben mit irgendeiner in Frage stehenden Handlung. (Diese Bemerkungen, die für die Gehörstäuschungen am häufigsten praktische Bedeutung haben, gelten in gleichem Maße für die Täuschungen der anderen Sinne.)

Im Vergleich zu der gerichtlichen Bedeutung der *Gehörstäuschungen* als selbständiger Erscheinung treten die der anderen Sinne zurück. Beim Gesichtssinn sind bei ungetrübter Klarheit des Bewußtseins echte Halluzinationen keine häufige Erscheinung, und die auftretenden behalten dabei in der Regel den flächenhaften Charakter eines Bildes; anders ist es damit bei zahlreichen Erkrankungsformen, die mit einer mehr oder weniger starken Umnebelung des Bewußtseins einhergehen, in den Fieberdelirien, dem Delirium tremens, den epileptischen und hysterischen Delirien und bei bestimmten Formen anderer akuter Geistesstörungen. Bei allen diesen, in gewisser Hinsicht dem Traumbewußtsein nahestehenden Zuständen finden sich massenhafte Halluzinationen des Gesichts, seltener angenehmer Art, meist von bedrohendem, oft entsetzenerregendem Charakter, Lichterscheinungen, Flammen, Tiere, Menschenmassen und dergleichen. Die häufig gewalttätigen motorischen Äußerungen von Kranken im Delirium tremens, im epileptischen Irresein sind in der Regel Reaktion gegen lebensbedrohende Halluzinationen des Gesichtssinnes, unter Mitwirkung der hochgradigen Angst, die, auch unabhängig von den Sinnestäuschungen, den Grundkrankheiten eigen sein kann.

Bei klarem Bewußtsein wird durch das Bestehen abnormer Stimmungslagen die Entstehung von Illusionen des Gesichtssinnes begünstigt; reale Vorgänge werden anders wahrgenommen, als sie waren; Objektives und Subjektives mischt sich zu einem fälschenden Resultat, wenn z. B. ein ängstlicher Kranker „sieht“, daß die Ehefrau mit dem Zucker Gift in den Kaffee schüttet und dergleichen. Eine häufige Illusion ist die „Personenverkennung“, bei der in der Regel äußerliche Ähnlichkeiten mit einer bestimmten Persönlichkeit zugrunde liegen, die vom Kranken durch subjektive Zutat zu dem vollen Bilde ergänzt werden.

Die Unterscheidung zwischen Halluzinationen und Illusionen, die für die beiden höheren Sinne meistenteils möglich ist, trifft bei den anderen auf die große Schwierigkeit, daß beim Geruch und Geschmack ebenso wie bei dem Hautsinn und den Bewegungs- und Organempfindungen fast niemals das Vorhandensein von wirklichen Reizen irgendwelcher Art ganz auszuschließen ist; es ist das praktisch auch nicht von besonderer Bedeutung.

Täuschungen in der *Geruchs- und Geschmackssphäre*, gewöhnlich unangenehmer Art, geben dem Kranken Anlaß zu dem Glauben an feindliche Beeinflussung, Vergiftungsversuche durch giftige Gase oder Gift in den Speisen; bei dem häufigsten Vorkommen dieser Vergiftungsideen Geisteskranker, bei den chronischen Alkoholisten mit Eifersuchtswahn, ist die Abhängigkeit des Giftschmeckens von dem üblen Geschmack im Munde beim chronischen Magenkatarrh der Kranken besonders wahrscheinlich. Eine die Behandlung Geisteskranker erschwerende Folge der Geschmackstäuschungen, die Nahrungsverweigerung, ist für die forensische Praxis von geringerer Bedeutung. Wichtiger und häufiger als die Geruchs- und Geschmackstäuschungen sind die der Haut und der inneren Organe, die man auch wohl als *Sensationen* zusammenfaßt. Wir können dabei absehen von dem Einfluß derselben auf die Ausbildung von Verfolgungsideen, von hypochondrischen Vorstellungen mit manchmal völliger allmählich erfolgender Umwandlung der Persönlichkeit, absehen auch von den Konsequenzen der Selbstverstümmelung, die manche Kranke aus den oft in höchstem Maße quälenden Sensationen ziehen, dürfen aber an der forensich wichtigen Tatsache nicht vorübergehen, daß Empfindungen der Tastsphäre bei Geisteskranken oft Anlaß geben zu Beschuldigungen von Ärzten oder von Pflegepersonal in dem Sinne, daß dieselben die Kranken geschlechtlich gemißbraucht hätten.

Sensationen der Genitalgegend sind sehr häufig, bei Männern in Form des meist nächtlichen „Entziehens“ von Samen und dergleichen, bei weiblichen Kranken vorwiegend in Form des Beischlafes oder unzüchtiger Berührungen. Tatsachen dieser Richtung haben bei den Hexenprozessen des Mittelalters und späterer Zeit in den Selbstbezichtigungen des geschlechtlichen Verkehrs mit dem Teufel (Incubus, Succubus) eine gefährliche Rolle gespielt. Heute sind es entweder geisteskranke Frauen oder Mädchen, die während der Krankheit oder nach ihrer Wiederherstellung mit der Anklage geschlechtlicher Attentate hervortreten oder, was praktisch noch wichtiger, Geistesgesunde oder Hysterische, die nach der Narkose auf

Grund von Sensationen in den Genitalien, deren sie sich erinnern, Behauptungen der gleichen Richtung aufstellen. Begünstigt werden solche Dinge durch den neuerdings nachgewiesenen Umstand, daß die weiblichen Genitalien in bezug auf Feinheit der Lokalisation und der Tastempfindung hinter anderen Körpergegenden, ebenso wie die männliche Glans penis, zurückstehen; (man hat durch Versuche festgestellt, daß weibliche Personen bei geschlossenen Augen nicht unterscheiden konnten, ob das, was in ihre Scheide eingeführt wurde, ein männliches Glied, ein entsprechend geformtes Stück Holz, eine Kerze oder dergleichen war). Diese relative Unempfindlichkeit bahnt fehlgreifenden Deutungen den Weg. Die Berufsgefahr des Arztes — besser: eine seiner Berufsgefahren — liegt in den falschen Anschuldigungen sexuellen Inhalts; es ist eine Regel ärztlicher Taktik, Narkosen weiblicher Personen, Untersuchungen Hysterischer usw., nicht ohne einwandfreien Zeugen vorzunehmen. Daß selbst trotz der Anwesenheit von Zeugen den Sensationen von den Betreffenden beweisende Kraft zugestanden wird, zeigt der bekannte Fall, daß ein in Gegenwart der Mutter von einem Zahnarzt mit Lachgas narkotisiertes Mädchen dennoch hinterher die Beschuldigung geschlechtlichen Mißbrauches erhob. *Sensationen* in Verbindung mit *hypochondrischen Wahnideen* (ruiniert, unheilbar geworden zu sein) geben gelegentlich Anlaß zu Racheakten an denjenigen, die nach der Meinung der Kranken an dieser Wendung schuld sind, an den Ärzten. Wenn wir fragen, ob denn jeder an Halluzinationen oder Illusionen leidende Kranke als „Geisteskranker" zu gelten hat, so ist die Frage in dieser Fassung zu verneinen. Es kommen Fälle von lange Zeit bestehenden Täuschungen einzelner Sinne vor, z. B. von elementaren Gehörstäuschungen bei Ohrenerkrankungen, die für das geistige Leben der Betroffenen ohne Einfluß bleiben, weil sie durch das Zeugnis der anderen Sinne und durch die gesunde Kritik korrigiert, als subjektive Fälschungen erkannt werden. „Geisteskrank" wird ein Halluzinant in dem Augenblick, in dem er anfängt, die krankhaft trügenden Wahrnehmungen in gleicher Weise zu verwerten wie die normalen; es ist dies ein Zeichen dafür, daß eine krankhafte Veränderung der Gesamtpersönlichkeit im Gange ist. Für den ärztlichen Sachverständigen ist deswegen die Aufgabe im gegebenen Falle nicht erschöpft mit dem Nachweis des Bestehens von Sinnestäuschungen überhaupt; es ist weiter erforderlich, zu zeigen, daß es im psychiatrischen Sinne krankhafte Sinnestäuschungen sind, gleichwertig mit realen Wahrnehmungen und mit dem Erfolg der Fälschung der Erfahrung.

Gewisse *Kennzeichen für das Bestehen von Sinnestäuschungen* sind oben bei den einzelnen Formen angegeben worden; im allgemeinen ist das Verhalten der Kranken bei dem Befragen über diesen Punkt ein verschiedenes, je nach Krankheitsform und Persönlichkeit. Manchmal wird das Bestehen von Täuschungen ohne weiteres zugegeben, namentlich wenn z. B. direkt nach „Stimmen" gefragt wird; andere Male, besonders bei längerem

Bestande chronischer Störungen oder bei besonderem Mißtrauen, dissimulieren die Kranken das Bestehen von Halluzinationen oder Illusionen; auch dann gelingt es zuweilen, wenn die Kranken in Affekt geraten, Angaben in dieser Richtung zu erhalten, oder die Beobachtung in der Anstalt ergibt weitere Anhaltspunkte.

Im ganzen gehört der Nachweis von krankhaften Sinnestäuschungen für den wirklich Sachverständigen nicht zu den schwierigeren Aufgaben.

II. Wahnideen.

Die Bezeichnungen: *Wahnidee, Wahnvorstellung, fixe Idee* haben dank ihrem Alter noch immer Bürgerrecht in der Psychiatrie; an sich sind sie unglücklich gewählt; das Geschehen, das man im Auge hat, ist keineswegs eine „Vorstellung" im psychologischen Sinne, sondern etwas viel höher Organisiertes. Unter Vorstellung versteht die beschreibende Seelenkunde des Gesunden in erster Linie das innere Abbild wahrgenommener Dinge in der Außenwelt oder im eigenen Körper. Es ist für die Definition nicht Voraussetzung, daß die Einzelvorstellung in irgendwelche Denkbeziehung eingeordnet wird, ein Vorgang, der normalerweise regelmäßig eintritt. Die Wahnvorstellung ist in diesem Sinne niemals etwas Isoliertes; was der psychiatrische Sprachgebrauch meint, ist etwas ganz anderes: Man bezeichnet als Wahnidee ein in bestimmter Weise verändertes *Urteil* über einen äußeren oder inneren Tatbestand und seine Zusammenhänge, eine *Auffassung*, eine *Meinung*, eine *Überzeugung* des Individuums. Logisch und sachlich richtiger würde man also von *wahnhaften Urteilen, Überzeugungen* sprechen; dieser Vorbehalt gilt also durchweg, wenn nachstehend die alten Bezeichnungen Wahnidee usw. verwendet werden.

Das Substantiv „*Wahn*" verwenden wir vorwiegend in zusammengesetzter Form, die auf den Inhalt des veränderten Denkens hinweist: Verfolgungswahn, Versündigungswahn usw.

Über das, was wir unter Wahnideen verstehen, herrscht volle praktische Übereinstimmung. Eine der möglichen Umgrenzungen des Inhaltes würde sein: *krankhaft entstandene unkorrigierbare Irrtümer*, eine andere: *krankhaft gefälschte, einer Berichtigung unzugängliche Überzeugungen*; die letztere Form gibt in einer Richtung etwas mehr als die erste; „Überzeugung" bedeutet schon normalerweise ein gefestigtes, nicht leichthin zu erschütterndes Denkergebnis. Irrtümern ausgesetzt zu sein, ist unentrinnbares Menschenschicksal; jedes Bild der Außenwelt und der Vorgänge in ihr ist nur subjektiv richtig; es deckt sich niemals völlig mit dem Bilde in anderen Menschenköpfen; die Beachtung dieser Fehlerquelle muß, wenn wir menschliche Meinungen vergleichen, selbstverständliche Voraussetzung sein. Hierum handelt es sich nicht, wenn wir von wahrhaften Urteilen sprechen: das Entscheidende dabei ist die krankhafte Entstehung und die krankhafte Widerstandskraft der Denkgebilde.

Hier wie überall im Reiche seelischen Geschehens ist es nun nicht so, daß gesunde und kranke Ergebnisse in scharfer Sonderung existierten; die Häufigkeit von Übergängen und die Schwierigkeiten der Abgrenzung sind wohl nirgends größer als hier.

Gewissermaßen eine Vorform der Wahnideen stellen die *überwertigen Ideen* (WERNICKE) dar, deren Verständnis nicht schwer ist, wenn man sich die normalen Vorgänge in unserem Inneren gegenwärtig hält. Denken und Fühlen sind nur im Lehrschema getrennte Dinge; tatsächlich ist die überwiegende Mehrzahl unserer verstandesmäßigen Prozesse innig mit Gefühlen verbunden, die nur bei rein logischen, mathematischen, physikalischen, technischen und dergleichen Erwägungen ausbleiben; alles, was unser eigenes Ich mit seinen Interessen, Wünschen und Befürchtungen berührt, ist regelmäßig gefühlsmäßig gebunden und gefärbt. Wer zur Selbstbeobachtung Talent hat, weiß, in wie großem Umfange uns aus dieser Quelle dauernd Irrtümer zufließen; man kann sagen: die meisten Lebensschwierigkeiten erwachsen uns daraus, daß wir unseren Gefühlen bei Urteilen und Entschließungen, die rein verstandesmäßig sein sollten, Einfluß gewähren; der Verkehrswert eines Menschen hängt zum großen Teil davon ab, wieweit er zu einer getrennten Behandlung dieser verschiedenen Konti fähig ist.

Wenn *Gefühle und Stimmungen* auf Meinen und Tun einen *das durchschnittliche Maß übersteigenden Einfluß* gewinnen, wenn bestimmte Denkinhalte und Strebungen dadurch eine für das seelische Gesamtgefüge und sein Verhältnis zur Welt störende Macht gewinnen, spricht man von überwertigen Ideen.

Von den normalen überwertigen Ideen, den Festlegungen und Fälschungen des Urteils durch Verliebtheit, Haß, durch religiöse oder politische Überzeugungen, durch wissenschaftliche oder pseudowissenschaftliche Theorien machen wir nicht viel Aufhebens, weil sie alltäglich sind; das Grenzgebiet des Krankhaften streifen wir aber, wenn es sich z. B. um konstitutionell empfindliche, verletzliche, mißtrauische Persönlichkeiten oder akute Gemütsänderungen in Erschöpfungszuständen (Rekonvaleszenz, Überarbeitung, Konfliktslagen) handelt.

Die Verbundenheit der überwertigen Ideen mit den Affekten macht es verständlich, warum wir sie im krankhaften Bereich vorwiegend bei den von Stimmungsanomalien beherrschten Zuständen antreffen, unter denen dabei die depressiven an der Spitze stehen; was der Gesunde in seelisch gedrücktem Zustande an sich selbst beobachtet, die (auch bei Einsicht in den Mechanismus) schwer abzuwehrende Fälschung des Urteils über objektive Tatbestände, erscheint dann in gesteigerter, überwältigender Form. Es gibt Zustände von melancholischen Depressionen (seien sie reaktiv oder endogen), bei der es nur eine *Frage der willkürlichen Definition* ist, ob man die krankhaften Auffassungen nach als überwertige Idee oder schon als Wahnidee bezeichnen will; das gleiche gilt für den Zustand mancher querulierenden Psychopathen.

Beim Nachweis des Vorliegens von *Wahnideen* bewegen wir uns mit Sicherheit im Bereich der Geisteskrankheit.

Die *forensische Bedeutung* der Wahnideen liegt, ganz allgemein gesprochen, darin, daß das Ergebnis der Denkvorgänge eines Menschen notwendigerweise falsch werden muß, wenn falsche, aber nicht als falsch erkannte Einzelglieder, krankhaft gefälschte Vorstellungen, darin enthalten sind; auch das Handeln beruht dann auf krankhaft veränderten Voraussetzungen. Außerdem aber erlaubt, wie wir unten sehen werden, schon die Tatsache an sich, daß es zur Bildung von dauernden Wahnideen kam, bestimmte Schlüsse auf die Beschaffenheit des Geisteszustandes in einem gegebenen Falle.

Die Laienmeinung, daß zum Begriff des Wahnes ein möglichst abstruser Inhalt gehöre, ist abzulehnen; es gibt keine Wahnidee Geisteskranker, die nicht gelegentlich, z. B. von den Überzeugungen fanatisierter Individuen, seien sie einzeln oder in Masse, an Unsinnigkeit übertroffen würde. Auch nicht die Inkongruenz einer Vorstellung mit der Wirklichkeit macht das Wesentliche der Wahnidee aus, obgleich auch das dazugehört; die Eigenschaft des inhaltlich nicht Zutreffenden teilt ja die Wahnidee mit dem gewöhnlichen Irrtum; was sie aber von diesem prinzipiell unterscheidet, ist die Tatsache, daß die Wahnidee der Korrektur durch Augenschein, Erfahrung, Wahrscheinlichkeit, Logik, kurz, durch das Urteil nicht zugänglich ist. Alle diese Erwägungen prallen ab an dem subjektiven Gefühl der Richtigkeit, das alle Wahnvorstellungen begleitet. Es ist aus diesem Grunde ein ganz vergebliches Beginnen, auf dialektischem Wege den krankhaft gefälschten Vorstellungen beikommen zu wollen. Dagegen gehört die Tatsache dieser Unzugänglichkeit allerdings zum Nachweise der Krankhaftigkeit der Erscheinung. Das eigentlich Entscheidende, die Unkorrigierbarkeit einer Vorstellung auf logischem Wege, beruht nicht in erster Linie auf verstandesmäßigen Vorgängen, sondern in der Gefühlsbetonung, die die Vorstellung untrennbar begleitet. Unser aller Denken wird ganz normalerweise in sehr viel höherem Maße, als die meisten wissen oder zugeben wollen, von gefühlsmäßigen Bestandteilen unseres Bewußtseins maßgebend beeinflußt; ich brauche hier nur an die Verschiebung zu erinnern, die unsere Schätzung fremder Persönlichkeiten unter dem Einfluß von Zuneigung und Abneigung erfährt, zu erinnern an die subjektive Sicherheit, die der Inhalt religiöser Vorstellungen durch die begleitenden Gefühlstöne erhält. Bei dem Festhalten an Wahnideen wirkt ein besonderer gefühlsmäßiger Bestandteil mit, ein nicht näher zu zerlegendes *Realitätsgefühl*, dem wir auch bei anderen Symptomen psychischer Krankheit begegnen, z. B. bei den Sinnestäuschungen und den Erinnerungsfälschungen; unwiderlegliches Realitätsgefühl am falschen

Fleck, herstammend aus unbekannten Hirnbedingungen, ist vielleicht der wesentlichste Zug im Bilde des Geisteskrankseins und auch derjenige, dem gegenüber jeder Erklärungsversuch versagt; wir können nur sein Dasein konstatieren und für die Diagnose verwerten.

Das Waffenstrecken vor irgendeiner dunklen inneren Überzeugungskraft treffen wir schon auf dem *Grenzgebiete.*

Es gibt nicht wenige, auch geistig hochstehende Menschen, die gewissen *abergläubischen Vorstellungen*, wie z. B. der ominösen Bedeutung von Zahlen oder Tagen usw., die sie rein verstandesmäßig als lächerlich oder unsinnig verwerfen müssen, doch in ihrem Tun und Lassen Einfluß gewähren; nicht der intellektuelle Faktor, sondern rein das Gefühlsmäßige, ein dunkles Gefühl der Unsicherheit oder Unbehaglichkeit ist es, was der Vorstellung ihren Einfluß, trotz Logik und Wahrscheinlichkeit, sichert. Ist auch in diesem Beispiele eine Verwechselung von Wahnidee und Aberglauben nicht möglich, so kann doch die Unterscheidung schwierig werden, wenn es sich um abergläubische Vorstellungen pseudo-religiöser Richtung bei geistig eingeengten Persönlichkeiten in abgeschlossenen Lebenskreisen handelt; die Geschichte der Sektenbildungen bietet zahlreiche Beispiele für die Schwierigkeiten der Beurteilung in dieser Hinsicht.

Einen gewissen vorläufigen Schätzungsmaßstab gibt bei abergläubischen Vorstellungen der Vergleich mit dem durchschnittlichen Aberglauben der entsprechenden sozialen Schicht und Bildungsstufe ab. Eine bestimmte Vorstellung dieser Richtung, die sich etwa auf Hexen und Zauberei bezöge, braucht im Kopfe eines einsam lebenden Gebirgsbauern nichts Auffallendes zu sein, während sie im Ideenkreise eines allgemein wirklich Gebildeten ein bedenkliches Signal wäre. Auch die gesamten Zeitanschauungen sind dabei sehr wesentlich in Rechnung zu setzen.

Trotz aller dieser in den geschilderten Umständen liegenden Hinweise ist daran festzuhalten, daß das inhaltlich tatsächlich Falsche und selbst die lebhafte Überzeugung von der Richtigkeit der Vorstellung, nicht das allein Entscheidende bei der Wahnidee darstellt. Glücklicherweise finden wir in der Regel noch andere unterscheidende Merkmale, die in der Art der *Entstehung* dieser krankhaft gefälschten Ideen gegeben sind.

Am einfachsten liegt die Sache, wenn sich die Wahnideen direkt auf Sinnestäuschungen zurückführen lassen; gehen erst einmal Trugwahrnehmungen gleichwertig mit realen Perzeptionen in das Bewußtsein ein, so ist notwendigerweise das Ergebnis auch eine falsche Denktätigkeit, und dieser Zusammenhang ist in der Regel für den Sachkundigen nicht schwer nachzuweisen; andere Male taucht eine Wahnidee plötzlich, unvermittelt, logisch ganz unvorbereitet im Bewußtsein auf, in ähnlicher Weise, wie dem Gesunden ein Einfall, eine Inspiration kommt; der Unterschied ist nur der, daß beim Geistesgesunden sogleich die kritische Tätigkeit der Prüfung des neuen Gedankens an dem vorhandenen Erfahrungsmateriale beginnt, während die plötzlich entstandene Wahnidee ohne weiteres in den Kreis des Denkens aufgenommen und weiterverarbeitet wird. Andere Male ist die Entwicklung einer Wahnidee auf der Grundlage einer krankhaft veränderten Affektlage deutlich nachweisbar.

Moderne Versuche, die Entstehung der Wahnideen „tiefenpsychologisch" verständlich zu machen, halte ich für verfehlt; man gibt uns Beschreibungen der Konstellationen, aus denen sie erwachsen, aber keine Erklärungen; ein letztes, und zwar gerade das, was uns zu wissen am meisten not täte, bleibt dunkel.

Wenn wir die erwähnten Eigentümlichkeiten der Wahnideen überblicken, so erkennen wir als ihr eigenstes Wesen dieses, daß sie nicht wie andere Denkprodukte aus den realen inneren und äußeren Erlebnissen heraus erwachsen und ein, soweit dies überhaupt möglich ist, getreues Spiegelbild der objektiven Beziehungen des Individuums zur Außenwelt liefern, sondern daß sie, *nur ihren eigenen Gesetzen gehorchend, aus veränderten Bedingungen des Denkorgans entstehen* und dadurch der Berichtigung durch die sonstige Erfahrung des Individuums vollkommen unzugänglich sind.

Wir begegnen hier genau der gleichen Erscheinung, die wir bei den Sinnestäuschungen kennengelernt haben; diese Übereinstimmung ist sicherlich keine zufällige; sie weist auf eine innere Verwandtschaft hin zwischen Sinnestäuschungen und Wahnideen, die auch in sonstigen klinischen Merkmalen zum Ausdruck kommt.

Eine krankhaft gefälschte Vorstellung kann das Produkt aus den verschiedenartigsten geistigen Vorgängen sein, und das Fälschende kann von jedem derselben ausgehen; wenn man aber in den einzelnen Fällen die Entstehung von Wahnideen auf Sinnestäuschungen oder besondere Stimmungslagen oder auf abnorme Verknüpfungen von Vorstellungen zurückführen will, muß man dessen eingedenk bleiben, daß zum Zustandekommen von Wahnideen in jedem Falle eine vorübergehende oder dauernde Schädigung der höchsten und am meisten verwickelten geistigen Funktion, des Urteils, notwendig ist. Vorübergehend ist diese Beeinträchtigung des Urteils, wenn es sich um flüchtige oder wechselnde Wahnideen bei Bewußtseinstrübung oder bei den mit starken Affekten einhergehenden heilbaren Geistesstörungen (z. B. der Melancholie) handelt, dauernd bei den fixierten und oft in ein System gebrachten Wahnideen der chronischen Paranoia.

Daß bei der letzteren, lange Zeit hindurch, trotz des Bestehens von Wahnideen, weite Gebiete des geistigen Lebens keine äußerlich bemerkbare Störung aufzuweisen brauchen, daß Kranke mit Wahnideen z. B. ihre bürgerliche Stellung auszufüllen vermögen, kann die Annahme einer gewissen Urteilsschwäche als Voraussetzung dauernder Wahnideen nicht erschüttern, ohne daß von einer allgemeinen Geistesschwäche die Rede sein könnte. Von dem hier vertretenen Standpunkte aus gibt es kein „circumscriptes" Erkranken an Wahnideen; *der sichere Nachweis dauernder*

Wahnideen ist identisch mit dem Nachweis einer Erkrankung der gesamten geistigen Persönlichkeit.

Die natürlichste *Einteilung* der Wahnideen ist die alte nach den beiden Richtungen der Hemmung oder Förderung der Interessen des Menschen, in *depressive und expansive* (Größenideen); sie schließt sich an die psychologische Tatsache an, daß auch beim normalen Menschen alles, was die eigene Person angeht, sogleich von diesem Gesichtspunkt aus gruppiert wird. Für die forensische Praxis sind die Wahnideen unangenehmen Inhaltes die wichtigeren, nicht nur wegen ihrer größeren Häufigkeit, sondern weil sie mehr Neigung haben, das Individuum in Konflikte mit seiner Umgebung und der Außenwelt überhaupt hineinzutreiben; sie kommen in Betracht hauptsächlich vom strafrechtlichen Gesichtspunkte aus. Die Größenideen können zu solchen Konflikten auch führen; das Häufigere bei ihnen ist aber eine Schädigung des Individuums dadurch, daß dasselbe sich selbst und seine Hilfsquellen überschätzt und eines zivilrechtlichen Schutzes vor den Folgen dieser Irrtümer bedarf; das gleiche kann natürlich notwendig werden bei krankhafter Unterschätzung der eigenen Person und ihrer Verhältnisse. Die depressiven Wahnideen können sich auf das eigene Ich oder auf die Außenwelt beziehen; im ersteren Falle haben wir es bald mit „melancholischen", bald mit „hypochondrischen" Wahnideen zu tun, im letzteren mit „Beeinträchtigungsideen" (Verfolgungsideen). Mit diesem wollen wir beginnen.

Schon bei normalen Menschen bestehen weitgehende individuelle Unterschiede in der Art und Weise, wie die Vorgänge der Außenwelt mit dem eigenen Ich in Beziehung gesetzt werden, und die praktische Erfahrung unterscheidet in dieser Hinsicht ganz richtig „arglose" und „mißtrauische" Charaktere. Diese letzteren mit ihrer gewohnheitsmäßigen Neigung, äußeres Geschehen, fremdes Tun von vornherein mit dem Verdacht einer unfreundlichen, ungünstigen Tendenz zu betrachten, stehen, wenn die Erscheinung sehr ausgeprägt ist, vielfach ihr Leben lang an der Grenze der geistigen Gesundheit und Krankheit. Bei anderen, denen diese Neigung zu mißtrauischer Auffassung im allgemeinen fremd ist, kann diese episodisch auftreten in Abhängigkeit von vorübergehenden Schwankungen des körperlichen oder geistigen Befindens.

Diese anscheinend leichten Störungen sind nun in anderen Fällen nur die Einleitung zu ernsterer geistiger Erkrankung; jahrelang können ein gewisses Mißtrauen oder einzelne wahnhafte Deutungen oder Vermutungen die einzigen Symptome drohender schwerer geistiger Störungen sein.

Die einfachste Form der Beeinträchtigungsideen ist die des „*Beziehungswahnes*". Auf der Grundlage einer krankhaft veränderten Selbstempfindung werden an sich gleichgültige Vorgänge in der Umgebung, zufällige Bewegungen, Gesten, Mienen, Husten, Spucken und dergleichen in Beziehung gesetzt zu der eigenen Person. Die Verstärkung, die eine bestimmte

Stimmungslage allen Vorstellungen zuteil werden läßt, die ihr entsprechen, läßt einen anfänglichen Verdacht rasch zur subjektiven Sicherheit werden, und Kranke mit Störungen dieser Art sehen sich auf Schritt und Tritt in wachsendem Maße umgeben von Anspielungen und bedeutungsvollen Zeichen, die schließlich nicht nur von den Mitmenschen direkt ausgehen, sondern auch in Plakaten, Zeitungen usw. gefunden werden. Es hängt zum Teil von der allgemeinen persönlichen Reaktionsweise ab, ob es schon auf Grund solcher Wahnvorstellungen zu Konflikten mit der Umgebung kommt.

Beispiel. Cand. phil. O., 26 Jahre, Onanist. Nach monatelangen allgemeinen Erscheinungen während der Examensarbeiten wachsendes Mißtrauen gegen seine Umgebung; Bekannte, Briefboten, Schaffner grüßen anders oder sehen weg; am Biertisch werden unwahrscheinliche Dinge erzählt, um „seine Intelligenz zu prüfen"; ein Eisenbahnschaffner macht den andern auf ihn aufmerksam; die Kellner geben ihm zu viel heraus, um zu zeigen, daß er ein armer Tropf sei, der es nötig habe; am Kegelabend erzählt der Wirt, daß er Kegel mit hohlen Köpfen angeschafft habe, um ihm zu verstehen zu geben, daß er ein „Hohlkopf" sei; seine Wirtin untersucht seine Bettlaken auf Onaniespuren; Zeitungen, die er sich bestellt, werden nur teilweise geliefert, um ihm bestimmte Mitteilungen über ihn, die in den fehlenden Nummern stehen, vorzuenthalten; am Nebentisch im Konzert wird gesagt: „man muß Geduld haben", wozu er ergänzt: „mit seinen schwachen Gaben", an einem andern Tisch: „er sieht noch ganz gesund aus"; im Gespräch fallen fortwährend „Stichworte" aus seinen Briefen usw. (Eigene Beobachtung.)

(Es ist in der Regel schwer, das Bestehen einzelner Sinnestäuschungen hierbei auszuschließen.) Ohne scharfe Grenze führt dieser Beziehungswahn zu den „*Verfolgungsideen*" im engeren Sinne hinüber; schon das „*Beobachten*" hat ja fast ausnahmslos eine für die Auffassung des Kranken feindliche Tendenz.

Verfolgungsideen können sich entwickeln auf dem Wege kombinierender Denktätigkeit oder auf Grund von Sinnestäuschungen; in der Regel wirkt beides zusammen; das Krankheitsbild erhält allerdings ein besonderes Gepräge, wenn Sinnestäuschungen das Hauptmaterial für die Bildung der Verfolgungsideen abgeben.

Es wäre eine falsche Auffassung, wenn man nun annehmen wollte, daß aus Sinnestäuschungen auf dem Wege unveränderten normalen Denkens Wahnideen entstünden; die abnorme Verfassung des Gehirns, welche die Sinnestäuschungen entstehen läßt, ist gleichzeitig der vorbereitete Boden für die Bildung von Wahnvorstellungen; die Richtung, in der die beiden abnormen Vorgänge sich bewegen, ist in der Regel die gleiche; Sinnestäuschungen und Wahnideen bestätigen und stützen sich gegenseitig, weil es Erscheinungsformen desselben krankhaften Hirnvorganges sind; die Wahnideen sind überhaupt nicht logisch abgeleitete Folgerungen aus Trugwahrnehmungen; es sind nicht subordinierte, sondern koordinierte Erscheinungen.

Der Inhalt der Verfolgungsideen ist, abgesehen von der Krankheitsform, ein je nach Stand, Bildung, Gefühlsrichtung, Interessen usw. wechselnder;

im Vergleich zu der prinzipiellen Bedeutung derselben treten diese Unterschiede zurück, und es genügt, die erfahrungsgemäß häufigsten Richtungen, in der diese Ideen sich bewegen, kennenzulernen.

Dem Beziehungswahn am nächsten stehen die auf dem Wege der Kombination entstehenden Vorstellungen von feindseligen Tendenzen in der Umgebung, in die immer weitere Kreise (Polizei, Jesuiten, Freimaurer, Juden und dergleichen) hineingezogen werden; Schädigung des Fortkommens, Bedrohung des Lebens, Ruin der Familie, des guten Namens und ähnliche Kategorien sind es am häufigsten, denen die feindliche Beeinflussung gilt.

Die Mitwirkung von Sinnestäuschungen ist auch bei den kombinatorischen Formen fast immer erkennbar; das Vorhandensein solcher Täuschungen, namentlich von Gehörshalluzinationen, ist ein die Wahnbildung rasch förderndes Moment. Unter wesentlicher Mitwirkung von Sinnestäuschungen eines oder mehrerer Sinne entwickeln sich auch die besonderen Formen des überflüssigerweise mit eigenem Namen bedachten „*physikalischen Verfolgungswahns*“, dessen Wesen in dem Glauben besteht, daß die sonst unerklärlichen, am eigenen Leibe empfundenen Einwirkungen unangenehmer Art von seiten der Feinde mit Hilfe physikalischer Vorrichtungen aus der Ferne vorgenommen werden; in früheren Zeiten regelmäßig und heute noch bei ungebildeten oder stark in religiösen Vorstellungen lebenden Kranken sehen wir den Teufel oder böse Geister die Rolle der Physik vertreten. Von Bedeutung sind dabei namentlich die als Sensationen bezeichneten Täuschungen der Haut-, Muskel- und Organempfindungen. Andere Male betrifft die Wahnbildung eng umgrenzte Interessenkreise in einer Weise, die immer wieder dem irrtümlichen Glauben an das Vorkommen „zirkumskripter“ geistiger Erkrankung Nahrung gibt; hierher gehört der sehr häufige Wahn *der ehelichen Untreue* und die Idee der rechtlichen Beeinträchtigung. Die Eifersuchtswahnideen finden sich, nicht ausschließlich, aber vorwiegend bei chronischen Alkoholisten; es ist diese Tatsache des zahlenmäßig unzweifelhaften Zusammenhanges zwischen Alkoholismus und einer bestimmten Richtung der Wahnideen, eines Zusammenhanges, der allein auf psychologischem Wege nicht erklärt werden kann, ein beachtenswerter Beweis für die Abhängigkeit krankhaft veränderten Denkens bis in Einzelheiten hinein von bestimmten schädlichen, in diesem Falle chemischen Einflüssen auf die nervöse Substanz des Gehirns.

Die *pathologisch eifersüchtigen Alkoholisten* gelten mit Recht als recht gefährlich, sowohl für den, der von dem Kranken des verbrecherischen Einverständnisses mit der Frau bezichtigt wird, als auch ganz besonders für die Ehefrau selbst; die Wahnidee bewegt sich hier auf einem Gebiet, auf dem schon der Geistesgesunde rascher und energischer als bei anderen Beeinträchtigungen seiner Rechte zur Selbsthilfe greift. Verbrechen in dieser Richtung werden ja auch vom Volksbewußtsein nicht mit dem sonstigen Maßstabe gemessen.

Die Wahnidee der rechtlichen Beeinträchtigung ist der Ausgangspunkt der als „*Querulantenwahn*“ (vgl. den speziellen Teil) bezeichneten Störung. Hier, wie bei den manchmal anscheinend isolierten Eifersuchtsideen, genügt zur Diagnose der „Wahnidee“ nicht der Nachweis der mangelnden Übereinstimmung zwischen der Wirklichkeit und den Vorstellungen des Individuums, sondern es ist Aufgabe des ärztlichen Sachverständigen, durch Zergliederung der geistigen Persönlichkeit den Nachweis der geistigen Erkrankung im allgemeinen zu führen.

Die Konsequenzen, welche die Kranken im allgemeinen aus ihren Beeinträchtigungsideen ziehen, hängen von dem Inhalt derselben, von der Höhe des begleitenden Affektes und in weitem Umfange von der persönlichen Reaktionsweise des Individuums ab; es finden sich in dieser Beziehung von dem anonymen „Eingesandt“ in der Zeitung, der Beschwerde bei der Polizei und dem Gerichte, dem „Appell an die Öffentlichkeit“ in Broschüren, bis zu den verschiedenen Arten der „Selbsthilfe“ in Form von Beleidigungen oder gewalttätigen Handlungen, alle möglichen Abstufungen vertreten.

Von den *depressiven Wahnideen*, die sich auf Zustände des eigenen Ich beziehen, geben die melancholischen häufiger Anlaß zu forensischer Begutachtung als die hypochondrischen.

Die *melancholischen Wahnideen* entwickeln sich immer auf dem Boden einer deprimierten Stimmungslage; es ist aber nicht anzunehmen, daß sie nur gewissermaßen Erklärungsversuche darstellen, durch welche das Individuum sich selbst gegenüber den ungewöhnlichen gedrückten oder ängstlichen Affekt motiviert; man muß die abnorme Stimmung und die melancholischen Wahnideen als koordinierte Krankheitserscheinungen auffassen, als gleichwertige Symptome eines abnormen Gehirnzustandes.

Das durchgehend Gemeinsame der melancholischen Wahnideen ist die Vorstellung der Minderwertigkeit, die je nach dem vorliegenden Charakter und Bildungsgrade in den verschiedensten Gewändern auftreten kann, in der Regel aber sich auf das ganze Sein in Gegenwart, Vergangenheit und Zukunft erstreckt. Es gehören hierher die Vorstellungen, unwürdig, schlecht, pietätlos, schuld an eigenem oder fremden Unglück, bankrott zu sein und dergleichen; diese erstrecken sich dann in Form von Selbstvorwürfen auch auf die Vergangenheit, die im Sinne der herrschenden Ideen und der Stimmungslage umgedeutet wird; für die Zukunft treten die Befürchtungen vor Verarmung, Strafe, dauerndem Siechtum, Tod, ewigem Verderben usw. hinzu.

Das Handeln der Kranken wird in der mannigfachsten Weise von diesen Wahnvorstellungen beeinflußt. Die vom Irrenarzte dauernd am meisten gefürchtete Konsequenz, der Selbstmord der Melancholischen, hat für die forensische Praxis wenig Bedeutung, so lange das Individuum sich darauf beschränkt, sein eigenes Leben zu vernichten; sehr häufig aber verbindet sich der Angriff auf die eigene Existenz mit solchen auf fremdes Leben, und allein die Lektüre der Tageszeitungen gibt einen Maßstab dafür, mit welcher außerordentlichen Häufigkeit z. B. melancholische Mütter sich selbst und die Kinder töten oder doch zu töten versuchen; es geschieht dieses fast immer aus dem Bestreben, die Kinder nicht dem von der Kranken für die Zukunft gefürchteten Unglück entgegengehen zu lassen. Andere Male wird die Art des Selbstmordes für Dritte gefährlich, ohne daß das in der Absicht des Kranken gelegen hätte, z. B. bei den nicht so seltenen Akten der Tötung mit Gas. Eine andere Form, in der melancholische Wahnideen zur Berührung mit dem Strafrechte führen, ist mit den nicht so seltenen Selbstbeschuldigungen Melancholischer gegeben; ein Teil der fälschlichen Selbstanzeigen, die z. B. nach gewissen, in den Zeitungen besonders lebhaft behandelten Mordtaten und Brandstiftungen bei den Gerichten eingehen, betrifft Kranke mit melancholischen Wahnideen, die gelegentlich alles Unglück der Welt auf ihr eigenes Schuldkonto schreiben. Es ist ohne weiteres klar, daß die zivilrechtliche Handlungsfähigkeit durch melancholische Selbstunterschätzungsideen beeinträchtigt oder aufgehoben wird (falsche Konkursanmeldungen, Testamentsänderungen, Rücktritt von Verträgen und dergleichen unter Einfluß krankhaft trüber Auffassung der eigenen Lage). Das Bestehen lebhafter melancholischer Wahnideen ist auch, ohne daß ein wesentlicher intellektueller Mangel nachweisbar ist, selbstverständlich genügend, um die klinischen Voraussetzungen der Entmündigung in einer ihrer Formen zu geben.

Die *hypochondrischen Wahnideen* beziehen sich auf den Zustand des eigenen Körpers, und zwar in der Regel auf Veränderungen desselben im Sinne der Unheilbarkeit. Gerade bei den hypochondrischen Wahnvorstellungen kann der abstruse Inhalt allein einmal den Beweis für den krankhaften Charakter der Vorstellungen geben, wenn der Kranke z. B. glaubt, in ein Tier oder in Stein verwandelt zu sein und dergleichen; bei denjenigen Vorstellungen, die sich im Bereiche des Wahrscheinlichen oder Möglichen bewegen, wie bei der nicht seltenen Furcht, syphilitisch oder tuberkulös zu sein, ein Krebsleiden, eine Rückenmarkskrankheit zu haben, ist der Nachweis des Charakters der Ideen als Wahnideen zu führen aus dem Verhältnis derselben zu dem übrigen Denken, im Sinne der obenerwähnten Kennzeichen. Es ist zuzugeben, daß gerade bei Befürchtungen, die sich auf den eigenen Körper beziehen, die Grenze der psychischen Anomalie nicht immer leicht zu erkennen ist. Die Bedeutung, welche die Gehörstäuschungen für die Verfolgungsideen haben, kommt bei den hypochondrischen Wahnvorstellungen den als „Sensationen“ zusammengefaßten Täuschungen des äußeren und inneren Tastsinns zu; schon bei Geistesgesunden kann man beobachten, daß ärztliche Belehrungen und eigene

Kritik häufig genug der die Stimmung und die Gedankenrichtung beeinflussenden Macht unangenehmer oder störender Organgefühle gegenüber nicht aufzukommen vermag.

Für die Behandlung Geisteskranker sind die häufigeren Folgen hypochondrischer Wahnideen: Nahrungsverweigerung, Selbstverstümmelung, Selbstmord wichtiger als für die forensische Praxis; in zivilrechtlicher Beziehung können hypochondrische Vorstellungen über die eigene Leistungsfähigkeit dieselben Maßregeln notwendig machen wie melancholische Vorstellungen sonstiger Minderwertigkeit; in strafrechtlicher Beziehung erlangen hypochondrische Ideen nicht selten dadurch Bedeutung, daß sie sich mit Verfolgungsideen verbinden in der Weise, daß die Ursache unheilbarer schwerer Schädigung der Gesundheit in fremder Einwirkung gesehen wird. Es ist natürlich, daß sich kombinierte Vorstellungen dieser Art in erster Linie gegen *Ärzte* richten, die mit dem Kranken einmal zu tun gehabt haben; es erfolgen aus solchen Ideen heraus gegen Ärzte nicht selten ernste Attentate. (Vgl. den von mir in Straßburg beobachteten Fall im speziellen Teil.)

Den depressiven Wahnideen stehen gegenüber die *expansiven oder Größenideen.* Auf dem Boden oder doch in Begleitung einer gehobenen Stimmungslage entwickeln sich Vorstellungen besonderer Vorzüge, besonderer Gesundheit, Leistungsfähigkeit, Begabung (Erfinder!), oder Ideen von Macht, Reichtum, göttlichem Beruf, Rang, Einfluß. Teils ist es die jedesmalige Krankheitsform, teils die persönliche Interessenrichtung des Individuums, was den speziellen Inhalt der Größenideen im einzelnen bestimmt. — Häufiger als bei den depressiven Wahnideen tritt bei den Größenvorstellungen die Schwächung des Urteils zutage in der Unempfindlichkeit für das Mißverhältnis zwischen Wahrscheinlichkeit oder Möglichkeit und dem Inhalt der Überzeugung des Kranken.

Sehr häufig ist eine *Kombination von Verfolgungs- und Größenideen.* Gewiß ist der Zusammenhang dabei manchmal so zu denken, daß die Summe der Anfeindungen, denen der Kranke sich ausgesetzt sieht, ihm allmählich zum Maßstab wird für die Bedeutung seiner Person, gewissermaßen nach der Formel „viel Feind, viel Ehr"; im allgemeinen aber und auch hier ist es nützlich, bei krankhaften Geisteszuständen gegen so naheliegende, aus dem Gebiete des Normalen übertragene psychologische Erklärungen mißtrauisch zu sein. Die Erfahrung nötigt auch in der Tat zu der Annahme, daß gewöhnlich Größenideen und Verfolgungsideen, wenn sie zusammen vorkommen, als koordinierte Erscheinungen anzusehen sind. Bei vielen „Verfolgten" ist ja von vornherein, noch ehe es zu formulierten Größenvorstellungen kommt, eine krankhafte allgemeine Selbstüberschätzung nicht zu verkennen. Die forensische Bedeutung krankhafter Größenideen liegt, wie oben schon kurz erwähnt, der Häufigkeit nach in erster Linie darin, daß die falsche Auffassung der eigenen Verhältnisse den Kranken zu unzweckmäßigen Maßregeln veranlaßt (Verschwendung, Schenkungen und dergleichen), die es nötig machen, ihm die Verfügungsfähigkeit einzuschränken; die Aussichten zu strafrechtlichen Konflikten sind gegeben, wenn der Kranke auf Grund seiner Ideen Ansprüche erhebt, die mit dem Gesetze oder mit fremden Interessen kollidieren oder die öffentliche Ordnung stören (Anmaßung von Amtsbefugnissen, Annäherungen erotischer Art, Eindringen bei fürstlichen Personen, Gründung von Sekten und dergleichen). Bei einer Reihe historischer Personen, die z. B. in Revolutionen oder religiösen Kriegen eine Rolle gespielt haben, haben wir Grund zu der Annahme, daß es sich zum Teil um Kranke mit Größenideen gehandelt hat.

Dem Laien gegenüber ist es gewöhnlich weniger schwer, das Bestehen von Größenideen glaubhaft zu machen, als depressive Wahnideen als solche nachzuweisen.

Einige allgemeinere Bemerkungen mögen diese kurze Skizzierung der häufigsten einzelnen Erscheinungsformen der Wahnideen nach verschiedenen Richtungen ergänzen.

Bemerkenswert ist *das Verhältnis zwischen Wahnideen und Affekten.* Wenn auch die Affektabweichungen vielfach den Boden abgeben, auf dem Wahnideen erwachsen, so sind sie doch nicht als deren psychologische Urquelle anzusehen; wer nicht zum psychischen Erkranken bestimmt ist, erlebt in sich auch in schwersten Affektlagen keine Bildung von Wahnvorstellungen; richtig ist, daß die Affekte den Inhalt der Wahnbildung bestimmen und die einzelnen Denkprodukte färben; es besteht hier eine schon beim Gesunden *vorgebildete Zwangsläufigkeit,* die z. B. in dem gedrückten und gehemmten Kranken Kleinheitsideen, bei dem gehobenen Überschätzungsvorstellungen entstehen heißt (in seltenen Mischzuständen vorkommende Abweichungen hiervon entkräften die Regel nicht).

Bei fixierten Wahnideen bestimmt vielfach die Stärke und Nachhaltigkeit des begleitenden *Affektes* die Energie des auf Grund der wahnhaften Motive erfolgenden *Handelns.* Bei sehr langer Dauer der Krankheit, wie bei der chronischen Paranoia, tritt allmählich eine Lockerung der normalen Beziehungen zwischen Wahnideen und Affekten ein; man kann Kranke dieser Art ohne jede Spur von Erregung über die quälendsten und beleidigendsten Verfolgungen berichten hören; es beruht darauf die relative Harmlosigkeit vieler Kranker mit sehr lange bestehenden Wahnideen, bei denen Gefahr für die nähere oder entferntere Umgebung vielfach nur dann besteht, wenn in irgendeinem neuen Erregungszustand ein Aufflackern des Affektes stattfindet.

Bei den chronischen Geistesstörungen ist dieses allmähliche Schwinden der Gefühlsbetonung nicht auf eine bloße Gewöhnung der Kranken an ihre unangenehmen Vorstellungen zu beziehen; wir haben darin ein Symptom des Verfalles der geistigen Persönlichkeit zu sehen, ebenso wie in der allmählich eintretenden Abstumpfung der intellektuellen Fähigkeiten. —

Im Gegensatz zu dem, was wir bei den Zwangsvorstellungen beobachten, wird die Wahnidee vom Kranken *niemals als eine Belästigung* empfunden; ihr Inhalt kann für das Bewußtsein des Individuums zunächst fremdartig, er kann materiell im höchsten Maße quälend sein; aber der formalen Störung der Gedankenverknüpfung, die auch in der Wahnidee gegeben ist, wird er sich nicht bewußt; sonst wäre es keine Wahnidee; es wird mit der Wahnidee in gleicher Weise operiert wie mit den auf normale Weise entstandenen Vorstellungen; sie steht gleichwertig neben diesen, wie die Halluzination neben den realen Wahrnehmungen, ohne daß die Tatsache ihrer Anwesenheit an sich einen unangenehmen Affekt auslöst, wie es bei den Zwangsvorstellungen der Fall ist. (Bei der Erörterung der psychischen Zwangszustände kommen wir auf diese Unterscheidung und andere differentialdiagnostische Merkmale zurück.)

Wiederholt schon haben wir auf den vorausgehenden Blättern den Begriff des *Wahnsystems* gestreift. Ein Wahnsystem im engeren Sinne kommt in der Regel nur bei längerer Dauer der Erkrankung zustande. Man spricht z. B. nicht von einem Wahnsystem, wenn eine Melancholische eine Reihe depressiver Wahnideen äußert, die sich alle in der gleichen Richtung, etwa des Versündigungswahnes, bewegen; man weiß aus Erfahrung, daß solche Wahnvorstellungen, auch wenn sie bis ins einzelne ausgebaut sind, verschwinden können, ohne eine Veränderung der geistigen Persönlichkeit zu hinterlassen. Zum Begriff des Wahnsystems, wie es z. B. der chronischen Paranoia eigen ist, gehört, daß alle neuen Erfahrungen, die das Individuum macht, von dem Gesichtspunkte der herrschenden Wahnvorstellungen aus gruppiert, daß die dazu passenden angeeignet, die widersprechenden ausgeschaltet werden, daß auch eine nachträgliche Korrektur aller früheren Erfahrungen erfolgt, die sie der herrschenden Ideenrichtung anpaßt, und daß endlich auch in der Wahnbildung selber eine Weiterentwickelung in bestimmter Richtung stattfindet. Ein in dieser Weise ausgebildetes System von Wahnideen bedingt eine völlige Verrückung des Standpunktes gegenüber der Außenwelt, und die Kranken mit einem solchen Wahnsystem sind eben die „Verrückten". Der Nachweis eines Wahnsystems in dem soeben umschriebenen Sinne ist also auch für die forensische Praxis immer zugleich der Beweis für eine tiefgreifende, gewöhnlich unheilbare Veränderung der gesamten geistigen Persönlichkeit.

Eine bisher nicht erwähnte Kategorie stellen die *„schwachsinnigen Wahnideen"* dar, die im übrigen jeder der obenerwähnten Richtungen angehören können. Die Bezeichnung wäre überflüssig, wenn sie nichts weiter meinte, als die Tatsache, daß zum Zustandekommen von Wahnideen überhaupt eine herabgesetzte Funktion des Urteiles notwendig ist; sie will eine weitere Besonderheit der Wahnvorstellungen hervorheben, die darin besteht, daß eine bei dem Kranken überhaupt vorhandene allgemeine geistige Schwäche der Wahnbildung ihr Gepräge aufdrückt.

Schwachsinn als solcher disponiert zur Bildung krankhaft gefälschter Vorstellungen, einmal durch den geringen Widerstand, den erfahrungsgemäß geistesschwache Personen den Affekten entgegenzusetzen vermögen, dann aber vor allem durch die Unfähigkeit zu klarer und fester Begriffsbildung, infolge deren neue, namentlich in ungewöhnlichen Stimmungslagen gemachte Erfahrungen nicht in der richtigen Weise in den Zusammenhang des Denkens eingeordnet werden.

Der Schwachsinn kann infolge eben dieses Mangels auch die Ausbildung eines in sich folgerichtigen Wahnsystems verhindern, und die Wahnideen Schwachsinniger sind häufig durch ihre geringe Festigkeit und große Beeinflußbarkeit ausgezeichnet. Geistesschwache sind es auch besonders, die der Gefahr einer „psychischen Infektion", einer „induzierten Psychose" von seiten ihrer geisteskranken Umgebung ausgesetzt sind.

Den am meisten charakteristischen Typus der schwachsinnigen Wahnideen treffen wir bei der Wahnbildung der Paralytiker und der an Dementia paranoides Leidenden; bei jenen am häufigsten in Form paralytischer hypochondrischer Ideen oder paralytischer Größenvorstellungen.

Festzuhalten für die allgemeine Beurteilung ist, daß bei den Wahnideen *nicht das Quantum der Widersinnigkeit*, die z. B. von Sinnestäuschungen abhängen kann, *die Bezeichnung „schwachsinnig" bestimmt*, sondern der *Charakter der allgemeinen Denkvorgänge.* —

Die Faktoren, von denen die Art und Weise abhängt, in der Kranke die Konsequenzen aus ihren Wahnideen ziehen, sind oben an verschiedenen Stellen erwähnt: Inhalt und Richtung der Vorstellungen, Stärke des begleitenden Affektes und nicht zum wenigsten die konstitutionelle Art der motorischen Äußerungen überhaupt, in der weitgehende individuelle Unterschiede bestehen.

Für die *forensische Beurteilung* ist daran festzuhalten, daß das Handeln der Kranken mit Wahnideen nicht mit dem Maßstabe gemessen werden darf, den wir bei einem Gesunden anlegen würden, wenn ihn in Wirklichkeit das trifft, was der Geisteskranke fälschlich zu erleben glaubt; die Wahnideen sind objektiv begründeten Motiven nicht gleichzustellen; ihr Einfluß auf das Tun ist ein ganz anderer, viel mehr zwingender.

Die Erfahrung nötigt uns zu der Annahme, daß die Wahnideen als auf krankhaftem Boden entstandene Gebilde (ebenso wie die Sinnestäuschungen) ein *selbstverständliches Übergewicht* über die normalen Vorgänge haben.

Kranke mit sicher nachgewiesenen Wahnideen sind nicht zurechnungsfähig, *ohne daß im einzelnen ein Nachweis in der Richtung notwendig wäre, daß die betreffende Tat im psychologischen Zusammenhang mit den krankhaften Motiven gestanden hat.*

Große innere Schwierigkeiten erwachsen dem Sachverstänigend dann, wenn es sich um *isolierte Wahnbildungen* handelt, wie z. B. gerade bei dem *Eifersuchtswahn*; es widerstrebt dem natürlichen Gefühl, einen anscheinend nur in dieser Richtung Erkrankten für beliebige Delikte, z. B. Wechselfälschung oder Brandstiftung, zu exkulpieren; auch die Richter werden in solchen Fällen dem Sachverständigen nur zögernd oder gar nicht folgen; und doch heißt es, hier der Gefahr erneuter Einschmuggelung der glücklich beseitigten *partiellen Zurechnungsfähigkeit oder Unzurechnungsfähigkeit* zu widerstehen; jüngere Sachverständige neigen, wie mich die Erfahrung gelehrt hat, hier zur Nachgiebigkeit.

Das Vorliegen einzelner *überwertiger Ideen* schließt die Zurechnungsfähigkeit nicht aus, solange nicht das Bild zur Annahme einer geistigen Gesamterkrankung führt; es wird dabei immer die Frage nach der Kräfteverteilung im seelischen Organismus zu stellen sein, vermöge deren eine überwertige Idee, von der ein geistig Rüstiger bei seinen Entschließungen nicht überrannt wird, im Gefüge eines Debilen den Wert eines exkulpierenden Momentes gewinnen kann.

Das *Nachweis des Bestehens von Wahnvorstellungen* in foro kann sehr leicht und sehr schwer sein. Kranke in gehobener Stimmungslage mit Größenideen oder solche mit frischen depressiven Wahnideen, solange ein lebhafter Affekt vorhanden ist, pflegen das, was sie bewegt, leicht auszusprechen; ganz anders ist es, wenn Kranke bei langem Bestande der Störungen, durch schlechte Erfahrungen bei ihrer Umgebung gewitzigt, es aufgegeben haben, von irgendeiner Seite Zustimmung zu ihren Vorstellungen zu erhoffen, oder wenn, was vielleicht noch häufiger ist, die ganze Umgebung, einschließlich der Ärzte, in Ideen der Feindseligkeit mit einbezogen ist, oder wenn schließlich „Stimmen" das Verschweigen anbefehlen.

Auch in solchen Fällen gelingt es oft, den Kranken, wenn man ihn absichtlich in Affekt bringt, seinen Vorsatz vorsichtigen Schweigens vergessen zu lassen; andere Male geben äußere Anzeichen im Benehmen des Kranken genügende Anhaltspunkte, um die Richtung seines Denkens zu erschließen, von denen aus man ihn zum Reden bestimmt, wenn man ihn durch direktes Eingehen auf die vorauszusetzenden Vorstellungen überrumpelt.

Trotz alledem bleiben Fälle übrig, z. B. solche mit hartnäckigem Schweigen überhaupt, in denen es nicht gelingt, von dem Kranken Äußerungen über die ihn beherrschenden Wahnvorstellungen zu bekommen. Es können dann im äußeren Verhalten Anhaltspunkte gegeben sein, zu denen z. B. gehören: mißtrauisches Benehmen, Nahrungsverweigerung, Besonderheiten in Haltung oder Kleidung, auffallende Schutzmaßregeln, zu denen der Kranke greift (z. B. seltsame Amulette) und dergleichen. Es ist zuzugeben, daß alles dieses auch durch Sinnestäuschungen veranlaßt werden kann; für die praktische Beurteilung ist das bei den nahen Beziehungen zwischen Sinnestäuschungen und Wahnideen keine wesentliche Erschwerung; wenn Sinnestäuschungen das Handeln in solcher Weise bestimmen, kann man auch mit dem Vorhandensein von Wahnideen rechnen. —

Wenn nun auch Kranke sich offen über ihre Ideen aussprechen, sind damit noch nicht alle Schwierigkeiten behoben; der ärztliche Sachverständige, auch wenn er aus guten Gründen von der Tatsache wahnhafter Vorstellungen überzeugt ist, findet erfahrungsgemäß oft Schwierigkeiten, diese Überzeugung auch bei den beteiligten Laien zu erwecken. Es sind immer wieder dieselben Dinge, die gegen die Annahme des Vorhandenseins krankhaft gefälschter Vorstellungen ins Feld geführt werden.

Hierher gehört in bestimmten Fällen die geordnete Ausdrucksweise der Kranken, die anscheinend ungestörte logische Konsequenz des Gedankenganges, die oft erhaltene Besonnenheit, das Fehlen grober Unwahrscheinlichkeiten, der Mangel handgreiflicher Widersinnigkeiten. Es kann notwendig oder nützlich sein, in dem Gutachten allen diesen erfahrungsgemäß auftauchenden Einwänden von vornherein entgegenzutreten. Es ist darauf hinzuweisen, daß an sich logisches Denken zu falschen Ergebnissen führen muß, wenn die Voraussetzungen (z. B. durch Sinnestäuschungen) falsch sind, und daß der Inhalt der Ideen überhaupt an Bedeutung zurücktritt gegenüber der Störung in dem Formalen der Denkvorgänge, d. h. daß das Wesentliche ist: die gestörte Funktion des Urteils, das nicht Verwerten der früheren Erfahrungen, der Wahrscheinlichkeit, des Augenscheins.

Der Rat, *niemals* ein Gutachten auf bloße *Untersuchung im Termin* und *ohne* eingehende *Kenntnis der Akten abzugeben*, gilt in ganz besonderem Maße für die Beurteilung von Kranken mit Wahnideen; kann es doch selbst im Verlaufe der gesetzlichen Maximalfrist von sechswöchiger Beobachtung schwer sein, zu einem sicheren Urteil zu kommen.

III. Störungen des Gedächtnisses.

Allgemeines über das Gedächtnis. — Gedächtnis und Merkfähigkeit. — Retrograde Amnesie. — Abhängigkeit des Gedächtnisses von materiellen Vorgängen im Gehirn. — Quantitative Störungen des Gedächtnisses. — Qualitative Störungen; Erinnerungstäuschungen. — Pseudologia phantastica. — Störungen der zeitlichen Einordnung der Erinnerungen. — Gedächtnis und Zeugnisfähigkeit Geisteskranker.

Die Kenntnis der krankhaften Störungen des Gedächtnisses ist für die forensische Praxis von großer Bedeutung (die in die Gesundheitsbreite fallenden „normalen" Mängel und die großen individuellen Verschiedenheiten desselben sind oben im Kapitel II des ersten Abschnittes besprochen worden).

Im strafrechtlichen wie im zivilrechtlichen Verfahren handelt es sich fast immer um Vorgänge, die hinter dem Momente der Verhandlung um eine größere oder geringere Zeitspanne zurückliegen und für deren Beurteilung die Aussagen aller Beteiligten, des Angeschuldigten bzw. der Parteien und der Zeugen, das Material zu liefern haben; inwieweit böser Wille und absichtlich falsche, lügnerische Angaben in Rechnung zu setzen sind, ist Sache des richterlichen Ermessens; der eventuelle Nachweis krankhaft falscher Erinnerung an vergangenes Geschehen sollte Aufgabe des ärztlichen Sachverständigen sein, ebenso wie die Beantwortung der Frage, wieweit bei anerkannt Geisteskranken der Erinnerung zu trauen ist.

Die Erscheinung des „*Gedächtnisses*" ist ein Sonderfall der allgemeinen Eigenschaft des Nervensystems, durch vorübergehende Reize dauernde Veränderungen zu erfahren. Der Einzelvorgang, den wir als „*Erinnerung*" bezeichnen, umfaßt Zweierlei, einmal die Erneuerung eines früheren psychischen Geschehnisses und zweitens das Wiedererkennen desselben als eines früheren eigenen inneren Vorganges.

Letzteres ist nur bei den höchsten Formen der nervösen Organisation vorauszusetzen und ist eng verknüpft mit dem, was wir als Selbstbewußtsein bezeichnen.

Störungen des Gedächtnisses sind deswegen ein regelmäßiges Vorkommnis bei allen den krankhaften Veränderungen des Selbstbewußtseins, die gewöhnlich als „Bewußtseinsstörungen" schlechthin bezeichnet werden.

Gegenstand der Erörterung an dieser Stelle sollen alle diejenigen krankhaften Störungen des Gedächtnisses sein, die in erster Linie nicht auf ein vom Normalen abweichendes Verhalten des Selbstbewußtseins ursächlich zurückzuführen sind.

In sprachlicher Hinsicht soll gelten, daß wir im folgenden als „*Gedächtnis*" die *Herrschaft über den alterworbenen Besitzstand* an Vorstellungen, als „*Merkfähigkeit*" *die Fähigkeit, neues Gedächtnismaterial zu erwerben, bezeichnen wollen.*

Diese beiden Begriffe decken sich keineswegs; aufgehobene oder gestörte Merkfähigkeit während einer bestimmten Zeitstrecke bewirkt natürlich, daß das Gedächtnis, die Erinnerung für dieselbe fehlt oder mangelhaft ist, aber: Mängel der Erinnerung, der Fähigkeit zur Reproduktion, können auch andere Gründe haben als Störungen der Merkfähigkeit und erlauben nicht ohne weiteres einen Rückschluß auf solche.

Wohl die häufigste Beeinträchtigung der Merkfähigkeit geht zurück auf eine *Störung der Aufmerksamkeit*: dieselbe kann auf allgemeinen Mangel an Interesse für neue Eindrücke beruhen, wie bei den an der Grenze des Normalen stehenden senilen Zuständen, oder die Aufmerksamkeit ist andern Vorgängen zugewendet (Sinnestäuschungen, lebhafte Affekte und dergleichen), oder die Aufmerksamkeit ist überhaupt herabgesetzt (Zustände normaler Ermüdung, krankhafte Erschöpfung unter Wirkung von Alkohol oder anderen giftigen Substanzen, bei der Zerfahrenheit bestimmter geistiger Schwächezustände). Manchmal kann die Merkfähigkeit bedeutend herabgesetzt sein, ohne daß man dafür das Verhalten der Aufmerksamkeit allein anschuldigen könnte; vielmehr ist der Grund in einer Erschwerung der Auffassung zu suchen.

Diese psychologischen Gesichtspunkte betreffen natürlich nur die eine Seite des Vorganges bei der Beeinträchtigung der Merkfähigkeit; die andere ist in den ihrem Wesen nach unbekannten materiellen Veränderungen in der nervösen Substanz des Gehirns zu sehen. Es gibt Erfahrungen, die dafür sprechen, daß bei der Fixierung der Erinnerungsbilder physiologische Vorgänge eine Rolle spielen, die gegen Störungen außerordentlich empfindlich sind, ich meine die Erfahrungen über die „retrograde (retroaktive) Amnesie“ (vgl. die Bemerkungen dazu bei den „Bewußtseinsstörungen“ Kapitel VI.

Das Wesentliche daran ist, daß Erschütterungen des Schädels und andere Einwirkungen, wie Blitzschlag, Erhängen, Fieber, Kohlenoxydvergiftung und dergleichen ohne grobe Ausfallserscheinungen zu hinterlassen, die Erinnerung nicht nur für das betreffende Ereignis und eine verschieden lange darauffolgende Zeitstrecke, sondern auch für die dem Ereignis vorausgehende Stunden vernichten können; der ältere Besitzstand an Erinnerungen bleibt davon ganz unberührt. Die Kenntnis dieses dem Laien zunächst wenig verständlichen Vorkommens ist für den Richter von Wichtigkeit, so wenn es sich z. B. um die *Rekonstruktion des Vorganges* bei einer Schlägerei, bei einem Autozusammenstoß und dergleichen handelt; die Angabe des bei solchen Anlässen Verletzten, der eine Hirnerschütterung mit anschließender Bewußtlosigkeit davontrug, daß er von den *einleitenden* Vorgängen *nichts wisse*, erscheint, namentlich wenn er ein Interesse am Nichtwissen haben kann, zunächst unglaubwürdig. Die Beschränkung des durch äußere Einwirkung verursachten Erinnerungsausfalles auf die allerjüngsten aufgenommenen Bilder scheint darauf hinzuweisen, daß die ihnen entsprechenden materiellen Spuren im Gehirn, von deren Beschaffenheit wir im übrigen gar nichts wissen, noch eine Zeitlang nach der Aufnahme in den Bestand weniger gefestigt sind als ältere Spuren. Der Vorgang bei der retrograden Amnesie hat direkt mit der Merkfähigkeit gar nichts zu tun, da der Verlust solche Erinnerungsbilder betrifft, die mit normaler Merkfähigkeit aufgenommen waren, aber er gibt einen handgreiflichen Hinweis auf den Einfluß materieller Veränderungen überhaupt bei der Fixierung von Erinnerungsbildern.

Wir treffen dementsprechend die *hohen Grade der Herabsetzung der Merkfähigkeit* vor allem bei solchen geistigen Erkrankungen, bei denen wir gröbere Veränderungen der nervösen Elemente des Hirnes teils kennen, teils mit Sicherheit voraussetzen (Dementia paralytica, Dementia senilis, Dementia praecox, Korsakowsche Bilder). Die nächste Wirkung der Störung der Merkfähigkeit ist hierbei das fehlende Gedächtnis für die jüngste Vergangenheit mit dem sich daraus ergebenden Mangel an Orientierungsvermögen über die augenblickliche Situation, von der aus zu der früheren Vergangenheit keine oder eine nur wenig sichere Erinnerungsbrücke hinüberführt (Unkenntnis der Jahreszeit, Tageszeit, des Aufenthaltsortes usw.). In der Regel sind in solchen Fällen auch anderweitige Störungen der geistigen Verrichtungen nachweisbar. —

Störungen des Gedächtnisses, der Fähigkeit zur Erneuerung vergangener psychischer Zustände, können *quantitativer* oder *qualitativer Art* sein, oder sie können sich auf die *zeitliche Einordnung* der Erinnerungsbilder beziehen; vielfach treffen wir diese verschiedenen Mängel der Erinnerung nebeneinander an.

Die gröbste quantitative Störung der Erinnerung, die mehr oder weniger vollständige Erinnerungslosigkeit für umgrenzte Zeitabschnitte, die sich nach Aufhebung oder starker Beeinträchtigung des Selbstbewußtseins findet, wird im Kapitel „Bewußtseinsstörungen" besprochen; die „Merkfähigkeit" war in solchen Fällen während der Dauer der Bewußtseinsstörung vermindert oder aufgehoben; es wurden überhaupt keine Erinnerungsbilder gewonnen.

Bei anderen quantitativen Störungen des Gedächtnisses, die diesen höchsten Grad der „*Gedächtnislücke*" nicht erreichen, waren wohl Erinnerungsbilder fixiert, aber die Reproduktion derselben ist nicht möglich, sie sind „vergessen".

Auch der gesunde Mensch vergißt von den zahllosen Eindrücken, die auf ihn wirken, weit mehr als er behält; Interesse, lebhafter Gefühlston, Wiederholung, innige Verknüpfung mit jederzeit bereitliegenden Vorstellungsgruppen sind die Hauptmomente, welche die Aussichten zur Reproduktion bestimmen; an der Hand der assoziativen Verbindung der Vorstellungen führt uns der Zufall („Einfallen") oder das systematische Wollen („Besinnen") zu den Erinnerungsbildern der Vergangenheit.

Das Wiederfinden derselben kann vorübergehend oder dauernd aufgehoben sein durch grob anatomische Störungen im Gehirn; hierher gehören die zahlreichen klinischen Beobachtungen über *Aphasie mit isoliertem Ausfall* einzelner zusammengehöriger Gruppen von Erinnerungsbildern, wie z. B. der Wortklangbilder und dergleichen, Beobachtungen, die bei aller theoretischen Wichtigkeit uns an dieser Stelle nicht weiter zu beschäftigen haben.

Für die Beurteilung derselben ist es nicht ohne Interesse, daß derselbe Vorgang, der Ausfall einzelner Kategorien von Erinnerungsbildern, als vorübergehende Erscheinung bei starker normaler Ermüdung oder krankhafter Erschöpfung vorkommen kann, z. B. das vorübergehende Vergessen einer sonst geläufigen Fremdsprache.

Eine allgemeine Herabsetzung der Fähigkeit zur Reproduktion von Gedächtnismaterial findet sich bei funktionellen und organischen Psychosen, als heilbare oder dauernde Störung; dieselbe macht in Anbetracht des vorhandenen Grundleidens für die Beurteilung keine besonderen Schwierigkeiten.

Wichtiger als diese eben genannten quantitativen Störungen sind für die forensische Praxis die krankhaften inhaltlichen Veränderungen des Reproduzierten, die eine *Verfälschung der Erfahrung* hervorbringen und für das Individuum die Voraussetzungen seines Handelns verschieben; für Dritte werden die quantitativen Störungen der Erinnerung gefährlich, wenn in *Anschuldigungen oder Zeugenaussagen* krankhaft gefälschte Bestandteile enthalten sind.

Von den durchschnittlichen Veränderungen, die unsere Erinnerungen durch Affekte, Verschiedenheit der Lebensalter und ihrer Auffassungen und dergleichen erleiden, ist oben im II. Kapitel des ersten Abschnittes die Rede gewesen; hier beschäftigen uns die Vorgänge, durch welche eine krankhafte subjektive Zutat die Erinnerungen inhaltlich verändert.

Für das gesunde Bewußtsein haben die Erinnerungsvorstellungen von Erlebtem besondere Eigenschaften, die sie von Gelesenem, Geträumtem, Gedachtem unterscheiden; es ist dies vor allem ein nicht näher zu zerlegendes *Realitätsgefühl*, das sie begleitet. Bei Menschen mit geringer innerer Disziplin und abnorm lebhafter Phantasietätigkeit, die an der Grenze zwischen geistiger Gesundheit und Krankheit stehen, und bei Geisteskranken kann diese Unterscheidung verlorengehen; das krankhaft entstandene Realitätsgefühl, das auch bei der Entstehung der Wahnideen eine wichtige Rolle spielt, wird dann Ursache, daß Dinge, die nicht erlebt wurden, sondern nur in irgendeiner Form Gegenstand der Vorstellungstätigkeit waren, in der Erinnerung zu wirklichen Vorgängen werden. Bei der Wahnbildung Geisteskranker spielt diese Form der Erinnerungsfälschung eine quantitativ allerdings schwer zu schätzende Rolle, ebenso wie sie neben der frei schaffenden Phantasie bei den komplizierten Erinnerungsfälschungen der Psychopathen, besonders der hysterischen, mitwirken kann.

Auf künstlichem Wege, mittels hypnotischer Suggestion, ist es ebenfalls möglich, bestimmten Vorstellungen bei einem Individuum den Charakter der Erinnerungsbilder von Erlebtem zu geben; in der Regel gilt dies nur für die Dauer der Wirkung der Hypnose, so daß im normalen, wachen Zustande eine Korrektur der Fälschung eintritt; bei häufigen Wiederholungen und vorhandener Disposition der betreffenden Personen können daraus aber auch dauernde Erinnerungstäuschungen hervorgehen.

Eine absichtliche oder ungewollte Beeinflussung der Erinnerungen in bestimmten Richtungen wird auch ohne Hypnose sehr häufig auf dem Wege der „*Wachsuggestion*“, durch die ansteckende Kraft der in überzeugtem Tone vorgebrachten Idee erreicht; es ist das der Vorgang bei dem sog. „*Hineinexaminieren*“ von Erinnerungen in leicht beeinflußbare Zeugen (Kinder, Frauen), ein Vorgang, dessen Gefahr allen einsichtigen Richtern geläufig ist, und der besonders bedenklich ist, wenn es sich um Geistesschwache oder Hysterische handelt.

Zu den qualitativen Störungen der Erinnerung wird gewöhnlich auch die bei verschiedenen Formen der Geistesstörung erfolgende *nachträgliche Umdeutung der Vergangenheit* gerechnet, die z. B. bei Melancholischen das ganze verflossene Leben unter den Gesichtspunkt der sündhaften Verschuldung rückt, oder in einzelnen Fällen von Paranoia gleichgültigen Vorgängen in der Jugend die Bedeutung früher Hinweise auf künftige Größe beilegt und dergleichen mehr. Solange es sich dabei nicht um Neuschaffung von Erinnerungen oder Änderungen in den Erinnerungsvorstellungen selbst handelt, ist es unrichtig, diese Erscheinung den Erinnerungsfälschungen beizuzählen; die Deutung, die vergangenen Beobachtungen von einem veränderten Standpunkte aus gegeben wird, hat mit dem Vorgange der Erinnerung als solchem gar nichts zu tun; sehr oft verbindet sich aber sicherlich mit der einfachen Umdeutung früherer Ereignisse eine selbständige qualitative Veränderung in den Erinnerungsvorstellungen oder eine Neuschaffung von Erinnerungen, die als „nachträgliches Einfallen“ dem Kranken zum Bewußtsein kommt.

Das meiste Interesse beanspruchen unter den qualitativen Störungen des Gedächtnisses zwei nicht immer scharf voneinander trennbare Formen, die als „*Fabulieren*“ (Konfabulation) einerseits, als „*Pseudologia phantastica*“ andererseits bezeichnet werden.

Unter „Fabulieren“ versteht man die Produktion von neugeschaffenen, oft längeren Reihen bildenden Reminiszenzen; Voraussetzungen dafür sind mindestens Lockerungen in der zeitlichen Verknüpfung von Erinnerungen, durch welche Platz geschaffen wird für Gebilde freier Phantasietätigkeit; in der Regel aber sind entweder infolge aufgehobener Merkfähigkeit oder retroaktiver Amnesie (die sich auch bei krankhaften Prozessen des Gehirns findet) oder infolge allgemeiner Reproduktionsschwäche (wie bei allen Verblödungsprozessen) mehr oder weniger ausgedehnte wirkliche Erinnerungslücken vorhanden, die mit den neuen Gebilden ausgefüllt werden. Begünstigend wirkt (neben den als Voraussetzung zu betrachtenden genannten Gedächtnisstörungen) Herabsetzung des Urteils bei gehobener Stimmung. So kommt es, daß das Fabulieren in besonders charakteristischer Weise bei den an progressiver Paralyse Erkrankten in die Erscheinung tritt, die, ohne über Aufenthalt, Tageszeit usw. orientiert zu sein, in ausführlicher Weise über angebliche Erlebnisse in der näheren oder entferteren Vergangenheit berichten. Die Erkennung des Symptomes ist nicht schwer, wenn es sich um abenteuerliche und unmögliche Dinge handelt, die außerdem vielleicht in vergangene Jahrhunderte zurückdatiert werden; bei den im Bereiche der Wahrscheinlichkeit liegenden angeblichen Reminiszenzen von Kranken dieser Art gibt der Nachweis der positiven Erinnerungslücken und die Beschaffenheit der Kritik genügende diagnostische Handhaben. Als fast regelmäßiges Symptom finden wir das Fabulieren bei bestimmten Alkoholpsychosen (Delirium tremens und polyneuritische Psychosen) und bei gewissen Formen von Paranoia. Das Fabulieren der an Manie Erkrankten läßt gewöhnlich daran zweifeln, wieweit es den Kranken in der abnormen Stimmungslage mit den angeblichen Erinnerungen Ernst ist.

Bei Fällen der letzteren Art könnte man häufig ebensowohl die zweitgenannte Bezeichnung anwenden, „*Pseudologia phantastica*“. An der Grenze des Krankhaften stehen in bezug auf diese Form die Erinnerungsfälschungen der mit lebhafter Phantasie begabten Individuen, die z. B. leicht dazu kommen, selbst erfundene Geschichten, wenn sie sie nur oft genug erzählt haben, für wahr zu halten; in der Regel handelt es sich dabei um einen für die eigene Person schmeichelhaften Inhalt, z. B. die Darstellung von Konflikten etwa mit Vorgesetzten oder sonstigen Personen in einer Form, wie sie der Erzähler zwar nicht erlebt hat, aber doch erlebt zu haben wünschte, mit Anbringung aller vom „esprit d'escalier“ nachträglich eingegebenen Zutaten, um Wiedergabe von Sport-, Jagd- oder Reiseabenteuern und dergleichen. Bemerkenswert ist, daß die Neigung zu derartigen subjektiven Fälschungen, die nicht ohne weiteres als Lüge bezeichnet werden dürfen, bei phantasiereichen Persönlichkeiten schon in früher Kindheit auftreten kann. Für die forensische Praxis hat die Pseudologia phantastica sehr große Bedeutung.

Das Wesentliche der Erscheinung ist die innige Mischung von bewußter Lüge und krankhaft (sei es durch Wahnideen oder durch Erinnerungstäuschungen) gefälschtem Vorstellungsinhalt, immer unter Mitwirkung lebhafter Phantasietätigkeit; eine gröbere Beeinträchtigung der Kritik ist dabei nicht jedesmal erforderlich. Der Nachweis dieses Symptoms schließt nicht aus, daß daneben die gewöhnliche Lüge, das bewußte Unwahrheitsagen, Platz findet; dieses Zusammenvorkommen wird häufig für die Laienbeurteilung der Anlaß, nun alle objektiv unwahren Angaben von Kranken dieser Art für Lüge und absichtlichen, bewußten Schwindel zu halten. Die bei den Hysterischen speziell stattfindende Mischung von Lüge und krankhaftem Irrtum steht in Parallele zu der Mischung von Absicht und krankhaftem Geschehen bei der Entstehung der hysterischen Anfälle.

Die *Motive* für die subjektiven Zutaten bei der Pseudologia phantastica sind die für das Handeln der Hysterischen auch sonst vielfach bestimmenden: der Wunsch interessant zu erscheinen, Teilnahme und Aufsehen zu erregen; vielfach scheint es, als ob allein die Freude an dem lebhaften Spiel der Phantasietätigkeit an sich als treibende Kraft mitwirkt.

Das Gemisch von Erinnerungsfälschung und Lüge wird für Dritte *gefährlich* in den *falschen Anschuldigungen* (sexuelle Attentate, Raubanfälle und dergleichen) und in der *Unzuverlässigkeit der Zeugenaussagen von Hysterischen.* Die Tatsache, daß die Kranken größtenteils selbst glauben, was sie erzählen, macht ihre Angaben durch die Art und Weise, wie sie vorgebracht werden, besonders überzeugend; Verurteilungen Unschuldiger auf Grund von pathologischen Lügen Hysterischer sind keine Seltenheit; eine besondere Gefahr besteht hier wieder für Ärzte, die mit Vorliebe unerlaubter sexueller Eingriffe bezichtigt werden.

Angesichts der intellektuellen Mängel, die manche pathologische Lügner aufweisen, ist es schwer verständlich, daß sie in großem Umfange Menschen täuschen und erfolgreiche Betrügereien, Gründungen, Amtsanmaßungen und dergleichen durchführen konnten.

Für den Nachweis dieser Form des krankhaften Lügens ist es angenehm, wenn es, was gewöhnlich der Fall ist, gelingt, an der Hand kontrollierbarer Beispiele die allgemeine Unfähigkeit der Kranken zur richtigen und von subjektiv fälschenden Zutaten freien Wiedergabe vergangener Ereignisse zu demonstrieren. —

Neben den quantitativen und qualitativen Anomalien des Gedächtnisses finden wir, wie oben erwähnt, Störungen in der *zeitlichen Einordnung* der Erinnerungen.

Auch der Geistesgesunde bedarf besonderer selbstgeschaffener Hilfen, um die zeitliche Aufeinanderfolge seiner älteren Erinnerungen richtig zu reproduzieren, die er an einzelne, besonders wesentliche Ereignisse vorwärts und rückwärts anknüpft; auch Dinge, die der jüngeren Vergangenheit angehören, müssen wir, wenn sie uns keinen besonderen Eindruck gemacht haben, häufig erst mit bestimmten zeitlichen Merksteinen in Beziehung setzen, um sie zeitlich genau unterzubringen. Alle krankhaften Vorgänge, welche die Auffassungsfähigkeit herabsetzen (länger dauernde Trübungen des Bewußtseins oder Affekte, Minderungen der Merkfähigkeit bei organischen Hirnerkrankungen usw.), erschweren dadurch gleichzeitig die richtige zeitliche Verknüpfung der Erinnerungsbilder untereinander. Die gröbsten Störungen in dieser Hinsicht finden sich wieder bei der progressiven Paralyse, weniger starke, aber deutliche bei den polyneuritischen Psychosen; es kann in Fällen dieser Art dem Kranken sogar unmöglich sein, für die letztvergangenen Stunden zeitlich richtige Erinnerungen zu reproduzieren. — Der Nachweis dieser Störungen wird dadurch erleichtert, daß das Grundleiden dabei in der Regel unverkennbar ist. —

Anhangsweise sei hier noch kurz auf die Beziehungen zwischen *Gedächtnis und Zeugnisfähigkeit* bei Geisteskranken eingegangen.

Die Entscheidung darüber, wieweit den Aussagen Schwachsinniger oder Geisteskranker Glauben zu schenken sei, ist in formaler Hinsicht Sache des Richters; derselbe wird aber gut tun, sich bei dieser Frage die Mitwirkung eines Sachverständigen nicht entgehen zu lassen.

Die Gründe, warum derartige Aussagen Kranker unglaubwürdig sind, können auf Störungen verschiedener Seiten des Seelenlebens beruhen; hier interessiert uns speziell der Einfluß der Gedächtnisstörungen.

Zwei Reihen von Fällen sind hier auseinanderzuhalten: Aussagen während der Dauer einer geistigen Störung über Dinge, die vor Ausbruch derselben stattgefunden haben, und Aussagen nach der Genesung über Vorgänge während des Bestehens einer Psychose. In jenen Fällen hat der den Kranken behandelnde Irrenarzt, wenn es sich um Vernehmung in der Irrenanstalt handelt, wohl immer die Möglichkeit, seine Anschauungen geltend zu machen; bei Vernehmung genesener Geisteskranker, z. B. solcher, die mit Anschuldigungen der Ärzte oder des Pflegepersonals (Mißhandlungen, geschlechtliche Angriffe, Vernachlässigungen) hervortreten, besteht die Gefahr, daß krankhaft gefälschte Angaben für bare Münze genommen werden; von seiten der Angehörigen geschieht das alle Tage.

Die Erinnerung für die Vorkommnisse während der Dauer abgelaufener Geistesstörungen ist eine nach den einzelnen Formen sehr verschiedene, abhängig von dem Grade der Bewußtseinstrübung, der Lebhaftigkeit der Affekte, dem Verhalten der Aufmerksamkeit. Bewußtseinstrübungen vermindern sowohl Menge wie Schärfe der Erinnerungen; Sinnestäuschungen, Wahnideen, krankhafte Affekte wirken verfälschend auf den Inhalt. Schwierigkeiten erwachsen dabei besonders dann, wenn die Beschuldigungen, die ein Kranker erhebt, im Bereiche der Möglichkeit liegen, sich aber in derselben Richtung bewegen, in der auch nachgewiesenermaßen wahnhafte Vorstellungen entwickelt hat, z. B. bei Angaben von Kranken mit Verfolgungsideen über schlechte Behandlung von seiten des Wartepersonals.

Es muß in jedem derartigen Falle Gegenstand besonderer Feststellung sein, ob dieser Erinnerung bei dieser geistigen Störung Glaube beizumessen ist oder nicht; ein allgemeines Schema läßt sich nicht geben.

IV. Anomalien der Gefühle.

Allgemeines über das Gefühl. — Lust- und Unlustgefühle; einfache und höhere Gefühle; Gemeingefühl. — Rolle des Gefühls im Seelenleben; angeborene Gefühlsrichtungen. — Abstumpfung, abnorme Beeinflußbarkeit der Gefühle. — Diagnostische und gerichtliche Bedeutung der Gefühlsanomalien.

Alle körperlichen Vorgänge, soweit sie uns zum Bewußtsein kommen, und alle geistigen Prozesse werden von gewissen, nicht näher zu definierenden *gemütlichen Zustandsänderungen* begleitet, die jedem aus der eigenen Erfahrung bekannt sind und als „*Gefühle*" bezeichnet werden. Wenn auch die besondere Färbung der Gefühle abhängig ist von der Art des seelischen Geschehens, das sie begleiten, so werden sie doch von uns hauptsächlich danach unterschieden, ob sie angenehmer oder unangenehmer Art sind: *Lust- und Unlustgefühle*. Da es sich dabei um entgegengesetzte Zustände handelt, muß es einen Übergangspunkt, einen Nullpunkt geben, an dem eine Gefühlserregung weder in der einen noch der anderen Richtung stattfindet; bei genauer Selbstbeobachtung findet man, daß auf diesem Nullpunkt der Gefühlserregung immer höchstens eine kurze Zeit verweilt wird, und daß es nur wenige seelische Vorgänge gibt, die nicht noch wenigstens von leisen Gefühlserregungen begleitet werden.

Wir unterscheiden die Gefühle nach der Art und Richtung des geistigen Geschehens, mit dem verbunden sie erscheinen; so kennen wir *einfache sinnliche Gefühle* in Begleitung von sinnlichen Wahrnehmungen aus der Außenwelt oder dem eigenen Körper (Freude oder Unlust an Farben, Tönen, Temperatur usw., Gefühl von Ermüdung, Hunger, Durst, geschlechtliche Gefühle, Schmerz) und *höhere Gefühle,* in Begleitung der zusammengesetzteren Vorgänge (logische, ästhetische, ethische Gefühle). Hierher gehören also z. B. die Freude an Form oder Harmonie, Ekel, Mitleid, Rechtsgefühl usw. Die einfachen sinnlichen Gefühle, zu denen auch das die Organempfindungen begleitende „*Gemeingefühl*" gehört, sind im Effekt die Regulatoren für unsere Maßnahmen zur Erhaltung von Gesundheit und Leben; die höheren wirken bei dem erwachsenen, geistig gesunden Menschen wesentlich mit bei der Bestimmung des Handelns im Verhältnis zur Gesellschaft. Die Feinheit, Vielseitigkeit und Stärke der Ausbildung dieser höheren Gefühle ist für die Stellung des einzelnen auf der Stufenleiter menschlicher Entwicklung mindestens ebenso wichtig wie die Höhe seiner intellektuellen Leistungsfähigkeit.

Unser aller Handeln wird lebenslang viel mehr von Gefühlen geleitet als von rein verstandesmäßigen Erwägungen; wir treffen das Gefühl als wesentlichen Bestandteil bei den als *Stimmung, Affekt, Trieb* bezeichneten Gemütszuständen, und wir werden bei der Erörterung der letzteren Gelegenheit haben, auszuführen, welchen Einfluß die Lebhaftigkeit der Gefühlsvorgänge auf den Ablauf der Verstandesoperationen und deren Ergebnis ausübt.

Die Erfahrung drängt zu der Annahme, daß in der Art und Richtung der Gefühlsbetonungen von Anfang an zwischen Mensch und Mensch *große und dauernde Unterschiede* bestehen; die Erziehung in der Kindheit und später durch das Leben vermag wohl die Äußerungsweise der Gefühle, aber nur wenig an den grundlegenden Eigentümlichkeiten der Gefühlsrichtung zu ändern.

Die Anomalien der Gefühle an sich haben für die gerichtliche Betrachtungsweise nur theoretisches Interesse; ihre praktische Bedeutung liegt in dem Einfluß, den sie als Bestandteil der zur Tat drängenden Gemütsbewegungen in Affekten und Trieben und bei den der Willenshandlung vorausgehenden Wahlvorgängen ausüben.

Anomalien des Gefühlslebens finden wir zunächst als angeborene Erscheinung bei den Psychopathen; die Abweichungen bewegen sich bei diesen in verschiedenen Richtungen und allen möglichen Gradabstufungen, finden sich einzeln oder in zusammengesetzten Verbindungen.

So kennen wir hier die *dauernde Stumpfheit oder Unerregbarkeit der höheren Gefühle,* die in Verbindung mit anderen psychischen Mängeln das Zustandbild des „moralischen Irreseins" zusammensetzen können und bei leichteren Graden als Lieblosigkeit in Pietätsverhältnissen, Egoismus usw. erscheinen; daneben trifft man aber auch oft die gleiche *Abstumpfung für körperliche Gefühle* (Schmerz, Sexualgefühle), bei anderen zeigen die Gefühle eine besondere Beeinflußbarkeit in der Richtung, daß zufällige zeitliche Verknüpfungen von Eindrücken mit Gefühlen beim erstmaligen Auftreten zu einer dauernden Verbindung werden (z. B. bei Entstehung der konträren

Sexualempfindung); andere Male besteht die Anomalie in einer lebenslänglichen Neigung zum Auftreten von Unlustgefühlen bei gleichgültigen oder auch bei solchen Anlässen, die für andere erfreulicher Art sind („*konstitutionelle Verstimmung*"); endlich findet sich hier die große Gruppe der Verkehrungen des Gefühlslebens in der Weise, daß die Gefühle des Widerwillens oder Ekels bei den entsprechenden Anlässen nicht auftauchen, daß vielmehr an ihrer Stelle eventuell geradezu Lustgefühle wach werden; in diese Gruppe gehören z. B. die seltsamen *Geschmacksverirrungen* und Gelüste der Hysterischen sowie zahlreiche *sexuelle Anomalien.* Man hat die Verkehrungen des Gefühlslebens unterschieden in Perversionen und Perversitäten, indem man mit jenen die krankhaften, angeborenen, mit diesen die angewöhnten oder sonstwie entstandenen meinte; die Unterscheidung ist nicht immer durchzuführen, da eine abnorme Bestimmbarkeit der Gefühlsrichtung etwas als angeboren erscheinen lassen kann, was doch erworben ist.

Angeborene Anomalien des Gefühlslebens in allen den eben genannten Richtungen finden sich auch als Bestandteil der „psychischen Schwäche" in der langen Reihe der verschiedenen Schwachsinnsformen.

Für die Beurteilung erworbener Anomalien des Gefühlslebens ist, wenn es sich um geringere Abweichungen handelt, eine Vergleichung mit der früheren Art des Individuums notwendig; gröbere Störungen können auch ohne dieses als solche erkannt werden, namentlich wenn der Betreffende eine gesellschaftliche Stufe erreicht hat, deren Behauptung bei schon länger bestehenden Mängeln der höheren Gefühle undenkbar ist.

Von diesem Gesichtspunkte aus können plötzlich bemerkbare Veränderungen des feineren Fühlens bei intellektuell hochstehenden Menschen ein sehr empfindliches *Reagens auf beginnende krankhafte geistige Veränderungen abgeben,* z. B. bei der Frühdiagnose der progressiven Paralyse.

Die Anomalien des Fühlens, denen wir bei den verschiedenen Formen der Geistesstörungen begegnen, brauchen wir an dieser Stelle nicht einzeln aufzuführen; im allgemeinen gilt dabei, daß wir Abstumpfung oder Verlust der höheren Gefühle, auch wenn grobe intellektuelle Mängel noch fehlen, als ein Zeichen anzusehen haben, das den Schluß auf tiefgreifende Wandlungen der geistigen Persönlichkeit erlaubt.

Die Veränderungen, die das Gefühl bei den senilen Geistesstörungen erfährt, die Einengung des Kreises der gefühlerregenden Dinge, die geringe Stärke des Fühlens überhaupt, gehen ohne scharfe Grenze über in die auch dem normalen Greisenalter eigenen, fast gesetzmäßigen Veränderungen des Gefühlslebens.

Für die *gerichtliche Praxis* können Anomalien des Gefühls eine Rolle spielen, insofern als sie neben anderen als Bestandteile zusammengesetzter geistiger Erkrankungen erscheinen; in diesen Fällen entscheidet aber nicht das Einzelsymptom, sondern die gesamte Erkrankung. Krankhafte Abweichungen des Fühlens, wenn sie die einzige nachweisliche psychische Anomalie darstellen, z. B. homosexuales Fühlen, können niemals strafrechtliche Unverantwortlichkeit begründen; treten sie auf in Verbindung mit intellektueller Schwäche oder verbunden mit quantitativen Störungen der motorischen Seite des Seelensleben (impulsive Vorgänge, Zwangshandlungen), so hängt es von deren Art und Stärke ab, ob man die Voraussetzungen der Zurechnungsfähigkeit als gegeben betrachten muß oder nicht; bei krankhaften Gefühlen in Zuständen getrübten Bewußtseins ist der Grad der Beeinträchtigungen des letzteren das Entscheidende.

Diese geringe praktische Tragweite der isolierten Gefühlsstörungen darf aber nicht dazu verführen, daß man die große Bedeutung übersieht, die sie bei allen Triebhandlungen und bei allen Wahlhandlungen besitzen.

V. Krankhafte Gemütsbewegungen (pathologische Affekte).

Allgemeines über den Affekt. — Affekt und Stimmung. — Einteilung der Affekte. — Rolle der Affekte im Seelenleben. — Körperliche Begleiterscheinungen. — Dauernde individuelle Verschiedenheiten. — „Affekthandlungen". — „Pathologischer Affekt" im älteren Sinne. — Krankhaft ist die Entstehungsweise oder die Art des Ablaufes oder die Wirkung auf das gesamte geistige Geschehen. — Krankhafte Veranlagung zu abnormen Affekten, angeborene, erworbene. — Affekt und Bewußtsein. — Disponierende Momente zum Auftreten krankhafter Affekte. — Affekte bei verschiedenen Formen der Geistesstörung. — Angstaffekt. — Angenehme Affekte.

Eine inhaltlich erschöpfende Definition für den Begriff „*Affekt*" zu geben, ist so wenig möglich wie für den Begriff „Bewußtsein"; es handelt sich bei den Affekten um jedem geläufige innere Erfahrungen, um diejenigen Zustandsveränderungen, die auch als „Gemütsbewegungen" bezeichnet werden. Die einzelnen Beziehungen der Affekte, wie Angst, Zorn, Schrecken, Freude, Entzücken usw. fassen bestimmte *Formen des Ablaufes von Gemütsbewegungen von verwandtem Gefühlsinhalte* zusammen. Was wir „Stimmung" nennen, deckt sich nicht mit dem Begriff des Affeks, auch nicht in der Weise, daß zwischen beiden nur ein quantitativer Unterschied bestünde, indem man etwa die leichtesten Grade der Affekte als so oder so veränderte Stimmung bezeichnete; unter Stimmung verstehen wir die mit Veränderungen des Allgemeingefühls einhergehende, in der einen oder anderen Richtung gesteigerte Disposition zum Auftreten von Affekten bei äußeren oder inneren Anstößen (gedrückte, gehobene, gereizte Stimmung usf.). Der Zustand, den wir subjektiv als Stimmung empfinden, kann sich der Außenwelt gegenüber in der veränderten Art der Reaktion des Individuums äußern.

Die Unterscheidung der Affekte in angenehme und unangenehme ist nicht erschöpfend; wir kennen — was nicht das gleiche besagen will — exzitierende und deprimierende (— der Zorn z. B. ist ein exzitierender, aber unangenehmer Affekt —), spannende und lösende Affekte, und gemischte Formen; so ist die Angst ein unangenehmer, deprimierender und zugleich spannender Affekt, die freudige Erwartung ein ebenfalls spannender aber exzitierender und angenehmer Affekt. Weitere Unterschiede liegen in der Art des Verlaufes, in der „Kurve des Affektes", die rasch ansteigen und rasch sinken oder langsam eine längere Zeit bleibendes Niveau erreichen oder intermittierend (in Paroxysmen und Intervallen) verlaufen kann. Die erstgenannte Verlaufsform zeigen die Vorgänge bei Überraschung, Schreck, Wut usw., intermittierend verlaufen häufig Freude oder Zorn, während viele der unangenehmsten Affekte: Kummer, Sorge, Angst langsam zu einem länger bleibenden Maximum ansteigen; auch diese zeigen indessen nicht selten anfallsweise auftretende plötzliche Steigerungen.

Alle Affekte haben, wenn sie eine gewisse Stärke erreichen, *lebhaften Einfluß* sowohl auf den *Zusammenhang des psychischen Geschehens* wie auf *körperliche Vorgänge.*

Was das erste anbetrifft, so handelt es sich hauptsächlich um eine Beeinflussung des Vorstellungsablaufes, der entweder unter einseitiger Herrschaft der dem Affekt inhaltlich entsprechenden Vorstellungskreise mit Ausschluß aller anderen erfolgt oder eine mehr oder weniger ausgedehnte Hemmung erfährt. Bei den höchsten Graden des Affektes kann ein (den körperlichen nervösen Folgen eines „Shok" analoger) völliger Stillstand des Vorstellungsablaufes stattfinden — Schreckstupor. Der unter der Herrschaft stürmischer Affekte sich entwickelnde psychische Zustand wird je nach dem Grade oder der Richtung der Veränderungen als Verlust der Besonnenheit, Verwirrung, Fassungslosigkeit bezeichnet; von „Bewußtlosigkeit" im klinischen Sinne zu sprechen, ist bei den Affekten geistesgesunder Menschen jedenfalls sehr selten Anlaß, eher noch bei den Grenzzuständen. Die körperlichen Begleiterscheinungen geben in gewissen individuell schwankenden Grenzen einen Maßstab für die Stärke des Affekts. Wir kennen verschiedene Gruppen derselben. Die eine wird gebildet durch im weitesten Sinne mimische Vorgänge: Veränderungen des Ausdrucks, Lachen, Weinen, Gesten; sie haben ihrerseits häufig eine verstärkende Wirkung auf den Affekt, sind aber dem Willen mehr untertan als die anderen körperlichen Vorgänge, die sich teils im Gebiete der Atmung und Zirkulation (Seufzen, Herzklopfen, Farbenwechsel), teils der Sekretion (Schweiß, Urin), teils der willkürlichen und unwillkürlichen Muskulatur (Zittern, Muskelschwäche, Versagen der Sphinkteren usw.) abspielen. Die körperlichen Wirkungen sind im einzelnen nicht an bestimmte Affekte gebunden, wenn auch einige derselben, wie das Nachlassen des Muskeltonus, vorwiegend den deprimierenden Affekten eigen sind. Bei den mit Spannungsgefühlen einhergehenden Affekten bringen lebhafte motorische Äußerungen häufig ein Gefühl der Erleichterung, der Lösung; auf diesem Zusammenhange beruht, wie wir sehen werden, bei manchen krankhaft entstandenen Affekten die Gefahr für die Umgebung des Kranken, der instinktiv durch Gewalttaten die innere Erleichterung erstrebt.

Die *weitgehenden Unterschiede,* die schon in der Gesundheitsbreite in Hinsicht der Affekte zwischen den einzelnen Menschen bestehen, sind bisher vielfach zu wenig gewürdigt worden; sie sind mindestens so groß wie die gewöhnlich am meisten betonten Unterschiede in intellektueller Beziehung. Eine bestimmte Affektveranlagung besteht von der frühesten Kindheit an mit entscheidendem Einfluß auf das Handeln; dieselbe gibt auch in manchen Fällen geistiger Störungen dem Krankheitsbilde nach der motorischen Seite hin seinen Charakter.

Das individuell Verschiedene bei Gesunden besteht einmal in der Auswahl der den Affekt auslösenden Anstöße, d. h. in der Verschiedenheit der Gefühlsbetonung aller persönlichen Erlebnisse, die für den einen gleichgültig sein läßt, was den anderen freut, erregt oder kränkt, dann aber auch in der Form des Ablaufes der Affekte, je nachdem sie rasch oder langsam ansteigen, flüchtig oder dauernd sind und vor allem, je nachdem die betreffenden Gemütsbewegungen leichter oder schwerer einer Ausgleichung fähig sind. Quantitativ bedeutendere Anomalien in dieser Beziehung gehören zu den regelmäßigsten Erscheinungen aller Zustände von angeborener oder erworbener Minderwertigkeit des Zentralnervensystems; speziell das Verhalten des Individuums gegenüber unangenehmen, exzitierenden oder deprimierenden Affekten gibt einen guten Maßstab für die Veranlagung und allgemeine Widerstandsfähigkeit seines Gehirns.

Die Psychologie setzt die Willenshandlung in gesetzmäßige Beziehungen zu den Affekten, die sich allerdings häufig nicht über den Nullpunkt erheben, wie bei einer großen Anzahl alltäglicher, gleichgültiger Verrichtungen; jedenfalls muß man anerkennen, daß Vorstellungen für uns zu Motiven werden zumeist durch die von ihrer Gefühlsbetonung abhängige Affekterregung; eine ganze Reihe von Vorstellungen, wie die der Scham, der Ehre, wird dadurch für viele Menschen zu bedingungslosen Ursachen des Handelns. Was wir den Charakter eines Menschen nennen, hängt wesentlich auch davon ab, welche Vorstellungen bei ihm geeignet sind, starke Affekte zu erregen.

Diese allgemeingültigen Zusammenhänge sind nun nicht gemeint, wenn von „Affekthandlungen“ die Rede ist; man versteht darunter vielmehr solche Handlungen, bei denen ein Affekt oder eine Gruppe von Affekten die vernünftige Überlegung, das Abwägen der Motive, mehr als durchschnittlich gestört hat; es handelt sich dabei immer um besonders starke oder um besonders unangenehme Affekte (Angst, Schrecken, Zorn). Die Gesetzgebung berücksichtigt den Einfluß, mit dem solche nicht krankhaften, aber lebhaften Affekte in den normalen Ablauf der Gedankentätigkeit störend eingreifen, in der milderen Art der Bestrafung. (Anreizung durch den Gegner beim Totschlag, die durch den gegnerischen Angriff hervorgerufene Erregung bei Beleidigung und Körperverletzung, Überschreitung der Notwehr durch Bestürzung, Furcht oder Schrecken.)

Die Beurteilung der dabei im einzelnen Falle vorauszusetzenden geistigen Vorgänge ist formal gesehen nicht Sache des ärztlichen Sachverständigen; sie fällt, da es sich nicht um krankhafte Vorgänge handelt, dem Richter zu. Die bereits erwähnte Tatsache, daß abnorme Affektzustände, auch ohne intellektuelle Mängel, zu den häufigsten Zeichen einer krankhaft veranlagten oder krankhaft gewordenen Gehirnverfassung gehören, sollte Anlaß sein, in Fällen, bei denen Affekte das durchschnittliche Maß zu übersteigen scheinen, immer eine Untersuchung des Angeschuldigten durch einen Sachverständigen vornehmen zu lassen.

Bei der *strafrechtlichen Beurteilung Jugendlicher* ist die Tatsache in Rechnung zu setzen, daß bei ihnen die affektiven Schwankungen, ohne daß ein krankhafter Zustand vorläge, größer sind als bei Erwachsenen.

Der „*pathologische Affekt*" hat in der älteren gerichtlichen Psychiatrie eine andere Rolle gespielt als heute; man meinte damit fast ausnahmslos eine bestimmte Richtung desselben, nämlich die zornige Erregung, die „Zorntrunkenheit", und neigte zu der Annahme, daß die absolute Größe dieses Affektes die Ursache einer Bewußtseinstrübung werde, daß, um es anders auszudrücken, ein vorübergehendes Irresein erzeugt werde durch einen an sich nicht krankhaften Zustand.

Die wachsende Erfahrung hat gelehrt, daß diese Vorstellungen nicht allgemein zutreffend sind; die Fälle von „pathologischem Affekt" im älteren Sinne gehören teils zum Symptomenkomplex der Epilepsie, teils sind es Äußerungen eines pathologisch veränderten Gehirns, mag es sich nun um angeborenes oder erworbenes, dauerndes oder vorübergehendes abnormes Verhalten desselben handeln; als krankhafte Affekte auf der Grundlage solcher abweichender Gehirnverfassung finden wir auch nicht nur die des Zornes und der Wut, sondern alle auch normalerweise vorkommenden Gemütsbewegungen, die allerdings für die gerichtliche Praxis eine verschiedene zahlenmäßige Bedeutung haben; die frühere übermäßige Betonung der krankhaften zornigen Reizbarkeit findet ihre Erklärung darin, daß sie allerdings am häufigsten zu strafrechtlichen Zusammenstößen mit der Umgebung führt.

Unter „pathologischen Affekten" wollen wir im folgenden alle diejenigen Gemütsbewegungen verstehen, die entweder nach ihrer *Entstehungsweise* oder nach der *Art des Ablaufs und der Wirkung auf das gesamte psychische Geschehen krankhaft sind*; bei einem Teil derselben finden sich in jeder dieser Richtungen Abweichungen vom Normalen.

Zunächst finden wir nicht nur bei manchen Formen von Geistesstörung, sondern auch bei den noch an der Grenze der Gesundheit stehenden Zuständen eine abnorme Erleichterung des Eintretens von Affekten überhaupt, ein Mißverhältnis zwischen dem Anlaß und der Größe der dadurch ausgelösten Gemütsbewegung. Als lebenslängliche Eigentümlichkeit treffen wir dies als eines der Kennzeichen *psychopathischer Geistesverfassung* bei

Persönlichkeiten, die sich fast immer nur im labilen Gleichgewichte befinden und in der Gefahr schweben, von besonders lebhaften äußeren Anstößen (Beleidigungen, Unglücksfälle, widrige Schicksale usw.) in maßlose Affekte hineingetrieben zu werden. Manche Träger dieser Reaktionsform kennen sich selbst genügend, um mit verstandesmäßig gewählten Mitteln diesen Mangel ihrer Veranlagung unschädlich bleiben zu lassen, indem sie sorgsam, soweit als möglich, Gelegenheiten, die geeignet wären, Affekte zu erzeugen, aus dem Wege gehen, oder es sich zum Gesetz machen, aufschießende, affektgeheizte Entschlüsse erst einmal zu „beschlafen", ehe sie zur Tat werden, beleidigende Briefe bis zum nächsten Tag liegen zu lassen — an dem sie dann meist nicht mehr abgeschickt werden.

Eine besondere Gefahr, im Affekt zu nicht gleichgültigen Handlungen (tätliche Beleidigungen z. B.) hingerissen zu werden, besteht für diese Individuen dann, wenn ihre durchschnittliche Widerstandskraft noch durch hinzukommende Momente (körperliche Erschöpfung, Menstruation, Alkoholwirkung, Kopfverletzungen, Hitze) herabgesetzt ist.

Diese Erleichterung des Eintretens von starken Affekten bei den Psychopathen besteht für alle Affektrichtungen; für die angenehmen, exzitierenden ist sie weniger bedeutungsvoll, weil diese rascher ihre Ausgleichung finden und selten zu Konflikten führen; für das Individuum selbst wird die rasche Lebhaftigkeit der deprimierenden Unlustaffekte oftmals durch die hierbei naheliegende Gefahr des Selbstmordes bedenklich. Ein großer Teil der Selbstmorde aus unverhältnismäßig geringen Anlässen (z. B. bei Schulkindern wegen „Sitzenbleiben") wird von hereditär Belasteten mit abnormer Affektveranlagung ausgeführt.

Den Fällen von angeborener abnormer Disposition zur Entstehung von Affekten stehen in bezug auf die Erscheinungsform und die praktischen Folgen die Fälle von „erworbener" Neurasthenie sehr nahe, bei denen es sich allerdings zum größten Teile auch um eine angeborene Minderwertigkeit des Zentralnervensystems handelt, die nur äußerer Anlässe (Überarbeitung, erschöpfende Krankheiten, langdauernde Gemütsbewegungen, Schreck und dergleichen) bedarf, um hervorzutreten. Besonders beachtenswert ist bei den Psychopathen die *verlangsamte Ausgleichung unangenehmer Gemütsbewegungen,* die auch durch gute Intelligenz und Einsicht für die eigene Strukturformel nicht gefördert wird.

Bei der *forensischen Beurteilung* von Affekthandlungen gilt: der Nachweis psychopathischer Disposition ist an sich keineswegs genügend, um solche Persönlichkeiten ohne weiteres für unverantwortlich zu erklären; es darf dies für den Richter bei der Strafabmessung in Betracht kommen, namentlich dann, wenn die Tatsache der ungewöhnlichen Maßlosigkeit in Affekten keine vereinzelte im Leben des Betreffenden ist. Besondere Umstände können aber auch bei diesen nicht Geisteskranken Anlaß werden, bei einer vereinzelten Handlung das Bestehen von Unzurechnungsfähigkeit anzunehmen, dann nämlich, wenn der störende Einfluß des Affektes auf den Vorstellungsablauf eine solche Höhe erreicht, daß man, auch wenn es sich im klinischen Sinne nicht darum handelt, doch von einem Zustand von „Bewußtlosigkeit" sprechen kann. Es handelt sich dabei um ein Nichtaktivwerden der permanenten Vorstellungsgruppe des Selbstbewußtseins, infolgedessen lebhafte Impulse zur Tat werden, ohne daß überhaupt ein Auftreten von Gegenmotiven möglich gewesen wäre; welche Kennzeichen die Annahme eines bis zu diesem Grade gestörten geistigen Geschehens rechtfertigen, wird bei der Erörterung der Bewußtseinsstörungen auseinandergesetzt werden. Vor allem wird auch hier das Verhalten der Erinnerung für die Zeit der in Frage stehenden Tat in Betracht kommen; völliger Mangel jeglicher Erinnerung erlaubt auch hier den Schluß, daß die seelischen Vorgänge bei der Tat nicht mit dem Selbstbewußtsein in Verbindung getreten waren.

Als unterstützendes Moment für die Annahme eines in diesem Sinne pathologischen Affektes muß der Nachweis von *disponierenden Einflüssen* aus der Reihe der obenerwähnten (Alkohol usw.) gelten, namentlich dann, wenn eine Häufung derselben vorgelegen hat, z. B. Alkoholwirkung mit Schlägen auf den Kopf oder große Hitze und körperliche Erschöpfung zusammen mit Alkoholwirkung und dergleichen.

Jedenfalls muß der Alkohol als der hauptsächlichste Erzeuger desjenigen Hirnzustandes gelten, aus dem bei den dazu veranlagten Persönlichkeiten „pathologische Affekte" erwachsen. Welcher Art diese Veränderung des Hirnzustandes ist, davon haben wir zur Zeit keine Vorstellung; die beliebten Theorien von „Hyperämie" oder „Anämie", von abnormer Blutfülle oder abnormem Blutmangel des Gehirns als Ursache sind wertlose Spielereien; die Tatsache, daß ein Zorniger ein rotes Gesicht bekommt, oder daß Schrecken erbleichen macht, beweist gar nichts dafür, daß die begleitenden Gemütsbewegungen in irgendwelchen Beziehungen zum Füllungszustand der Hirngefäße stehen, um so weniger, als die gleichen Gemütsbewegungen, wie z. B. Zorn, den einen erröten, den anderen erblassen machen.

Ein unmittelbares zeitliches Aufeinanderfolgen von äußerem Anstoß und Reaktion ist nicht immer Voraussetzung für die Annahme eines pathologischen, von Alkoholwirkung beeinflußten Affektes; abgesehen von der für alle in der Wirkung nach außen drängende Affekte gültigen Tatsache, daß die eine gewisse Zeitspanne hindurch, z. B. nach einer Beleidigung mit Erfolg geübte Selbstbeherrschung (Latenzzeit) schließlich doch bei einem unberechenbar kleinen Anstoß versagt, kommt bei den Affekten unter Alkoholeinfluß die summierende Wirkung desjenigen Quantums Alkohol hinzu, das in den Magen zwar schon eingeführt war, aber erst nach und nach in den Kreislauf und damit zur Wirkung gelangt. Der übliche schematische Laienversuch, der auch in Polizeirapporten und im Plädoyer gemacht wird, zwischen Alkoholmenge und möglicher Alkoholwirkung eine *bestimmte Proportion* anzunehmen, muß schon an diesem Gesichtspunkte scheitern.

Bei allen anscheinend in Abhängigkeit oder unter Mitwirkung von Alkohol erfolgenden, in der einen oder anderen Richtung „pathologischen" Affekthandlungen ist man verpflichtet, an die Möglichkeit des Vorliegens von Epilepsie zu denken und seine Nachforschungen in dieser Richtung mit besonderer Sorgfalt anzustellen.

Bei den bisher erwähnten Affektzuständen bei abnormer Verfassung des Nervensystems sind wir bei der *forensischen Beurteilung* genötigt, den Affekt selbst, das Verhältnis von Anstoß und Reaktion, und die Wirkung des Affekts auf das gesamtseelische Geschehen als wesentlich für die Beurteilung ins Auge zu fassen; bei der abnormen Affektreaktion der im forensischen Sinne Geisteskranken liegt das Hauptgewicht auf dem Nachweis der Geisteskrankheit, durch den die im krankhaften Zustande begangene Einzelhandlung ohne weiteres die Unverantwortlichkeit begründet.

Die einzelnen Formen von Geistesstörung, die wir klinisch unterscheiden, disponieren in sehr verschiedenem Maße zu abnormen Affektäußerungen. Die „*Reizbarkeit*", die Neigung, auf geringe Anlässe mit zorniger Erregung zu reagieren, ist vor allem der Manie eigen, bei der die gehobene Stimmung und die Unternehmungslust die Reibungsfläche der Außenwelt gegenüber vergrößern, während die allgemeine Erleichterung der motorischen Auslösung zu Tätlichkeiten im Zorne disponiert; hier bei der Manie pflegt der zornige Affekt nicht von langer Dauer zu sein; seine Kurve steigt steil an und sinkt verhältnismäßig rasch.

Den gleichen Verlauf zeigen die Affekte der Paralytiker, deren Gefahr dadurch vermehrt wird, daß von seiten der Intelligenz nur wenig wirksame Gegenmotive gestellt werden können. Paralytiker pflegen in ihren Affekten, sowohl nach der Lust- wie nach der Unlustseite hin alsbald ins Maßlose zu geraten; sie sind deswegen bei depressiven Affekten für sich selbst gefährlich. Die Meinung, daß Paralytiker wegen der durchschnittlichen Schwächlichkeit ihrer Willensvorgänge für Dritte harmlos seien, wird immer wieder einmal durch Fälle von Gewalttätigkeiten widerlegt; vor kurzem erst tötete ein Paralytiker, der in seiner Wohnung verhaftet werden sollte, zwei Polizeibeamte durch Revolverschüsse.

Affektschwankungen von einer bei der betreffenden Persönlichkeit sonst ungewöhnlichen Lebhaftigkeit können eines der frühesten Zeichen der Paralyse sein.

Durch besondere Reizbarkeit sind alle alkoholischen Geistesstörungen ausgezeichnet; die daraus erwachsende Gefahr für die Umgebung wird durch die dem chronischen Alkoholismus eigene Abstumpfung der höheren Gefühle vermehrt; die Affekthandlungen der Alkoholiker zeichnen sich häufig durch besondere Brutalität aus.

Die Reizbarkeit ist auch eines der charakteristischen Kennzeichen des „*epileptischen Charakters*" (eine Bezeichnung, mit der wir die ganze Summe der bei Epilepsie in vielen Fällen allmählich eintretenden seelischen Veränderungen zusammenfassen); selbst kleine Alkoholdosen können die epileptische Reizbarkeit beträchtlich vermehren, ohne daß es deswegen jedesmal zu einem epileptischen Anfalle käme; häufig allerdings löst der Alkoholgenuß einen ,,Anfall“ in irgendeiner der mannigfaltigen Formen aus, und es unterliegt keinem Zweifel, daß ein großer Teil der in der älteren Literatur als ,,pathologische Alkoholreaktion“ beschriebenen Zustände echte epileptische Anfälle waren, die man verkannte und wegen der äußerlichen Ähnlichkeit den Affektzuständen zurechnete. Der Nachweis des Anfallscharakters läßt sie aus der Gruppe der pathologischen Affekte ausscheiden. Auch ohne Mitwirkung von Alkohol wird die epileptische Reizbarkeit, die bei lächerlich kleinen Anlässen explodieren kann, nicht selten zu einem verhängnisvollen Moment. Bei allen mit starker Bewußtseinstrübung einhergehenden Seelenstörungen treten die durch äußere Anstöße ausgelösten Affekthandlungen an Bedeutung zurück hinter denjenigen, die auf Grund innerer Zustandsänderungen (Sinnestäuschungen, Angst usw.) erfolgen.

Bei den bisher kurz erörterten abnormen Gemütsbewegungen lag das Krankhafte in erster Linie in der Art ihres Ablaufes, in der relativen Größe und in der Wirkung auf die übrigen geistigen Vorgänge; die Entstehungsweise dagegen spielt die Hauptrolle bei der großen Zahl der ohne äußern Anlaß auftretenden krankhaften Affekte, die bei keiner Form von Geistesstörung ganz fehlen, bei manchen das Krankheitsbild völlig beherrschen können. Der praktisch wichtigste ist zweifellos der *Affekt der Angst*. Bei Geistesgesunden ist der Angstaffekt ein besonders lehrreiches Beispiel der gegenseitigen Beziehungen zwischen Affekten und körperlichen Vorgängen; wir treffen einserseits Angstempfindungen oft von der größten Heftigkeit, bei einer Reihe körperlicher Erkrankungen (Vergiftungen mit Tabak, Kaffee, bei Tollwut, nach Schlangenbiß, bei allen möglichen Formen von Herzleiden, Bauchfellreizung, bei Behinderung der Atmung), wir beobachten andererseits bei der aus nicht körperlichen Ursachen erwachsenden Angst die im Eingang des Kapitels erwähnten Rückwirkungen auf Puls, Atmung, Zirkulation, Sekretion und Muskeltonus besonders deutlich ausgeprägt.

Bei den Geistesstörungen ist die Angst in manchen Fällen ein nur sekundäres Symptom, ausgelöst durch den bedrohlichen Inhalt von Sinnestäuschungen oder Wahnvorstellungen; in der Regel aber haben wir in ihr einen wesentlichen, selbständigen Vorgang zu erblicken, der den gleichzeitig vorhandenen krankhaften Vorstellungen koordiniert ist (in derselben Weise, wie Sinnestäuschungen und Wahnideen koordiniert sind). Manche Fälle schwerer Neurasthenie bekommen ihr besonderes Gepräge durch den Angstaffekt; das beherrschende Symptom ist die Angst bei der sog. Angstmelancholie, Melancholia agitata; eine wesentliche Rolle spielt sie bei den epileptischen Psychosen, beim Delirium tremens, bei den klimakterischen und senilen Geistesstörungen; als disponierende Momente müssen alle körperlichen Sensationen unangenehmer Art gelten, wie bei hypochondrisch gefärbten paranoischen Zuständen und den Depressionen der Paralytiker.

Die jedem Gesunden wohlbekannten, der Angst eigentümlichen *Spannungsempfindungen* werden mit Vorliebe in der Herzgegend gefühlt (Präkordialangst), können aber auch in beinahe allen anderen Körperteilen wahrgenommen werden, z. B. in der Schienbeingegend, in der auch manche Gesunde in besonderen Situationen (Stehen am Rande eines Abgrundes, auf der Plattform von Türmen) eigentümliche ziehende Empfindungen verspüren.

Der Angstaffekt des Geisteskranken verläuft manchmal lange Zeit hindurch in gleichbleibender Höhe; häufiger findet sich ein intermittierender Verlauf mit anfallsweise auftretenden heftigen Steigerungen (Angstraptus); die allen Angstzuständen eigenen Gefahren für das Individuum und für die Umgebung erreichen in diesem Angstraptus ihre größte Höhe.

Die *Äußerungsweise der Angst* bei den Geisteskranken hängt von ihrer Stärke und von der Form der Störung, in weiten Grenzen aber auch von der persönlichen Eigenart der Kranken ab. Viele im hohen Grade von Angst Gequälte verstehen es, dieselbe so gut zu verbergen, zu „dissimulieren“ daß sie ihre Umgebung und den weniger erfahrenen Arzt vollkommen täuschen; mit Recht wird davor gewarnt, den lächelnden und Konversation machenden Melancholischen zu trauen.

Unverkennbar ist die Angst, wenn sie sich in den ihr natürlichen *Ausdrucksbewegungen* äußert: Unruhe, Zupfen und Nesteln, Nägelbeißen, Händeringen, Seufzen, Hin- und Herrennen, Weinen, Beten usw.; an einer charakteristischen fluchtbereiten Haltung im Bett kann man oft Angstkranke auf den Abteilungen schon von weitem erkennen.

Die große Bedeutung der Angstaffekte für die *gerichtliche Praxis* liegt darin, daß hohe Grade der Angst, ebenso wie die höchsten Grade der zornigen Erregung, imstande sind, einen völligen Verlust der Besonnenheit (Bewußtseinsstörung im Sinne des StGB.) herbeizuführen, und daß sie weiter erfahrungsgemäß sehr häufig Anlaß zu gewalttätigen Handlungen geben, deren Gefahr durch die Trübung der Besonnenheit noch vergrößert wird.

Die Neigung zu *Gewalttätigkeiten* richtet sich in erster Linie gegen die eigene Person; jeder Geisteskranke mit Angst ist für sich selbst gefährlich; zur Lösung der unerträglichen inneren Spannung ist dem Kranken jedes Mittel recht, und die in ihrer Ausführung schauderhaftesten Selbstmorde werden gerade von Angstkranken begangen; erleichtert wird dies durch die infolge der Angst vorhandene psychische Analgesie, welche die zerstörenden Eingriffe in den Körper nicht als Schmerzen zum Bewußtsein kommen läßt (Selbstverbrennungen, Selbstverstümmlungen); bei stärkerer Trübung des

Bewußtseins fühlen Angstkranke häufig nur den heftigen Drang, „irgend etwas" zu tun (Raptus melancholicus, Epilepsie), und je nach Umständen und Örtlichkeit kommt es zur Zerstörung von Mobiliar, zur Tötung oder Verletzung von Angehörigen oder beliebigen anderen Personen, zur Brandstiftung und dergleichen; einen gewissen Maßstab für den Geisteszustand während der Tat gibt hier wieder das Verhalten der Erinnerung, die bei hochgradiger Angst fehlen oder lückenhaft sein kann auch bei Psychosen, denen an sich keine Bewußtseinsstörungen eigen sind (Melancholie z. B.).

In den allerhöchsten Graden der Angst kann es zu einer völligen Hemmung der geistigen Vorgänge kommen, zum *Stupor*. —

Die *forensische Beurteilung* aller in krankhaften Angstzuständen begangenen Handlungen bietet in der Regel keine besonderen Schwierigkeiten; entweder ist der Nachweis einer zugrunde liegenden, kürzer oder länger dauernden Geisteskrankheit möglich, oder die Tat läßt sich als Ausfluß eines akut veränderten Geisteszustandes erkennen, wie in manchen Formen des epileptischen Anfalles; über den Wert des Symptoms des Erinnerungsmangels für die Zeit der Tat vgl. das Kapitel Bewußtseinsstörungen; die Beurteilung der krankhaften Angstzustände, die als Begleiterscheinung der psychischen Zwangsvorgänge in Gestalt der „Phobien" auftreten, findet bei diesen ihre Besprechung.

Die krankhaften *angenehmen Affekte*, die als unbegründete Heiterkeit, Ausgelassenheit usw. bei Manie, bei der paralytischen Euphorie und manchmal bei chronischem Alkoholismus auftreten, haben ihre forensische Bedeutung weniger in strafrechtlicher als in zivilrechtlicher Richtung insofern, als sie geeignet sind, das Urteil des Individuums über seine persönliche und finanzielle Leistungsfähigkeit, über seine Hoffnungen und Aussichten zu trüben und dadurch Anlaß werden zur Übernahme von Verpflichtungen oder zum Beginn von Unternehmungen, die in den wirklichen Verhältnissen keine genügende Motivierung finden. Es gehören hierher die Käufe, Reisen, Gründungen, Verlobungen usw. bei den an Manie oder an Paralyse Erkrankten. Bei progressiver Paralyse ist die forensische Behandlung hierhergehöriger Fragen in der Regel leicht, weil ein euphorischer Paralytiker fast immer greifbare Intelligenzdefekte oder genügend sichere körperliche Zeichen der organischen Hirnerkrankungen aufweist, um die Krankheit zweifellos zu beweisen; größeren Schwierigkeiten kann man bei der Manie begegnen, da die Intelligenz ganz ungetrübt, die Dialektik des Kranken für den Laien sehr wirkungsvoll sein kann; der Nachweis einer krankhaft entstandenen Affektlage als Hauptsymptom der Störung neben den sonstigen Anomalien auf dem Gebiete des Vorstellungsverlaufes, eventuell auch die Feststellung periodischer Wiederholung solcher Phasen im Vorleben wird den Richter von dem Vorliegen von Geisteskrankheit überzeugen.

VI. Störungen des Bewußtseins.

Gesetzlicher Begriff der Bewußtseinsstörungen. — Allgemeines über die Bewußtseinsvorgänge; Bewußtsein und Selbstbewußtsein. — Äußere Anhaltspunkte für das Bestehen von Beeinträchtigungen des Bewußtseins. — Verhalten der Erinnerung. — Amnesie, absolute, relative; einfache, retrograde; graduelle Abstufungen. — Gerichtliche Bedeutung des Nachweises von Amnesie. — Verschiedene Zustände abnormen Bewußtseins; Nomenklatur. — Schlaftrunkenheit und Nachtwandeln; Pavor nocturnus. — Delirien bei Fieber, Erschöpfung, Vergiftung, Schmerzen. — Abnorme Zustände der Gebärenden.

Unter den Zuständen, welche die strafrechtliche oder zivilrechtliche Vollwertigkeit des Individuums beeinträchtigen, finden wir in den gesetzlichen Bestimmungen neben den krankhaften Störungen der Geistestätigkeit die „Bewußtseinsstörung“ und die „Bewußtlosigkeit“. Es ist oben des näheren ausgeführt, daß unter dem Ausdrucke „Bewußtlosigkeit“ nicht ein vollständiges *Aufhören* jeder psychischen Tätigkeit zu verstehen ist, sondern daß das Gesetz damit alle diejenigen Störungen des Bewußtseins bezeichnen will, die, ohne im engeren Sinne unter allen Umständen „krankhaft“ zu sein, doch das Handeln des Menschen *nicht als einen Ausdruck seines ungetrübten Wollens* erscheinen lassen.

Bevor wir in die Erörterung der allgemeinen Kennzeichen und der Erkennbarkeit derartiger Zustände von Bewußtlosigkeit und in die Besprechung derselben im einzelnen eintreten, wird es in Anbetracht der ziemlich großen Verwirrung, die auf diesem Gebiete besteht, zweckmäßig sein, zur besseren Verständigung ein paar Bemerkungen über die Bewußtseinsvorgänge überhaupt vorauszuschicken.

Mit dem Worte Bewußtsein bezeichnen wir nur die *tatsächliche Erfahrung, daß wir in uns das Kommen und Gehen wechselnder Zustände von Vorstellungen, Gefühlen, Impulsen und dergleichen wahrnehmen.*

Ob es ein *unbewußtes seelisches Geschehen* gibt, darüber ist in den letzten zwei Jahrzehnten unendlich geredet und geschrieben worden; die *Psychoanalyse* behauptet, über die Geschehnisse im Unbewußten Bescheid zu wissen, die für das Individuum wichtiger sein sollen als seine bewußten Erlebnisse; bewiesen ist nichts, und nach Lage der Dinge ist auch nichts zu beweisen; in der Hauptsache handelt es sich überhaupt nur um Fragen der Definition.

Unsern *eigenen Erfahrungen* ist das Psychische nur in Form des Bewußten gegeben; für die praktische, insbesondere die forensische Betrachtung haben die Bezeichnungen *„bewußt“* und *„psychisch“ gleichen Inhalt.*

Über das *Wesen* des Bewußtseins Erörterungen anzustellen, ist hier nicht der Ort. Es genügt, auf die erfahrungsgemäß feststehende Tatsache hinzuweisen, daß das „bewußt sein“ an das ungestörte Funktionieren nervöser Bestandteile im Gehirn gebunden ist, und daß wahrscheinlich das Eintreten verhältnismäßig geringer Veränderungen in diesen nervösen Bestandteilen genügt, um Veränderungen im bewußt werden und bewußt sein hervorzurufen. Das deutlichste Beispiel dafür erlebt jeder täglich an dem Aufhören des Bewußtseins im Schlaf und an den Veränderungen desselben im Traum; auf dem Gebiete des Krankhaften zeigen es am deutlichsten die Beobachtungen über Aufhebung des Bewußtseins durch mechanische Erschütterungen des Gehirns.

Den vielfach gebrauchten Ausdruck „*Bewußtseinsinhalt*", der leicht irreführend wird, wollen wir zu vermeiden suchen. Die mögliche Summe des uns in einem gegebenen Momente gleichzeitig Bewußten, der „Inhalt" unseres augenblicklichen Bewußtseins, ist, wie auf experimentellem Wege genau zu erweisen ist, sehr klein, und um so kleiner, je „bewußter", wenn man so sagen darf, d. h. je klarer und schärfer die betreffenden Vorstellungen usw. bewußt sind. Die übliche Bezeichnung „Bewußtseinsinhalt" meint aber nicht nur das monentan gleichzeitig Bewußte, sondern die Summe aller dem Individuum eventuell zur Verfügung stehenden psychischen Gebilde; diese können nun zwar nacheinander und in den mannigfachsten Verbindungen bewußt werden; der größte Teil aber von ihnen verharrt die längste Zeit im unbewußten Zustande mit der Möglichkeit, „über die Schwelle des Bewußtseins" zu treten, bewußt zu werden; dem Bewußtseinsinhalt in dem gebräuchlichen Sinne gehören also Bestandteile an, welche die Eigenschaft, bewußt zu sein, gar nicht zu besitzen brauchen.

Man hat aus der großen Anzahl von Vorstellungen, über die wir verfügen, nach ihrer Herkunft und Zusammengehörigkeit Gruppen zusammengefaßt, und so ein *Bewußtsein der Außenwelt, des eigenen Körpers und der Persönlichkeit* unterschieden. Diese Trennung ist keine ganz scharfe, indem einmal unser Körper, genau genommen, für die Vorstellung auch ein, wenngleich ganz besonderer, Teil der Außenwelt ist, und dann weiter das Bewußtsein der Persönlichkeit von dem der Körperlichkeit keineswegs ganz loszulösen ist. Trotzdem empfiehlt es sich, diese Einteilung, die eine Gruppierung im großen und ganzen ermöglicht, für die Zwecke der Analyse im gegebenen Falle festzuhalten.

Sie ist vor allem wesentlich für die nicht scharf genug durchzuführende *Unterscheidung von Bewußtsein und Selbstbewußtsein.* Ein gutes Teil der Mißverständnisse, an denen die Diskussion über die Störungen des Bewußtseins reich ist, rührt von einer Vernachlässigung dieser Unterscheidung her. Meistenteils, wenn in forensischer Beziehung von Bewußtsein die Rede ist, wird das Selbstbewußtsein gemeint. „Störungen des Bewußtseins" im weitesten Sinne sind alle sogenannten geistigen Störungen überhaupt, da, wie wir sahen, für die praktischen Zwecke die Bezeichnungen bewußt und psychisch nichts voneinander Verschiedenes bedeuten; im engeren Sinne aber versteht man darunter die Störungen des Selbstbewußtseins.

Was haben wir unter *Selbstbewußtsein* zu verstehen?

Unter den psychischen Gebilden, deren wir uns bewußt sind und bewußt werden können, hebt sich als „permanente Vorstellungsgruppe" ein keineswegs allein aus Vorstellungen zusammengesetztes ab, welches in seiner Gesamtheit das Ich bildet; es gehen in dasselbe ein: das aus Organempfindungen, Lageempfindungen, organischen Lust- und Unlustgefühlen zusammengesetzte Bewußtsein der Körperlichkeit und das viel komplizierter gebildete, am spätesten erworbene Bewußtsein der Persönlichkeit, das sich hauptsächlich auf der Fähigkeit des Wiedererneuerns und Wiedererkennens früherer psychischer Zustände aufbaut, und in dem Wissen besteht, daß es dasselbe Subjekt ist und bleibt, in dem die ganze Summe gerade dieser, so oder so beschaffener Vorstellungen, Gefühlserregungen, Willensimpulse in Vergangenheit und Gegenwart lebendig ist.

Das Attribut „*bewußt*", „mit *Bewußtsein*" soll nun in *forensischer Beziehung* nur auf diejenigen psychischen Vorgänge angewendet werden, *die in das Selbstbewußtsein eingegangen sind*, d. h. die mit den übrigen das Bewußtsein des Ich zusammensetzenden psychischen Gebilden in Verbindung getreten sind.

Als *bewußtloses Handeln* bezeichnen wir also bei der forensischen Beurteilung nicht nur dasjenige, bei dem wir Grund haben, überhaupt keine begleitenden psychischen Vorgänge anzunehmen, wie z. B. die lebhaften motorischen Entladungen im klassischen epileptischen Anfall, sondern auch diejenigen Handlungen, bei denen zwar psychische Vorgänge Ursache oder Begleitung sind, *die aber ohne Verbindung mit dem übrigen verfügbaren Bewußtseinsmateriale des normalen Menschen verlaufen und der Aufsicht des Selbstbewußtseins entbehren.*

Bei einem *Schlaftrunkenen* z. B., der aus ängstlichem Traume von Bedrohung seines Lebens nur unvollkommen erwachend, in völliger Verkennung der Sachlage den harmlosen Schlafkameraden erschlägt, finden vielerlei psychische Vorgänge statt; es besteht bei ihm sehr wohl ein Bewußtsein; er fühlt Angst, macht Gesichtswahrnehmungen usw.; die Tat erfolgt aber, ohne daß das Ich überhaupt zu Worte gekommen wäre; auf der Grundlage der nachwirkenden ängstlichen Erregung des Traumes mit bedrohlichem Charakter der Traumvorstellungen löst der Anblick des schlafenden Zimmergenossen die Tat aus, ohne daß der Handelnde sich des Ortes, der Zeit, seiner sonstigen Beziehungen zu dem Opfer bewußt wurde, und ohne daß die allgemeinen Vorstellungen und Gefühle, die sonst sein Tun bestimmen, überhaupt wach geworden wären.

Diese Eigentümlichkeit in den zur Tat führenden psychischen Vorgängen, die mangelnde Verknüpfung mit dem Selbstbewußtsein, meint die forensische Bezeichnung der Bewußtlosigkeit. Es liegt darin auch die Abgrenzung von denjenigen abnormen, das Handeln beeinflussenden Zuständen, die als „krankhafte Störung der Geistestätigkeit" zusammengefaßt werden. Die das Selbstbewußtsein zusammensetzenden Gebilde können qualitativ sehr stark verändert sein; in dasselbe geht bei den krankhaften Störungen der Geistestätigkeit eine Menge fälschender Bestandteile ein, die auf den mannigfachsten Wegen (Sinnestäuschungen, krankhafte Gefühle, Wahnideen) die Persönlichkeit verändern und dadurch auch das Handeln in krankhafter Weise beeinflussen; dabei kann aber der Vorgang des „Selbstbewußtwerdens" von irgendwelchen krankhaften Störungen vollkommen unberührt bleiben. Diejenigen, auf den mannigfachsten Grundlagen erwachsenden Zustände, bei denen eine krankhafte Veränderung der Persönlichkeit fehlt oder doch an Bedeutung zurücktritt hinter den Störungen des Selbstbewußtseins, nennen wir im forensischen Sinne Zustände von Bewußtlosigkeit.

Ehe wir dieselben im einzelnen erörtern, wollen wir versuchen, diejenigen etwa vorhandenen *allgemeinen Anhaltspunkte* zusammenzustellen, welche dafür sprechen, daß eine *Handlung im Zustande der Bewußtlosigkeit* begangen worden ist.

In dem *äußeren Anschein* einer Handlung braucht sich der unbewußte Charakter derselben nicht immer deutlich und unverkennbar auszusprechen; wer z. B. in dem oben erwähnten Beispiel, etwa vom Nebenzimmer aus, Zeuge der Tat war und beobachten konnte, wie der Schläfer aufstand, ein Beil suchte und dann mit Sicherheit den tödlichen Streich führte, brauchte aus der Art der Ausführung allein keineswegs auf den Gedanken zu kommen, daß es die Tat eines bewußtlos Handelnden war. Die Erfahrung lehrt auch, daß häufig Augenzeugen einer im bewußtlosen Zustande begangenen Handlung zu dieser Überzeugung nicht gekommen sind.

Man unterscheidet zweckmäßigerweise die *Kennzeichen der Tat selbst*, wie sie in handgreiflichen Spuren oder in Zeugenaussagen über das Benehmen des Täters liegen, und solche Anhaltspunkte für das Vorhandensein bewußtlosen Handelns, wie sie *in einem späteren Stadium* für die nachträgliche Prüfung gegeben sein können.

Zunächst ist daran festzuhalten, daß, wie schon erwähnt, ein im forensischen Sinne bewußtloses Handeln sehr wohl den *Anschein des Bewußten, Planmäßigen*, Überlegten haben kann. Es sind in großer Anzahl Fälle bekannt, die in dieser Hinsicht ganz beweisend sind, vor allem aus dem Krankheitsgebiete der Epilepsie, Fälle, bei denen die Kranken in epileptischen Zuständen komplizierte Handlungen, Reisen und dergleichen unternommen haben, ohne daß sie denen, die mit ihnen in Berührung kamen, als direkt krank aufgefallen wären oder doch mehr als den Eindruck der Angetrunkenheit oder eines etwas sonderbaren Wesens erweckt hätten. Der später nachgewiesene *Mangel der Erinnerung* für die betreffende Zeit gibt dann erst den Hinweis, daß die psychischen Vorgänge während des Anfalls sich außerhalb des Selbstbewußtseins abgespielt hatten. Dies ist in der Reihe der „bewußtlos" vollzogenen Handlungen das eine Extrem; das andere wird repräsentiert durch die Fälle, bei denen die *Sinnlosigkeit* des Tuns, das völlige *Ignorieren der Sinneswahrnehmungen* aus der Umgebung, die völlige *Mißachtung der persönlichen Gefahr* und eventueller Verletzungen des eigenen Körpers ohne weiteres die Handlung als eine nicht „bewußte" erkennen lassen.

Zwischen diesen beiden Extremen der Reihe finden sich nun zahllose Abstufungen in dem Aussehen des bewußtlosen Benehmens, bei dessen Beschreibung in den *Zeugenaussagen* einige Kennzeichen, die natürlich nach der Art des zugrunde liegenden Prozesses wechseln, häufig wiederkehren: geistesabwesender Ausdruck des Gesichts, leerer oder starrer Blick, auffallende Blässe oder Röte des Gesichts, Zittern der Hände, abgerissenes Vorsichhinsprechen, automatenhafter Charakter der Bewegungen und dergleichen mehr; übersehen darf nicht werden, daß ein Teil dieser Außerlichkeiten auch bei den gewöhnlichen Affekthandlungen vorkommt.

Ein Hinweis auf die Beschaffenheit des vorausgehenden Bewußtseinszustandes kann auch in *der Form des Abschlusses der fraglichen Episode* liegen, wenn z. B. unmittelbar im Anschluß an vielleicht schwere kriminelle Tat ein Zustand tiefen Schlafes eintritt oder in der Art und Weise, in der der Täter auf die erste Gegenüberstellung mit den Folgen seines Tuns reagiert; das fassungslose Erstaunen oder das nicht gespielte ehrliche Entsetzen über das Geschehene kann den Beweis liefern, daß die Tat dem Selbstbewußtsein fern geblieben war.

In einer großen Anzahl von Fällen liegt nun zur Beurteilung des Bewußtseinszustandes im Augenblick der Tat derartiges Material an Zeugenaussagen nicht vor, und man ist darauf angewiesen, aus der *Untersuchung des Täters* und aus seinen eigenen Angaben sich ein Urteil über seinen Bewußtseinszustand in der fraglichen Periode zu bilden.

Es wird nicht bestritten, daß das wesentlichste Hilfsmittel bei Beurteilung des psychischen Geschehens in mehr oder weniger weit zurückliegenden Zeitstrecken in dem *Verhalten der Erinnerung* gegeben ist; es ist aber auch unbestreitbar, daß dieses Kriterium, von dessen innerem Werte wir zunächst einmal absehen wollen, deswegen, weil es nur auf den subjektiven Angaben des Täters beruht, mit großer Vorsicht zu benutzen ist.

Den Versuch, jede Kenntnis des Geschehenen einfach abzuleugnen, ist als nächstliegende Verteidigungswaffe des Angeschuldigten so alltäglich, daß man es den richterlichen Instanzen nicht verargen darf, wenn sie sich gegenüber derartigen Angaben zunächst zweifelnd und ablehnend verhalten.

Dieses Mißtrauen wird um so mehr verständlich, wenn die Erinnerung, wie es manchmal der Fall ist, in einer für den Angeschuldigten sehr günstigen Weise, etwa nur für eine kurze Strecke Zeit, in welche gerade das in Frage stehende Delikt fiel, aufgehoben sein soll, oder wenn sie sonst ein ungleiches Verhalten darin zeigt, daß belastende Momente nicht erinnert werden, dagegen aber andere, die gleichgültig sind, oder wenn auf frischer Tat Geständnisse gemacht werden, deren sich der Täter in einem späteren Stadium des Verfahrens nicht mehr erinnern will.

Allein aus derartigen Momenten — daran muß festgehalten werden —, wenn sie auch den Anschein des zweckbewußten Lügens an der Stirne tragen, darf kein Schluß zuungunsten des Angeklagten gezogen werden; die Sache steht in bezug auf die Erinnerung nicht auf Entweder — Oder; es kommen bei Erinnerungsmängeln auf krankhafter Basis in der Tat alle obenerwähnten Modalitäten vor, und Aufgabe des ärztlichen Sachverständigen ist es, gegebenenfalls auf Grund der gesamten Anhaltspunkte des Falles den Beweis für die krankhafte Natur etwaiger Störungen der Erinnerung oder für deren Simulation zu führen.

Die allgemeine Frage nach dem Verhältnis zwischen Veränderungen des Bewußtseins in einem bestimmten Zeitabschnitt und der Art der späteren Erinnerung an denselben ist für die forensische Praxis von so außerordentlicher Bedeutung, daß wir darauf hier an der Hand von Erfahrungen des normalen Lebens etwas genauer eingehen müssen, um so mehr, als die hier und da gegebene Darstellung, die einfach einen gesetzmäßigen Parallelismus zwischen bestimmten Bewußtseinszuständen und der Möglichkeit ihrer späteren Reproduktion annimmt, zwar sehr bequem ist, in den tatsächlichen Beobachtungen aber keine entsprechend sichere Stütze findet.

Der Vorgang, den wir als „Erinnerung“ bezeichnen, umfaßt zweierlei: einmal die Erneuerung eines früheren psychischen Geschehnisses (Vorstellung, Gefühl usw.) und zweitens das Wiedererkennen desselben als eines eigenen. Das erste ist ein wahrscheinlich überall, wo überhaupt psychisches Leben existiert, stattfindendes Ereignis, das zweite haben wir nur bei der höchsten nervösen Organisation vorauszusetzen. Wiedererkennen früherer psychischer Vorgänge in ihrer Eigenschaft als eigene innere Vorgänge und „Selbstbewußtsein“ sind untrennbar miteinander verknüpft.

Für die Beschaffenheit der reproduzierten Bewußtseinsvorgänge, der Erinnerungsbilder, ist hauptsächlich bestimmend die Beschaffenheit der primären Vorgänge, d. h. die größere oder geringere Schärfe und Helligkeit, mit der dieselben bewußt waren; die Aufmerksamkeit rückt eine Wahrnehmung, eine Vorstellungsgruppe aus dem weiteren „Blickfeld“ des Bewußtseins in den Blickpunkt desselben. Die Erfassung durch die Aufmerksamkeit, für deren Grad häufig die Gefühlsbetonung des betreffenden Bewußtseinsvorganges bestimmend ist, gibt den psychischen Gebilden den erreichbaren Grad von Helligkeit und Schärfe; die Aussichten auf möglichst getreue Wiedererneuerung früherer Vorgänge sind also um so besser, je mehr die Aufmerksamkeit denselben damals zugewendet war.

Erfassung einer Vorstellung durch die Aufmerksamkeit und Verknüpfung derselben mit dem Selbstbewußtsein fallen vielfach, aber keineswegs immer, zusammen; auch krankhafte Störungen können jeden dieser Vorgänge für sich oder beide zusammen beeinträchtigen oder aufheben.

Nur an den kleinsten Teil von dem, was im Laufe der Zeit in uns bewußt ist, *erinnern wir uns* wieder; ungezählte Wahrnehmungen, Gefühlseindrücke,

Impulse verschwinden, ohne jemals im Bewußtsein erneuert zu werden. Aus jahrelangen Zeiträumen bewußten Lebens, z. B. der Kindheit, bleiben überhaupt nur einzelne irgendwie besonders eingeprägte Dinge reproduzierbar. Dagegen steht auch fest, daß keineswegs alles, dessen wir uns aus diesen Zeiten nicht mehr bewußt werden, das wir vergessen zu haben meinen, endgültig verlorengegangen ist; die tägliche Erfahrung lehrt, wie zufällige Eindrücke (Geruchswahrnehmungen z. B.) oder Wiederkehr an die alten Schauplätze manches anscheinend nicht mehr Bewußte mit Hilfe der assoziativen Verknüpfung wieder erwachen lassen können.

Eine Reihe anderer, zu wenig beachteter Beobachtungen über Unbewußtwerden (und Wiederauftauchen) bewußter Vorgänge kann jeder an dem Verhalten seiner eigenen Traumbilder machen. Aus der Zeit des tiefsten Schlafes haben wir niemals Erinnerung; an unsere Träume oder doch wenigstens an einen, wahrscheinlich sehr kleinen Teil derselben erinnern wir uns beim Erwachen mit wechselnder Schärfe und Vollständigkeit; es bestehen darin nicht nur weitgehende individuelle Unterschiede, sondern auch ein bei dem einzelnen sehr schwankendes Verhalten.

Die anfänglich unmittelbar nach dem Übergang in das wache Bewußtsein manchmal sehr große sinnliche Schärfe der Erinnerungsbilder aus der Zeit des Träumens nimmt nun sehr rasch ab, so daß wir uns häufig am Tage wohl noch die Tatsache eines lebhaften oder ungewöhnlichen Traumes oder die morgendliche Reflexion darüber, aber nicht die Traumbilder selber wieder in das Gedächtnis rufen können.

Wir können auch erwachen mit dem bestimmten Wissen, daß wir geträumt haben, ohne aber den Traum welbst wieder erwecken zu können; es hilft dabei wohl in der Regel eine bestimmte, aus dem Traume nachwirkende Stimmungslage mit, die wir, an sich unmotiviert, in uns vorfinden und erfahrungsgemäß auf Traumerlebnisse zurückführen, ohne daß dieser Zusammenhang genügte, die Bilder des Traumes wieder auftauchen zu lassen.

Wir erleben auch noch etwas anderes: Wir erwachen ohne ein Spur von Erinnerung, geträumt zu haben, und ein zufälliger Eindruck im Laufe des Tages erweckt plötzlich bestimmte Einzelheiten aus nächtlichen Traumbildern. Diesen beiden Vorgängen, dem raschen Abblassen und Verschwinden der anfänglich leidlichen Erinnerung an vergangene psychische Vorgänge und dem nachträglichen Auftauchen von Erinnerungsbildern, die vorher fehlten, begegnen wir unter pathologischen Verhältnissen bei Störungen des Bewußtseins mit großer Häufigkeit.

Was bei den Bewußtseinsstörungen der *frühen Kindheit ihr geringes Haften* in der Erinnerung erklärt, ist nicht der Mangel an Aufmerksamkeit oder Interesse, die beim Kinde neuen Wahrnehmungen gegenüber in hohem Maße vorhanden sind, sondern der Mangel eines ausgebildeten Selbstbewußtseins; die psychischen Kindheitsvorgänge werden gar nicht oder höchst unvollkommen reproduziert, weil für die neuen Vorstellungen bei dem verhältnismäßig geringen Besitz an alten noch nicht die Möglichkeit vielseitiger Verknüpfung gegeben ist, welche als die Voraussetzung späterer Reproduktion zu gelten hat. Bei den Vorgängen des Traumbewußtseins beruht die Unvollkommenheit der Reproduktion auf der losen Assoziation der Vorstellungen, auf der mangelhaften Verknüpfung mit dem Selbstbewußtsein, welches im Traume größtenteils aufgehoben ist.

Bei dem Kindheitsbewußtsein handelt es sich um ein unentwickeltes, beim Traumbewußtsein um ein irgendwie verändertes Gehirn; wir kennen aber auch Beispiele beim erwachsenen, wachen Menschen, das hell und scharf Bewußtes unter bestimmten körperlichen Bedingungen der Erinnerung so vollkommen unzulänglich bleibt, als hätte es nie existiert, ich meine die Fälle von „*retrograder oder retroaktiver Amnesie*".

Ein Beispiel zeigt am einfachsten, um was es sich handelt.

Ein mir bekannter Arzt reitet aus der Stadt, wird vom Pferde abgeschleudert und erleidet eine schwere Commotio cerebri mit Basisfraktur, von der er mit einseitiger Taubheit, aber ohne wesentliche nervöse oder psychische Residuen geheilt wird. Es fehlt jede Erinnerung für den Sturz und die nachfolgenden Tage; das wäre nicht merkwürdig; es fehlt aber auch jede Erinnerung an die dem Sturze vorausgehende Zeit, an einen Teil der Morgenvisite, an das Wegreiten vom Stall usw. (Eigene Beobachtung.)

Bewußtseinsvorgängen also von der normalen Helligkeit des gesunden wachen Menschen ist durch das spätere Ereignis, ohne daß gröbere Hirnverletzungen vorlägen, die Möglichkeit der Erneuerung genommen worden — *volle Amnesie für Zeiten normalen Bewußtseins.*

Andere Male kehrt in derartigen Fällen die Erinnerung später auf assoziativen Anstoß hin teilweise wieder, wie im folgenden Fall:

Ein 38jähriger Mann wird von seinen durchgehenden Pferden geschleift, mehrfach am Kopfe verletzt, wird bewußtlos gefunden und bleibt es einige Stunden; dann besteht Amnesie nicht nur für das Ereignis, sondern auch für sein Wegfahren von Hause, sein Ziel usw. Später, als er zufällig den Mann wiedersieht, dessen Fuhrwerk im Vorbeifahren seine Pferde scheu machte, fällt ihm der Hergang wieder ein. (Eigene Beobachtung.)

Analoge Beispiele retrograder Amnesie liegen in großer Zahl vor; neben dem groben Schädeltrauma sind es am häufigsten der Akt des *Erhängens, Blitzschlag und Kohlenoxydvergiftung,* die bei Wiederbelebten diese Form der Amnesie veranlassen; sie kommt aber auch nach *anderen Vergiftungen* und *nach epileptischen Anfällen* vor. In psychologischen Zusammenhängen finden diese Beobachtungen, welche zeigen, daß nicht immer Bewußtseinshelligkeit und Erinnerung parallel gehen, ihre Erklärung nicht.

Nicht nur *mechanische,* auch *toxische* Einwirkungen beeinflussen die Beziehungen zwischen Bewußtseinsvorgängen und Erinnerung, wie jeder akademisch Gebildete aus eigenen oder fremden Erlebnissen seiner Studentenzeit weiß; ich meine das Vorkommen, daß für eine vielleicht nach Stunden zu bemessende Zeitstrecke im Rausche, während deren lange Diskussionen geführt, Reden gehalten, Konflikte mit Polizei oder Kommilitonen erlebt, komplizierte turnerische Leistungen vollbracht wurden, am folgenden Tage Erinnerungslosigkeit besteht; die Erfahrung lehrt aber auch, daß hierbei häufig die fehlende Erinnerung durch Rückkehr an den Schauplatz der Taten oder durch die Erzählungen von Augenzeugen ganz oder teilweise wieder geweckt werden kann. — Die Erörterung dieser Verhältnisse darf auch an den Erfahrungen nicht vorübergehen, die bei den unter dem Namen des *Hypnotismus* zusammengefaßten Erscheinungen gemacht worden sind; wenn auch die therapeutische und forensische Bedeutung derselben eine Zeitlang überschätzt worden ist, so wäre es doch falsch, die experimentell-psychologischen Ergebnisse des Hypnotismus zu ignorieren. Für die Amnesiefrage ist hierbei von Bedeutung die Beobachtung, daß für die psychischen Vorgänge im hypnotischen Schlaf im wachen Zustande keine Erinnerung zu bestehen braucht, während dieselbe in der nächsten Hypnose vorhanden sein kann. (Auf Grund dieses Verhaltens ist das sog. „*Doppelbewußtsein*", das „*Doppel-Ich*" konstruiert worden.)

Diese Beobachtung steht nicht so sehr außerhalb der Verständlichkeit, als es scheinen könnte. Wenn auch das Wesen des hypnotischen Bewußtseinszustandes, ebenso wie das Bewußtsein überhaupt, dunkel ist, so können wir doch beschreibend angeben, was ihn vom normalen wachen Zustande unterscheidet. Es ist das hauptsächlich die *künstliche Einengung des Bewußtseins* auf diejenigen Vorstellungen, die von dem Hypnotiseur erweckt werden, mit Ausschluß aller sonstigen. In der illusionären Verwertung der Wahrnehmungen im Sinne der vom Experimentator gegebenen Suggestion, in dem Fehlen des Urteils, in dem Nichtverwerten der früheren Erfahrungen, kurz in der Loslösung der Vorstellungen vom Selbstbewußtsein liegt das Charakteristische des hypnotischen Zustandes. Wenn in späteren Sitzungen künstlich derselbe Bewußtseinszustand wieder herbeigeführt wird, können auch die Vorstellungen aus den früheren wieder erwachen, ähnlich wie manchmal im heutigen Traume die Erinnerung an frühere Traumbilder wiederkehrt, von denen wir im Wachen nichts wußten; ein gleiches kommt bei epileptischen Dämmerzuständen vor. (Dieses „*alternierende Bewußtsein*" ist dem Griff des Sensationsbedürfnisses nicht entgangen; auf der Bühne gibt es den Staatsanwalt, der am Tage plädiert und nachts als Verbrecher arbeitet, ohne daß diese beiden Persönlichkeiten ihrer Identität bewußt würden; das gibt es natürlich nicht.)

Es scheint, daß Einwirkungen auf das Gehirn, die bei bestimmten Stärkegraden geeignet sind, das psychische Geschehen gänzlich aufzuheben, bei geringerer Intensität zunächst die Verbindungsweise der psychischen Gebilde in der Weise verändern, daß der komplizierte Akt des „Selbstbewußtwerdens" nicht vollzogen wird.

Für die *forensische Beurteilung* ist es erleichternd, wenn der Nachweis äußerer Einwirkungen auf das Gehirn (Sturz, Schlag) oder körperlicher sonstiger allgemeiner Veränderungen (Infektion, Fieber, Intoxikation) bei

Zuständen zweifelhaften Bewußtseins möglich ist. Leider sind wir oftmals gerade bei denjenigen Bewußtseinsstörungen, bei denen in foro am häufigsten das Verhalten der Erinnerung zur Entscheidung herangezogen werden soll, bei den epileptischen Störungen, auf die Analyse von innen her, auf die psychologische Betrachtungsweise angewiesen, da sichere organische Kennzeichen der epileptischen Erkrankung gerade bei den Formen, die sich nicht in klassischen Anfällen äußern, nicht vorhanden zu sein brauchen. Wir wollen auf diese Erkrankungsformen, die ihre eingehende Darstellung im speziellen Teile finden, hier nur ganz kurz eingehen von unserer besonderen Fragestellung her.

Wir sehen auf den großen, klassischen epileptischen Anfall, bei dem das Verhalten des Individuums äußeren Reizen gegenüber die Abwesenheit jeglichen psychischen Geschehens wahrscheinlich macht, volle Amnesie folgen; das gleiche kann aber auch nach solchen epileptischen Zuständen der Fall sein, in denen die Kranken komplizierte Handlungen ausführten, Gesprächen folgten und dergleichen. Andere Male ist unmittelbar nach Ablauf der Anfallszeit eine im ganzen verschwommene oder lückenhafte Erinnerung vorhanden, die aber nach Stunden oder Tagen verblaßt und schwindet, wie unsere Traumerinnerungen und, ebenso wie diese, vielleicht durch zufällige Eindrücke später teilweise wieder geweckt werden kann.

Eine Gesetzmäßigkeit in dem Sinne, daß der Mangel der Erinnerung für eine bestimmte Zeitstrecke das Bestehen von Bewußtseinsvorgängen überhaupt während derselben ausschlösse, liegt nach den klinischen und forensischen Erfahrungen für die epileptischen Bewußtseinsstörungen nicht vor; Bewußtseinsvorgänge finden, vom klassischen Anfall und den Absenzen des petitmal abgesehen, bei den meisten epileptischen Zuständen statt, in den Dämmerzuständen ganz gewiß. Worin liegt das Eigentümliche derselben, und warum finden wir die große Regelmäßigkeit der mehr oder weniger getrübten Erinnerung?

Alle Beobachtungen, die darüber vorliegen: das Auftreten psychischer Vorgänge, die dem Individuum sonst vollständig fremd sind und häufig in der Richtung seines normalen, wachen Vorstellens, Fühlens und Wollens keine Vorbereitung finden, die es selbst, soweit es sich dessen erinnert, nachträglich als etwas Fremdartiges, ihm Unverständliches empfindet, der während der Dauer des Zustandes häufig vorhandene Mangel der Orientierung über Raum, Zeit, persönliche Beziehungen zur Außenwelt, das Nichtverwerten von Sinneseindrücken usw., kurz, alle diese Dinge drängen zu der Annahme, daß die epileptischen Bewußtseinsvorgänge vom Selbstbewußtsein abgeschnitten oder nur sehr lose mit ihm verknüpft sind. Die Betrachtung der epileptischen Bewußtsseinsstörung, deren Wesen sonst dunkel ist, führt also auch wieder zu der Annahme, als der wahrscheinlichsten, daß für den Grad der nachträglichen Erinnerung bestimmend ist die

Art der Verbindung des psychischen Geschehens mit den psychischen Gebilden des Selbstbewußtseins.

Bei der Flüssigkeit des psychischen Geschehens und dem Bestehen unendlicher Variationsmöglichkeiten in der Verbindungsweise der Vorstellungen untereinander darf es nicht wundernehmen, daß wir nicht bloß Zweierlei erleben: Vorhandensein der Erinnerung oder Fehlen derselben, sondern daß alle möglichen graduellen Abstufungen vorkommen: im ganzen verschwommene, unsichere Erinnerung, leidliche Erinnerung mit absoluten Lücken, schlechte Erinnerung mit einzelnen hell beleuchteten Momenten, rasches Schwinden der Erinnerung, unter günstigen Umständen partielle Wiederkehr und dergleichen mehr.

In *forensischer Beziehung* kann man darnach unterscheiden: absolute Amnesie, bei der jede Erinnerung für eine bestimmte Zeitstrecke fehlt und auch durch kein Hilfsmittel (Konfrontation, Vorhalten von Zeugenaussagen oder Spuren der Tat) erweckt werden kann, und relative Amnesie, bei der entweder die letztgenannte Möglichkeit des partiellen Wiedererweckens besteht oder von vornherein einzelne Erinnerungsbrocken vorhanden sind. Für die Beurteilung der relativen Amnesie, die einer quantitativen Schätzung unterliegt, wird man natürlich nicht vergessen dürfen, den Maßstab der durchschnittlichen Größe des normalen Erinnerungsverlustes und der Erinnerungsveränderungen anzulegen; absolute Maße lassen sich hier so wenig geben wie bei der forensischen Beurteilung psychischen Geschehens überhaupt.

Die Bedeutung der Feststellung einer mehr oder weniger hochgradigen Amnesie in foro liegt nach allem Gesagten in folgendem: Der Nachweis von völligen oder partiellen wesentlichen Defekten in der Erinnerung an eine bestimmte Zeitstrecke (unter Umständen, unter denen bei normalen Individuen im Durchschnitt gute Erinnerung vorhanden zu sein pflegt), läßt darauf schließen, daß eine Störung des Bewußtseins in der Richtung vorhanden gewesen ist, daß die Verknüpfung der psychischen Vorgänge der fraglichen Zeit mit dem Selbstbewußtsein aufgehoben oder beeinträchtigt war. (Die Fälle retrograder Amnesie, die an ihren besonderen Umständen kenntlich sind und in strafrechtlicher Beziehung weniger praktische Bedeutung haben, bleiben dabei außer Betracht.)

Da nur bei Vorhandensein von Selbstbewußtsein anzunehmen ist, daß eine Tat das eigentliche Wollen der Persönlichkeit zum Ausdruck bringt, gibt die Feststellung wesentlicher Mängel der Erinnerung zugleich den Hinweis, daß in der fraglichen Zeitstrecke die gesetzlichen Voraussetzungen der Zurechnungsfähigkeit nicht vorhanden gewesen sind.

Diese Erwägungen gelten nun zunächst nur unter der Annahme der Glaubwürdigkeit des Individuums über das Verhalten seiner Erinnerung. Die Zahl der Möglichkeiten in der Beschaffenheit der Erinnerung für abgelaufene, mehr oder weniger weit zurückliegende Bewußtseinszustände ist so groß und, bei vermehrter Aufmerksamkeit auf diese Dinge, täglich wachsend durch neue Kasuistik, daß es nicht leicht ist, allein aus dem Verhalten der Erinnerung ohne Rücksicht auf den Nachweis etwa vorhandener Grundstörungen Kennzeichen anzugeben, durch welche sich glaubwürdige Angaben über Amnesie von unglaubwürdigen unterscheiden.

Diejenigen Momente, die an sich nicht zu der Annahme der Unwahrheit berechtigen, sind bereits oben angeführt. Die Glaubwürdigkeit muß erschüttert werden, wenn sich wesentliche Widersprüche zwischen den Aussagen desselben Verhöres über das Verhalten der Erinnerung herausstellen, oder wenn dasselbe im Laufe des Untersuchungsverfahrens in wesentlichen, Punkten wiederholt hin- und herschwankt; anfängliches Gestehen, späteres Leugnen kommt, wie erwähnt, auf Grund wirklich schwindender Erinnerung vor; nicht unmöglich ist es, daß von gleichzeitigen Vorgängen für den einen die Erinnerung vorhanden ist, für den anderen fehlt.

Bei Vorliegen von *Zeugenaussagen* kann die Feststellung, daß Erinnerungslücken mit *Auffälligkeiten im Benehmen* des Täters im Sinne der früher erwähnten zeitlich zusammenfallen, eine Stütze abgeben zugunsten der Annahme wirklich vorhandener Erinnerungslosigkeit; das Umgekehrte ist weniger beweisend.

Im allgemeinen wird jedesmal zu prüfen sein, ob unseren klinischen Erfahrungen nach unter diesen vorliegenden Umständen das Verhalten der Erinnerung in dieser oder jener Richtung überhaupt wahrscheinlich ist oder nicht.

Die *Schätzung der Glaubwürdigkeit* des Täters wird auch in der Regel von Eindrücken oder Tatsachen beeinflußt werden, die mit der Frage der Erinnerung an sich nichts zu tun haben; es ist für die Beurteilung eine Erleichterung, wenn derartige Hilfstatsachen als Stütze herangezogen werden können; auch ist hier der positive und der negative Nachweis nicht gleichwertig; die Angaben über mangelnde Erinnerung können richtig sein, auch wenn der Angeschuldigte sich in anderen Punkten als unzuverlässig erwiesen hat. Hier hat der Sachverständige gelegentlich Anlaß, staatsanwaltliche Zweifel auf ihre wahre Bedeutung zurückzuführen.

Häufig ist es, daß ein Täter in der ersten Bestürzung von Verhaftung, Verhör usw. Geständnisse macht, die er im Laufe des Verfahrens, wenn ihm die Tragweite seiner Aussagen klar geworden ist, oder wenn ihm seine Lage weniger aussichtslos erscheint, als voreilig und unzweckmäßig erkennt und durch angebliches Nichtmehrwissen abzuschwächen versucht.

Auf einen Punkt sei hier am Schlusse dieser allgemeinen Bemerkungen noch besonders hingewiesen.

Bei vielen Handlungen im bewußtlosen Zustande ist kein Zusammenhang mit früherer Gedankentätigkeit nachweislich oder wahrscheinlich; die Tat steht da als etwas Unmotiviertes, dem Täter selbst Unverständliches, in keiner Weise vorbereitetes; dieses ist aber keineswegs notwendig immer der Fall und darf nicht als ein entscheidendes Kennzeichen bewußtlosen Handelns angesehen werden, dessen Abwesenheit die Bewußtlosigkeit im Sinne des Gesetzes ausschlösse. Die Kasuistik weist nach, daß gar nicht selten Vorstellungen, Impulse, die im nicht bewußtlosen Zustande vorhanden gewesen sind, in den Zustand getrübten Bewußtseins hinüberreichen und das Handeln bestimmend beeinflussen; der Nachweis eines solchen Zusammenhanges schließt die Krankhaftigkeit des Handelns nicht aus, was naheliegenden richterlichen Zweifeln gegenüber zu begründen ist.

Eine *gestaltende Nachwirkung* der letzten im noch normalen Zustande aufgenommenen Eindrücke in einen epileptischen Dämmerzustand hinein habe ich vor einigen Jahren beobachtet:

Auf dem Schwarzwald (Weißtannenhöhe) wurden die Leichen von zwei dort zur Sommerfrische weilenden Mädchen gefunden, die durch Schüsse getötet waren; die in der Nähe eines Touristenwegs verübte (bis heute nicht aufgeklärte) Tat erregte die Phantasie der Bevölkerung eine Weile auf das lebhafteste. Da meldete sich in einem kleinen Orte am Oberrhein bei der Polizei ein Mann mit der Selbstbezichtigung der Täterschaft unter Angabe von Einzelheiten. Er wurde verhaftet und nach Freiburg ins Gefängnis verbracht; sein Benehmen erweckte Zweifel an seiner geistigen Gesundheit, die Anlaß wurden, ihn alsbald in die psychiatrische Klinik zu verlegen. Hier erwies sich sogleich, daß ein Dämmerzustand bei einem habituellen Epileptiker vorlag, der sich im Laufe einiger Tage aufhellte. Es ergab sich nun, daß der Mann mit der Mordsache nicht das geringste zu tun, sich auch gar nicht weiter dafür interessiert hatte; dagegen hatte er — das war seine letzte Erinnerung aus der noch gesunden Zeit — vor dem Einsetzen des Dämmerzustandes in Basel in einer Zeitung Einzelheiten über die Tat und die bestehenden Verdachtsmomente gelesen; diese Vorstellungen hatte er in den krankhaften Bewußtseinszustand mit hineingenommen, vermutlich traumhaft weiter ausgebaut, bis er, im Bewußtsein der Täterschaft auf seiner Wanderung hindämmernd, die Konsequenz der Selbstanzeige zog. (Für die Staatsanwaltschaft war besonders überzeugend, daß seine Beschreibung des Tatortes ganz unzutreffend war.)

Nach diesen für alle Beeinträchtigungen des Bewußtseins geltenden allgemeinen Bemerkungen kämen wir nun zu der Besprechung der einzelnen, von verschiedenen Ursachen abhängigen *Formen der Bewußtseinsstörung* (soweit sie nicht im speziellen Teil behandelt werden oder oben schon berührt worden sind).

Nach dem verschiedenen Maße, in dem die Fähigkeit, äußeres Geschehen aufzufassen und darauf zu reagieren gestört ist, unterscheidet man, in quantitativer Steigerung von leichteren zu den schwersten Graden *Benommenheit, Somnolenz, Sopor, Coma*; bei ersterer vermag in den leichtesten Graden energisches Zusammenraffen noch vorübergehend die volle bewußte Auffassungsfähigkeit wieder herzustellen, bei letzterem lösen auch die stärksten Reize keine Zeichen von Bewußtsein mehr aus; Somnolenz und Sopor stehen zwischen diesen Extremen. Die genannten vier Bezeichnungen erschöpfen nicht entfernt alle vorkommenden Erscheinungsformen von Bewußtseinsstörung; sie bringen in erster Linie die Ähnlichkeitsbeziehungen zum Schlaf und zu schlafartigen Zuständen zum Ausdruck;

das Coma unterscheidet sich, was die Bewußtseinsäußerungen anbetrifft, nicht vom tiefsten traumlosen Schlaf, außer durch die dort fehlende, hier vorhandene Möglichkeit des Erweckens. Wir kennen aber auch schwere Beeinträchtigungen des Bewußtseins, z. B. in epileptischen Psychosen, die mit Schlafzuständen gar keine Ähnlichkeit besitzen (ein jedem Laien geläufiger Zustand von Koma ist die *Vollnarkose*).

Man muß bei Beurteilung dieser Dinge immer im Auge behalten, daß das Endergebnis einer Aufhebung oder Trübung des Bewußtseins wahrscheinlich durch Störungen ganz verschiedener Komponenten des Seelenlebens hervorgebracht werden kann.

Zu den im Gesetz gemeinten, nicht eigentlich krankhaften Zuständen von Bewußtlosigkeit gehören in erster Linie die *Schlaftrunkenheit und das Nachtwandeln*. Das Vorkommen derselben illustriert die Tatsache, daß Wachsein und Schlafen nicht absolute, durch eine scharfe Grenze getrennte Gegensätze sind. Unser „Wachsein" ist immer nur ein partielles; die „Helligkeit" ist, wie die tägliche Erfahrung lehrt, keineswegs für alles in einem gegebenen Momente Bewußte eine gleichmäßig verteilte; besonders deutlich ist dies häufig beim Einschlafen oder Aufwachen. Der tiefe Schlaf bezeichnet den Nullpunkt des normalen Bewußtseinszustandes beim gesunden Menschen. Ob in diesem tiefen Schlafe irgendwelche seelischen Vorgänge stattfinden, und welcher Art dieselben sein mögen, darüber können wir nichts aussagen; alles spricht dafür, daß seelisch im tiefen Schlafe gar nichts geschieht; unsere Erinnerung reicht nur in das Gebiet des nicht ganz tiefen Schlafes, in das Gebiet des veränderten Bewußtseins, das wir als Träumen bezeichnen. Dasselbe unterscheidet sich nach verschiedenen Richtungen vom Bewußtsein des Wachenden; Sinneswahrnehmungen, soweit sie überhaupt bewußt werden, haben den Charakter der Illusion; sie erfahren Umdeutungen. Die inneren Bilder des Träumenden haben insofern die Kennzeichen der Halluzination, als er an ihrer Realität nicht zweifelt; die Verknüpfung der Vorstellungen erfolgt in anderer Weise als im wachen Zustande; die Verbindungsweise nach äußeren Beziehungen überwiegt, die vom Willen nach Zielen geleitete, auswählende Assoziationsweise tritt zurück, das Urteil ist lahmgelegt; das Bewußtsein des Ich begleitet nicht in der Schärfe wie im Wachen alles Geschehen. Im Vergleich zu allen diesen charakteristischen Eigentümlichkeiten des Traumbewußtseins ist das Vorhandensein oder Fehlen der Umsetzung von Bewußtseinsvorgängen in äußere Bewegungen für den Traum nicht kennzeichnend, da gewisse motorische Äußerungen — Sprechen, Gestikulieren, Lagewechsel usw. je nach der Individualität und den Umständen normalerweise und — bei den an der Grenze der Gesundheit stehenden Individuen — sogar in sehr ausgedehnter und komplizierter Weise vorkommen können.

Koordinierte Bewegungen komplizierter Art während fortdauernden traumhaften Charakters des Bewußtseinszustandes kennzeichnen die unter

„*Nachtwandeln*“, „*Somnambulismus*“ verstandenen Zustände. Der Reiz des Geheimnisvollen, der für den Laien allen Äußerungsformen abnormer Bewußtseinszustände innewohnt, hat dem Nachtwandeln einen Grad von Interesse zugeführt, den es nach Häufigkeit und praktischer Bedeutung nicht besitzt, und er hat auch die Kasuistik wohl nicht unwesentlich färbend beeinflußt. Wenn wir alle die Fälle abziehen, bei denen das Nachtwandeln als Symptom einer epileptischen oder hysterischen Störung anzusehen und zu behandeln ist, so bleiben nicht allzu viele und im ganzen harmlose Vorkommnisse übrig — Verlassen des Bettes, Hantieren im Zimmer, Herumgehen im Hause und dergleichen. Sinneseindrücke können dabei in gewissem Umfange verwertet werden, während sie bei größerer Stärke das Erwachen herbeiführen. Die Erinnerung fehlt oder ist „traumhaft“. Diese Form des Nachtwandelns findet sich namentlich bei jugendlichen, oft nervös disponierten Menschen, mit Vorliege gegen die Zeit der Pubertätsentwicklung hin.

Das Vorkommen von strafrechtlich nicht gleichgültigen Handlungen in diesem Zustande ist *möglich*, wenn auch die Gefahr des Zuschadenkommens größer ist für den Nachtwandelnden selbst. Die gerichtliche Beurteilung muß gegebenenfalles zunächst von der Möglichkeit des Bestehens von Neurosen ausgehen; ist davon nichts nachweisbar, so gelten die obenangeführten allgemeinen Grundsätze für die Beurteilung von Bewußtseinsstörungen überhaupt; wichtig ist dabei, zu wissen, daß bei Individuen, die überhaupt zu Nachtwandeln neigen, die Zustände in der Regel nicht vereinzelte Ereignisse sind, sondern sich bei Wiederkehr bestimmter Umstände wiederholen können; nach früheren analogen Ereignissen ist also zu forschen, um die Diagnose zu sichern; natürlich muß ein Anfall der erste sein.

Der „*künstliche Somnambulismus*“, *der Hypnotismus*, in seiner gerichtlichen Bedeutung ist oben schon besprochen worden.

Eine gewisse Überschätzung ihrer forensischen Tragweite hat früher die *Schlaftrunkenheit* erfahren; es ist sicher nicht ohne tieferen Grund, daß der größere Teil der Kasuistik von strafbaren Handlungen im Zustande von Schlaftrunkenheit der älteren Literatur angehört und um so spärlicher wird, je mehr namentlich die Kenntnis der epileptischen Bewußtseinsstörungen in ihren verschiedenen Formen und die Kenntnis der Häufigkeit derselben gewachsen ist; immerhin bringt die Literatur immer wieder einwandfreie Beobachtungen von strafrechtlichen, meist von schweren Folgen begleiteten Handlungen im schlaftrunkenen Zustande.

Wir haben unter *Schlaftrunkenheit* zu verstehen ein verlangsamtes und unvollkommenes Erwachen, in welchem sich Traumvorstellungen mit den realen Sinneswahrnehmungen zu einem trügenden Gesamtbilde der Situation verbinden und vermengen können.

Die Art und Geschwindigkeit des Wachwerdens ist einerseits individuell dauernden Schwankungen unterworfen, anderseits abhängig zum größten

Teil von der Schlaftiefe im fraglichen Augenblick. Normalerweise verlangsamtes Erwachen findet sich deswegen namentlich, wenn der Schläfer geweckt wird, seltener bei spontanem Erwachen, da im letzten Falle schon vorher die volle Schlaftiefe nicht mehr vorhanden war. Beim Auftauchen aus tiefem Schlafe dauert es bei jedem in der Regel eine gewisse Spanne Zeit, bis das Bewußtsein der Persönlichkeit wieder wach wird, bis das Wissen um die Beziehungen des Ich nach Zeit und Außenwelt wieder beisammen ist. Die Orientierung darüber wird erschwert, wenn der Schlaf besonders tief war, weil man ein Schlafdefizit nachzuholen hatte, wenn man z. B. nach einer durchwachten Nacht am Tage eingeschlafen war, wenn vorausgehender Alkoholgenuß mit im Spiele ist, oder wenn man am ungewohnten Orte oder in unbequemer Lage eingeschlafen war, oder wenn Traumbilder von großer sinnlicher Lebhaftigkeit und lebhafter Gefühlsbetonung vorhanden waren. Besonders Träume von beängstigendem Charakter sind, zum Teil infolge des an sich schon die Orientierung erschwerenden Affektes, imstande, ein rasches Zurechtfinden in der Wirklichkeit eine Zeitlang hintanzuhalten. Bei einem Zusammenwirken verschiedener Umstände von der Art der genannten, also bei großer vorausgehender Ermüdung und ängstlicher Traumerregung, ist es wohl möglich, daß der schlaftrunkene Erwachende, namentlich unter der Wirkung der Unlustgefühle bei plötzlicher und vorzeitiger Unterbrechung des Schlafes, falls er wach genug ist, um koordinierte Bewegungen auszuführen, einmal eine gefährliche Handlung begeht, wenn die zufällige Konstellation der äußeren Umstände es begünstigt; meist bleibt es auch hier bei harmlosen Dingen, wie Umwerfen des Nachttisches oder dergleichen; Selbstbeschädigungen sind natürlich auch sehr wohl möglich; praktisch wichtiger sind in diesen Zuständen eventuelle *Unterlassungen in verantwortlichen Situationen*, besonders im Bahndienst, Maschinenhaus usw. Die Art der gerichtlichen Beurteilung ist die gleiche wie für das Nachtwandeln.

Der „*Pavor nocturnus*“ der Kinder, der sich keineswegs nur bei Epilepsie findet und dem inneren Hergange nach zu den hier geschilderten Vorgängen gehört, wird kaum jemals Gegenstand gerichtlicher Begutachtung werden.

Eine weitere Form der im Gesetz gemeinten Zustände von Bewußtseinsveränderung stellen die Delirien bei Erschöpfung, Nahrungsmangel, Giftwirkung und fieberhaften Krankheiten dar.

Das Gemeinsame daran ist, was die Entstehung anbetrifft, in erster Linie die wahrscheinlich *chemische Beeinflussung der nervösen Bestandteile des Gehirns* (Verbrauch von Substanz ohne Ersatz, Giftwirkung von seiten der Erreger des Fiebers). Die Delirien stehen dem Traumbewußtsein nahe; es sind Zustände von Bewußtseinstrübung mit mangelhafter oder gefälschter Auffassung für die Vorgänge der Außenwelt, mit Sinnestäuschungen eines oder mehrerer oder aller Sinne, mit lebhaften Affektbewegungen in der einen oder anderen Richtung (heitere oder ängstliche Delirien). Neben diesen durchgehenden Eigentümlichkeiten finden sich motorische Äußerungen mit einer nach der Art der zugrunde liegenden körperlichen Störung verschiedenen Häufigkeit und Lebhaftigkeit, von der einfachen Unruhe im Bett bis zu gefährlichen Angriffen auf eigenes oder fremdes Leben.

Für die gerichtliche Beurteilung des Handelns in solchen Delirien gelten die allgemeinen für die Bewußtseinsstörungen besprochenen Grundsätze; erleichtert wird das Gutachten durch den dabei möglichen Nachweis der im Delirium vorhandenen körperlichen Störung oder der vorausgehenden Schädigungen.

Es kann dem Sachverständigen nicht verwehrt werden, diese Delirien ebensowohl unter die „krankhaften Störungen der Geistestätigkeit" einzureihen wie unter die Zustände von „Bewußtseinsstörung"; die Dauer der Störung kann dabei keine entscheidende Bedeutung beanspruchen.

Die Bewußtseinstrübungen bei Vergiftung mit von außen eingeführten Giften, in erster Linie die akute Alkoholvergiftung, der Rausch, sind in ihrer Bedeutung für die gerichtliche Sachverständigentätigkeit schon oben besprochen worden. — Eine ganz andere Entstehung als die bisher genannten Bewußtseinsstörungen haben wahrscheinlich die auch wohl als *Schmerzdelirien* zusammengefaßten Zustände, die in einer früheren chirurgischen Epoche, als man ohne Narkose operieren mußte, ungleich häufiger zur Beobachtung kamen als heutzutage. Die Schmerzwirkung ist neben anderen wesentlichen Faktoren wohl sicher mit anzuschuldigen, wenn es bei Gebärenden zu Bewußtseinstrübungen kommt (über die gerichtliche Tragweite derselben vgl. oben); sicherer ist der Zusammenhang bei Neuralgien, speziell bei Trigeminusneuralgien, unsicher bei Migräne, die zur Epilepsie und zu Zuständen abnormen Bewußtseins bisher noch nicht ganz aufgeklärte Beziehungen besitzt.

Die Beurteilung der seltenen Fälle, in denen es dabei zu Berührungen mit dem Gerichte kommt, muß von Fall zu Fall nach den allgemeinen aufgestellten Grundsätzen erfolgen.

VII. Allgemeines über die Störungen des Wollens.

Wollen und Handeln. — Triebe. — Erschwertes, erleichtertes Zustandekommen von Willenshandlungen.

Von Störungen des „Willens" im Sinne eines gesonderten, von anderen Funktionen unabhängigen Seelenvermögens ist in forensischer Hinsicht und in der Psychiatrie überhaupt nicht die Rede.

Erörterungen über das Wesen des Willens wären an dieser Stelle noch unfruchtbarer, als sie es im allgemeinen schon sind; Störungen des Wollens interessieren uns hier auch nur, soweit sie bei Beurteilung von einzelnen gerichtlich nicht gleichgültigen Handlungen (und Unterlassungen) oder für die Beurteilung der *Handlungsfähigkeit* im allgemeinen in Betracht kommen.

Das Endergebnis, daß das Handeln eines Menschen in krankhafter Weise von dem des normalen abweicht, erlaubt keineswegs den Schluß auf abnorme Willensvorgänge; die Störung kann dabei von jedem der mitwirkenden Faktoren ausgehen, durch *intellektuelle Mängel*, durch *Wahnvorstellungen*, durch *Sinnestäuschungen*, durch *abnorme Stimmungen*, *Gefühle oder Affekte* beeinflußt werden; bei allen diesen Dingen ist von einer Störung des Wollens an sich keine Rede.

Anders ist die Sachlage, wenn *abnorme Triebe* vorhanden sind; der Trieb ist die ursprüngliche Form, in der ein Wollen in die Erscheinung tritt, und er bleibt für eine große Anzahl der Willenshandlungen des erwachsenen, geistesgesunden Menschen, wenn auch nicht das immer entscheidende und nicht immer deutlich erkennbare, so doch das eigentlich treibende Element; daß in jedem Triebe auch eine gefühlsmäßige Komponente steckt, mag im Augenblick außer Betracht bleiben. Ob ein Trieb zur Handlung führt, hängt von der augenblicklichen *Kräfteverteilung der wirksamen Motive ab.*

Den Hauptgegenstand aller praktischen Erörterungen über die Störungen des Wollens bilden die Anomalien des Trieblebens in ihren sehr mannigfaltigen Formen, die uns im nächsten Kapitel beschäftigen werden.

Zuvor müssen wir nur noch ganz kurz einige der wichtigeren elementaren Störungen streifen, welche bei dem Zustandekommen der Willensantriebe und bei der Umsetzung derselben in körperliche Vorgänge eine Rolle spielen. Wir sehen dabei natürlich von allen durch Trübung des Bewußtseins, Sinnestäuschungen usw. veranlaßten Behinderungen ab. Die groben Störungen bei manchen Formen von Psychose, den völligen *Stupor*, die „*Flexibilitas cerea*“, den sog. „*Negativismus*“, die „*Befehlsautomatie*“, den „*elementaren Bewegungsdrang*“ und dergleichen mehr brauchen wir hier nicht besonders darzustellen; sie finden sich fast nur bei unverkennbarer Geistesstörung, mit deren Feststellung ohne weiteres die Zurechnungsfähigkeit ausgeschlossen ist; sie werden im speziellen Teile behandelt.

Die Veränderungen, von denen hier die Rede sein soll, bewegen sich in zwei Richtungen, in einer *Erschwerung* und in einer *Erleichterung* des Zustandekommens von Willenshandlungen. Die Leichtigkeit der Umsetzung eines Entschlusses oder eines Antriebes in die ihnen entsprechende Reihe äußerer Bewegungen ist normalerweise sehr verschieden. Der einzelne empfindet diese Verschiedenheit je nach seinem „Disponiertsein“; auch als dauernde Grundeigenschaft finden wir darin nicht unbedeutende individuelle Schwankungen. Der krankhaften Erschwerung begegnen wir als wesentlichem Krankheitssymptom bei allen Zuständen gemütlicher Depression, bei denen sie bis zur völligen Hemmung jeder Willenshandlung gehen kann. Abgesehen von dem Vorläuferstadium aller möglichen Psychosen und den organisch bedingten Depressionszuständen ist es vor allem die Melancholie, gleichviel ob als selbständige Erkrankungsform oder als Teilerscheinung eines periodischen (zirkulären) Irreseins, welche die psychomotorische Hemmung zeigt. Auch bei leichteren Graden melancholischer Verstimmung kann diese Hemmung Ursache des *Unterlassens* wichtiger Handlungen, des Nichtabschickens von Briefen, des Versäumens von Terminen, der Vernachlässigung der Berufspflichten usw. werden.

Die Kenntnis dieser Erscheinung als eines selbständigen Symptomes krankhafter Störung der Geistestätigkeit ist für die forensische Beurteilung im gegebenen Falle um so notwendiger, als Kranke dieser Art keinerlei intellektuelle Schwächung zu zeigen brauchen und eines äußerlich geordneten Benehmens fähig sein können.

Eine *krankhafte Erleichterung* des Zustandekommens von Handlungen finden wir in der *Manie* und der symptomatischen manischen Erregung, wie sie z. B. bei der *progressiven Paralyse* vorkommt, außerdem vor allem bei der *akuten Alkoholvergiftung* im ersten Stadium des Rausches. Sie ist bei letzterem eine der Ursachen für die große Häufigkeit der Körperverletzungen usw. seitens Angetrunkener.

Bei der manischen Erregung äußert sich die Erleichterung sowohl im Aussprechen der auftauchenden Vorstellungen wie in körperlichen Bewegungen; Manische neigen deswegen zu sprachlichen und tätlichen Konflikten mit der Umgebung, die allerdings, wenn keine Verstandesschwäche oder Bewußtseinstrübung mitwirkt, nicht zu den gefährlicheren zu gehören pflegen. Die Erleichterung des Zustandekommens von Handlungen ist es auch, welche die ruhelose Vielgeschäftigkeit dieser Kranken ermöglicht. Auch hier gilt, wie bei der einfachen psychomotorischen Hemmung, daß die erleichterte Auslösbarkeit des Handelns Symptom krankhafter Störung der Geistestätigkeit im Sinne des Gesetzes sein kann, ohne daß Verstandesmängel nachweisbar sind, und ohne daß das Benehmen des Individuums in jedem Augenblicke den Geisteskranken ohne weiteres für den Laien kenntlich macht.

VIII. Anomalien der Triebe.

Allgemeines über den Trieb; höhere, niedrigere Triebe; Frage des angeborenen Triebinhaltes. — Bestimmbarkeit. — Triebhandlungen im Verhältnis zu den reflektorischen und automatischen Bewegungen und zu den Willenshandlungen. — Quantitative und qualitative Abweichungen bei den Haupttrieben. — Reizhunger. — Nahrungstrieb in seinen einfachen und verfeinerten Formen; Genußmittel; Alkohol; Morphium; Cocain; Äther. — Geschlechtstrieb. — Mächtigkeit des Triebes; Beherrschbarkeit; individuelle Schwankungen; geschlechtliches „Bedürfnis“. — Die Rolle der Onanie als zu Anomalien disponierendes Moment. — Einfache Herabsetzung, Steigerung. — Qualitative Veränderungen; was heißt „normal“? — Perversität und Perversion. — Konträre Sexualempfindung. — Päderastie. — Sadismus. — Masochismus. — Fetischismus. — Exhibitionismus.

Gleich den Affekten sind die „Triebe“ *Gemütsbewegungen*, die sich aber von jenen dadurch unterscheiden, daß sie die Tendenz haben, Bewegungen auszulösen, die darauf gerichtet sind, eine Änderung des Gemütszustandes herbeizuführen, entweder ein Lustgefühl zu erzeugen oder ein Unlustgefühl zu beseitigen.

Zugrunde liegt jeder Triebregung ein *Gefühl*, und je nach dessen Beschaffenheit unterscheiden wir sog. einfache, sinnliche, an körperliche Gefühle gebundene Triebe von den höheren; zu jenen gehören der Selbsterhaltungstrieb (vor allem als Nahrungstrieb) und der Gattungstrieb (vor allem als Geschlechtstrieb), zu diesen die an die ästhetischen, intellektuellen usw. Gefühle gebundenen.

Für die *gerichtliche Praxis* überwiegt die Bedeutung der einfachen sinnlichen Triebe in ihren sehr mannigfachen Abweichungen vom Normalen.

Beim ausgebildeten Individuum sind die Triebe mit bestimmten Zielvorstellungen verbunden; beim werdenden ist dieses noch nicht der Fall; der *Nahrungstrieb* und auch der *Geschlechtstrieb* in seinen ersten Regungen ist vorhanden, ehe das Bild des begehrten Zieles auftritt; der Trieb ist nicht Diener der Vorstellungen, sondern er bemächtigt sich ihrer und verknüpft sich mit ihnen. Im großen und ganzen sind es bei allen normalen Menschen dem Inhalt nach ähnliche Vorstellungen, die mit den einfachen sinnlichen Trieben in Verbindung treten; wir werden aber, in erster Linie beim Geschlechtstrieb, eine ganze Reihe abnormer Triebrichtungen kennenlernen, deren Zustandekommen so zu denken ist, daß der ursprünglich unbestimmte Trieb von vornherein (infolge abweichender Veranlagung) oder im Laufe des Lebens mit ungewöhnlichen Vorstellungen eine Verbindung eingeht. Die besondere Leichtigkeit, mit welcher solche vom Normalen abweichende Verbindungen sich vollziehen (z. B. bei der konträren Sexualempfindung), kennen wir als eines der Kennzeichen der psychopathischen Geistesverfassung.

Für die *forensische Beurteilung* kommen Anomalien des Trieblebens nur insofern in Betracht, als sie sich in Handlungen äußern. Die im allgemeinen Gebrauche befindliche Bezeichnung „Triebhandlung“ bedarf hier einer besonderen Umgrenzung, wenn wir nicht auch den Mißverständnissen unterliegen wollen, zu denen dieser Name Anlaß gegeben hat.

Wir wollen hier unter Triebhandlungen nicht, wie dies hier und da geschieht, diejenigen verstehen, bei denen Triebe überhaupt als Motive mitwirken; das wäre eine sehr wenig bestimmte Bezeichnung; der Name „Triebhandlung“ weist einer einzelnen Handlung eine bestimmte Stelle in der Reihe der motorischen Äußerungen zu und setzt sie in Gegensatz zur Willenshandlung einerseits, zu den automatischen und Reflexvorgängen anderseits. Unter Reflexbewegungen verstehen wir diejenigen, die auf äußeren Anstoß hin erfolgen ohne primäre Beteiligung des Bewußtseins durch Übertragung eines peripherischen Reizes auf Bewegungsorgane, von welcher das Bewußtsein erst nachträglich Kenntnis erhält; automatisch nennen wir (im psychologischen Sinne) solche Bewegungen, die früher einmal bewußt vollzogen wurden, bei denen aber nun, infolge des bahnenden

Einflusses der Wiederholung, der äußere Reiz, der ursprünglich die als Motiv wirkende Vorstellung weckte, die Handlung auslöst, ehe er als Vorstellung aufgefaßt werden kann.

Bei den Willenshandlungen, die den kompliziertesten Vorgang darstellen, entwickelt sich aus einer Anzahl nebeneinander bestehender, verschiedener und einander widerstreitender Motive schließlich das bestimmende; den Vorgang des plötzlichen Herrschendwerdens eines Motives empfinden wir als „Entscheidung“ oder als „Entschließung“.

Die *Triebhandlungen* stehen über den automatischen und den Reflexvorgängen insofern, als ihnen ein bewußtes Motiv, nämlich der als solcher empfundene Trieb, zugrunde liegt; sie stehen unter den Willenshandlungen, indem kein Kampf verschiedener Motive, keine Entschließung stattfindet; sie sind aus nur einem Motive hervorgehende Handlungen, keine Wahlhandlungen.

In der Tierreihe und beim ganz jungen Menschen haben wir es fast ausschließlich mit Triebhandlungen zu tun; beim erwachsenen geistig Gesunden überwiegen ganz bedeutend die Wahlhandlungen, und der soziale Wert des Individuums hängt wesentlich auch davon ab, wieweit sein Tun von der wahllosen Bestimmbarkeit durch Triebe frei geworden ist. Nicht als eigentliche Triebhandlungen sind diejenigen vereinfachten Wahlhandlungen anzusehen, bei denen häufige Wiederholung zusammengesetzter Motivkämpfe den Eintritt des Resultats so erleichtert hat, daß sie auf ein einzelnes Motiv hin zu erfolgen scheinen; es handelt sich dabei meistens um alltägliches und für die forensische Betrachtung gleichgültiges Tun.

Die Triebhandlung ist, wie erwähnt, die für das Tier und das Kind charakteristische Art der motorischen Äußerung; beim erwachsenen Menschen können krankhafte geistige Veränderungen bewirken, daß sein Handeln in eindeutiger Weise durch Triebe bestimmt wird, ohne daß der Tat eine Abwägung von Motiven vorausgegangen wäre.

Die Gründe davon können liegen entweder in einer abnormen Stärke von triebartigen Impulsen, die vorzeitig zur Handlung führen, oder in einer durch irgendwelche Ursachen veranlaßten Trübung oder Aufhebung des Selbstbewußtseins, infolge deren überhaupt keine Gegenmotive auftreten (im Rausch, bei Delirien, bei Epilepsie usw.).

Auch wenn eine Abwägung von Motiven nicht gefehlt hat, können krankhafte Veränderungen der Triebe nach Stärke oder Richtung eine Handlung, die psychologisch als Willenshandlung zu bezeichnen ist, in abnormer Weise beeinflussen; wie weit dabei der Trieb als ein zwingender angesehen werden muß, hängt von der geistigen Gesamtverfassung des betreffenden Individuums ab (intellektuelle Schwäche, krankhafte Stimmungen).

Bei der Besprechung der *Anomalien* des Trieblebens wollen wir so vorgehen, daß wir zunächst die *quantitativen* und dann die *qualitativen Abweichungen* vom Normalen bei den Haupttrieben erörtern.

Unter den Haupttrieben sind für unsere Zwecke zu verstehen der *Nahrungstrieb* und der *Geschlechtstrieb*.

Für beide gelten bestimmte Gesichtspunkte in gleicher Weise. Bei beiden wird die Möglichkeit krankhafter Veränderungen nach verschiedenen Richtungen um so größer, je mehr sich der Trieb von der Vorstellung der einfachen Befriedigung eines körperlich empfundenen Bedürfnisses loslöst.

Die von der Natur gewissermaßen auf die Befriedigung des Triebes gesetzte Prämie, das Wohlbehagen und die angenehme Geschmackserregung beim Nahrungstrieb, die Wollustempfindung beim Geschlechtstrieb, wird mit wachsender Verfeinerung des Trieblebens um ihrer selbst willen gesucht ohne Rücksicht auf den ursprünglichen Inhalt des Triebes. So werden „*Genußmittel*" ein Bedürfnis, die mit der Ernährung nichts mehr zu tun haben (z. B. bei subkutaner Einverleibung); und geschlechtliche Befriedigung wird gesucht und gefunden, ohne daß dabei der normale Gegenstand des Begehrens, das andere Geschlecht, überhaupt eine Rolle spielte (Onanie, Päderastie usw.).

Ist diese Loslösung des Triebes von seinen natürlichen Objekten einmal vollzogen, so ist den mannigfachsten Verirrungen desselben die Bahn weit geöffnet. Ein Weiteres kommt für den „verfeinerten" oder wohl richtiger entarteten Nahrungstrieb und Geschlechtstrieb in gleicher Weise hinzu. Zahlreichen Reizen gegenüber, die das Nervensystem berühren, tritt in gewissen Grenzen allmählich eine Gewöhnung ein, so daß immer stärkere Reize notwendig werden, um einen bestimmten Erfolg zu erzielen. Es gilt dies auch für die Befriedigung der Triebe. Das Bedürfnis nach wirksamen Reizen kann man, mit einem aus der Sinnesphysiologie entlehnten Ausdruck als „Reizhunger" bezeichnen. Diesen Reizhunger empfindet in gleicher Weise der Raucher, der Alkoholist, der Morphinist, aber ebenso auch der in geschlechtlicher Hinsicht Übersättigte, dem der normale Geschlechtsverkehr nicht mehr das erwünschte Maß von Befriedigung gewährt. Bei den Genußmitteln ist lange Zeit hindurch eine Steigerung des Quantums imstande, den Reizhunger zu stillen; beim Geschlechtstrieb ist dieser Weg aus physiologischen Gründen nicht beschreitbar, und das um so weniger, als bei den in Betracht kommenden Individuen die sexuelle Potenz meist nicht mehr auf der Höhe ist; die Steigerung wird auf qualitativem Wege, durch Variationen in der Art der Befriedigung gesucht.

Es scheint, daß die mit *erhöhter Ansprechbarkeit* neben erhöhter *Erschöpfbarkeit* behafteten minderwertigen Nervensysteme leichter als die normalen auf die schiefe Bahn des wachsenden Reizbedürfnisses bei der Befriedigung der Triebe geraten.

Was nun im einzelnen den *Nahrungstrieb* anbelangt, so spielen die quantitativen und qualitativen Veränderungen desselben für die forensische Praxis kaum eine Rolle, soweit nur die Nahrungsmittel im engeren Sinne in Frage sind in den seltenen Fällen, bei denen es sich um die hohen Grade von Perversion des Triebes handelt, wie beim Verzehren von Leichenteilen und dergleichen, wird der lebhafte Kontrast, den die Tat mit dem normalen Empfinden bildet, immer ein begründeter Anlaß werden, den Geisteszustand des Täters untersuchen zu lassen (wir kommen auf die Anthropophagie bei den geschlechtlichen Anomalien zurück).

Sehr große praktische Bedeutung haben dagegen die Anomalien der Bedürfnisse nach *Genußmitteln.* In erster Linie steht dabei der *Alkohol.*

Neben der den Genußmitteln im allgemeinen eigenen Erscheinung des wachsenden Reizhungers kommen bei dem Alkohol noch besondere psychische Wirkungen dauernder Art hinzu, welche die Widerstandskraft des Individuums dem Triebe gegenüber herabsetzen.

Es läßt sich experimentell feststellen, daß unter Alkoholwirkung einer vorübergehenden Erleichterung der Bewegungsauslösung eine Erschwerung derselben von längerer Dauer neben einer Verlangsamung der intellektuellen Vorgänge folgt, und dieser fortschreitenden zentralen motorischen Lähmung im Einzelversuch entspricht bei chronischem Alkoholmißbrauch die niemals fehlende Charakteränderung in Form der Willensschwäche.

Diese *Willensschwäche* gibt die Erklärung für die Aussichtslosigkeit aller Versuche, chronische Alkoholisten, solange sie freie Verfügung über sich selber haben, von ihrem Trinkbedürfnis zu heilen; sie muß auch bei der forensischen Beurteilung aller krankhaften Zustände beim Alkoholismus im Auge behalten werden (ebenso wie die Abnahme der Intelligenz und die allmählich eintretende Abstumpfung der höheren Gefühle).

Die Darstellung der eigentlichen Alkoholpsychosen findet im speziellen Teile ihre Stelle; hier müssen wir nur noch auf eine besondere Form des krankhaften Dranges nach berauschenden Getränken kurz eingehen, die durch die periodische Wiederkehr des Triebes gekennzeichnet ist, die sog. *Dipsomanie.* Das Wesentliche daran ist das anfallsweise auftretende, geradezu unwiderstehliche Verlangen nach geistigen Getränken, dem ein einleitendes Stadium von allgemeiner Verstimmung, Reizbarkeit und körperlichen Mißempfindungen vorauszugehen pflegt. Der Kranke unterliegt mit Sicherheit dem Triebe, falls er nicht, was vorkommt, während der ihm bekannten Vorerscheinungen freiwillig eine Anstalt aufsucht. Während einer kürzeren oder längeren Frist werden nun wahllos alkoholische (oder ähnlich wirkende) Getränke konsumiert, häufig ohne daß es zu wirklicher sinnloser Betrunkenheit käme; nach Ablauf dieses Stadiums findet sich der Kranke wieder in einem Zustande höchster körperlicher und moralischer Depression und fehlender oder getrübter Erinnerung für das Geschehene oder doch einem Teil seiner Erlebnisse.

Die Stellung der Dipsomanie ist noch umstritten; die Annahme, daß die typischen Fälle derselben der *Epilepsie* zuzurechnen und als eine besondere Form des epileptischen Dämmerzustandes anzusehen sind, hat in Anbetracht der entscheidenden Merkmale: periodisches Auftreten, einleitende Verstimmung, regelmäßig wiederkehrende psychische Veränderungen, Erinnerungsmängel, sehr viel für sich und gibt, wenn die genannten Kriterien vorhanden sind, für die forensische Beurteilung die Gesichtspunkte an die Hand. *Nicht alle Fälle* von Dipsomanie lassen sich aber im Krankheitsgebiete der Epilepsie unterbringen; periodische Verstimmungen mit dem Drang nach Betäubung, die in Alkohol (aber auch im Morphium oder Cocain) gesucht wird, treffen wir bei den nicht epileptischen Psychopathen; soweit meine Erfahrung reicht, überwiegen diese Fälle an Häufigkeit bei weitem die epileptischen Dipsomanien. Abzutrennen sind natürlich die Fälle von Gelegenheitstrunksucht und diejenigen, bei denen periodische Psychosen mit gehobenem Lebensdrang (z. B. periodische Manie) oder auch periodische Depressionszustände Anlaß zu Trinkexzessen geben.—

Das als Genußmittel innerlich oder subkutan genommene *Morphium* steht nicht in der Wirkung der Einzeldosis, wohl aber in bezug auf die dauernden psychischen Wirkungen dem Alkohol nahe; es übertrifft ihn noch an lähmendem Einfluß auf die Willensenergie. Diese dauernde Beeinträchtigung findet wiederum bei der experimentellen Einzelprüfung ihr Analogon in der lähmenden Wirkung auf die zentralen motorischen Vorgänge. Eine Abschwächung der Intelligenz tritt beim chronischen Morphinismus an Bedeutung zurück hinter denjenigen Veränderungen, die in ihrer Gesamtheit als „sittliche Degeneration" erscheinen und sich aus der erwähnten Willensabschwächung, aus Abstumpfung der höheren Gefühle und aus der Einengung des Strebens auf die Befriedigung des Morphiumbedürfnisses zusammensetzen.

Die bedeutende Höhe, welche die subjektiven quälenden Erscheinungen beim Wegfallen des gewohnten Reizmittels erreichen, gibt die Erklärung für den unwiderstehlichen Zwang, den der Morphiumhunger auf die Entschließungen des Morphinisten ausübt. Es hängt dabei von den äußeren Umständen ab, ob dieser gewaltige Trieb zu strafrechtlichen Konflikten führt (Diebstahl, um Geld für Morphium zu bekommen, Rezeptfälschungen und dergleichen) oder ob es bei den allbekannten Lügereien und kleinen Schwindeleien bleibt, mit denen Morphinisten ihrer Familie oder dem Arzte gegenüber zu operieren pflegen. Ein ausgesprochen chronischer Morphinist, der im Morphiumhunger eine strafrechtlich nicht gleichgültige Handlung begeht, die in ihrem Endzweck auf Erreichung von Morphium gerichtet ist, hat in der Regel Anspruch auf den Schutz des Gesetzes; es besteht bei ihm ein Trieb von pathologischer Stärke (für die ein Entziehungsversuch in Klausur einen Maßstab gibt), und die allgemeine geistige Widerstandskraft ist infolge der chronischen Giftwirkung auf das Zentralnervensystem in krankhafter Weise herabgesetzt. Diese Auffassung wird *nicht* von allen Gutachtern geteilt; es gibt eine *moralisierende Betrachtungsweise* — hier wie gegenüber den Alkoholdelikten —, die das Maß der subjektiven Schuld verkennt; der selbstverständlichen und auch für mich durchaus einfühlbaren stimmungsmäßigen Mißbilligung des Tuns der Morphinisten darf der Sachverständige vor seinem inneren Forum keinen Einfluß gewähren. Bei strafrechtlichen Zusammenstößen von Morphinisten, bei denen die Erlangung von Morphium kein Motiv abgibt, und bei denen Morphiumhunger mit Abstinenzerscheinungen keine Rolle spielt, hängt die Beurteilung von dem Ausmaß der *dauernd vorhandenen krankhaften geistigen Veränderungen* ab.

Der chronische Mißbrauch von Cocain ist ursprünglich, und zwar nicht ohne Schuld der Ärzte, durch den Glauben veranlaßt worden, daß das Cocain ein brauchbares Hilfsmittel zur Abgewöhnung des Morphiums sei; diese Meinung hat sich nicht nur als irrig, sondern als sehr verhängnisvoll erwiesen; man weiß jetzt, daß das Cocain noch rascher und stürmischer als das Morphium einen Verfall der ganzen psychischen Persönlichkeit herbeiführt. Die in der Zeit seit dem Kriege zu beobachtende Steigerung des Verbrauches von Rauschgiften hat bekanntlich zu besonderen *gesetzgeberischen Maßnahmen* geführt, die uns an dieser Stelle nicht interessieren. Der Cocainmißbrauch ist vorwiegend an großstädtische Zentren gebunden; in der „Provinz" tritt er an Bedeutung hinter dem Morphium weit zurück.

Vereinzelt kommen auch andere Formen des chronischen Mißbrauchs von Arzneimitteln vor, z. B. von Äther. Ich habe einen Arzt beobachtet, der allmählich zu einem Tagesverbrauch von 100 g *Paraldehyd* gekommen war; die Folge war ein Zustand, der an alkoholistische Pseudoparalyse erinnerte und bei gegebenem Anlaß die strafrechtliche Unverantwortlichkeit begründete.

Die *Anomalien des Geschlechtstriebes* spielen in der klinischen Pathologie und im landläufigen Denken heute nicht mehr die Rolle wie vor drei Jahrzehnten; die literarische Flutwelle, die damals die Schaufenster der Buchhandlungen mit den gelb eingebundenen Büchern und Broschüren überschwemmte, ist abgeebbt; KRAFFT-EBINGS Psychopathia sexualis ist heute bei den Bibliotheken nicht mehr, wie vor 35 Jahren in Straßburg (Mitteilung des zuständigen Bibliotheksbeamten), das am häufigsten verlangte Buch. Auch innerlich ist die Behandlung der Sexualfragen ruhiger geworden; über viele früher strittige Fragen ist genügende Übereinstimmung erzielt; bei anderen hat die damalige Überschätzung einer kühleren Beurteilung Platz gemacht. Diese Wandlung hat verschiedene Gründe; jene Ära der Überproduktion hatte ihren Hauptauftrieb in dem Umstande, daß es vielfach *Neuland* war, das bearbeitet wurde; eine rasch wachsende Kasuistik belebte die Szenerie mit immer neuen normalen und krankhaften Varianten des sexuellen Erlebens, und die Betriebsamkeit einiger Autoren verlieh jeder Nuance alsbald durch Prägung von klingenden, meist auf -ismus endigenden Namen auch in der interessierten Laienschaft Kurswert. Der nach dem Gesetz der Wellenbewegung fällige Rückschlag wurde befördert durch die seelische Lage in den Zeiten des Krieges und nach dem Kriege, in denen es um ernstere Dinge ging als z. B. um die früher sentimental beklagten Entbehrungen der *Homosexuellen*; Wohlstand und Luxus, die Nährmütter eines überfeinerten Sexualkultes, wichen der erkältenden Not. Die forensische Darstellung der sexuellen Abweichungen, die sich auch in früheren Auflagen dieses Buches kritischer Nüchternheit befleißigt hat, kann heute mit noch besserem Rechte als früher auf viele Einzelheiten verzichten.

Daß der *normale Geschlechtstrieb* auf das Empfinden und Handeln des Menschen den gewaltigsten Einfluß ausübt, ist eine Tatsache, über die zu reden ein müßiges Geschäft wäre. Nicht nur dem nackten, grobsinnlichen Triebe, sondern auch dem durch die Kultur verfeinerten, in allen möglichen Gestalten verkleideten, durch Verknüpfung mit zusammengesetzten Vorstellungsgruppen auf ein höheres Niveau gehobenen Triebe begegnen wir als bewußtem und fast noch häufiger als unbewußtem, bestimmendem Motive bei einer Unzahl allgemein menschlicher, gesellschaftlicher, künstlerischer usw. Betätigungen. Ein Trieb, der weniger lebhaft wirkte, würde den Fortbestand des menschlichen Geschlechts gegenüber allen natürlichen Hemmungen und Schwierigkeiten nicht haben sicherstellen können.

Trotz dieser im allgemeinen anzuerkennenden Mächtigkeit des Geschlechtstriebes ist für den einzelnen Fall die Tatsache nicht zu vergessen, daß der geistig gesunde erwachsene Mensch imstande ist, den *Trieb zu beherrschen*. Der Geschlechtstrieb ist in dieser Hinsicht dem Nahrungstrieb nicht ohne weiteres gleichzusetzen. Beschäftigung der Phantasie mit erotischen Vorstellungen, Müßiggang, Überernährung und dergleichen sind Faktoren, die den Geschlechtstrieb eine übermäßige Rolle im Einzelleben spielen lassen. Die hier und da beliebte Darstellung, als ob alle Individuen, die durch äußere, selbst gewählte oder aufgezwungene Umstände, an der normalen Befriedigung des Geschlechtstriebes verhindert sind, dadurch in die „*Notlage*" kämen, zu masturbieren oder zu anderen abnormen Mitteln der Befriedigung zu greifen, ist als eine weit über das Ziel gehende Übertreibung abzuweisen. Es wird dabei übersehen, daß Regelmäßigkeit und vor allem Mäßigkeit der Lebensführung, ernste Arbeit, sachlich interessierende Beschäftigung den Geschlechtstrieb des normalen Menschen sehr wohl in den Grenzen zu halten vermögen.

Der *Staat* kennt kein „*Recht auf Befriedigung des Geschlechtstriebes*"; das Recht auf Befriedigung des Nahrungstriebes wird insofern anerkannt, als die öffentliche Fürsorge wenigstens ein Verhungern verhindert. Der Staat beschränkt sich den Äußerungen des Geschlechtstriebes gegenüber darauf, bestimmte Normen festzusetzen, innerhalb deren die sexuellen Betätigungen sich bewegen dürfen.

Bei der *forensischen Beurteilung* sexueller Vergehungen sind die noch normalen großen Verschiedenheiten im Verhalten des Geschlechtstriebes nicht zu übersehen. Abgesehen von den bereits erwähnten Schwankungen, die durch den Einfluß der Lebensführung usw. hervorgerufen werden, finden sich solche nach Lebensalter, Geschlecht, individueller Veranlagung.

Hierher gehört die allgemein bekannte Tatsache der größeren Energie und lebhafteren sexuellen Initiative beim Manne, das rasche Anwachsen des Triebes in der Pubertätszeit, das allmähliche Versiegen (ohne zeitliche Gesetzmäßigkeit) in der zweiten Lebenshälfte und dergleichen.

Abweichungen von diesen durchschnittlichen Verhältnissen, wie z. B. grob sexuell herausforderndes Benehmen bei dem nicht prostituierten Weibe oder lebhafte geschlechtliche Begierden bei Greisen fallen auch dem Laien als etwas Ungewöhnliches auf.

Die größten Schwankungen finden sich in dem individuellen sexuellen Bedürfnis, d. h. in der Geschwindigkeit, mit welcher der eben gestillte Trieb von neuem rege wird; ein durchschnittliches Maß dessen, was als das „Normale" zu gelten hat, läßt sich in dieser Hinsicht nicht aufstellen, auch nicht für die im weiten Umfange schwankende Leistungsfähigkeit des Mannes. (Anläßlich einer besonderen forensischen Konstellation ergab sich einmal die Frage, ob ein Mann während des Geschlechtsaktes die „Besonnenheit" bewahren könnte; die gehörten Sachverständigen, die schließlich nur aus eigenster Erfahrung urteilen konnten, waren verschiedener Meinung.)

Auf dem *Grenzgebiet* zwischen Norm und Abnormität bewegen sich die sehr zahlreichen Fälle von Auftreten ausgesprochen geschlechtlicher Regungen vor dem Zeitpunkt der entsprechenden körperlichen Entwicklungsvorgänge. Ich meine damit nicht nur die vorzeitige, kindliche Onanie, die bis zum 5. Lebensjahre nicht so selten zurückreicht, wenn das Kind, oft durch Zufälligkeiten (speziell bei den aus diesem Grunde verwerflichen Turnübungen an Kletterstangen und dergleichen) die Möglichkeit entdeckt, durch bestimmte Manipulationen angenehme Empfindungen zu erzeugen, oder wenn diese spontan, wie das bei Disponierten vorkommt, unter dem Einfluß der Angst (Klassenarbeiten!) frühzeitig auftreten, sondern das Auftreten wohl charakterisierter geschlechtlicher Regungen gegenüber dem anderen Geschlecht. Die Erfahrung scheint dafür zu sprechen, daß es wieder die psychopathischen Konstitutionen sind, bei denen ein erfrühtes Erwachen des Geschlechtstriebes beobachtet wird.

Ungewöhnliche *Stärke* des Geschlechtstriebes *bei geringer Nachhaltigkeit und rascher Erschöpfbarkeit* gilt für das vollentwickelte Geschlechtsleben ebenfalls als eine den „Disponierten" eigentümliche Erscheinung; es ist wahrscheinlich nicht richtig, in diesen Fällen von erhöhter Triebstärke zu sprechen; was verändert ist, ist die Reizempfänglichkeit des Zentralnervensystems dieser Individuen, die auch auf anderen Gebieten in dem Tiefliegen der Reizschwelle zum Ausdruck kommt.

In den Autobiographien der sexuell abnorm Empfindenden und Handelnden ebenso wie in den ärztlichen Krankengeschichten kehrt ein Punkt so häufig wieder, daß wir ihn nicht als gleichgültig bei der Entwicklung sexueller Anomalien ansehen dürfen: das ist die früh und lange betriebene Onanie.

In der Beurteilung der *Onanie* hat sich seit einiger Zeit eine gewisse Wandlung vollzogen. Die Erfahrung von der kolossalen Verbreitung der Onanie hat dazu geführt, mit der lebhaften moralischen Entrüstung über den einzelnen Fall etwas sparsamer umzugehen; die Mehrzahl der männlichen Heranwachsenden bleibt nicht ganz frei von Onanie; das wesentlich Unterscheidende und das für manche Zustände Kennzeichnende liegt nicht in dem „ob", sondern in dem „wie lange" und vor allem in dem Maß des Einflusses, den dieser Hang auf die ganze Entwicklung des geschlechtlichen Lebens ausübt.

Die in den Jahren der Entwicklung unter Einwirkung von Verführung oder zufälligen Erfahrungen eine Zeitlang gelegentlich betriebene Onanie, die ein Ende nimmt, sobald normaler Geschlechtsverkehr beginnt, ist eine an sich und in ihren Folgen verhältnismäßig harmlose Erscheinung. Anders ist dies dann, wenn die Onanie sehr früh beginnt, dauernd und häufig und, was sehr charakteristisch ist, auch später neben normalem geschlechtlichen Verkehr weitergeübt wird.

Abgesehen von den allgemein bekannten, uns hier nicht im einzelnen interessierenden nervösen Folgen, die sich an diese onanistischen Dauerexzesse anschließen können, findet unter deren Einfluß oft noch eine verhängnisvolle Wandlung im geschlechtlichen Empfinden nach verschiedenen Richtungen hin statt. Die Gewohnheit, das sexuelle Lustgefühl ohne jede Berührung mit dem anderen Geschlecht jederzeit und mit Leichtigkeit herbeiführen zu können, führt eine Lockerung der sonst vorhandenen Vorstellungsbeziehungen zwischen dem geschlechtlichen Drange und seinem normalen Gegenstande herbei, und diese Lockerung bereitet den Boden für die Entwicklung aller möglichen Anomalien. Es wirkt dabei gestaltend mit der wachsende Reizhunger, dessen Befriedigung in Variationen der Art der geschlechtlichen Akte gesucht wird.

Die Onanie wirkt aber auch in anderer Weise. Das dem unverdorbenen Menschen eigene und auch bei dem sexuell Abgebrühten keineswegs notwendigerweise fehlende Schamgefühl dem eigenen Körper gegenüber geht bei dem Onanisten verloren; die Gewohnheit, mit den eigenen Genitalien zu manipulieren, beseitigt die normalerweise vorhandene, gleichviel ob angeborene oder anerzogene Scheu vor allzu naher Beschäftigung mit der Geschlechtssphäre, und so fehlen dem Onanisten beim Auftreten ungewöhnlicher Impulse (z. B. zum Entblößen der Geschlechtsteile vor dem anderen Geschlecht) gewisse mächtige Hemmungen, die bei dem Nichtonanisten wirksam sind.

Dazu kommt eine durch die lange Gewohnheit des Unterliegens beim Auftreten sexueller Wünsche, durch die oft gemachte Erfahrung des vergeblichen Ankämpfens gegen die eingewurzelte Neigung, herabgesetzte Widerstandskraft gegenüber den Regungen des Geschlechtstriebes überhaupt, die verminderte Selbstachtung, die erlahmende allgemeine Energie — kurz, eine ganze Reihe seelischer Folgen, die den Onanisten als ein wohlbereitetes Objekt erscheinen lassen für die Entwicklung geschlechtlicher Abweichungen, die übrigens in größerem Umfange, als dies gewöhnlich geschieht, als mannigfaltig gestaltete, modifizierte onanistische Akte aufzufassen sind.

Die Möglichkeit, diesen psychologischen Hergang bei sexuellen Vergehen nachzuweisen oder wahrscheinlich zu machen, kann auf die forensische Beurteilung nicht den geringsten Einfluß haben, solange nicht auch krankhafte Momente dabei wirksam sind; wenn man dieser Zusammenhänge eingedenk ist, verlieren manche der durch ihre Seltsamkeit merkwürdigen geschlechtlichen Handlungen zum größten Teil ihr Auffallendes.

Wenn wir nach diesen allgemeinen Vorbemerkungen in die Erörterung der *einzelnen Anomalien* des Geschlechtstriebes eintreten, so sehen wir zunächst, daß die rein quantitativen Veränderungen an Bedeutung zurücktreten hinter den qualitativen.

Herabsetzung oder Fehlen des Geschlechtstriebes (nicht zu verwechseln mit körperlichem Unvermögen, Impotenz) findet sich bei Geisteskranken, bei Alkoholisten, Morphinisten und bei Zuständen von Entwicklungshemmung (Idiotie usw.), spielt aber strafrechtlich kaum eine Rolle; die zivilrechtliche Tragweite einer Herabsetzung des Geschlechtstriebes für die Ehe führt zu Fragen an den Sachverständigen über Entstehung, Art und Heilbarkeit des Mangels.

Von der einfachen *Steigerung* unter den Bezeichnungen Satyriasis (beim Manne), Nymphomanie (beim Weibe) ist in den Zeiten der Lehre von den isolierten Trieberkrankungen (Monomanien) mehr die Rede gewesen als heute; krankhafte Zustände, die sich nur in einer exzessiven Steigerung des Geschlechtstriebes äußerten, sind nicht bekannt; dagegen findet sich eine krankhafte Steigerung neben anderen Zeichen psychischer Erkrankung sehr häufig bei verschiedenen Formen der Geistesstörung.

Bei dem Zustandekommen des Endergebnisses, daß ein an sich oder in Anbetracht der Umstände ungewöhnlich starker Geschlechtstrieb in entsprechenden Handlungen zum Ausdruck kommt, kann ebensowohl eine krankhafte Steigerung des Triebes wie ein durch Krankheit veranlaßtes Wegfallen von sonst tätigen Hemmungen wirksam sein; oft ist sicher beides der Fall; häufig wird es nicht zu entscheiden sein, welcher Faktor der wesentliche gewesen ist; die Entscheidung darüber ist auch nicht notwendig, wenn nur für einen der mitwirkenden Vorgänge der krankhafte Charakter nachgewiesen werden kann.

Steigerung des Geschlechtstriebes (die in akuter Weise unter Alkoholeinfluß, und zwar nicht nur im Rausche, sondern auch im „Kater“ vorkommt) bildet häufig eine länger dauernde Teilerscheinung der krankhaft veränderten, gehobenen Stimmung, wie sie der Manie und den manischen Zustandsbildern bei der progressiven Paralyse eigen ist; neben der allgemein vermehrten Unternehmungslust, neben der Neigung zu Alkoholexzessen finden wir dabei auch gesteigerte sexuelle Impulse, die je nach dem sonstigen geistigen Gesamtzustande in feinerer oder gröberer Form in die Erscheinung treten (plötzliche Verlobungen, Anbändeln von Verhältnissen, Aufsuchen von Bordellen, Notzuchtsattentate, bei Weibern herausfordendes, engegenkommendes Benehmen, Entblößungen usw.). Bei den mansich erregten Paralytikern bekommen die sexuellen Äußerungen in der Regel ihr besonderes Gepräge durch die gleichzeitig vorhandene Urteilsschwäche und die Abstumpfung der höheren Gefühle (schamlose öffentliche Akte und dergleichen).

Das Auftreten überstarker sexueller Wünsche bei *klimakterischen* Mädchen und Frauen ist keine Fabel; ich kenne Fälle, in denen prüde oder stark religiös eingestellte weibliche Personen dann zum ersten Male in ihrem Leben solche Regungen zu ihrem Entsetzen kennenlernten. Sexuelle Spannungen sind nicht selten Ursache der zu heftigen Konflikten drängenden *Gereiztheit von Häftlingen.*

Das Wegfallen sonst vorhandener Hemmungen kann den Trieb im Effekt gesteigert erscheinen lassen bei allen mit Herabsetzung der Intelligenz oder mit Trübung des Selbstbewußtseins einhergehenden Störungen. So finden wir geschlechtliche Akte im Widerspruch mit Sitte und Gesetz im Rausche, bei Schwachsinnigen, bei senil Dementen, bei chronischen Alkoholisten, bei Epileptikern. Die Urteilsschwäche oder die Bewußtseinstrübung ist bei diesen Zuständen als die Ursache davon anzusehen, daß der Trieb sich häufig in irgendeiner durch die Umstände gerade gegebenen Richtung, nicht aber in dem Streben nach dem normalen Ziele bewegt; der nicht klar bewußte Drang führt zu Handlungen, denen bloß noch irgendeine mehr oder weniger nahe Beziehung zum Geschlechtsakt innewohnt (Spielen mit den Genitalien von Kindern, Exhibitionieren und dergleichen). Namentlich die sexuellen Vergehen bei Epileptikern in Dämmerszutänden sind in dieser Hinsicht charakteristisch; ich kannte einen jugendlichen, außerhalb der Anfälle bescheidenen und gesitteten Epileptiker, der in dem Stadium der Bewußtseinstrübung im Anschluß an klassische Anfälle wiederholt sexuelle Attentate auf seine Umgebung machte, z. B. zuerst versuchte, die Saalschwester zu vergewaltigen, dann aber sich auf einen im Bett liegenden Paralytiker stürzte und ihn an den Genitalien mißhandelte; als Motiv wirkte augenscheinlich ein unklar empfundener Trieb, dessen so verschiedenen Äußerungsweisen die Beziehung zur Geschlechtssphäre nur im allgemeinen zugrunde lag.

Die in der Form von „*Zwangshandlungen*" in die Erscheinung tretenden, anscheinend quantitativen Veränderungen des Geschlechtstriebes fallen unter die allgemeine Beurteilung der Zwangshandlungen überhaupt, da das Wesentliche bei ihnen die formale psychologische Störung, nicht die besondere Triebrichtung darstellt; das gleiche gilt für „impulsive“ sexuelle Handlungen, die wir im nächsten Kapitel streifen werden.

Bei der Darstellung der *qualitativen* Veränderungen des Geschlechtstriebes stoßen wir gleich im Beginn auf die Schwierigkeit der Begrenzung des Begriffes „normal“ in bezug auf die Äußerungsweise der Triebbefriedigung.

Die Auffassung, daß nicht normal alle diejenigen geschlechtlichen Handlungen seien, bei denen die Erfüllung des Zweckes der Fortpflanzung ausgeschlossen sei, ist vielleicht von einem streng moralischen Standpunkt aus haltbar, als Abgrenzung für praktisch forensische Zwecke ist sie nicht zu brauchen. Von diesem Standpunkte aus wäre geschlechtlicher Verkehr mit bereits schwangeren oder mit operativ unfruchtbar gewordenen Frauen eine sexuelle Anomalie; davon kann natürlich hier keine Rede sein. Dagegen werden wir zum Begriff des Normalen an Kennzeichen zu fordern haben: Mannbarkeit beider Teile und Benutzung der für die Geschlechtszwecke vorgesehenen Wege. Eine Fortdauer des sexuellen Lebens bis in das Greisenalter hinein kann in Anbetracht der großen individuellen Schwankungen in dieser Hinsicht nicht ohne weiteres als abnorm bezeichnet werden, wenigstens nicht beim Manne; bei der Frau wird die Grenze für das natürliche Empfinden weniger durch den äußerlich oft unmerkbaren Eintritt der Menopause, als durch die Zeichen der beginnenden allgemeinen Rückbildung gezogen; ich bin oft überrascht worden durch die Selbstverständlichkeit, mit der von Leuten vorgerückter Jahre der Anspruch auf Fortdauer sexuellen Erlebens erhoben wurde.

Geschlechtliche Triebrichtungen, die vom „Normalen“ abweichen, sich also beispielsweise auf Kinder, Tiere, auf päderastische Akte und dergleichen beziehen, werden als „pervers“ bezeichnet, und man unterscheidet in der Substantivbildung des Wortes *Perversität und Perversion.*

Der Unterschied, der konventionellerweise zwischen diesen beiden Bezeichnungen gemacht wird, ist der, daß der Name „Perversität“ sich auf die Art des einzelnen Aktes bezieht und zugleich besagen will, daß es sich nicht um etwas Krankhaftes handelt, während „Perversion“ eine dauernde abnorme Triebrichtung meint mit dem Nebensinn einer auf der Grundlage einer psychisch abnormen Gesamtpersönlichkeit entstandenen Abweichung. Die Trennung in dieser Weise ist nicht immer scharf durchzuführen.

In der Sexualliteratur werden weiter häufig in Gegensatz gebracht *„angeborene“ und „erworbene“* Störungen des geschlechtlichen Empfindens und Handelns. Aus dem oben im allgemeinen über die Entwicklung des Trieblebens Gesagten geht hervor, daß „angeborene“ Störungen in dem Sinne nicht anzuerkennen sind, daß abnorme *Vorstellungen* sexueller Art schon mitgebracht würden oder sich mit Sicherheit entwickeln müßten.

Alle Triebe erhalten den zugeordneten Vorstellungsinhalt erst im Einzelleben; was von vornherein abnorm sein kann, ist eine das gewöhnliche Maß überschreitende Bestimmbarkeit des Geschlechtstriebes durch zufällige erste Eindrücke (Binet, v. Schrenck-Notzing) und eine vom Gewöhnlichen abweichende Gefühlsbetonung, durch welche Lust und Unlust nicht von denselben Eindrücken hervorgerufen werden, wie bei der Mehrzahl der übrigen Menschen. Diese beiden prinzipiellen psychischen Eigentümlichkeiten finden wir aber als eines der Zeichen psychopathischer Geistesstruktur, und zwar nicht bloß beim Geschlechtstrieb.

Für alle qualitativen Anomalien ist daran festzuhalten, daß keine noch so seltsame, widerwärtige oder ekelhafte Form in der Befriedigung des Geschlechtstriebes an sich irgendwie den Schluß erlaubt, daß der Geisteszustand des Täters ein krankhafter sei; der Laien und gelegentlich auch laienhaften Ärzten in auffallenden Fällen sehr plausible Schluß: „so etwas tut doch nur ein Geisteskranker", wird durch die Erfahrung in keiner Weise gestützt; es gibt vielleicht außer der Anthropophagie kaum irgendeine Form abstoßender sexueller Betätigung, die nicht auch von bloß verkommenen, aber nicht geisteskranken Individuen verübt würde. Der gewiesene Weg für die Untersuchung des ärztlichen Sachverständigen ist hierbei kein anderer als bei andersartigen strafrechtlichen Zusammenstößen eines Individuums; entweder ist bei dem Täter eine ausgesprochene geistige Erkrankung nachweisbar; dann entbindet dieser Nachweis von der Notwendigkeit, das Zustandekommen des fraglichen Deliktes besonders zu analysieren; oder der Täter ist zwar nicht im eigentlichen Sinne geisteskrank, gehört aber zu den Psychopathen oder Debilen; dann ist zu untersuchen, ob der abnorme Trieb nach Lage der Dinge in der geistigen Gesamtpersönlichkeit als ein krankhafter und unwiderstehlicher anzusehen war. Ist von alledem nichts vorhanden, so ist die Aufgabe des Sachverständigen mit eben dieser Feststellung erschöpft.

Von den qualitativen Anomalien des Geschlechtstriebes beansprucht mit Recht das größte Interesse die sog. „*konträre Sexualempfindung*". Der Name bezeichnet sowohl das wesentliche Einzelsymptom einer wohlcharakterisierten Störung wie den gesamten Zustand; in letzterem Sinne ist er gleichbedeutend mit „Homosexualität" („Urningsliebe", „Uranismus"). Die wissenschaftliche Behandlung dieser Anomalie gehört den letzten 50 Jahren an.

Für die praktisch forensischen Zwecke ist das wichtigste Ergebnis die Einsicht, daß die konträre Sexualempfindung eine selbständige, auf dem Boden abnormer Veranlagung erwachsende Störung ist, die mit der Päderastie in keiner Weise identifiziert werden darf.

Ihr Wesen besteht in reinen Fällen in einer Verkehrung der Geschlechtsempfindung in der Weise, daß der Trieb sich auf dem gleichen Geschlechte angehörige Individuen richtet, bei gleichzeitig vorhandenem Widerwillen gegen geschlechtliche Beziehungen zum anderen Geschlecht; tritt der Geschlechtstrieb schon in seinen ersten Regungen in dieser abweichenden Richtung in die Erscheinung, so wird von einer „angeborenen“ Störung gesprochen, im Gegensatz zu der im Laufe des Lebens „erworbenen“; in welchem Sinne dabei von „angeboren“ überhaupt die Rede sein kann, ist schon erörtert worden.

Die wachsende kasuistische Erfahrung, für die mit ganz besonderem Eifer Material zusammengebracht worden ist, lehrt, daß zwischen den ursprünglich für gegensätzlich gehaltenen beiden Formen der Störung Übergangsbilder vorkommen.

Sie hat weiter gelehrt, daß die Verkehrung der Geschlechtsempfindung wohl niemals das einzige psychisch Abweichende darstellt, was die Träger dieser Form von Störung aufweisen. Gemeinsam sind der Mehrzahl dieser Individuen die erbliche, oft sehr starke, nervöse Belastung und diejenigen körperlichen und geistigen Merkmale, in denen wir greifbare Zeichen erblicher Einflüsse zu erblicken gelernt haben.

Auffallend ist weiterhin bei zahlreichen Individuen dieser Art der unverhältnismäßig große, manchmal geradezu beherrschende Einfluß, den der geschlechtliche Faktor auf die Gestaltung des ganzen Lebens ausübt.

Die *Häufigkeit* der echten konträren Sexualempfindung, d. h. derjenigen Fälle, bei denen Beziehungen oder Neigung zum anderen Geschlechte von vornherein gefehlt und sich niemals entwickelt haben, wird wohl überschätzt; großstädtische Spezialärzte, die in dem Rufe stehen, für das „Märtyrertum“ der Homosexuellen besonderes Verständnis zu haben, werden mit Vorliebe von diesen aufgesucht und gewinnen daher ein falsches Bild von dem Umfange des Vorkommens, wenigstens der voll ausgebildeten Formen.

Die *Formen*, in denen das geschlechtliche Leben der Homosexualen sich bewegt, sind in den verfeinerten Triebäußerungen die gleichen wie bei den normalen Menschen, den Heterosexualen — Verliebtheit, Eifersucht, schwärmerische Freundschaften und dergleichen; in grobsinnlicher Beziehung fehlt die anatomische Möglichkeit der erstrebten körperlichen Vereinigung; als Ersatz dafür wird wenigstens die möglichst nahe körperliche Berührung (Umarmungen, gemeinsames Schlafen) geübt, und der befriedigende Abschluß durch Reibungen, Coitus inter femora, gegenseitige oder einseitige Onanie usw. herbeigeführt.

Ob ein Konträrsexualer zu *Päderastie* kommt, hängt nicht von der abnormen Sexualempfindung, sondern, wie bei normal Empfindenden, aber sexuell Verkommenen, von dem Maße der ästhetischen und ethischen Abstumpfung und von Zufälligkeiten ab (z. B. Treffen eines disponierten Partners).

Das Verständnis für die Eigentümlichkeit der konträren Sexualempfindung wird erleichtert, wenn man sich gegenwärtig hält, daß das Auftreten homosexualer Neigungen überhaupt eine keineswegs seltene Erscheinung ist. Die allgemein gültige Tatsache, daß alle Triebe den zugeordneten Vorstellungsinhalt nicht mitbringen, sondern erwerben, läßt es in gewissen Grenzen vom Zufall abhängen, an welche äußeren Eindrücke Triebvorstellungen sich anknüpfen; bei Tieren und unter bestimmten äußeren Verhältnissen bei jugendlichen Menschen (in Internaten bei Abwesenheit weiblicher Wesen) treten homosexuale Regungen in manchmal klassischer Ausbildung auf, wofür ich selbst vor langen Jahren Beispiele beigebracht habe. Was diese Dinge von der konträren Sexualempfindung unterscheidet, ist, daß diese Form der sexuellen Richtung nur stellvertretend erscheint und in der Regel erlischt, sobald die Gelegenheit zu normalen Triebäußerungen gegeben wird. Trotz dieses wesentlichen Unterschiedes haben die Beobachtungen über „normale" konträre Sexualempfindung ihre Bedeutung; sie zeigen, daß die Möglichkeit zum Auftreten derselben psychologisch überall gegeben ist; was bei den echten dauernd Homosexualen dazu kommt, ist eben die abnorme psychische Veranlagung, auf deren Boden die irgendwie entstandene, abweichende Triebrichtung sich fixiert und so sehr herrschend wird, daß Neigung zum anderen Geschlechte daneben keinen Platz mehr findet; diese Auffassung der Verhältnisse, die in der Erscheinungsform der Homosexualität nichts prinzipiell Abweichendes erblickt, macht auch das Vorhandensein von Übergangsformen (nacheinander und nebeneinander Vorkommen von homosexualen und heterosexualen Neigungen) leicht verständlich.

Unter *widernatürlicher Unzucht* zwischen Personen männlichen Geschlechts versteht das Volksbewußtsein die Päderastie (Immissio penis in anum); in der juristischen Literatur besteht keine Einigkeit darüber, was zu den „*beischlafähnlichen Handlungen*" zu rechnen sei, die als Kennzeichen der widernatürlichen Unzucht gelten; die Ansichten gehen teilweise dahin, daß schon in Friktionen am fremden männlichen Körper, durch Coitus inter femora und dergleichen auch ohne päderastische Akte, der strafbare Tatbestand gegeben sei; v. LISZT dagegen sagt: „Dabei haben wir unter Unzucht nur Beischlaf und beischlafähnliche Handlungen (Coitus per anum) zu verstehen."

Die Tatsache liegt vor, daß die *praktische* Auslegung vielfach in dem *weiteren* Sinne geübt wird, und daß Konträrsexuale, die zwar nicht päderastieren, aber andere beischlafähnliche Handlungen vornehmen, von Strafe bedroht sind. Eine ungewollte Nebenwirkung dieser Situation ist die Züchtung eines *Erpressertums* (*Chantage*), das mit nicht geringer Häufigkeit diejenigen, die sich mit den *gewerbsmäßigen männlichen Prostituierten* eingelassen haben, zum finanziellen Ruine führt oder zum Selbstmorde treibt. Natürlich gilt dies nicht nur für die auf krankhafter Grundlage sexuell abnorm Handelnden.

Die seit längeren Jahren mit großer agitatorischer Energie begonnene und immer wieder erwachende Bewegung, die auf *Beseitigung oder wesentliche Änderung der Strafbestimmungen* gerichtet ist, brachte hauptsächlich folgende Gründe vor:

Das Gesetz entspricht nicht der modernen wissenschaftlichen Erkenntnis. Seine Strafbestimmungen bedrohen weit häufiger, als angenommen wird, unschuldige, d. h. kranke Menschen, die Konträrsexualen. Beischlafsähnliche Handlungen (ausschließlich Päderastie) werden fast nur von kranken Individuen ausgeführt. Päderastie ist bei diesen eine Seltenheit; die fraglichen Vergehen werden in einem „Notstande", aus „krankhafter Nötigung", unter einem unwiderstehlichen Zwange begangen; ein Unterlassen derselben ist nur möglich um den Preis körperlichen und seelischen Siechtums unter oder durch Automasturbation. Die Strafe vermag diese Individuen nicht zu ändern; dagegen werden dieselben, auch im Falle einer Freisprechung, schon allein durch die Eröffnung des Verfahrens sozial ruiniert.

Neben diesen mehr ärztlichen Gesichtspunkten wurden juristische Einwände erhoben, daß das Gesetz die gröbsten Ausschreitungen, sobald sie nur zwischen Personen verschiedenen Geschlechts stattfinden oder von Weibern mit Weibern geübt werden, straflos lasse, daß durch die unter Strafe gestellten Delikte, außer wenn sie an Minderjährigen geübt werden, kein Eingriff in die Rechte Dritter geschehe, Einverständnis des Partners vorausgesetzt und dergleichen mehr; die bedenkliche Folge des Erpressertums wurde dabei nicht übersehen.

Der früher auch an dieser Stelle vertretene Widerspruch gegen die Aufhebung der die Homosexuellen gefährdenden Strafbestimmungen erwuchs unter anderen aus der inneren Auflehnung gegen den vielfach verlogenen und in widerwärtigen Formen blühenden *Kultus*, der mit dieser sexuellen Variante getrieben wurde; ich selbst bin mit wachsender Erfahrung zu dem Standpunkt geführt worden, daß der Schaden, den die Strafbestimmungen anrichten, größer ist als ihr Nutzen, und daß man den Kreis der privaten Angelegenheiten, in die der Staat sich einmischt, möglichst klein halten soll; daß einer Verletzung fremder Rechte vorgebeugt werden soll, ist nur in Ordnung.

Die auf den letzten Seiten mehrfach erwähnte *Päderastie* ist keine ihrem Ursprung nach einheitliche Erscheinung und vor allem als solche keine krankhafte Erscheinung. Die Ausübung derselben setzt in bestimmter Richtung eine Abstumpfung des ästhetischen und ethischen Fühlens voraus, die erfahrungsgemäß am häufigsten durch lange fortgesetzten Mißbrauch der Genitalorgane, vor allem durch komplizierte onanistische Manipulationen mit künstlich hergestellten Mitteln, durch erzwungenen jahrelang ausschließlich männlichen Verkehr unter moralisch tiefstehenden Elementen (Fremdenlegion und dergleichen) erworben wird. Für sexuell verkommene Individuen ist es, um es nackt auszusprechen, häufig einfach eine Kaliberfrage; die mechanischen Schwierigkeiten des Coitus per anum gewähren ihnen einen Reiz, den der normale Verkehr nicht mehr zu erzeugen vermag.

Nach der ästhetischen und moralischen Seite wird der Sachverständige forensisch nicht gefragt; Päderasten unterliegen keiner anderen Beurteilung als irgendwelche Täter anderer Taten; die Besonderheit ihres Tuns, mag es dem normalen Empfinden noch so fern stehen, erlaubt keinen Schluß auf krankhafte Störungen. Der gleichen Beurteilung unterliegen *geschlechtliche Akte mit Tieren*, die keineswegs selten sind (Hühner, Gänse, Ziegen, Kühe, Stuten). Ihr Vorkommen ist naturgemäß fast ganz auf ländliche Verhältnisse beschränkt (Knechte, Hütejungen); die Fälle, die — ausnahmsweise — bei mir zur Begutachtung kamen, betrafen meist Schwachsinnige; der Zusammenhang war dabei wohl nur der, daß diese sich eher abfassen ließen.

Bei einer Reihe weiter zu besprechender *qualitativer Anomalien* des Geschlechtstriebes sind die forensischen Beziehungen nicht durch eigentliche sexuelle Akte gegeben, sondern durch begleitende oder stellvertretende Handlungen. Es ist nicht möglich, alle die sehr zahlreichen, mit eigenen Namen bedachten Einzelvarianten, die hierher gehören, aufzuzählen und zu besprechen; es ist dies aber auch keineswegs erforderlich für denjenigen, der sich über das Prinzipielle der Beurteilung von abnormen Triebäußerungen klar ist. Wir können uns auf die wichtigsten derselben beschränken, die am längsten in der Literatur Bürgerrecht erworben haben, den „*Sadismus*", den „*Masochismus*", den „*Fetischismus*" und den „*Exhibitionismus*".

Die Erscheinung des *Sadismus* besteht darin, daß beim Geschlechtsakt in begleitenden grausamen, beleidigenden oder gewalttätigen Handlungen eine Steigerung der Lust gesucht wird, oder daß solche Akte überhaupt die Stelle einer eigentlichen geschlechtlichen Handlung vertreten. (*Marquis de Sade*, auf den der Name zurückgeht, war keineswegs, wie man lesen kann, selber ausübender Sadist; er schrieb im Gefängnis sadistische *Romane* — Phantasieersatz für fehlende Sexualbefriedigung.) Der neuere Sprachgebrauch hat dem Begriff Sadismus nach und nach eine übertriebene Ausdehnung gegeben, indem das Wort gleichsinnig mit *Freude an Grausamkeit*, ja mit Grausamkeit überhaupt angewendet wird; wenn die sexuelle Färbung der Grundstimmung fehlt, ist die Bezeichnung nicht am Platze.

Die Erscheinungsformen des *Sadismus* führen von den einfachen, noch an der Grenze des Normalen stehenden Handlungen, wie Beißen beim Coitus und dergleichen, in allen möglichen Abstufungen bis zur Tötung des Partners beim Geschlechtsakt. Was das letztere anbetrifft, den sog. „Lustmord", so ist keineswegs jeder Notzuchtversuch mit nachfolgender Tötung oder jeder Mord einer Prostituierten dem Sadismus zuzurechnen, wie das in der halbwissenden Tagespresse und bei dem die Sexualliteratur konsumierenden Publikum mit Vorliebe geschieht; bei der Notzucht ist es in der Regel einfaöh der Wunsch, das Opfer stillzumachen und eine Anklägerin zu beseitigen. was als Motiv der Tötung wirkt (ebenso wie wohl ein ertappter

Einbrecher zum Totschläger wird, ohne daß dabei ein besonderer psychologischer Zusammenhang mit der primären Tat besteht). Andere Male wird der Sexualakt ohne primäre Grausamkeitstendenzen begonnen, die während der Ausführung erst auftauchen (Impotenz, unerwartete Hindernisse, z. B. zu enge Genitalien). Anders liegt es schon, wenn an dem vergewaltigten Körper Spuren weitergehender, für die Tötung überflüssiger Eingriffe, wie Herausreißen der Eingeweide und dergleichen, bemerkbar sind, oder wenn in Intervallen wiederholt Prostituierte in gleicher Weise getötet und verstümmelt werden.

Leichenschändung und Verzehren von Teilen derselben, Dinge, die wohl auch als modifizierter Sadismus anzusehen sind, setzen eine so weitgehende Abweichung vom psychischen Geschehen des Gesunden voraus, daß sie ohne weiteres den Verdacht auf krankhafte geistige Anomalien erwecken müssen; die anderen Äußerungen sadistischer Antriebe, auch die zur Tötung führenden, unterliegen den allgemeinen bei Beurteilung von ungewöhnlichen Triebäußerungen gültigen Grundsätzen. Bei den stellvertretenden sadistischen Akten (wie Stechen oder Schneiden von weiblichen Personen auf der Straße und dergleichen) ist der Zusammenhang mit dem Geschlechtstrieb nicht immer aus der Tat selber ersichtlich. Der Nachweis eines solchen Zusammenhanges besagt für die forensische Praxis gar nichts, solange nicht anderweitige psychische Anomalien bei dem Täter nachzuweisen sind.

Gewissermaßen das Gegenstück des Sadismus stellt der viel weniger populär gewordene *Masochismus* dar, bei dem passiv erduldete Grausamkeiten, Demütigungen, Mißhandlungen beim Sexualakt die Lust bedingen, steigern oder auch eine eigentliche geschlechtliche Handlung vertreten. Die forensische Bedeutung dieser Abweichung ist gering, da es sich um freiwillig Übernommenes handelt und ernstere Schädigungen an Leib und Leben kaum vorkommen. —

Häufiger führen die unter dem Namen des *Fetischismus* zusammengefaßten Erscheinungen zu strafrechtlichen Zusammenstößen.

Schon normalerweise ist die Auswahl dessen, was am anderen Geschlechte als besonders reizvoll erscheint, eine individuell sehr wechselnde und launenhafte (Haar, Hand, Augen, Busen, Fuß, besondere Art der Kleidung, des Parfüms usw.). Bei dazu Disponierten kann diese Differenzierung den Nachdruck so sehr auf etwas bestimmtes Einzelnes legen, daß die ganze Summe der Empfindungen sich daran und nicht mehr an die gesamte begehrte Persönlichkeit anknüpft.

Bei weitergehender Entwicklung vermag der somit zum „Fetisch" gewordene Körperteil oder Teil der Kleidung an sich die sexuelle Begehrlichkeit auszulösen; Kleidungsstücke bewirken dies dann schließlich als solche auch ohne jede Beziehung zu einem bestimmten persönlichen Besitzer.

So finden sich auch hier wieder zahlreiche Abstufungen von denjenigen, die zur geschlechtlichen Anregung einer bestimmten Haarfarbe, eines bestimmten Kostüms und dergleichen bedürfen, bis zu denjenigen, für die schon Schaufenster mit Stiefeln, Hemden, Schürzen oder anderen Teilen weiblicher Garderobe ein sexuelles Stimulans bilden, das sie ihn in Versuchung führt. Ob ein solcher „Fetischist“ dazu kommt, sich die ihm reizvollen Gegenstände, die dann gewöhnlich bei onanistischen Akten benutzt werden, auf unrechtmäßigem Wege anzueignen (Zopfabschneider, Ladendiebe), hängt wiederum nicht von der abnormen Richtung des Triebes, sondern von den in der gesamten Persönlichkeit disponiblen Gegenmotiven ab; für unzurechnungsfähig kann er im gegebenen Falle, z. B. des Diebstahles, nur dann gelten, wenn krankhafte Einflüsse das Wirksamwerden der Gegenmotive verhindert haben, nicht etwa schon deswegen, weil bei ihm ein ungewöhnlicher und dem normalen Menschen unverständlicher Trieb als Motiv wirkt.

Bei der üblich gewordenen allgemeinen öffentlichen Diskussion der geschlechtlichen Verirrungen ist es leicht verständlich, daß der Fetischismus auch schon als bequeme Ausrede bei gewöhnlichen Diebstählen vorgeschützt wird; eine gewerbsmäßige Ausnutzung eines angeblich vorhandenen Fetischismus zur Verübung von Betrügereien an Ärzten beschreiben ALZHEIMER und KURELLA; der betreffende angebliche Fetischist hat auch mich seinerzeit gebrandschatzt. —

Dem Fetischismus nahestehend, ohne doch dazu zu gehören, sind die jedenfalls nicht häufigen Fälle, in denen bestimmte Handlungen, z. B. Entwendungen, als solche von Wollustgefühl mit oder ohne Angst begleitet werden. Eine gewisse Beziehung von ängstlicher Spannung zu sexueller Erregung zeigen auch die Fälle von Samenergüssen bei disponierten jugendlichen Individuen, die z. B. während Klassenarbeiten erfolgen.

„*Exhibitionismus*“ bezeichnet die schamlose Entblößung, das absichtliche Zur-Schau-stellen nackter Körperteile, besonders der Geschlechtsteile.

Zum besseren Verständnis für das Zustandekommen dieser zunächst befremdenden Triebrichtung muß man der Tatsache eingedenk bleiben, daß körperliche Entblößungen im Dienste der feineren Äußerungsformen des Geschlechtstriebes etwas Alltägliches sind und nur wegen ihrer Alltäglichkeit nicht mehr als anstößig empfunden werden. In einer nach Zeitalter, Mode und örtlicher Moral wechselnden Ausdehnung hat das weibliche Geschlecht von jeher unter bestimmten, von der Sitte anerkannten Umständen (Revuen, Ballett, Ballkleidung) Entblößungen seines Körpers vollzogen, zum Teil in aller Unbefangenheit, zum Teil aber auch in der bewußten Absicht, den männlichen Sexualtrieb rege zu machen. Von seiten des männlichen Geschlechts geschieht innerhalb der gesellschaftlichen Formen etwas Ähnliches nicht. Der nackte männliche Körper hat für das unverdorbene Weib nicht den Reiz, den der weibliche Körper auf den Mann ausübt;

außerdem spricht der Körper des Weibes die Geschlechtsbestimmung in viel größerer Ausdehnung aus als der männliche, und eine spezifische Entblößung ist bei ihm möglich, ohne daß das normale Schamgefühl „gröblich“ verletzt wird.

Unter bestimmten näher zu besprechenden Bedingungen, die zum größeren Teil krankhaft beeinflußt sind, tritt nun bei Männern der Trieb auf, die der Geschlechtsbestimmung dienenden Teile vor dem anderen Geschlechte zu entblößen.

Die psychischen Vorgänge, die schließlich zu den exhibitionistischen Handlungen führen, sind sehr verschiedener Natur. Die betreffenden Akte kommen ausnahmsweise vor bei geschlechtlich unerfahrenen, jugendlichen Individuen, die naiverweise des Glaubens leben, auf diese Weise „anbändeln“ zu können; so ist mir der Fall eines Gymnasiasten bekannt, der, von diesem Wunsche getrieben, sich vor dem Dienstmädchen seines Elternhauses entblößt präsentierte, ohne mehr zu erzielen als eine Anzeige. Sie entwickeln sich weiter aus frühzeitigen Vorstellungsverknüpfungen in der Weise, daß das zufällige Gesehenwerden von Weibern oder Kindern beim Urinieren einmal eine angenehme Empfindung auslöste, die dann später um ihrer selbst willen durch Entblößungen vor Zeugen gesucht wird, entsprechend dem von uns bei der Formung des Geschlechtstriebes bereits mehrfach erwähnten psychologischen Mechanismus (bei abnormer Bestimmbarkeit des Trieblebens). Sie werden weiter ausgeübt von alten Onanisten, für die das Erschrecken der weiblichen Zeugen oder die Spekulation auf das Auftreten sexueller Empfindungen beim vis-à-vis auch ohne die Absicht der Verführung einen neuen Reiz darstellt (vgl. den von mir 1896 beschriebenen Fall). Sie werden endlich von Individuen begangen, die an Epilepsie oder Psychosen leiden, und zwar vorwiegend an solchen, die mit Herabsetzung der Intelligenz einhergehen, gleichviel ob es sich um angeborenen oder erworbenen Schwachsinn handelt. Bei den Epileptischen ist der Vorgang so zu denken, daß in dem getrübten Bewußtseinszustand ein dunkler Drang vorhanden ist, der zu einer im allgemeinen sexuellen Handlung treibt und durch eine zufällige oder bereits vorbereitete Ideenverknüpfung zur Entblößung führt; der abnorme Bewußtseinszustand verhindert ein Wachwerden der sonst verfügbaren Gegenmotive.

Seiffer fand unter den 86 Fällen von Exhibitionismus 18 Epileptiker, 17 Demente, 13 „Degenerierte“, 8 Neurasthenische, 8 Alkoholiker, 11 „gewohnheitsmäßige“ Exhibitionisten und 10mal verschiedene andere Zustände.

Eine etwas andere Verteilung auf die einzelnen Formen hat Stähelin unter 70 Fällen beobachtet: 21 Schwachsinnige, 10 Schizophrene, 2 Epileptiker, 2 Alkoholisten, 4 organisch Demente, 31 Psychopathen. (Es ist dabei zu beachten, daß die Bezeichnung der Formen der Störung nicht die gleiche ist.)

Charakteristische Eigentümlichkeiten der nicht eigentlich geisteskranken Exhibitionisten sind Unausgeglichenheit, Erregbarkeit der Phantasie, Schüchternheit, Unsicherheit, infantile Unbeholfenheit; den Gesamteindruck der Schwächlichkeit des Charakters hat man häufig. Ich habe vor kurzem für einen Exhibitionisten, der in den Verdacht geriet, zwei Mädchen aus sexuellen Motiven *ermordet* zu haben, die Täterschaft grundsätzlich als unwahrscheinlich bezeichnet, weil so energische Betätigungen zu dem typischen Bilde dieser Fälle nicht passen; der Verdacht wurde dann durch sonstige Umstände hinfällig.

Dem *Alter* nach ist die Häufigkeit am größten zwischen 30 und 40; jenseits des 60. Lebensjahres wird das Delikt selten, ebenso in der Jugend. Etwa ein Drittel der Fälle betrifft ledige Männer; unter den Berufsarten der Täter sind die intellektuellen die Ausnahme.

Die *absolute Häufigkeit* wird durch die Tatsache beleuchtet, daß alljährlich in Deutschland 3—4000 Verurteilungen wegen Exhibitionierens erfolgen; die Zahl der tatsächlichen Fälle beträgt sicherlich ein Mehrfaches davon.

Während früher fast alle Fälle, die zur Anzeige kamen, mit einer Verurteilung endeten, ist das in den letzten 10 Jahren nur noch das Schicksal der Hälfte der Fälle; man darf hierin wohl die Folge zunehmenden richterlichen Verständnisses für die Häufigkeit krankhafter Momente erblicken. In der Gesamtheit der Sittlichkeitsdelikte machen die Exhibitionisten etwa ein Drittel aus.

Die Meinung, daß Exhibitionisten mit Vorliebe *rückfällig* würden, findet in der Statistik keine Stütze; in meinem persönlichen Wirkungskreis habe ich den Eindruck gewonnen, daß in der Bevölkerung ein Stamm von immer wieder exhibitionierenden Persönlichkeiten vorhanden ist, die auch der Kriminalpolizei bekannt sind.

Der *Hergang beim Exhibitionieren* zeigt wenig Abwechslung. Auf Promenaden, auf leeren Straßen, Plätzen oder in Hausfluren, bei Pissoiren, vor Kindern oder weiblichen erwachsenen Personen entblößt der männliche Exhibitionist seine Genitalien, manchmal mit dem Anschein des Urinierens, öfters ohne diesen Vorwand; gelegentlich wird ein besonderes Kostüm dazu gewählt (langer Mantel ohne Unterkleider), welches ohne lange Vorbereitungen eine ausgiebige Entblößung erlaubt; in dem von mir beschriebenen Falle wurde bisweilen die Genitalgegend mit bengalischen Zündhölzern oder mit Blendlaterne beleuchtet. In den Fällen, die Weiber betrafen, handelt es sich meist um Entblößen der Brüste. Im allgemeinen sind solche Akte häufiger als man glaubt; ein großer Teil davon kommt nicht zur Anzeige, weil z. B. junge Damen eine sehr verständliche Scheu haben, in ein unvermeidliches gerichtliches Verhör über die Einzelheiten des Herganges verwickelt zu werden.

Sexuelle Angriffe werden damit gewöhnlich höchstens in der Form verbunden, daß der Täter die Zeuginnen einladet, die Genitalien zu besehen oder zu berühren; abschließende Onanie, auch spontane Ejakulation kommt vor.

Bei der *forensischen Beurteilung* gelten folgende Grundsätze. Exhibitionistische Akte verlangen in jedem Falle eine sachverständige Untersuchung des Geisteszustandes des Täters. Das Auftreten des Triebes und die entsprechende Handlung beweisen an sich nichts für geistige Abnormität. Der Nachweis einer Psychose oder sicherer wesentlicher intellektueller Mängel stellt den Täter unter den Schutz des Gesetzes, ebenso der Nachweis, daß die Tat in einem epileptischen Anfall oder einem sonstigen Zustand von Bewußtlosigkeit begangen worden ist. Bei den Psychopathen kann die „Unwiderstehlichkeit“ des Triebes aus den begleitenden Erscheinungen und auf Grund einer Analyse der gesamten geistigen Persönlichkeit wahrscheinlich werden; besondere Umstände (wie vorausgehender Alkoholgenuß und dergleichen) sind in zweifelhaften Fällen zugunsten des Angeschuldigten zu verwerten. Beim Fehlen dieser Voraussetzungen sind exhibitionistische Akte zu beurteilen wie andere geschlechtliche Vergehungen gegen Sitte und Gesetz.

Der Wortlaut des alten § 183 des StGB. führte in den Strafverhandlungen nicht selten zu eigenartigen Schwierigkeiten; die Zeuginnen — Zeugen sind die Ausnahme — müssen an der Handlung des Angeklagten „*Ärgernis*“ genommen haben; dieses alte Wort (das in Luthers Bibelübersetzung 28mal vorkommt) ist heute im Sprachgebrauch des Tages kaum mehr üblich. Es wirkte manchmal komisch, welche Mühe die Vorsitzenden aufwenden müssen, um von einfachen Zeuginnen die Bestätigung des von ihnen genommenen Ärgernisses zu bekommen. Es ist deswegen eine Fassung des Gesetzes zu begrüßen, die den alten Wortlaut: „Ärgernis gibt“ ersetzt durch: „sein Verhalten *geeignet ist, Ärgernis zu erregen*“; der Tatbestand der Strafbarkeit wird damit aus der Art der Handlung selbst, nicht mehr aus ihrer seelischen Wirkung auf Dritte abgeleitet.

Nicht alle sexuellen Verirrungen wurden von den gesetzlichen Bestimmungen mit Strafe bedroht; so waren z. B. unzüchtige Handlungen an bewußtlosen oder geisteskranken Frauenspersonen nach dem Wortlaut des § 176 straffrei. Ich selbst habe folgenden Fall erlebt:

Gegen den praktischen Arzt und Frauenarzt Dr. Y., Inhaber einer Privatentbindungsanstalt, erhob sich der dringende Verdacht, daß er gegen Entgelt Abtreibungen vornehme. Eine bei ihm veranstaltete Haussuchung und anderweitige spätere Nachforschungen führten neben einer in dieser Richtung belastenden Korrespondenz ein sehr merkwürdiges Material an photographischen Bildern und Platten zutage, aus dem hervorging, daß Dr. Y. seit langer Zeit schon Patientinnen, und zwar größtenteils narkotisierte Patientinnen, im entblößten Zustande und in obszönen Stellungen photographiert hatte, wobei er häufig sich selbst ebenfalls mehr oder weniger nackt und als Mitwirkenden bei den obszönen Situationen auf die Platte gebracht hatte.

Die nähere Nachforschung ergab über die Art der Ausführung dieser Handlungen folgendes: Y. hatte in der Nähe seiner Anstalt in einem Bauernhause einen Raum gemietet, in dem er Narkosen vornahm, angeblich, um bei den schwangeren Frauen und Mädchen, die bei ihm ihrer Entbindung entgegensahen, die Kindeslage zu „richten“. Diese Narkosen machte er gewöhnlich ohne Assistenz und ohne Zeugen.

In dem betreffenden Zimmer war ein photographischer Apparat ein für allemal so aufgestellt, daß ein in der Mitte des Raumes stehendes Bett mit allem, was sich etwa darauf befand, in genügender Schärfe auf die photographische Platte fiel. Ein langer Gummischlauch mit Momentverschluß ermöglichte es dem Dr. Y., vom Bette aus, stehend oder liegend oder wie es seine Rolle in der obszönen Gruppe gerade mit sich brachte, eine Aufnahme zu machen. Derartige Aufnahmen fanden sich in großen Mengen, kistenweise vor, zum Teil dieselben Persönlichkeiten in verschiedenen Lagen und Stellungen wiedergebend. Auch Kinder waren darunter.

Was die sehr mannigfaltige Art der Mitwirkung des Dr. Y. selbst an den Posen anbetrifft, so sieht man ihn teils stehend neben den schlafenden Patientinnen, die immissio penis in den Mund vollziehen, teils hat er den Penis den Opfern in die Hand gegeben, die ihn der Scheide zuzuführen scheinen, teils ist der Penis so den Genitalien genähert, daß eine Berührung der äußeren Schamlippen stattfindet usw. Eine eigentliche komplette Kohabitation findet sich auf keinem Bilde. Bei einer Reihe von Bildern ist an der Art der gegenseitigen Stellungen kenntlich, daß die weiblichen Teilnehmerinnen nicht chloroformiert gewesen sein können, also wohl freiwillig teilgenommen haben; bei einer ganzen Anzahl aber läßt der Gesichtsausdruck der Patientinnen und die vollkommen passive Lage der Glieder (abgesehen von der einmal mitphotographierten Chloroformmaske) keinen Zweifel daran, daß es sich um Narkosen handelt; bei einzelnen Frauen sind die Beine augenscheinlich mit besonderen Vorrichtungen in den für die Zwecke des Dr. Y. notwendigen Stellungen fixiert. An einer Anzahl von Photogrammen waren die Köpfe so umschnitten, daß sie zurückgebogen werden konnten; Y. hatte hinter diese Bilder solche von Damen seiner Bekanntschaft gesteckt, deren Gesichter dann zu den nackten Leibern zu gehören schienen.

Y. gab an, niemals mit narkotisierten Patientinnen den Beischlaf ausgeübt zu haben; worauf es ihm ankäme, sei „das Bild“; nur dieses, nicht die dargestellten Akte, habe Reiz für ihn; teils sei beim bloßen Anblick der Bilder Ejaculation eingetreten, teils mit onanistischer Nachhilfe; gelegentlich habe auch schon beim Photographieren selbst oder beim Entwickeln der Platten Orgasmus stattgefunden. —

Nach Lage der Dinge konnte kein Zweifel daran bestehen, daß Y. seit Jahren in dieser Weise seine Patientinnen mißbraucht hatte.

Die ungewöhnliche Art des Deliktes und eigene Angaben des Dr. Y. erweckten Zweifel an seiner geistigen Gesundheit, und Y. wurde mir zur Beobachtung und Begutachtung zugewiesen; dieselbe ergab, daß es sich um einen „Degenerierten“, aber nicht um einen Geisteskranken handelte. Eine Verurteilung fand, weil der Tatbestand des Beischlafes nicht angenommen wurde, nicht statt.

Es ist eine sachliche und logische Forderung, daß der Schutz *Bewußtloser* auch auf unzüchtige Handlungen ausgedehnt wird.

IX. Impulsives Handeln.

Impulsive Handlungen im Verhältnis zu den Zwangshandlungen. —Triebrichtung für den Begriff des Impulsiven gleichgültig. — „Monomanien“. — Impulsive Handlungen im normalen Zustand und bei verschiedenen Formen von Geistesstörung. — Impulsives Handeln der Psychopathen.

Im Anschluß an die Anomalien des Trieblebens haben wir endlich noch die unter dem Namen der sog. „*impulsiven Handlungen*“ zusammengefaßten Erscheinungen zu besprechen.

Impulsive Handlungen sind dem inneren Hergange nach Triebhandlungen in dem im vorigen Kapitel umgrenzten Sinne; es sind *eindeutig bestimmte Handlungen*, denen ein aus einem der dort angegebenen Gründe *überwältigender Trieb* als Motiv zugrunde liegt; was ihnen eine besondere Stellung anweist, ist der Umstand, daß sie sozusagen im abgekürzten Verfahren verlaufen; zum Begriff des „impulsiven" gehört die Kürze der Zeit zwischen innerem Anstoß und äußerer Reaktion. Wir können impulsives Handeln finden bei allen Zuständen von Bewußtseinstrübung, gleichviel aus welcher Ursache (Rausch, Delirien, Epilepsie), beim Bestehen abnormer Gefühle und Stimmungen neben gleichzeitiger intellektueller Schwäche, bei manchen Psychosen, endlich bei den Psychopathen; in Fällen, bei denen das impulsive Handeln beherrschend im Vordergrund des Krankheitsbildes stand, sprach man früher wohl von „impulsivem Irresein", eine Abgrenzung, für die ein Bedürfnis nicht vorliegt.

In der älteren Literatur wurden die impulsiven Handlungen gelegentlich mit den Zwangshandlungen zusammengeworfen; sie haben damit nichts zu tun.

Was die *Zwangshandlung* kennzeichnet, das Gefühl, wider Willen und besseres Wissen gezwungen zu werden, fehlt bei der impulsiven Handlung, ebenso wie der dort vorhandene schmerzhafte Kampf der Motive mit zweifelhaftem Ausgang; der auftauchende Antrieb führt zur Handlung, ehe Gegenmotive wach geworden sind, manchmal unter Angstempfindungen, die nach der Tat schwinden, andere Male von vornherein mit dem Gefühl der Befriedigung.

Die große Zahl der krankhaften Zustände, bei denen impulsives Handeln vorkommt, macht es von vornherein sicher, daß der im äußeren Anblick anscheinend gleiche Endeffekt auf sehr verschiedenen Wegen zustande kommen kann und zustande kommt; das Gemeinsame ist immer nur, daß auf äußere oder innere Anstöße ein Antrieb erwacht, der ohne normalen vorausgehenden Wahlakt in eine Tat umgesetzt wird.

Die besondere Richtung des Triebes ist für den Charakter der impulsiven Handlung ganz unwesentlich; wir finden dabei nicht nur den Nahrungstrieb und Geschlechtstrieb, sondern es können Wünsche, Begehrungen, Antriebe in jeder Form, wenn sonst in dem Hirnzustande die Voraussetzungen dazu gegeben sind, zu impulsivem Handeln führen; so findet sich neben den genannten Haupttrieben, um nur die häufigsten Erscheinungen zu nennen, ein abnormer Trieb zum Brandstiften, zum Töten, zum Sammeln, zum Stehlen, zum Herumlaufen und dergleichen.

Eine irrtümliche Auffassung in einer verflossenen Periode der gerichtlichen Psychiatrie hat, indem sie in dem Auftreten eines nach Richtung und Stärke ungewöhnlichen Triebes selbst das hauptsächlich Kennzeichnende sah, zur Aufstellung der *Monomanien* geführt (Kleptomanie, Pyromanie, Poriomanie und dergleichen); verwandte Anschauungen treten gelegentlich immer wieder einmal auf; das Krankhafte bei den impulsiven Handlungen, liegt in dem Verhältnis des Triebes zu den übrigen psychischen Vorgängen, und nur, wenn gezeigt werden kann, daß Gründe krankhafter Art, die in der Gesamtpersönlichkeit gegeben sind, die Wirksamkeit von Gegenmotiven verhindert haben, sind Triebhandlungen zu exkulpieren; gesetzliche Bestimmungen, die die Strafbarkeit verneinen, wenn der Täter durch unwiderstehliche Gewalt gezwungen wurde, sind auf den *subjektiven* psychologischen krankhaften Zwang nicht anwendbar.

Den *psychologischen Hergang*, daß ein plötzlicher Antrieb ohne Konkurrenz mit Gegenmotiven in eine Handlung umgesetzt wird, finden wir gelegentlich auch bei geistesgesunden Individuen; die Triebhandlung nähert sich dabei dem Reflexvorgange.

Charakteristisch ist in dieser Beziehung eine Beobachtung, die H. GROSS über ein eigenes Erlebnis mitteilt:

„Ich ging einmal abends durch eine menschenleere Straße und kam an einem Gasthause gerade in dem Augenblick vorbei, als ein Betrunkener heraus und direkt auf mich geworfen wurde; im selben Augenblicke versetzte ich dem Armen eine kräftige Ohrfeige. Sofort bereute ich die Tat, zumal der Mißhandelte lediglich sein Mißgeschick beklagte: „Drinnen werde er hinausgeworfen und heraußen geohrfeigt." Hätte ich dem Manne damals mit der Ohrfeige das Trommelfell gesprengt oder ihn sonst schwer verletzt, so wäre der Kriminalfall fertig gewesen, und ich zweifle, daß mir jemand die „Reflexbewegung" geglaubt hätte, obwohl ich damals so gut wie heute darüber klar war, daß es in der Tat eine solche war. Ich habe nicht im mindesten gewußt, was mir geschehen soll und was ich tue; ich empfand einfach, daß sich mir etwas nicht freundlich naht, und diesem trat ich mit einer abwehrenden Bewegung in Form einer Ohrfeige entgegen; was eigentlich geschehen war, wußte ich erst hinterher, als ich den Schlag gehört und in der Hand empfunden hatte."

Ähnliche Beispiele sind in größerer Anzahl mitgeteilt worden. Was den Vorgang in diesem Falle und bei ähnlichen dennoch über die Reflexbewegung stellt und ihn den Triebhandlungen anreiht, ist, daß die Abwehrbewegung aus der Empfindung von etwas Feindlichem hervorging, daß also doch eine primäre Beteiligung des Bewußtseins mit motorischem Impulse dabei vorhanden war.

Die *Disposition* zum Auftreten derartiger normaler impulsiver Handlungen ist individuell sehr verschieden; manche Menschen neigen lebenslänglich zu überschnellen motorischen Reaktionen, die sich dann auch im psychologischen Experiment als Dauerdisposition nachweisen lassen; mit dieser Eigenart behaftet zu sein, ist eine unbequeme Beigabe im Leben. Auch impulsive Handlungen Normaler bleiben unter Umständen straflos (Überschreitung der Notwehr in Bestürzung, Furcht oder Schrecken); im allgemeinen aber nimmt das Gesetz an, daß der erwachsene, geistig gesunde Mensch imstande ist, solchen Impulsen erfolgreich zu widerstehen.

Unter abnormen Verhältnissen tritt eine Erleichterung der Bewegungsauslösung ein, die das Auftreten impulsiven Handelns begünstigt; der in dieser Beziehung vor allem wirksame Faktor ist der *Alkohol,* bei dem

Beobachtung und Experiment in gleicher Weise eine Zeitlang vor Eintritt der lähmenden Wirkung eine erleichterte motorische Umsetzung erkennen lassen.

Von den krankhaften Geisteszuständen zeigt die *Manie* am reinsten dasselbe Symptom, das zu Zusammenstößen mit der Umgebung infolge wörtlicher oder tätlicher Äußerungen führt, ohne daß dabei irgendeine intellektuelle Minderung bestände; Impulse führen zu Handlungen, ehe Gegenmotive Zeit hatten, wach zu werden.

Während der psychologische Hergang bei den bisher genannten Zuständen verhältnismäßig durchsichtig war, können wir uns bei anderen nur ungefähr eine Vorstellung von dem geistigen Geschehen machen. Bei den impulsiven Handlungen der *Epileptiker* wirken sicherlich sehr verschiedene Dinge mit: besondere Lebhaftigkeit eines Triebes, starke und meist unangenehme Affekte (Angst, Zorn, Schrecken), Bewußtseinstrübung; es beruht darauf die bekannte Gefährlichkeit der Epileptiker, bei denen weder Sinneswahrnehmungen noch Assoziationsvorgänge wirksame Gegenmotive erwecken. Die impulsiven Handlungen dieser Kranken, so verschieden sie bei den einzelnen Individuen sind (Weglaufen, Brandstiften, Tötungsversuche, Diebstähle, geschlechtliche Attentate usw.), kehren nicht so selten in jedem neuen epileptischen Anfalle in gleicher Weise wieder, so daß Gleichheit periodisch wiederkehrender Delikte bei unbekannter Täterschaft von vornherein den Verdacht auf epileptische Handlungen erwecken muß.

Bei den impulsiven Handlungen der *Psychopathen* ist die konstitionelle Grundlage häufig deutlich erkennbar in dem Nebeneinandervorkommen von impulsiven Handlungen und körperlichen Tics irgendwelcher Muskelgebiete; der Vorgang ist dort wie hier im Prinzip der gleiche: Auftreten motorischer Impulse und wirklicher Bewegungen, ohne daß die normalerweise vorausgehenden psychischen Vorgänge stattgefunden hätten. Die Wesensgleichheit der Tics mit den impulsiven Handlungen ist ohne weiteres in die Augen springend in den Fällen, in denen es sich um einzelne, wenn man so sagen darf, elementare Impulse handelt, Ausstoßen eines schmutzigen Wortes (Koprolalie) und dergleichen bei der „Maladie des tics“. Zur forensischen Beurteilung geben meist kompliziertere impulsive Handlungen Anlaß, bei denen man über ihrer besonderen jedesmaligen Beschaffenheit das Prinzipielle der Entstehung nicht übersehen darf. Was die Erscheinungsform im einzelnen anbetrifft, so finden wir dabei neben anderen unregelmäßigeren einige bestimmte, häufiger wiederkehrende; hierher gehört vor allem der Trieb zum Brandstiften und zum Stehlen, bei *Kindermädchen* der Trieb zur Tötung der ihnen anvertrauten Kinder; bei allen diesen Fällen, die vorzugsweise dem jugendlichen Alter und dem weiblichen Geschlechte öfter als dem männlichen eigen sind, sind besondere körperliche Zustände als auslösende Momente häufig nachweisbar: Geschlechtsentwicklung,

Menstruation, Schwangerschaft oder auch besondere psychische Dispositionen (*Heimweh*); ich habe mehrere Fälle in der Hand gehabt, bei denen geistig minderwertige Dienstmädchen, von Heimweh bedrängt, kurzer Hand das Haus des Dienstherrn anzündeten, um aus der Stelle fortzukommen. Die klinische Untersuchung hat dabei die Aufgabe, die krankhaften Wurzeln der impulsiven Handlungen in der Gesamtpersönlichkeit aufzuzeigen; Auffallendes bei der Tat selbst, Sinnlosigkeit, Zwecklosigkeit, Nutzlosigkeit für den Täter, Mangel an Reue hinterher und dergleichen gibt an sich zunächst nur die Aufforderung, den Geisteszustand des Täters zu prüfen, aber keinen sicheren Beweis für eine geistige Anomalie.

(Die plötzlichen impulsiven Handlungen bei Katatonie rangieren für die forensische Beurteilung, angesichts der schweren Grundkrankheit, nicht mit den hier geschilderten Vorgängen.)

X. Der freiwillige Tod.

Ablehnung des Wortes „Selbstmord". — Wandlungen der Menschheit im Verhältnis zum Freitod. — Seelenzustand. — Rechtliche Fragen: Strafbare Verleitung; Ausschließungsgrund bei der Lebensversicherung; Attest zum Zwecke der Zulassung kirchlicher Beerdigung.

Die landläufige Bezeichnung „*Selbstmord*" ist unerfreulich; abgesehen von dem juristischen Gesichtspunkte, daß die seelische Lage bei dem Entschluß zum freiwilligen Tod, der fast immer das Ergebnis eines Affektes ist, in der Regel den Tatbestand des Mordes — Vorsatz *und* Überlegung — nicht erfüllt, klingt das Wort Selbstmord für ein empfindliches Ohr überflüssig schroff, ja beschimpfend. Man hört ein bei der Formulierung mitwirkendes Urteil, das für ein der offiziellen Moral zuwiderlaufendes Tun eine herabsetzende Bezeichnung anzuwenden wünscht. (Die in ärztlichen Krankengeschichten übliche Bezeichnung „*Suicidium*" ist augenscheinlich dem Worte *Homicidium* nachgebildet, wie Selbstmord dem Mord; die richtige lateinische Bezeichnung ist „*Mors voluntaria*", entsprechend also unserm freiwilligen Tod.)

Es wäre eine lohnende Aufgabe, der ich hier nicht nachgehen kann, den Verschiedenheiten und Wandlungen in der *Auffassung des Freitodes* durch die Jahrtausende bis heute nachzugehen. Die *pathetische Mißbilligung* der Selbsttötung ist erst durch das *Christentum* in die Welt gekommen. Seine ersten Jahrhunderte brachten die schroffe Ablehnung der Selbsttötung; es war dies die natürliche Konsequenz aus Auffassungen, für die dieses Erdendasein nur eine Probezeit bedeutet, deren eigenwillige Beendigung dem Menschen nicht zusteht, und die eine Auflehnung gegen Gottes Willen darstellt, ganz abgesehen von der Wirkung der Tat auf das Erleben im Jenseits für denjenigen, der sich dem ihm hier zugemessenen Leiden entzieht.

Der christliche Standpunkt hat dann die allgemeinen modernen Auffassungen gefärbt, und auch die in manchen Ländern übliche *schimpfliche*

Behandlung der Selbstmörder legitimiert. Auch die allgemeine Sittenlehre verurteilt gewöhnlich die Selbsttötung, teils als Fahnenflucht oder Feigheit, teils, besonders fehlgreifend, als „Bekenntnis eines schuldvollen Lebens“ (PAULSEN), teils auch als Anmaßung eines dem Menschen nicht zustehenden Rechtes, wogegen schon SCHOPENHAUER den Einwand erhoben hat, daß „jeder auf nichts in der Welt ein so unbestreitbares Recht hat wie auf seine eigene Person und Leben“.

Die *statistischen Verhältnisse* der Selbsttötung, ihre nach Zeitalter, Rasse, Konfession usw. verschiedene Häufigkeit und die Theorien über ihre Abhängigkeit von derartigen Faktoren berühren uns hier nicht, wohl aber die Frage nach den *seelischen Bedingungen*, unter denen es zur Verneinung des Lebens kommt.

Die von Laien gelegentlich vertretene Meinung, daß man geisteskrank sein müsse, um das Leben wegzuwerfen, ist falsch; richtig ist, daß sich unter denen, die zu diesem Entschlusse kommen, neben geisteskranken und gesunden, zahlreiche *an der Grenze stehende Psychopathen* finden; daß die Angaben über den zahlenmäßigen Anteil dieser Gruppe schwanken, ist bei der Unbestimmtheit der Grenzlinie zwischen gesund und krank nicht verwunderlich; GAUPP fand unter 124 Fällen, die nach einem vergeblichen Selbsttötungsversuch zur Beobachtung kamen, eine einzige Person psychisch ganz gesund; K. SCHNEIDER bemißt auf Grund von Literaturmaterial das durchschnittliche Verhältnis der normalen zu den kranken wie 1 : 1 oder 1 : 2.

Eine starke Beteiligung haltloser, labiler, disharmonischer Individuen ist schon darum wahrscheinlich, weil beim Freitod in der weit überwiegenden Zahl der Fälle eine *Affekthandlung* vorliegt.

Eine *kaltbewußte Abwägung* des Für und Wider, die sachlich und logisch zum endgültigen Entschluß führt, ist die Ausnahme, aber sie kommt vor; ich kenne derartige Fälle — der Bankier, der es sich aus dem Depot seiner Kunden wohl sein läßt, solange es gehen will, aber das Gift bei sich führt, das er im Momente der Verhaftung vorsatzgemäß schluckt, Ärzte, denen klar wird, daß sie am beginnenden Krebs leiden, gebildete, feinfühlige Persönlichkeiten, die zu Zuchthaus verurteilt werden, Kleinrentner, die ohne Aussicht auf Änderung vor dem wirtschaftlichen Nichts stehen usw.; ich habe für diese Fälle früher einmal die Bezeichnung „Bilanzselbstmord“ gebraucht. Das Kennzeichen einer beherrschenden Affektgrundlage bei der Selbsttötung ist die in der Mehrzahl der Fälle erkennbare Tatsache eines aus dem Gefühl geborenen *Irrtums in der Bewertung der Augenblickslage*, insbesondere in bezug auf die *Dauer* der jeweiligen Stimmung; die wenigsten Menschen bringen es zu der gelassenen Einsicht, daß auch gefühlsstarke Erlebnisse jeder Gegenwart praktisch nur so viel wert sind, als sie bei rückwärts gewendeter Betrachtung nach 5 oder 10 Jahren auch noch sein werden. Der naive und der primitive Mensch weiß nichts von dem *gesetzmäßigen Abklingen der Affekte,* das uns zu unserem Heile beschieden ist, und der gebildete nimmt davon keinen Rat. Eine große Zahl von Selbsttötungen — aus Liebesgram, beruflicher Enttäuschung, ehelichem Zank, Angst vor Bestrafung wegen kleiner Delikte usw. — bedeutet eine *Überschätzung der Episode.* In solchen Fällen pflegt, im Gegensatz zum freiwilligen Tod der melancholischen Geisteskranken, der Versuch, wenn er mißlang, nicht wiederholt zu werden; das Streifen der dunklen Pforte übt eine heilsame, richtigstellende Wirkung aus. In *Lebensversicherungsverträgen* findet man die Bestimmung, daß freiwilliger Tod erst nach 2, 3 oder 5 Jahren des Bestehens der Versicherung Anspruch auf Auszahlung des Kapitals gibt; die nicht ausgesprochene, aber richtige Erwägung dabei ist diese: wenn jemand, der Selbsttötungsabsichten hegt, sich in diesem Bewußtsein versichern läßt, wird sein Vorsatz nach Ablauf jener Fristen verblaßt sein.

Dem gefühlsmäßigen Wunsche, nicht mehr zu leben, stehen *starke Hemmungen* im Wege: die Scheu vor dem Eingriff in den eigenen Körper, Verpflichtungsgefühl gegen Dritte, Angst vor dem Jenseits usw.; wäre es anders, würde schon der Wunsch, nicht mehr zu leben, den Tod herbeiführen, so käme kein sensibler Mensch zu Jahren; an der gelegentlichen Versuchung, ein Ende zu machen, kommen wohl nur ganz stumpfe Naturen vorbei.

In den meisten Fällen freiwilligen Todes, nicht in denen mit kalter Abwägung, besteht ein Mißverhältnis zwischen auslösendem Anlaß und der unwiderruflichen Schwere der Tat; es sind in Wirklichkeit auch, abgesehen von schmerzhaften Krankheiten und dergleichen, nicht immer gegenwärtige Momente, sondern Zukunftsbefürchtungen, von denen die Stimmung gedrückt und vergiftet wird; aber seinem *augenblicklichen* Gemütszustande, der ihm nicht ertragbar erscheint, will der Täter entrinnen. Von den solche Situationen begleitenden Gefühlslagen ist die *Angst,* besonders bei Geisteskranken, dasjenige Moment, das die Hand am meisten beflügelt.

Das typische Beispiel dafür, daß es sich nicht um eine Flucht vor einem bestimmten drohenden Erlebnis handelt, sondern um den Wunsch, eine gegenwärtige Stimmung nicht länger ertragen zu müssen, ist die paradox wirkende *Selbsttötung der zum Tode Verurteilten* aus dem Drange, sich der Angst vor dem Tode zu entziehen. —

Der Tod von eigener Hand hat in Deutschland bisher formal kein *rechtliches Interesse* gehabt; die Gesetzgebung nahm keine Notiz von dieser menschlich und bevölkerungspolitisch so einschneidenden Erscheinung.

Nicht überall war dies der Fall; manche Staaten ahndeten den *Versuch,* wobei sie, da der erfolgreiche Täter nicht mehr zu fassen war, nur die schlechte Technik der nicht erfolgreichen bestraften, andere stellten auch die *Beihilfe* unter Strafandrohung.

Im deutschen Strafgesetzbuch war das nicht möglich; wenn keine strafbare Handlung vorliegt, ist auch keine strafbare Beihilfe möglich. Es führte dies zu eigenartigen Schiefheiten: Tötung auf Verlangen ist strafbar; wenn ich einem Freunde, der Grund hat, dieses Leben verlassen zu wollen, eine genügende Dosis Morphium einspritze, begehe ich eine Tötung auf Verlangen; verschaffe ich ihm die gleiche Portion des Giftes, und er trinkt sie in seinem Tee, so bin ich nicht strafbar, da Beihilfe zum Selbstmord nicht geahndet wird.

Anders steht es mit der in verschiedenen Gesetzgebungen mit Strafe bedrohten *Verleitung zum Selbstmord*; die Einwände dagegen sind teils zutreffend, teils abwegig; richtig ist, daß der Nachweis des Tatbestandes nur selten zu führen sein wird, nicht richtig, daß etwas Derartiges nicht vorkomme. Ich erinnere an die ziemlich häufigen Berichte über angeblich geplante Selbsttötungen zu zweien, bei denen dann der eine Teil nach dem Sterben des anderen „den Mut zur Tat verlor“. Es kann sehr wohl vorkommen, daß ein Mann seine Frau los sein möchte (oder umgekehrt), aber nicht direkt zum Mörder werden will; Ausnützung einer depressiven Stimmung mit Lebensüberdruß beim anderen in Form einer Vorspiegelung der Absicht, gemeinsam in den Tod zu gehen und die Ermunterung dazu bot eine nicht moralisch, aber strafrechtlich bisher unbedenkliche Möglichkeit.

Anlaß zur Begutachtung in *zivilrechtlichen* Beziehungen bietet manchmal die obengestreifte Bestimmung in den Verträgen mit Lebensversicherungsgesellschaften; sie besagt, daß Selbstmord die Verpflichtung der Gesellschaft zur Zahlung aufhebt, außer wenn nachgewiesen ist, *daß eine krankhafte Störung der Geistestätigkeit vorlag, durch welche die freie Willensbestimmung ausgeschlossen war*; von seiten derjenigen, die Anspruch auf Auszahlung des versicherten Kapitals haben, wird gegebenenfalls Krankhaftigkeit behauptet, von der Versicherungsgesellschaft bestritten. Diese Gesellschaften, die nicht bloß Erwerbsorganisationen, sondern Treuhänder der Gelder ihrer Versicherten darstellen, sind berechtigt und verpflichtet, die erhobenen Ansprüche sorgfältig zu prüfen und jetzt mehr als je; die Zahl der Selbsttötungen wächst rasch; die Versicherungsleistungen für Selbstmorde haben z. B. bei der Allianz und Stuttgarter Lebensversicherungsbank von 2,93 im Jahre 1930 auf 4,16 Millionen im Jahre 1931, beim Nordstern von 0,71 auf 1,51 Millionen zugenommen. Bei der Münchener Rückversicherungsgesellschaft, der größten Rückversicherungsgesellschaft der Welt, ist der Anteil der Selbstmordschäden der bei ihr rückversicherten, in Deutschland abgeschlossenen Versicherungen im Verhältnis zu der gesamten in dem betreffenden Jahre ausgezahlten Sterbesumme von

13,4 %	im Jahre	1928	auf
18,04 %	„ „	1929	
20,72 %	„ „	1930	
28,47 %	„ „	1931	

gestiegen. Diese Entwicklung ist Anlaß geworden, die Karenzzeit von 2 auf 5 Jahre zu verlängern. Die Erfahrung hat gelehrt, daß auf seiten der

Ärzte eine *übergroße Bereitwilligkeit* besteht, in Fällen von Selbsttötung die Krankhaftigkeit zu bejahen; der offiziell angerufene Sachverständige hat allen Grund, bei seinem Gutachten mit sich über den Sinn jener Bestimmungen sorgfältig zu Rate zu gehen.

Was gemeint ist, kann nicht zweifelhaft sein: *Ausschluß derjenigen Fälle, bei denen nicht zweifellos Geisteskrankheit vorlag*; gemeint ist nicht dasjenige Maß von Abnormität, das bei den Selbsttötungen im Affekte, die bei weitem die Mehrheit bedeuten, ohne weiteres vorauszusetzen ist. Angehörige, Anwälte, Laien überhaupt neigen dazu, den seelischen Ausnahmezustand, in dem der Entschluß zum Sterben gefaßt wurde, unter allen Umständen krankhaft zu nennen. Daran ist so viel richtig: der Prozentsatz abnormer Geisteszustände oder konstitutioneller Abweichungen ist in den Fällen von Freitod so groß, daß eine Prüfung der Frage: gesund oder krank, immer angezeigt ist; der *Einzelfall* rückt aber durch eine statistische Tatsache an sich nicht schon in die Reihe der krankhaft motivierten.

Die Bestimmungen verlangen *dreierlei*: eine krankhafte Störung der Geistestätigkeit, ein Ausmaß dieser Störung bis zu dem Grade, daß die freie Willensbestimmung aufgehoben (nicht nur vermindert) ist, und den Nachweis des Vorliegens dieser Momente (nicht bloß die Vermutung oder Möglichkeit).

Die *Gleichheit* in der Kennzeichnung der zwei im Subjekte liegenden Kriterien mit der Fassung des alten § 51 StGB. und des § 104 Abs. 2 BGB. nötigt dazu, bei der Beurteilung auch die innere Analogie zu prüfen. Der Sachverständige hat glatte Bahn, wenn er sich fragt, ob der Geisteszustand des freiwillig Geschiedenen *strafrechtliche Unzurechnungsfähigkeit* oder *zivilrechtliche Geschäftsunfähigkeit* begründet hätte; dabei muß er die besonderen Anforderungen an den Beweisweg berücksichtigen, die im Wesen der zivilrechtlichen Beziehungen liegen; es genügt nicht, wie für die Frage der Zurechnungsfähigkeit, ein gewisser Grad von Wahrscheinlichkeit.

Keine unmittelbaren formalen Bindungen bestehen für den Arzt, der in Fällen von Selbsttötung nicht Geisteskranker das Vorliegen krankhafter Momente bescheinigt, nur um die *kirchliche Beerdigung* zu ermöglichen; immerhin tut er gut daran, bei solchen vom Standpunkte der Menschlichkeit aus entschuldbaren Bescheinigungen eine Formel zu wählen, die keine Handhabe bietet, um im Sinne obiger Versicherungsbedingungen Ansprüche zu begründen. Die kirchlichen Instanzen, die vor allem *Deckung* durch ein ärztliches Zeugnis suchen, sind, abgesehen von Fällen besonderer persönlicher Unduldsamkeit, auch mit unbestimmten Fassungen zufrieden.

(Für eine andere nicht selten akut werdende zivilrechtliche Frage: *Abhängigkeit einer Selbsttötung von Kriegs- oder Unfallsfolgen* sei auf die spezielle Unfall-Literatur verwiesen.)

XI. Psychische Zwangsvorgänge.

Zwangsvorstellungen. — Subjektives Gefühl des Zwanges und Einsicht für das Krankhafte der Erscheinung. — Unterschied von Zwangsvorstellungen und Wahnideen. — Verschiedener Grad der Beeinflussung des Handelns durch Zwangsvorstellungen. — Zwangsantriebe, Zwangshandlungen. — Richtung der Zwangsantriebe für die Beurteilung unwesentlich. — Gerichtliche Bedeutung der Zwangsvorgänge. — Grundsätze bei deren Beurteilung.

Die *psychischen Zwangsvorgänge* behandeln wir hier im Anschluß an die Erörterung der Störungen des Wollens; das allen hierhergehörigen einzelnen Erscheinungsformen derselben Gemeinsame ist eine krankhafte innere Beeinträchtigung der freien Verfügung des Individuums, sei es über den Ablauf seiner Gedankengänge, sei es über die Gestaltung seines Wollens. Die Zwangsvorstellungen werden sonst wohl bei den krankhaften Störungen des Vorstellens besprochen; für die gerichtsärztliche Beurteilung steht der Gesichtspunkt des „Zwanges" so sehr im Vordergrunde, daß wir ihn für die Anreihung der Zwangsvorgänge an die Störungen des Wollens bestimmend sein lassen wollen.

An psychischen „Zwangsvorgängen", die forensische Bedeutung haben, kennen wir zwei Formen, *die Zwangsvorstellungen* und die *Zwangsantriebe.* Der verschiedenartige Gebrauch dieser Bezeichnungen und die schwankende Ausdehnung, die den damit gemeinten Vorgängen zugeteilt wird, macht es notwendig, die Grenzen hier möglichst genau zu ziehen; ein Mißbrauch der Zwangsbezeichnungen ist besonders geeignet, bei dem Richter die Schätzung der forensisch-psychiatrischen Wissenschaft zu untergraben.

Die Quelle aller Mißverständnisse, an denen die gerichtlich-psychiatrische Literatur in bezug auf die Zwangsvorgänge und Zwangszustände an manchen Stellen leidet, ist der *Doppelsinn des Wortes „Zwang"*. Krankhafte psychische Erscheinungen, die das Handeln eines Menschen in eine bestimmte, vom Normalen abweichende Richtung drängen, haben für die Betrachtung eines Dritten sehr häufig den Charakter des „Zwingenden"; für den kranken Selbsthandelnden braucht aber ein Gefühl des Gezwungenwerdens dabei auch nicht andeutungsweise vorhanden zu sein. Ein Kranker, der z. B. im katatonischen Stupor tagelang in bestimmten Stellungen verharrt, scheint vom Standpunkte des Gesunden aus unter dem Zwange von etwas Fremdartigen zu stehen und steht in der Tat unter einem solchen; ein subjektives Gefühl des Zwanges kann dabei aber völlig fehlen; der gedachte Kranke tut das seinen inneren Voraussetzungen Angemessene.

Die allgemeine Tatsache des bezwingenden Einflusses krankhafter psychischer Erscheinungen will also die Bezeichnung „Zwangsvorgänge" nicht zum Ausdruck bringen; in diesem Umfange gemeint, würde sie für den einzelnen Fall sehr wenig Charakteristisches aussagen.

Auch das meint die Zwangsbezeichnung nicht, speziell für Zwangsantriebe, daß das Individuum von irgendwelchen Impulsen erst nach lebhaftem Widerstande überwältigt wird; eine große Zahl von Handlungen Geisteskranker, Selbstmord, Tötung von Angehörigen und dergleichen, Handlungen, die aus krankhaft entstandenen Motiven heraus erwachsen, erfolgt erst nach einem mehr oder weniger heftigen Kampfe mit Gegenmotiven, der dem Individuum in aller Schärfe zum Bewußtsein kommen kann. Was bei dem Handeln, z. B. auf Grund von Wahnideen, bei einem objektiv erzwungenen Handeln dem Kranken nicht zum Bewußtsein kommt, ist das Krankhafte seiner subjektiven Voraussetzungen.

Zu dem Begriffe eines psychischen ,,Zwangsvorganges" gehören zwei Haupteigenschaften, deren Fehlen die Anwendung dieser Bezeichnung unzulässig macht: einmal das *subjektive Gefühl des Gezwungenwerdens* und zweitens *die Einsicht in das Krankhafte der Erscheinung.*

Letztere Eigenschaft gibt das hauptsächlichste Unterscheidungsmerkmal gegenüber der Gruppe der wahnhaften Vorstellungen, erstere gegenüber Vorgängen, die häufig mit den Zwangshandlungen zusammengeworfen worden sind, den impulsiven Handlungen. Von den Wahnideen und den impulsiven Handlungen ist bereits oben die Rede gewesen.

Für die ,,*Zwangsvorstellungen*" hat Westphal eine erschöpfende Definition gegeben; er nennt Zwangsvorstellungen: ,,solche, welche bei übrigens intakter Intelligenz und ohne durch einen Gefühls- oder affektartigen Zustand bedingt zu sein, gegen und wider den Willen des betreffenden Menschen in den Vordergrund des Bewußtseins treten, sich nicht verscheuchen lassen, den normalen Ablauf der Vorstellungen hindern und durchkreuzen, welche der Befallene stets als abnorm, ihm fremdartig anerkennt, und denen er mit seinem gesunden Bewußtsein gegenübersteht".

Wenn wir uns die Eigenschaften und die psychologischen Folgen der Wahnvorstellungen vergegenwärtigen, sehen wir unterscheidende Merkmale in großer Zahl: bei der Zwangsvorstellung Einsicht in das Krankhafte der Erscheinung, bei der Wahnidee fehlende Einsicht, dort gesundes Bewußtsein, hier eine Fälschung, dort eine formale Störung, hier inhaltliche Änderung, dort intakte Intelligenz, hier Abschwächung des Urteils, dort eine Belästigung und Hinderung durch die Vorstellung, hier kein Bewußtsein von etwas, was anders sein sollte, dort geringe Aussichten zu fortschreitender geistiger Erkrankung, hier große Gefahr in dieser Richtung.

Kranke mit Zwangsvorstellungen haben den Wunsch, dieselben los zu werden und suchen deswegen ärztliche Hilfe; Kranke mit Wahnideen wissen es nicht oder bestreiten energisch, daß sie des Arztes bedürfen. ,,Das Ich kämpft", wie Hitzig es einmal ausdrückt, ,,in dem einen Falle gegen, in dem anderen Falle aber mit und für die Vorstellung." — An dem Werte dieser prinzipiellen Unterscheidungsmerkmale wird dadurch nichts geändert, daß Fälle vorkommen, die nach der einen oder anderen Richtung oder in gewissen Stadien der Entwicklung nicht ,,rein" sind.

So kommt es vor, daß „*Wahnideen*“ sich eine Zeitlang mit dem Gewande der Zwangsvorstellungen umkleiden können, von dem Individuum als fremdartige Eindringlinge in die Denkvorgänge empfunden werden; es kommt andererseits vor, daß Zwangsvorstellungen von besonderer Stärke eine Zeitlang, namentlich unter dem Einfluß ängstlicher Erregung, nicht mehr als abnorm, als fremdartig erkannt, sondern auch inhaltlich in das Denken aufgenommen werden und entsprechenden Einfluß gewinnen. Es kommt weiter vor, namentlich bei Psychosen mit gedrückter Gemütslage, daß Zwangsvorstellungen und Wahnideen nebeneinander bestehen; endlich können sich bei Bestehen von Zwangsvorstellungen chronische Psychosen entwickeln.

Bei Beurteilung aller derartiger Zustände ist daran festzuhalten, daß Zwangsvorstellungen als mehr oder weniger dauernde Symptome neben anderen bei verschiedenartigen Krankheitsbildern auftreten und dabei durch die begleitenden sonstigen Erscheinungen im einzelnen Falle ein besonderes Gepräge erhalten können, daß aber zur Abgrenzung und Definition des Begriffes derselben diejenigen Fälle maßgebend sind, in denen sie als einzige oder doch hauptsächliche geistige Anomalie beobachtet werden.

Unter diesem Vorbehalte besteht WESTPHALS Definition, für die auch BUMKE eintritt, auch heute noch zu Recht.

In der rein psychiatrischen Literatur sind die Erörterungen über die Abgrenzung der Zwangsvorgänge von verwandten oder ähnlich aussehenden Dingen nicht abgeschlossen; auch FREUDS Verdrängungslehre ist herangezogen worden; für forensische Zwecke kommt, wenn man nicht ins Unbestimmte abgleiten will, nur die enge und strenge Umgrenzung in Frage.

Wenn man versucht, die psychischen Zwangsvorgänge nach ihrer größeren oder geringeren Bedeutung für die *forensische Praxis* einzuteilen, so ist das natürliche Einteilungsprinzip der Grad, in dem sie auf das *Handeln* der daran Leidenden Einfluß gewinnen.

Als bedeutungslos erscheinen von diesem Gesichtspunkte aus die sog. „theoretischen“ Zwangsvorstellungen, die an sich weder eine formale noch inhaltliche Tendenz haben, in Handlungen umgesetzt zu werden. Hierher gehören die Formen der sog. „*Grübelsucht*“, das zwangsmäßige Nachdenken in Frageform, meist über Dinge, die gar keiner befriedigenden Beantwortung fähig sind, in religiöser, philosophischer, naturwissenschaftlicher Richtung, aber auch über Alltägliches und höchst Gleichgültiges. Das Gefühl des Zwanges, die Aufdringlichkeit der immer wiederkehrenden Gedankenvorgänge kann dabei ein hohes Unlustgefühl, steigend bis zur Selbstmordneigung, hervorbringen; aber für das Verhältnis des Individuums zur Außenwelt ist die Störung praktisch ziemlich gleichgültig.

Das ändert sich, wenn die Zwangsvorstellungen an bestimmte äußere Gelegenheiten anknüpfen, denen der Kranke in natürlicher Konsequenz zu entgehen trachtet, oder wenn das Zwangsdenken sich in der Richtung bestimmter *Befürchtungen* bewegt, die zu *Motiven* von Handlungen oder Unterlassungen werden.

Diese Gruppe der Zwangsvorstellungen, die an sich mit gar nichts Triebartigem verbunden sind, bestimmt das Tun vor allem durch den *Angstaffekt*, der dann aufzutreten pflegt, wenn das Individuum versucht, Widerstand zu leisten und, je nachdem, zu tun oder zu unterlassen, was dem Inhalt und der Richtung seiner Zwangsvorstellungen entspricht; der Angstaffekt kann unter solchen Umständen eine bedeutende Höhe erreichen und einen allgemeinen Erregungszustand auslösen.

Wir finden hier alle die sog. „*Phobien*", die *Agoraphobie* (die Zwangsvorstellung der Unfähigkeit, freie Plätze zu überschreiten), die *Claustrophobie* (zwangsmäßige Befürchtungen beim Aufenthalt in geschlossenen, stark besuchten Räumen, die *Höhenangst*, die Angst vor bestimmten *Worten* („Onomatomanie"), die Zwangsidee, andern durch Messer, Nadeln und dergleichen *Schaden* zuzufügen oder sich selber durch Berührung zu verunreinigen, zu *infizieren*, die Angst, in Gegenwart anderer zu erröten, durch unfreiwilligen Abgang von Darmgasen lästig zu werden und vielerlei anderes. So mannigfaltig die Äußerungsweise, so gleichmäßig ist der innere Hergang bei allen diesen Zwangsvorgängen: zwangsmäßig auftretende Vorstellungen mit der Einsicht für das Krankhafte, aber von vornherein mit einem Unlustaffekt verbunden, inneres Widerstreben, die vielfach lächerlichen oder beschämenden Konsequenzen der Zwangsideen zu ziehen, wachsende Angst, oft mit körperlichen Begleiterscheinungen (Zittern, Schweiß, Muskelschwäche, Herzklopfen, Durchfall) beim dauernden Versuche, Widerstand zu leisten, Erleichterung beim Unterliegen, gemischt mit Scham oder Reue über das Geschehene.

Den theoretischen Zwangsvorstellungen steht diese Gruppe von Zwangsvorgängen darin nahe, daß sie für das Individuum *selten Anlaß zu strafrechtlichen Konflikten gibt*, so einschneidenden Einfluß sie auch sonst für das Handeln der daran Leidenden haben kann. Viele Kranke dieser Art sehen ihre Freiheit in der täglichen Lebensführung, in der Art der Kleidung, bei den Mahlzeiten, in der Wahl ihrer täglichen Wege, im gesellschaftlichen Verkehr in der mannigfaltigsten Weise behindert und eingeschränkt, aber die Richtung aller hierher gehörenden Zwangsvorgänge schließt kaum Anlässe zu ernsteren Zusammenstößen mit der Umgebung in sich. Dagegen ist es erfahrungsgemäß wohl möglich, daß die Kranken Unterlassungen begehen, wenn die Erfüllung bestimmter Pflichten Gelegenheiten zum Auftreten von Zwangsvorstellungen mit lebhaftem Angstaffekt herbeiführen würde.

Im allgemeinen aber kann man sagen, daß es den Kranken, deren Intelligenz ja ungestört ist, bei erheblichen Anlässen, wenn Ernstes und Großes auf dem Spiele steht, doch glückt, wenn auch unter peinlicher Willensanstrengung, zwar nicht der Zwangsvorstellung Herr zu werden, aber doch der Konsequenzen sich zu erwehren.

Eine dritte Gruppe von Zwangsvorstellungen stellen die sog. „*Zwangsantriebe*“ dar, den bisher erwähnten Zuständen darin sehr nahestehend, daß sie immer mit Zwangsvorstellungen verbunden sind. Es ist gleichgültig, ob man sie als Zwangsvorstellungen mit motorischen Impulsen oder als Zwangsantriebe bezeichnet; das Wesentliche darin ist, daß zwangsmäßig Antriebe zu bestimmten Handlungen auftauchen, die als fremdartig, als krankhaft erkannt werden, sich dem Bewußtsein mit Macht aufdrängen, den Vorstellungsablauf kreuzen und hindern, und die zu lebhaften Angstaffekten führen, wenn dem Antriebe nicht nachgegeben wird.

Es liegt auf der Hand, daß mit der Unterbringung forensisch bedeutungsvoller Handlungen unter der Gruppe der Zwangshandlungen Mißbrauch getrieben werden kann, wenn man nicht fest an der gegebenen Umgrenzung der Zwangsvorgänge überhaupt festhält, und ein Blick in die ältere Literatur lehrt in der Tat, daß vieles als Zwangshandlung bezeichnet worden ist, was dem psychologischen Hergange nach den Voraussetzungen dieser Bezeichnung nur sehr wenig entspricht.

Am häufigsten werden erfahrungsgemäß damit zusammengeworfen einerseits Handlungen auf Grund von Wahnideen bei depressiven Psychosen (Melancholie), wenn eine plötzliche Tat unter Angstempfindungen nach lebhaftem innerem Kampfe erfolgte, andererseits sog. „impulsive“ Handlungen, die, für die Betrachtung des Dritten, durch das Mißverhältnis zwischen Anstoß und Reaktion oder durch die Kürze der Zeit zwischen beiden oder durch den Mangel eines verständlichen Motives den Anschein des irgendwie Zwangsmäßigen erwecken, dem inneren Zusammenhange nach aber sehr verschiedenartige Entstehungsbedingungen haben, z. B. durch imperative Sinnestäuschungen entstehen können.

Als „*Zwangshandlungen*“ sollen hier nur diejenigen bezeichnet werden, *die auf Grund von Zwangsvorstellungen oder Zwangsantrieben erfolgen.* Bei Anwendung dieser Einschränkung ist die Häufigkeit derselben und ihre praktische forensische Bedeutung nicht groß.

Ebenso wie die Zwangsvorstellungen bei aller Verschiedenheit im allgemeinen bei dem einzelnen in der Regel monoton sind, und vor allem durch die ewige Widerkehr desselben Vorstellungsinhaltes lästig werden, sehen wir auch die Zwangsantriebe bei dem einzelnen sich in der Regel immer wieder in der gleichen Richtung bewegen.

Relativ harmlos sind diejenigen Fälle, in denen es z. B. den Kranken treibt, irgendein an sich oder der Situation nach unpassendes Wort auszustoßen, ernster diejenigen, bei denen es sich um zwangsmäßige Antriebe zum Verletzen oder Töten von Angehörigen, Hausgenossen, zum Brandstiften und dergleichen handelt. Meist, man kann sagen, in der Regel, kommt es trotz derartiger Zwangstriebe nicht zu strafbaren Handlungen; die Kranken sind nicht „geisteskrank“ im gewöhnlichen Sinne; ihr Urteil ist ungestört, das ethische Gefühl nicht abgestumpft, und der abnorme Trieb wird unter Angstempfindungen schließlich besiegt; vielfach handelt es sich bei Fällen, die hierher zu gehören scheinen, gar nicht um wirkliche Zwangsantriebe, sondern um Zwangsbefürchtungen; die Kranken haben die Zwangsvorstellung, daß sie eine strafbare Handlung aus der Reihe der obengenannten begehen könnten und ziehen daraus in der üblichen Weise der an Zwangsideen Leidenden die Konsequenzen mit Messerverstecken, Sicheinschließen, Warnen der Umgebung und dergleichen.

Von der Art des Vorganges bei dieser Störung gibt folgende Krankengeschichte ein gutes Beispiel:

Die 22jährige Frau R. konnte seit fünf Jahren kein Messer sehen ohne den Gedanken, einen damit zu stechen. Seit einigen Monaten drängte sich ihr der Gedanke auf, eine befreundete Nachbarin zu erstechen. In diesem Zustande sah man ihr den Kampf an, der in ihr tobte. Ihre Augen glänzten, ihr Gesicht verzerrte sich. Die Nachbarin wurde eines Tages ängstlich, als sie Frau R. so sah und entfloh, ohne die Gefahr zu ahnen, in der sie schwebte. Frau R. schloß sich für 48 Stunden ein, um ihrem Triebe nicht zu unterliegen. Sie zerstörte ihre Messer und zerbrach, was sie sonst an gefährlichen Instrumenten besaß. Sie hatte auch den Trieb, zu beißen, und einmal stieg sie aus dem Omnibus aus, weil sie dem Verlangen, eine neben ihr sitzende Frau zu beißen, nicht widerstehen konnte. Zu Hause wußte sie sich nicht mehr zu lassen und biß sich endlich selbst tief in den Arm, was ihr sofort Ruhe verschaffte.

(Magnan, Psychiatr. Vorlesungen, deutsch von Möbius, IV. und V. Heft, S. 58.)

In fast allen Fällen, in denen Zwangsantriebe im oben umgrenzten Sinne zu forensisch nicht gleichgültigen Handlungen geführt haben, ist nachzuweisen, daß entweder eine frische Psychose daneben bestand, oder daß das Individuum in intellektueller Beziehung minderwertig war oder auch sonst starke psychische Zeichen der Entartung aufwies. Für die praktische Beurteilung tritt die Richtung, in der die Zwangsantriebe sich bewegen (Töten, Brandstiften, Stehlen, Exhibitionieren und dergleichen) ganz zurück hinter der Frage, ob es sich um echte Zwangsantriebe gehandelt hat oder nicht. —

Welche *allgemeinen Grundsätze* gelten für die gerichtliche Beurteilung der psychischen Zwangszustände?

Dieselben haben zunächst eine gewisse Bedeutung durch die Tatsache ihres Vorhandenseins an sich für die allgemeine Beurteilung des Geisteszustandes; Zwangsvorgänge sind ein häufiges und wichtiges Zeichen einer konstitutionell abweichenden Geistesstruktur, sie kommen aber auch bei erworbenen Zuständen vor, z. B. nach erschöpfenden Krankheiten, nach Unfällen, nach langdauernden unangenehmen Gemütsbewegungen, im Rückbildungsalter, und können mit Hebung eines gestörten Allgemeinbefindens wieder spurlos verschwinden. Der Nachweis eines solchen zeitlichen und wahrscheinlicherweise ursächlichen Zusammenhanges nimmt den Zwangszuständen natürlich die Bedeutung von Entartungszeichen. Anders ist es bei den dauernd vorhandenen, deren Anfang, wie dies oft der Fall ist, in mehr oder weniger ausgesprochener Weise in die frühe Kindheit zurückzuverfolgen ist, und bei denjenigen, die wegen ihrer Stärke und Richtung in beherrschender Weise auf die ganze Gestaltung eines Lebenslaufes Einfluß gewinnen. In solchen Fällen sind wir berechtigt, die Zwangszustände als ein Zeichen dafür aufzufassen, daß es sich um ein von vornherein nicht vollwertiges Zentralnervensystem handelt. Etwas weiteres folgt daraus zunächst nicht.

Die formale Störung, in der das Wesen aller Zwangszustände, solange sie rein sind, besteht, macht in Anbetracht der Tatsache, daß das Urteil der daran Leidenden ungestört, das Fühlen nicht herabgesetzt oder qualitativ verändert zu sein braucht, die Individuen nicht zu „Geisteskranken" im forensischen Sinne.

Trotzdem kann ihre Zurechnungsfähigkeit fraglich oder aufgehoben sein auf Grund einer wesentlichen, die formale Störung begleitenden Erscheinung: *der Angst.*

Wesentlich von der Stärke des begleitenden Angstaffektes hängt es in diesen Fällen ab, ob bei den krankhaften zwangsmäßigen Antrieben, die dem Menschen zur Verfügung stehenden Gegenmotive allgemeiner und besonderer Art wirksam werden oder nicht.

Einen *Maßstab für die Stärke der Angst* bei dem Versuche, den Antrieben zu widerstehen, geben einmal die eigenen Angaben des Kranken, die im Strafverfahren nicht allzu hoch zu bewerten sind, zweitens das Verhalten der Erinnerung, die bei sehr hohen Graden ängstlicher Erregung lückenhaft oder getrübt sein kann, drittens, und das kann das Entscheidende sein, die Feststellung etwaiger begleitender körperlicher Erscheinungen, wie sie oben schon erwähnt worden sind.

Wird bei einer strafbaren Handlung das Vorhandensein von Zwangsvorstellungen oder Zwangsantrieben in Verbindung mit einem lebhaften Angstaffekt nachgewiesen, so wird man nicht anstehen dürfen, die Verantwortlichkeit als aufgehoben oder mindestens stark vermindert anzuerkennen; erleichtert wird die Entscheidung für den ärztlichen Sachverständigen, wenn sonstige psychische Anomalien, namentlich im Sinne einer krankhaften Minderung der Intelligenz bei dem Angeschuldigten nachweisbar sind, oder wenn besondere Umstände mitgewirkt haben, wie starker Alkoholgenuß, Schlafmangel, Erschöpfung und dergleichen Faktoren, die erfahrungsgemäß die allgemeine psychische Widerstandskraft herabsetzen.

In *zivilrechtlicher Beziehung* kommt vor allem der Einfluß in Betracht, durch den die Zwangsvorgänge eventuell Unterlassungen herbeiführen; im ganzen ist es selten, daß reine Fälle von Zwangsvorstellungen, sei es ohne motorische Impulse oder mit solchen, Anlaß zur zivilrechtlichen Begutachtung geben; mutatis mutandis gelten die gleichen Grundsätze wie im strafrechtlichen Verfahren.

XII. Psychische Schwäche.

Schwachsinn beschränkt sich nicht auf die intellektuelle Seite des Seelenlebens. — Verhältnis des Schwachsinnes zu Gehirnveränderungen. — Grenzfälle; Maßstab der sozialen Brauchbarkeit. — Angeborene und erworbene Störungen; Nomenklatur. — Wesentlichstes Symptom ist die Schwäche des Urteilsvermögens. — Sonstige abnorme Erscheinungen; Verhalten des Gedächtnisses, der Gefühle, Affekte, Triebe. — Charakteristische Eigentümlichkeiten des Schwachsinnes. — Das Handeln bei psychischer Schwäche. — Gerichtliche Beurteilung.

Unter dem Namen der *psychischen Schwäche* kann man eine Reihe von Erscheinungen zusammenfassen, die sich aus *Defektzuständen auf verschiedenen Seiten des Seelenlebens* zusammensetzen und in ihrer Gesamtheit die soziale Brauchbarkeit eines Menschen in mehr oder weniger hohem Grade beeinträchtigten. Gegenüber der im wesentlichen gleichwertigen Bezeichnung „*Schwachsinn*“, bei welcher der Laie in erster Linie an eine *Herabsetzung der verstandesmäßigen Leistungen* denkt, will der Ausdruck „psychische Schwäche“ den Nachdruck auf die Tatsache legen, daß bei der *Mehrzahl der hierher gehörigen Störungen auch andere seelische Funktionen*, nämlich *die Gefühls- und Willensvorgänge* Veränderungen erlitten haben.

Die allgemeine Schwierigkeit, der wir in der auf forensische Fragestellungen angewendeten Psychiatrie auf Schritt und Tritt begegnen, die Schwierigkeit, fließendes Geschehen, das an sich keine scharfen Grenzen kennt, für praktische Zwecke in getrennte Felder einzuteilen, wird vielleicht am deutlichsten bei der Beurteilung der psychischen Schwäche. Von den höchsten Formen persönlicher geistiger Entwicklung führen über die Zwischenglieder der „guten Veranlagung“, der „Durchschnittsbegabung“, des „mäßigen Kopfes“, der „Beschränktheit“ unzählige Abstufungen bis zu den höchsten Graden tierischen Blödsinnes; die Unterscheidung zwischen Zuständen, die an der oberen und unteren Grenze der Reihe stehen, ist nicht schwierig; sie ist unlösbar für die mittleren Grade, ebenso wie es das Bemühen wäre, bei hundert Abstufungen, die vom Weiß zum Schwarz führen, an irgendeiner Stelle im Grau zu sagen: hier beginnt das Schwarz; und doch wird gerade das vom Sachverständigen verlangt, der die Grenze zwischen Verantwortlichkeit und Unzurechnungsfähigkeit ziehen soll. Das Unterscheidungsmerkmal der krankhaften Entstehung, das wir bei psychischen Störungen im allgemeinen und auch bei ausgesprochenem Schwachsinn mit Erfolg anwenden, versagt bei den an der Grenze des Durchschnittes stehenden Fällen angeborener schwacher geistiger Veranlagung; daß abnorme Einflüsse irgendwelcher Art, wirksam in den Keimbestandteilen der Erzeuger, während der intrauterinen Entwicklung oder in den ersten Lebensjahren die volle Ausbildung des Gehirnes solcher Individuen gehindert und gehemmt haben, ist möglich und oft höchst wahrscheinlich; solange wir aber so wenig darüber wissen, warum bei gleicher Abstammung, unter gleichen sonstigen Verhältnissen das eine Mal eine glänzende Begabung, das andere Mal ein Alltagskopf zutage kommt, können wir auch nicht im

Ernste über die Bedingungen der Entwicklung der noch etwas unter diesem Niveau stehenden Gehirne bestimmte Aussagen machen; ich sehe dabei natürlich ab von den anatomisch greifbaren groben Defektzuständen.

Es bleibt angesichts der *Unmöglichkeit prinzipieller Abgrenzung* und der, was die psychologische Äußerungsweise anbetrifft, für ein Schema zu vielgestaltigen Formen der psychischen Schwäche für viele Grenzfälle nur der praktische Ausweg, den *Maßstab der sozialen Brauchbarkeit* des Besitzers dieses oder jenes Gehirnes anzulegen, die ihrerseits wieder sehr wesentlich von den besonderen Ansprüchen abhängt, die nach Lage der Umstände an das einzelne gegebene Individuum gestellt werden; es ist also bei diesen Grenzfällen keine prinzipielle, sondern eine quantitative Frage.

Was nun das Vorkommen von Zuständen psychischer Schwäche anbetrifft, so unterscheidet man dabei von jeher *angeborene* und *erworbene Störungen*; zu den angeborenen gehören in praktischer Hinsicht auch die infolge von Geburtsschädlichkeiten und ganz früh eintretenden Krankheiten erworbenen. Die sprachlichen Bezeichnungen werden nicht ganz konsequent durchgeführt; im allgemeinen nennt man *Debilität* die geringsten, *Schwachsinn die geringeren, Blödsinn die höheren Grade*; der angeborene Schwachsinn wird auch *Imbezillität, der angeborene Blödsinn Idiotie* genannt; die psychische Schwäche beim *Kretinismus* kann je nach ihrem Grade zu dieser oder jener gehören; als *Demenz* bezeichnet man in der Regel die im Laufe des Lebens erworbenen Schwächezustände, soweit sie dauernd und unheilbar sind. Die Demenz stellt bei einigen Hirnerkrankungen den gesetzmäßigen Ausgang dar (Dementia paralytica, Dementia praecox), bei anderen tritt sie in größerer oder geringerer Häufigkeit ein (Alkoholismus und andere Vergiftungen, Epilepsie, organische Hirnveränderungen, insbesondere Arteriosklerose). Die Art der vorausgehenden primären Erkrankung bestimmt in gewissem Umfange nicht nur die Ausdehnung, sondern auch die besondere Färbung der verschiedenen dementen Zustandsbilder. Für die klinischen Erscheinungsformen des Schwachsinns ist es dabei nicht gleichgültig, ob es sich um Nichtentwicklung oder um ein Verlorengehen geistiger Fähigkeiten handelt; es ist, um ein Bild zu gebrauchen, dieselbe Art von Unterschied, wie zwischen einem nicht fertig gewordenen und einem nach Vollendung eingestürzten Bau. Bei einem, soweit sich das beurteilen läßt, quantitativ gleich großem Ausfall können bei den Fällen erworbener Störung eingeübte Vorgänge, feste Gewohnheiten aus der gesunden Zeit dirigierend in die Zeit der Demenz hinüberreichen und den Anschein geistiger Selbständigkeit erwecken, wie sie in der Tat nicht mehr vorhanden ist; auch die Summe gedächtnismäßig verfügbaren Einzelwissens aus geistig rüstiger, vorhergehender Zeit kann bei erworbenem Schwachsinn natürlich größer sein als in den Fällen, in denen ein reichliches Material in dieser Beziehung überhaupt nicht gesammelt werden konnte.

Das in gleicher Weise für die klinische Beobachtung wie für die gerichtliche Beurteilung hervorstechendste Symptom aller psychischen Schwächezustände ist die *Schwäche des Urteilsvermögens.* Das Urteilsvermögen bestimmt im allgemeinen, auch bei den Geistesgesunden, die Stellung des einzelnen auf der intellektuellen Stufenleiter.

Die bei der Urteilsbildung stattfindenden Vorgänge sind aber nicht allein auf das Gebiet der verstandesmäßigen Operationen beschränkt; von sehr wesentlichem Einflusse ist dabei die persönliche, individuell verschiedene Art der *Gefühlsbetonung* des intellektuellen Geschehens. In Betracht kommt vor allem die Leichtigkeit, mit der überhaupt bei dem gegebenen Individuum Gefühle erzeugt werden, die Dauerhaftigkeit derselben, die häufig im umgekehrten Verhältnis zu der Leichtigkeit ihrer Entwicklung steht, die besondere Richtung derselben usw. Lebhafte Gefühle stören im allgemeinen den Vorstellungsablauf; bei der Urteilsbildung im besonderen verhindern sie die ruhige Abwägung durch die Übermacht der vom Gefühl betonten Vorstellungen.

Die verschiedenartigen Kombinationen von höherer oder niederer intellektueller Veranlagung mit mannigfaltigen Gestaltungen des persönlichen Gefühlslebens lassen schon innerhalb der Grenzen der sozialen Brauchbarkeit eine lange *Reihe verschiedener individueller Typen* in bezug auf das Urteilsvermögen entstehen; so kennen wir, um einige der häufigsten Erscheinungsformen herauszugreifen, Menschen von „langsamem Urteil“, die bei genügender Frist schließlich sicher das Richtige treffen, andere von „unsicherem Urteil“, die von Stimmung und fremden Einflüssen hin- und hergeworfen werden, andere, die „nichts dazulernen“, d. h. durch Erfahrungen keinen Zuwachs an Urteilsvermögen erlangen usw.

Eine Stufe tiefer treffen wir die „Beschränkten“, deren Urteil in kleinem ruhigem Wirkungskreise genügend sicher ist, um bei ihrer Lebensführung als Leitung zu dienen, aber nicht ausreicht, um ihnen bei plötzlichen, großen Entscheidungen in ungewöhnlichen Verhältnissen oder gegenüber neuen größeren Aufgaben den richtigen Weg zu weisen.

Wieder eine Stufe tiefer finden sich dann die im forensischen Sinne „Schwachsinnigen“.

Wenn wir nun die beim Schwachsinne vorhandenen intellektuellen Störungen, die in der Gesamtheit die Herabsetzung des Urteilsvermögens ausmachen, im einzelnen kurz durchgehen, treffen wir zunächst nachweisbare Störungen in der Aufnahme und *Verarbeitung von Sinneseindrücken.* Jeder äußere Reiz wird zu einer Wahrnehmung erst durch Vermittlung der individuellen Beschaffenheit des wahrnehmenden Zentralorgans; daraus ergibt sich schon bei Gesunden die forensisch oftmals nicht genug gewürdigte Tatsache, daß von Zeugen eines bestimmten Ereignisses manchmal jeder mit subjektiver Wahrheit eine von der des andern abweichende Darstellung gibt; eine Wahrnehmung wird der Wirklichkeit um so näher kommen, je mehr der Wahrnehmende auf die Beachtung der besonderen Art des Vorganges eingeübt ist, d. h. je leichter die neue einzelne Beobachtung sich an vorhandene Vorstellungen ähnlicher Art anfügt, z. B. bei Aussagen sachverständiger Zeugen über Fachbeobachtungen. Was von diesem speziellen Falle zu sagen ist, gilt auch im allgemeinen, daß nämlich von allen Sinneseindrücken irgendwelcher Art das Wesentliche um so rascher und richtiger aufgefaßt wird, je mehr die bereits vorhandenen Vorstellungen und Begriffe, unter die das Neue eingeordnet werden soll, und von denen die sprachlichen Ausdrücke für die Beschreibung neuer Wahrnehmungen hergenommen werden müssen, klar und präzis beschaffen sind. Die Erfahrung lehrt nun, daß bei Schwachsinnigen, wahrscheinlich infolge mangelhafter Entwicklung oder Störung der normalerweise vorhandenen vielfachen geistigen Verknüpfungsmöglichkeiten, die Begriffsbildung eine verlangsamte, unvollkommene, verschwommene ist, und wir stehen somit vor der für die geistige Entwicklung der hierher gehörigen Individuen verhängnisvollen Tatsache, daß neue Eindrücke, weil sie keinen entsprechend vorbereiteten Boden finden, als unzulängliche, ungenaue, falsche Wahrnehmungen zum Bewußtsein kommen und dadurch ihrerseits außerstande sind, zu einer wirklichen Bereicherung der Erfahrung etwas beizutragen.

Zu diesem Mangel kommt wahrscheinlich eine *zeitlich meßbare Verlangsamung* des zentralen Wahrnehmungsvorganges (als Teilerscheinung einer vielleicht allgemeinen Verlangsamung des geistigen Geschehens bei der psychischen Schwäche), die auch dazu beitragen kann, daß das wahrnehmende Zentralorgan äußeren Geschehnissen nicht entsprechend rasch zu folgen vermag.

Die Störungen des Wahrnehmungsvorganges sind einer der Gründe, warum die Aussagen der Schwachsinnigen vor Gericht mit so großer Vorsicht verwertet werden müssen; unfähig, scharf und genau zu beobachten, sind sie in der Gefahr, aus eigener vorgefaßter Meinung oder unter fremdem suggestivem Einfluß in äußere Vorgänge Dinge hineinzulegen, die gar nicht oder in anderer Weise stattgefunden haben.

Wenn nun auch richtige Wahrnehmungen gemacht werden, so bleiben sie vielfach bei dem Schwachsinnigen infolge der erwähnten veränderten zentralen Bedingungen Einzelwahrnehmungen; sie sind nicht bestätigende, ausbauende oder modifizierende Sonderfälle allgemeiner Gesetzmäßigkeiten; es fehlt ungewohnten, überraschenden Eindrücken gegenüber die Möglichkeit, alsbald den entsprechenden Standpunkt dadurch zu gewinnen, daß das Neue rasch in die Reihe bekannter und nach ihrer Bedeutung für das Individuum bereits geordneter Vorstellungen aufgenommen wird.

Diese von der des geistig Vollwertigen abweichende Art der Verarbeitung von neuen Eindrücken ist nun auch nicht ohne Einfluß auf die Vorgänge der Reproduktion, auf das *Gedächtnis*. Das mechanische Gedächtnis, die Fähigkeit, Gelerntes in der ursprünglichen Reihenfolge und Anordnung wiederzugeben, kann bei Schwachsinnigen ganz ungestört, kann sogar bei bedeutendem Tiefstand oder völligem Mangel des Urteils auffallend gut entwickelt sein („Idiotengedächtnis"); was aber bei der psychischen Schwäche immer Not leidet, ist das logische Gedächtnis, die Fähigkeit, früher erworbenen geistigen Besitz in veränderter Anordnung, in neugebildeten Formen zu reproduzieren. Der Geistesgesunde macht im Laufe seiner Entwicklung den Übergang durch vom vorwiegenden Gebrauche des mechanischen Gedächtnisses in der Jugend, der Glanzzeit des „Auswendiglernens", der Examina, zum vorwiegenden Gebrauch des logischen Gedächtnisses, das namentlich dem Kopfarbeiter das Material liefert. Die logische Gliederung und Verknüpfung der Bestandteile seines Wissens macht es diesem möglich, von jedem Ausgangspunkte her zu seinen geistigen Besitztümern zu gelangen; er ist dazu nicht gebunden an die Reihenfolge, in der sie aufgenommen und eingeprägt worden sind.

Der Schwachsinnige bleibt in bezug auf das Gedächtnis auf der kindlichen Stufe stehen; die besprochene mangelhafte Verarbeitung der äußeren Eindrücke, welche die Beziehungen des Neuen zu allem Alten unentwickelt läßt, bewirkt, daß die Leistungsfähigkeit des Geistesschwachen, wenn er auch imstande ist, Auswendiggelerntes korrekt zu reproduzieren, doch versagt, sobald es sich darum handelt, irgendwie kompliziertere Vorgänge oder Zusammenhänge wiederzugeben. In Verbindung mit einer manchmal guten Entwicklung der Phantasietätigkeit führt dieser Mangel der Reproduktionsfähigkeit gelegentlich zu dem auch wohl als „Fabulieren" bezeichneten Symptom; halb verstandene, schief aufgefaßte Wahrnehmungen werden zu phantastischen Vorgängen ergänzt, die in gutem Glauben, objektiv falsch, subjektiv wahr geschildert werden.

Es ist klar, daß diese ungenügende Verarbeitung früheren Erfahrungsmaterials auch der Entwicklung eines zutreffenden Bildes der äußeren Wirklichkeit und damit der Bildung eines auf die Erfahrung begründeten „Urteils" nicht günstig ist. —

Bei der psychischen Schwäche finden wir neben den intellektuellen Störungen fast regelmäßig auch *Veränderungen in bezug auf Gefühle und Affekte.* (Die Anomalien des Trieblebens dabei werden unten noch erwähnt werden.)

Wir haben früher schon Gelegenheit gehabt, der Tatsache uns zu erinnern, daß die individuelle Art der Gefühlsreaktion etwas Angeborenes, durch die Erziehung nur wenig Veränderliches ist, und daß sie auf das Handeln dauernd den allergrößten Einfluß ausübt.

Alle beim Normalen vorhandenen persönlichen Variationen in dieser Beziehung, die ziemlich weitgehend sein können, ohne an und für sich den Begriff des Pathologischen anwendbar zu machen, können wir nun auch bei Schwachsinnigen finden, nur daß bei ihnen häufig die Schwankungen ceteris paribus größer ausfallen als bei vollwertigen Menschen. Die beim Geistesgesunden, wenigstens in gewissem Umfange, vorhandene Fähigkeit, auf verstandesmäßigem Wege die zu Gemütsbewegungen Anlaß gebenden

Geschehnisse auf ihre wahre Bedeutung hin zu prüfen, Kontrastvorstellungen zu erwecken und dadurch das gemütliche Gleichgewicht wieder herzustellen, fehlt bei der psychischen Schwäche.

So kommt es, daß wir bei *Schwachsinnigen* so oft ein auffälliges *Mißverhältnis finden zwischen dem Grade der Affekterregung und der Bedeutung des auslösenden Ereignisses*, und zwar sowohl in der Richtung, daß unbedeutende Vorgänge eine abnorm starke Gefühlsbetonung erfahren, wie in der umgekehrten, daß Erlebnisse von großer persönlicher, wenn nur momentan nicht aufdringlicher Tragweite, abnorm geringfügige Affekte auslösen. Diese Störung des affektiven Lebens würde also eine sekundäre, durch den Mangel an Überblick und Schätzung veranlaßte sein; die Erfahrung nötigt aber dazu, bei Schwachsinnigen auch selbständige Veränderungen der Gefühlsseite anzunehmen, die sich in zweifacher Richtung bewegen. Einmal treffen wir bei gewissen Formen des Schwachsinns eine gesteigerte Erregbarkeit der Gefühle neben geringer Dauerhaftigkeit derselben, die je nachdem als Empfindlichkeit, Reizbarkeit, Zornmütigkeit oder als Rührseligkeit, Sentimentalität usw. in die Erscheinung tritt; andermal eine allgemeine Herabsetzung der Gefühlserregbarkeit in Gestalt von Stumpfheit, Gleichgültigkeit, Roheit.

Die individuelle Art des affektiven Verhaltens bestimmt bei den verschiedenen Formen der psychischen Schwäche sehr wesentlich das äußere Bild; Lebhaftigkeit des Gefühlslebens in Verbindung mit gutem mechanischen Gedächtnis ist z. B. diejenige Kombination, die den Laien am häufigsten die weitgehenden intellektuellen Mängel bei Schwachsinnigen übersehen und diese eine Zeitlang eine Rolle im Leben spielen läßt, die in dem Grade des vorhandenen Urteilsvermögens keine Begründung findet.

Aus den geschilderten psychischen Elementarstörungen setzen sich nun die in dem klinischen Bilde des Schwachsinns am meisten hervortretenden Züge zusammen, die Kleinlichkeit, das Haften am einzelnen, sinnlich Wahrnehmbaren, die Überschätzung der eigenen Person, die starke Ausbildung der selbstsüchtigen Interessen, die Unfähigkeit zur selbständigen Lebensführung, die geringe Widerstandsfähigkeit gegenüber Antrieben zu strafbaren Handlungen usw.; die erworbenen Zustände von psychischer Schwäche haben neben den allgemeineren Zügen noch besondere, je nach der Grundkrankheit verschiedene: so die Neigung zur Reizbarkeit, Unverträglichkeit, Gewalttätigkeit beim epileptischen Schwachsinn, die gemütliche Stumpfheit und Brutalität der schwachsinnigen Alkoholisten, das kindische, läppische Wesen, die Zerfahrenheit und der Mangel an Initiative bei Dementia praecox, die starke egoistische Einengung der Interessen, der Geiz, die Lieblosigkeit, die starke Herabsetzung der Merkfähigkeit bei der Demenz der Greise usw.

Das *Handeln* der Schwachsinnigen kann, nach dem Gesagten, von verschiedenen Seiten her in pathologischer Weise beeinflußt werden. Zunächst ist bestimmend der Grad des im einzelnen Falle vorhandenen intellektuellen Ausfalles. Bei den höchsten Graden der psychischen Schwäche ist von einem bewußten „Handeln" überhaupt nicht mehr die Rede; reflektorisch veranlaßte und automatische Bewegungen sowie einzelne Triebhandlungen sind hier die einzigen Arten motorischer Äußerungen; diese Fälle machen, wenn sie überhaupt Anlaß zu gerichtlicher Begutachtung geben, keine Schwierigkeiten. Am häufigsten führen zur Berührung mit den Gerichten die sich frei bewegenden, oftmals lange Zeit nicht als solche erkannten schwachsinnig Geborenen oder Gewordenen mittleren Grades.

Bei diesen wie bei den leichteren Graden kann die Urteilsschwäche sowohl die Freiheit des Individuums im bürgerlichen Rechtsverkehr wie seine strafrechtliche Zurechnungsfähigkeit in mannigfacher Weise je nachdem beeinträchtigen oder aufheben.

Dies kann z. B. dadurch geschehen, daß die Tragweite, die möglichen ferneren Folgen einer Handlung nicht erkannt werden, daß die persönliche Lage, die finanzielle und sonstige Leistungsfähigkeit falsch geschätzt wird, daß die Einsicht für das Verwerfliche einer der augenblicklichen Neigung oder Triebrichtung entsprechenden geplanten Tat fehlt, daß es trotz zureichenden Lebensalters nicht zur Gewinnung der den normalen Menschen bestimmenden allgemeinen Grundsätze des Rechts, der Pflicht gekommen ist, daß fremdem Zureden gegenüber („Suggestion") keine genügende intellektuelle, auf eigener Kritik beruhende Widerstandsfähigkeit vorhanden ist usw.; immer ist dabei das Wesentliche die Unzulänglichkeit des Urteils, und diese in den äußerlich verschiedenen Formen nachzuweisen, ist bei der gerichtlichen Beurteilung von Zuständen psychischer Schwäche die Hauptaufgabe des ärztlichen Sachverständigen.

Die Aufnahme des „geistigen Inventars" einer psychischen Persönlichkeit ist keineswegs leicht; die großen individuellen Schwankungen, das Fehlen eines durchgehenden Maßstabes, das Vorkommen von Kompensationen in der Weise, daß Mängel der einen Seite des Seelenlebens bei besonderen Begabungen in anderer Richtung praktisch bedeutungslos bleiben, die Notwendigkeit, die psychische Leistungsfähigkeit im Verhältnis zu den jedesmaligen individuellen Ansprüchen an dieselbe zu beurteilen — alle diese Schwierigkeiten haben Versuche veranlaßt, Schemata zur Intelligenzprüfung zu entwerfen, die als Leitfaden nützlich sein können.

Bei allen *Affekthandlungen* sind die obenerwähnten Eigentümlichkeiten des Verhaltens der Gefühle zu berücksichtigen, die in gleicher Weise wie die intellektuelle Schwäche, in Abhängigkeit stehen von einer bestimmten materiellen Beschaffenheit des Gehirns.

Besonders zu beachten ist die dadurch geschaffene Komplikation, daß lebhaften Gemütsbewegungen gegenüber der dem Geistesgesunden gewissermaßen als „Bremse" dienende Einfluß eines klaren Urteils gar nicht oder nur in unvollkommenem Maße zu Gebote steht. So erklärt sich die Leichtigkeit, mit der es z. B. in Zuständen psychischer Schwäche bei an sich unbedeutenden deprimierenden Anlässen zu Selbstmordversuchen kommt; der depressive Affekt wird mit vielleicht besonderer Lebhaftigkeit empfunden, und das geschwächte Urteil vermag nicht die Vorstellung der Nichtigkeit des Anlasses, das Mißverhältnis zwischen dem Anstoß und der Tragweite der geplanten Tat als Gegenmotiv wirksam zu machen; es ist der gleiche Hergang, wenn auf Beleidigungen und dergleichen mit unverhältnismäßig heftiger gefährlicher Gegenhandlung geantwortet wird; es sind endlich dieselben zusammenwirkenden Umstände, wenn Schwachsinnige auftauchenden normalen oder abnormen triebartigen Impulsen ohne viel Widerstand erliegen.

Es gilt das nicht nur für den Geschlechtstrieb, der bei solchen Individuen oft mit überwältigender Lebhaftigkeit zur Tat drängt, sondern auch für alle anderen Triebrichtungen, von denen der Stehltrieb und namentlich der Brandstiftungstrieb häufig Anlaß zur Berührung mit den Gerichten gibt. Bei letzterem scheint manchmal nicht nur der Wegfall der normalen Hemmungen, sondern auch eine besondere krankhafte Stärke des Triebes vorhanden zu sein. Besonders disponierend wirkt es auch bei diesen Zuständen, wenn Alkoholgenuß vorausgegangen ist, oder wenn zur fraglichen Zeit bei weiblichen Schwachsinnigen die Menstruation im Gange oder in Vorbereitung war.

Die Aufgabe des Sachverständigen bei den Triebhandlungen der Schwachsinnigen besteht in der Feststellung, ob anzunehmen ist, daß dem auftauchenden Impulse infolge *allgemeiner psychischer Mängel* (eventuell in Konkurrenz mit besonderen Umständen) nicht der normale Widerstand entgegengesetzt werden konnte. —

XIII. Das induzierte Irresein.

Begriff der Induktion. — Beschränkte Zahl der induzierbaren Geistesstörungen. — Voraussetzungen für das Zustandekommen geistiger Induktion. — Gerichtliche Bedeutung des induzierten Irreseins. — „Masseninduktion".

Es gibt einen *physikalischen Vorgang*, der darin besteht, daß in einer „sekundären" Drahtspirale ein elektrischer Strom entsteht durch das Kommen und Gehen eines solchen in einer „primären" Spirale. Diesen Vorgang der *„Induktion"* hatte man vergleichsweise im Auge, als man den Begriff des *„induzierten" Irreseins* aufstellte; man verstand und versteht darunter die Entstehung einer Psychose bei einem Individuum unter dem bestimmenden Einfluß der geistigen Erkrankung einer anderen Person. Es wäre kein induziertes Irresein, wenn ein empfindliches Individuum vor Schreck über den Anblick eines erregten Geisteskranken psychisch erkrankte; hier wäre die geistige Störung ein ganz zufälliger Anstoß, der durch den Schreck wirkte und ebensogut durch einen anderen Schrecken, Lebensgefahr oder ähnliches hätte ersetzt werden können; um induziertes Irresein *kann* es sich aber handeln, wenn z. B. ein Mädchen mit bestimmten Wahnideen erkrankt und bald darauf dieselben Wahnideen bei ihrer mit ihr zusammenlebenden Schwester bemerkbar werden.

Zu dem Begriff des induzierten Irreseins gehört, daß eine Psychose nicht nur im Anschluß an das Auftreten einer primären Geistesstörung einer anderen Person entsteht, sondern daß bei der Entwicklung und in der Form der induzierten Störung der gestaltende Einfluß der induzierenden deutlich ist.

Unter denjenigen Fällen, die diesen allgemeinen Voraussetzungen entsprechen, treffen wir nun solche, die in sich weitere Verschiedenheiten aufweisen. Die eine Reihe derselben wird repräsentiert durch diejenigen, bei denen die sekundäre Psychose sogleich oder nach einiger Zeit aufhört, sobald der räumliche Kontakt mit der primären aufgehoben wird.

In der anderen Reihe würden wir diejenigen Fälle unterbringen, bei denen die sekundäre Psychose auch nach Aufhebung der Berührung mit der primär erkrankten Persönlichkeit weiter dauert. Dieses letztere wären die eigentlichen Fälle von induziertem Irresein in der engsten Fassung, zu welcher in der Literatur ein langsamer Entwicklungsprozeß geführt hat.

Es ist ohne weiteres klar, daß nicht jede Form von Geistesstörung auf diesem Wege entstehen kann; zunächst gilt hier wie sonst auch, daß man im allgemeinen durch seelische Einwirkungen nicht geisteskrank wird.

Wir müssen von vornherein auch als nicht induzierbar ausschließen alle diejenigen Störungen, für die wir heute bestimmte organische Veränderungen oder bestimmte ursächliche Voraussetzungen als unerläßlich kennen. Wir werden weiter von vornherein als nicht induzierbar ausschließen alle diejenigen Formen, deren pathologische Anatomie wir nicht kennen, an deren gesetzmäßigem Vorhandensein wir aber namentlich darum nicht zweifeln, weil diese Formen zu einem regelmäßigen Ende (der Verblödung) führen. Wahrscheinlich ist die Möglichkeit der Induktion bei denjenigen Störungen, von denen wir annehmen, daß sie überhaupt auf dem Wege der Vorstellung entstehen, mindestens aber immer beeinflußt werden können, nämlich bei allen hysterischen Anomalien. Zweifelhaft muß bei unseren heutigen Anschauungen die Möglichkeit der Induktion bleiben bei Störungen wie bei dem manisch-depressiven Irresein, bei der systematisierten chronischen Paranoia usw. Es bleibt bei den Störungen dieser Kategorie immer der Einwand, ja mehr als das, die Wahrscheinlichkeit, daß das Wesentlichste an der Entstehung der Krankheit eine bereits bestehende Disposition war, so daß das Auftreten der Psychose bei der primär erkrankten Person im besten Falle als ein auslösendes Moment angesehen werden kann; diese Annahme liegt um so näher, wenn es sich um Mitglieder derselben Familie handelt, die Träger gleichsinniger Keimeinflüsse sind.

Das *Zustandekommen* des Vorganges der psychischen Induktion setzt im allgemeinen voraus entweder ein *Autoritätsverhältnis* in der Weise, daß die Auffassung der Welt, wie sie sich in einem Kopfe spiegelt, für einen anderen, ohne das Wachwerden eigener Kritik, maßgebend ist, oder daß eine sehr intime geistige Gemeinschaft zwischen ähnlich organisierten und ähnlich fühlenden und denkenden Menschen vorhanden ist, die beide, wie das nicht so selten vorkommt, immer das gleiche denken und sagen läßt.

Diese Bedingungen finden sich nicht ausschließlich, aber doch besonders leicht bei Mitgliedern derselben Familie vereinigt, und in der Tat betreffen die meisten Fälle von induziertem Irresein („folie à deux", „Zwillingsirresein" usw.) Angehörige derselben Familie, seltener Personen, die durch Neigung oder Umstände zu intimem Zusammenleben geführt worden sind (z. B. alte Jungfern, die in gemeinsamem Haushalte leben). Die tägliche Erfahrung lehrt, daß unter den gedachten Verhältnissen auch bei Geistesgesunden, namentlich den Unannehmlichkeiten des Daseins gegenüber, bei Reibereien mit Dritten, Konflikten mit Vorgesetzten, Prozessen usw. eine bis in die kleinsten Einzelheiten gehende Übereinstimmung der Meinungen vorkommt; dies kann nun auch so bleiben, wenn bei dem nach Intelligenz und Willen stärkeren Teil der Gemeinschaft die Gedankengänge den normalen Boden verlassen und den Charakter von Wahnideen annehmen. Die Aussichten zu solcher Übertragung wahnhafter Vorstellungen sind um so größer, wenn der empfangende Teil intellektuell mäßig begabt oder geradezu krankhaft veranlagt ist.

Es ist in solchen Fällen von übertragenem Irresein häufig nicht ohne weiteres möglich, zu entscheiden, wer der primär erkrankte, induzierende Teil ist, und wieweit die induzierte Störung bei dem anderen einer Beseitigung zugänglich ist. Die Entscheidung ist dann leicht, wenn die betreffenden Mitglieder durch Internierung in einer Anstalt oder in verschiedenen Anstalten voneinander getrennt werden, wobei sich sehr rasch das quantitativ verschiedene Festhalten der krankhaften Denkprodukte in den einzelnen Hirnen ergibt; der gestaltende Einfluß, der von der *stärkeren Persönlichkeit* ausgeht, verliert seine Macht in der neuen, andersartigen, kritischen Umgebung.

Die Fälle dieser Art der induzierten Wahnvorstellungen übertreffen an forensischer Bedeutung diejenigen anderen, bei denen z. B. *Geschwister* unter dem Einfluß gleicher äußerer Schädlichkeiten (Entbehrungen, Schreck usw.) an gleichen geistigen Störungen erkranken, oder die theoretisch am meisten interessierenden Fälle von folie à deux, daß räumlich getrennte Geschwister (speziell Zwillinge) gleichzeitig in identischer Weise geistesgestört werden (gleichartige starke Veranlagung); von Induktion ist in diesen letzteren Fällen keine Rede mehr; die Lage ist dabei grundsätzlich die gleiche, als wenn *Zwillinge* unabhängig voneinander im selben Lebensalter *kriminell* werden.

Das Vorkommen der induzierten Wahnideen zu kennen, ist praktisch wichtig. Dem primär Erkrankten gibt das Mitklingen der wahnhaften Ideen bei seiner Umgebung eine verstärkte Sicherheit für die Richtigkeit seiner Vorstellungen; andererseits kann es das richterliche Urteil beeinflussen, wenn Familienmitglieder oder sonst Nahestehende, die als Zeugen vernommen, aber nicht als geisteskrank erkannt werden, in übereinstimmender Weise die objektiv falschen, subjektiv richtigen, wahnhaften Deutungen und Beobachtungen der Hauptperson bestätigen.

Die „*Masseninduktionen*", die in Schulen, Pensionaten vorkommen, namentlich aber auf religiösem Gebiete eine Rolle spielen (Gründung von Sekten durch chronisch Verrückte und dergleichen), interessieren zunächst mehr den Kulturhistoriker als den Juristen; immerhin sind sie auch für die praktische Rechtspflege von Bedeutung und jedenfalls von großem theoretischen Interesse. Seit dem Kriege, in unserer allen mystischen Strebungen mehr zugeneigten Phase, spielen geistige Störungen (speziell halluzinatorischer Färbung) im Anschluß an spiritistische oder hypnotische Sitzungen eine größere Rolle; die Mehrzahl der Objekte sind weibliche Wesen.

Disponierend zu der Möglichkeit, seelische Vorgänge in großem Maßstab zu übertragen, wirkt eine bereits *vorhandene Erregung von bestimmter Richtung oder Färbung*, namentlich wenn dieselbe von einer großen Menge Menschen gleichzeitig geteilt wird. Identische Erregung und das Bewußtsein der Vielheit ähnlich Fühlender und Denkender liegt dem Vorgang zugrunde, wenn in religiös fanatisierten Bezirken gläubige oder namentlich abergläubische Vorstellungen gemeinsamer Besitz der ganzen Bevölkerung werden; besonders deutlich ist dieser Vorgang, wenn die *Gesamtheit der Bevölkerung* an wundertätigen Bildern identische Trugwahrnehmungen macht (Christus, der die Augen öffnet und dergleichen).

Die psychischen Voraussetzungen gleichgestimmter Erregung und des Bewußtseins der Vielheit sind vorhanden auch im *Kriege*, wenn ganze Nationen mit denselben lebhaften Gefühlen, Gedanken und Strebungen erfüllt werden, bei *revolutionären Bewegungen*, bei Massenstreiks und dergleichen, öffentlichen Vorgängen, bei denen in dem einzelnen gelegentlich Gefühle und Stimmungen, ja auch Entschlüsse und Taten induziert werden, die ihm vielleicht, ehe er ein Bestandteil der Masse wurde, vollkommen fern lagen, und die ihm wieder unverständlich werden, sobald er dem Einfluß der Masse entzogen ist. Bei dem Zustandekommen der seelischen Vorgänge unter diesen Umständen wirkt neben den vorhin genannten allgemeinen Voraussetzungen mit: das Gefühl, ein Atom in der Vielheit zu sein, wodurch eine beträchtliche Verminderung des Verantwortlichkeitsgefühls gegeben ist, dann die Verstärkung, welche die fremde, in Massen auftretende Zustimmung den eigenen Gefühlen und Ideen gibt, endlich die auf dem Wege der Nachahmung auftretende Neigung, die allgemeinen, zunächst körperlichen Bewegungen der Masse mitzumachen, wodurch wiederum, nach einem gesetzmäßigen Zusammenhange, die der betreffenden Bewegung zugrunde liegenden Affekte sekundär erzeugt werden.

Das Interesse an dieser Wirkung der Masseninduktion liegt neben dem Psychologischen und allgemein Kulturhistorischen in der juristischen Frage der Verantwortung des einzelnen bei Massendelikten, eine Frage, die uns indessen hier nichts weiter angeht.

DRITTER ABSCHNITT.

Die Erkennung des Irreseins.

Vorbemerkungen.

Die für die gerichtliche Praxis wichtigsten Erscheinungen abnormen Seelenlebens haben auf den vorausgehenden Blättern eine kurze Darstellung erfahren; es ist bei jedem einzelnen Symptome, soweit möglich, auf die Art des Nachweises im gegebenen Falle, auf die unterscheidenden Merkmale hingewiesen worden. Der ganze zweite Abschnitt galt somit auch schon der Diagnostik des Irreseins.

Eine eingehende elementare *Anweisung zur Untersuchung Geisteskranker* gehört *nicht* zu den Aufgaben der gerichtlichen Psychopathologie; es ist eine Täuschung, zu glauben, daß man, ohne sich mit klinischer Psychiatrie befaßt zu haben, allein auf Grund des Studiums irgendeines noch so ausführlichen Lehrbuches der gerichtlichen Psychiatrie ein psychiatrischer „Sachverständiger" werden könne; der Jurist allerdings soll in einer „gerichtlichen Psychiatrie" alles das finden, was ihm für seine Zwecke in der praktischen Rechtspflege bei Berührung mit geistig abnormen Zuständen zu wissen not tut; für den Arzt muß als Voraussetzung gelten, daß er die Untersuchung Geisteskranker überhaupt erlernt hat; *die gerichtliche Psychiatrie bietet ihm in erster Linie die Beleuchtung der psychiatrischen Tatsachen unter einem bestimmten Gesichtswinkel* und die Anweisung zur Verwertung seines psychiatrischen Wissens für die Zwecke der Rechtspflege.

Aus diesen Gründen habe ich davon abgesehen, in diesem Abschnitte „Schemata zur Untersuchung Geisteskranker", wie sie sonst wohl üblich sind, zu geben; für den Sachkundigen sind sie überflüssig, und dem nicht Sachkundigen nützen sie nichts. —

Es bleibt nun noch übrig, einige Punkte zu besprechen, die bisher ihre Stelle nicht hatten finden können, und die gerade für die Erkennung und Beurteilung der Geistesstörungen in der gerichtlichen Praxis von großer Bedeutung sind: das Vorkommen von Grenzzuständen, die Tragweite des Nachweises körperlicher Störungen bei Geisteskranken, endlich die Simulation und die Dissimulation geistiger Störung.

I. Grenzzustände.

Vorkommen von Grenzzuständen und verschiedene Art derselben. — Besondere äußere oder innere Umstände als wesentliche Momente bei der Beurteilung. — Wirkung der Häufung solcher Momente.

Die *meisten* Grenzzustände gehören theoretisch in das Gebiet der *Anomalie*; was bei ihnen im Strafrecht in Frage steht, ist das, ob die Störung nach Art und Stärke die Voraussetzungen der Unzurechnungsfähigkeit erfüllt oder nicht. In den bürgerlichen Rechtsbeziehungen machen uns die Grenzzustände weit weniger prinzipielle Not als im Strafrecht, da dort meist die besonderen Ansprüche genannt werden, denen gegenüber die geistige Individualität gemessen werden soll.

Daß wir Grenzzustände überhaupt haben, bei denen die Beurteilung auch für den kundigsten Sachverständigen schwierig wird, ist eine unvermeidliche Folge des in der Einleitung näher ausgeführten Verhältnisses zwischen den kantigen Bestimmungen des geltenden Rechts und den flüssigen seelischen Vorgängen.

Zweifel über die Zurechnungsfähigkeit oder Geschäftsfähigkeit können zunächst entstehen bei ganz leichter Verlaufsart oder noch nicht auf der Krankheitshöhe angekommener Entwicklung solcher Geistesstörungen, die in vollentwickeltem Zustande ohne weiteres die Voraussetzungen erfüllen würden; hierher würden z. B. gehören können leichte melancholische Verstimmungen oder leichte hypomanische Erregungen des zirkulären Irreseins. Bei denjenigen Störungen, die überhaupt graduelle Abstufungen erkennen lassen, wie z. B. die senilen Geisteszustände oder die Beeinträchtigungen des geistigen Geschehens bei den organischen Hirnkrankheiten (ausschließlich der eine Sonderstellung einnehmenden Dementia paralytica), entscheidet die Größe des im einzelnen nachweisbaren Ausfalles; das gleiche gilt für die dauernden geistigen Veränderungen, die sich infolge chronischer Vergiftungen entwickeln oder als Intervallssymptome bei solchen Krankheiten bestehen, die periodische Verlaufsart zeigen (Epilepsie, periodische Psychosen) oder nach Ablauf akuter oder chronischer Geistesstörungen übrigbleiben. Bei den periodischen Störungen wird die Tatsache, daß zeitweise und wiederholt grobe geistige Veränderungen vorhanden waren, immer zur Stütze der Annahme herangezogen werden dürfen, daß dem betreffenden Zentralorgan eine den Durchschnitt nicht erreichende Widerstandsfähigkeit eigen ist. Schwieriger als bei den bisher genannten Affektionen wird die Entscheidung, wenn lebenslänglich (oder doch von einem bestimmten Zeitpunkte an dauernd) Beeinträchtigungen von mäßiger Stärke auf geistigem Gebiete vorhanden sind; hierher gehören die leichten Grade der geistigen Schwäche, viele Fälle von Hysterie und von psychopathischer Geistesverfassung.

Die größten Schwierigkeiten für die praktisch gerichtliche Abgrenzung haben von jeher die leichten *Schwachsinnsformen* gemacht, und zwar weniger die erworbenen, bei denen die krankhafte Entstehung nachweisbar und für die Beurteilung erleichternd ist, als die angeborenen; wenn irgendwo, so wird hierbei die Grenze gezogen durch Feststellung des Quantums der Störung.

Bei all den aufgeführten Zuständen dauernder abweichender geistiger Verfassung zeigen sich nun besondere Umstände als wesentliche Faktoren bei der Beurteilung der Verantwortlichkeit für strafbare Handlungen oder bei der Abschätzung der zivilrechtlichen Fähigkeiten. Dieselben liegen im wesentlichen in drei Richtungen; es sind teils besondere körperliche Zustände, die an sich nichts Krankhaftes haben, wie Pubertätsentwicklung, Menstruation und Schwangerschaft, oder besondere Arten seelischer Verfassung, wie die sexuelle Erregung, oder lebhafte Affekte, namentlich Schreck, Zorn und Angst, oder äußere Einwirkungen, die in gleicher Weise körperliche wie geistige Veränderungen hervorrufen, wie Alkoholgenuß, große Hitze, Erschütterungen des Schädels durch Schläge oder Sturz, körperliche Überanstrengung, durch äußere Umstände bedingter Schlafmangel und dergleichen mehr.

Alle diese Momente, die, wie die tägliche Erfahrung lehrt, auf den „normalen" Menschen und die in ihm stattfindenden verstandesmäßigen und gemütlichen Vorgänge einen gewissen, individuell schwankenden Einfluß ausüben, ohne aber dadurch sein Handeln schon zum krankhaft beeinflußten zu machen, können diesen Grad der Einwirkung erreichen bei einem, wenn auch im forensischen Sinne nicht kranken, so doch minderwertigen Nervensystem. Die dabei im ruhigen, alltäglichen Gleise vorhandene Möglichkeit, das Handeln den allgemeinen Normen entsprechend zu gestalten, kann aufgehoben werden, sobald Einflüsse aus der Reihe der eben genannten im Spiele sind. Die Art der Einwirkung kann dabei von den verschiedensten Seiten her erfolgen, z. B. durch die Unfähigkeit, in einer plötzlich entstandenen Lage, die rasches Handeln notwendig macht, die Verstandeskräfte entsprechend schnell mobil zu machen wie beim Schwachsinn, oder durch abnorme Widerstandsunfähigkeit gegen starke Affekte, wodurch die Besonnenheit verlorengeht, wie bei den Psychopathen, oder durch spontane abnorme Gefühlsbetonungen, wie in der Menstruation und Schwangerschaft, oder durch Trübung des Bewußtseins bei der mangelhaften Widerstandsfähigkeit gegen Alkohol bei Schwachsinnigen usw. Es hätte keinen Zweck, hier allen Möglichkeiten im einzelnen nachzugehen; das Wesentliche ist immer, daß eine aus krankhaften, angeborenen oder erworbenen Gründen nur im labilen Gleichgewicht befindliche geistige Verfassung durch Anstöße, die beim normalen Menschen diese Wirkung nicht hätten, vorübergehend in einen Zustand gerät, der den Voraussetzungen der Unverantwortlichkeit in einer ihrer Formen entspricht. Die Aussichten dazu werden um so größer sein, wenn eine *Häufung der schädlichen Momente* vorliegt, z. B. Alkoholwirkung mit Affekt usw. Die unendliche Mannigfaltigkeit der hierbei denkbaren Abstufungen nötigt immer wieder zu der Betonung, daß alle Versuche, die schwierige Frage der forensischen Behandlung der Grenzzustände prinzipiell zu beantworten, Versuche bleiben müssen; die Entscheidung kann nur von Fall zu Fall auf Grund einer möglichst umfassenden Untersuchung der ganzen in Frage stehenden Persönlichkeit erfolgen.

II. Körperliche Störungen.

Beschränkung auf diejenigen Störungen, die praktisch diagnostische Bedeutung haben. — Angeborene, erworbene Störungen. — „Signale". — Organisch-nervöse Symptome. — Bedeutung des Nachweises organischer Hirnveränderungen.

Es ist nicht unsere Aufgabe, hier alle körperlichen Erscheinungen, die sich bei und neben geistigen Anomalien vorfinden können, zu besprechen; es wird aber nützlich sein, die *allgemeinen Gesichtspunkte* bei Beurteilung der Tragweite, die der Feststellung körperlicher, greifbarer Veränderungen bei Geistesstörungen zukommt, kurz zu erörtern. Wir können dabei ganz absehen von denjenigen körperlichen Symptomen, wie Fieber, Veränderungen des Urins und dergleichen, die keinerlei regelmäßige Beziehungen zu den uns hier beschäftigenden Fragen haben; ebensowenig brauchen wir näher auf diejenigen Störungen einzugehen, die in irgendeiner Weise schon das Ergebnis abnormer geistiger Vorgänge sind, wie Eigentümlichkeiten in Haltung, Ausdruck, Bewegung, „psychische" Lähmungen und dergleichen.

Die *körperlichen Anomalien*, die für unsere Zwecke in Betracht kommen, sind entweder angeborene (einschließlich der in frühester Kindheit entstandenen) oder erworbene.

Von den ersteren erlauben einzelne grobe Anomalien, wie Mißbildungen des Gehirns, Mikrocephalie, Hydrocephalie ohne weiteres den Schluß, daß ein normales geistiges Geschehen nicht möglich ist.

Die unter dem Namen der „*Entartungszeichen*" zusammengefaßten Abweichungen sind in ihrer Bedeutung früher überschätzt worden. Von den körperlichen Kennzeichen werden hierher gerechnet: allgemeine oder örtliche Hemmungen oder Störungen der Entwicklung: Infantilismus, Masculinismus, Femininismus, mangelhafte Entwicklung der Behaarung, abnorm spätes Auftreten der Menses, lokale Mißbildungen an den Fingern, an den Genitalien; besonderen Wert hat man eine Zeitlang den abnormen Ohrformationen beigelegt. Bei den Anomalien der knöchernen Teile ist der möglicherweise vorhandene Einfluß gewöhnlicher kindlicher Rachitis oder Syphilis zu berücksichtigen (Anomalien der Schädelbildung und der Zähne); beachtenswert sind diejenigen Abweichungen von der durchschnittlichen Schädelform, die mit einem gewissen Recht auf Besonderheiten der Gehirnentwicklung zurückgeführt werden, wie fliehende Stirn, abgeflachtes Hinterhaupt, steiler Gaumen, Asymmetrien, Turmschädel. Von seiten des Nervensystems und der Sinnesorgane finden sich an Abweichungen, die ohne weiteres kenntlich sind, häufiger Ungleichheit der Pupillen oder der Irisfärbungen, manchmal zusammen mit Iriskolobom, angeborene Anomalien des Augenhintergrundes, kongenitaler Nystagmus, sog. „essentieller Tremor", Facialistic und dergleichen mehr.

Viele der körperlichen Stigmata sind an sich gleichgültig, können aber den Anlaß zu einer Prüfung des Geisteszustandes geben, oder sie können, wenn sie in großer Zahl vorhanden sind, zugunsten der Annahme in die Waagschale fallen, daß bei der Entwicklung des betreffenden anscheinend geistig normalen Menschen doch abnorme Einflüsse wirksam gewesen sind; sie haben dann den Wert von „Signalen"; ein weiterer Schluß ist zunächst nicht erlaubt; *der Besitz von Entartungszeichen schließt keine Notwendigkeit zum Erkranken in sich.* Die Bedeutung der angeborenen körperlichen Störungen wächst, wenn sie neben geistigen Abweichungen zur Beobachtung kommen; sie können dann die erfahrungsgemäß bekannten psychischen Symptomgruppen, die wir z. B. bei den Psychopathen finden, für die gerichtliche Beurteilung in der Richtung ergänzen, daß die Annahme einer von vornherein abweichenden Veranlagung den für die praktisch gerichtlichen Zwecke notwendigen Grad von Sicherheit erlangt.

Die Unterscheidung der erworbenen körperlichen Störungen von den angeborenen ist für die Mehrzahl derselben auf Grund ärztlicher Erfahrung möglich, auch wenn keine zuverlässigen Angaben über den früheren Befund vorliegen; der mit neurologischen Untersuchungsmethoden Vertraute (und nur ein solcher ist als psychiatrischer Sachverständiger anzuerkennen), ist sehr wohl imstande, z. B. von jeher vorhandene Sprachstörungen von frisch entstandenen, angeborene Pupillarveränderungen von erworbenen, Asymmetrien in der Innervation von Lähmungen usw. zu unterscheiden; bei einzelnen Symptomen, bei denen das nicht möglich ist, geben Aussagen über das frühere Verhalten den Ausschlag.

Das *gerichtliche Interesse* an körperlichen erworbenen Begleiterscheinungen der Geistesstörungen konzentriert sich hauptsächlich auf die das Nervensystem betreffenden (Störungen der Hirnnerven, der Sprache, der Schrift, der Augen, Lähmungen, Krämpfe, sensible Ausfallserscheinungen usw.). Die Bedeutung desselben hängt in erster Linie davon ab, ob diese Symptome einen Schluß auf Veränderungen im Gehirn erlauben, und weiter, welche Ausdehnung und Lokalisation denselben beizulegen ist; alle auf das Rückenmark oder die peripherischen Abschnitte des Nervensystems zu beziehenden Anomalien haben dabei ein sekundäres Interesse (außer bei der progressiven Paralyse, bei der sie für die Diagnose wesentlich sind).

Ganz allgemein kann man aussprechen, daß der *Nachweis* irgendwelcher, auf *organische Veränderungen im Gehirn hinweisender Symptome genügender Anlaß ist, um im Prinzip die Frage der Zurechnungsfähigkeit des betreffenden Menschen aufzuwerfen*; im einzelnen gilt dabei, daß die Aussichten auf krankhafte Beeinflussung des geistigen Geschehens um so größer sind, je ausgedehnter die vorauszusetzenden anatomischen Veränderungen sind und je mehr man annehmen muß, daß sie die Hirnrinde in Mitleidenschaft gezogen haben. So kann eine halbseitige Lähmung durch eine kleine Blutung in der inneren Kapsel oder ein sklerotischer Herd im Pons und dergleichen ohne nachweisbaren Einfluß auf die geistigen Vorgänge bleiben; unwahrscheinlicher wird dies schon bei den auf Gefäßveränderungen beruhenden, an mehreren Stellen auftretenden kleinen Erweichungsherden oder bei Geschwülsten, wenn sie Druckerscheinungen im Schädelinnern erzeugen; niemals dagegen ist die Beeinflussung der seelischen Prozesse durch organische Hirnveränderungen zu verneinen, wenn dieselben zur Annahme einer allgemeinen Beteiligung nervöser Elemente in den verschiedensten Hirnabschnitten nötigen, wie beispielshalber bei der Diagnose der progressiven Paralyse. Psychische Erscheinungen nicht stürmischer oder nicht sehr auffallender Art, wie z. B. unmotivierter Wechsel der Stimmung, Abstumpfung des feineren Fühlens, die an sich keine sehr große Bedeutung hätten, bekommen eine ganz andere Tragweite, wenn gleichzeitig entstandene organische Hirnsymptome, wie etwa Pupillenstarre und Sprachstörung, sie als frühe psychische Zeichen der schweren unheilbaren progressiven Hirnkrankheit erkennen lassen. —

Die Bedeutung körperlicher erworbener Zeichen, die nicht dem Nervensystem angehören, wie z. B. des Zungenbisses für den Nachweis des epileptischen Anfalles, wird bei den einzelnen Formen im speziellen Teile besprochen werden.

Im allgemeinen ist es nützlich, körperliche Erscheinungen, wenn sie neben zweifelhaften oder sicheren geistigen Anomalien vorhanden sind, bei gutachtlichen Äußerungen genau zu beschreiben und die Tragweite des Nachweises derselben zu betonen; erfahrungsgemäß hat es auf den Laien eine besonders überzeugende Kraft, wenn ihm greifbare Zeichen dafür vorgewiesen werden, daß in dem betreffenden Zentralnervensystem abnorme Prozesse sich abspielen oder abgespielt haben müssen. —

III. Simulation und Dissimulation geistiger Störung.

Begriffsumgrenzung. — Vorkommen der Simulation geistiger Störung. — Schwierigkeiten derselben. — Feststellung. — Beispiel. — Dissimulation geistiger Störung. — Vorkommen und Bedeutung. — Ärztliche Vorsicht notwendig. — Beispiel.

Unsere bisherige Darstellung der Anomalien des Seelenlebens hat zur stillschweigenden Voraussetzung gehabt, daß die einzelnen Symptome ohne absichtliche subjektive Zutat des Individuums in die Erscheinung treten. In der gerichtlichen Praxis können wir aber damit nicht immer rechnen. Das *Interesse* des in irgendeiner Form in ein gerichtliches Verfahren verwickelten Menschen kann dahin gehen, für *geisteskrank gehalten* zu werden (um nicht bestraft zu werden) oder *für geistesgesund zu gelten* (um bestimmte bürgerliche Rechte nicht zu verlieren). Das absichtliche Vortäuschen einer nicht vorhandenen geistigen Störung bezeichnen wir als „*Simulation*“ derselben, das absichtliche Verdecken derselben und damit das Vortäuschen einer nicht vorhandenen geistigen Gesundheit als *Dissimulation* geistiger Störung. Die Angabe dessen, was simuliert oder dissimuliert wird, ist jedesmal notwendig; der zusatzlose Gebrauch des Wortes „Simulation“ ist nicht genügend klar; es kann ebensowohl geistige Gesundheit wie Krankheit „simuliert“ werden. Notwendiger Bestandteil des Begriffes ist in jedem Falle die *bewußte Absicht der Täuschung*. —

Wir wollen die Simulation geistiger Störung und die Dissimulation derselben gesondert betrachten.

Laien neigen im allgemeinen zu der Meinung, daß Simulation von Geisteskrankheit etwas Häufiges und Einfaches sei; die irrenärztliche Erfahrung kann das letztere gar nicht, das erstere nur mit dem Vorbehalt bestätigen, daß bei einer großen Zahl derjenigen Individuen, die den Versuch machen, bestimmte Symptome von Geisteskrankheit vorzutäuschen, außerdem doch noch wirkliche krankhafte Anomalien der Geistesbeschaffenheit oder wenigstens der Veranlagung vorhanden sind. Das Urteil über die Häufigkeit von Simulation geistiger Krankheit wird wesentlich beeinflußt von der Art des Krankenmaterials des einzelnen Beobachters.

Die Mehrzahl der Fälle von Simulation geistiger Störung gehört dem Gebiete der Strafrechtspflege an; seit dem Bestehen der Unfallversicherung kommt auch die Vortäuschung von Geisteskrankheit zur Erlangung einer Rente in der Kasuistik in Betracht; in der zivilrechtlichen Praxis (Entmündigung usw.) überwiegt naturgemäß die Dissimulation geistiger Störung an Häufigkeit.

Unter den im Strafverfahren Geistesstörung Simulierenden finden sich Rückfällige häufiger als erstmalig Angeschuldigte; das Interesse des Individuums, nicht bestraft zu werden, ist bei diesen wegen der zu erwartenden Verschärfung ein größeres; außerdem ist ihre Bekanntschaft mit der gerichtlichen Praxis eine bessere.

Ein besonders großes Kontingent zu den Simulanten geistiger Störung scheinen die Eigentumsverbrecher zu stellen.

Die Simulation geistiger Ströung beginnt im Strafverfahren entweder sogleich im Augenblick der Verhaftung, respektive der ersten Vernehmung, oder im Laufe des Verfahrens (im Gefängnis oder bei der Hauptverhandlung). Die Entscheidung über geistige Gesundheit oder Krankheit kann dabei nur auf Grund ärztlicher Beobachtung erfolgen, für welche in erster Linie die Irrenanstalt in Betracht kommt; Beobachtung auf Simulation im Gefängnis oder in der Behausung des fraglichen Individuums muß im allgemeinen als ungenügend gelten. — Die Auswahl der krankhaften Erscheinungen, deren Darstellung versucht wird, hängt von dem Wissen und den besonderen persönlichen Erlebnissen in der Vorgeschichte ab (Aufenthalt in Lazareten, Spitälern, Irrenanstalten.). Die im besten Falle trotz solcher Erfahrungen ungenügende Kenntnis der wesentlichen Züge und vor allem der Art ihrer Zusammengehörigkeit zu bestimmten Bildern geistiger Erkrankung ist eine der Ursachen, warum es in der Regel den Simulanten nicht gelingt, naturgetreue Nachahmungen zu liefern. Es würde selbst einem Psychiater von Fach, der Simulation geistiger Störung versuchen wollte, nur bei einer beschränkten Anzahl von Störungen und nur für kurze Zeit gelingen, einen sachkundigen Beobachter wirklich zu täuschen; eine Reihe von Symptomen, namentlich motorischer Art, die dauernde motorische Erregung einerseits, das lange Zeit fortgesetzte Festhalten bestimmter Körperstellungen andererseits, das ideenflüchtige Sprechen und dergleichen sind aus dem einfachen Grunde nicht nachzuahmen, weil der Gesunde viel zu rasch den Ermüdungserscheinungen unterliegt, die dem Geisteskranken nicht zum Bewußtsein kommen. Das Spielen anderer Rollen, wie z. B. des Schwachsinnes oder der Paranoia, scheitert in der Regel daran, daß es neben dem Fachwissen einen Grad von systematischer Aufmerksamkeit bei jeder sprachlichen Äußerung voraussetzt, deren auf die Dauer bei längerer Beobachtung die wenigsten fähig sind; die meisten organisch nervösen Symptome (Pupillen, Reflexe usw.) sind überhaupt nicht nachzumachen. Die Kenntnis dieser Tatsachen ist auch in die Kreise der daran persönlich am meisten Interessierten, in die Verbrecherkreise, gedrungen, und nur Anfänger spielen z. B. noch den „wilden Mann", d. h. versuchen, die tobsüchtige Erregung darzustellen. Die besser Unterrichteten wählen die Rolle, die mit einem möglichst geringen Aufwand an Körperkräften durchzuführen und am wenigsten leicht als nicht krankhaft nachzuweisen ist, die Rolle des regungslosen, stummen Verhaltens mit oder ohne Verweigerung der Nahrung, mit oder ohne Unreinlichkeit. Der Beweis, daß es sich in solchen Fällen um absichtliches Vortäuschen einer Geistesstörung handelt, ist darum nicht immer leicht, weil ein gewisser Anschein von etwas Gemachtem auch manchen zweifellos geisteskranken Zuständen eigen sein kann, und weil weiter die Stummheit die Gefahr des aus der Rolle Fallens bedeutend vermindert.

Allgemein gültige Kennzeichen für das Bestehen von Simulation geistiger Störung existieren nicht. In erster Linie ist zu prüfen, ob das vorhandene Krankheitsbild sich unter eine der erfahrungsgemäß vorkommenden klinischen Erscheinungsformen unterordnen läßt: in sozusagen „groben" Fällen von Simulationsversuchen ist dieser Gesichtspunkt sogleich fruchtbar; er versagt aber gelegentlich angesichts der großen Vielgestaltigkeit mancher Psychosen und des Vorkommens von Grenzzuständen; besondere Vorsicht ist bei der Diagnose der Simulation notwendig, wenn es sich um anscheiend katatonische, hysterische, hypochondrische Zustandsbilder handelt, namentlich aber angesichts des GANSERschen Dämmerzustandes, der fast nur bei Strafgefangenen vorkommt (vgl. den speziellen Teil).

Manche Fälle anscheinender Simulation erfahren durch den weiteren Verlauf, z. B. eine später eintretende Verblödung, erst die richtige Beleuchtung; von besonderem Interesse ist die Tatsache, daß bei später offensichtlich geisteskrank werdenden Simulanten die Auswahl der dargestellten Symptome manchmal schon in der Richtung des Krankheitsbildes lag, ohne daß sie doch „echt" gewesen wären.

Einzelne körperliche Symptome haben besondere Bedeutung in der Frage der absichtlichen Vortäuschung krankhafter Geisteszustände, weil sie, dem Willen entzogen, nicht simulierbar sind. Es ist dies namentlich dann wichtig, wenn ein Zustand vollkommenen Stupors zur Darstellung gebracht wird. Die Unterscheidung nach dem äußeren Bilde ist besonders dadurch erschwert, daß auch diejenigen Fälle von katatonischem Stupor, die in keiner Weise ein forensisches Interesse daran haben, krank zu sein, in einzelnen Gestaltungen des Krankheitsbildes, wie schon erwähnt, den Eindruck des Absichtlichen zuzeiten darbieten. Wichtige Hinweise können für Sachverständige bei solchen Unterscheidungen abgeben: das Verhalten des Pulses als eines Index für etwa ablaufende, auch vom Untersucher zu erzeugende Gemütsbewegungen des Untersuchten, ungewöhnliche Weite der Pupillen als Zeichen ängstlicher Erregung oder starker innerer Spannung, und endlich das von Bumke beschriebene, mit der Westienschen Lupe zu prüfende Pupillenphänomen, welches, wie es scheint, bei katatonischem Stupor fast immer vorhanden ist. Das Wesen dieses Phänomens besteht darin, daß während Lichtreflex und akkommodative Verengerung sich wie bei Gesunden verhalten, die Pupillenerweiterung fehlt, die beim Normalen jedes intensivere seelische Geschehen, Anstrengungen, Aufmerksamkeit, Affekte begleitet, daß weiter die durch das Wechselspiel der psychischen Vorgänge bedingte Pupillenunruhe fehlt und ebenso, wenn auch nicht mit gleicher Regelmäßigkeit, die reflektorische Erweiterung der Pupillen bei starken sensiblen Reizen. Ich habe einen Fall zu beobachten Gelegenheit gehabt, bei dem durch das Fehlen dieses Phänomens die Sicherheit meiner subjektiven Überzeugung, daß es sich um einen ausgezeichnet simulierten und nicht um einen katatonischen Stuporzustand handelte, wesentlich beeinflußt wurde. Der betreffende junge Mann, der des Meineids angeklagt war, hat den Stupor bis zum Tage der Verhandlung konsequent durchgeführt, dann aber während der Verhandlung die Maske fallenlassen und die Absicht der Simulation eingestanden.

Die Zahlenangaben über die Häufigkeit des Bumkeschen Phänomens schwanken noch zwischen einzelnen Untersuchern, lassen aber keinen Zweifel an seiner Bedeutung; immerhin ist es kein absolutes, sondern ein Majoritätssymptom; als Beweismittel ist es also nur in den positiven Fällen zu verwerten.

Manchmal kann man das Bestehen von Simulation dadurch erhärten, daß man den Betreffenden „auf das Eis führt", d. h. in seiner Gegenwart, aber nicht an seine Adresse, sich über beliebige im Krankheitsbilde fehlende Züge äußert, die dann häufig in der folgenden Zeit nachgeliefert werden; entscheidend ist auch dieses nicht immer, da das gleiche bei Kranken, die suggestiven Einflüssen zugänglich sind, ohne jede Absicht der Täuschung vorkommt.

Ein weiterer Kunstgriff, der die Entlarvung ermöglichen kann, ist die anscheinend absichtslose Mitteilung an Dritte in Gegenwart des „Kranken", daß die vorliegende Störung eine lebenslängliche Festhaltung in einer Irrenanstalt notwendig machen werde; die Verbüßung einer nicht allzu langen Freiheitsstrafe erscheint dann leicht als das kleinere Übel; manchmal habe ich intelligente Simulanten mit der offenen Darlegung der Alternative: Irrenanstalt oder Freiheitsstrafe zum Aufgeben der Täuschungsversuche veranlaßt; zulässig ist dies Verfahren ehrlicherweise nur in Fällen, in denen tatsächlich nach Lage der Dinge, insbesondere mit Rücksicht auf die Schwere des Deliktes, die dritte Möglichkeit: Entlassung in die Freiheit, nicht in Frage kommt.

Als ein für nicht sehr energische Simulanten geistiger Störung sehr unbequemes, allerdings nur in klinischen Instituten durchführbares Mittel erweist sich die klinische Demonstration.

Das Bewußtsein, der Mittelpunkt gleichzeitig von einer großen Anzahl prüfender Blicke zu sein, wirkt auf manchen Simulanten derart ein, daß sie nach längerer, eventuell wiederholter Demonstration mürbe werden und die Rolle aufgeben. Bei anderen, unter der Voraussetzung, daß sie in einer Irrenanstalt zur Beobachtung untergebracht sind, erreicht man das gleiche durch systematisches scheinbares Ignorieren von seiten des Arztes. Wirkliche Geisteskranke, die im Gefängnis einzelne Symptome oder eine ganze Reihe derselben absichtlich vortäuschen, hören oft damit auf, wenn man sie in der Anstalt in Ruhe läßt und ihnen mit gleichmäßiger, ruhiger Freundlichkeit begegnet. Wenn Geisteskranke, wie das vorkommt, Simulation simulieren, d. h. wenn sie vorhandenen krankhaften Symptomen absichtlich den Anschein von willkürlich gemachten zu geben versuchen, so ist das schon Dissimulation, Simulation geistiger Gesundheit. Freilich muß man dabei dessen eingedenk bleiben, daß manche Geisteskranke zeitweise selbst lachen über Ideen, mit denen es ihnen im Grunde genommen dennoch ganz ernst ist.

Aus alledem ergibt sich, daß der *Nachweis* von Simulation geistiger Störung keineswegs immer leicht zu führen ist und eine besondere persönliche Erfahrung und Sachkunde voraussetzt. Zu vermeiden für die gerichtliche Würdigung ist vor allem der Trugschluß, daß man auf Grund der Erkenntnis des willkürlich produzierten Charakters einzelner Symptome nun berechtigt sei, alles anscheinend Krankhafte ebenso anzusehen. — Unter denjenigen Zuständen, die neben der Simulation am häufigsten angetroffen werden, finden wir die Hysterie, die verschiedenen Formen des Schwachsinnes und die Zustände von psychopathischer Geistesverfassung.

Was nach Abzug sicher simulierter Erscheinungen übrigbleibt, unterliegt den allgemeinen Grundsätzen der gerichtlich medizinischen Beurteilung. —

In folgendem gebe ich eine Beobachtung von Simulation geistiger Störung durch einen geistesgesunden Verbrecher.

J. Cavaliere (der Name war, wie die Nachforschungen in der angeblichen Heimat zeigten, falsch angegeben!), 36 Jahre alt, wird am 3. November 1891 zur Beobachtung seines Geisteszustandes aus dem Untersuchungsgefängnis in die Klinik gebracht. C. hatte einen raffinierten Einbruchsdiebstahl begangen, war bei der Veräußerung der gestohlenen Dinge verhaftet worden, wobei ein energischer Fluchtversuch fast gelungen wäre. Beim Verhöre machte er ausführliche Angaben über seine Vorgeschichte; richterlicherseits bestand von vornherein der Verdacht, daß sowohl Name wie sonstige Angaben falsch seien, um eine Feststellung der Persönlichkeit (wegen Vorstrafen) zu verhindern. Während der Vernehmung wird er plötzlich stumm, stiert vor sich hin und ist zu keiner Antwort mehr zu bewegen. Dieses Verhalten setzt er fort, so lange er in Untersuchungshaft ist, läßt Kot und Urin unter sich gehen, steht stumm und regungslos in der Ecke seiner Zelle; nur bei Aufnahme seiner Photographie erfolgt lebhaftes Sträuben.

In der Klinik verhält sich C. völlig stumm, teilnahmslos, reagiert auf keine Frage; wiederholten Aufforderungen kommt er ungeschickt oder in verkehrter Weise nach, das Essen muß ihm eingelöffelt werden. Die körperliche Untersuchung ergibt Abwesenheit aller organisch nervösen Symptome; bei der apathischen Haltung ist der sehr energische Gesichtsausdruck auffallend. Der Gang ist steif und trippelnd; Anziehen und Ausziehen erfolgt in Pausen, ruckweise. Nach einigen Tagen Stummheit kommen einzelne abgerissene spärliche Äußerungen: man hat ihm alles geraubt, will ihn schlagen, droht ihm, er hat nicht sprechen dürfen. Er hat Geld in einem Bankhaus in Genua; die Scheine will man ihm nehmen; Tag und Nacht wird er gepeinigt. „Einmal muß ich noch über den Strom schiffen, dann werde ich geholt.“ „Ist denn der Mensch eine Maschine?“ „Sokrates — Plato — Darwin — Kant — kennen Sie diese Männer?“ C. spricht diese Sätze wie Antworten auf halluzinierte Fragen in der Richtung auf die Wand zu. Bei der ersten klinischen Vorstellung bietet C. das Bild völligen Stupors; nur am Schlusse, nachdem sein Benehmen als Simulationsversuch bezeichnet worden war, spuckt er wütend dem vortragenden Professor ins Gesicht; nach Schluß der zweiten klinischen Vorstellung läßt er die Maske fallen; er gesteht, alle die Erscheinungen simuliert zu haben; er habe „einen Narren“ gekannt, der sich ungefähr so benommen habe, und den er nachzuahmen versucht habe; als Motiv nennt er den Wunsch, seine Strafe zu mildern und die Nachforschungen über sein Vorleben zu erschweren.

C. erweist sich von dem Augenblick des Geständnisses an als intelligenter Mensch ohne alle nachweislichen krankhaften geistigen Erscheinungen. Nach 9 Tagen wird er in Untersuchungshaft zurückverbracht und ist zu 5 Jahren Zuchthaus verurteilt worden, ohne daß es trotz vielfacher Bemühungen gelungen wäre, seine Persönlichkeit, Herkunft usw. festzustellen. (Beobachtung der Straßburger Psychiatrischen Klinik.)

Die *Dissimulation* geistiger Störung überwiegt in der allgemeinen klinischen Praxis an Häufigkeit und Bedeutung zweifellos die Simulation. Der Kreis derjenigen Formen von Geistesstörung, bei denen Versuche, die Erscheinungen derselben zu verheimlichen, vorkommen, wird dadurch ein ziemlich enger, daß sowohl Trübungen des Bewußtseins wie lebhafte Erregung oder gröbere intellektuelle Mängel von vornherein die Möglichkeit von Dissimulation ausschließen. Wir finden sie vorwiegend bei zwei Erscheinungsreihen, einmal bei den mit chronischen Wahnbildungen einhergehenden Formen und zweitens bei der Melancholie; die Dissimulationsversuche bei den leichten Formen der manischen Erregung (namentlich im zirkulären Irresein) sind mehr dialektische Beschönigungsversuche.

Bei Melancholie und chronischer Paranoia gehört die Dissimulation zum Krankheitsbilde; bei der Melancholie ist die größere oder geringere Neigung zum Dissimulieren zum Teil abhängig von der Eigenart des betreffenden Kranken; es gibt ja auch in der Gesundheitsbreite Menschen, denen es aufs äußerste widerstrebt, anderen gegenüber sich Gemütsbewegungen anmerken zu lassen.

Besonders *Angstkranke* neigen dazu, sich zu verstellen; das Hauptmotiv dabei ist die Scheu vor dem Zuwachs an innerer Spannung und Beklemmung, den bei hohen Graden der Störung schon die ärztliche Befassung mit dem Patienten, Ausfragen, Zureden usw. erzeugen; ich habe Fälle gesehen, bei denen schon dem Pulsfühlen aus dem gleichen Grunde ausgewichen wurde; daneben besteht bei der Melancholie das Bestreben, die Umgebung über das Bestehen von Selbsttötungsabsichten zu täuschen, deren Vereitlung gefürchtet wird, bei der Paranoia das allgemeine Mißtrauen oder auch die Erinnerung an schlechte Erfahrungen, welche die Kranken beim Aussprechen ihrer Wahnideen gemacht haben; dissimulierende Melancholische sind für sich selbst gefährlicher als die jammernden.

Die Verstellung der Melancholischen täuscht erfahrungsgemäß die Umgebung in der Familie fast regelmäßig; sachverständiger Beobachtung gegenüber hält sie nicht stand; die Dissimulation bei Paranoia, d. h. das Bestehen von chronischen Wahnideen bei intelligenten, ruhigen Kranken, die sie verbergen wollen, nachzuweisen, gehört zu den schwierigsten Aufgaben, zu deren Lösung bei gerichtlichen Fällen in der Regel die Ausnutzung der ganzen gesetzlich zulässigen Maximalfrist der Anstaltsbeobachtung erforderlich ist, und für welche die Kenntnis des gesamten zur Beurteilung des Falles vorliegenden tatsächlichen Materials unerläßliche Vorbedingung ist. Angesichts dieser jedem Sachkundigen wohlbekannten Schwierigkeiten muß die Bereitwilligkeit, mit der gelegentlich von angeblich Sachverständigen, ohne Akteneinsicht, auf Sprechstundenuntersuchung hin die geistige Gesundheit bescheinigt wird, noch dazu in Fällen, in denen schon gerichtliche Verhandlungen und ärztliche Begutachtungen vorausgegangen sind, nicht nur als ärztlicher Kunstfehler, sondern als ein frivoler (leider schwer zu fassender) Leichtsinn bezeichnet werden.

Es ist eine gute *Regel*, Zeugnisse über das Vorhandensein oder Fehlen geistiger Anomalien nicht anders als auf behördliche Aufforderung hin abzugeben, namentlich aber in diagnostisch zweifelhaften Fällen; nur unter diesen Umständen ist man in der Lage, alles Material, was zur Würdigung der Verhältnisse notwendig erscheint, einzufordern; wird dies verweigert, so lehnt man die Abgabe jeglicher schriftlichen Äußerung ab. Besondere Vorsicht ist denjenigen Individuen gegenüber am Platze, die selber kommen, um sich die *geistige Gesundheit bescheinigen* zu lassen, da die Erfahrung lehrt, daß dieses Verlangen selten oder nie von geistig wirklich ganz Gesunden ausgesprochen wird. —

Nachstehend gebe ich eine lehrreiche Beobachtung über Täuschung von Ärzten durch einen dissimulierenden Geisteskranken, die zugleich geeignet ist, die mögliche Tragweite leichtsinniger Abgabe von Gesundheitsattesten zu illustrieren.

A., Restaurateur, starker Potator, erkrankt an akuter Paranoia; Eifersuchtswahnideen gegenüber der Ehefrau, lebhafte Halluzinationen und Illusionen, Erregung, tätliche Bedrohung der Ehefrau. Aufnahme in die Psychiatrische Klinik. Nach wenigen Wochen unter erzwungener Abstinenz Beruhigung, Zurücktreten der Sinnestäuschungen, Krankheitseinsicht. Entlassung auf Wunsch der Ehefrau. — Neue Trinkexzesse mit erneutem Aufflammen der Krankheitserscheinungen; A. trägt dauernd einen geladenen Revolver bei sich, den er nachts unter dem Kopfkissen liegen hat; täglich häusliche Szenen mit der Frau; wiederholt Bedrohung von Gästen, die er des Einvernehmens mit der Frau bezichtigt, und Tätlichkeiten, die einmal zu einem von dem Hausarzte selbst beobachteten Straßenauflaufe führen. Auf Verlangen der an ihrem Leben bedrohten Ehefrau stellt der Arzt ein ganz korrektes Aufnahmeattest für die Klinik aus, in welchem auf Grund der Krankheitserscheinungen die richtige Diagnose gestellt und die Gemeingefährlichkeit bescheinigt wird.

A. soll polizeilich in die Klinik verbracht werden; anwesende Gäste protestieren auf das lebhafteste mit der Begründung, daß sie A. als geordneten Mann kännten, an dem sie niemals ein Zeichen geistiger Anomalie bemerkt hätten.

Zwei Ärzte werden herbeigeholt, die sogleich der Polizei gegenüber den A., auf flüchtige Untersuchung hin, schriftlich für geistesgesund erklären. Die Polizei steht von ihrer Absicht, den Mann in die Klinik zu verbringen, ab. Die weitere Folge war ein staatsanwaltliches Ermittelungsverfahren gegen den Hausarzt wegen Versuches widerrechtlicher Freiheitsberaubung, das nach Feststellung der Tatsache, daß A. in der Tat sowohl geisteskrank wie gemeingefährlich war, eingestellt wurde. A. ist dann doch noch der Klinik zugeführt und dort später nach Verschwinden der Krankheitserscheinungen entlassen worden. (Eigene Beobachtung.)

VIERTER ABSCHNITT.

Der Gutachter und das Gutachten.

Wandlungen im inneren Wesen der Ärzteschaft. — Die Anforderungen an den „Sachverständigen". — Richter und Sachverständige. — Bau des Gutachtens. — Auftreten vor Gericht. — Verhandlungsfähigkeit. — Nichtladung des Sachverständigen wegen Kostenersparnis. — Berufsgeheimnis des ärztlichen Sachverständigen. — Standeswürde und Bezahlung der Sachverständigengebühr. — Psychologen und Psychoanalytiker als Gutachter.

Die *Stellung der Ärzte* im Gefüge unserer bürgerlichen Lebensgemeinschaft hat sich im Laufe der letzten Jahrzehnte immer mehr verschoben. Der Arzt war früher Angehöriger eines freien Berufes, ein Mann im Vollbesitz der Bildung seiner Zeit, ein Berater und Helfer, dessen Schätzung nicht nur auf seinem Wissen und Können, sondern vielleicht noch mehr auf seinen menschlichen Eigenschaften beruhte; er wurde getragen von dem Vertrauen seiner Kranken, denen er sich ohne Einengungen, ohne Seitenblicke auf außerärztliche Beziehungen widmen konnte; seine Persönlichkeit war das eigentlich Bestimmende; ich glaube nicht, daß in anderen Berufsarten so viele eigenwüchsige, humane, philosophisch gelassene Männer zu finden waren wie in der aussterbenden Generation der alten Ärzte; das war einmal, und das kommt nicht wieder.

Bei dem Zustandekommen der Wandlungen im Wesen des ärztlichen Standes haben verschiedene Umstände zusammengewirkt, die sich teils schicksalsmäßig einstellten, teils bei besserer Einsicht vermeidbar gewesen wären. Das am gröblichsten einwirkende war die *soziale Gesetzgebung* in ihren mannigfachen Formen, die in die Beziehungen zwischen Arzt und Kranken in einem bis heute immer noch zunehmenden Maße fremde Gesichtspunkte hineinzwängte. Der Arzt hat es nicht mehr mit Menschen an sich zu tun, sondern mit „Mitgliedern" von irgend etwas, Krankenkassen, staatlichen, privaten Versicherungen usw.; es ist heute nur noch eine kleine Schicht von (meist mittellosen) Personen übrig, denen gegenüber der Arzt ein Verhältnis im alten Sinne haben kann. Diese Entwicklung wirkte in gleicher Weise auf die Kranken ein wie auf die Ärzte; die Art der Beziehungen zwischen Versicherten und Versicherung — ganz allgemein gesagt — von denen der eine Teil möglichst viel haben, der andere nur so viel gewähren will oder darf, als er muß, führte dank der Unwandelbarkeit der menschlichen Natur zwangsläufig den Zustand herbei, daß *beide Teile vom Arzte Wahrnehmung ihrer Interessen verlangten* und seinen Entscheidungen ohne das frühere Vertrauen gegenüberstanden; für die Ärzte bedeuteten diese Beziehungen auch, daß sie in entwürdigende Abhängigkeit von sachfremden, auch politischen Gesichtspunkten und von subalternen Persönlichkeiten gerieten. Dazu kam die Zwiespältigkeit, daß der *Staat* die Ärzte mit Selbstverständlichkeit als uneigennützige, opferbereite Helfer bei den auf das Allgemeinwohl gerichteten Bestrebungen anruft, während er gleichzeitig durch *Herabsetzung der Bildungsanforderungen* das geistige Niveau des Standes herabdrückt und die ärztliche Tätigkeit von kurzsichtigen fiskalischen Erwägungen aus zum *Gewerbe degradiert*; das Beschneiden der eigenen Gerichtsbarkeit liegt in der Linie dieser Entwicklung.

Diese äußerlichen Wandlungen konnten für die Ärzteschaft nicht ohne Einfluß auf ihre *innere Verfassung bleiben*; das aber, was am meisten einwirkte, waren die moralischen Wirkungen der Schärfe und Rücksichtslosigkeit des Konkurrenzkampfes zwischen den Ärzten selbst; ihre Zahl wuchs über ein angemessenes Verhältnis zur Bevölkerungsziffer hinaus; die Entlohnung wurde immer kärglicher, für viele bis herab unter das Existenzminimum; nur starke Persönlichkeiten vermochten es, in diesem Kampfe den alten Idealismus des Berufes in sich lebendig zu erhalten. Man darf es unbedenklich aussprechen: die ärztliche Standesmoral bewegt sich in vielen Vertretern nicht mehr in der früheren Ebene. (Ich war jahrzehntelang Vorsitzender eines ärztlichen Ehrengerichtes und habe das Recht zu einer Meinung über diese Dinge.) Man muß diese ganze Entwicklung mit ihren Quellen vor Augen haben, wenn man von dem heutigen *Gutachter* zu sprechen hat, und das um so mehr, als in den Beziehungen der ärztlichen Gutachtertätigkeit *starke zahlenmäßige Verschiebungen eingetreten* sind; zur Zeit der Abfassung dieses Kapitels in früheren Auflagen standen die Aufgaben des ärztlichen Sachverständigen im Strafverfahren mit Recht im Vordergrund. Jetzt ist das anders geworden; die mannigfachen Konstellationen zivilrechtlicher Art, die eine ärztliche Begutachtung erforderlich machen, sind jetzt die häufigeren geworden. Auch der Kreis der Gutachter hat sich beträchtlich erweitert; die beteiligten „Privatärzte" überwiegen an Zahl bei weitem die Amtsärzte. Die Zeugnisse jener, die in der Regel kurze Gutachten bedeuten, stehen bei den Behörden nicht hoch im Kurse; schon für relativ belanglose Tatbestände werden amtsärztliche Atteste verlangt; von juristischer Seite ist der Vorschlag aufgetaucht, die behandelnden Ärzte in der Sozialversicherung nur noch als sachverständige Zeugen zu hören. Die Ärzte sind nicht frei von Schuld an dieser Entwicklung; sie sind vielfach *allzu bereit*, den Wünschen ihrer Klienten nach Zeugnissen nachzugeben, unter anderem auch deswegen, weil sie wissen, daß die Patienten im Weigerungsfalle zu dem verbindlicheren Kollegen übergehen.

Die *ärztliche Sachverständigentätigkeit* erfordert Eigenschaften, deren Vorhandensein weder durch Examina noch durch die Tatsache praktischer Erfahrung garantiert wird. Zunächst gehört, um ein guter Sachverständiger zu sein, eine gewisse *Freudigkeit* dazu, die bereit ist, ein Maximum von Interesse in den Dienst der Sache zu stellen. Mindestens aber muß keine Abneigung gegen diese Art der Tätigkeit vorliegen. Die Gefahr einer solchen besteht nicht so sehr bei den Gutachten im Strafverfahren, die weniger häufig sind und oft sachlich und menschlich interessierenden Vorgängen gelten, als bei der viel monotoneren Arbeit im Dienste der Sozialversicherung; eine gewisse chronische Verärgerung und Gereiztheit z. B. gegenüber der immer neuen Befassung mit widerborstigen Rentenneurotikern und grundsätzlich unangenehmen Entscheidungen ist nicht nur aus Gutachten, sondern auch aus der wissenschaftlichen Behandlung der einschlägigen Fragen herauszulesen.

Der Sachverständige muß imstande sein, zu sich und seiner Arbeit ein *selbstkritisches Verhältnis* zu gewinnen; ein Forscher darf naiv sein, ein Sachverständiger darf es nicht. Nur eine auf Selbstbeobachtung gegründete Kenntnis der eigenen Strukturformel schützt den Sachverständigen vor den Auswirkungen der physiologischen Schwankungen seines inneren Zustandes; er hat die Aufgabe, ebenso wie der Richter und der Examinator, gerecht zu sein, unabhängig von seinem Befinden, von seiner Stimmung, von sympathischen oder abstoßenden Eigenschaften seines jeweiligen

Objektes. Das Festhalten der inneren Disposition zur Objektivität über störende Einflüsse hinweg ist bei diesen drei Verrichtungen die eigentliche und schwierigste Leistung. Die *überzeugte Objektivität* muß auch genügend fest sein, um äußeren Zumutungen und inneren Versuchungen zu widerstehen, denen die eine oder die andere Seite einer Sache mehr *unterstützungswürdig* erscheinen will. Gewiß ist der ärztliche Sachverständige auch Arzt; aber als Gutachter ist er nicht zum Helfen berufen, sondern zu *neutraler Würdigung*, unbeeinflußt von Mitleid oder Wohlwollen. Es ist auch *nicht* seine Aufgabe, die Mängel unzulänglicher Gesetzesformeln, z. B. der Unfallversicherungsgesetze, auf dem Wege der *Auslegung* zu korrigieren oder sich durch staatliche Gesichtspunkte, gleichviel welcher Art, von dem sicheren Boden der zweckfreien Betrachtung der Dinge abdrängen zu lassen.

Leicht zu durchschauen und für sich selbst wirkungslos zu machen ist die allgemeine menschliche Neigung, Sachverhalte so zu sehen, wie sie sich in demjenigen spiegeln, der sie uns *zuerst* nahebringt; der rechte Sachverständige weiß von vornherein, daß die Auffassungen des Staatsanwaltes und des Verteidigers, des Versicherten und der Versicherungsgesellschaft, wie bestimmt sie auch auftreten mögen, dem *Verdacht der Einseitigkeit* unterliegen. Gegen die in solchen Zusammenhängen vorkommenden Unfreundlichkeiten der einen oder anderen Seite darf man in Anbetracht der Durchsichtigkeit ihrer Entstehung gelassen bleiben, auch wenn sie sich, wie man das in Schriftsätzen von Anwälten wohl einmal sehen kann, bis zu vorsichtig formulierten Verdächtigungen der Uneigennützigkeit steigern. Der vom Gericht ernannte Sachverständige hat in dieser Hinsicht von vornherein eine verhältnismäßig unangreifbare Position, und wer grundsätzlich niemals ein Gutachten ohne amtliche Aufforderung abgibt, erspart sich manche Unannehmlichkeiten; durchführbar ist das kaum mehr.

Die Verhältnisse haben sich besonders in den letzten 10—15 Jahren unter dem Druck des praktischen Bedürfnisses wesentlich verändert; in großen *Zivilprozessen* — Anfechtung von Verträgen, von Testamenten, bei Haftpflichtsachen usw. — hat die *Einholung von Privatgutachten* nicht nur, sondern auch ihre Zulassung zur richterlichen Verwertung stark zugenommen; ich habe Zivilakten in der Hand gehabt, in denen die Gutachten so dicht gesät waren wie die Schriftsätze der Anwälte; in einem solchen Prozesse, der vor wenigen Jahren zu Ende ging, war schließlich mehr als die Hälfte der deutschen psychiatrischen Lehrstuhlinhaber durch Gutachten vertreten.

Sachverständige, die guten Ruf und Kredit bei Gerichten zu verlieren haben, empfinden die *private Gutachtertätigkeit* als eine vielfach mißliche Verrichtung. Abzulehnen ist jede Befassung mit einer Sache, in der man nicht sicher ist, daß man das gesamte Vormaterial zur Verfügung hat; eine besondere Schwierigkeit bedeutet dabei nicht selten die Frage der *persön-*

lichen Untersuchung des zu Begutachtenden, die von dem gerichtlich ernannten Sachverständigen, nicht aber von dem Privatgutachter, erzwungen werden kann; der gute alte Grundsatz: kein Gutachten ohne eigene Untersuchung des Objektes, wird zwangsläufig durchbrochen in den Fällen der post-mortem-Gutachten bei Selbsttötungen, Testamentsanfechtungen und tödlichen Unfällen; auch sonst kommen Konstellationen vor, unter denen von eigener Untersuchung ohne Beeinträchtigung der Ergebnisse abgesehen werden kann, wenn es sich z. B. nicht um Fragen der Gegenwart oder Zukunft, sondern um *grundsätzliche* Bewertung *vergangener* Dinge handelt. *Unzulässig* ist es zweifellos, obgleich es immer wieder geschieht, sich *allein auf Akten* hin, z. B. über *gegenwärtige Unfallsfolgen* und Arbeitsfähigkeit eines Menschen zu äußern; es sind dies die Fälle, in denen der persönliche Eindruck der Glaubwürdigkeit, der Echtheit des Krankheitsgefühls, der individuellen Reaktionsart usw. durch keine fremden Feststellungen ersetzt werden kann. —

Für die *psychiatrische Sachverständigentätigkeit* im engeren Sinne gelten besondere Gesichtspunkte. Die unbefangene Beobachtung der Tatsachen lehrt, daß hier die Sachverständigentätigkeit häufig nicht so glatt und ersprießlich verläuft, wie es im Interesse der Sache und der Freudigkeit der daran Beteiligten wünschenswert wäre. Auf juristischer Seite finden wir nicht selten eine gewisse Geringschätzung des psychiatrischen Gutachters und seiner Wissenschaft, auf ärztlicher Seite ebenso oft das Gefühl, schlecht behandelt zu werden, und eine dadurch verursachte Minderung der Neigung zur Mitwirkung bei der praktischen Handhabung der Rechtspflege.

Die Reflexe dieses Verhältnisses finden wir in der Tagespresse, die selten verfehlt, von Divergenzen zwischen Richtern und psychiatrischen Sachverständigen, von Nichtachtung gutachtlicher Äußerungen bei den Entscheidungen ausführlich und oftmals nicht ohne Behagen Kenntnis zu geben.

Die *Ursachen* dieser Sachlage, soweit sie prinzipieller Art und zur Zeit unabänderlich sind, weil sie auf der Unmöglichkeit beruhen, ein fließendes Naturgeschehen in abgeschlossene Begriffsfächer einzuteilen, sind oben ausführlich besprochen worden; soweit sie in ärztlichen Fehlern zu suchen sind, soll ihnen hier kurz nachgegangen werden; die Sünden auf juristischer Seite liegen vor allem in der Unkenntnis oder Unterschätzung der Schwierigkeiten psychiatrischer Begutachtung überhaupt; den Versuchen formell schlechter Behandlung gegenüber hat der sattelfeste Sachverständige trotz stellenweise noch mangelhaften Rechtsschutzes genügend Handhaben, um seine Würde und seine Stellung zu wahren.

Es sollte Voraussetzung sein, daß der zum „Sachverständigen“ Ernannte auch etwas von seiner Sache versteht; das klingt seltsam; aber die Naivität ist oft erstaunlich, mit der Ärzte, die der psychiatrischen Schulung gänzlich ermangeln, Gutachten über Geistesstörungen auf Grund ihres „gesunden Menschenverstandes“ abgeben, ohne die Schwierigkeiten des

Falles auch nur zu ahnen oder zu merken, wo das Problem desselben überhaupt angeht. Auch spezialistische Schulung in reiner Neuropathologie gibt noch *keine* Anwartschaft auf psychiatrische Sachkunde.

Die Fähigkeit zur psychiatrischen Begutachtung ist, ceteris paribus, eine um so höhere, je sicherer das klinische, auf Erfahrung gegründete Urteil des Sachverständigen über geistige Anomalien ist.

Dieses allein macht indessen noch nicht den in praktischer Hinsicht besten Sachverständigen; ein weiteres unerläßliches Erfordernis ist die Kenntnis des materiellen Rechts, soweit es die Psychiatrie im allgemeinen und die Sachverständigentätigkeit im besonderen berührt.

Mit Unkenntnis der hier einschlagenden Bestimmungen gibt sich der Gutachter leicht empfindliche Blößen, die den Wert seines sachlich sonst vielleicht wohlbegründeten Gutachtens zu mindern geeignet sind. Vor allem muß er sich dauernd der Grenzen seiner gesetzlich festgelegten Kompetenz bewußt sein, die ihm die Stellung eines fachtechnischen Beraters, aber nichts darüber hinaus anweist.

Versuche einzelner psychiatrischer Autoren, die Stellung der ärztlichen Sachverständigen in dem Sinne zu verstärken, daß sein Gutachten den Richter binden solle, sind als grundsätzlich verfehlt zu betrachten.

Die Stärke des Sachverständigen beruht in der *Beschränkung auf sein Gebiet*; der Richter ist in seinem Recht, wenn er juristische Erörterungen über Schuld und Strafe, moralische Betrachtungen über Entschuldbarkeit oder Verständlichkeit einer Handlung nach dem Motto: „comprendre c'est pardonner", Hineintragen von reformatorischen Betrachtungen über ein künftiges Gesetz, vorzeitige und unbegründete Verallgemeinerungen einseitiger Theorien oder der Ergebnisse schwebender wissenschaftlicher Diskussion oder eigenen Lieblingsstudiums und mehr dergleichen erfahrungsgemäß vorkommende Zutaten zurückweist.

Der Sachverständige muß auch der Versuchung widerstehen, auf Fragen abzugleiten, die ihm durch die Art seines Stoffes nahegebracht werden, aber doch *seine Zuständigkeit überschreiten*, z. B. nach dem Vorliegen der Überlegung bei Tötung; häufig drängt die Verteidigung auf eine Äußerung dazu, aber es kommt auch vor, daß der Vorsitzende sie wünscht, dieser dann in der Regel schon mit dem Vorbehalt, den der Sachverständige von sich aus machen müßte, daß die Beantwortung der Frage eigentlich unzulässig ist.

Für die *mündliche Vertretung* des Gutachtens in der Hauptverhandlung begibt sich der Sachverständige eines wirksamen Hilfsmittels, wenn ihm die prozessualen Bestimmungen über seine Stellung im Verfahren nicht gegenwärtig sind; es kann seiner Position nur nützlich sein, wenn er, ohne sich verblüffen zu lassen, auf Grund der nötigenfalls anzuführenden Paragraphen auf allen Rechten besteht, die ihm zukommen. —

Für das *Gutachten selbst*, mag es nun schriftlich oder mündlich erstattet werden, ist zunächst zu verlangen, daß es in der äußeren Form den größtmöglichen Grad von Vollendung erreiche; die Befähigung dazu ist ja individuell verschieden; notwendigerweise aber muß die Form erkennen lassen, daß es sich nicht um das flüchtige Produkt eines Augenblickes, sondern um das Ergebnis ernster Prüfung und Arbeit handelt. Je mehr das Gutachten dieser Forderung entspricht, um so weniger leicht entschließt sich der Richter, es als quantité négligeable zu behandeln. Zur Korrektheit der Form gehört auch Übersichtlichkeit der Anordnung, knappe, kurze Klarheit der Darstellung und die Logik des Gedankenganges, die den Leser oder Hörer zwingt, wenn er die Voraussetzungen anerkennt, sich auch das Endergebnis zu eigen zu machen; die Richter sind dankbar, wenn ein Gutachten ihnen das Gefühl gibt, daß sie sich auf festem Boden bewegen; es darf das aber nicht zu der Überbewertung der „sicheren" Gutachter führen, die keinen Zweifel und kein Schwanken kennen. (Ich habe diesen Typus besonders unter den beamteten Ärzten beobachtet.)

Zu den Anforderungen, die an die Form gestellt werden müssen, gehört die einer reinlichen Scheidung von tatsächlichem Material und den Schlußfolgerungen, die der Sachverständige daraus zieht; es kann sonst leicht kommen, daß für den Richter mit dem Nachweis von tatsächlichen Unrichtigkeiten, die vielleicht für die Entscheidung ganz unwesentlich sind, auch wichtige und trotz jener Mängel richtige Schlüsse zu Boden fallen.

Das Material, auf dem die Schlußäußerung sich aufbaut, muß in dem Gutachten selbst in aller Vollständigkeit vorhanden sein; der Richter muß in der Lage sein, festzustellen, ob die Voraussetzungen, von denen der Sachverständige ausgeht, zutreffend sind oder nicht; diese Vollständigkeit ist auch ohne ermüdende Breite zu erreichen. —

Erleichtert wird die Übersichtlichkeit in äußerlicher Beziehung durch Absätze und Überschriften der einzelnen Hauptteile des Gutachtens. —

Was nun die *Einteilung des Stoffes* im einzelnen anbetrifft, so sind Einleitung und Schluß von selbst gegeben; jene nimmt Bezug auf die seitens der zu nennenden Behörde ergangene Aufforderung und wiederholt die dem Sachverständigen zur Beantwortung vorgelegte Frage; dieser beantwortet diese Frage in einer unten noch genauer zu besprechenden Weise.

Zur *Einleitung* gehört weiter eine ganz kurze Darstellung derjenigen Rechtsverhältnisse, die zur Begutachtung Anlaß gegeben haben (im Strafrecht das fragliche Delikt, im Zivilrecht die besonderen jedesmaligen Rechtsbeziehungen); es ist das in wenigen Sätzen zu erledigen und nur so weit auszuführen, daß der Sachverständige sein Verständnis für die Situation bekundet; dabei ist zu erwähnen, welche Umstände Anlaß gegeben haben, den Geisteszustand des zu Begutachtenden zu bezweifeln, und was in dieser Beziehung angeordnet worden ist (Untersuchung im Gefängnis, in der Behausung des fraglichen Individuums, Beobachtung in einer Irrenanstalt). Daran schließt sich die Aufzählung desjenigen Materials an, das neben den Ergebnissen der Untersuchung und Beobachtung dem Gutachten zugrunde liegt — Akten, privatim erhobene Aussagen von Angehörigen und dergleichen. — Die Disposition dieses ganz objektiv wiederzugebenden tatsächlichen Materials hängt nun sehr von der Eigenart des betreffenden Falles und der zur Beantwortung vorgelegten Frage ab. Die meisten Lehrdarstellungen der gerichtlichen Psychiatrie geben Schemata für diesen Teil des Gutachtens; ein seinen Stoff beherrschender und dadurch innerlich freier Sachverständiger wird sich von jedem solchen Schema beengt fühlen und seine Darstellung den besonderen Bedürfnissen der Sachlage anpassen; wer, weil er es nicht gelernt hat, überhaupt außerstande ist, eine schriftliche Darstellung eines psychiatrischen Falles zu geben, wird auch an der Hand eines Schemas nichts Ordentliches zustande bringen. Es sollen deswegen auch hier dafür nur einige allgemeine Hinweise gegeben werden.

Der Wert alles tatsächlichen Materials wird bestimmt durch die Bedeutung, die es für die Beurteilung der Persönlichkeit des zu Begutachtenden besitzt.

Welche Bedeutung in diesem Zusammenhange der „*erblichen Belastung*" zukommt, ist oben klargelegt worden; der Sachverständige bedarf hier, besonders gegenüber dem Drängen der Verteidiger, eines festen Standpunktes.

Gleiche Vorsicht ist geboten bei der Würdigung etwaiger Schädlichkeiten, die der Sachverständige als Ursachen geistiger Anomalie ansieht; für die Mehrzahl der Rechtsbeziehungen ist der Befund in einem bestimmten Zeitpunkte entscheidend, nicht die zeitlich vielleicht weit zurückliegenden, in der Wirkung doch oft zweifelhaften Ursachen, die diesen Befund bestimmend beeinflußt haben mögen. Etwas anderes ist es mit solchen Ursachen, die mit Sicherheit den Schlüssel zum Verständnis der Krankheitserscheinungen geben, wie z. B. Syphilis, Kopfverletzungen oder, wie bei den erworbenen Schwächezuständen, krankmachende Einflüsse, die das werdende und wachsende Gehirn betroffen haben. Alle *möglicherweise* ätiologisch wirksamen Faktoren sind, trotz ihres hohen rein ärztlichen Interesses, genau wie erbliche Einflüsse bei dem gerichtlichen Beweise wertlos, wenn sie nicht in irgendwelchen Symptomen ihre sicheren Spuren hinterlassen haben.

Sehr viel wichtiger als die Erörterung der häufig nicht zu beweisenden ursächlichen Beziehungen ist eine eingehende *Darstellung des früheren geistigen Wesens des Individuums* nach Begabung, Neigungen, Gewohnheiten, Gefühlsleben, Affektveranlagung und sonstigen persönlichen geistigen Eigentümlichkeiten. Es kommt das nicht nur in Betracht, wenn es sich darum handelt, den Nachweis zu erbringen, daß von einem bestimmten Zeitpunkte an geistige Veränderungen eingetreten sind, sondern auch für die Feststellung eines vielleicht von Jugend auf vorhandenen Zustandes von Schwachsinn, Verschrobenheit und dergleichen. Es empfiehlt sich in solchen Fällen, namentlich bei dem Nachweise des angeborenen Schwachsinnes, sich schriftliche Belegstücke aus der Jugend des Betreffenden zu verschaffen (Zeugnisse, Schulhefte, Daten aus der Militärzeit oder Lehre). Der Sachverständige ist berechtigt, an den Staatsanwalt oder Untersuchungsrichter Anträge auf Beschaffung derartigen Materials zu stellen, denen nach meinen Erfahrungen bereitwillig Folge gegeben wird; es ist ihm aber auch unbenommen, persönlich Familienmitglieder, Ortsgenossen, Berufskollegen bei gegebener Gelegenheit zu verhören; nur ist bei allen so gewonnenen Daten genau anzugeben, woher sie stammen, nötigenfalls mit einer kurz begründeten Schätzung der Glaubwürdigkeit der Quelle. Was nur auf eigenen Äußerungen des betreffenden Individuums beruht, ist besonders zu kennzeichnen. — In die Anamnese gehört auch die Erwähnung etwaiger früherer Straftaten, Entmündigungen und dergleichen. — Die Art der Ausführung der Handlung ist besonders zu berücksichtigen, ebenso etwaige Zeugenaussagen über das Benehmen des Täters vor und nach der Tat, die manchmal, z. B. bei Zuständen von Bewußtseinstrübung, Rausch usw., die entscheidenden Gesichtspunkte liefern.

Das Wichtigste von allem tatsächlichen Material ist das *Ergebnis der ärztlichen Untersuchung* und Beobachtung. In der im allgemeinen dem psychiatrischen technischen Gebrauche folgenden Beschreibung des körperlichen und geistigen Befundes ist die das Interesse lähmende, „korrekte", vollzählige Aneinanderreihung von Wesentlichem und Unwesentlichem zu vermeiden; der Richter will durch die Darstellung des Sachverständigen von der Richtigkeit des Endergebnisses überzeugt werden; das ist auch, ohne ihn durch Langeweile abzuschrecken, möglich, wenn die Untersuchungsergebnisse von vornherein so gruppiert werden, wie sie als Bausteine für die jedesmaligen Schlußfolgerungen des einzelnen Falles am handlichsten liegen.

Bei der Beschreibung einzelner Symptome, wie Sinnestäuschungen, Wahnideen, Stimmungsanomalien und dergleichen genügt nicht die einfache Behauptung ihres Vorhandenseins; der Sachverständige muß angeben, auf welche Beobachtungen sich seine Annahme stützt; besonders gilt dies für die Annahme einer geistigen Schwäche, die in zweifelhaften Fällen schon in der Beschreibung des Befundes durch reichliches Tatsachenmaterial gestützt werden muß. Auch die Frage der Simulation oder Dissimulation geistiger Störung muß hier, wenn nötig, berührt werden.

Als das Gesamtresultat der Beobachtung und Untersuchung folgt entweder die Feststellung, daß geistige Anomalien, die für die betreffende richterliche Fragestellung in Betracht kommen, nicht vorhanden sind, oder die nähere Bezeichnung der Art der geistigen Anomalie, die zu diagnostizieren ist.

Hier und da wird die Meinung vertreten, daß es nicht nötig, ja nicht zweckmäßig sei, im gerichtlichen Gutachten eine bestimmte *Diagnose* zu stellen; ein gesetzliches Erfordernis ist es zweifellos nicht; eine Namensdiagnose wird nirgends verlangt, und es ist jedem einzelnen Gutachter somit unbenommen, es in diesem Punkte praktisch zu halten, wie er will. Der Grund, der gegen die Nennung einer bestimmten Diagnose ins Feld geführt wird, die örtlich und zeitlich schwankende Nomenklatur der Geistesstörungen, hat eine gewisse Bedeutung; immerhin ist die Tatsache, daß unser Wissen ein bedingtes und begrenztes ist, so selbstverständlich, daß man diesen Vorbehalt voraussetzen und ruhig die gestellte Diagnose auch im Gutachten schriftlich oder mündlich zum Ausdruck bringen kann, trotz gelegentlichen Schmunzelns alter Richter, die schon mehrere Schichten einer sich jedesmal als endgültig gebärdenden Klassifikation an sich haben vorbeiziehen sehen.

In sehr vielen Fällen ist es meiner Meinung nach gar nicht zu umgehen, die vorliegende Krankheitsform ganz genau zu bezeichnen; die Diagnose soll immer dann genannt werden, wenn es sich um ein wohlcharakterisiertes, in sich abgeschlossenes Krankheitsbild handelt, mit dessen Feststellung sich gleichzeitig bestimmte Schlüsse über die Tragweite anscheinend geringfügiger Symptome, über Verlauf, Heilbarkeit und Beeinflussung des Handelns ergeben, z. B. bei progressiver Paralyse.

Liegt keine Geistesstörung im forensischen Sinne vor, sondern kommt man z. B. zur Annahme von „Grenzzuständen“ und dergleichen, so empfiehlt es sich, die Unmöglichkeit einer bestimmten Diagnose zu begründen und dafür im einzelnen eine Analyse der Einzelsymptome und ihrer Tragweite vorzunehmen. —

Auf Grund aller im einzelnen Falle festgestellten Tatsachen erfolgt nun als *Schluß* die eigentliche gutachtliche Äußerung, die Beantwortung der Frage oder der Fragen, die dem ärztlichen Sachverständigen vorgelegt worden sind.

Die Fragestellung richtet sich inhaltlich nach der Art der jedesmaligen Rechtsbeziehungen (Zurechnungsfähigkeit, Geschäftsfähigkeit usw.); in der Form bestehen örtliche oder persönliche Besonderheiten, die nicht weiter wesentlich sind. Ist der Sachverständige nicht in der Lage, die Frage, so wie sie gestellt worden ist, zu beantworten, so muß er die Unmöglichkeit begründen oder die nötigen Vorbehalte machen.

Die Antwort, die der Sachverständige auf die richterliche Frage gibt, bedarf nun sorgfältiger Begründung.

Diese ist in der Form so zu halten, daß sie dem Verständnis des Gebildeten im allgemeinen zugänglich ist; besondere Fachkenntnisse psychiatrischer Art dabei vorauszusetzen, ist nicht zulässig; es sind deshalb Tatsachen, die in der Psychiatrie als allgemeine Ergebnisse der Erfahrung gelten, als solche zu bezeichnen und von persönlichen Schlußfolgerungen des Gutachters zu trennen. Es ist nicht Aufgabe des Sachverständigen, im Gutachten eine „spezielle Pathologie“ der etwa vorliegenden Störung zu schreiben oder abzuschreiben; nur das zur Beurteilung der bestimmten Sachlage Erforderliche ist heranzuziehen.

Der erfahrene Sachverständige tut manchmal gut daran, bei Begründung seiner Meinung Einwände, die er voraussieht, schon im voraus zu entkräften. Daß für den Sachverständigen kein Grund besteht, warum er der Erörterung des Einflusses geistiger Anomalien auf das Handeln aus dem Wege gehen soll, ist bereits oben auseinandergesetzt worden.

Kommt das Gutachten gegenüber der durch Gesetzesbestimmungen gegebenen Frage nicht zu einem glatten Ja oder Nein, so sind Betrachtungen über Abstufungen, z. B. der Verantwortlichkeit, zulässig und dem Richter dienlich; die Zeit ist vorbei, da die Sachverständigen in heiligem Respekt vor Paragraphen und Theorien sich scheuten, auch nur die Frage der freien Willensbestimmung zu berühren.

Es ist dem Sachverständigen unbenommen, an die Lösung der ihm gestellten Aufgabe auch solche der Sache dienliche Fachäußerungen anzuschließen, um die er nicht gefragt worden ist (z. B. über die Gemeingefährlichkeit eines Kranken, die voraussichtliche Dauer seiner Krankheit, bei Entmündigungen eventuell die Angabe, warum eine bestimmte Persönlichkeit, z. B. wegen Wahnideen, die der Kranke ihr gegenüber hegt, zum Vormund nicht geeignet sei und dergleichen mehr).

Nützlich ist es, wenn solche Zusatzäußerungen von dem Tenor des eigentlichen Gutachtens getrennt gehalten und mit der Bemerkung eingeleitet werden, daß sie mit Wissen und Absicht über die Beantwortung der richterlichen Fragestellung hinausgehen.

Alle für das schriftliche Gutachten geltenden Ausführungen sind auch auf das *mündliche Gutachten* zu übertragen mit den formellen Änderungen, die der Unterschied der schriftlichen Abhandlung von der freien Rede und die besondere Sachlage bei der mündlichen Verhandlung mit sich bringt; „eine Rede ist keine Schreibe“ (VISCHER).

Ein Gutachten für die Verhandlung zu memorieren, ist im höchsten Grade unzweckmäßig, da oft das öffentliche Verfahren, neue Zeugen, ein verändertes Benehmen des zu Begutachtenden usw. alte Annahmen umstoßen, neue Stellungnahme notwendig machen. In einer geplanten festen Disposition, an die man sich nützlicherweise hält, lassen sich neue Tatsachen leicht unterbringen. Es wäre sehr falsch, die äußere Art der rhetorischen Vertretung seiner Ansicht durch den Sachverständigen in ihrer Wirkung zu unterschätzen; Klarheit der Darstellung, knappe Kürze und logischer Aufbau sind auch hierbei Faktoren, die dazu beitragen, den Hörer zu überzeugen, und das muß die bewußte Aufgabe jedes Sachverständigen sein, der seiner Sache sicher ist.

Die *Tonart* des Gutachtens muß der jeweiligen Besetzung des Richtertisches angepaßt sein — anders für die große Strafkammer, anders für Schöffengericht und Schwurgericht; gegenüber Laienrichtern kann das Niveau kaum zu populär sein. Ich habe oft — mit kollegialer Beschämung — ärztliche Gutachten mit angehört, die von lateinischen und griechischen

Fremdworten wimmelten und selbst für akademisch gebildete Richter unverständlich bleiben mußten; so etwas beweist, daß der Gutachter zu faul oder zu unbegabt war, um sich auf den Bildungsgrad seiner Hörer einzustellen, oder daß ihm der Sinn seiner Rolle nicht aufgegangen ist; die Überzeugungskraft eines Gutachtens beruht nicht auf dem Anschein der Gelehrsamkeit, sondern auf straffem Bau und der zwingenden Macht der Schlußfolgerungen. Der Sachverständige muß auch imstande sein, den dialektischen Anforderungen des *Kreuzverhörs* zu genügen, das gelegentlich nach seinem Gutachten von Staatsanwalt und Verteidigung mit ihm angestellt wird, von beiden Seiten mit der Absicht, für das Plädoyer noch Konzessionen herauszuholen; ein gewandter, sattelfester Gutachter findet die Grenze, die für ihn durch prozessuale Bestimmungen und persönlichen Takt gezogen wird; wer nur sein schriftliches Gutachten aufzusagen weiß, aber darüber hinaus versagt, spielt eine klägliche Rolle.

Bei Beantwortung der Frage nach der *Verhandlungsfähigkeit eines Menschen* sei man nicht zu zaghaft; sie taucht mit Vorliebe auf gegenüber affektlabilen Psychopathen mit hysterischem Einschlag, deren Ausbrüche oder deren Verfallen in Pseudostupor frühere Verhandlungen nicht zu Ende kommen ließen. Das Verhältnis des Sachverständigen zu dieser Frage hängt namentlich davon ab, ob er persönlich der geplanten Verhandlung beiwohnen wird; war der Angeklagte vorher in der Klinik oder Anstalt mit Anbahnung eines gewissen Vertrauensverhältnisses zum Sachverständigen, verläuft die Sache meist besser, als zu befürchten war; auf den am häufigsten hierbei in Betracht kommenden Typus von Halbkranken wirkt die ruhige Darlegung, daß sie mit der Vereitelung der Hauptverhandlung sich nur schaden und die Entbehrung der Freiheit verlängern, ohne dafür die Aussicht auf Freisprechung einzutauschen. Ich habe in solchen Lagen häufig veranlaßt, daß diese Psychopathen bis zur Hauptverhandlung in der Klinik blieben; ein Zwischenaufenthalt im Gefängnis wirft in der Regel das etwa Erreichte wieder über den Haufen. —

Es ist hier der Ort für die Erörterung einiger sich anschließender Gesichtspunkte der *forensischen Praxis.*

Unter dem Druck der *Sparnotwendigkeit* ist jetzt die Einrichtung getroffen, Sachverständige bei einer gewissen Entfernung ihres Wohnsitzes *nicht mehr persönlich zur Hauptverhandlung zu laden,* sondern dort das in der Voruntersuchung abgegebene schriftliche Gutachten — nach kommissarischer Vereidigung am Wohnsitz — verlesen zu lassen. Das Vorbild hierfür gaben die analogen Bestimmungen über Zeugenvernehmung in absentia, wobei aber der grundsätzliche Unterschied völlig verkannt wird. Zeugenaussage ist Zeugenaussage, ob hier oder anderswo unter Eid abgegeben; das ärztliche Gutachten im Vorverfahren ist aber immer nur ein vorläufiges, bestimmt zur allgemeinen Orientierung des Gerichts über die *zu erwartende Tendenz* des mündlichen Gutachtens; der wirklich Sachverständige macht dabei den innerlichen Vorbehalt, daß neue Aussagen, die oft ganz anders ausfallen als vorher, neue Feststellungen oder ein neues Verhalten des Angeklagten das erste Urteil des Sachverständigen modifizieren, vielleicht völlig verändern können. Der Angeklagte hat das Recht, der eventuell zu seinen Gunsten wirkenden Chancen nicht verlustig zu gehen; die Nichtladung des Sachverständigen, die im Einzelfall am Ergebnis nichts ändern mag, ist eine Minderung seines Rechts. Ich habe wiederholt auf diese Bedenken gegenüber dem neuen Modus hingewiesen; die kommissarische Vereidigung gibt die Möglichkeit, Erklärungen dieser Art als Zusatz zum Gutachten zu Protokoll zu geben. Wenn die Lage des Falles es erfordert, kann man bei dieser Gelegenheit die Ladung zur Hauptverhandlung erzwingen, indem man das schriftliche Gutachten als vorläufig und unverbindlich erklärt.

Die Frage, ob es für den Sachverständigen ein *ärztliches Berufsgeheimnis* gibt, ist nicht glatt mit Ja oder Nein zu beantworten; Juristen sind geneigt, sie zu verneinen; für den Arzt sieht es anders aus. Es handelt sich hier nicht etwa nur um theoretische Spekulationen; es kommt nicht selten vor, daß der Sachverständige über außerhalb seines Gutachtens liegende Dinge gefragt wird, z. B. über etwaige Geständnisse eines Angeklagten, wobei es dem Richter freisteht, den Sachverständigen unter Eid als Zeugen zu vernehmen. Entscheidend ist für mich, ob der Tatbestand des „Anvertrauens“ zu Recht besteht. Wird mir jemand auf Grund von § 81 StPO. zugewiesen, so bin ich ein *amtlicher* Bestandteil des Verfahrens, und es gibt kein geschütztes Anvertrauen, um so weniger, als der Angeklagte in solcher Lage im Sachverständigen, zunächst einmal jedenfalls, nicht den Mann seines Vertrauens sieht. Anders liegt die Sache, wenn ich über jemand, der freiwillig zu mir kam, um sich begutachten zu lassen, später mich zu äußern habe; in diesem Falle bin ich berechtigt, das, was dem Arzt in mir anvertraut wurde, gesondert zu behandeln; die Personalunion von Arzt und Gutachter im Sachverständigen läßt sich nicht völlig aufheben. Klar — für uns Ärzte — ist die Lage, wenn ich zu einem Gutachten über jemand angerufen werde, der früher einmal, ohne Aussicht auf forensische Kontakte, von mir behandelt worden ist; dann gelten die auch sonst wirksamen Bestimmungen über das Recht der Zeugnisverweigerung.

Übrigens besteht auch für das Gutachten über solche Fälle, denen ich rein amtlich gegenüberstehe, kein Zwang, *alles*, was der Angeklagte mir gesagt hat, zu bringen, soweit es nicht Material zur Begründung meiner Schlußfolgerungen bedeutet. Ich habe öfters vertrauensvolle Angeklagte darauf aufmerksam gemacht, daß sie es nicht nötig haben, mir Dinge zu gestehen, die ihnen schädlich werden können, und daß sie nicht unter allen Umständen auf meine Verschwiegenheit rechnen können. Die normale staatsanwaltliche Auffassung sieht diese Fragen anders; aber sie ist ja nicht die unsere. —

Es kommt vor, daß der Sachverständige nicht in dieser Eigenschaft, sondern als mannigfach *gebildeter Teilnehmer* der Verhandlung, *Irrtümer* sich entwickeln sieht, denen gegenüber Schweigen sein Gewissen belasten würde; irgendein formales Recht zu Äußerungen hat er nicht; versucht er sie, so setzt er sich, je nach der Persönlichkeit des Vorsitzenden, einer mehr oder weniger freundlichen Ablehnung aus; was soll er tun? Eines jedenfalls nicht: sich in der Verhandlung spontan zum Worte melden. Ergibt sich eine Pause, so ist der Vorsitzende immer für Mitteilungen zu haben; aber auch im Saale ist es möglich, mit dem Verteidiger in Verbindung zu treten und ihn zu einer Frage an den Sachverständigen zu veranlassen, die diesem die Handhabe gibt, etwas zu sagen.

So kam es einmal dazu, daß ich auf Antrag des Verteidigers als Sachverständiger in Jagdangelegenheiten gehört wurde, als Richter und Zeugen sich gleichmäßig in einem bedrohlichen Irrtum über die Bedeutung eines waffentechnischen Ausdrucks bewegten; ein anderes Mal blieb mein nicht psychiatrisches Gutachten wenigstens auf allgemeinem ärztlichem Gebiete.

Ein illegitimes Paar stand unter Anklage wegen Meineids in einer Alimentensache; beide leugneten den Tatbestand des Geschlechtsverkehrs, Zeugenaussagen schienen ihn zu bestätigen, jedenfalls wurde dieser als nicht zweifelhaft behandelt, während es für den Kundigen klar war, daß bei der beschriebenen Stellung des Paares — sie angekleidet, sitzend auf einer schmalen Bank, er, die Hände auf ihren Schultern, vor ihr stehend — gar kein Gedanke an die Möglichkeit eines Beischlafaktes gegeben war. Ich war als Sachverständiger über den Geisteszustand eines der Beteiligten angerufen; in der Pause veranlaßte ich den Verteidiger, mich auch als Sachverständigen über die Frage vernehmen zu lassen, ob jener Vorgang, so wie er angenommen wurde, denkbar war; der Vorsitzende wünschte meine Meinung zu hören. Ich ließ eine Bank herbeischaffen und rekonstruierte die Situation, indem ich das Paar die von den Zeugen beschriebene Stellung einnehmen ließ; der Augenschein der Unmöglichkeit einer geschlechtlichen Vereinigung war so überwältigend, daß der Staatsanwalt die Anklage fallen ließ.

Die *ärztliche Standeswürde*, die dem Sachverständigen vor Gericht ein ernstes, gelassenes Auftreten zur Pflicht macht, verlangt auch, daß er für seine Tätigkeit eine *angemessene Entlohnung* fordert; es ist das nicht, wie man uns alsbald zu unterstellen pflegt, eine wirtschaftliche Frage. Wie können Dritte Achtung vor einer Arbeit haben, die derjenige, der sie leistete, offenbar selber gering einschätzt. Eine wirklich „angemessene" Honorierung kommt bei der staatlichen Sachverständigentätigkeit überhaupt nicht in Frage; die stillschweigende Voraussetzung ist dabei, daß der Sachverständige mit seinem Wirken eine staatsbürgerliche Pflicht erfüllt. Das ist unbestreitbar; aber ebenso sicher ist, daß die Sachverständigen vielerorts, namentlich in Preußen, von seiten der Gerichte unwürdig behandelt werden; sie erhalten nicht einmal die von der *Reichsgebührenordnung* vorgesehenen kärglichen Sätze, die durch besondere Auslegungen und Verfügungen unwirksam gemacht werden. Ich verweise für Einzelheiten auf meine im Literaturverzeichnis erwähnte Abhandlung hierüber, die ich unter anderem den Präsidenten aller preußischen Landgerichte und

Oberlandesgerichte zugesandt habe; es ist kennzeichnend, daß kein einziger der zahlreichen Empfänger der Schrift mir auch nur den Empfang bestätigt hat. —

Es sind seit einiger Zeit Bestrebungen im Gange, den Kreis der Gutachter grundsätzlich zu erweitern durch Hereinnahme der *Psychologen* und der *Psychoanalytiker*. Die *experimentelle Psychologie* hat sich große Verdienste erworben, besonders in der Analyse des Wertes von Zeugenaussagen usw. (vgl. das Kapitel: Der normale Mensch vor Gericht); es gibt immer wieder auch Fälle, in denen in foro auf ihren Wegen der Beweis gefördert wird; dem steht der Nachteil gegenüber, daß der experimentelle Psychologe für gewöhnlich keine psychiatrische Vorbildung hat und für den vielleicht entscheidenden Punkt, die Gesamtpersönlichkeit, einen genügend geschärften Blick nicht besitzt. Der erfahrene Psychiater trägt in sich die Voraussetzungen, um auch experimentell-psychologische Ergebnisse erfolgreich zu verwerten; der Psychologe kann für die psychiatrische Erfahrung, die *erlebt* sein muß, das Gleiche nicht behaupten. Es wird zweckmäßigerweise dabei bleiben — und die Praxis läuft auch in dieser Richtung —, daß die psychiatrische Begutachtung dem Psychiater zufällt, was natürlich technisch-psychologische *Beratung für Sonderfragen* nicht ausschließt. —

Die *Psychoanalyse* erhebt, ebenso wie für andere geistige Gebiete, den Anspruch, auch bei Beurteilung zweifelhafter Geisteszustände gehört und respektiert zu werden; sie findet die Unterstützung einzelner Verteidiger, die auf „tiefenpsychologische" Begutachtung dringen. Demgegenüber muß daran festgehalten werden, daß die psychoanalytische Bewegung eine *Episode* bedeutet, deren Glanzzeit vorüber ist; die Einsicht dafür ist im Wachsen, daß es sich bei den psychoanalytischen Lehren nicht um wissenschaftlich Bewiesenes handelt, sondern um Glaubenssätze, die nur für einen bestimmten Kreis von Leuten etwas bedeuten; die unerlaubten Verallgemeinerungen und Übertreibungen spielen im Lehrsystem eine viel zu große Rolle, als daß klare, nüchterne, ihrer Verantwortung bewußte Gutachter damit hantieren dürften. Der Meinung von PLAUT, daß es dabei unerheblich sei, ob ein in foro zu verwertende Meinung *bewiesen* ist oder nicht, muß ich durchaus widersprechen. „Beweisbar" im mathematischen Sinne ist auf psychischem Gebiete nichts; aber was wir im Gutachten vertreten, muß wenigstens so gesichert sein, als es nach Lage der Dinge möglich ist — d. h. es müssen Auffassungen von einer gewissen Dauerhaftigkeit sein, die auch von den kritischen Köpfen der Epoche anerkannt werden; darin stimme ich PLAUT zu, daß wir die Psychoanalyse vor Gericht nicht nötig haben. (Die Heranziehung von Astrologen, Chiromanten, Hellsehern usw. zur Begutachtung, die im Zuge unserer mystisch gefärbten Zeitstimmung liegt, bedarf hier keiner Besprechung.)

Literaturverzeichnis.

Allgemeines.

ASCHAFFENBURG: Allgemeine Symptomatologie der Psychosen. Handbuch der Psychiatrie, Allg. Teil, 3. Abt. 1915.

BIRNBAUM: Grundzüge der Kulturpsychopathologie. München: J. F. Bergmann 1924. — Kriminalpsychologie und psychobiologische Verbrecherkunde. Berlin: Julius Springer 1931. — BUMKE: Lehrbuch der Geisteskrankheiten, 3. Aufl. 1929.

EBERMAYER: Der Arzt im Recht. Leipzig: Thieme 1930.

GROSS, H.: Handbuch für Untersuchungsrichter. — GRUHLE: Die Psychopathologie. In: BUMKES Handbuch der Geisteskrankheiten **9**.

HÜBNER: Lehrbuch der forensischen Psychiatrie. Bonn: Marcus & Weber 1914.

JASPERS: Allgemeine Psychopathologie.

KRAEPELIN u. LANGE: Allgemeine Psychiatrie. 1927. — KRETSCHMER: Medizinische Psychologie. 1926. — Körperbau und Charakter, 5./6. Aufl. Berlin 1926.

LEGRAND DU SAULLE: Traité de médecine légale. Paris 1873. — LISZT, v.: Lehrbuch des deutschen Strafrechts.

MAUDSLEY: Die Physiologie und Pathologie der Seele, deutsch von BOEHM. Stuber 1870. — MAGNAN: Psychiatrische Vorlesungen, deutsch von MÖBIUS, Heft 2, 3. Leipzig: Thieme.

RAECKE: Kurzgefaßtes Lehrbuch der gerichtlichen Psychiatrie für Mediziner und Juristen. Wiesbaden 1919.

SCHNEIDER: Die psychopathischen Persönlichkeiten. Wien und Leipzig 1923. — STIELER, GEORG: Person und Masse. Felix Meiner 1929. — STÖRRING: Psychologie des menschlichen Gefühlslebens. 1916.

TAINE: Der Verstand. Bonn 1880.

WERNICKE: Grundriß der Psychiatrie. 1894/1900.

Erster Abschnitt.

ALSBERG: Justizirrtum und Wiederaufnahme. Berlin 1913. — ALTMANN: Zum Kapitel Zeugenaussagen. Groß' Arch. **55**.

BAHN: Justizirrtum und Kinderaussage. Mschr. Kriminalpsychol. **1913**. — BOSTROEM: Die Pseudodemenz als Schuldbeweis. Dtsch. Z. gerichtl. Med. **21**, Heft 1.

DUBUISSON: Les voleuses des grands magasins. Paris: A. Storck & Co. 1902.

FISCHER, MAX: Allg. Z. Psychiatr. **61**, 312. — FRITSCH: Das Wahrnehmungsproblem. Psychologie der Aussage. In: DITTRICHS Handbuch der ärztlichen Sachverständigentätigkeit. Wien 1907.

GAUPP: Zur Lehre vom psychopathischen Aberglauben. H. Groß' Arch. **28**. 1907. — GIESE: Erlebnisformen des Alterns. Halle a. S.: C. Marhold 1928. — GROSS, HANS: Das Wahrnehmungsproblem und der Zeuge im Strafprozeß. Beitr. Psych. d. Aussage, Heft 1, 116. — Das Experiment im Gerichtssaal. Dtsch. Juristenztg **1922**. — GUDDEN: Referat über Zurechnungsfähigkeit bei Warenhausdiebstählen. 78. Vers. dtsch. Naturforscher.

HAYMANN: Kinderaussagen. Halle a. S.: C. Marhold 1909. — HELLWIG: Zur Psychologie der Zeugenaussagen. Groß' Arch. **31**. — HÖGEL: Ebenda **5**, 231.

ICARD: La femme dans la période menstruelle. Paris 1890.

JAFFA: Ein psychologisches Experiment im kriminalistischen Seminar der Universität Berlin. In STERN: Beitr. Psychol. d. Aussage, 1. F., H. 1. — JASPERS: Heimweh und Verbrechen. Leipzig 1909. — JUNG: Die psychologische Diagnose des Tatbestandes. Schweiz. Z. Strafrecht **1906**; Jur.-psychiatr. Grenzfrag. **4**, 2.

v. KRAFFT-EBING: Die Bedeutung der Menstruation usw. Jb. Psychiatr. **10**, 232.

LAQUER, L.: Der Warenhausdiebstahl. ALTsche Slg **7**. (Mit Literatur.) Halle a. S.: C. Marhold 1907. — LASÈGUE: Sur le vol aux étalages. Arch. Méd., Paris **1880**. — LEPP-

MANN: Zur ärztlichen Begutachtung der Glaubwürdigkeit von Zeugenaussagen. Ärztl. Sachverst.ztg **1925**. — LIPMANN: Grundriß der Psychologie für Juristen, 2. Aufl. Leipzig: Barth 1914. — Psychische Geschlechtsunterschiede. Beih. z. Z. angew. Psychol. Leipzig: Barth 1924. — Zur Verwertung von Aussagen junger Mädchen. Groß' Arch. **1926**. — Ein zweites psychologisches Experiment im kriminalistischen Seminar der Universität Berlin. In STERN: Beitr. Psychol. d. Aussage, 2. F., H. 2.

MINNEMANN: Aussageversuche. In STERN: Beitr. Psychol. d. Aussage, 1. F., H. 4. — MÖBIUS: Über den physiologischen Schwachsinn des Weibes. ALTsche Slg. Halle a. S.: C. Marhold. — MÖNKEMÖLLER: Psychologie und Psychopathologie der Aussage. (Literatur.) Carl Winter 1930. — MOREL: Traité des dégénérescences de l'espèce humaine. 1857.

OPPENHEIM, ROSA: Über die Erziehbarkeit der Aussage bei Schulkindern. Beitr. Psychol. d. Aussage, H. 3, 52.

PEIPER: Die Psychopathologie der Aussage des Kindes in forensischer Beziehung. Allg. Z. Psychiatr. **78** (1926). — PLAUT: Der Zeuge und seine Aussage im Strafprozeß. (Literatur.) Leipzig: Thieme 1931.

RIBOT: Die Vererbung, deutsch von KURELLA. 1895. — Die Persönlichkeit, deutsch von PABST. Reimer 1894.

SOMMER: Familienforschung und Vererbungslehre. Leipzig: J. A. Barth 1907. — STERN: Jugendliche Zeugen in Sittlichkeitsprozessen. Leipzig: Quelle & Mayer 1926. — Die Aussage als geistige Leistung und als Verhörsprodukt. Beitr. Psychol. d. Aussage, H. 2, 269. — Die Intelligenz der Kinder und Jugendlichen, 4. Aufl. Leipzig: J. A. Barth. — Wirklichkeitsversuche. Beitr. Psychol. d. Aussage, H. 1, 1. — STERN, CLARA u. WILLIAM: Erinnerung, Aussage und Lüge in der frühen Kindheit, 4. Aufl. Leipzig: J. A. Barth 1931. — STROHMAYER: Psychopathologie des Kindesalters. Tübingen 1910.

WEINBERG: Über den Einfluß der Geschlechtsfunktionen auf die weibliche Kriminalität. Jur.-psychiatr. Grenzfrag. **6**, H. 1. — WERTHEIMER u. KLEIN: Groß' Arch. **14**, 72. — WOLLENBERG, R.: Die forensisch-psychiatrische Bedeutung des Menstruationsvorganges. Mschr. Kriminalpsychol. **2**, Nr 1.

Zeugenaussagen von Kindern und Jugendlichen. Verh. 6. Jugendgerichtstages in Heidelberg 1924.

Erbliche Belastung.

BAUR, E. FISCHER u. LENZ: Menschliche Erblichkeitslehre, 4. Aufl. Lehmann 1934.

FISCHER, E.: Ist die menschliche Erblehre eine hinreichende Grundlage eugenischer Bevölkerungspolitik? Vortrag, geh. in Königsberg am 13. Mai 1933 (im Rahmen der Kundgebung der Notgemeinschaft deutscher Wissenschaft).

HOFFMANN: Vererbung und Seelenleben. Berlin 1922. — Die Nachkommenschaft bei endogenen Psychosen. Berlin 1921.

KAHN: Schizoid und Schizophrenie im Erbgang. Berlin 1921. — LENZ: Menschliche Auslese und Rassenhygiene. Lehmann 1932.

REISS: Über erbliche Belastung bei Schwerverbrechern. Klin. Wschr. **1922**. — RÜDIN: Zur Vererbung und Neuentstehung der Dementia praecox. Berlin 1916.

SIEFERT: Erblich Belastete, Degenerierte, Desequilibrierte, die psychop. Minderwertigkeiten. In: Handbuch der ärztlichen Sachverständigentätigkeit **9**. Leipzig und Wien 1910. — SIEMENS: Die Zwillingspathologie. Berlin 1924.

Zweiter Abschnitt.

Sinnestäuschungen und Wahnideen.

BIRNBAUM: Psychosen mit Wahnbildung und wahnhafte Einbildungen bei Degenerativen. Halle a. S. 1908. — BLEULER: Affektivität, Suggestibilität, Paranoia. Halle a. S.: C. Marhold 1926. — BRIÈRE DE BOISMONT: Des hallucinations. Paris 1852.

Friedmann: Neur. Zbl. **14**, 448. — Weiteres zur Entstehung der Wahnideen und über die Grundlage des Urteils. Mschr. Psychiatr. **1897**, 1 u. 2. — Über die Psychologie der Eifersucht. Grenzfragen **12** (1911).

Gaupp: Der Fall Wagner. 1914. — Über paranoische Veranlagung und abortive Paranoia. Allg. Z. Psychiatr. **67**. 1910. — Goldstein: Zur Theorie der Halluzinationen. Arch. f. Psychiatr. **44**.

Kandinsky: Zur Lehre von den Halluzinationen. Arch. f. Psychiatr. **11**. — Kant: Beiträge zur Paranoiaforschung; allgemeine Gedanken zum Wahnproblem. Z. Neur. **127**. 1930. — Kolle: Über Querulanten. Arch. f. Psychiatr. **95** (1931). — Kretschmer: Der sensitive Beziehungswahn. Berlin: Julius Springer 1928.

Lange: Die Paranoiafrage. Leipzig und Wien 1927.

Mayer-Gross u. Joh. Stein: Pathologie der Wahrnehmung. In: Bumkes Handbuch der Geisteskrankheiten **1**. 1928.

Parish: Über die Trugwahrnehmung. Leipzig: A. Barth 1894. — Pick: Neur. Zbl. **11**, 329.

Sully: Die Illusionen. (Internat. wiss. Bibliothek.) Leipzig 1884.

Gefühle und Affekte.

Cramer: Zur Symptomatologie und Therapie der Angst. Dtsch. med. Wschr. **1910**.

Fankhauser: Über Wesen und Bedeutung der Affektivität. Berlin 1919.

Hecker: Zbl. Neur. **16**, 565. — Hoche: Die Pathologie und Therapie der nervösen Angstzustände. Ges. d. Nervenärzte **1910**.

Lähr: Die Angst. Berl. Klin. **1893**, Januarheft.

Meynert: Jb. Psychiatr. **3**, 165.

Nahlowsky: Das Gefühlsleben. Leipzig 1884.

Schröder: Gefühle und Stimmungen. Festschr. f. Klages. Leipzig: J. A. Barth 1932.

Gedächtnisstörungen.

Aronsohn: Der Korsakowsche Symptomenkomplex nach Commotio cerebri. Dtsch. med. Wschr. **35**. 1909.

Bernard-Leroy: L'illusion de fausse reconnaissance. 1908. — Bonhoeffer: Der Korsakowsche Symptomenkomplex in seinen Beziehungen zu den verschiedenen Krankheitsformen. Allg. Z. Psychiatr. **61**. 1904.

Delbrück: Die pathologische Lüge und die psych. abnormen Schwindler. 1891.

Ebbinghaus: Über das Gedächtnis. Leipzig 1885.

Forel: Das Gedächtnis und seine Abnormitäten. Zürich 1885.

Gregor: Beiträge zur Psychopathologie des Gedächtnisses. Berlin 1909.

Köppen: Über die pathologische Lüge (Pseudologia phantastica). Carité-Ann. **23**. — Korsakow: Allg. Z. Psychiatr. **47**, 390. — Kräpelin: Erinnerungsfälschungen. Arch. f. Psychiatr. **17** u. **18**.

Lehmann: Über Wiedererkennen. Philosophische Studien **5**.

Offner: Das Gedächtnis, 4. Aufl. Berlin 1924.

Raimann: Das kranke Gedächtnis. Leipzig 1911.

Schneider: Die Störungen des Gedächtnisses. In: Bumkes Handbuch. 1928.

Bewußtseinsstörungen.

Dörfler: Der Geisteszustand der Gebärenden. Friedrichs Bl. **44**, 269.

Gudden: Die physiologische u. patholog. Schlaftrunkenheit. Arch. f. Psychiatr. **40**, 989.

Heine: Die forensiche Bedeutung der Amnesie. Vjschr. gerichtl. Med. **1911**. — Hoche: Das träumende Ich. Fischer 1928.

LAQUER, L.: Über Hirnerscheinungen bei heftigen Schmerzanfällen. (Literatur.) Arch. f. Psychiatr. **26**. — LIEPMANN: Über Störungen des Bewußtseins. In: DITTRICHS Handbuch der ärztlichen Sachverständigentätigkeit. 1916.

MAYER, C.: Jb. Psychiatr. **11**, 236. — MAYER-GROSS: Selbstschilderungen der Verwirrtheit. Berlin 1925.

PICK, A.: Bewußtsein in Zuständen sog. Bewußtlosigkeit. Arch. f. Psychiatr. **15**.

RANSCHBURG: Jb. Psychiatr. **15**, 262.

SCHULTZE, E.: Allg. Z. Psychiatr. **52**, 724; **55**, 807.

Anomalien des Trieblebens.

Genußmittel.

ERLENMEYER: Die Morphiumsucht und ihre Behandlung. 1887.

KRAEPELIN: Über die zentrale Wirkung einiger Arzneimittel. Badener Wandervers. 28. Mai 1892. — Über die Beeinflussung einfacher psych. Vorgänge durch einige Arzneimittel. Fischer 1892.

RODET: Morphinomanie et Morphinisme. Paris 1897.

SCHMIDBAUER: Friedrichs Bl. **37**, 377. — STRAUB: Über chronischen Morphinismus mit besonderer Bezugnahme auf die psychischen Veränderungen. 1892.

Geschlechtstrieb.

ASCHAFFENBURG: Mschr. Kriminalpsychol. **2**, 399. — ALZHEIMER: Ein „geborener Verbrecher". Arch. f. Psychiatr. **28**.

BINET: Le fetischisme dans l'amour. Rev. philosoph. **24** (1887). — BLOCH: Beiträge zur Ätiologie der Psychopathia sexualis. 1902/03. — BUMKE: Zur Frage der Häufigkeit homosexueller Vergehen. Münch. med. Wschr. **1904**, 2333. — BURGL: Allg. Z. Psychiatr. **60**, 119 (1905).

CASPER: Klinische Novellen, S. 36. Berlin 1863.

DÜHREN: Neue Forschungen über den Marquis DE SADE und seine Zeit. 1904.

ELLIS: Geschlechtstrieb und Schamgefühl, deutsch von JULIA E. KÖTSCHER. Leipzig 1900. — EWALD: Die Begrenzung der Begriffe Sadismus und Masochismus. Münch. med. Wschr. **1931**.

FOREL: Die sexuelle Frage. München 1905. — FRITSCH: Über Exhibitionismus. Jb. Psychiatr. **22**.

HABERDA: Unzucht mit Tieren. Vjschr. gerichtl. Med., 3. F. **33**, Suppl.-H. — HENTIG, v.: Exhibitionistenstatistik. Arch. Kriminalpsychol. **1929**. — HIRSCHFELD: Die Homosexualität des Mannes und des Weibes. Berlin 1913. — HOCHE: Zur Frage der forensischen Beurteilung sexueller Vergehen. Neur. Zbl. **1896**.

KOLLE: Sexualpsychopathologie. Fortschr. Neur **4** (1932). — KOWALEWSKY: Jb. Psychiatr. **7**, 289. — KRONFELD: Sexualpsychopathologie. In: ASCHAFFENBURGS Handbuch. 1923. (Literatur.) — Über Gleichgeschlechtlichkeit. Stuttgart 1922.

MOLL: Berühmte Homosexuelle. Wiesbaden 1910.

NUMA NUMANTIUS: Vindex. Leipzig 1864. — Forschungen über das Rätsel der mannmännlichen Liebe.

RETTICH: Sittlichkeitsdelikte im Greisenalter. Z. Psychiatr. **71**.

SEIFFER: Arch. f. Psychiatr. **31**, 405. — STAEHELIN: Untersuchungen an 70 Exhibitionisten. Habil.-Schrift, Berlin 1926. — STERTZ: Psychische Encephalitisfolgen bei Erwachsenen. Allg. Z. Psychiatr. **1926**. — STRASSER, CHARLOT: Zur Bekämpfung der Sexualdelikte. Schweiz. med. Wschr. **1924**.

WEBER: Allg. Z. Psychiatr. **55**, 177. — WESTPHAL: Arch. f. Psychiatr. **2**, 73. — WIETFELDT: Vierzehn Fälle von Sexualvergehen und ihre forensische Begutachtung. Dissert., Freiburg 1912.

Impulsives Handeln.

BOSTROEM: Störungen des Wollens. In: BUMKES Handbuch der Geisteskrankheiten **2.** Berlin: Julius Springer 1928.

DIEHL: Die Schreckreaktion vor Gericht. Arch. Kriminalanthrop. **11.** 1905.

FRITSCH: Jb. Psychiatr. **7**, 196.

GROSS: Arch. Kriminalanthrop. **2**, 140.

LIPPS: Vom Fühlen, Wollen und Denken, 2. Aufl. 1907.

RIBOT: Les maladies de la volonté. Paris 1883.

Zwangsvorgänge.

BUMKE: Was sind Zwangsvorgänge? Halle a. S.: C. Marhold 1906.

HEILBRONNER: Über progr. Zwangsvorstellungspsychosen. Mschr. Psychiatr. **1899.**

RÄCKE: Zwangsvorstellungen und Zwangsantriebe vor dem Strafrichter. Arch. f. Psychiatr. **43**, Heft 3.

SCHNEIDER: Lehre vom Zwangsdenken in den letzten 12 Jahren. Ref.: Z. Neur. **1918.**

WESTPHAL, C.: Die Agoraphobie, eine neuropathische Erscheinung. Arch. f. Psychiatr. **3** u. **7**.

Psychische Schwäche.

EBBINGHAUS: Über eine neue Methode zur Prüfung geistiger Fähigkeiten. Z. Physiol. u. Psychol. d. Sinne **13**, 401.

JASPERS: Methoden der Intelligenzprüfung und Begriff der Demenz. Z. Neur. **1.** (Literatur.)

RIEGER: Beschreibung der Intelligenzstörungen infolge einer Hirnverletzung nebst einem Entwurf zu einer allgemein anwendbaren Methode der Intelligenzprüfung. Verh. physik.-med. Ges. Würzburg, N. F. **22**.

SIOLI: Fragebogen für einfache Begriffe und Urteile (vorgelegt auf der 30. Vers. südw. Irrenärzte in Frankfurt a. M. am 18. November 1899).

ZIEHEN: Die Prinzipien und Methoden der Intelligenzprüfung. Berlin 1908.

Die Selbsttötung.

DOLL: Über die Bezeichnung von Todesursachen und ihre statistische Einordnung. Bl. Vertrauensärzte H. 1.

FISCHER: Ärztliche Todesbescheinigung bei Selbstmord. Bl. Vertrauensärzte d. Lebensvers. **22** (1933).

GAUPP: Über den Selbstmord, 2. Aufl. 1910. — GRUHLE: Selbstmord und praktischer Arzt. Med. Klin. **1933**, Nr 12.

HÜBNER: Über den Selbstmord. G. Fischer 1910.

OETTINGEN, A. v.: Über akuten und chronischen Selbstmord. Dorpat: Karow 1881.

SCHNEIDER, K.: Selbstmordversuche. Dtsch. med. Wschr. **1933**, Nr 36. — STELZNER: Analyse von 200 Selbstmordfällen. Berlin: Karger 1906.

Induziertes Irresein.

DEVENTER: Zbl. Neur. **16**, 161.

LASÈGUE u. FALRET: La folie à deux ou folie communiquée. Ann. méd.-psychol. **1877.**

RIEDEL: Über psychische Infektion und induziertes Irresein. Vjschr. gerichtl. Med., 3. F. **14**. — RIEGER: Zbl. Neur. u. Psychiatr. **15**, 301.

SCHLÖSS: Über die Übertragung von Psychosen. Zbl. Neur. **14**. — SCHÖNFELDT: Über das induzierte Irresein (Folie communiquée). Arch. f. Psychiatr. **26**. (Literatur.) — SIGHELE: Psychologie des Auflaufes und der Massenverbrechen, deutsch von KURELLA. Dresden und Leipzig 1897.

WOLLENBERG: Über psychische Infektion. Arch. f. Psychiatr. **20**. (Dort ältere Literatur.)

Dritter und vierter Abschnitt.

ANTON u. HARTMANN: Übersichtliche Anleitung zur Untersuchung von psychisch Kranken. In: DITTRICHS Handbuch der ärztlichen Sachverständigentätigkeit. Wien 1908.

CRELL: Allg. Z. Psychiatr. **56**, 454.

FRITSCH: Simulation und Dissimulation. In: DITTRICHS Handbuch der ärztlichen Sachverständigentätigkeit. Wien 1908. — Jb. Psychiatr. 8, 115. — FÜRSTNER: Arch. f. Psychiatr. **19**, 601.

GRUHLE: Die Ausweitung der psychiatrischen Sachverständigentätigkeit vor Gericht. Nervenarzt **1932**, H. 11. — GRÜNTHAL: Psychologie des ärztlichen Gutachters. Handbuch der gesamten Unfallheilkunde **1**.

HOCHE: Die Unfall- (Kriegs-) Neurose. Schriftenreihe z. Reichsarbeitsblatt, H. 13. — Standesunwürdige Behandlung der Sachverständigen. Mschr. Kriminalpsychol. **1933**. — HÖRNIG: Die Versicherungsmedizin und ihre Grenzgebiete. 5. internat. Kongr. f. Unfallheilk. usw.

KELP: Friedreichs Bl. **37**, 331. — KERSTEN: Der Arzt als Gutachter im Sachverständigenbeweis vor den Spruchbehörden usw. Med. Klin. **1931**. — KOSTER: Gallerie verkännter Fälle von Irresein. Irrenfreund **15**.

MARBE: Der Psychologe als Gerichtsgutachter im Straf- und Zivilprozeß. Stuttgart 1926. — Persönlichkeit und Aussage. Mitt. kriminalbiol. Ges. Graz **3** (1931). — MÜLLER, HESS u. WIETHOLD: Psychoanalyse und Strafrecht. Jkurse ärztl. Fortbild. **1930**, 9.

PELMANN: Irrenfreund **16**, 145. — *Psychiater oder Richter.* Ergebnisse einer Rundfrage. Der Lotse **2**, H. 33.

REICHEL: Amtliches und Privatgutachten. Ärztl. Sachverst.ztg **1926**.

SIEMENS: Arch. f. Psychiatr. **14**, 40.

B. Spezielle gerichtliche Psychopathologie.

Von Professor Dr. **J. LANGE**, Breslau.

Vorbemerkungen.

„Gegenstand einer *speziellen* gerichtlichen Psychopathologie ist die Darstellung der *einzelnen* erfahrungsmäßig vorkommenden *Formen* geistiger Abweichung vom Normalen in ihrer *gerichtlichen Bedeutung*" (HOCHE). Die nachfolgende Darstellung unterscheidet sich von jener in der vorangehenden Auflage dieses Handbuches zunächst schon in der Einteilung des Stoffes, die eine seit Jahren *allgemein gebrauchte Diagnosentafel* zugrunde legt. Daß dies heute möglich ist, haben wir den systematischen Bemühungen KRAEPELINS auf der einen Seite, dem kritischen Geiste HOCHES auf der anderen Seite zu danken. Die allgemeine Anerkennung des Werkes dieser beiden Forscher hat es möglich gemacht, die großen Richtlinien im klinischen System beizubehalten, aber doch allenthalben die fließenden Grenzen vor allem im Bereiche der anlagegemäßen Seelenstörungen zu beachten, an denen jeder systematische Zwang scheitern muß.

Die gegenwärtige Ruhe im klinischen Streit gestattet es also, ja sie fordert sogar, jene Einteilung des Stoffes zu wählen, die wir in der Statistik, aber auch in Hand- und Lehrbüchern wiederfinden. Damit wurde zugleich eine Darstellung der *gesamten* klinischen Psychiatrie nötig. Dem an Umfang erweiterten Stoff stand leider ein engerer Raum zur Verfügung. Wie in der vorangehenden Auflage haben wir uns daher darauf beschränken müssen, vorwiegend die *strafrechtlichen Beziehungen* der einzelnen klinischen Formen zu behandeln. Zudem mußten weite Gebiete sehr gedrängt dargestellt werden, während den forensisch wichtigeren Seelenstörungen mehr Raum gelassen wurde. Immerhin haben wir versucht, auf allen Gebieten die klinische Gestaltenfülle lebendig werden zu lassen.

Wenn wir differentialdiagnostische Erwägungen im allgemeinen vermieden haben, so ist dies zum Teil eine Folge des Raummangels. Wir glaubten aber auch, darauf verzichten zu können. Gutachten in psychiatrischen Fragen darf nur der erfahrene Sachverständige abgeben. Dies Handbuch kann aber nicht dazu bestimmt sein, Psychiatrie für Gutachter zu lehren. Allenthalben kommt es auf das Grundsäzliche, nicht auf das Einzelne an. Besonders bedauerlich ist es, daß Beispiele nur in bescheidener Zahl gegeben werden konnten.

Wir behandeln nacheinander die angeborenen und früherworbenen Schwachsinnszustände, bei denen wir grobe Hirnstörungen voraussetzen dürfen, darauf in mehreren Unterkapiteln alle jene Seelenstörungen, die durch im Laufe des Lebens erworbene Hirnkrankheiten zustande kommen. Es folgt eine Gruppe von Psychosen, deren Ursache Vergiftungen sind, teils durch Stoffe, die bei allen möglichen Krankheiten im Körper selbst entstehen, teils durch von außen eingeführte chemische Mittel. Die nächste Gruppe umfaßt die sog. endogenen Seelenstörungen, d. h. Krankheiten, die aus abnormen Anlagen herauswachsen. Endlich folgen in den letzten Kapiteln die anlagegemäß abnormen Persönlichkeiten mit ihren abnormen Reaktionen. Im ganzen also schreiten wir fort von Krankheiten, die auf groben, z. T. wohlbekannten, anatomisch nachweisbaren Hirnveränderungen beruhen, zu solchen, bei denen wir anatomische Befunde gar nicht erwarten. Forensisch am klarsten und einfachsten sind im ganzen die zuerst behandelten Gruppen; mit dem Fortschreiten zu den abnormen Persönlichkeiten werden die gerichtsärztlichen Fragen immer schwieriger und, leider, auch zugleich häufiger.

I. Angeborene und früh erworbene Schwachsinnszustände
(Idiotie, Imbezillität, Debilität).

Unter *Schwachsinn* verstehen wir mit KRAEPELIN eine mehr oder minder erhebliche Störung der allgemeinen seelischen Entwicklung. Von den *Psychopathien*, welche Entwicklungsstörungen auf dem Gebiete des Gemüts- und Willenslebens entsprechen, unterscheidet sich der eigentliche Schwachsinn, die *Oligophrenie*, dadurch, daß die Störung hier vorwiegend die *Intelligenz* betrifft. Diese Abgrenzung ist grundsätzlich freilich nicht aufrechtzuerhalten; denn es hat sich gezeigt, daß Oligophrene ausnahmslos *auch Mängel auf dem Gebiete des Charakters* aufweisen. Für klinische und forensische Zwecke aber ist die Unterscheidung brauchbar. Wir haben also unter Oligophrenie (Schwachsinn) jene Entwicklungshemmungen zu verstehen, bei denen Verstandesmängel vorwiegen. Aus der früheren Entwicklung her ist die Gewohnheit übriggeblieben, die Schwachsinnigen nach dem *Intelligenzgrad* einzuteilen. So wichtig, praktisch, der Grad der Minderbegabung ist, bedeutungsvoller ist doch nach dem gegenwärtigen Stand der Forschung die Einteilung nach der *Art* des Schwachsinns, d. h. die Kennzeichnung ursächlicher Sonderformen.

Das für statistische Zwecke geschaffene, heute übliche Diagnosenschema gruppiert die Schwachsinnszustände nach ihrer Ursache in solche

a) ohne nachweisbare Ursache,

b) solche infolge von Gehirnschädigungen und

c) den Kretinismus.

Diese Einteilung legt ihrem Zweck entsprechend ein paar einfache Trennungslinien durch ein Gebiet von in Wirklichkeit sehr großer Gestaltungsfülle. Schon frühere Untersucher, insbesondere WEYGANDT, haben eine beträchtliche Anzahl von ätiologisch abgrenzbaren Untergruppen unterschieden.

Eine erhebliche Bedeutung hat in der letzten Zeit die Erforschung der *erblichen Schwachsinnsformen* gewonnen. Daß es erblichen Schwachsinn gibt, wird kaum bezweifelt; aber seine Abgrenzung stellt die Erbforschung vor schwer lösbare Aufgaben. Leichter ist es, aus der Fülle der Schwachsinnszustände eine Reihe von solchen nichterblicher, *exogener* Natur auszusondern. Man kann hier etwa nach STROHMEYER auseinanderhalten

a) angeborene Anomalien infolge Keimschädigung oder intrauteriner Schädigung der Frucht,

b) frühzeitige extrauterine Erkrankungen und

c) Geburtsverletzungen.

a) Als Beispiel nenne ich den Schwachsinn auf dem Boden der angeborenen Syphilis. Gekennzeichnet ist dieser durch die körperlichen Symptome der Lues: Verbildungen am Skelett (Schädel, Schulterblättern, Schienbein), Zahnanomalien (Hutchinsonsche Zähne, im Verein mit Schwerhörigkeit und parenchymatöser Hornhautentzündung als Hutchinsonsche Trias bekannt), Zwergwuchs, Drüsenvergrößerungen und Veränderungen des Blutes und der Rückenmarksflüssigkeit. Encephalographische Untersuchung macht gelegentlich in Hydrocephalie oder Hirnherden die anatomischen Grundlagen des Prozesses schon zu Lebzeiten deutlich.

Auf seelischem Gebiete finden sich Schwachsinnszustände verschiedenen Grades und beim Vorhandensein gröberer Hirnherde auch verschiedener Art, die meist schon in den ersten Lebensmonaten an dem verzögerten Auftreten der normalen Funktionen kenntlich werden. Die geistige Entwicklung kann aber auch später stehen bleiben, etwa im Anschluß an eine syphilitische Hirnhautentzündung oder im Gefolge von epileptischen Krämpfen, die sich in einem beträchtlichen Prozentsatz der Fälle früher oder später einstellen.

Daß der chronische Alkoholmißbrauch zu einer Schädigung der Geschlechtsdrüsen führen kann, und daß unter den Nachkommen von Alkoholikern auch zahlreiche Schwachsinnige sind, ist sicher. Inwieweit aber die Nachkommen durch die Keimschädigung, inwieweit sie durch die erbliche Weitergabe der elterlichen Anlagen minderwertig sind, ist allgemein wie besonders im Einzelfall schwer zu entscheiden. Auf jeden Fall ist bedenklich, daß die Alkoholikerehen überdurchschnittlich fruchtbar sind.

b) Zu den *frühkindlichen* zu Schwachsinn führenden *Leiden* gehören vor allem eine Reihe von Hirnkrankheiten entzündlichen Charakters, Encephalitiden nach verschiedenen Infektionskrankheiten, Hirnhautentzündungen, die zum Teil ätiologisch unklaren diffusen Sklerosen, Leukencephalitiden usw. Bei manchen von diesen Vorgängen handelt es sich sicher um Erbübel.

Die zur Gruppe c gehörigen *geburtstraumatisch bedingten Schwachsinnszustände* sind uns erst in der letzten Zeit näher bekannt geworden. SCHWARZ und andere Forscher haben nämlich die Häufigkeit der durch den Geburtsvorgang verursachten Hirnschädigungen auf dem Sektionstisch nachweisen können. Die pathologisch-anatomischen Befunde aber machen die bei zahlreichen Schwachsinnigen vorhandenen Herderscheinungen verständlich. So wurde es üblich, Schwachsinnsformen mit mehr oder minder ausgeprägten neurologischen Erscheinungen als exogen, ja unter Umständen unmittelbar als geburtstraumatisch bedingt aufzufassen. Demgegenüber haben die Genealogen nicht nur die Erblichkeit zahlreicher Schwachsinnsfälle beweisen können, wie etwa LUXENBURGER, der über „den Erbgang und die Manifestationswahrscheinlichkeit des Schwachsinns" genauere Studien veröffentlicht hat, und J. CH. SMITH, der auf Grund von Zwillingsuntersuchungen zeigen konnte, daß der Schwachsinn überwiegend erblich ist; SMITH hat vielmehr dargetan, daß auch ein Teil der mit neurologischen Symptomen verbundenen Schwachsinnsfälle auf Vererbung beruht. Eine klinisch-psychopathologische Abgrenzung der erblichen von den nichterblichen Formen gelang ihm aber nicht.

Gleichwohl machen gewisse klinische Bilder ätiologische Abgrenzungen möglich. Es besteht ja keine Veranlassung, sich klinisch auf die seelischen Erscheinungen zu beschränken. Wie die gesunde, so ist auch die kranke Persönlichkeit nur zu erfassen, wenn man sie von der physischen *und* von der psychischen Seite her gleichzeitig betrachtet. Der oben angeführte *Kretinismus* ist das beste und bekannteste Beispiel einer klinisch abgrenzbaren Untergruppe des Schwachsinns.

Die herkömmliche Einteilung der Schwachsinnsgrade unterscheidet Idioten, Imbezille und Debile. Im allgemeinen versteht man unter *Idioten* solche Schwachsinnige, deren geistige Entwicklung diejenige eines Kindes im 6. Lebensjahr nicht erreicht, d. h. also Menschen, die einer Schulbildung überhaupt nicht fähig sind. Von *Imbezillität* spricht man, wenn der Geisteszustand des erwachsenen Kranken demjenigen eines Kindes bis zum Beginn der Pubertät entspricht, und von *Debilität* dann, wenn die geistige Entwicklung nicht zu jenem Abschluß kommt, der beim hirngesunden Menschen mit dem Ende der Pubertät eintritt. Eine feinere Abgrenzung nach dem Intelligenzgrad läßt sich mit Hilfe experimenteller Leistungsprüfungen ermöglichen. Das am meisten angewendete Verfahren ist jenes von Binet-Simon. Aufgabengruppen, von denen feststeht, in welchem Lebensalter vollsinnige Kinder sie durchschnittlich lösen, werden jugendlichen oder erwachsenen Schwachsinnigen vorgelegt. Nach der eben noch gelösten Gruppe ergibt sich das sog. Intelligenzalter. Der Intelligenzquotient errechnet sich als Quotient aus Intelligenz- und Lebensalter. Langwieriger und verwickelter ist die Feststellung des sog. psychologischen Profils nach Rossolimo, das dafür feinere Rückschlüsse auf den Aufbau der Intelligenz zuläßt. Nicht immer findet sich nämlich eine durchgehende Leistungsschwäche. Es gibt Schwachsinnige mit hervorragendem mechanischen Gedächtnis, solche, die sehr musikalisch oder in einfacheren technischen Dingen gut begabt sind, glänzende Rechner, insbesondere Schwachsinnige, die auf Anhieb zu jedem Datum für viele Jahrzehnte den Wochentag nennen können, solche, die ein sehr großes Einzelwissen haben, mit dem sie nur an der rechten Stelle nichts anfangen können, und andere, die bei guter formaler und sprachlicher Begabung doch die einfachsten Sachverhalte nicht übersehen. Für tiefstehende Idioten und für jugendliche Schwachsinnige sind Testmethoden vorgeschlagen worden, die sich an Köhlers „Intelligenzprüfungen an Menschenaffen" anschließen. Alle diese Prüfungsmethoden leiden daran, daß jeder erwachsene Kranke „wenn schon ein Kind, so doch ein altes Kind ist, an dem die natürlichen Wandlungen des Lebensfortschrittes nicht spurlos vorübergegangen sind" (Kraepelin).

Bei Schwachsinnigen jeden Grades, besonders bei *Idioten*, sind *Sinnesmängel* häufig, die in der Regel auf die gleiche Ursache zurückgehen wie der Schwachsinn selbst und die für die Bildungsfähigkeit der ohnedies Unzulänglichen verhängnisvoll sind. Hier ist etwa die erbliche wie die exogene früh erworbene Schwerhörigkeit zu nennen, die schon für geistig rüstige Kinder ein Schulungshindernis bildet. Das gleiche gilt für die durch Hirnherde bedingten Störungen des *Sprachverständnisses*. Aber auch Beeinträchtigungen des Sprechens, von peripheren Lähmungen der Sprachwerkzeuge bis zur angeborenen motorischen Aphasie oder Hörstummheit wirken auf die Bildungsfähigkeit zurück. So ist es unerläßliche Forderung, Störungen der Sprachsphäre auszuschließen, wenn es heißt, den Schwachsinnsgrad festzustellen, und nur mit dieser Einschränkung gilt Esquirols Einteilungsprinzip: Der Idiot spricht nicht, der Imbezille vermag sich nicht auszudrücken. Die sprachliche Entwicklung ist nämlich auch ohne Herdstörungen immer verspätet; häufig bleibt sie überhaupt auf der Stufe der kindlichen Lall-Laute, des Einwortsatzes oder des Agrammatismus stehen.

Auch auf dem Gebiete der *Körperbeweglichkeit* sind bei den Idioten schwere Störungen häufig, teils als Ausdruck von Hirnherden, teils als allgemeine Ungeschicklichkeit, Schwerfälligkeit, motorische Rückständigkeit (HOMBURGER), d. h. als „motorische Idiotie". Gerade dadurch wird die Krankheit häufig zu allererst kenntlich. Die Idioten lernen erst mit großer Verspätung, wenn überhaupt, die einfachsten Verrichtungen, Kopfheben, Sitzen, Gehen, Stehen. Ebenso bleiben sie in der Körperreinlichkeit zurück, und oft gelingt es gar nicht, sie zur Sauberkeit zu erziehen. Je nach dem Grad der Idiotie wie nach den sonstigen Eigenschaften lassen sie sich später nicht selten zu einer gewissen Reinlichkeit und Ordnung, zu bescheidenen persönlichen und häuslichen Verrichtungen erziehen. Gewöhnlich sind die (im übrigen in allen Intelligenzstufen zu unterscheidenden) etwas mehr *stumpfen* und apathischen Formen eher dressurfähig als die „*erethischen*", erregten, ja selbst als die nur *versatilen*, d. h. diejenigen, deren Aufmerksamkeit unablässig zwischen den Vorgängen und Dingen der Umgebung wandert, ohne je zur Ruhe zu kommen. Bei ihnen versagen die Erziehungseinflüsse nahezu ganz. Das gleiche gilt übrigens auch von den in höherem Grade torpiden.

Auf Hirnherdstörungen beruhen vielleicht, worauf neuerdings NEUSTADT aufmerksam gemacht hat, gewisse anfallsweise auftretende *Unruhezustände,* triebhaftes Davonlaufen, dranghafte Erregungen, Zustandsbilder, die wir vor allem aus den Erfahrungen der Encephalitisepidemie als organisch aufzufassen gelernt haben. Ihrer klinischen Stellung nach haben sie Ähnlichkeit mit gewissen epileptischen Störungen. Charakteristisch für diese Drangzustände der Schwachsinnigen ist nach NEUSTADT ihr Zurücktreten mit dem Einsetzen der Pubertät.

Enge Beziehungen bestehen wahrscheinlich auch zwischen der Beschaffenheit des Hirns und den Anomalien des *Geschlechtstriebes*, die wir bei den Oligophrenen finden. Schon der körperliche Habitus kann eine verminderte oder abnorme Funktion des Geschlechtsapparates, der ja unter cerebraler Steuerung steht und seinerseits wieder die Funktion des Nervensystems beeinflußt, anzeigen. Wenn HÜBNER in seiner Gerichtlichen Psychiatrie schreibt, die Schwachsinnigen seien gewöhnlich sexuell übermäßig erregbar, so trifft dies nicht zu. Überwiegend, vor allem dort, wo Anomalien des Wachstums, der Behaarung, der Fettverteilung Störungen im Endocrinium deutlich machen, ist der Geschlechtstrieb verkümmert. Viele männliche Schwachsinnige kommen überhaupt nicht zu sexueller Betätigung. Dies beruht allerdings nicht immer lediglich auf einem Darniederliegen des Geschlechtstriebes; vielmehr hat der Idiot es naturgemäß schwer, Geschlechtspartner zu finden und sich willfährig zu machen. Gerade deshalb kommt er häufig zu Formen der Sexualbetätigung, die forensisch von großer Bedeutung sind. Am gewöhnlichsten ist freilich exzessive Selbstbefriedigung. Aber auch Unzucht mit Tieren und Kindern wird aus der sexuellen Not heraus als der Weg des geringsten Widerstandes von Oligophrenen nicht ganz selten gefunden. Schließlich bildet auch die Vergewaltigung einen solchen Ausweg. Weibliche Schwachsinnige fallen besonders leicht der sexuellen Verführung anheim. KRAEPELIN erwähnt eine Kranke, die acht uneheliche Kinder in die Welt gesetzt hatte. Nicht ohne inneren Zusammenhang damit steht wohl die Tatsache, daß unter den Prostituierten überall ein großer Prozentsatz von Schwachsinnigen gefunden wird.

Imbezille fallen ebenfalls gewöhnlich schon im vorschulpflichtigen Alter durch körperliche Mängel, durch Schwererziehbarkeit und mangelnde Anpassungsfähigkeit auf. Sie pflegen zwar noch in die Schule zu kommen; ihr geringes Begriffsvermögen, ihre Schwerfälligkeit, die Langsamkeit ihrer Auffassung, ihr schwaches Gedächtnis lassen sie hier aber auch dann rasch versagen, wenn sie ehrgeizig und fleißig und nicht, wie so häufig, gleichgültig und stumpf sind. Unter ländlichen Bildungsverhältnissen wiederholen sie die gleiche Klasse immer wieder; in der Großstadt werden sie in die Hilfsschule abgeschoben. Auch unter den Imbezillen finden sich alle möglichen *charakterlichen Varianten*: gutmütige, lenksame, zufriedene; empfindliche, ängstliche oder teilnahmslose; unstete, erregbare, reizbare, daneben ausgesprochen gesellschaftsfeindliche, gefühlskalte, grausame. Während die forensische Bedeutung der Idioten verhältnismäßig gering ist — sie werden leicht als geistig abnorm erkannt, ein großer Teil von ihnen wird frühzeitig in Anstalten untergebracht —, haben die Imbezillen eine wesentlich größere Bedeutung für die Rechtspflege. Entscheidend ist hier die Tatsache, daß Imbezille, die nicht anlagegemäß gutmütig, mitleidig, anhänglich und freundlicher Gemütsart sind, nicht die Fähigkeit haben, auf dem Umwege über den Verstand und die Entwicklung anderer Werte Fehler auszugleichen. Wirksam werden nur die *primitiven Gemütsregungen*, Schmerz, Hunger, Geschlechtstrieb, und die tief verankerten Triebregungen, die unser Machtstreben unterbauen, Geltungssucht und Eitelkeit, Neid und Schadenfreude, Zorn und Rachsucht. Der Egoismus der Imbezillen ist also vielfach ungehemmt, und es entfallen für sie auch alle Triebfedern, die dem geistig Rüstigen Wahrhaftigkeit mindestens zum Ziel machen. Es findet sich daher bei den gemütlich nicht durch ihre Anlage begünstigten Imbezillen eine außerordentliche *Verlogenheit*, die noch unterstützt wird durch die Tatsache, daß auch Gedächtnis und Urteil ihnen nur mangelhaft zur Verfügung stehen. Dazu kommt, daß die Geistesschwäche auf der einen Seite besonders *leicht beeinflußbar* für geschickte Suggestionen macht, daß aber der selbstverständliche Gegenpol der Beeinflußbarkeit *halsstarriger Eigensinn* ist. Diese Herrschaft von niederen Triebregungen gefährdet also sehr viele Imbezille. Noch bedenklicher ist, daß mit dem Intelligenzdefekt sich besonders häufig, wohl als Ausfluß der gleichen Anlage, ein ausgesprochener *Gemütsdefekt* verbindet, d. h. daß viele Imbezille zugleich anlagegemäß gefühlskalt, roh, trotzig, heimtückisch, zornmütig und grausam sind.

Am schwierigsten abzugrenzen sind die *Debilen*, d. h. die leichtesten Schwachsinnsgrade, und zwar nicht so sehr von den Imbezillen — es gibt hier keine scharfen Grenzen —, sondern von der Breite der Norm. In dieser Richtung sind die Übergänge zur physiologischen *Dummheit* und *Beschränktheit* gleitend. Wenn das Gesetz die Abgrenzung „krankhafter" Zustände fordert, so stellt es den Sachverständigen vor Schwierigkeiten, die grundsätzlich unlösbar sind. Zu Fehldiagnosen wird man besonders dann kommen, wenn man sich an die Testmethoden hält. Untersuchte man mit einem der üblichen Verfahren größere, unausgelesene Bevölkerungsgruppen, wie dies anläßlich von Rekrutenaushebungen wiederholt geschehen ist, so zeigte sich zum Beispiel in den Vereinigten Staaten, daß nur bei den Engländern, Schotten und Holländern das durchschnittliche Intelligenzalter über der Grenze der Debilität lag; bei den Rekruten aus den übrigen nordwesteuropäischen Völkern blieb es dicht an der obersten Grenze der Debilität, während die Abkömmlinge aller anderen Völker zum Teil beträchtlich geringere Leistungen aufwiesen. Nach dem Ergebnis einer Fragebogenprüfung standen etwa 10 % der bayerischen Rekruten nach sprachlichem Ausdruck, Orthographie und Kenntnissen auf einer so tiefen Stufe, daß man sie mindestens den Debilen zurechnen müßte. In England fand TREDGOLD 1926 bei einer ziemlich genauen Zählung 8 Fälle geistiger Minderwertigkeit auf 1000 Einwohner. RICHMOND rechnet für Nordamerika mit 5 % Geistesschwachen. Nach einer Schweizer Statistik (Mon. **4**, 58) sind unter den schulpflichtigen Kindern rund 6,3 % Minderbegabte. Diese Ergebnisse sprechen gegen die Brauchbarkeit der Methoden. Es erscheint keinesfalls angängig, derartige Prozentsätze der Bevölkerung als debil, d. h. als krankhaft schwachsinnig oder abnorm zu betrachten. Entscheidend wird vielmehr die *Lebenstüchtigkeit* sein. Bei der klinischen Prüfung darf man nie vergessen, daß beim Durchschnitt etwa der ungelernten Arbeiter nur die allerbescheidensten theoretischen Kenntnisse zu erwarten sind. Das beste Bild von der Intelligenz wird man stets im Gespräch über den eigenen Beruf und die Lebensaufgaben des Untersuchten gewinnen, wofern man nicht nur den Inhalt, sondern auch die Art der Antworten berücksichtigt.

Für die ausgesprochenen Formen der Debilität kann im Hinblick auf das Gemütsleben auf das zurückverwiesen werden, was für die Imbezillen gesagt wurde. Im übrigen sind es besonders die *psychopathischen Eigentümlichkeiten*, die über das Schicksal der Debilen bestimmen. Gerade bei ihnen findet man, wohl als Ausdruck der durchgehend unzulänglichen Anlage, sehr häufig schwere Formen der Psychopathie neben dem Verstandesmangel. Die psychopathischen Züge werden aber besonders verhängnisvoll dadurch, daß die Verstandesmängel jede wirkliche Leistung erschweren und die Debilen so besonders häufig auf die schiefe Bahn gedrängt werden. Wir werden die gleichen Menschen bei den psychopathischen Persönlichkeiten wiederfinden; nur ein paar Typen seien hier genannt.

Durch das Zusammentreffen von Debilität und ausgesprochenen Temperaments- bzw. Charaktereigentümlichkeiten entstehen recht wohl gekennzeichnete, kriminell besonders gefährdete Menschentypen. So bringt den „*Verhältnisblödsinnigen*" sein heiteres, optimistisches, bewegliches Temperament in Gefahr; dies läßt ihn alle möglichen Dinge beginnen, die seine Verstandeskräfte übersteigen; durch die häufig gleichzeitig bestehende formale Begabung vermag er auch andere mit in den Strudel zu reißen, und was in Wirklichkeit nur Beschränktheit und überlebhaftes Temperament verursachen, das sieht forensisch dann oft genug wie Betrug aus.

Wo sich Debilität mit formaler Begabung, erhöhter Phantasiebereitschaft und Neigung zu Lüge und Schwindel verbindet, da kommt es gern zu einer bescheidenen Form der Hochstapelei, wobei die Debilität sich in der Ärmlichkeit der Erfindung und der Neigung, die gleichen Delikte immer zu wiederholen, besonders deutlich zeigt (Einmietschwindel, Vertreter von „Naturheil"mitteln usw.).

Von den klinischen Sonderformen des Schwachsinns können jene übergangen werden, die durch ihre Seltenheit oder dadurch, daß sie frühzeitig zum Tode führen, keine praktische Bedeutung haben. Dabei denke ich an einige in der wissenschaftlichen Psychiatrie wohlbekannte Formen, wie die amaurotische Idiotie, die Pelicäus-Merzbachersche Krankheit, die sog. diffusen Sklerosen usw. Erwähnenswert sind dagegen die schon äußerlich auffallenden *mikrocephalen* Schwachsinnigen. Ihr kleiner, und zwar in allen Richtungen gleichmäßig verkleinerter Schädel, ihr vogelartiges Gesicht lassen sie leicht erkennen. Mit der Schädelbildung gehen Hirnveränderungen einher, die sich als allgemeine Hemmungsmißbildungen auffassen lassen. Seelisch handelt es sich gewöhnlich um einen recht erheblichen, wenn auch nicht höchstgradigen Schwachsinn, den gerade eine gewisse Regsamkeit deutlich macht. Auf affektivem Gebiete sind die Mikrocephalen oberflächlich, dabei gewöhnlich zugänglich, gutmütig und anhänglich, sie haben Zuneigungen und Abneigungen, Mitleid und Liebe zu Tieren. Häufig zeichnen sie sich durch Freude an Musik aus. Geschlechtliche Regungen und Schamgefühl pflegen ihnen nach Kraepelin gänzlich zu fehlen, nicht aber der Sinn für Ordnung, Sauberkeit, hübsche Kleidung und Behaglichkeit sowie eine gewisse Reue bei Verfehlungen. Gelegentlich kommt es mit oder ohne Anlaß zu heftigen, aber schnell vorübergehenden Erregungszuständen. Die sprachliche Entwicklung ist gewöhnlich weitgehend gehemmt.

Unter den durch Störungen der Drüsen mit innerer Sekretion hervorgerufenen Schwachsinnsformen ist der *endemische Kretinismus* am besten bekannt. Freilich hat die Forschung gelehrt, daß es sich hier nicht einfach um den Ausfall der Schilddrüse handelt. So definiert Gamper in Anlehnung an de Quervain den Kretinismus als eine „pathogenetisch noch nicht hinreichend geklärte, an kropfverseuchte Örtlichkeiten gebundene endemische Kümmerform des Menschen, die durch eine mehr oder minder hochgradige Verlangsamung bzw. Hemmung der psychischen und körperlichen Entwicklungsvorgänge und eine Dämpfung des gesamten Energieumsatzes gekennzeichnet ist". Sicher ist die Bedeutung eines äußeren, wenn auch noch nicht näher bekannten Schadens. Beim Zustandekommen des Kretinismus greifen aber offenbar mehrere, auf die gleiche Schädigung zurückgehende Faktoren so ineinander, daß Intensität der Veränderung und Verteilung auf die einzelnen Organsysteme wechseln. Unzweifelhaft ist die Entwicklungsstörung in ihren Grundbedingungen bereits bei der Geburt festgelegt (GAMPER). Diagnostisch führend ist nicht das seelische, sondern das körperliche Zustandsbild. Die Kretinen zeichnen sich durch eine geringe Körpergröße und gewisse Dysproportionen der Körpermaße aus, die auf einer röntgenologisch leicht nachweisbaren Hemmung der normalen Knochenentwicklung beruhen. Kennzeichnend ist in der Regel die Beschaffenheit der Haut, die an ihrer Oberfläche trocken, in ihrem Volumen verdickt und in ihrer Konsistenz teigig-schleimig ist (Myxödemhaut). Auch die Hautanhangsgebilde sind häufig verändert, das Kopfhaar ist borstig, dick, struppig, die Sekundärbehaarung spärlich. Häufig findet sich ein Nabelbruch. Veränderungen an den feinsten Blutgefäßen, die im Capillarmikroskop nachweisbar sind, wurden in der neuesten Zeit als Merkmale für Art und Intensität der Hemmungsmißbildung beschrieben. Die Auffassung des Kretinismus als einer Schilddrüsenstörung gründet sich ursprünglich auf das Vorhandensein eines mehr oder minder großen Kropfes, der allerdings gerade in Endemiegebieten zuweilen vermißt wird. Wie bei andersartigen Beeinträchtigungen der Schilddrüsenleistungen ist der Grundumsatz der Kretinen regelmäßig in mehr oder minder hohem Grade herabgesetzt.

Viele Kretinen leiden an Hörstörungen, die nicht ohne Einfluß auf die geistige Entwicklung sind. SCHOLZ fand unter einer größeren Anzahl von Kretinen 29 % Taubstumme, 32 % Schwerhörige. Das charakteristischste seelische Merkmal ist ein allgemeiner Torpor, d. h. ein Mangel an Aktions- und Reaktionsbereitschaft. In ihrer Motorik sind alle Kretinen ungeschickt, plump, tappig. Ihr Gang ist watschelnd. Die Sprachentwicklung ist häufig dürftig. Von den völlig torpiden „Pflanzenmenschen“ führen alle Abstufungen der Faulheit bis zu jenen Formen, die nur durch Mangel an Aufmerksamkeit, an Interesse und an Neugier gekennzeichnet sind. Die Schwerfälligkeit der Kretinen zeigt sich auch auf sexuellem Gebiete. Sie sind triebschwach; sie kennen keine Eifersucht. Auch sonst sind sie meist gutmütig, harmlos, zutunlich und lenksam, gelegentlich aber auch eigensinnig, störrisch und gereizt. Kretine leichten Grades können die Schulfähigkeit erreichen.

Als letzte Sondergruppe sei der *Mongolismus* erwähnt, eine Schwachsinnsform, die wiederum körperlich so wohl gekennzeichnet ist, daß die Kranken geradezu eine Familienähnlichkeit zeigen. Der Schädel der Mongoloiden ist auffällig kurz und klein, die Haare sind struppig, die Nase ist platt. Ein Schrägstehen der Lidspalten ruft den charakteristischen („mongoloiden“) Gesichtsausdruck hervor. Die Zunge ist groß und plump und sieht infolgedessen häufig aus der Zahnreihe hervor. Die Glieder sind übermäßig beweglich. Die Haut erinnert nicht selten, besonders in den ersten Jahren, an jene der Kretinen. Die Intelligenzstörung ist in der Regel tiefgreifend; die Kranken überschreiten im Durchschnitt nicht das Intelligenzalter von 4 Jahren. Anfangs sind die Kinder dumpf, teilnahmslos und ungeschickt; später werden sie lebhafter, aufmerksamer, zugänglicher und neugierig. Sie sind gewöhnlich gutmütig und zutunlich, freundlich und lustig. Bemerkenswert ist ihre Freude an Musik. Nicht selten werden sie übermäßig beweglich, unruhig und durch ihre Neigung zum Umherlaufen, Sichverstecken, Zappeln, Herumwerfen lästig.

Daß die Idioten für die *Rechtsprechung* verhältnismäßig wenig Bedeutung haben, wurde bereits erwähnt. Nur selten begegnen sie uns als aktive Rechtsbrecher (Erregbarkeitsdelikte, Brandstiftung), eher als Objekte von Verbrechen, etwa Mißbrauch zum außerehelichen Beischlaf, als Angestiftete oder Werkzeuge (indirekte Täterschaft). Bei der forensischen Unterscheidung dieser beiden Tatbestände ist die Frage der *Zurechnungsfähigkeit* ausschlaggebend.

Bedeutsamer sind die mittleren und leichteren Schwachsinnsformen. Alle Untersucher haben unter den Kriminellen wie unter den Fürsorgezöglingen (MÖNKEMÖLLER), Prostituierten (K. SCHNEIDER), Landstreichern

(K. Wilmanns) und anderen asozialen Elementen eine auffällige Häufung Debiler gefunden. So waren auch nach der allgemeinen preußischen Fürsorgestatistik 1927—1930 unter 100 Fürsorgezöglingen 15—20 % beschränkt, 5 % schwachsinnig und 0,1 % idiotisch. Wemmer fand unter 103 Hilfsschülern, deren Schicksal er verfolgte, 29 Kriminelle. Richmond errechnet für Minnesota einen durchschnittlichen Prozentsatz von 29,1 % geistesschwacher Verbrecher. Im Staate New York wurden 20—25 % Geistesschwache unter den jugendlichen Rechtsbrechern ermittelt. Aschaffenburg zählte unter 200 zu Gefängnis verurteilten Sittlichkeitsverbrechern 36,5 % Schwachsinnige, Bonhoeffer unter 50 rückfälligen Körperverletzern 22 %, Warstadt unter Rückfälligen 30 % und Riedl unter gewohnheitsmäßigen Körperverletzern, Betrügern und Dieben durchschnittlich rund 25 % Schwachsinnige. Unter den strafbaren Handlungen spielt der Diebstahl eine große Rolle, daneben andere Eigentumsdelikte, Sittlichkeitsvergehen, aber auch Vergehen gegen Leib und Leben. Strohmeyer zählte unter 184 Begutachteten 20, die wegen angeborenen Schwachsinns exkulpiert wurden. Als Straftaten fanden sich u. a. 4mal Diebstahl, 3mal Meineid, 3mal Sittlichkeitsverbrechen, 1 Brandstiftung, 1 Abtreibung, 1 Kindstötung und 4 Morde. In unserem Material war unter 100 Fällen 20mal Schwachsinn die Ursache der Begutachtung.

Daß *Schwachsinn höherer Grade* die *strafrechtliche Verantwortlichkeit aufhebt*, bedarf keiner Erörterung. Die Schwierigkeit besteht lediglich in der Abgrenzung der strafausschließenden Grade, insbesondere wenn man berücksichtigt, daß die klarsten Fälle, also zum Beispiel tiefstehende Idioten, kaum straffällig werden.

Gerade bei dem Problem der Zurechnungsfähigkeit zeigt sich, wie wenig mit der Bestimmung des Intelligenzalters forensischen Zwecken gedient ist. Es geht keineswegs an, etwa Intelligenzalter und strafrechtliche Verantwortlichkeit ohne weiteres miteinander in Beziehung zu setzen. Stets wird man die *Entwicklungsreife* auf charakterologischem Gebiete als wichtig mit heranzuziehen haben. Im Jugendgerichtsgesetz haben diese Anschauungen bereits ihren Niederschlag gefunden. Während der alte § 56 StrGB. die Strafbarkeit eines Jugendlichen lediglich von seiner Verstandesreife abhängig machte, berücksichtigt der an seine Stelle getretene § 3 JGG. die sittliche Entwicklung und die Willensreife. Wenn hier ein deutlicher Entwicklungsrückstand vorhanden ist, wird auch schon Schwachsinn leichteren Grades die Verantwortlichkeit ausschließen können.

Den Maßstab für die Beurteilung erwachsener Schwachsinniger wird am besten die *Fähigkeit zur praktischen Lebensbetätigung* abgeben. Es wäre unrichtig, einem sozial in seinem Rahmen leistungsfähigen Menschen die Verantwortlichkeit abzusprechen, ihn dafür aber als geisteskrank unter Umständen für länger aus dem Wirtschaftsleben zu entfernen und schwerer zu brandmarken, als es vielleicht durch eine begrenzte Strafe geschähe. Für geistesschwache, insbesondere debile *Gewohnheits*verbrecher sind freilich solche Erwägungen nicht brauchbar. Sie erfordern eine Sonderbehandlung, wie sie nach den Bestimmungen des Gesetzes gegen gefährliche Gewohnheitsverbrecher möglich geworden ist.

Wird man nach all dem hinsichtlich der Beurteilung der Dauerverfassung eines Schwachsinnigen als Strafausschließungsgrund sehr zurückhaltend sein, so hat man Intelligenzdefekte dann großzügiger in Rechnung zu stellen, wenn sich zu ihnen noch irgendeine andere, vorübergehende Beeinträchtigung des Geisteszustandes gesellt. Am häufigsten ist die Verbindung von Schwachsinn mit akuten und *chronischen Alkoholschäden*. Als Hirngeschädigte sind Oligophrene häufig alkoholintolerant. Schon kleine Mengen können zu Räuschen mit tiefer Bewußtseinstrübung und abnormer Enthemmung führen. Im einzelnen Falle wird man freilich den Alkoholversuch heranzuziehen bzw. nachzuweisen haben, daß bei dem Betroffenen Alkohol auch sonst eine abnorme Wirkung wenigstens häufiger entfaltet hat. Auch *endogene Stimmungsschwankungen*, soweit sie forensisch bedeutsam sind, prägen sich bei Schwachsinnigen stärker im Gesamtverhalten aus als bei intellektuell Vollwertigen, zumal wenn es sich um reizbare zornmütige Erregungen handelt. Dies gilt nicht nur von den erregten cyclothymen Phasen (die Depressionen sind oft eigenartig farblos), sondern zum Beispiel auch von menstruellen Verstimmungen und von reaktiven, gereizten und paranoiden Depressionen. Auch die normalen Affektreaktionen zeigen bei Oligophrenen in Ausschlägen und Verlauf nicht selten den Charakter *organischer Ungehemmtheit*, wie wir ihn bei erworbenen cerebralen Schädigungen zu sehen Gelegenheit haben.

Die Deliktsarten der Schwachsinnigen sind oben schon kurz zusammengestellt worden. Im einzelnen zeichnen sich die *Eigentumsdelikte* häufig schon durch ihren primitiven Charakter aus. Triebhaftes Fortnehmen sinnfälliger Gegenstände, unbedachte Ausführung, sinnlose Wahl und unzweckmäßige Verwendung des Gestohlenen können schon an der Tat selbst die Debilität des Täters kenntlich machen. Auch die törichte Motivierung eines Diebstahls, der einen unbescholtenen Lebenswandel plötzlich unterbricht, kann bezeichnend sein. Zu komplizierteren Betrugsdelikten u. dgl. sind Schwachsinnige ausgesprochenen Grades selten fähig. Einzelne wiederholen freilich mit photographischer Treue die gleiche Schwindelei, die ihnen einmal geglückt ist (Einmietschwindel, Angeldbetrug u. a.). Mitunter kommen Debile durch mangelnde Einsicht in die betreffenden Verhältnisse in den Verdacht betrügerischer Handlungen. Dann läßt sich die Frage der strafrechtlichen Verantwortlichkeit schon durch den Nachweis der *subjektiven Schuldlosigkeit*, d. h. dadurch klären, daß man ihre Unfähigkeit, den Sachverhalt zu überblicken, und damit den Mangel einer betrügerischen Absicht zeigt.

Bei gesteigerter Erregbarkeit kommt es nicht selten, auch hier wieder besonders unter der Wirkung von Alkohol, zu Körperverletzung oder Totschlag. Unter den 20 von uns Begutachteten sind 3 Mörder bzw. Totschläger. Diese Verbrechen zeichnen sich häufig durch besondere Kurzschlüssigkeit und Brutalität aus.

Die intellektuelle Minderbegabung wird gelegentlich in der forensischen Praxis bei der Beurteilung der Überlegung herangezogen, und dann können sich überraschende Folgerungen ergeben. So berichtete GAUPP über klar überlegte, vorsätzliche Tötungen, die wegen Schwachsinn des Täters als Totschlag abgeurteilt wurden.

Die *Sexualdelikte* Schwachsinniger hängen meist mit ihrer oben gekennzeichneten „Sexualnot“ zusammen. Daher werden sodomitische Akte nicht selten Gegenstand gerichtlicher Verfolgung. Häufiger noch sind unzüchtige Handlungen an Kindern, an Objekten also, die im allgemeinen Angriffen geringeren Widerstand entgegensetzen. Andererseits führt sexuelle Erregung triebhafter, hemmungsloser, unter Umständen sexuell abnormer Schwachsinniger gelegentlich zu Notzuchtsakten und sogar zum Lustmord.

Auch *Inzestvergehen* hatten wir wiederholt zu begutachten. Es ist besonders der Mangel an Gewandtheit, fremde Sexualobjekte zu gewinnen, der Schwachsinnige (wie andere irgendwie Behinderte) die Inzestschranke durchbrechen läßt. Von diesem Verbrechen kann man zudem annehmen, daß es wesentlich häufiger begangen wird als die Kriminalstatistik ausweist, da die Geschehnisse innerhalb der Familie oft genug verheimlicht werden dürften. Häufig handelt es sich um Beziehungen zwischen Stiefvater und -tochter, in denen der jüngeren sexuell gereiften Partnerin auch die aktive Rolle zukommen kann.

Brandstiftungen Schwachsinniger sind gelegentlich, wie dies häufiger freilich bei Epileptikern der Fall ist, Triebhandlungen. Viele Fälle finden ihre Aufklärung aber auch als primitive Racheakte und Affektdelikte. Gerade hier kann die Geistesbeschaffenheit der schwachsinnigen Täter zu sinnfälligem Ausdruck gelangen, so etwa in der folgenden Aufzählung WOLLENBERGS:

Ein Schwachsinniger meiner Beobachtung stand in dem dringenden Verdacht, ein Feuer angelegt zu haben, um der freiwilligen Feuerwehr seines Ortes, der anzugehören sein größter Stolz war, Gelegenheit zur Betätigung zu geben. Verschiedene andere legten Feuer an, um dadurch von ihren Arbeitgebern die Entlassung aus dem Dienste zu erzwingen, der ihnen nicht zusagte; ein Dienstmädchen zündete den Heuboden an, um nicht mehr in der Dunkelheit Heu holen zu müssen. Ein anderer Schwachsinniger beging eine Brandstiftung, um im Gefängnis das Schneiderhandwerk zu erlernen; wieder ein anderer tat das gleiche, um beim Löschen zu helfen und sich so eine Mahlzeit zu verdienen. Ein 17jähriges Mädchen zündete das Stroh auf dem Boden an, weil sie von ihrer Herrschaft wegen einer Verspätung gescholten war und sich dafür rächen wollte.

Auf der gleichen Linie wie diese Brandstiftungen aus nichtigem Anlaß liegen die nicht ganz seltenen Anschläge schwachsinniger Dienstboten, die sich gegen die Gesundheit ihrer Arbeitgeber richten, besonders Vergiftungsversuche, die oft mit unzulänglichen Mitteln oder außerordentlich plump und sofort erkennbar ausgeführt werden, lediglich um den Täter aus einem lästigen Dienst zu befreien. Es ist nicht so sehr auf das Leben, als vielmehr darauf abgesehen, hinausgeworfen zu werden.

Die leichteren Grade der Debilität werden uns noch später bei den Psychopathien zu beschäftigen haben.

Eine besondere psychiatrische Bedeutung hat der Schwachsinn als Geisteskrankheit bei der Frage des Mißbrauchs zum außerehelichen Beischlaf. Schwachsinnige werden als besonders leicht verführbar instinktiv von solchen Männern aufgespürt, die sonst körperlichen oder seelischen Hemmungen unterliegen. Die Anzeigen solcher Delikte erfolgen gewöhnlich dann, wenn der Geschlechtsverkehr zu einer Gravidität geführt hat und die Alimentation Schwierigkeiten macht. Bei der Beurteilung des Schwachsinns als Geisteskrankheit im Sinne der gesetzlichen Bestimmungen wird man sich besonders an die oben zusammengefaßten Erfahrungen darüber zu halten haben, wie häufig intellektuelle Minderwertigkeiten sind, ohne die soziale Brauchbarkeit in dem eigenen Lebenskreis zu beeinträchtigen. Es wäre ein Mißbrauch, solchen Frauen den Schutz des Gesetzes zuzubilligen, die sonst in ihrem sozialen Milieu nicht oder nicht beträchtlich auffallen. Im allgemeinen wird man davon auszugehen haben, ob in der eigenen Umgebung die Minderbegabung als krankhaft erkannt wird. Man kann sich leicht durch Versuche davon überzeugen, daß Schwachsinn selbst beträchtlicher Grade nur wenig aufzufallen braucht (Kasuistik Busch, Jakobi, Klemperer, Leppmann, Reuter).

II. Psychische Störungen nach Gehirnverletzungen.

Gröbere Gewalteinwirkungen auf den Schädel führen entweder zu einer Verletzung der knöchernen Hüllen *und* der Hirnsubstanz — man spricht dann von einer *offenen Hirnverletzung* —, oder aber es kommt, insbesondere bei stumpfer Gewalteinwirkung, lediglich zu einer Schädigung des Gehirns, *Hirnerschütterung* oder *Hirnquetschung* (Kontusion).

Unter *Hirnerschütterung* versteht man eine traumatisch bedingte Betriebsstörung des Zentralnervensystems, die ihrem Wesen nach rückbildungsfähig ist. Ihr Zustandekommen stellt man sich entweder so vor, daß durch die Gewalteinwirkung ein Gefäßreflex ausgelöst wird, der die Blutversorgung und damit die Leistungsfähigkeit wichtiger Hirnteile unterbricht, oder aber man nimmt an, daß bestimmte zentrale Leitstellen (Zentren) ausgeschaltet werden, die ihrerseits die untergeordneten Hirngebiete außer Betrieb setzen. Man hat Ursache anzunehmen, daß insbesondere im verlängerten Mark ein solches übergeordnetes Zentrum (häufig unzweckmäßigerweise Bewußtseinszentrum genannt) liegt. Weiß man doch aus Versuchen am Tier, die Foerster auch bei Operationen am

Menschen bestätigen konnte, daß schon leichter Sondendruck auf das verlängerte Mark (Medulla oblongata) das Bewußtsein unterbricht, während unter Umständen viel gröbere Gewalteinwirkungen auf das Großhirn ohne Allgemeinschädigung einhergehen können. Dem entspricht auch die klinische Erfahrung, daß Stürze auf das Hinterhaupt besonders häufig zur Bewußtlosigkeit führen.

Bewußtlosigkeit ist nämlich das Kardinalsymptom der Hirnerschütterung. Nur in sehr leichten Fällen entsteht nicht eine vollkommene Aufhebung des Bewußtseins, sondern lediglich eine mehr oder minder tiefe Bewußtseins*trübung*. Diese kommt klinisch als Verlangsamung und Erschwerung aller seelischen Leistungen zum Ausdruck und ist besonders kenntlich an der Erschwerung der Auffassung und der Orientierung, sowie nachträglich an den dadurch bedingten Erinnerungsausfällen. Die Bewußtlosigkeit der voll ausgebildeten Hirnerschütterung ist je nach der Schwere der Gewalteinwirkung und offenbar auch in Abhängigkeit von der Widerstandsfähigkeit des betroffenen Menschen von verschiedener Dauer und Schwere. Bei ihrer Rückbildung, die gewöhnlich allmählich vonstatten geht, werden alle Grade der Bewußtseinstrübung durchlaufen. In weitaus der Überzahl der Fälle vollzieht sich die Aufhellung des Bewußtseins schnell, d. h. in Stunden oder Bruchteilen davon. Die Hirnerschütterung hinterläßt für die Zeit der Bewußtlosigkeit und häufig noch für einen Teil der Aufhellungsphase eine Erinnerungslücke, die sich, und zwar besonders in schweren Fällen, auch noch auf einen mehr oder minder langen Zeitraum vor der Gewalteinwirkung erstrecken kann. Man spricht dann von rückschreitender (retrograder) Amnesie. In selteneren Fällen braucht die Bewußtseinsaufhellung lange Zeit. Die Kranken bleiben Tage, ja Wochen benommen, desorientiert, sie haben Schwierigkeiten, zeitliche Begebenheiten einzuordnen, Rechenleistungen auszuführen, ihre Konzentrationsfähigkeit ist schlecht, die Merkfähigkeit herabgesetzt, das Interesse an der Umgebung gering; gewöhnlich fehlt die Krankheitseinsicht. In anderen Fällen schließen sich an die Bewußtlosigkeit erscheinungsreiche Seelenstörungen an, die von KALBERLAH sog. *Commotionspsychosen*. Solche Kranke sind unruhig, gereizt, zornmütig oder heiter erregt, einsichtslos; sie drängen fort, aus dem Bett, um ihrer gewohnten Beschäftigung nachzugehen. Häufig sind sie örtlich und zeitlich desorientiert. Der Unfall ist gewöhnlich ihrem Gedächtnis entschwunden; ihre Merkfähigkeit ist hochgradig herabgesetzt. Die Lücken des Gedächtnisses werden durch Konfabulationen ausgefüllt. Die Umgebung wird unvollkommen aufgefaßt, verkannt. Es kann auch zu illusionären und traumhaften halluzinatorischen Erlebnissen kommen, besonders auf optischem Gebiet. Kritik- und Urteilsfähigkeit sind häufig herabgesetzt; in anderen Fällen aber täuschen Euphorie und Mangel an Krankheitseinsicht intellektuelle Ausfälle nur vor. Klingt die delirante Erregung ab, so können Merkstörung und Neigung zum Konfabulieren zurückbleiben, d. h. ein ausgesprochener *Korsakowscher Symptomenkomplex.* Manchmal läßt sich nachweisen, daß nicht so sehr eine eigentliche Merkstörung, als vielmehr die von GRÜNTHAL beschriebene Einstellstörung das Bild erklärt. Es gelingt nämlich zu zeigen, daß die Kranken von bestimmten Anknüpfungen her über Gedächtnismaterial zeitweilig verfügen, das ihnen sonst unzugänglich ist. Die Rückbildung des Korsakowschen Syndroms geht in der Regel allmählich vor sich; sie führt über ein Stadium allgemeiner leichter Hirnschwäche zur vollkommenen Genesung. Erst dieser Ausgang läßt unter Umständen die Unterscheidung von Hirnerschütterung und Hirnkontusion zu.

Auch *Hirnkontusionen* verstecken sich nämlich in der Regel zunächst hinter den Erscheinungen der Hirnerschütterung. Erst nach der Rückbildung der initialen Bewußtlosigkeit läßt sich aus dem Nachweis von Hirnherdstörungen die Diagnose „morphologische Hirnveränderung", also Hirnkontusion, stellen.

In der Symptomatologie unterscheidet sich die Hirnkontusion vom neurologisch-psychiatrischen Standpunkt aus nicht wesentlich von der offenen Hirnverletzung. Über letztere sind während des Weltkrieges und unmittelbar darnach ausgedehnte Erfahrungen gesammelt worden. Ist doch von ECONOMO, FUCHS und PÖTZL im Beginn des Weltkrieges festgestellt worden (vor Einführung des Stahlhelms), daß von 800 Gefallenen 600 Hirnverletzungen aufwiesen. Hirnverletzungen sind stets schwere Verwundungen. Ein verschieden hoch angegebener, aber jedenfalls sehr hoher Prozentsatz der Betroffenen stirbt an den unmittelbaren Folgen. Führt die Hirnverletzung meist gleichzeitig zur Hirnerschütterung und damit zu Bewußtseinstrübung oder Bewußtlosigkeit, so kann sie doch vereinzelt, insbesondere der Hirnschuß, ohne Allgemeinerscheinungen einhergehen, so daß sie gar nicht bemerkt wird oder doch die Handlungsfähigkeit nicht beeinträchtigt (s. weiter unten).

Häufiger als an die einfache Hirnerschütterung schließen sich an die Kontusion delirante Bilder an, die jenen nach Commotio gleichen. Aber auch *Dämmerzustände* sind nach Hirnverletzungen beschrieben worden, d. h. Zustände veränderten Bewußtseins, in denen die Kranken in der Lage sind, trotz mangelnder oder falscher örtlicher und zeitlicher Orientierung verhältnismäßig geordnet zu handeln. So wurde von Soldaten berichtet, die nach Hirnverletzungen planlos hinter der Front umherliefen, aber auch ihre Truppe, den Verbandplatz od. dgl. aufsuchten. Je nach dem Sitz der Hirnverletzung entstehen verschiedenartige *Herdsymptome.*

Herde der vorderen Zentralregion führen zu Lähmungen der gegenseitigen Extremitäten von spastischem Charakter. Solche in der hinteren Zentralwindung verursachen Störungen der Sensibilität, insbesondere der höheren Qualitäten, Ortsinn der Haut, Erkennen von Oberflächenqualitäten und Formen durch den Tastsinn. Schäden der Sehzentren des Hinterhauptslappens bringen Gesichtsfeldausfälle mit sich. Liegen sie einseitig, so kommt es zu homonymen Gesichtsfeldausfällen verschiedenen Ausmaßes bis zur Hemianopsie auf der Gegenseite. Doppelseitige Zerstörung der Sehregion führt zur Rindenblindheit, die allerdings auch bei leichteren Schäden als sog. Diaschisiswirkung anfänglich bestehen kann. Durch partielle doppelseitige Störungen, wie sie bei Tangentialschüssen des Hinterhaupts nicht selten beobachtet wurden, kann eine Hemianopsia inferior entstehen, während die Hemianopsia superior nicht zur Beobachtung gelangte, offenbar deshalb, weil die Verletzung der basalen Abschnitte des Sehgebietes, die dazu führen könnte, die nah benachbarten lebenswichtigen Zentren außer Betrieb setzt.

Die sog. optische Agnosie, früher auch Seelenblindheit genannt, ist eine sehr seltene Folge von Schußverletzungen. Immerhin verfügt die Literatur neben wenigen anderen über eine viel besprochene, wenn auch m. E. nicht ganz klare Beobachtung auf diesem Gebiet, einen Fall von GOLDSTEIN und GELB. Von größerer Bedeutung sind Erscheinungen, auf die zuerst REICHARDT und seine Schüler aufmerksam gemacht haben, nämlich herdbedingte Störungen der räumlichen Orientierung, die auf Läsionen der parieto-occipitalen Konvexität zu beziehen sind. Diese Bilder haben enge Beziehungen zu der von KLEIST sog. optisch-räumlichen Agnosie. Herdstörungen dieser Art werden besonders leicht übersehen, da sie im Korsakowschen Syndrom oder in der allgemeinen Desorientiertheit untergehen können. Von hinweisendem Wert sind die gern damit vergesellschafteten Störungen des Lesens, Schreibens und Rechnens, die an benachbarte Hirnbezirke gebunden sind. Verletzungen des linken Schläfen- und Stirnlappens rufen Sprachstörungen hervor, von denen erfahrungsgemäß besonders die mit Paraphasien und gesteigertem Rededrang einhergehenden Schläfenlappenaphasien (sensorische Sprachstörung) leicht als „Verwirrtheit" verkannt werden. Eine genaue Prüfung des Wort- und Satzverständnisses, des Sprechens, des Nachsprechens, des Unterscheidungsvermögens für ähnlich klingende und des Bedeutungsverständnisses für verschiedensinnige Worte und übertragene Redewendungen vermag auch leichtere Störungen dieser Art aufzudecken und die wichtige Diagnose der umschriebenen Hirnverletzung sicherzustellen. Nur die sog. amnestische Aphasie, die Wortfindungsstörung, ermöglicht nicht ohne weiteres den Schluß auf herdförmige Veränderungen; sie findet sich auch bei allgemeinen ausgedehnten Hirnschädigungen.

Von besonderer klinischer Bedeutung sind die *Verletzungen des Stirnlappens*. E. FEUCHTWANGER hat in einer Monographie auf Grund des großen Materials der Münchener Hirnverletztenstation und der spärlichen alten Erfahrungen die Folgen der Verletzung dieses früher als „stumm" bezeichneten Hirngebietes klar und beweiskräftig festgelegt. Aus seinen Untersuchungen, die durch spätere Veröffentlichungen bestätigt wurden, wissen wir, daß gerade die Schäden dieses Hirnteils zu eingreifenden *Persönlichkeitsveränderungen* führen können. Eine genauere Lokalisation ist noch nicht mit Sicherheit möglich. FEUCHTWANGER nimmt an, daß linkshirnige Herde wichtiger sind als rechtshirnige. Besonders ausgeprägt pflegen die Persönlichkeitsveränderungen bei doppelseitiger Verletzung zu sein. Gewisse Erfahrungen an anderen Stirnhirnkranken, der Vergleich der Symptomatologie basaler Tumoren mit jener von Geschwülsten der Konvexität, Beobachtungen über die Häufigkeit des Zusammentreffens bestimmter psychischer Störungen mit solchen des N. olfactorius haben seither wahrscheinlich gemacht, daß besonders Schäden an der Stirnhirnbasis (des Orbitalhirns) für die Persönlichkeit verhängnisvoll sind. Nach FEUCHTWANGER zeigen Stirnhirnverletzte mehr als die zur Kontrolle untersuchten Kranken mit Herden anderer Lokalisation Störungen der Aufmerksamkeit, heitere und traurige Verstimmungen, Erregungszustände, Teilnahmslosigkeit, Schwerfälligkeit und Überhastung, endlich verhältnismäßig häufig die Neigung zum Witzeln. Er faßt die Störungen dahin zusammen, daß bei den Stirnhirnkranken tiefgreifende Veränderungen in der gemütlichen Verarbeitung der Lebensereignisse und im Verhalten des Willens vorliegen. „Was ihnen fehlt, ist einmal die natürliche, gefühlsmäßige Stellungnahme zur Außenwelt, die ‚Wertung' der auf sie einwirkenden Eindrücke, ein Mangel, der sie gleichgültig und gemütsstumpf, unter Umständen taktlos und läppisch erscheinen läßt. Ferner macht sich bei ihnen ein Verlust der Triebkräfte des Willens geltend. Dieser äußert sich in einer Unfähigkeit, die Aufmerksamkeit dauernd und intensiv anzuspannen, in Zerstreutheit, Ablenkbarkeit, Ermüdbarkeit. Den Kranken fehlt das zielbewußte Streben, die Planmäßigkeit in der Verfolgung von Lebenszielen, die Entschlußfähigkeit, die Ausdauer und die Selbstbeherrschung. Infolgedessen werden sie triebhaft und hemmungslos oder unselbständig und beeinflußbar." Diese durch eingehende Untersuchungen sichergestellten Erfahrungen lassen mit der Möglichkeit rechnen, daß im Bilde der Commotionspsychose manche Einzelheiten tatsächlich Herdstörungen darstellen. Ich denke insbesondere an das Fehlen der Krankheitseinsicht, die mangelnde Ernstwertung der eigenen Krankheitserscheinungen. Diese wird man um so eher als Herderscheinung des basalen Stirnhirns auffassen dürfen, als die Untersuchungen von Benda und Spatz gezeigt haben, daß jene Gegend einen Lieblingssitz des traumatisch hervorgerufenen État vermoulu der Hirnrinde darstellt. Auch das als erstes Stadium nach Hirnverletzung von Allers beschriebene „apathische Syndrom" ist wohl eine Herderscheinung von seiten des Stirnhirns, zumal, worauf Forster hingewiesen hat, bei 12 von den 18 Fällen Allers' Stirnhirnverletzungen vorlagen.

b) Die geschilderten Herderscheinungen kennzeichnen auch die als *Folgezustände* nach Hirnverletzungen beobachteten Zustandsbilder. Gewöhnlich bilden sich freilich die Symptome der lokalen Verletzungen weitgehend zurück. Die Erfahrungen über Herdstörungen an den rüstigen Hirnen jugendlicher Kriegsverletzter haben uns das besonders eindrucksvoll gezeigt. So bleibt etwa von motorischen Aphasien nichts zurück als eine Verlangsamung des Sprechens und eine Veränderung des Sprachstils im Sinne des motorischen Agrammatismus (Telegrammstil). An sensorische Aphasien erinnern später nur noch feinste Störungen des Wortsinnverständnisses, leichte Paraphasien oder Paragrammatismen und gelegentliche Wortfindungsstörungen. Die Reste optischer Agnosien kann man u. U. nur noch mit feinsten Untersuchungsmethoden nachweisen. Störungen der motorischen Sphäre äußern sich bei guter Rückbildung häufig nur noch in Reflexdifferenzen, pathologischen Mitbewegungen oder

Haltungsanomalien. Die *Charakterveränderungen* bei Stirnhirnverletzungen wurden oben geschildert; sie sind *sehr hartnäckig* und oft nicht rückbildungsfähig. Neben den Herdstörungen finden sich in der Regel auch später noch die Zeichen allgemeiner Leistungsveränderung, die früher als Commotionsneurose (FRIEDMANN), neuerdings besser als posttraumatische Hirnleistungsschwäche (POPPELREUTER), als traumatische Hirnschwäche (KRETSCHMER) oder als *hirntraumatisches Siechtum* (KRAEPELIN) bezeichnet wurden. Bei der Erforschung dieser Zustände sind in ausgedehntem Maße experimentelle Untersuchungen herangezogen worden. Darnach sind die wesentlichen Kennzeichen dieses Spätstadiums Verlangsamung und Erschwerung der Auffassung, Herabsetzung der Merkfähigkeit und des Gedächtnisses, gesteigerte Ermüdbarkeit, Abstumpfung der Gemütsregungen und Versagen der Willensleistungen. Dazu treten gewöhnlich „nervöse" Symptome, Kopfschmerzen, Schwindelanwandlungen, Überempfindlichkeit gegen körperliche Anstrengungen, Temperaturwechsel, Witterungseinflüsse überhaupt und eine gesteigerte Intoleranz gegenüber Alkohol. Wohl zu unterscheiden sind von diesen Allgemeinstörungen die nicht selten tödlichen Spätkomplikationen, denen viele Hirnverletzte ausgesetzt sind, nämlich Infektionen der Hirnsubstanz oder der Hirnhäute, d. h. der Hirnabszeß bzw. die traumatische Meningitis. Dabei handelt es sich um langsam oder schleichend sich entwickelnde, schließlich sehr schwere Krankheitsbilder, die in unserem Zusammenhang von geringer Bedeutung sind. Dagegen ist forensisch von großer Wichtigkeit eine andere Spätfolge der Hirnverletzung, die *traumatische Epilepsie*.

Mitunter treten unmittelbar nach dem Trauma, offenbar als Ausdruck lokalisierter Rindenreizung, *Krämpfe* auf; häufiger kommt es zu Anfällen erst nach einem gewissen zeitlichen Abstand von der Schädigung, in der überwiegenden Zahl der Fälle freilich noch im ersten halben Jahr. Sie sind häufiger Folgen offener, als geschlossener Hirnverletzungen. Je größer der zeitliche Abstand von dem Trauma, um so schwieriger ist die Beurteilung des kausalen Zusammenhanges. Nur der fokale (herdbedingte) Charakter der Anfälle kann bei einem größeren freien Intervall als Beweis für ihre traumatische Natur herangezogen werden, wenn der Anfallstypus der Verletzungsstelle entspricht. Allerdings ist zu berücksichtigen, daß die Anfälle der traumatischen Epilepsie durchaus nicht von Herdcharakter sein müssen, sondern von vornherein generalisiert sein, also den großen Anfällen der genuinen Epilepsie gleichen können. Die Zahlen, die über die Häufigkeit der Epilepsie nach Hirnverletzung mitgeteilt sind, weichen in einer auf den ersten Blick geradezu unverständlichen Weise voneinander ab. Eine wesentliche Rolle spielt dabei der zeitliche Abstand der Untersuchung von der Verwundung. Nach dem Sanitätsbericht des deutschen Heeres über den Krieg von 1870/71 wurden 4,3 % der Schädelverletzten epileptisch. Diese Zahl erhöht sich auf 26,7 %, wenn man nicht nur Krampfanfälle, sondern auch Äquivalente berücksichtigt. Aus dem Weltkrieg werden Zahlen zwischen 6 und 60 % angegeben. Von den in der KRAEPELINschen Klinik wegen schwerer Kopfverletzung behandelten Kranken litten 40 % zeitweise oder dauernd an epileptiformen Anfällen. Eine gewisse Abhängigkeit scheint die Häufigkeit der Anfälle von dem Sitz der Verletzung wenigstens insofern zu haben, als Herde der Zentralregion besonders gern Anfälle hervorrufen. Wichtig ist, daß auch die auf Hirnverletzung beruhende Epilepsie nicht nur Anfälle, sondern auch alle anderen *Äquivalente* hervorrufen kann. „Sowohl traumatische Jackson-Verläufe als auch traumatische Epilepsie mit allgemeinen Anfällen haben gelegentlich jedes sonst bei der genuinen Form vorkommende Äquivalent" (GRUHLE). *Grundlose Verstimmungen* sind bei der traumatischen Epilepsie sogar häufig. Nicht selten sind auch unvollkommene, in ihrer Art von dem Sitz des Herdes abhängige Anfälle, Schwindelanwandlungen, umschriebene Zuckungen, Skotome, flüchtige Sprachstörungen usw. Nach KRAEPELIN kommen ausgeprägte „Dämmerzustände mit Delirien und Sinnestäuschungen" nur ausnahmsweise vor; sie fehlen aber keineswegs ganz.

Die Bedeutung der akuten traumatischen Hirnschädigung unter dem Gesichtspunkt der *Zurechnungsfähigkeit* ist gering. Die Hirnerschütterung hebt die Handlungsfähigkeit zunächst ganz auf, und sie klingt so schnell ab, daß sie Fehlhandlungen so gut wie keinen Raum läßt. Nur in den seltenen Fällen, in denen die Aufhellung des Bewußtseins über länger dauernde delirante oder dämmerzustandsartige Bilder hinwegführt, könnte es zu strafbaren Handlungen kommen. Posttraumatische Dämmerzustände heben die Zurechnungsfähigkeit natürlich auf. Bemerkenswert ist vielleicht, daß gelegentlich auch *nach leichteren Traumen ernstere Bewußtseinsveränderungen* vorkommen können, wie sie etwa JOKL und GUTTMANN nach Knock-out-Schlägen beim Boxen feststellten. Solche „groggy" geschlagene Boxer können unter Umständen noch sehr gefährliche Schläge austeilen. Man wird an ähnliche strafausschließende Vorkommnisse auch bei allgemeinen Schlägereien dann denken müssen, wenn ein Täter vor der Tat eine deutliche Schädelverletzung davongetragen hat.

Akute Hirnverletzungen auch schwereren Grades können, wie oben erwähnt, in seltenen Fällen ohne Commotionserscheinungen, ohne nennenswerte Bewußtseinstrübung oder Bewußtlosigkeit verlaufen und brauchen die Handlungsfähigkeit nicht aufzuheben. Die gerichtlich-medizinische Literatur kennt eine ganze Reihe einschlägiger Vorkommnisse, bei denen Hirnschußverletzte noch mehr oder minder lange Zeit geordnete Handlungen auszuführen imstande waren (GORONCY, WALCHER, WEYMANN). Im letzterwähnten Falle handelt es sich um einen 33jährigen Mann, der nach einem Mord sich selbst eine Kugel von Schläfe zu Schläfe durch den Schädel schoß und darnach noch in der Lage war, einen Weg von 6 km zurückzulegen und ein geordnetes Geständnis abzulegen. In solchen Fällen wird die Frage auftauchen können, ob die Betroffenen von anderen verletzt worden sind, oder ob sie sich selbst die Verletzungen beigebracht haben. Gelegentlich kann auch die Unterscheidung von Angriffs- und Abwehrhandlungen in Frage stehen. Man wird im Zweifelsfalle geneigt sein, bei dem Vorliegen einer schweren Hirnverletzung die Zurechnungsfähigkeit zu verneinen.

Eine größere forensische Bedeutung haben die durch Commotionen hervorgerufenen *Gedächtnisstörungen*, die retrograden Amnesien ebenso wie die Merkstörungen, Erinnerungslücken und Konfabulationen der Folgezeit, und zwar insbesondere unter dem Gesichtspunkt der Verwertbarkeit von Zeugenaussagen. In der Literatur finden sich mehrere Fälle, in denen eidliche Aussagen, deren Grundlage posttraumatische Fehlerinnerungen waren, zu Meineidsverfahren geführt haben. SCHACKWITZ etwa berichtet über einen Mann, der wegen *Meineids* angeklagt, aber freigesprochen wurde, weil eine große Wahrscheinlichkeit dafür bestand, daß seine Falschaussage auf einer Umkehr des Gedächtnisbildes infolge Schocks bei einem Autounfall beruhte. In unserem eigenen Material finden sich zwei ähnliche Fälle.

Als schwere Körperverletzung, soweit damit eine Schädigung, die zu Dauerveränderungen ernster Natur führt, verstanden wird, kommt die Hirnerschütterung nicht in Frage, weil sie einen seiner Natur nach rückbildungsfähigen Zustand darstellt. Die Hirnverletzungsfolgen fallen auch nur als Dauerzustände hierunter und werden deshalb weiter unten mit besprochen.

Von den Folgen umschriebener Hirnverletzungen beeinträchtigen alle diejenigen die Zurechnungsfähigkeit nicht, welche ausschließlich die sog. „Peripherie der Hirnrinde" betreffen, d. h. die Zentren für die Körperbewegung und die corticalen Endstätten der Sinnesleitungen. Auch die Schäden im Sprachgebiet und in den Zentren der höheren Wahrnehmung brauchen, wenn sie umschrieben sind, die strafrechtliche Verantwortlichkeit nicht zu berühren. Dagegen sind die *Verletzungen des Stirnhirns* mit ihren tiefgreifenden Auswirkungen auf die Persönlichkeit von hoher forensischer Bedeutung. Ja, kriminelle Handlungen nach Stirnhirnverletzungen von Männern, die vorher ein einwandfreies Leben geführt hatten, lenkten zuerst die Aufmerksamkeit auf die Bedeutung dieses Hirnteils. Der folgende einschlägige Fall stammt aus dem Material der Münchener Klinik und ist von FEUCHTWANGER veröffentlicht worden.

Betrug. Stirnhirnschaden.

Eu. Lam., geb. 28. 12. 1896 als uneheliches Kind. Mutter heiratete später, lebt und ist gesund. Von Geisteskrankheiten in der Familie ist nichts bekannt. Außer den gewöhnlichen Kinderkrankheiten gesund, kein Bettnässen, keine Ängstlichkeit. In der Schule (laut Zeugnissen) gut; nach der Schule Schlosser, während der Lehrzeit Blinddarmentzündung, sonst immer gesund. Konnte seine Arbeit ohne wesentliche Anstrengungen verrichten. Laut Strafregister keine Vorstrafen.

21. 9. 1914 als kriegsfreiwilliger Infanterist ins Feld.

23. 12. 1914 Verwundung durch Granatsplitter, der oberhalb des rechten Auges eindrang und laut Röntgenbefund im Gehirn, und zwar ziemlich median im Stirnhirn, stecken blieb. Nach 24stündiger Bewußtlosigkeit erwachte er in einem Feldlazarett, Augenflimmern, Lähmung der linken Körperseite. Die Sehstörungen und Lähmungen gingen im Laufe der nächsten Monate zurück.

April 1915 wieder ins Feld.

10. 5. 1915 wieder zurück ins Lazarett nach Colmar. Dann in verschiedenen Lazaretten wegen Blinddarmentzündung, Gonorrhoe, Lues bis zum Januar 1917. Wurde wegen unerlaubter Entfernung aus den Lazaretten mehrfach bestraft. Seit dem Jahre 1915 litt L. an Anfällen, wegen der er in psychiatrischen und Nervenkliniken in Beobachtung war. Am 23. 5. 1917 Aufnahme in einem Münchener Lazarett. Diagnose: Epileptiforme Anfälle nach Trauma mit hysterischen Zügen.

Mai 1917 Verlegung in eine Heil- und Pflegeanstalt. Dort häufige Anfälle. Diagnose: Hystero-epileptische Anfälle.

11. 1. 1918 Aufnahme auf der Münchener Hirnschußstation. Wird dort wegen der Folgen seiner Hirnverletzungen mit einer E. B. von 40 % entlassen.

Im Juli 1918 heiratet L.

November 1918 bis Februar 1919 im Zeughaus München, später als Postbetriebsarbeiter angestellt, wird 1920 von der Post entlassen und ist zu Hause bei seinen Eltern in der Pfalz. Konnte verschiedene angebotene Arbeiten wegen andauernden Schwindelgefühls, Kopfschmerzen und Anfällen nicht ausüben. Nach Aussagen von Augenzeugen (Ärzten) werden die beobachteten Anfälle als hysterischer Natur bezeichnet.

7. 2. 1921 wird ein Gutachten der Psychiatrischen Universitätsklinik in Heidelberg erstellt. Aus dem Befund: L. ist zweimal wegen Betrugsversuch, Erschwindelung von Entlassungsanzug und Geld zu 6 und 4 Wochen Gefängnis verurteilt. Ein Verfahren wegen Körperverletzung gegen seinen Stiefvater schwebt. Körperlich, außer der Verwundung, nichts Absonderliches.

Psychisch: L. gibt rasch und willig Auskunft, seine Äußerungen, soweit kontrollierbar, im allgemeinen richtig. Fragen werden richtig erfaßt und sinngemäß beantwortet. Keinerlei Störung des Gedächtnisses, der Auffassung und des Urteils. Intelligenz zum mindesten mitteldurchschnittlich. Stimmungslage meist ausgeglichen. Für seine Anfälle gibt er Ursachen an (Ärger, Aufregung usw.). Er zeigt das Bestreben, Dinge, die unangenehm sind, möglichst zu verschweigen, sich selbst aber in ein gutes Licht zu setzen.

Wird dann wegen der hysterischen Anfälle und seines Zustandes weiterhin zu 40 % E. B. beurteilt mit der Bemerkung, daß „eine Besserung dieser gereizten und unbeherrschten Einstellung gegenüber allem Unangenehmen nur durch willige Selbsterziehung zustande kommen kann und mithin Gewährung einer höheren Rente nur von Nachteil sein könne".

Siedelt dann Januar 1921 nach München über, arbeitet als Hilfsarbeiter bei einer Firma. Am 14. 12. 21 aus dieser Stellung wieder entlassen.

19. 5. 1921 auf Antrag Einweisung in das Versorgungskrankenhaus für Hirnverletzte München. Klagen über ständige Kopfschmerzen, besonders bei großer Hitze und bei Witterungswechsel, Anfälle mit Bewußtlosigkeit und mit Bluten aus dem Munde. Im Lazarett ist der Mann oft sehr aufgeregt, verträgt das Klopfen bei der Arbeit nicht, klagt über Schweißausbrüche und andere nervöse Beschwerden. Im allgemeinen ist sein Benehmen ruhig, zugänglich und zuvorkommend, ein beobachteter Anfall ging ohne Zungenbiß, Urinabgang vor sich, die Pupillen reagierten prompt auf Lichteinfall, Reflexe normal. Während des Aufenthaltes im Lazarett kamen wiederum Unregelmäßigkeiten vor. Einmal fälschte er die Unterschrift des Chefarztes, um eine Heimreise zu erschwindeln, er ließ sich bei Gelegenheit des Oppauer Unfalles von zu Hause telegraphieren, um freie Fahrt, angeblich zur Beerdigung seines verunglückten Bruders, zu erhalten. Bisher konnte jedoch ein Beweis für die Wahrheit der Angaben des L. nicht erbracht werden.

Zusammenfassung: Bei einem von Jugend auf nicht belasteten Individuum nach Verletzung des rechten Stirnhirns Auftreten einer psychischen Veränderung, ähnlich einer Psychopathie mit hysterischen Zügen. Neigung zu Straftaten (Betrug, Schwindeleien).

Bei der *Beurteilung der Zurechnungsfähigkeit* in Fällen von Stirnhirnverletzung wird man dem Grade der Persönlichkeitsveränderung Rechnung tragen müssen, wie er sich aus einem gewissenhaften Vergleich des Charakters vor und nach der Verletzung ergibt. Bei Jugendlichen scheint die Auswirkung dieser Schäden intensiver zu sein als bei abgeschlossenen, älteren Persönlichkeiten. Zu berücksichtigen ist, daß Stirnhirngeschädigte für gewöhnlich ganz geordnet erscheinen können. Häufig bedarf es deshalb der Beobachtung bzw. geeigneter Untersuchungsmethoden, wenn feinere Störungen des Antriebs, des Gemütslebens, insbesondere eine krankhafte Gefühlsabstumpfung aufgedeckt werden sollen. Finden sich aber tatsächlich deutliche Störungen, so wird man im Zweifelsfalle nicht zu engherzig verfahren dürfen. Unter den Straftaten der Stirnhirnkranken spielen neben Eigentumsvergehen Sexualdelikte keine kleine Rolle. Teils handelt es sich dabei um den Ausdruck pathologisch gesteigerter oder pathologisch abgeänderter Triebhaftigkeit, teils um die Folgen des Fortfalls von Scham und Takt. Auch Erregbarkeitsdelikte, Beleidigungen, Körperverletzungen kommen vor.

Außer den Hirnherdstörungen, von denen eben die Rede war, ist bei allen Hirnverletzten im Spätstadium noch zu erwägen, inwieweit daneben etwa noch die Folgen allgemeiner Hirnschädigung, also das sog. *hirntraumatische Siechtum,* von Einfluß sind. Im allgemeinen wird man diesen oben beschriebenen chronischen Veränderungen eine strafausschließende Bedeutung nicht ohne weiteres zumessen, soweit sie einen mäßigen Grad nicht überschreiten. Im Einzelfalle wird man zu erwägen haben, inwieweit die gesteigerte Erregbarkeit bei einschlägigen Delikten, inwieweit Störungen der Konzentration, der Denk- und Urteilsleistungen etwa bei der Begehung von Betrügereien eine Rolle spielen. Eine häufige und schwerwiegende Komplikation für die Beurteilung der Zurechnungsfähigkeit ist die *Alkoholwirkung* bei solchen organischen Hirnschädigungen. Auf die verminderte Widerstandsfähigkeit der Hirnverletzten gegenüber dem Alkohol wurde oben hingewiesen. Schon verhältnismäßig geringe Giftzufuhr kann bei ihnen zu tiefergehender, die strafrechtliche Zurechnungsfähigkeit sicher beeinträchtigender Bewußtseinstrübung führen (pathologischer Rausch). Gerade in solchen Fällen wird der Alkoholversuch nicht selten Aufschluß geben können.

Eine besondere forensische Stellung hat unter den Folgen von gewaltsamen Hirnschäden die *Epilepsie.* Ganz wie bei den eben erörterten Gruppen werden bei den Epileptikern zunächst etwaige Herdfolgen und allgemeine Schwächeerscheinungen zu berücksichtigen sein. Daneben wird aber jedesmal die Frage auftauchen, ob nicht bei der Begehung strafbarer Handlungen ein epileptischer Ausnahmezustand vorgelegen hat. Dämmerzustände schließen ohne weiteres die Verantwortlichkeit aus. Aber auch Verstimmungen nennenswerter Schwere haben die gleiche rechtliche Folge. Die praktische Schwierigkeit liegt immer in dem Nachweis des tatsächlichen Vorkommens überhaupt und des Vorhandenseins eines solchen Zustandes gerade zur Zeit der Begehung der Tat. GRUHLE hat jüngst die für die ärztliche Begutachtung vorübergehender Bewußtseinsstörungen notwendigen tatsächlichen Feststellungen zusammengestellt. Auch der traumatische Epileptiker leidet häufig an pathologischen Rauschzuständen. Unter Umständen läßt sich eine solche alkoholische Bewußtseinstrübung gar nicht von einem Dämmerzustand abgrenzen. An Straftaten, die aus solchen Zuständen heraus erfolgen, kommen besonders häufig leichte Erregbarkeitsdelikte, Beleidigung, Ruhestörung, Widerstand, zur Begutachtung. Die bei dämmerigen genuinen Epileptikern so gefürchteten schweren Angriffe auf Leib und Leben scheinen bei Traumatikern seltener zu sein.

Ist die Hirnschädigung durch eine mit Strafe bedrohte Körperverletzung zustande gekommen, so ist unter Umständen zu beurteilen, ob es sich um eine schwere Körperverletzung handelt, d. h. eine solche, die zu bleibendem groben Schaden bzw. Siechtum geführt hat. Schon Herdstörungen der Sehregion oder der Sprachgebiete können die Körperverletzung zu einer qualifizierten machen. Das gleiche gilt für Lähmungen. Schwieriger zu beurteilen sind in diesem Zusammenhang „Siechtum“ und Geisteskrankheit der Hirnverletzten. Schwerere Persönlichkeitsveränderungen durch Stirnhirnverletzung, ausgeprägte geistige Schwächezustände und traumatische Epilepsie werden die Körperverletzung stets als eine schwere erscheinen lassen. Besonders wichtig ist natürlich der Nachweis, daß es sich tatsächlich um eine traumatische Epilepsie handelt. Vorübergehende Geistesstörungen im Anschluß an Schädeltraumen, also die akuten Folgezustände, die nach medizinischem Sprachgebrauch ebenfalls als Geisteskrankheit zu bezeichnen sind, dürften dagegen nicht hierher zu rechnen sein. Auf die diagnostischen Schwierigkeiten der Abgrenzung organischer Hirnverletzungsfolgen von all den hysterischen Zuständen im Anschluß an Schädeltraumen braucht an dieser Stelle nicht eingegangen zu werden (s. Abschnitt hysterische Reaktionen).

III. Progressive Paralyse und andere psychische Folgeerscheinungen der Syphilis.

„Die *progressive Paralyse* (*Dementia paralytica*), die ‚Hirnerweichung‘ der Laien, hat nicht nur durch ihre Häufigkeit, durch die Vielgestaltigkeit ihrer Symptome, durch die weitgehende Beeinflussung der Rechtsbeziehungen des Individuums und wegen der Möglichkeit sehr frühzeitiger Erkennung durch einen Sachverständigen große praktische gerichtliche

Bedeutung, sondern auch ein hohes theoretisches Interesse von dem Gesichtspunkt aus, daß sie die Abhängigkeit krankhafter geistiger Erscheinungen von materiellen Veränderungen des Zentralnervensystems und die Untrennbarkeit der einzelnen geistigen Vorgänge, die dem Zustandekommen einer Handlung vorausgehen, ganz besonders deutlich veranschaulicht."

Seit HOCHE dies in der vorigen Auflage des Handbuches schrieb, hat die Paralyse neues, großes psychiatrisches und psychiatrisch-forensisches Interesse gewonnen, und zwar durch die Einführung *serologischer Methoden* in die Diagnostik, dann aber vor allem durch die unerwarteten Erfolge der von WAGNER v. JAUREGG 1919 begonnenen *Malariabehandlung.* Die ausgeheilten und die defekt geheilten Paralysen bedeuten forensisch ein viel ernsteres Problem als die früher so spärlichen Spontanremissionen.

Das allgemeine klinische Bild der unbeeinflußten Paralyse ist eine verhältnismäßig schnell bis zur vollständigen Vernichtung der geistigen und körperlichen Persönlichkeit fortschreitende Verblödung mit Reizungs- und Lähmungserscheinungen von seiten des Gehirns und Rückenmarks (KRAEPELIN). Im einzelnen ist aber die Symptomatologie des Leidens eine ungemein mannigfaltige. Man kann wohl sagen, daß kein einziges psychopathologisches Syndrom nicht gelegentlich einmal auch das Bild der Paralyse beherrscht. Eine einheitliche Auffassung der Erscheinungsfülle gewährt erst die Differenzierung nach Haupt- und Nebensymptomen oder, wie HOCHE dies genannt hat, nach *Achsen-* und *Randsymptomen.*

Die früher viel umstrittene *Ursache des Leidens* ist heute einwandfrei klargestellt. Der regelmäßige positive Ausfall der biologischen Reaktionen auf *Syphilis* im Blut und in der Rückenmarksflüssigkeit hat der schon früher auf Grund klinischer Erfahrungen gewonnenen Annahme zum vollen Siege verholfen, daß nur die Lues zur Paralyse führt. Welcher Prozentsatz der Luetiker später an Paralyse erkrankt, ist aus naheliegenden Gründen nicht sicherzustellen. Die an verschiedenem Material errechneten Ziffern bewegen sich zwischen 5 und 15 %. Die Paralyse ist bei Männern wesentlich häufiger als bei Frauen. Sie bevorzugt das mittlere Lebensalter; das Maximum der Erkrankungsziffer liegt zwischen 40 und 45 Jahren. Vor dem 30. und jenseits des 60. Lebensjahres sind die Erkrankungsziffern verschwindend klein. Die Zeit zwischen syphilitischer Ansteckung und Paralyse beträgt in der Überzahl der Fälle 7—20 Jahre, am häufigsten etwa 10 Jahre. Es besteht eine gesetzmäßige Beziehung zwischen dem Ansteckungsalter und dem Ausbruch der Paralyse: je jünger der Infizierte ist, desto mehr Zeit bleibt ihm durchschnittlich, bis er paralytisch wird.

Das Kardinalsymptom der Paralyse ist der *langsam fortschreitende Schwachsinn.* Der Kranke wird aber häufig nicht auf intellektuellem, sondern auf *affektivem* Gebiete zuerst auffällig. Zunehmende Reizbarkeit und Erregbarkeit, eigenartige Flüchtigkeit der in ihrem Ausmaß oft übertriebenen Gemütsbewegungen, Störungen des Anstandes und des Feingefühls, gelegentlich auch sog. nervöse oder neurasthenische Zeichen sind vielfach die ersten Symptome der Krankheit. Dann erst werden die Zeichen verminderter intellektueller Leistungsfähigkeit deutlich, Erschwerung des Merkens, Unzuverlässigkeit des Gedächtnisses, Versagen beim Rechnen, Zerstreutheit, Zerfahrenheit, Urteilsstörungen, die sich häufig eher an einzelnen aus dem Rahmen fallenden Mißgriffen kenntlich machen als in einer durchgehenden Senkung des Persönlichkeitsniveaus. Mit dem Fortschreiten des Leidens pflegt besonders die Erschwerung der zeitlichen Orientierung, der Einordnung zeitlicher Gegebenheiten im Verein mit den Schwierigkeiten schon bei einfachen Rechenleistungen die Diagnose zu stützen. Treten erst gröbere Urteilsstörungen auf oder zeigt sich die Abstumpfung der höheren Gefühle in einem Sinken des moralischen Niveaus, so pflegt die Diagnose keine Schwierigkeiten mehr zu machen. Grobe Taktlosigkeiten, Verletzungen des Schamgefühls, Erregungszustände fallen ja meist eher auf als leichtere intellektuelle Mängel, die von der Umgebung zunächst gern als nervöse Zerstreutheit mißdeutet werden. Dies letztere geschieht häufig genug, und selbst sehr schwere paralytische Verfassungen werden von der Familie, von Mitarbeitern, von Richtern und selbst von Ärzten auch heute noch in ihrer ernsten Bedeutung übersehen. Die Toleranz gegenüber Entgleisungen, die deutlich die Kennzeichen erheblicher geistiger Schwäche tragen, ist offenbar allgemein eine sehr große.

Von dem Bilde der beschriebenen, lediglich durch die Achsensymptome bestimmten, *einfach dementen Paralyse* unterscheiden sich zahlreiche Verläufe durch eine viel buntere psychopathologische Symptomatologie. Allen eignet aber von den Achsensymptomen her das Kennzeichen der „paralytischen Schwäche“. Häufig geht die Paralyse mit dem Gefühl gesteigerten Wohlbefindens einher, und dann finden sich gelegentlich auch die dem Laien bekannten Größenideen der „*klassischen Paralyse*“. Ein Einschlag von Schwachsinn, der diesen Größenideen eigentümlich ist, haftet oft auch den depressiven und hypochondrischen Wahnideen melancholischer Paralysen an, und er scheint auch durch die flüchtigen paranoiden Wahnbildungen, die halluzinatorischen und deliranten Zustandsbilder durch, die zunächst im Vordergrund anderer paralytischer Verläufe stehen können.

Die Diagnose des Leidens, an das bei jeder eingreifenden seelischen Veränderung im mittleren Lebensalter zu denken ist, stützt sich heute weniger auf das psychopathologische Syndrom als auf den neurologischen und serologischen Befund. Die Feststellung und Beurteilung der rein körperlichen Erscheinungen (Veränderungen an Pupillen, Sehnerven, Sehnenreflexen u. a.) „ist eine rein technische Aufgabe des ärztlichen Sachverständigen“. Andere sehr kennzeichnende Symptome fallen häufig auch dem erfahrenen Richter und anderen medizinischen Laien auf, insbesondere die *Veränderungen von Sprache und Schrift.* Letztere wird häufig flüchtig, ungleichmäßig, unsauber; sie zeigt Auslassungen, Wiederholungen und

Fehler. Die Sprache ist in einem großen Prozentsatz der Fälle schon frühzeitig artikulatorisch gestört, d. h. die Hervorbringung der einzelnen Laute und Lautverbindungen wird mühsam, ungeschickt und unsauber. Kennzeichnend ist besonders das Silbenstolpern der Paralytiker, und stets fällt zugleich eine Beteiligung der mimischen Muskeln beim Sprechen auf, die normalerweise damit nichts zu tun haben. Führen solche Symptome den Verdacht auf eine Paralyse herbei, verstärkt ihn die neurologische und psychiatrische Untersuchung, so wird man heute nicht versäumen, durch die *Untersuchung des Blutes und der Rückenmarksflüssigkeit* die Diagnose sicherzustellen. Besonders in Frühfällen, in denen die kennzeichnende geistige Schwäche noch nicht bis zu einem Grade ausgebildet ist, der jeden Zweifel ausschließt, wird das Ergebnis der Lumbalpunktion entscheidend. Freilich ist die Laboratoriumsuntersuchung allein gerade für die forensische Beurteilung nicht ausreichend. Wissen wir doch, daß gelegentlich die Veränderungen in den Körperflüssigkeiten dem Ausbruch der Krankheit Paralyse vorausgehen können (*Präparalyse*, Liquorparalyse). Gerade die Frühstadien aber haben das größte forensische Interesse. Fortgeschrittene Paralysen mit hochgradiger Verblödung, allgemeinem körperlichem Verfall, Lähmungen u. dgl. führen in Krankenhaus- oder Anstaltspflege, nicht vor den Strafrichter.

Während bis vor anderthalb Jahrzehnten nach dem Ausbruch einer Paralyse mit erheblicher Wahrscheinlichkeit vorausgesagt werden konnte, daß das Leiden innerhalb von 3—5 Jahren über ein schweres körperliches Siechtum hinweg zum Tode führen würde, haben sich durch die Einführung der Malariatherapie die Aussichten gründlich geändert. Das Behandlungsverfahren beruht auf der Einimpfung von Malariaerregern. Die dadurch hervorgerufene und nach Ablauf von 8—10—12 Fieberanfällen wieder abgebrochene Malaria aber verändert die Paralyse in ihrem Verlauf weitgehend. Die gleiche oder eine ähnliche Wirkung haben Recurrens (Rückfallfieber) und Rattenbißkrankheit und andere sog. Reizkörper (körperfremde Eiweißstoffe, abgetötete Bakterienkulturen). Im Vordergrund steht aber auch heute noch die Malariabehandlung. Mit ihrer Hilfe gelingt es nach den jüngsten Zusammenstellungen, in etwa 23 % der Fälle *Vollremissionen*, in weiteren 17 % unvollständige Remissionen (JOSSMANN) herbeizuführen. Ein weiterer Bruchteil der Fälle wird stationär, d. h. es kommt zu einem Ausheilen der körperlichen Krankheitsvorgänge; der Hirnprozeß schreitet wenigstens nicht weiter fort. Der dabei zurückbleibende geistige Defekt ist, wie es scheint, abhängig von dem Zeitpunkt des Behandlungsbeginns und dem Grade der geistigen Veränderung zu dieser Zeit.

„Die *gerichtliche Bedeutung* der progressiven Paralyse“, führt HOCHE in der ersten Auflage dieses Handbuches aus, „ist in strafrechtlicher wie in zivilrechtlicher Hinsicht gleich groß; beide Male liegt die Gefahr für das Individuum und seine Umgebung darin, daß der sich entwickelnde schwere Hirnprozeß das Handeln längere Zeit in durchaus krankhafter Weise beeinflussen kann, ehe der krankhafte Charakter des geistigen Geschehens erkannt wird." Kürzlich hat anläßlich eines konkreten Falles HOCHE nochmals darauf hingewiesen, wie groß die Toleranz der Laien und auch vieler praktischer Ärzte gegenüber krankhaften Erscheinungen ist, wenn sie sich wie bei der Paralyse schleichend entwickeln.

Schwere Verbrechen werden von den Paralytikern nur *selten* begangen, hauptsächlich wohl deshalb, weil zu der allgemeinen seelischen Schwäche auch ein Mangel an Aktivität gehört, der besonders energische wie weitausschauende komplizierte Handlungen nicht zuläßt. Gelegentlich kommt es bei Paralytikern im Frühstadium des Leidens zu Erregbarkeitsdelikten, besonders unter Alkoholwirkung, die, wie bei allen organischen Hirnschädigungen, auch für den Paralytiker verhängnisvoll werden kann. Die Abnahme des Feingefühls, die Einbuße an moralischem Halt, die mangelnde Herrschaft über Affekte und Stimmungen, schließlich und ganz besonders die *Urteilsschwäche* bilden die Grundlage für die strafrechtlichen Entgleisungen. ,,So begehen die Kranken strafbare Handlungen, betrügerischen Bankrott, Urkundenfälschung, Betrug, Diebstahl u. dgl., weil ihnen das Urteil fehlt über das, was sie tun, oder weil sie aus Gedächtnismangel und sachlichem Irrtum fehlen, andere, wie Exhibitionismus und ähnliche schamlose öffentliche Akte, unsittliche Handlungen an Kindern oder Päderastie, weil sie das Gefühl für die Verwerflichkeit oder Anstößigkeit der Tat verloren haben, andere, wie groben Unfug, Auflehnung oder Widerstand, Beleidigung, Teilnahme an Schlägereien, weil neben der Urteilsschwäche eine krankhafte Reizbarkeit sie zu Zusammenstößen disponiert usw. In Zuständen von paralytischer Erregung oder paralytischen Delirien ist die starke Trübung des Bewußtseins das wesentlichste krankhafte Moment" (HOCHE).

Wie in gehobenem Milieu der Verdacht auf eine Paralyse dringend wird, wenn ein bisher als intelligent und taktvoll bekannter Mensch sich grobe Taktlosigkeiten, Nachlässigkeiten oder gar Schamlosigkeit zuschulden kommen läßt, so kann bei einem bis dahin einwandfreien Handwerker oder Arbeiter mittleren Lebensalters eine strafbare Handlung den ersten Hinweis auf den Ausbruch des Leidens geben. Das törichte Vorgehen bei der Ausführung etwa eines Betrugs, das uneinsichtige und gleichgültige Verhalten bei der Verhaftung oder die schwachsinnige Art der Verteidigung, gerade im Gegensatz zu der früheren Verhaltensweise des Betreffenden, kann auch dem Juristen Zweifel an der Zurechnungsfähigkeit erwecken und muß psychiatrische Untersuchung anregen.

Die *Feststellung der progressiven Paralyse* ist mit Hilfe der neurologischen, serologischen und psychiatrischen Methoden im allgemeinen leicht. Es muß aber nochmals betont werden, daß Paralyse lediglich auf Grund neurologischer und serologischer Störungen nicht diagnostiziert werden darf. Die Diagnose Paralyse setzt den Nachweis auch seelischer Störungen voraus. Liegt eine Paralyse vor, so ist es nicht zweifelhaft, daß der Betroffene strafrechtlich ohne Verantwortung ist. Schwierigkeiten entstehen aber häufig dadurch, daß die Untersuchung bzw. Beobachtung erst in größerem zeitlichen Abstand von der Begehung der Tat erfolgt, oder aber dann, wenn erst nach dem Auftreten grober paralytischer Symptome die Zurechnungsfähigkeit nachträglich für eine strafbare Handlung, die längere Zeit zurückliegt, angezweifelt wird. Hier muß sich der Gutachter auf Zeugenaussagen verlassen; er darf dabei nicht vergessen, wie häufig beginnende seelische Veränderungen der Beobachtung von Laien entgehen und auch von Ärzten falsch beurteilt werden. Wenige sichere und kennzeichnende positive Einzelheiten sind in solchen Fällen von größerem Gewicht als zahlreiche Aussagen, welche einfach seelische Gesundheit behaupten. Sehr wichtig kann in solchen Fällen der *Vergleich handschriftlicher Zeugnisse* sein. Finden sich schon in der fraglichen Zeit die früher fehlenden kennzeichnenden Mängel, Unsauberkeit und Unordentlichkeit, grammatische, stilistische und grobe orthographische Fehler, Auslassungen, Verdoppelungen, so spricht dies für eine schon bestehende paralytische Veränderung. Mißlich ist es stets, etwa allein das Verhalten bei der Tat selbst zur Beurteilung heranzuziehen. Wenn aber auch nur umschrieben scheinende seelische Veränderungen zu den fraglichen Zeiten sonst noch glaubhaft nachgewiesen sind, dann wird man bei dem Wesen der Paralyse von vornherein ohne Bedenken die Zurechnungsfähigkeit bezweifeln bzw. ausschließen. „Die erfahrungsgemäß feststehende Tatsache, daß manche einzelne Symptome längere Zeit dem Auftreten grober psychischer Anomalien vorausgehen können, berechtigt uns, in umgekehrter Richtung zu schließen, daß, wenn heute eine *ausgesprochene* progressive Paralyse vorliegt, wahrscheinlich auch schon seit Monaten krankhafte Momente bei den Entschließungen des Individuums von Einfluß gewesen sind" (HOCHE).

So klar die Sachlage demnach bei einer wohldiagnostizierten Paralyse ist, so schwierig kann die Beurteilung werden, wenn die verschiedenen oben erwähnten Untersuchungsverfahren nicht zu einheitlichen Ergebnissen führen. Ich denke hier insbesondere an die oben kurz gestreifte *Liquorparalyse.* Bei regelmäßiger Kontrolle der Rückenmarksflüssigkeit von Luetikern findet man nicht ganz selten die für Paralytiker charakteristischen Reaktionen bei Menschen, die weder neurologisch noch psychiatrisch nachweisbare Auffälligkeiten zeigen. In solchen Fällen muß man mit der Annahme einer Paralyse sehr zurückhaltend sein. Freilich, wenn sich eine Liquorparalyse gerade bei einem bis dahin tadellosen Mann findet, der zum ersten Male kriminell wird, so wird dies ausreichen, um Zweifel an seiner Zurechnungsfähigkeit zu begründen. Der Nachweis einer Liquorparalyse allein wird dazu aber nicht genügen, wenn die strafbaren

Handlungen nicht so weit aus dem Rahmen der früheren Persönlichkeit herausfallen, daß sie an sich eine seelische Auffälligkeit darstellen.

Vor Schwierigkeiten stellen in strafrechtlicher Beziehung auch die *Remissionen*, d. h. Rückbildungen der *seelischen* Krankheitsbilder zur Norm, wobei neurologische oder serologische Veränderungen bestehen bleiben können. Schon vor Einführung der modernen Behandlungsmethoden gab es solche Remissionen, wenn auch selten. HOCHE stellte sich in der vorigen Auflage dieses Handbuchs auf den Standpunkt, man dürfe die Frage der strafrechtlichen Verantwortlichkeit verneinen, wenn neben organischen Symptomen überhaupt noch geistige Abweichungen vom Normalen vorhanden seien; dies treffe in leichtestem Grade aber auch für die besten Remissionen zu, bei denen etwa labile Stimmung, Reizbarkeit, Ermüdbarkeit, Intoleranz gegen Alkohol u. dgl. zu finden sei. Die Frage der Beurteilung von Paralyseremissionen ist seither so wichtig geworden, weil seit der Einführung der Malariabehandlung Remissionen, ja Heilungen der Paralyse, und zwar nicht nur der seelischen, sondern auch mancher körperlicher Erscheinungen sehr häufig sind. Die Kriminalität der fieberbehandelten Paralytiker ist allerdings gering, vermutlich weil zu den Symptomen auch guter Remissionen gerade ein gewisser Mangel an Antrieb gehört. ALEXANDER und NYSSEN fanden unter 164 malariabehandelten Paralytikern nur einen einzigen Kriminellen. JOSSMANN, der anläßlich eines Referats vor dem Deutschen Verein für Psychiatrie die Schicksale von 1668 behandelten Paralytikern verfolgte, stellte nur in 8 Fällen kriminelle Handlungen fest (Diebstahl, Unterschlagung, Körperverletzung, Sittlichkeitsdelikt). Bei dieser Sachlage ist es, wie KURT SCHNEIDER ausführt, in erster Linie eine *theoretische Frage*, ob man auch gut Remittierenden den Schutz der Strafausschlußbestimmungen zukommen lassen soll oder nicht. Die grundsätzliche Stellungnahme richtet sich naturgemäß nach der Bewertung der Heilung hinsichtlich Qualität und Prognose. Für manche Therapeuten ist es nach K. SCHNEIDER fast eine Prestigefrage, den geheilten Paralytikern als letzten Schmuck auch noch die völlige Zurechnungsfähigkeit anzuhängen. Während ALEXANDER und NYSSEN, BERINGER, GROSS und STRÄUSSLER, SALINGER, ROYAS und SCHÜTZ sich für gelegentliche Annahme völliger Zurechnungsfähigkeit aussprechen, sind BOSTROEM, GORIA, KIHN, CARL SCHNEIDER und KURT SCHNEIDER grundsätzlich der entgegengesetzten Auffassung. Wenn man dennoch gelegentlich die Zurechnungsfähigkeit bejahen will, so wird man mit besonderer Sorgfalt zu prüfen haben, ob nicht vielleicht ein Rezidiv, ein Wiederaufflackern des Prozesses, im Gange ist. CARL SCHNEIDER hat darauf aufmerksam gemacht, daß es bei Remittierenden ganz akute Rückschläge gibt. So können zu hoher Affektspannung führende Vorkommnisse plötzlich eine grobe Leistungsunfähigkeit ans Tageslicht bringen, so vermag Alkoholgenuß eine pathologische Reaktion hervorzurufen, und auch während der Remission bringen körperliche Vorgänge, etwa Schwankungen im Druck der Rückenmarksflüssigkeit, aber auch banale Infektionen mit Temperatursteigerung u. a. mitunter vorübergehende Verschlechterungen des Zustandes mit sich. „Erwägt man dies alles und bedenkt man ferner die Seltenheit völliger Heilungen und die Seltenheit der Delikte bei behandelten Paralytikern überhaupt, so wird man sicher nur in ganz vereinzelten Fällen die Zuerkennung der Zurechnungsfähigkeit ernstlich auch nur *erwägen* dürfen“ (KURT SCHNEIDER). All dies bezieht sich freilich nur auf die klinisch wirklich sicheren Paralysen. Eine andersartige Beurteilung verlangen nämlich unter Umständen Seelenstörungen, die gleichfalls auf dem Boden der Syphilis oder in Kombination mit dieser vorkommen, aber diagnostisch von der Paralyse abzugrenzen sind.

Hierher gehört die *Lues cerebri*, die der syphilitischen Infektion gewöhnlich in kürzerem Zeitabstand folgt als die Paralyse, und vorwiegend auf einer Erkrankung der Hirnhäute bzw. der großen und kleinen Gefäße beruht. Nicht in Betracht kommen differentialdiagnostisch die vorwiegend unter rein neurologischen Symptomen einhergehenden Krankheitsbilder. Dagegen kann die sog. *syphilitische Neurasthenie* des Frühstadiums klinisch den Verdacht auf eine beginnende Paralyse wecken. Die Unterscheidung ist aber hier gewöhnlich schon durch den Liquorbefund und die zeitlichen Verhältnisse gegeben. Auch wegen der geringen Schwere der Krankheitserscheinungen kommt die Beurteilung der Zurechnungsfähigkeit meist nicht in Frage. Dagegen ist forensisch die sog. *syphilitische Pseudoparalyse* der echten Paralyse näherzurücken. Wie diese führt sie zu ausgedehnten Hirnveränderungen, zu organischen Schwächezuständen und in fortgeschrittenen Stadien zur Verblödung, die freilich von der paralytischen sich unterscheidet, ganz abgesehen von gewissen Unterschieden im neurologischen und serologischen Krankheitsbild. Die Hirnlues ruft nämlich in der Regel wie die später zu besprechende Arteriosklerose eine „lacunäre“ Verblödung hervor im Gegensatz zur „globalen“ der Paralyse, d. h. die Veränderungen der Persönlichkeit sind nicht so umfassend und nicht so tiefgreifend wie jene der Paralyse; es handelt sich hier um einzelne Leistungsausfälle und um Hirnherdstörungen, während das Gesamtgefüge der Persönlichkeit noch lange Zeit recht gut erhalten bleiben kann. Die *forensische Beurteilung der Hirnlues* wird den gleichen Richtlinien zu folgen haben wie jene der später zu besprechenden Arteriosklerose, mit der das Krankheitsbild, abgesehen von dem gewöhnlich höheren Lebensalter der Arteriosklerotiker, die größte Ähnlichkeit hat.

Hirnlues kann auch zu *Epilepsie* führen und damit zu Krankheitsbildern, die mit Anfällen und gelegentlichen Dämmerzuständen weitgehend jenen der genuinen (s. Kapitel 13) wie der oben beschriebenen traumatischen Epilepsie gleichen können. Nur der charakteristische Befund im Blut und in der Rückenmarksflüssigkeit sowie bestimmte neurologische Zeichen lassen die luetische Epilepsie klinisch anders einordnen. Forensisch wichtig können gelegentlich Dämmerzustände werden.

Eine klinische Sonderstellung nehmen die Hirnveränderungen auf dem Boden der *angeborenen Syphilis* ein. Schon im Kapitel „Schwachsinn" wurde darauf hingewiesen, daß die Lues als Keimschädigung vielleicht zu Oligophrenie führen kann. Davon zu unterscheiden ist die angeborene Syphilis als solche, die nicht immer mit Störungen der Intelligenz einhergeht. Auf ihrem Boden können sich jedoch, ähnlich wie im Gefolge der erworbenen Syphilis, Spätkrankheiten des Nervensystems entwickeln. Die sog. *juvenile Paralyse*, d. h. die progressive Paralyse auf dem Boden angeborener Syphilis, die hier vor allem zu erwähnen ist, äußert sich meistens in einem einfachen Verblödungsprozeß. Dieser setzt in den Entwicklungsjahren, um das 15. Lebensjahr herum, aber auch schon früher, ein. Die der Paralyse verfallenden Kinder sind vielfach von Jugend auf minderwertig, körperlich und geistig zurückgeblieben. Die Hälfte ist infantil, 4—5 % sind schwachsinnig. Die körperlichen Krankheitszeichen entsprechen denen bei Erwachsenen; sehr häufig sind Anfälle. Daß die juvenile Paralyse strafrechtliche Unzurechnungsfähigkeit bedingt, braucht nicht näher ausgeführt zu werden.

Die *einfachen Schwachsinnsformen* auf dem Boden der Lues unterliegen der gleichen Beurteilung wie dem Grade nach gleiche Intelligenzstörungen anderer Ursache. Erwähnung verdienen vielleicht noch der Psychopathie ähnliche Persönlichkeitsmängel, die gelegentlich auf dem Boden angeborener Lues beobachtet werden, und die nach den ähnlichen Erfahrungen bei der Encephalitisepidemie als Ausdruck organischer Hirnschädigungen betrachtet werden dürfen. Man wird ihnen eine strafausschließende Bedeutung zumessen, wenn ein luetischer Krankheits*vorgang* ursächlich nachgewiesen ist.

Mord, Körperverletzung, progressive Paralyse. (Beobachtung von Hoche, 1. Aufl. des Handbuches.)

Am 8. März 1908 wurde auf dem Schloßberg in F. ein Mädchen erschossen, welches dort mit einem Soldaten spazieren ging. Der Täter gab von hinten ohne vorausgehenden Wortwechsel 6 Schüsse ab, von denen 3 das Mädchen tödlich trafen, einer ihrem Begleiter den Oberschenkel durchbohrte. Der Täter floh, wurde aber sehr bald eingeholt und festgenommen. Es ergab sich durch Konfrontierung, daß derselbe, der 37jährige M., einige Stunden zuvor in einer anderen Waldgegend einen 71jährigen Landwirt ebenfalls ohne Streit und ohne erkennbares Motiv von hinten durch mehrere Revolverschüsse verwundet hatte, und daß er 2 Tage zuvor ebenfalls in der Nähe von F. auf Passanten, ohne Schaden anzurichten, geschossen hatte. Während der Voruntersuchung ergaben sich Zweifel an der geistigen Intaktheit des M., die seine Einweisung in die Klinik zur Begutachtung veranlaßten. Aus den Akten stellte sich über die Vorgeschichte folgendes heraus: M. hat früher ein Geschäft gehabt, das in den letzten Jahren vielleicht durch seine, vielleicht auch durch die Schuld seines Kompagnons stark zurückgegangen war. Er hat dann über häufigen Stellenwechsel geklagt, fiel auf durch renommistische Behauptungen über seine Frau, nahm an körperlichem Gewicht ab. Mehrfach ist ihm wegen eigentümlicher Gewohnheiten in seiner Lebensführung (Kochen im Zimmer u. dgl.) die Wohnung gekündigt worden.

Von dem Schießen auf Passanten, 2 Tage vor der tödlichen Szene, und von der Verletzung des alten Mannes will M. angeblich nichts wissen. Das Schießen auf das Mädchen und den Soldaten gibt er zu, ohne aber ein plausibles Motiv dafür anführen zu können. Er behauptete, auf dem Berge auf einer Bank gesessen und in einer Zeitung gerade von der Ermordung der Draga Maschin gelesen zu haben, als das Mädchen mit seinem Begleiter vorbei kam. Es besteht in bezug auf seine strafbaren Handlungen bei ihm keine Spur eines Affektes; in gleichgültigem Tone sagt er: „Ja, ich soll auf dem Schloßberg ein Mädchen verschossen haben.“ Auch durch Vorhaltungen ist bei ihm in bezug auf seine Tat keinerlei Gemütsbewegung, nicht einmal irgendein Interesse zu erwecken, welches vielmehr ganz in Anspruch genommen ist durch seine Beschwerden über die schlechte Kost in einer seiner letzten Dienststellungen. Sein ganzes Wesen ist außerordentlich stumpf und gleichgültig, sein Gedächtnis so mangelhaft, daß er weder seinen Geburtstag noch sein Geburtsjahr, noch den Namen seines Kindes anzugeben vermag; ebenfalls ist die Merkfähigkeit stark herabgesetzt. Mit Zahlen zu operieren vermag er kaum mehr. Sein Urteil ist äußerst mangelhaft, er ist überhaupt kaum mehr imstande, bei den an ihn gerichteten Fragen den Sinn richtig aufzufassen. In körperlicher Beziehung ist hervorzuheben, daß eine Differenz in der Weite der Pupillen besteht, und daß die linke eine sehr abgeschwächte Lichtreaktion aufweist. Die Punktion der cerebrospinalen Flüssigkeit ergibt eine außerordentliche starke Vermehrung der zelligen Elemente. In Anbetracht des psychischen und des körperlichen Befundes zusammen mit der Entwicklung der Krankheitserscheinungen kann gar kein Zweifel daran bestehen, daß es sich um einen vorgeschrittenen Fall von progressiver Paralyse handelt: Einstellung des Verfahrens.

IV. Encephalitis epidemica.

Die epidemische Encephalitis, erst seit den Kriegsjahren bekannt, hat der Neurologie und Psychiatrie eine Fülle von neuen Anregungen gegeben und Probleme aufgeworfen, die zum Teil auch für die forensische Psychiatrie von grundlegender Bedeutung sind. Die ersten Fälle des Leidens wurden 1917 durch eine Arbeit von Economo bekannt. Vereinzelte Erkrankungen sind schon 1915 in Rumänien (Urechia) und im Winter 1915/16 in Frankreich (Cruchet) beobachtet worden. Die Wiener Fälle zeigten als Hauptsymptom eine lang anhaltende Schlafsucht, nach der die Krankheit „Encephalitis lethargica“ genannt wurde. Da sich später herausstellte, daß die Schlafsucht kein notwendiges Symptom darstellt, bürgerte sich allmählich die Bezeichnung „Encephalitis epidemica“ ein. Heute spricht man auch von „Economoscher Krankheit“.

Nach dem wohlbekannten anatomischen Befund ist die Encephalitis ein Entzündungsprozeß, der sich hauptsächlich im Hirnstamm abspielt. Der Krankheitserreger ist noch nicht bekannt, und wir wissen auch sonst nichts Bestimmtes über die Entstehung des Leidens. Hervorgehoben werden soll nur, weil diese Frage den Gutachter häufig beschäftigt, daß die ursächlichen Beziehungen zur Grippe recht fragwürdig sind. Behauptet wurden sie zunächst wegen des nahen zeitlichen Zusammentreffens der Grippe- mit der Encephalitisepidemie, das auch zu dem irreführenden populären Namen „*Hirngrippe*“ Anlaß gegeben hat.

Wie erwähnt, stand bei den zuerst beschriebenen Fällen eine *Schlafsucht* im Vordergrund. *Störungen des Schlafes* sind aber überhaupt sehr häufig und kennzeichnend. Dabei handelt es sich bald um lang anhaltende, über Wochen, ja Monate sich hinziehende Schlafzustände, bald um kürzer dauernde Lethargien, in seltenen Fällen sogar nur um ganz kurzdauernde Schlafanwandlungen oder Schlafanfälle. Bei einer anderen Gruppe von Kranken wird an Stelle der Schlafsucht *Schlaflosigkeit* beobachtet, die gelegentlich auch eine vorher vorhandene Schlafneigung ablöst. Schließlich kann es auch zur *Schlafverschiebung* kommen, d. h. zu einer Veränderung des Schlaf-Wach-Rhythmus in dem Sinne, daß die Kranken tagsüber schlafen und mit Einbruch der Nacht erwachen und unruhig werden. Zu den Schlafstörungen gesellen sich regelmäßig Störungen der Augenbewegungen, meist kenntlich an Doppelbildern, häufig auch an einem Herabhängen der Augenlider. Diese Symptomenkombination ist durch die nahe Nachbarschaft der Schlafsteuerungs- mit den Augenbewegungszentren im Hirn zu erklären. In den späteren Epidemien äußerte sich die Encephalitis in verschiedenen Varianten, von denen nächst der eben geschilderten „hypersomnisch ophthalmoplegischen" Form am besten bekannt ihr Gegenstück, die „hyperkinetisch-amyostatische" Form, ist. Diese äußert sich besonders gern in ausgebreiteten choreiformen (veitstanzähnlichen) Zuckungen, häufig auch in Zuständen allgemeiner zielloser Bewegungsunruhe, in Muskelwogen, massenhaft auftretendem Singultus (Schluckauf) und anderen Unruheerscheinungen.

Bei den beiden kurz skizzierten Gruppen stehen *psychische Erscheinungen* nicht im Vordergrund des Krankheitsbildes, wenn sie auch nicht fehlen. Für die schlafsüchtigen Formen ist es zwar charakteristisch, daß die Kranken, sobald sie geweckt werden, vollkommen bei Bewußtsein, klar, geordnet und intellektuell leistungsfähig sind. In einem schnellen Nachlassen ihrer Aufmerksamkeit, in ausgeprägter Ermüdbarkeit, Neigung zu traumhaften Bewußtseinserlebnissen und gelegentlich in Verstimmungen zeigt sich aber auch bei ihnen eine Beeinträchtigung des Seelenlebens. Besonders auffällig ist die allgemeine Verlangsamung und die Abnahme der Willensantriebe in jenen Fällen, die als „Pseudo-Schlafzustände" beschrieben worden sind, Zustände, in denen die Kranken bewegungslos wie im Schlaf daliegen, während sie doch genau merken, was um sie herum vorgeht. Die hyperkinetischen Kranken und auch schon jene, die nur unter Schlaflosigkeit leiden, klagen nicht selten über innere Unruhe, über körperliche Mißempfindungen und einen Bewegungsdrang, der sich häufig in Verlegenheitsbewegungen oder auch in Herumwälzen, Umhergehen, Herumarbeiten mit dem Bettzeug u. a. äußert. Besonders ausgeprägt sind die Unruhezustände bei den mit Schlaflosigkeit einhergehenden Erkrankungsfällen Jugendlicher. Wenn solche Kinder am Abend zu Bett gebracht werden sollen, fangen sie an zu grimassieren, zu schnüffeln, zu kratzen, zu schnaufen, sie rücken an ihrem Bett umher, reißen die Kissen heraus, sprechen viel und häufig unter

Wiederholung stets der gleichen leeren Redensarten usw. Gelegentlich äußern sie Angst.

Außer diesen Krankheitsbildern, bei denen die seelische Symptomatologie die zweite Stelle einnimmt, gibt es eine größere Gruppe akuter Encephalitisfälle, die unter dem Bilde *echter Psychosen* beginnen bzw. verlaufen. Zum Teil handelt es sich dabei um sog. symptomatische Psychosen, wie sie ähnlich als Ausdruck jeder schwereren körperlichen Krankheit auftreten können. Zum Teil haben die Bilder aber auch ein charakteristischeres Gepräge. Die Schlafzustände gehen mitunter in Delirien über, d. h. in Zustände veränderten Bewußtseins, in denen die Kranken örtlich und zeitlich desorientiert sind, Störungen der Auffassung, der Aufmerksamkeit, der Merkfähigkeit darbieten und traumhafte, szenenhafte Erlebnisse haben. Nicht selten wurden bei Encephalitikern sog. Beschäftigungsdelirien beobachtet, in denen die Kranken meinen, in ihrer gewohnten beruflichen Umgebung zu sein, und ihrer Berufstätigkeit nachzugehen suchen. Die Widersprüche zwischen dem Inhalt der Delirien und der tatsächlichen Umgebung werden auffällig kritiklos hingenommen. Die Kranken sind leicht bei der Hand, sie durch freie Einfälle zu überbrücken, und zeigen sich auffällig suggestibel. Zum Bilde des Deliriums gehören auch Sinnestäuschungen, meist auf optischem Gebiete, die bei der Encephalitis nur selten einen ängstlichen Inhalt haben. Oft lassen auch diese sich suggestiv erzeugen und beeinflussen. Bei den hyperkinetischen Formen pflegt das psychische Bild der Delirien bewegter zu sein. Die Sinnestäuschungen sind vielfältiger, der Gedankengang und die Orientierung sind stärker gestört. Von anderen seelischen Zustandsbildern im akuten Stadium der Encephalitis erwähnt RUNGE apathisch-dumpfe, ferner manische und depressive Syndrome. Dabei handelt es sich im allgemeinen nicht um echte Verstimmungszustände im Sinne der weiter unten zu besprechenden sog. endogenen Psychosen, sondern mehr um euphorische oder depressive Färbungen „exogener“ Grundzustände. Stellen sich seelische Veränderungen vor dem Auftreten der kennzeichnenden neurologischen Symptome ein, so können erhebliche diagnostische Schwierigkeiten erwachsen. Auf eine Reihe von selteneren, meist nur aus vereinzelten kasuistischen Mitteilungen bekannten Zustandsbildern braucht hier nur kurz hingewiesen zu werden, vor allem auf die schizophrenieähnlichen Psychosen. Zu diesen gehören mit Sinnestäuschungen und Wahnideen einhergehende Krankheitsbilder mit gering ausgeprägter Bewußtseinstrübung, aber auch Persönlichkeitsveränderungen in der Richtung einer spezifischen Bereitschaft zur Wahnbildung, so daß auf dem Boden der veränderten Persönlichkeit mehr oder minder systematisierte Wahngebäude zustande kommen können.

Mit dem Abklingen der akuten Encephalitis kann Genesung eintreten; für zahlreiche Kranke ist das Krankheitsgeschehen damit aber nicht beendet. Auch dort freilich, wo es zu dem gefürchtetsten Folgezustand, dem *postencephalitischen Parkinsonismus* kommt, schließt sich an das akute Stadium meist ein Zeitraum an, in dem die Betroffenen fast frei von Krankheitserscheinungen sind. Bei näherem Nachforschen erfährt man jedoch nachträglich, daß sie gewisse Beschwerden gehabt und auch objektiv leichte Veränderungen dargeboten haben, Kopfschmerzen, Unruhe, leichte Schlafstörungen, gesteigerte Reizbarkeit und Erregbarkeit, Ermüdbarkeit und Konzentrationsstörungen, kurz, einen Symptomenkomplex, den man als *neurasthenisch* zu bezeichnen gewohnt ist. Man spricht infolgedessen von einem pseudo-neurasthenischen Zwischenstadium. Daraus entwickelt sich gewöhnlich schleichend innerhalb von 1—2 Jahren, manchmal in noch größerem Zeitabstand, ein eigenartiges neurologisches Zustandsbild, das im wesentlichen durch Zunahme der unwillkürlichen Muskelspannung sowie durch Verarmung der Mimik und aller anderen automatischen, unwillkürlichen Mitbewegungen gekennzeichnet ist. Dazu tritt in einem großen Teil der Fälle Zittern der Glieder. Dieser in ausgeprägten Fällen unverkennbare Zustand, der sich auch dem Laien durch den leeren Ausdruck des salbenglänzenden Gesichts, den halboffenen Mund, dem häufig Speichel entfließt, und durch die steife Motorik aufdrängt, ist von großer sozialer Bedeutung, weil er meist unheilbar ist, ohne doch das Leben zu bedrohen. Auf seelischem Gebiete kommt es dabei häufig zur *Verlangsamung und Erschwerung aller Leistungen* (Bradyphrenie), nicht aber zu tiefergreifenden Intelligenzstörungen, die durch den Gesichtsausdruck und die Bewegungsarmut der Kranken nur vorgetäuscht werden. Die häufigen Verstimmungen mögen zum Teil normalpsychologische Reaktionen auf das schwere körperliche Leiden darstellen, in der Regel aber haben sie einen physiogenen Anstrich, und sie können sogar das Gepräge endogener Melancholien mit Angst und Selbstvorwürfen, Insuffizienzgefühlen und Selbstmordneigung annehmen. Immer steht im Vordergrund ein *Mangel an Antrieb*, der nach den Untersuchungen von HAUPTMANN zum Teil echt ist, d. h. einer Verödung der Willensfunktionen entspricht, zum Teil aber dadurch vorgetäuscht ist, daß das Wollen gewissermaßen in den motorischen Schwierigkeiten erstickt. Nicht selten sind Störungen des Affektlebens, nicht nur des Affektausdrucks. Manche Encephalitiker sind affektiv erhöht ansprechbar, erregbar; auch bei Kranken, deren Erregbarkeit sich für gewöhnlich hinter ihrer Maske verbirgt, können affektive Spannungen plötzlich die schwersten motorischen Hemmungen durchbrechen und zu jähen Entladungen führen. Andere Kranke zeigen eine ausgeprägte *Gemütsabstumpfung*. Auch Persönlichkeitsveränderungen im Sinne des Paranoischen, des Mißtrauischen, des Hypochondrischen kommen vor, und schließlich sieht man vereinzelt Zwangserscheinungen, Zwangshandlungen wie Zwangsgedanken. Interessant, aber recht selten sind die mit Blickkrämpfen (Schauanfällen) einhergehenden Zwangsgedanken, „Gedankenkrämpfe“.

Besonders wichtig sind die im Gefolge der Encephalitis auftretenden *seelischen Veränderungen der Jugendlichen.* Schon oben wurden die eigenartigen Unruheerscheinungen des Kindesalters erwähnt, die der akuten Krankheit angehören. Mit deren Abklingen kann es dann zu Störungen kommen, die man kurz mit dem Schlagwort „*psychopathieähnlich*" zu belegen pflegt und die tatsächlich im Querschnitt von konstitutionellen Psychopathien manchmal nicht zu unterscheiden sind. Gerade diese Erfahrungen geben zu der grundsätzlich wichtigen Frage Anlaß, ob und inwieweit den konstitutionellen Psychopathien organische Hirnveränderungen zugrunde liegen können.

Das Grundsymptom dieser Störungen pflegt ein ungehemmter innerer *Drang* zu sein, d. h. „eine ziel- und richtungslose Entladungstendenz, die sich als unlustvolle Unruhe und Spannung darstellt und sich erst in ihrer Auswirkung, ihrer Betätigung am Objekt oder einer Interferenz mit gerichteten intentionalen Akten zu einer inhaltlich bestimmten Handlung gestaltet" (THIELE). Unstetheit der Aufmerksamkeit und übermäßiges Gefangenwerden von äußeren Eindrücken sind wohl nur Ausdruck des Drangzustandes. Dazu kommen affektive Störungen, und zwar ist die Stimmungslage meist gehoben, heiter, unbekümmert, ganz ähnlich wie bei der Manie; es kann aber auch eine mehr reizbare, verdrossene, nörglerische Verstimmung oder auch Stumpfheit, Gleichgültigkeit, Interesselosigkeit vorherrschen. Besonders die manisch gestimmten Kinder verlieren Respekt, Scheu und Scham, und ihre Aufdringlichkeit und Klebrigkeit haben ein ganz kennzeichnendes Gepräge. Sie drängen sich daheim, aber auch in der ihnen fremden Umgebung etwa einer Krankenabteilung an jeden Erwachsenen mit ihren Mitteilungen und Liebkosungen heran, sie laufen jedem nach und werden mit ihren unaufhörlichen Fragen und Neckereien außerordentlich lästig. Bei älteren Jugendlichen und jüngeren Erwachsenen zeigt sich die gleiche Veränderung häufig in einer eigenartigen distanzlosen und hartnäckigen Zudringlichkeit und in unablässigen, immer neuen Wünschen, die bei jeder passenden und unpassenden Gelegenheit vorgebracht werden. In manchen Fällen kommt es zu ausgesprocheneren *Gewaltakten.* Die Kranken zerreißen und zerstören Spielzeug und Gebrauchsgegenstände, die ihnen in die Hände kommen, sie quälen Tiere mit unkindlicher, ja geradezu sadistischer Grausamkeit. An eine echte sadistische Haltung kann man um so eher denken, als auch andere sexuelle Regungen nicht ganz selten vorzeitig auftreten und zu hemmungsloser Betätigung führen. Intelligenzdefekte fehlen oder treten doch weitgehend zurück. Die Ähnlichkeit dieser Persönlichkeitswandlungen mit dem Bilde der gesellschaftsfeindlichen antisozialen Psychopathen ist also sehr groß. Aber es darf wirklich nur von einer Ähnlichkeit gesprochen werden. In geeigneten Fällen läßt sich nämlich zeigen, daß die Störungen nicht im Kern der Persönlichkeit, sondern weiter peripher liegen. Es handelt sich nicht um wirkliche Störungen des Charakters, sondern um eine Abänderung des „Verhaltens" (conduite). Nicht die moralischen Intentionen und sozialen Tendenzen sind in ihrem Bestande geschädigt (le fond est resté bon), die Störung betrifft nicht die „Zentralgewalt", sondern die „Exekutive". Darin besteht der Unterschied gegenüber den Charakterschäden der Degenerierten, der „aveugles moraux".

Die *forensische Bedeutung* der Encephalitis liegt mehr im *Grundsätzlichen* als in der Häufigkeit der durch sie hervorgerufenen kriminogenen Persönlichkeitsveränderungen. Immerhin haben einzelne Autoren größere Reihen eigener Beobachtungen zusammenstellen können. So berichtet WIMMER über 34 encephalitische Kriminelle, unter denen sich 17 Eigentumsverbrecher befinden. STIEFLER stellt aus seiner eigenen Beobachtung 14 Fälle zusammen, und auch STERN verfügt über eine größere Anzahl eigener Erfahrungen. Nächst den Eigentumsverbrechen spielen Sittlichkeitsdelikte eine gewisse Rolle.

Bei der zunehmenden Geneigtheit, Straffällige, die über nervöse Symptome klagen, dem Psychiater zuzuführen, kommen gelegentlich Encephalitiker zur Begutachtung, die nicht oder nur in geringem Maße seelisch auffällig sind. Die für die Paralyse geltende Lehrmeinung, daß der Nachweis des Hirnprozesses als solchen zugleich eine Verneinung der strafrechtlichen Zurechnungsfähigkeit bedeutet, gilt nicht für Hirnprozesse, deren psychische Symptomatologie häufig zurücktritt hinter der neurologischen, wie dies zum Beispiel bei der später zu besprechenden Arteriosklerose der Fall ist. Ist man aber hier geneigt, neben den Herdstörungen auch allgemeinere Altersvorgänge vorauszusetzen und bei der Beurteilung der Zurechnungsfähigkeit zu berücksichtigen, so steht bei der Encephalitis die neurologische Betrachtungsweise ganz im Vordergrund. Praktisch sind die Schwierigkeiten deswegen nicht häufig, weil Kranke mit schwerem Parkinsonismus ja nicht straffällig zu werden pflegen. Zeigt ein Straffälliger aber nur leichtere motorische Symptome, so steht der Gutachter vor der grundsätzlich wichtigen Frage, ob der Hirnprozeß als solcher von Schuld und Strafe frei macht oder ob jeweils *Art und Grad der Persönlichkeitsveränderung* zu berücksichtigen sind. Für die Encephalitis wird von den meisten Gutachtern der letzterwähnte Standpunkt eingenommen. Infolgedessen bedarf es in jedem Fall und bei jeder Tat einer genauen Untersuchung, welche Veränderungen die Persönlichkeit während des Krankheitsprozesses durchgemacht hat, und welche Bedeutung die fragliche Wandlung gerade für die kriminelle Handlung gehabt haben kann. Anders gewendet wird also zu fragen sein, *ob die Tat der prämorbiden Persönlichkeit angemessen ist oder nicht.*

Nur in seltenen Fällen führt schon die seelische Veränderung während der *akuten Erkrankung* zu Konflikten mit dem Strafgesetz. So sind etwa beschrieben worden Störungen der öffentlichen Ruhe, Konflikte mit den

Wachorganen, Gewalttätigkeiten, Diebstähle, Verleumdungen (BRIAND. PETIT, CHAVEGNY und CELMA, FRIBOURG-BLANC, zit. nach STIEFLER). Zwei von STIEFLERS selbst beobachteten Kranken wurden in initialen Delirien, die zunächst als Alkoholdelirien verkannt wurden, kriminell und kamen deshalb in Beobachtung.

Fall 1. 21jähriger Werkmann verließ eigenmächtig den Dienst, strolchte herum, beging Zechprellerei, beschädigte eine Geschäftsauslage, entwendete daselbst mehrere Kücheneinrichtungsgegenstände, zerstörte sie, kam in den Polizeiarrest, wo er zu toben anfing und als „simulationsverdächtig" der Beobachtungsabteilung überstellt wurde. Zustandsbild von manischer Verwirrtheit mit Pupillenstörungen als initiales Syndrom einer später typischen Encephalitis lethargica.

Fall 2. 45jähriger Kaufmann fiel schon seit einigen Tagen durch große Reizbarkeit. ständige Unruhe auf, kam im Gasthaus mit den Gästen in Streit, ging gewalttätig gegen Wirt und Polizeibeamte vor, verletzte sie; laut polizeiärztlichem Befunde mit Verdacht auf Delirium der psychiatrischen Abteilung überstellt. Anamnestisch sehr mäßiger Potus. Typisches Beschäftigungsdelir: Zeitlich, örtlich desorientiert, verkennt die Personen, glaubt sich in einem Geschäft zu befinden, bald heitere, bald ängstliche Verstimmung. Übergang in einen schweren somnolent-ophthalmoplegischen Zustand.

Forensisch viel bedeutsamer sind die *Spät- und Folgezustände* der Encephalitis. Vor allem läßt die *Enthemmung des Geschlechtstriebes*, die häufig mit Herabsetzung der Potenz und Abdrängung der normalen Triebrichtung in Perversionen verknüpft ist, viele Kranke straffällig werden. Betroffen sind am häufigsten Kinder und Jugendliche, von denen noch eigens gesprochen werden soll. Sexualdelikte kommen aber auch bei Erwachsenen vor, die zum Teil schon jung erkrankt sind, aber erst nach langen Jahren dem Staatsanwalt zugeführt werden. STIEFLER verfügt über eine ganze Reihe von solchen Beobachtungen. Erwähnt sei ein 39jähriger, erblich schwer belasteter Mann, der 1920 eine typische Encephalitis durchmachte und 1929 wegen Schändung eines 8jährigen Buben, den er zur Fellatio verleitete, angeklagt wurde. Das Gericht sah die Encephalitis nur als Strafmilderungsgrund an. Ebenso wurde ein 52jähriger Mann, der im Gefolge einer Encephalitis bei allgemeiner Arteriosklerose über sexuelle Übererregbarkeit bei erloschener Potenz klagte, wegen Exhibitionismus bedingt verurteilt. Ein 50jähriger Postbeamter, der 5 Jahre nach der akuten Encephalitis an einem paranoid-halluzinatorischen Zustandsbild erkrankt war, eilte in die Kirche, versuchte die Kanzel zu besteigen und zu predigen, betete und schimpfte und wurde deshalb wegen Religionsstörung verhaftet. In diesem Falle wurde das Strafverfahren eingestellt. Aus ähnlichen krankhaften Persönlichkeitsveränderungen heraus können auch Verbrechen gegen Leib und Leben geplant und ausgeführt werden. Unterschiede gegenüber anderen, mit Verfolgungsideen einhergehenden Erkrankungen bestehen hier nicht. Dagegen verdient eine Sonderstellung der von LANGEN veröffentlichte Fall. Ein 24jähriger Chauffeur erwürgt auf offener Landstraße einen 15jährigen Knaben. Der Mörder lebte seit 3 Jahren in zunehmender parkinsonistischer Erstarrung. Gelegentlich hatte seine Frau zu ihm geäußert, er müsse sich einmal tüchtig erschrecken, um zu genesen. Daraufhin will der Kranke die Tat vorsätzlich begangen haben, weil er von der Schockwirkung Heilung erhoffte. Als diese ausgeblieben sei, habe er unter zunehmenden Gewissensbissen gelitten und sich deshalb selbst gestellt. Der Gutachter verneinte wegen der nachweisbaren encephalitischen Charakterveränderung die strafrechtliche Verantwortlichkeit. Ein Encephalitiskranker von JULIUS ging wiederholt mit dem Messer gegen seine Frau und seine Tochter los, verletzte sie auch gelegentlich. Schließlich würgte er seine Schwägerin und versuchte sie zu ertränken. Er haßte sie, aber er meinte, „daß er, wenn er ihr nicht zufällig begegnet wäre, gar nicht an einen Mord gedacht hätte".

Am eingehendsten analysiert ist ein von STERTZ veröffentlichter Fall von Kindesmord nach sexueller Schändung. Der von ihm beobachtete Kranke, dessen Encephalitis zur Zeit der Begutachtung auf neurologischem Gebiete in amyostatischen Bewegungsstörungen nachweisbar war, hatte nach der Erkrankung beruflich versagt und den Anschluß an seine früheren Fortbildungsmöglichkeiten nicht mehr gefunden. Später stellten sich Triebanomalien ein, die ihn schon mehrere Jahre vor der in Rede stehenden Tat straffällig werden ließen. Die Ehe besserte seinen Zustand zunächst. Später gab es Schwierigkeiten. In einer Eifersuchtsanwandlung unter der Wirkung von Alkohol kam es dann zu dem Verbrechen. Die letzte Ursache für das Verhalten des Kranken sieht STERTZ in einer Senkung des Persönlichkeitsniveaus, in einem Mangel an Ausdauer und geistiger Elastizität. Natürlich, hebt der Gutachter hervor, ist die frühere gesunde Persönlichkeit nicht in jeder Beziehung verändert. Der Täter war noch nach der Erkrankung in der Lage, seine wesentlichsten geschäftlichen Angelegenheiten zu erledigen, aber gerade im Vergleich zu seiner prämorbiden Persönlichkeit zeigte er sich als schwer verändert und wurde nun durch äußere Umstände in einen geradezu steuerungslosen Zustand gebracht. Dazu kommt die Wirkung von Alkohol und eine affektive Spannung, die sich zum Teil auf dem Boden sexueller Störungen entwickelt hatte; die letzteren aber waren unter der Wirkung der encephalitischen Veränderung neu hervorgetreten. Gerade weil sich nachweisen ließ, daß die Tat eine persönlichkeitsfremde war, schloß STERTZ die strafrechtliche Verantwortlichkeit aus.

Wie Encephalitiker von Laien verkannt werden können, oder besser, nach Ansicht eines Nichtmediziners verkannt werden *könnten,* geht aus einem Aufsatz von v. HENTIG hervor.

Die Kriminalität der *jugendlichen Encephalitiker* hat durch die gerade bei ihnen so ausgeprägten Charakterveränderungen ihre eigentümliche Note. THIELE hält sie zahlenmäßig für nicht bedeutend, da er unter den jugendlichen Kriminellen, die ihm innerhalb von 5 Jahren vom Jugendgericht zur Begutachtung zugingen, nicht einen einzigen Encephalitiker zu sehen bekam. Allerdings dürften im allgemeinen die leichten Delikte, triebhaftes Stehlen, Beschädigung und Zerstörung fremden Eigentums, Tierquälerei, gerade bei Kindern nicht vor dem Strafrichter ihre Erledigung finden. Anders ist es mit den *Sexualdelikten*, die stets ernster genommen werden. Wohl deshalb scheinen diese Delikte — Erregung öffentlichen Ärgernisses durch Exhibieren bis zur Notzucht — besonders häufig zu sein.

Stiefler hat eine Reihe derartiger Vergehen von Jugendlichen, die sich in der Pubertät und in der Spätpubertät befanden, beschrieben. Zu Triebstörungen kommt es offenbar besonders dann, wenn die Encephalitis in die Entwicklungsjahre fällt; die Delikte werden häufig erst viel später begangen.

Thiele, der zeigen konnte, daß die Prognose der Charakterveränderungen jugendlicher Encephalitiker bei weitem nicht so schlecht ist, wie ursprünglich angenommen wurde, hat hervorgehoben, daß die Charakterveränderungen an sich und allein die Exkulpierung im Sinne des § 3 JGG. nicht begründen können. Läßt sich nachweisen, daß der eigentliche Krankheitsprozeß abgeklungen ist, so richtet Thiele sich nach dem Grade der zurückgebliebenen Veränderung, d. h. er beurteilt die Kranken wie konstitutionelle Psychopathen oder Defektgeheilte. So hat er etwa keine Bedenken getragen, einen postencephalitisch veränderten 20jährigen Mann für strafrechtlich verantwortlich zu erklären, obgleich er ihn selbst als postencephalitischen Pseudopsychopathen auffaßte und als Zeichen der Krankheit noch eine Pupillendifferenz nachweisen konnte. Wenn er sich dabei auf den Standpunkt stellt, „daß wir es letzten Endes überall mit einer Frage der Erheblichkeit, nicht der Genese der Störung zu tun haben", so wird man ihm dabei nur sehr bedingt beipflichten können. Im Zweifelsfalle wird man unseres Erachtens der durch einen organischen Hirnprozeß hervorgerufenen Persönlichkeitsveränderung strafrechtlich eine ernstere Bedeutung beizumessen haben als einer dem Grade nach gleich schweren konstitutionellen Psychopathie. Dem geborenen Psychopathen stehen von vornherein, sein Leben lang, Erziehungs- und Angleichungsmöglichkeiten zur Verfügung, sein subjektiver Lebensraum steht von je unter dem Einfluß seiner Art, während der krankhaft Veränderte zu völlig neuen Anpassungsleistungen gezwungen ist. In den Jahren, die seiner akuten Krankheit folgen, wird er deshalb besondere Rücksicht verdienen.

V. Psychische Störungen des höheren Lebensalters und bei Hirnkrankheiten.

„Das Greisenalter ist durch keine zeitlich scharfe Grenze von dem vorausgehenden Lebensabschnitt getrennt ... Diejenigen körperlichen Veränderungen, die nach Überschreiten der Lebenshöhe eintreten und als Rückbildungsvorgänge bezeichnet werden, ergeben bei starker Ausbildung den körperlich greisenhaften Habitus, der sich aus Schwund des Fettpolsters, Welkwerden der Haut, Veränderungen an den Augen, an Knochen und Gelenken mit dem Erfolg der gebeugten Haltung, der steifen Bewegungen usw. zusammensetzt. Wesentlicher als diese Vorgänge sind für die geistige Verfassung der senil werdenden Individuen die Zustandsänderungen an den arteriellen Blutgefäßen ..."

Der Grundgedanke dieser Worte Hoches, die der vorigen Auflage entstammen, entspricht in seiner Einfachheit nicht mehr der heutigen psychiatrischen Schulmeinung, wie schon aus dem Einteilungsschema hervorgeht. Insbesondere die Unterteilung der seelischen Störungen des höheren Lebensalters in solche *arteriosklerotischer*, d. h. gefäßbedingter Art, und andere von *senilem* Gepräge hat sich ganz allgemein durchgesetzt. Sie hat mannigfache praktische und unter diesen auch forensische Folgen. Gerade bei der Hirnarteriosklerose handelt es sich mehr um eine Gehirn-, als um eine Geisteskrankheit (Alzheimer), und sie führt infolgedessen mitten hinein in spezifische Probleme der forensischen Psychiatrie.

Klinisch unterscheiden sich die arteriosklerotischen Erkrankungen von den später zu besprechenden senilen schon dadurch, daß sie gewöhnlich in einem viel *früheren Lebensalter* auftreten. Die Blutgefäße des menschlichen Körpers gehören zu jenen Organen, an denen zu allererst Abnutzungserscheinungen deutlich werden. Sektionen von Gefallenen im Weltkrieg haben in einem unerwartet hohen Prozentsatz schon bei jugendlichen Individuen arteriosklerotische Gefäßveränderungen ergeben. Es geht hier nicht an, die Lehre von der Arteriosklerose und ihren Beziehungen zur *Steigerung des arteriellen Blutdrucks* im einzelnen auseinanderzusetzen. Wenige Worte müssen genügen. Gerade in der letzten Zeit hat die innere Medizin dargetan, daß die beiden häufig miteinander vergesellschafteten Symptomenkomplexe tatsächlich eine gewisse Selbständigkeit haben. Diese Erkenntnis ist auch psychiatrisch nicht ohne Bedeutung. Meinte noch 1929 Thiele, daß „grundsätzlich vielleicht alle Störungen, die man der Arteriosklerose zuzuschreiben pflegt, auch durch die Hypertonie zustande gebracht werden können", vertrat noch kürzlich Stern den Standpunkt, daß der Hypertonie „relativ wenig neurologisch oder psychiatrisch interessante Eigentümlichkeit zukäme", so ist es in der letzten Zeit Krapf gelungen, eine Reihe von cerebralen Störungen herauszustellen, die für Hypertoniker kennzeichnend sind. Besonders Psychosen vom exogenen Reaktionstyp scheinen ihnen eigentümlich zu sein. Allerdings sind nicht die Zustandsbilder als solche kennzeichnend für die Hypertonie; vielmehr scheint die Besonderheit der hypertonischen Psychosen in ihrem anfallsartigen Charakter zu liegen. Sie kommen plötzlich, oft aus voller Gesundheit heraus, dauern kurz und können ebenso rasch verschwinden, wie sie gekommen sind. In einem beträchtlichen Prozentsatz der Fälle führen sie allerdings zum Tode, offenbar infolge plötzlichen Versagens des Kreislaufs (KRAPF). Arteriosklerose und Hypertonie sind in ihren Grundzügen offenbar beide *konstitutionell* bedingt. Die Erblage spricht dafür, daß eine engere Verwandtschaft zwischen diesen Leiden, der Fettsucht, der Zuckerkrankheit, der Gicht und dem manisch-depressiven Irresein besteht. Die verschiedenen Versuche, die Persönlichkeiten der Disponierten zu umschreiben, haben allerdings bisher wenig Übereinstimmung gebracht. Nach CRAMER sind es die Kraftnaturen, die auch an reichlichen Vergnügungen der verschiedensten Art teilnehmen, nach HERZ die ernst angelegten Pflichtmenschen, nach WEBER meist Kopfarbeiter, nach THEIH aber meist jugendliche Schlemmer, nach FERENCZI die Entbehrenden und Schwerarbeitenden, nach BINSWANGER schwach befähigte Naturen, die stets etwas Unfertiges haben oder, wie er an anderer Stelle sagt, pathologisch veranlagte, mißtrauische Menschen, mitunter mit einigen paranoischen Zügen, nach JULIUS BAUER vor allem die Jähzornigen, die leicht aufbrausen und in häufig wiederkehrenden Zornausbrüchen ihre Gefäßwände starken Druckschwankungen aussetzen, die Cyklothymen, schließlich Leute, die alles schwer nehmen, die leicht mit Unlustaffekten reagieren ... In diesem heterogenen Gemisch von Menschen fehlen anscheinend nur die Asthenikergruppen. *Äußere Schädigungen*, denen man früher eine große Rolle zuschrieb, scheinen in der Entstehungsgeschichte der Arteriosklerose nach dem heutigen Stand der Forschung an Bedeutung zurückzutreten. Insbesondere haben anatomische Untersuchungen der Hirne alter Säufer auffällig wenig arteriosklerotische Veränderungen gezeigt. Das ist um so wichtiger, als die häufig zu erörternde Differentialdiagnose zwischen arteriosklerotischen und alkoholischen Psychosen meist wegen Durchflechtung der ätiologischen und symptomatologischen Einzelzüge als unmöglich abgelehnt wurde, während man jetzt beim Nachweis chronischen Alkoholmißbrauchs die ursächliche Bedeutung der Arteriosklerose nicht mehr in dem gleichen Maße wird erwägen müssen.

Über die Häufigkeit seelischer Veränderungen bei der Arteriosklerose ist deswegen kaum ein Bild zu bekommen, weil die meisten Kranken den Arzt wegen körperlicher Störungen aufsuchen. Dabei wird das Augenmerk von der seelischen Symptomatologie natürlich abgelenkt. Immerhin ist bemerkenswert, daß dem Internisten ROMBERG unter den Arteriosklerotikern, die ihn wegen körperlicher Beschwerden aufsuchten, in 17 % gröbere seelische Abweichungen auffielen. Von den Beschwerden, die den Arteriosklerotiker zum Arzt führen, sind vor allem Kopfschmerzen, Schwindel und Nachlassen des Gedächtnisses zu nennen. Auch Schlafstörungen werden häufig geklagt. Selten findet sich in diesem Stadium auf körperlichem Gebiete ein greifbarer Befund. Die Blutdrucksteigerung, die fälschlich noch heute als Kriterium für das Vorhandensein oder Fehlen arteriosklerotischer Veränderungen häufig herangezogen wird, fehlt in mindestens der Hälfte der Fälle. Charakteristisch sind gelegentlich die *seelischen*

Erscheinungen, gesteigerte Ermüdbarkeit, Zunahme der Reizbarkeit, subjektive Merkstörung, gelegentlich auch objektiv faßbare Merkschwäche, Erschwerung der Konzentration, Stimmungsschwankungen, leicht hypochondrische Einstellung, kurz ein Symptomenkomplex, der die Bezeichnung „*neurasthenisches Vorstadium*“ rechtfertigt. Fortgeschrittenere Fälle zeigen bei der neurologischen Untersuchung objektive Krankheitserscheinungen, die hier im einzelnen nicht zu erörtern sind. Allgemein bekannt ist das alarmierendste Symptom der Hirngefäßerkrankungen, der *Schlaganfall*. Auch dessen gewöhnliche Folgen kennt jeder gebildete Laie. Es ist die Halbseitenlähmung, die sich oft nicht so sehr in einer eigentlichen Bewegungsbehinderung, als in einer kennzeichnenden Veränderung der Haltung der Gliedmaßen geltend macht (Beugung des Arms und Streckung des Beins). Auf die anderen an Ausmaß und Art recht verschiedenen neurologischen Ausfallserscheinungen braucht hier nicht näher eingegangen zu werden. Sie alle kommen dadurch zustande, daß durch Blutungen aus den veränderten Gefäßen, durch Verlegung der Strombahn oder durch vorübergehenden Krampf der Gefäße Teile der Hirnsubstanz der Ernährung beraubt werden. Infolge der besonderen Empfindlichkeit des nervösen Gewebes führen schon geringgradige und kurzdauernde Schädigungen der Blutgefäße zum Gewebstod. Je nach der Lokalisation der Herde wechselt das Symptomenbild. Eine besondere Hervorhebung verdienen hier nur die Herderkrankungen im Bereich jener Hirnteile, deren Rüstigkeit für das normale Sprechen, das Sprachverständnis sowie für die Leistungen des Lesens, Schreibens und Rechnens verantwortlich ist. Herde in den betreffenden Gegenden, die beim Rechtshänder sämtlich der linken Hirnhalbkugel angehören, können nämlich groben Schwachsinn vortäuschen, während doch nur Werkzeuge der Intelligenz gestört sind. Freilich bewegen wir uns hier auf umstrittenem Gebiet. Namhafte Forscher sind geneigt, auch solchen umschriebenen Ausfällen Einfluß auf die Gesamtpersönlichkeit zuzubilligen; ja sie sehen in einer Senkung des Persönlichkeitsniveaus geradezu das Wesen solcher Störungen. Wie dem auch sei, sicher ist, daß längere Zeit bestehende Defekte, zum Beispiel der Sprache, nicht ohne Rückwirkung auf die geistige Leistungsfähigkeit bleiben. Gerade die Folgen solcher Herdstörungen von Arteriosklerotikern sind jedoch für die angeschnittenen grundsätzlichen Fragen schlecht verwertbar, weil nach den Erfahrungen der Hirnanatomie schon im Gefolge eines einzigen Schlaganfalls Hirnrindenveränderungen in allen möglichen Gebieten eintreten können. Schreitet die Hirnarteriosklerose weiter fort, mehren sich die Schlaganfälle, so entwickelt sich stets eine *Demenz*, deren Grad freilich recht verschieden sein kann. Sie äußert sich klinisch in Herabsetzung der Merk- und Reproduktionsleistungen, in Erschwerung der Auffassung, in langsamem Verlust von Gedächtnismaterial, besonders solchem frischerer Herkunft, und sie mischt sich mit Zügen, die auch dem normalen Altern eigentümlich sind, also mit einer gewissen Erstarrung der Meinungen, mit Einengung des Horizonts, mit Abneigung gegen alles Neue, Ungewohnte, wie mit Abnahme der geistigen Wendigkeit überhaupt. Dazu treten gewöhnlich affektive Veränderungen; persönliche Bindungen verlieren an Bedeutung, das Gemütsleben verflacht. Demgegenüber ist der Gemüts*ausdruck* häufig enthemmt, die Kranken zeigen Wehleidigkeit und besonders Bereitschaft zum Weinen, das sich bis zum sog. Zwangsweinen steigern kann.

Dieses Achsensyndrom kann von verschiedenen, mehr oder minder episodischen Seelenstörungen überlagert werden. Am kennzeichnendsten sind die *arteriosklerotischen Verwirrtheitszustände*. Die Kranken werden gewöhnlich des Abends unruhig; sie drängen aus dem Bett; meist läßt sich feststellen, daß sie ihre Umgebung verkennen. Besonders häufig wähnen sie sich in frühere Zeiten zurückversetzt, mißdeuten in diesem Sinne Vorgänge und Gegenstände, sprechen und handeln entsprechend. Eigentliche Sinnestäuschungen gehören nicht zu diesen Verwirrtheiten, aber es gibt gleitende Übergänge zu deliranten Zuständen, in denen die Kranken akustisch und optisch halluzinieren und ängstlich oder auch mißtrauisch sind. Nicht selten verrät sich früherer Alkoholmißbrauch in einer Färbung des klinischen Bildes nach der Richtung des Delirium tremens durch beschäftigungsdelirante Erscheinungen, optische Halluzinationen, Angst usw. Diese Verwirrtheitszustände treten manchmal allabendlich auf, während die Kranken des Morgens wieder leidlich oder ganz geordnet erscheinen oder den versäumten Nachtschlaf nachholen. Manchmal nehmen aber Seelenstörungen gleichen Gepräges auch einen mehr chronischen Verlauf.

Klinisch zu unterscheiden sind davon die *postapoplektischen Verwirrtheitszustände*, Psychosen von kürzerer oder längerer Dauer, die sich an die Bewußtlosigkeit eines Schlaganfalls anschließen. Schlagartige Störungen der Hirnfunktion bilden gelegentlich auch den Beginn anderer Seelenstörungen, und zwar solcher vom Gepräge der Manie oder Melancholie (s. Abschnitt Manisch-depressives Irresein). Allerdings verraten diese krankhaften Gemütszustände nicht nur durch den neurologischen Befund, sondern auch durch gewisse seelische Einzelzüge den Zusammenhang mit arteriosklerotischen Hirnveränderungen. Von *arteriosklerotischen Melancholien* pflegt man auch zu sprechen, wenn nur die angedeuteten Charakteristica vorhanden sind, ohne daß ein Schlaganfall das Krankheitsgeschehen einleitet. Von den endogenen unterscheiden sich die arteriosklerotischen Gemütserkrankungen durch ein besonderes Hervortreten von Oppressionsgefühlen und Angst, durch die Stärke der Schlafstörung, gelegentlich auch durch eine Beimischung von Bewußtseinstrübungen, schließlich durch mehr oder weniger deutliche Merk- und Gedächtnisstörungen. Dazu kommt gewöhnlich ein schleppenderer Verlauf, ohne daß man deshalb die Prognose ohne weiteres absolut schlecht zu stellen braucht.

Eine Sonderstellung nehmen bestimmte, von KRAEPELIN zuerst abgegrenzte, *präsenile Seelenstörungen* ein, die in unserer Einteilung besonders aufgeführt sind. Es handelt sich dabei nicht um die klinisch etwas umstrittenen Melancholien des Rückbildungsalters, d. h. Depressionen, die der echten Melancholie gleichen und ihre Sonderstellung nur dem Umstand verdanken, daß sie gewöhnlich nur einmal, und zwar im Klimakterium, auftreten, sondern um äußerst heftige und vielfach rasch zum Tode führende ängstliche Erregungszustände, denen offenbar ein akuter Hirnprozeß zugrunde liegt. In einer anderen Gruppe hierher gehöriger Fälle kommt es mit Beginn der Rückbildungsjahre zur Entwicklung von depressiven Wahnvorstellungen und Angstzuständen, die allmählich in seelische Schwächezustände übergehen. Auch die sog. Spätkatatonien, die plötzlich und zum ersten Male um das 50. Lebensjahr herum auftreten, gehören wohl hierher. Schließlich gibt es eine Gruppe von Wahnkrankheiten, die in diesem Lebensalter einsetzen. Die klinische Einordnung gerade dieser Krankheitsbilder und ihre Nomenklatur ist besonders umstritten. Wir werden die als Involutionsparanoia, Paraphrenie, Involutionsparaphrenie bezeichneten Formen im Anschluß an die Schizophrenien besprechen. Der von KRAEPELIN unter den paranoiden Erkrankungen des Präseniums beschriebene *präsenile Beeinträchtigungswahn* — ein Krankheitsbild, das gekennzeichnet ist durch die allmähliche Entwicklung kombinatorischer, vielfach wechselnder Wahnvorstellungen bei völliger Klarheit und Ordnung des Gedankenganges und Erhaltung der gemütlichen Regsamkeit — ist wohl nur eine der Altersstufe eigentümliche Entwicklungsform des schizophrenen Prozesses.

Die *senile Demenz* oder der *Altersblödsinn* besteht seinem Wesen nach in einer verstärkten Ausprägung jener seelischen Veränderungen, die auch für das normale Altern kennzeichnend sind. Der Grundzug des Leidens ist eine *allmählich fortschreitende psychische Schwäche*, für die die Abnahme der Merkfähigkeit und des Gedächtnisses besonders kennzeichnend ist. Dazu kommt eine Abnahme der Tatkraft, die Einengung der Gefühlsbeziehungen, die Erstarrung der Gedankengänge und die Ausbildung störrischer Unlenksamkeit (KRAEPELIN). In einer Gruppe von Fällen, bei der sog. *Presbyophrenie*, beherrscht die *hochgradige Merkstörung* bei verhältnismäßig gut erhaltener äußerer Fassade der meist recht beweglichen Persönlichkeit das klinische Bild. Viele Senildemente sind dauernd oder doch vorübergehend stärker bewußtseinsgetrübt. Bei anderen tritt eine Bewußtseinsstörung besonders nachts auf; sie verquickt sich mit der vielen Greisen eigentümlichen nächtlichen Unruhe. Sobald der Abend kommt, werden die Kranken verwirrt und lebhaft; sie packen ihre Sachen zusammen, verlassen das Bett, irren umher und drängen fort. Bei den nicht seltenen senilen Depressionszuständen verraten oft Art und Inhalt der depressiven Ideen den Schwachsinn. In dem Vorwiegen von hypochondrischen Ideen zeigt sich die egozentrische Einengung, in der Flachheit des Affekts die allgemeine Abstumpfung des Gemütslebens. Letztere geht häufig so weit, daß schwerwiegende Ereignisse, der Tod nächster Angehöriger u. ä., den Kranken gar nicht mehr berühren. Wichtig ist für ihn nur noch die Sorge um die persönlichsten Bedürfnisse. Zu sinnlosem Geiz kommt es im Zusammenhang mit Verarmungsideen; aber auch ohne solche sind Greise gern durch Geiz ausgezeichnet; viele Kranke werden mürrisch oder weinerlich, manche aber auch blöde-freundlich oder läppisch-heiter. In einem nicht unbeträchtlichen Prozentsatz kommt es im Beginn oder Verlauf der senilen Demenz zu *Verfolgungsideen*. Das gewöhnliche Mißtrauen der Greise steigert sich; die Kranken fühlen sich von allen möglichen Leuten verfolgt und beeinträchtigt, vor allem aber bestohlen. Die Abnahme ihrer Sinnesleistungen wie die Merkschwäche wirken zusammen, um die Kranken aus Mißtrauen verräumte Gegenstände nicht wiederfinden zu lassen. Eigenerregungen der Sinne, insbesondere Geruch, aber auch Geschmack und Gehör, täuschen alle möglichen Beeinträchtigungen vor. Gelegentlich kommt es auch zu wirklichen Gehörstäuschungen. Der Schwachsinn, die mangelnde Urteilsfähigkeit und die Störung des Merkens äußern sich häufig in mangelnder Systematisierung und in raschem Wechsel der Wahnideen.

Es gibt aber auch eine Gruppe von Kranken, die bei verhältnismäßig geringer Ausprägung der Merk- und Urteilsstörung, verhältnismäßig großer körperlicher Frische und guter äußerer Fassade recht wohl *systematisierte Verfolgungswahnideen* bekommen, sich mit Sicherheitsschlössern und anderen Maßnahmen zu schützen suchen, mit Schimpfen und Krakeelen, gelegentlich auch mit tätlichen Angriffen und beleidigenden Briefen und Hetzereien ihren vermeintlichen Verfolgern zu Leibe gehen und Jahre hindurch in annähernd der gleichen Verfassung bleiben. Freilich vernachlässigen sie sich und ihre Umgebung zunehmend, werden immer mißtrauischer und feindseliger und müssen dann schließlich, oft polizeilich, ausgehoben werden, wenn sie vor dem Verhungern und Verkommen im Schmutz geschützt werden sollen.

Der Beginn der eigentlichen senilen Störungen liegt gewöhnlich nicht vor dem 70. Lebensjahr. Die arteriosklerotischen Verblödungsprozesse, die früher beginnen, lassen sich von den senilen in der Regel durch das Auftreten von Schlaganfällen bzw. durch den Nachweis neurologischer Symptome abgrenzen. Dabei braucht nur kurz erwähnt zu werden, daß zu arteriosklerotischen Prozessen senile hinzutreten können und daß die senile Demenz durch arteriosklerotische Störungen kompliziert werden kann. Diese Tatsachen geben aber keine Veranlassung, die beiden Krankheitsvorgänge zusammenzuwerfen.

Es gibt endlich noch eine dritte Gruppe von Verblödungsprozessen, die ähnlich den senilen frei von Schlaganfällen usw. verlaufen und ähnlich den arteriosklerotischen im früheren Lebensalter beginnen. Durch diese Kennzeichen wurde ursprünglich eine kleine Gruppe von „*präsenilen Verblödungsprozessen*" abgegrenzt, die wir heute nach gewissen klinischen Kennzeichen auch positiv zu diagnostizieren gelernt haben. Da diese Bilder sich durch eine recht einheitliche Symptomatologie und einheitliche anatomische Befunde besonders gut abgrenzen lassen, sind sie für die theoretische Psychiatrie bedeutungsvoller geworden, als dies ihrer Häufigkeit entspricht. Aus diesem Grunde seien hier die *Picksche* und die *Alzheimersche Krankheit* nur kurz erwähnt. Bei ersterer handelt es sich um einen umschriebenen Altersprozeß einzelner Hirnlappen, meist Stirn- oder Schläfenhirn. Diesem pathologischen Geschehen entsprechen klinisch Verblödungszustände, die nach dem vorwiegend betroffenen Hirnteil jeweils ein besonderes Gepräge annehmen. Die am besten bekannten Stirnhirnatrophien beginnen mit paralyseähnlichen Symptomen. Die Kranken werden hemmungslos, fangen an zu lügen, zu witzeln, leichtsinnige Ausgaben zu machen, entgleisen gelegentlich sexuell; bald aber werden sie stumpf, gleichgültig und interesselos. Dazu tritt eine hochgradige Urteilsschwäche. In dem mittleren Stadium des Leidens zeigt sich häufig eine eigenartige Neigung zum Gebrauch stehender Redewendungen („ich bin gesund und kräftig"; „immer reell und gut"; „alles in Ruhe und Ordentlichkeit"). Die Verblödung schreitet allmählich fort bis zur vollkommenen geistigen und vor allem auch sprachlichen Verödung, meist verknüpft mit einem hochgradigen Mangel an Antrieb. Gelegentlich treten anfallsartige Störungen, Ohnmachten od. dgl. auf.

Die *Alzheimersche Krankheit* ist ein Verblödungsprozeß, der im fünften oder sechsten Lebensjahrzehnt einzusetzen pflegt. Er geht gewöhnlich mit ausgeprägten Störungen der Sprache, des Sprachverständnisses, des Erkennens und des Handelns einher. Diese setzen aber nicht, wie bei der Arteriosklerose, schlagartig ein, und sie sind auch nicht so umschrieben, konstant und wohlabgrenzbar, wie bei dieser („verwaschene Herderscheinungen"). Die Kranken bleiben nach außen hin lange Zeit geordnet und besonnen, ihre gemütliche Ansprechbarkeit ist bis in tiefe Stadien der Verblödung hinein erhalten. Um so auffälliger ist das Versagen bei jeder Leistungsprüfung. Häufig besteht ausgesprochenes Krankheitsgefühl, Unsicherheit und Ratlosigkeit. In späteren Stadien wird die Persönlichkeit stärker beeinträchtigt; vor allem leidet die Sprache in schweren Fällen hochgradig; es entwickelt sich dann „Logoklonie", d. h. rhythmisches Wiederholen sinnloser einzelner Silben. Epileptische und andere anfallsartige Störungen kommen vor.

Die *Huntingtonsche Chorea* ist eine recht seltene, aber psychiatrisch wichtige Erkrankung des Zentralnervensystems, und zwar handelt es sich um ein dominant erbliches Leiden. Das klinische Bild ist vorwiegend durch körperliche Erscheinungen charakterisiert, nämlich durch zuckende

Bewegungen in der Gesichts- und Extremitätenmuskulatur, kombiniert mit einer Häufung von abnormen Mitbewegungen und fortschreitenden Gleichgewichtsstörungen. In der Mehrzahl der Fälle wird das Leiden erst im mittleren Lebensalter klar erkennbar. Auf seelischem Gebiete kommt es häufig zu einer *langsam fortschreitenden Verblödung*, die mäßig sein, aber auch recht erhebliche Grade annehmen kann, in einzelnen Familien aber auch ausbleibt. Neben Merk-, Gedächtnis- und Urteilsstörung trifft man meist einen eigenartigen Aufmerksamkeits- und Konzentrationsmangel, Sprunghaftigkeit, Verlangsamung und Zerfahrenheit neben Zügen von Haften. Auffällig ist häufig der Mangel an Krankheitsgefühl. Dabei besteht mitunter gedrückte oder mürrische Stimmung und häufig gesteigerte Reizbarkeit. Mit dem Fortschreiten des Krankheitsprozesses kommt es zu egozentrischer Einengung und gemütlicher Stumpfheit. Wahnideen, insbesondere Eifersuchtsideen, sind nicht ganz selten. Einer der Kranken KRAEPELINS erhängte seine drei kleinen Kinder, die er nicht mehr ernähren zu können glaubte, ging dann ruhig spazieren und blieb später bei den Verhandlungen über seine Tat völlig gleichgültig.

Forensisch wichtiger ist die Tatsache, daß zahlreiche Mitglieder der Huntington-Familien, insbesondere die späteren Kranken selbst, lange vor dem Ausbruch der Krankheit *soziale Schwierigkeiten* haben. Nervosität, Erregbarkeit, Empfindlichkeit, Alkoholmißbrauch, übermäßige sexuelle Ansprechbarkeit, endlich auch Kriminalität sind in der Vorgeschichte häufig. Einer meiner Kranken, ein Arzt, war in einen lang sich hinziehenden Abtreibungsprozeß und ein weiteres Verfahren wegen fahrlässiger Tötung verwickelt. Die Krankheit wurde damals nicht erkannt, aber der Kranke wurde aus anderen Gründen freigesprochen. Als wir diesen Mann, sehr bald nach Beendigung der Prozesse, kennenlernten, war er auch seelisch schon in so erheblichem Maße verändert, daß er unzweifelhaft strafrechtlich nicht mehr verantwortlich war. Bei den Abkömmlingen der Huntington-Familien wird mit aller Sorgfalt festzustellen sein, ob es sich nicht tatsächlich um Kranke handelt. Bei Straftaten werden dort Zweifel an der Zurechnungsfähigkeit bestehen, wo überhaupt seelische Veränderungen nachweisbar sind und die Vorgeschichte einwandfrei ist.

Alle *Hirnkrankheiten* können mit seelischen Störungen einhergehen. Die Berichte über ihre Häufigkeit hängen allerdings sehr von der Aufmerksamkeit ab, welche die Untersucher aufwenden, so daß es unmöglich ist, brauchbare zahlenmäßige Angaben zu machen. Die Krankheitsbilder entsprechen in der Regel jenen symptomatischen Psychosen, die in verhältnismäßiger Einförmigkeit von allen körperlichen Erkrankungen hervorgerufen werden können. Wir werden sie im nächsten Abschnitt besprechen. Einzelne Hirnleiden bieten jedoch gewisse Besonderheiten. So steht beim *Hirntumor* im Vordergrund der Krankheitserscheinungen die Bewußtseinsstörung, die Benommenheit, die als ein Zeichen des Hirndrucks in ihrer

Intensität von diesem abhängig ist. Verläuft die Krankheit langsam fortschreitend, wird insbesondere nicht durch eine Operation oder andere Behandlungsmaßnahmen eine Besserung herbeigeführt, so entwickelt sich allmählich ein Zustand organischer Hirnschwäche. Auf diese können sich delirante Zustandsbilder oder andere symptomatische Psychosen aufpfropfen. Im übrigen ist auch die Lokalisation der Hirngeschwulst nicht ohne Bedeutung für Grad und Art der entstehenden seelischen Störungen. So rufen etwa die Tumoren des Stirnhirns frühzeitig seelische Veränderungen hervor, die sich, besonders bei basaler Lokalisation, in seelischer Enthemmung, Unernst, Euphorie, gelegentlich auch in Witzelsucht, äußern. Diese Stirnhirnsymptomatologie kann aber gelegentlich bei entsprechend gerichteten Druckwirkungen auch auf anders gelegene Geschwülste zurückführen. Stirnhirntumoren, aber auch Geschwülste anderer Lokalisation, können ferner mit dem Korsakowschen Symptomenkomplex einhergehen, d. h. einem Zustand, der durch hochgradige Störung der Merkfähigkeit und Neigung zu Lückenkonfabulationen gekennzeichnet ist. Schließlich finden andere Neubildungen im Frontalbereich ihren Ausdruck in einer hochgradigen Herabsetzung der Initiative, die sich bis zu stuporähnlichen Zuständen vertiefen kann. Nächst den Stirnhirntumoren rufen besonders häufig Geschwülste des Balkens grobe seelische Abweichungen hervor. Hier wie bei den mancherlei sonstigen seelischen Folgen von Neubildungen verschiedenen Sitzes (Epilepsie, Sensationen, Sprachstörungen usw.) wird man die entscheidenden Kennzeichen des Grundleidens doch immer auf körperlichem Gebiete finden.

Die *multiple Sklerose* ist eine Erkrankung, deren anatomisches Kennzeichen über das ganze Zentralnervensystem weit verstreute entzündliche Herde sind. Dabei kommt es auch zu seelischen Veränderungen, bald zu leichter Benommenheit, bald zu Stimmungsanomalien, bald zu den Zeichen einer leichten organischen Hirnschwäche. In der Regel spielen die seelischen Erscheinungen neben den körperlichen nur eine bescheidene Rolle. Kennzeichnend ist gewöhnlich im späteren Stadium des Leidens die indolent-euphorische Stimmungslage, die im Widerspruch zu der Schwere der körperlichen Störungen steht. Nur in seltenen Fällen kommt es zu verschiedenartigen symptomatischen Psychosen, während eine leichte Demenz in den Spätstadien des Leidens nie fehlt.

Die *strafrechtliche Bedeutung* der in diesem Kapitel zusammengefaßten organischen Erkrankungen des Zentralnervensystems ist gering, insbesondere jene des Hirntumors und der multiplen Sklerose. Während hier und da ein Fall von Huntington oder multipler Sklerose zivilrechtlich begutachtet und veröffentlicht wird (Leppmann), gibt die Kriminalität solcher Kranker kaum je Stoff für forensisch-psychiatrische Auseinandersetzungen. Piotrkowski hat zwei strafrechtliche Fälle mitgeteilt. Das eine Mal handelt es sich um einen Kranken, der ein Pferd erschoß, da er wähnte, sich einem Munitionstransport gegenüber zu befinden.

Die Erkrankungen des *Rückbildungs-* bzw. des *Greisenalters* kommen auch wesentlich häufiger aus zivilrechtlichen Anlässen zum Gutachter als nach Konflikten mit dem Strafgesetz. Dem Greisenalter eigentümliche Straftaten stellen gelegentlich gewisse Formen von *Sittlichkeitsverbrechen* dar. Es handelt sich meist um unzüchtige Handlungen an kleinen Mädchen oder um exhibitionistische Akte. ASCHAFFENBURG fand unter 200 verurteilten Sittlichkeitsverbrechern 12 Senildemente, die er selbst für unzurechnungsfähig gehalten hätte. Er hat daraus die Forderung hergeleitet, Sittlichkeitsverbrecher, die nach einem früher unauffälligen Lebenswandel an der Schwelle des Greisenalters zum erstenmal in dieser Form straffällig werden, auf jeden Fall psychiatrischer Begutachtung zuzuführen. Das Zusammentreffen von Abnahme der geschlechtlichen Leistungsfähigkeit mit Abstumpfung der sittlichen Regungen und Nachlaß der Kritikfähigkeit erklärt das Zustandekommen derartiger Straftaten bei Greisen. Da die senile Demenz wie alle anderen Schwachsinnsformen dem Laien meist nicht als Geisteskrankheit erscheint, kann es für den Gutachter schwer werden, den Richter von dem Vorhandensein ernster geistiger Störungen zu überzeugen und die Unzurechnungsfähigkeit nachzuweisen. Außer den körperlichen Zeichen des Greisentums bedarf es des Nachweises von Störungen der Merkfähigkeit, des Gedächtnisses und des Urteils, wenn die Krankheit senile Demenz angenommen werden soll. Freilich wird auch noch die *Erheblichkeit* der Störungen für die Beurteilung der Zurechnungsfähigkeit ins Gewicht fallen. Einen Einwand muß man oft von vornherein widerlegen; Richter und Laien schließen nämlich gern aus dem Leugnen solcher Krimineller auf das Bewußtsein der Strafbarkeit ihrer Handlung und damit auf ihre Zurechnungsfähigkeit. Die Regel ist es nämlich, daß selbst weitgehend Verblödete Versuche machen, ihre Delikte zu vertuschen. Sie bitten etwa die Mädchen, nichts davon zu erzählen, suchen durch Geschenke in diesem Sinne auf sie einzuwirken. Es braucht aber kaum hervorgehoben zu werden, daß die krankhaften Veränderungen der senilen Demenz nicht auf einmal alle sittlichen Hemmungen beseitigen, und daß sie das Urteilsvermögen nicht vollständig aufheben, sondern daß der Abbau der Persönlichkeit allmählich und gradweise vonstatten geht. Der häufige Einwand der Täter, sie seien von den Kindern verführt worden, bedarf wenigstens der Nachprüfung. Wie LEPPMANN einmal feststellen konnte, hatte es sich bei den Mädchen herumgesprochen, daß der betreffende greisenhafte Täter Geschenke gab, „wenn man sich dafür kitzeln ließ“. G. STRASSMANN hat eine Reihe von Sittlichkeitsdelikten des höheren Lebensalters zusammengestellt und dabei auch einen 74 Jährigen beschrieben, der schon früher wiederholt wegen exhibitionistischer Handlungen mit im ganzen 15 Jahren Gefängnis und

Zuchthaus bestraft worden war und das letzte Mal mit 72 Jahren wegen der gleichen Straftat angeklagt wurde. Da sich hochgradige Störungen körperlicher und geistiger Senilität nachweisen ließen, äußerte der Gutachter auch für diesen Fall Zweifel an der Zurechnungsfähigkeit. Wahrscheinlich hätte eine frühere Begutachtung rechtzeitig zu einer geeigneten Form der Bewahrung führen können.

Eine verhängnisvolle Rolle spielt bei den Vergehen Arteriosklerotischer oder Seniler auch der *Alkoholmißbrauch* als zusätzliche Schädigung. Infolge der Intoleranz, die alle organisch Hirnkranken auszeichnet, können schon kleine Alkoholgaben die sexuelle Appetenz steigern und gleichzeitig in krankhaftem Maße die für gewöhnlich noch vorhandenen Hemmungen vermindern.

Eine Reihe von anderen bei Senilen und Präsenilen denkbaren strafbaren Handlungen, insbesondere etwa Rachedelikte Paranoider, haben wir weder in unserem Material noch in der Literatur gefunden. Zu den Zügen, welche die geistige Schwäche in der Wahnbildung Seniler verraten, gehört eben auch die mangelnde Energie in der Verfolgung der Wahnideen und die fehlende Konsequenz zwischen Gedanken und Handlung. Immerhin nennt CRAMER Beleidigung, Verleumdung, Meineid als nicht ganz seltene Straftaten Seniler.

Die früher wohl viel häufigeren Brandstiftungen, welche dadurch zustande kamen, daß die Senilen in ihrer nächtlichen Unruhe mit der brennenden Kerze umherliefen, sind offenbar nicht mehr häufig, seitdem die Kerze von der Glühbirne verdrängt wurde.

Mord. Senile Melancholie (Eigene Beobachtung).

Karl V., 72 Jahre alt, Strafgefangener, wird zur Untersuchung vorgeführt, weil er „in ganz unverständlicher Weise Frau und Tochter umgebracht hat". Er gibt an, er fühle sich seit dem Frühjahr verändert, zur Zeit der Heuernte sei es ganz schlimm geworden. Er habe sich unruhig gefühlt, habe tausend Sachen zu arbeiten angefangen und sie wieder stehen lassen. Gleichzeitig hätten sich zahllose körperliche Beschwerden eingestellt: Kopfdruck, Mißempfindungen in den Gliedern, eine allgemeine Schwäche, Schmerzen in der Wirbelsäule. Sein Schlaf sei furchtbar schlecht geworden. Er habe nachts Angst, aber keine Sinnestäuschungen; auch fürchte er sich nicht vor etwas Bestimmtem, sondern es sei ein ungewisses Angstgefühl in der Brust. Er habe sich in der letzten Zeit regelmäßig am Abend kalt abgewaschen und dann noch 1 oder 2 Tabletten eingenommen, um wenigstens bis Mitternacht zu schlafen. Auch am Tage der Tat habe er sich noch abgerieben, habe dann seine Tabletten genommen und sei zu Bett gegangen. Er sei erst anderntags wieder zu sich gekommen, und zwar in der Krankenabteilung des Gefängnisses. Er habe gemeint, er sei in einem Krankenhaus, wegen der Kleidung der anderen. An das Vorgefallene habe er überhaupt keine Erinnerung. In der letzten Zeit sei sein Gedächtnis viel schlechter geworden. Seiner Krankheit wegen hat er sich Sorgen um die Zukunft gemacht. Zur Frau und zur Tochter hatte er das beste Verhältnis.

Er bestreitet es zunächst, früher je an Verstimmungen gelitten zu haben. Aus früheren Untersuchungsbefunden der Poliklinik geht aber hervor, daß er mit 50 und mit 54 Jahren Zustände gehabt hat, in denen er über ganz ähnliche körperliche Mißempfindungen, Schlafstörung, Verstimmung und Angst klagte. Während des zweiten Zustandes hat er sogar sein Anwesen verkauft, weil er meinte, daß er infolge der Mißempfindungen und Lähmungserscheinungen die schwere landwirtschaftliche Arbeit nicht mehr machen könnte. Er kaufte sich später ein kleines Anwesen, das er jetzt noch hat; einen Teil des übrigen Geldes hat er durch die Inflation verloren. Früher ist er offenbar ein recht geschäftiger Mann gewesen. Er war der Fleischbeschauer seines Dorfes. In seiner Jugend hat er auch gelegentlich etwas mehr Alkohol zu sich genommen.

Bei der Untersuchung findet sich auf körperlichem Gebiete nichts Wesentliches. Auf seelischem Gebiet fällt eine gewisse Verstimmung auf und eine deutliche ausgesprochene Affektinkontinenz. Er ist voll hypochondrischer Klagen, die selbst den laut geklagten Schmerz über seine Tat übertönen.

Es wurde angenommen, daß es sich bei einer bestehenden senilen Melancholie um einen Zustand vorübergehender Bewußtlosigkeit handelte, wahrscheinlich mit hervorgerufen durch Schlafmittel bei bestehender Arteriosklerose. Das Verfahren wurde daraufhin eingestellt.

VI. Psychische Störungen bei akuten Infektionen, bei Erkrankungen innerer Organe und bei Allgemeinerkrankungen.

Symptomatische Psychosen. a) Das folgende Kapitel vereinigt in sich den Hauptanteil jener psychischen Störungen, die gewöhnlich als „symptomatische Psychosen“ oder auch „exogene Psychosen“ zusammengefaßt werden. Die Benennung „symptomatische Psychose“ will die Seelenstörung als Symptom einer körperlichen Erkrankung kennzeichnen. Auch die Geistesstörungen bei Hirnkrankheiten, die wir im letzten Kapitel abhandelten, gehören also zu den symptomatischen Psychosen. Während die Kennzeichnung als symptomatische oder exogene Psychose auf die *ursächlichen Verhältnisse* abzielt, meint der in unserem Zusammenhang häufig gebrauchte Begriff der „exogenen Reaktionstypen“ die eigenartige *Symptomatologie*, freilich zugleich unter ätiologischem Gesichtspunkt. Es ist das große Verdienst von Bonhoeffer, klar gezeigt zu haben, daß der Organismus auf körperliche Allgemeinschädigungen, wenn sie überhaupt zu seelischen Störungen führen, mit einer ganz beschränkten Anzahl typischer Psychosen, eben den *exogenen Psychosen*, reagiert. Diese zeigen also nur *Allgemeinschäden überhaupt*, nicht aber eine ganz bestimmte Ursache an. Kraepelin, der sich früher ständig bemühte, für jede Ursache eine spezifische Psychose aufzufinden, hat später seinen Standpunkt dem Bonhoeffers angenähert. Allerdings gelingt es der eingehenden klinischen Betrachtung doch, manche für einzelne Ursachen charakteristischen Züge innerhalb der Typen herauszuarbeiten. Worauf es beruht, daß überhaupt verschiedenartige Reaktionstypen zustande kommen, ist nicht klargestellt. Die in Betracht kommenden Einzelschäden führen in recht verschiedener Häufigkeit zu symptomatischen Psychosen. Bleiben wir bei den hier zunächst zu besprechenden Infektionskrankheiten, so ist zum Beispiel allgemein bekannt, daß der Typhus sehr häufig, der Tetanus aber sehr selten seelische Störungen hervorruft. Außerdem wissen wir, daß es eine individuelle Disposition zu symptomatischen Psychosen, die sog. *symptomatische Labilität* gibt. Manche Menschen reagieren bei jeder Temperatursteigerung mit symptomatischen Psychosen, während andere auch in hoch fieberhaften Zuständen kaum leicht benommen werden. Wahrscheinlich ist die symptomatische Labilität erblich (Kleist). Nächst der Art der Schädigung und der persönlichen Disposition sind für das Auftreten der exogenen Reaktionen vermutlich die Intensität der Schädigung und das Tempo ihres Einsetzens wichtig. Beide haben wohl auch eine Bedeutung für die besondere Gestaltung des Symptomenbildes. Die Tatsache, daß so verschiedenartige Schädigungen stets zu den gleichen wenig zahlreichen Erscheinungsformen führen, hat Bonhoeffer zu der Hypothese Anlaß gegeben, daß die Erreger selbst oder ihre Gifte nicht unmittelbar für das Auftreten der seelischen Veränderungen verantwortlich seien, sondern erst auf dem Umwege über ein körpereigenes Stoffwechselprodukt. Es würde also zunächst zu einer Schädigung eines oder mehrerer Körperorgane und damit zu pathologischen Stoffwechselprodukten kommen, die ihrerseits die Hirnfunktion stören. Spätere Autoren haben vor allem in Funktionsstörungen der Leber, deren entgiftende Rolle aus anderen Beobachtungen her bekannt ist, das Zwischenglied vermutet. Für gewisse exogene Schädigungen, nämlich die Alkoholpsychosen, ist es auch gelungen, Störungen der Leberfunktion wahrscheinlich zu machen (BOSTROEM).

Das bei allen symptomatischen Psychosen wiederkehrende Symptom ist die *Bewußtseinstrübung.* Je nach der Aufmerksamkeit, die man dem Verhalten des Bewußtseins zuwendet, wechselt die Höhe der Zahlen, die von den einzelnen Untersuchern für die Häufigkeit symptomatischer Psychosen überhaupt angegeben werden. Diese seelischen Zustandsbilder werden nämlich deshalb so oft übersehen, weil die Grundkrankheit das ganze ärztliche Interesse beansprucht. Es gilt als selbstverständlich, daß hoch Fiebernde benommen sind, es fällt nicht weiter auf, wenn sie phantasieren. Erst wenn sie bettflüchtig werden, auf Sinnestäuschungen mit Angst reagieren oder grob auffällige Wahnideen äußern, werden sie psychiatrischer Untersuchung zugeführt, wo diese leicht erreichbar ist. So kommt es, daß zum Beispiel die ersten klinischen Beschreibungen der Fieberdelirien von einem Internisten stammen (LIEBERMEISTER), und daß die Häufigkeit symptomatischer Psychosen, selbst für die gleichen Grundkrankheiten, so außerordentlich verschieden angegeben wird. Beim Typhus schwanken die Angaben z. B. zwischen 1,5 und 38 %, bei der Influenza zwischen 1 : 150 und 1 : 2500 (nach EWALD).

In den einfachen *Benommenheitszuständen* sind die Kranken teilnahmslos, dösig und stets bereit, traumlos einzuschlafen. Ihre Aufmerksamkeit ist schwer zu erwecken, ihre Auffassung verlangsamt. Sie erfassen nur einfache Zusammenhänge. Ihre Merkfähigkeit ist stark herabgesetzt. Aus allen diesen Gründen wird die Orientierung unsicher, erschwert oder aufgehoben. Kennzeichnend ist die Ermüdbarkeit der Kranken. Ihr eigener Antrieb ist gering, der Inhalt ihres Seelenlebens spärlich, ihre Stimmung indifferent. Sinnestäuschungen und andere krankhafte Erlebnisse fehlen.

Während die Benommenheitszustände gar nicht auffallen, ist dies schon anders bei dem recht häufigen *Delirium.* Dieses ist gekennzeichnet durch Bewußtseinstrübung, Abwendung von der Außenwelt und Überwiegen eines traumhaften, mit Sinnestäuschungen und Wahnerlebnissen einhergehenden Innenlebens, in das nur verfälschte Stücke der Außenwelt hineinragen. Die Affekte wechseln in diesen Zuständen rasch und häufig. Es besteht dabei stets eine mehr oder weniger lebhafte Bewegungsunruhe. Die Bewußtseinstrübung kann ihrem Grad nach stark wechseln. Entsprechend ändert sich die Ansprechbarkeit und der erreichbare Aufmerksamkeitsgrad. Gewöhnlich beginnt die Psychose mit leichter Benommenheit oder Verstimmung; dann erst treten die Sinnestäuschungen auf, häufig zunächst nur bei geschlossenen Augen oder unter dem Einschlafen. Die Kranken sind dabei noch erweckbar. Erst bei zunehmender Schädigung sind sie aus ihren Trugwahrnehmungen und Traumerlebnissen nicht mehr herauszuholen, die Unruhe nimmt zu, und in den schwersten Stadien zerfallen Denken und Sprechen immer mehr, die Bewegungsunruhe löst sich zunehmend in ziellose Einzelbewegungen auf (Flockenlesen). Meist sind in den Delirien die Sinnestäuschungen vorwiegend optischer Natur. Einen besonderen Typus stellt das Beschäftigungsdelir dar, in dem die Kranken sich in ihrem gewöhnlichen Beruf wähnen und sich entsprechend verhalten. Häufig ist das Delirieren in seinem Ausmaß abhängig von der Höhe der Körpertemperatur, mit deren Rückgang die Krankheitserscheinungen ganz plötzlich abklingen können. Danach pflegt für die bewußtseinsgetrübte Zeit eine Erinnerungslücke oder nur unklare Erinnerung zu bestehen. Mitunter werden einzelne Wahnideen aus der deliranten Zeit noch in die Rekonvaleszenz hinübergenommen (Residualwahn).

Eine andere auch forensisch wichtige Form exogener Reaktionstypen ist der *Dämmerzustand.* In diesem ist das Bewußtsein verändert, aber die Benommenheit nur wenig ausgeprägt. Das Verhalten der Kranken kann vollkommen geordnet erscheinen; meist sind sie allerdings desorientiert, fassen nur bruchstückweise auf und sind in ihrem Denken entsprechend verändert. Dämmerzustände gehen gewöhnlich mit Verstimmung einher, die gereizt, gespannt, ängstlich oder aber auch bis zur Ekstase gehoben sein kann. Gerade die Dämmerzustände bei Infektionskrankheiten, die an sich selten sind, gehen gern mit *explosiven Erregungen* einher, wie man sie sonst nur bei Epileptikern kennt.

Nicht einheitlich abgegrenzt ist die *Amentia*. In den typischen Fällen ist das Syndrom gekennzeichnet durch einen eigenartigen Zerfall des Denkens, die Inkohärenz. Die Kranken fassen nur Bruchstücke der Außenwelt auf, die dann unvereinbar neben traumhaften oder wahnhaften Produkten des Innenlebens stehen. Häufig haben die Kranken ein qualvolles Bewußtsein ihrer Veränderung, das zu der die Amentia kennzeichnenden Ratlosigkeit führt. Sinnestäuschungen und Wahnideen sind ebenfalls wechselnd und zusammenhanglos. Ein auffallendes Schwanken in der Intensität der Störungen ist die Regel. Häufig sieht man motorische Symptome, die an katatone erinnern. Überhaupt läßt sich die Amentia nicht immer von Psychosen der Dementia-praecox-Gruppe abtrennen; ja amentielle Zustandsbilder gehen nicht selten in schizophrene Defekte aus und erwecken nachträglich den Verdacht, daß es sich tatsächlich um akute schizophrene Schübe gehandelt hat, die durch die exogene Schädigung provoziert und symptomatisch gefärbt worden sind.

Die seltenste Form der symptomatischen Reaktionstypen ist die sog. *Halluzinose*, die durch das Auftreten lebhafter Gehörstäuschungen von großer sinnlicher Deutlichkeit bei voller Besonnenheit oder doch nur leichter Bewußtseinstrübung gekennzeichnet ist. In der Regel kommt es zu tiefer Angst und zu paranoischen Gedankengängen.

Es würde in starkem Mißverhältnis zu der forensischen Bedeutung der Psychosen bei Infektionskrankheiten stehen, wenn wir hier alle einzelnen Leiden mit ihren mancherlei Besonderheiten genauer beschreiben wollten. Hier muß auf die speziellen Lehrbücher verwiesen werden. Die voll ausgebildeten symptomatischen Psychosen werden im allgemeinen, wenn nicht das körperliche Leiden überhaupt von vornherein im Vordergrund steht, leicht als krankhaft erkannt; sie brechen häufig erst auf dem Krankenlager aus und führen die Betroffenen infolgedessen kaum je in forensische Konflikte. Eine Ausnahme machen gelegentlich die Anfänge solcher Psychosen, insbesondere akut ausbrechende Dämmerzustände. Ich erinnere an die obenerwähnten akuten Psychosen bei Encephalitis. Von größerer *forensischer Bedeutung* sind erst wieder diejenigen Seelenzustände, die nach dem Abklingen der groben Störungen zurückbleiben. Schon oben wurde der Residualwahn genannt, der zu Konflikten mit der Umwelt führen kann. Noch bedeutungsvoller ist, daß nach symptomatischen Psychosen vereinzelt korsakowähnliche Bilder zurückbleiben und längere Zeit anhalten können; ja, es sind Dauerzustände dieser Art als Folgen von Infektionskrankheiten beschrieben worden (Mönkemöller).

Sehr häufig begegnen uns nach schweren Körperkrankheiten aller Art die sog. *emotionell-hyperästhetischen Schwächezustände*, die auch den Ausklang symptomatischer Psychosen darstellen können. In diesen Zuständen befinden sich die Kranken im allgemeinen subjektiv schlechter, als ihrem objektiven Zustand entspricht; sie klagen über alle möglichen Mißempfindungen, sind überempfindlich für alle Sinneseindrücke, schrecken leicht auf, leiden unter schweren Träumen. Sie versinken leicht in Halbschlaf und haben dann oder auch während des Einschlafens und Aufwachens gelegentlich noch akustische oder optische Sinnestäuschungen mit unsicherem Realitätsbewußtsein. Das Denken ist im allgemeinen noch erschwert, die seelischen Elementarleistungen sind schlecht, die Stimmung ist labil. Die Kranken sind wehleidig, mißmutig, gereizt, dann wieder depressiv, rührselig und empfindsam. Leichteste Formen dieses Symptomenkomplexes sind sehr häufig und wohl den meisten

Menschen aus eigener Erfahrung bekannt. Die deutlicheren postinfektiösen Schwächezustände und Verstimmungen bedürfen bei der forensischen Beurteilung der Berücksichtigung.

Die noch in dieses Kapitel gehörigen Psychosen bei *Gelenkrheumatismus* und bei *Chorea minor* nehmen symptomatologisch eine gewisse Sonderstellung ein. Die Rheumatismuspsychosen gehen häufig einher mit auffällig ängstlicher Stimmungsfärbung, mit massenhaften Sinnestäuschungen und paranoiden Ideen. Dabei besteht eine mehr oder minder tiefe Bewußtseinstrübung. Besonders eindrucksvoll ist die häufige Verarmung an Mimik, Ausdrucks- und Spontanbewegungen (sog. akinetische Zustandsbilder). Beziehungen zur Chorea (Veitstanz) bestehen auf körperlichem wie auf seelischem Gebiete. Beide Leiden gehen gern mit einer Affektion der Herzklappen bzw. der Herzinnenwand einher, und die Chorea schließt sich vielfach an einen Gelenkrheumatismus an; andererseits stellt die choreatische Bewegungsunruhe den Gegensatz zu der Bewegungsarmut der Rheumatiker dar. Die nosologische Zusammengehörigkeit solcher gegensätzlicher Zustandsbilder ist uns von den Erkrankungen des sog. extrapyramidalmotorischen Systems, zu denen die Chorea gehört, und aus anderen Erfahrungen bekannt. Bei den Choreapsychosen treten nächst den Bewegungsstörungen affektive Veränderungen in den Vordergrund. Die Kranken sind nervös, übererregbar, gereizt, ärgerlich, weinerlich und häufig ausgesprochen affektlabil; dazu kommt die im Motorischen begründete Unfähigkeit, die Affektäußerungen zu beherrschen. Kleist hat darauf hingewiesen, daß es bei Chorea auch Psychosen gibt, die sich mit ihrem Mangel an Spontaneität den Rheumatismuspsychosen weitgehend annähern. Im übrigen unterscheiden sich die Psychosen nicht wesentlich von den oben geschilderten Delirien und Amentiabildern bei anderen Infektionskrankheiten. Häufig spielen körperliche Mißempfindungen und deren hypochondrische Ausgestaltung eine gewisse Rolle.

Die *forensische Bedeutung* der hier geschilderten Leiden ist gering. Die Initialstadien der Chorea werden häufig verkannt und können, da es sich in einem großen Teil der Fälle um Schulkinder handelt, zu Disziplinierungen führen, die natürlich nicht berechtigt sind.

b) Rheumatismus und Chorea beteiligen, wie erwähnt, häufig das *Herz* und damit den *Kreislauf*. Es ist möglich, daß damit die ängstlichen Inhalte der Rheumatismuspsychosen zusammenhängen. Wissen wir doch, daß bei den verschiedensten Psychosen Angstsyndrome gerade dann auftreten, wenn die Herzkraft nachläßt und der Blutkreislauf Schaden leidet. Offenbar hängt die körperliche *Angst* mit dem Mangel an Sauerstoff zusammen, der bei ungenügender Zirkulation den Organismus bedroht. Darauf beruht es, daß vorwiegend jene Herzfehler mit Angst und ängstlich gefärbten Psychosen einhergehen, die zur Stauung im Lungenkreislauf führen. Angst gehört zur Symptomatologie vieler Herzkrankheiten, ohne daß sich gleichzeitig Psychosen entwickeln. Welche die Bedingungen sind, unter denen dann auch symptomatische Psychosen entstehen, wissen wir nicht. Wir haben aber Anlaß anzunehmen, daß es eine Selbstvergiftung des Organismus ist, die durch eine kreislaufbedingte Schädigung der großen Organe erklärlich ist. Wahrscheinlich ist auch die gestörte Ausscheidung des Wassers bzw. der darin gelösten Stoffe ursächlich irgendwie beteiligt, denn die Psychosen setzen besonders häufig beim Auftreten von Wassersucht oder bei der plötzlichen Ausschwemmung von Flüssigkeitsansammlungen ein. Treten Delirien auf, so sind sie außer durch die ängstliche Stimmungsfärbung meist durch Neigung zu akustischen Halluzinationen und daran anknüpfende Wahnideen gekennzeichnet. Manche Kranke zeigen in der Verarmung an spontanen Äußerungen rheumatische Züge.

Die *strafrechtliche Bedeutung* der Kreislaufpsychosen dürfte gering sein. Größere Bedeutung kommt ihnen in zivilrechtlicher Hinsicht zu. Man denke nur an die Beurteilung des Geisteszustandes zur Zeit von Testamentsabfassungen.

Die *Psychosen bei Erkrankungen der Lunge* verlaufen meist wie Infektionsdelirien; es handelt sich ja in der Regel um Infektionskrankheiten. Den Erkrankungen der *Bauchorgane* nichtinfektiöser Natur kommt psychiatrisch keine wesentliche Bedeutung zu. Belangvoller sind die seelischen Störungen *bei Stoffwechselkrankheiten.*

Der *Diabetes,* dessen peinliche Begleiterscheinungen: Zuckerausscheidung im Urin, Jucken, vermehrter Durst, unangenehme Diätvorschriften auch den meisten Laien bekannt sind, ist ein unter Schwankungen verlaufendes, meist chronisches Leiden. Da es häufig erst im vorgerückten Lebensalter auftritt oder sich doch bis in spätere Jahre erstreckt, vergesellschaftet es sich gern mit Alterspsychosen, auf die hier nicht näher eingegangen zu werden braucht. Der Diabetes ist eine Konstitutionskrankheit, die in erblicher Hinsicht offenbar Nachbarschaftsbeziehungen zu anderen psychiatrisch belangvollen Leiden hat, besonders zur Arteriosklerose und zum manisch-depressiven Irresein. So können etwa einzelne Mitglieder der gleichen Sippe an Diabetes, andere an manisch-depressivem Irresein erkranken, und es kommt auch vor, daß bei dem gleichen Menschen diabetische und zirkuläre Phasen miteinander abwechseln, oder daß die krankhaften Depressionszustände mit diabetischen Symptomen einhergehen. Schließlich führen Intensitätsschwankungen der Zuckerkrankheit nicht selten zu *Stimmungsveränderungen,* meist im Sinne von nörgelig-reizbarer oder depressiver Verfassung. Diese affektiven Veränderungen sind forensisch-psychiatrisch wichtig, auch wenn sie sich vielfach in der Breite der Norm bewegen. Gewiß hat nicht jede leichte endogene Stimmungsänderung eine strafausschließende Bedeutung, wie dies im Abschnitt über das manisch-depressive Irresein zu besprechen sein wird, aber man wird doch die Tatsache und die Reichweite solcher krankhaften Gemütszustände mindestens für die Bemessung der Schuldfrage vom psychiatrischen Standpunkt klarlegen und dem Richter verständlich machen müssen. Der Diabetes kann auch zu *gröberen seelischen Störungen* führen, insbesondere wenn die Widerstandsfähigkeit des Organismus erlahmt oder durch zusätzliche Schädigungen, Infektionen, Diätfehler od. dgl. der Stoffwechsel gröber beeinträchtigt wird. Es kommt dann zu Selbstvergiftungen des Organismus, die mit einfachen Benommenheitszuständen und tieferen Bewußtseinstrübungen bis zum diabetischen Koma einhergehen. Schwere Krankheitszustände dieser Art pflegen freilich die Handlungsfähigkeit so weit aufzuheben, daß sie nicht von kriminalistischer Bedeutung sind.

Die moderne Behandlung des Diabetes mit *Insulin* führt bei ungeeigneter Dosierung oder übermäßiger Empfindlichkeit der Kranken zu abnormer Blutzuckersenkung, die gewöhnlich mit psychischen Störungen einhergeht. Es kommt zu *Bewußtseinstrübungen,* ja zu *Dämmerzuständen,* meist von verhältnismäßig kurzer Dauer mit nachfolgender Erinnerungslücke. Scherer und Wilder haben solche Fälle beschrieben, bei denen man sehr wohl an forensische Komplikationen denken könnte, und Wilder ist es gelungen, Beobachtungen von periodischen Bewußtseinsveränderungen als Anfälle von Hypoglykämie aufzuklären.

Ähnliche konstitutionelle Beziehungen wie der Diabetes hat die *Gicht.* Die begleitenden psychischen Störungen (Verstimmung im Beginn oder vor den Anfällen) spielen forensisch keine Rolle.

Psychiatrisch wichtiger ist die *Urämie,* d. h. die Selbstvergiftung des Organismus durch übermäßige Ansammlung stickstoffhaltiger Stoffwechselschlacken (Urea gleich Harnstoff), die gewöhnlich auf einer chronischen Erkrankung der Nieren beruht. Die innere Medizin unterscheidet von dieser sog. echten Urämie eine Pseudourämie, die auf einer Störung des Kochsalzwasserhaushalts beruht. Die erste ist so häufig mit arteriosklerotischen Veränderungen der Körper- und Hirngefäße vergesellschaftet, daß die psychischen Störungen sich ätiologisch nicht auseinanderhalten lassen. Die Pseudourämie geht mit epileptischen Krämpfen einher, die wie andere *epileptische Anfälle* auch von *Dämmerzuständen* gefolgt sein können. Schwer zu erkennen sind hierhergehörige Bewußtseinstrübungen. Erregungszustände und Umdämmerungen, die selbständig auftreten bzw. den epileptiformen Anfällen vorangehen.

Großer *Blutverlust* geht, wie auch die umfangreichen Erfahrungen des Weltkrieges gelehrt haben, gewöhnlich nicht mit psychischen Störungen einher. Nur einzelne Chirurgen haben gelegentlich Somnolenz und kurze Verwirrtheitszustände beobachtet, und ich selbst sah einen kurzdauernden, schweren, einförmigen, ängstlichen Erregungszustand, der rasch zum Tode führte, bei einem älteren ausgebluteten Landsturmmann. Häufiger soll es im Anschluß an Magenblutungen zu psychischen Störungen bis zu ausgeprägten, wenn auch kurzdauernden deliranten Verwirrtheitszuständen kommen. Bekannter sind Psychosen im Gefolge von *Blutkrankheiten,* speziell der perniziösen Anämie. Da dieses Leiden zu einer Verarmung an roten Blutkörperchen, den Trägern des Sauerstoffs, führt, liegt es nahe, die Ähnlichkeit der dabei auftretenden Psychosen mit jenen bei Kreislaufstörungen auf den Sauerstoffmangel zu beziehen. Dafür spricht auch, daß seelische Störungen vorwiegend erst kurz vor dem Tode beobachtet werden. Es handelt sich dabei um Zustände mehr oder minder tiefer Benommenheit, die nach unserer Erfahrung meist mit paranoiden Ideen einhergehen. Jene selteneren Fälle, in denen seelische Störungen dem körperlich erkennbaren Leiden vorausgehen, können auch forensische Bedeutung erlangen, wie ein kürzlich von HÜBNER und MÜLLER-HESS veröffentlichter Fall lehrt.

Ein Mann, der sich in seinen ersten Stellungen als Kaufmann erfolgreich betätigt hatte, ließ allmählich in seinen Leistungen nach und wurde durch zunehmende Schweigsamkeit, durch Reizbarkeit und eine paranoide Einstellung auffällig. Eines Abends drang er in das Geschäftshaus einer Firma, die ihn vor kurzem entlassen hatte, ein und erschoß dort einen Verkäufer. Da der Kranke, der die Tat in einem krankhaften Zustand verübt haben wollte, für einen Simulanten gehalten wurde, verurteilte man ihn zu einer Zuchthausstrafe. Zwei Jahre nach der Tat wurde eine schwere perniziöse Anämie festgestellt, an der der Kranke zugrunde ging. Rückblickend wurden die leichten körperlichen Beschwerden, über die der Kranke schon jahrelang klagte, und die psychischen Auffälligkeiten für Frühsymptome der Perniciosa gehalten, obwohl die charakteristischen Anzeichen erst kurz vor dem Tode auftraten. Nach der Schilderung mußte für die Tage vor der Tat ein Verwirrtheits- und Benommenheitszustand angenommen werden, der im Verein mit den übrigen wechselnden psychischen Störungen den exogenen Symptomenkomplexen glich. Forensisch lehrt dieser Fall, daß in unklaren Fällen die mehrmalige Wiederholung der körperlichen Untersuchung erforderlich ist.

Bei der zunehmenden Bedeutung der *Luftschiffahrt* muß wenigstens erwähnt werden, daß auch große Flughöhe, die Sauerstoffmangel bedeutet, zu seelischen Ausnahmezuständen — Bewußtseinsveränderungen, Angst — führt, und zwar für die einzelnen Menschen in recht verschiedenen Lagen. Man wird hier an strafrechtliche Möglichkeiten verschiedener Art denken können.

c) Die *Basedowsche Krankheit* beruht nach allgemein anerkannter Anschauung auf einer pathologischen Funktion der Schilddrüse. Von den körperlichen Störungen sollen hier Glotzaugen, Kropf, Zittern, Pulsbeschleunigung und Steigerung des Grundumsatzes genannt werden. Auf seelischem Gebiete führt das Leiden zu Abnormisierungen, in denen Unstetheit, Fahrigkeit, Reizbarkeit, Ängstlichkeit und allgemeine Erschöpfungssymptome fast nie fehlen. Kennzeichnend ist weiter die Labilität der Stimmung. Solche Kranke sind bald heiter, bald mißmutig, nörgelig oder ängstlich-niedergeschlagen. Sie neigen zu Gefühlsausbrüchen, die zum Davonlaufen, zu Selbstmordgedanken und -versuchen, aber auch zu Beleidigungen und Tätlichkeiten führen können. Nur in einem Bruchteil der Fälle kommt es zu eigentlichen *Psychosen.* Mit oder ohne Vorzeichen der geschilderten Art werden die Kranken unbesinnlich, unklar, verwirrt, ihr Denken verliert den Zusammenhang, Sinnestäuschungen treten auf und gehen mit Wahnbildungen traumhaft-deliranten Gepräges einher. Solche Seelenstörungen treten wohl nur in den schwersten Fällen des Leidens auf, während die manisch-depressiven Krankheitsbilder, die nicht selten im Zusammenhang mit der Basedowkrankheit beobachtet werden, nicht an schwere Formen des Basedow gebunden sind. Man darf hier wohl an eine gemeinsame konstitutionelle Wurzel denken, wird aber auch die Provokation der seelischen Zustandsbilder durch die körperliche Störung in Erwägung ziehen.

Eine ganz andere Bedeutung als die Basedowsche Krankheit hat das sog. *Basedowoid* oder der Hyperthyreoidismus. Hier handelt es sich um eine Konstitutionsanomalie, nicht um einen Krankheitsvorgang. Wir werden darauf im Kapitel „Psychopathische Persönlichkeiten" zurückkommen.

Das *Myxödem* beruht auf einer krankhaften Verminderung der Schilddrüsenabsonderung. Symptomatologisch bestehen weitgehende Ähnlichkeiten mit dem Kretinismus; handelt es sich hier um eine *angeborene* Störung, so entspricht das Myxödem einer im Laufe des Lebens *erworbenen* Krankheit. Äußerlich ist das Leiden gekennzeichnet durch die eigentümliche Hautveränderung und auf seelischem Gebiet durch eine fortschreitende Verlangsamung und Erschwerung aller seelischen Leistungen. Charcot hat diese Wandlung mit dem Zustand eines in den Winterschlaf verfallenden Tieres verglichen. Die Kranken werden immer stumpfer und gleichgültiger, sie verlieren allen Anteil an ihrer Umgebung, büßen alle Pläne und Absichten, alle eigene Aktivität ein, kurz sie erstarren förmlich. In einem Teil, nach Kraepelin etwa einem Drittel der Fälle, erfährt das Bild der einfachen Verödung eine Bereicherung durch eine Reihe auffallenderer seelischer Störungen. Die Kranken werden depressiv und unruhig, manchmal auch verwirrt und delirant; bei einzelnen treten die Sinnestäuschungen so in den Vordergrund und die Bewußtseinsveränderungen so zurück, daß halluzinoseähnliche Krankheitsbilder entstehen. Daß dieses Leiden auf einem Ausfall oder einer Minderung der Schilddrüsenfunktion beruht, wissen wir vor allem aus den Beobachtungen von Kocher an Kropfoperierten. Die heutige operative Technik vermag die Störung dadurch zu vermeiden, daß genügend Reste von Schilddrüsengewebe stehengelassen werden. Dagegen entwickelt sich gelegentlich auch heute im Anschluß an Kropfoperationen ein anderes endokrin bedingtes Krankheitsbild, nämlich die *Tetanie*, ein vorwiegend durch Krämpfe und Mißempfindungen in den Gliedmaßen gekennzeichnetes Leiden, das freilich auch endemisch vorkommt. An dieser Stelle muß es deshalb erwähnt werden, weil es manchmal zu epileptischen Anfällen und noch seltener zu symptomatischen Psychosen führt.

VII. Alkoholismus.

Die Verbreitung des Alkoholismus, die Trinksitten, die eigenartige Sonderstellung, die ein Berauschter bei seiner Umgebung genießt, heben den Rausch aus dem Bereiche der krankhaften Seelenstörungen heraus, zu denen er tatsächlich gehört. Aber gerade forensische Erwägungen drängen in der Frage des Alkoholismus auf eine klare, an der Erfahrung geformte Begriffsbildung. Man erinnere sich nur daran, daß Löffler unter den wegen Roheits-, Sittlichkeitsverbrechen und Vergehen gegen die Staatsgewalt Verurteilten 1896/97 über 50 % bei der Straftat Betrunkene fand, daß v. Hentig unter den männlichen Insassen der preußischen Zuchthäuser 16 % Trinker auszählte, und daß unter dem Kraepelinschen Material von Alkoholikern 30 % selbst Straftaten zugaben.

Von den künstlich, durch Vergiftungen erzeugbaren Psychosen ist der *Alkoholrausch* wohl am eingehendsten mit den Methoden der experimentellen Psychologie erforscht, besonders von Kraepelin und seinen Schülern. Diese Untersuchungen haben dargetan, daß schon kleine Gaben von Alkohol nach vorübergehender Senkung der Reizschwelle die Auffassung von Gesichts- und Gehörsreizen erschweren, die Schnelligkeit und Zuverlässigkeit des Merkens sowie die Ausdauer und die Qualität geistiger Arbeit beeinträchtigen. Auf körperlichem Gebiete zeigt sich zunächst eine Zunahme der Kraftleistungen, die schnell einer Abnahme Platz macht. Dagegen wird die Sicherheit von Feinbewegungen schon durch kleine Giftmengen von vornherein geschädigt. Diese Erfahrungen werden durch die Beobachtungen des gewöhnlichen Rausches bestätigt. Schon der leichtere Rausch beeinträchtigt die zielbewußte geistige Arbeit, er steigert die Ermüdbarkeit, vermindert die Konzentration und die Ausdauer im Denken. Das Urteil wird unsicher, oberflächlich. Bei schwererer Vergiftung nehmen alle diese Störungen zu, und mit *Abnahme der Denkleistungen* tritt die Neigung hervor, in stehenden Redewendungen, in oberflächlichen Reimen und Wortwitzen zu reden. Je tiefer der Rausch, desto ausgesprochener die Schwerbesinnlichkeit. Im schwersten Rausch kann es zu vollkommener Bewußtlosigkeit kommen. Mit der Beeinträchtigung der geistigen Leistungen geht eine *Willenserregung* einher. Den Beginn stellt die bekannte Angeregtheit dar, in der mit dem Gefühl gesteigerter Kraft und Leistungsfähigkeit sorgloser, unbekümmerter gesprochen und gehandelt wird; mit Zunahme der Vergiftung pflegen auch Redseligkeit und allgemeine Bewegungsbereitschaft weiter zu steigen. So kommt es zu unüberlegten *Kurzschlußhandlungen*, die auch forensisch bedeutsam sein können. Im schweren Rausch werden alle Bewegungen unsicher; es kommt zu ausgesprochen ataktischen Erscheinungen beim Gehen und Stehen und zu einer Beeinträchtigung der Sprachartikulation. Schließlich gehört zum Bilde des Rausches die *Veränderung der Stimmung*, die zunächst leicht und heiter zu werden pflegt, während in schwereren Räuschen gewöhnlich die Reizbarkeit zunimmt. Schließlich leidet die Herrschaft über die rasch wechselnden Gefühle und Gefühlsäußerungen immer mehr. So kommt es zu leidenschaftlichen Ausbrüchen freundschaftlicher oder feindlicher Gefühle, gelegentlich auch zum heulenden Elend. Besonders wichtig ist dabei das *Zurücktreten der höheren sittlichen Gefühle.* Betrunkene sind roh, gemein, schamlos und, da gewöhnlich die sexuelle Erregbarkeit zunimmt, häufig obszön. Zu erwähnen sind die *körperlichen Begleiterscheinungen* des Rausches, die für die nachträgliche Beurteilung von alkoholischen Zuständen an der Hand von Zeugenaussagen wichtig sein können. Von den mannigfachen Wirkungen auf den Kreislauf ist am auffälligsten die Erweiterung der Hautgefäße, die zu der häufig ins Auge springenden Gesichtsrötung führt. Die Pupillenreaktion scheint in der Regel an Lebhaftigkeit abzunehmen. Gelegentlich wird Augenzittern beobachtet. Schließlich finden sich die bekannten Störungen der Bewegungskoordination. „Es wird aus diesen Erfahrungen deutlich, daß der Rausch sich aus einer Reihe der schwersten seelischen Krankheitserscheinungen zusammensetzt, denen wir beim Irresein überhaupt begegnen. Die leichteren Formen mit ihrer heiteren Verstimmung, Ideenflucht, Rededrang und Willenserregung ähneln durchaus den manischen Zuständen, von denen sie sich außer durch den Alkoholgeruch des Atems hauptsächlich nur durch die mehr oder weniger hervortretenden Lähmungserscheinungen, die Unsicherheit der Bewegungen und die Behinderung der Sprache unterscheiden. Die späteren Abschnitte des Rausches bieten fast ganz das klinische Bild der Paralyse dar; nur fehlt die Veränderung des Persönlichkeitsbewußtseins (Wahnbildungen) und die umschriebene Unsicherheit in den Zeitverhältnissen. Bei der Untersuchung Berauschter ist es daher öfters unmöglich, das Bestehen einer der genannten Erkrankungen neben der Alkoholvergiftung auszuschließen" (KRAEPELIN).

Das gewöhnliche Bild des Rausches kann *mannigfache Abwandlungen* erfahren. Zunächst ist die Persönlichkeit des Trinkers von weitgehendem Einfluß auf die Färbung des Rausches. Darauf wird gleich noch einmal zurückzukommen sein. Daneben spielt aber für Grad und Art der Giftwirkung auch die augenblickliche körperliche und seelische Situation des Trinkenden eine wichtige Rolle. So ist besonders die *körperliche Widerstandsfähigkeit* bzw. deren Herabsetzung durch Anstrengungen oder Erkrankungen von Einfluß auf die Intensität der Giftwirkung. Aber auch auf den Füllungszustand der Verdauungsorgane, auf die Schnelligkeit der Zufuhr und auf die Konzentration der Lösung kommt es an. Bei Kälte wird Alkohol besser vertragen als bei Hitze. In den Tropen soll er besonders leicht zu Erregungszuständen führen (Tropenkoller). Nicht gleichgültig sind ferner die Stimmung des Trinkers und seine Erlebnisse. Ich erinnere nur an die wohlbekannte plötzliche Ernüchterung durch starke Affekte, wie an die erregenden Wirkungen, die das Erscheinen eines Schutzmanns so häufig mit sich bringt. Nicht eindringlich genug kann auf die *persönlichen Unterschiede* der Widerstandsfähigkeit gegenüber dem Gift hingewiesen werden. Pykniker etwa scheinen sich durch eine gewisse Resistenz dem Gift gegenüber auszuzeichnen. Dazu kommt die Gewöhnung, die anfänglich die Verträglichkeit erheblich steigert. Andererseits wird durch gewisse erworbene Schädigungen des Zentralnervensystems die Widerstandsfähigkeit herabgesetzt. Alle *organischen Hirnerkrankungen*, wie sie in den vorigen Abschnitten behandelt worden sind, insbesondere also Trauma, Arteriosklerose, Gefäßlues und Paralyse sowie die Altersveränderungen steigern die Empfindlichkeit gegenüber Alkohol. In dem gleichen Sinne wirken die Epilepsie und vor allen Dingen die späteren Stadien des chronischen Alkoholismus. So erklärt sich die häufige Erfahrung alter Säufer, die zunächst in einem langen alkoholischen Dasein systematisch ihre Trinkleistungen und ihre Widerstandsfähigkeit gesteigert haben, daß sie dann auf einmal „nichts mehr vertragen", intolerant gegenüber dem Gift werden.

Unter den Varianten des Rausches kann man zunächst von dem gewöhnlichen *euphorischen* einen *dysphorischen* unterscheiden, bei dem die

Gereiztheit das Bild beherrscht. Manche Trinker werden im Rausch querköpfig, sie krakeelen, fangen Händel an und verlieren die Selbstbeherrschung, ohne daß oder bevor gröbere intellektuelle Störungen auftreten. Andere reagieren asthenisch, sie werden rasch müde und schläfrig. Schließlich kann es vorkommen, daß im Bilde des Rausches die *Bewußtseinstrübung* bzw. die *Bewußtseinsveränderung* im Vordergrund steht, während die Motorik nicht geschädigt ist, so daß das Bild eines *Dämmerzustandes* entsteht, aus dem heraus es zu schwerster Erregung kommen kann. Die Kranken sind in der Regel von Angst erfüllt; sie fassen Umgebung und Situation unzureichend oder falsch auf, wie sich nicht selten aus ihren Äußerungen entnehmen läßt. Schon geringe Alkoholmengen können unter Umständen zu solchen Räuschen führen, die meist nur kurz dauern und mit einem besonders tiefen Schlaf enden. Nachher besteht meist Amnesie oder doch nur verschwommene Erinnerung. Man pflegt diese Zustände als *pathologische, komplizierte,* epileptiforme oder besser, mit KRAEPELIN, als *ungewöhnliche Rauschzustände* zu bezeichnen. Im allgemeinen treten sie nur bei Persönlichkeiten auf, die auch unabhängig von der Giftwirkung als abnorm bezeichnet werden müssen, und zwar handelt es sich entweder um Hysteriker und Psychopathen oder um Epileptiker und organisch Hirngeschädigte. Bei den ersteren, besonders bei affektiv ansprechbaren Persönlichkeiten kommt es häufig auch zu typisch *hysterischen Anfällen* oder zu anfallsartigen wilden und *einförmigen Bewegungsstürmen.* Im Einzelfalle handelt es sich dabei häufig um Reaktionen auf affektiv tiefgehende Erlebnisse, die erst unter der Alkoholwirkung aufgetreten sind (Verhaftung). Mitunter sind es aber schon abnorme Gefühlszustände, aus denen heraus die Betroffenen zum Alkohol greifen, um sich gewissermaßen das Abreagieren zu erleichtern oder sich eine Entschuldigung zu verschaffen. In solchen Zuständen kommt es nicht selten zu *Explosiv-* und *Triebhandlungen* mit schweren forensischen Konsequenzen. Dabei spielen Zufälle eine große Rolle. Die Angriffe richten sich häufig nicht nur gegen die Umgebung, sondern auch gegen den eigenen Körper. Ein Kranker KRAEPELINS stach sich mit einer Schere in die Herzgegend, ein anderer hängte sich am Treppengeländer auf, weil er sich über einen Kameraden geärgert hatte. JAHRMÄRKER hat einen Mann beschrieben, der unter Alkoholeinfluß seine erste wie später seine zweite Frau ohne äußeren Anlaß in ganz der gleichen Weise durch Halsabschneiden tötete und sich schließlich selbst erhängte.

Besonders empfindlich gegen Alkohol pflegen *Epileptiker* zu sein, bei denen schon geringe Mengen zu Anfällen führen können. In anderen Fällen kommt es zu den geschilderten ungewöhnlichen Räuschen, von denen man mitunter nicht unterscheiden kann, inwieweit sie alkoholischer, inwieweit sie epileptischer Natur sind.

Gewisse Beziehungen zur Epilepsie hat ein Leiden, das sich hier anreiht, weil es den Übergang zum chronischen Alkoholismus darstellt, nämlich die *Dipsomanie.* Man versteht darunter die periodisch auftretende triebhafte Sucht zum Trinken. Sondert man aus diesem Sammelbegriff jene Kranken aus, bei denen die Periodizität eine äußerlich bedingte ist, also z. B. jene Säufer, die sich regelmäßig an den Zahltagen betrinken, so bleibt eine Gruppe von Kranken übrig, bei denen periodisch von innen heraus auftretende abnorme Verfassungen zum Alkoholgenuß führen. In der Tat handelt es sich gelegentlich um dem epileptischen Formenkreis nahestehende *dysphorische Verstimmungszustände*; in solchen Fällen zeigen auch die Räusche selbst mit ihrer hochgradigen Bewußtseinstrübung oder -veränderung, mit ihrem plötzlichen Abklingen und dem konsekutiven Schlafbedürfnis ihre epileptische Natur. In anderen Fällen freilich handelt es sich um endogene Verstimmungen mehr depressiver Art, die dem manisch-depressiven Irresein nahezustehen scheinen. Interessant ist es, daß diese periodischen Zustände von Trunksucht vielfach mit einer Veränderung der Alkoholtoleranz einhergehen (Bonhoeffer).

Die *typischen Delikte* der Berauschten sind Körperverletzung, Beleidigung, Hausfriedensbruch, Widerstand gegen die Staatsgewalt, Verbrechen gegen das Leben. Unter besonderen Bedingungen kommen auch noch andere Straftaten vor. So hat Weiler hervorgehoben, daß während des Krieges unerlaubte Entfernung und Fahnenflucht sowie Achtungsverletzung und Gehorsamsverweigerung besonders häufig von Alkoholikern begangen wurden. Die Begutachtung der im Rausch begangenen Delikte ist, wie Vorkastner offen ausspricht, das unerfreulichste Kapitel der gerichtsärztlichen Tätigkeit. Vom psychiatrischen Standpunkt aus kann es ja gar keinem Zweifel unterliegen, daß jede Alkoholvergiftung nennenswerten Grades eine Psychose darstellt, die ohne weiteres als strafausschließend anerkannt werden würde, wenn ihre Ursache nicht bekannt wäre oder zum Beispiel in irgendeiner anderen Vergiftung läge. Würde man aber jedem Rechtsbrecher, der zur Zeit der Begehung seiner Straftat unter Alkoholwirkung gestanden hat, Straffreiheit zubilligen, so würde das nicht nur zu praktisch unmöglichen Konsequenzen führen — Gaupp hat errechnet, daß dann jährlich 150000—200000 Kriminelle zu exkulpieren wären —, sondern man würde auch dem allgemeinen Rechtsempfinden ins Gesicht schlagen. Von den vom Straubinger Schwurgericht abgeurteilten Fällen von Totschlag und Körperverletzung mit Todesfolge wurden 84 % (!) nach Wirtshausbesuch oder sonstigem Biergenuß begangen. Dieser Zwiespalt hat zu Kompromissen geführt, die den rein psychiatrisch eingestellten Sachverständigen nie befriedigen können. So ist etwa von namhafter Seite vorgeschlagen worden (Cramer, Heilbronner), der Arzt solle es ablehnen, sich gutachtlich über einen normalen Rausch und dessen Grad zu äußern. Mit Recht wurde Cramers Standpunkt schon von Aschaffenburg bekämpft, dessen Ansicht von den späteren Autoren, wenn auch mit verschiedener Begründung, geteilt wird. Aschaffenburg hebt besonders hervor, daß dem Gutachter, der es von vornherein ablehnen wollte, den Rausch zu beurteilen, die zahlreichen Fälle entgehen würden, in denen die Annahme einer Trunkenheit überhaupt irrig ist, oder in denen es sich um die Kombination von Trunkenheit mit echten Geistesstörungen (Manie, Paralyse) handelt, oder in denen schließlich *pathologische* Räusche vorliegen. Beim Fortfall ärztlicher Urteile würde sich zudem der Richter auf seine eigene Erfahrung verlassen müssen. Ob nicht doch der Psychiater zuständiger ist bei der Abschätzung der Tiefe und der psychologischen Auswirkung auch des sog. normalen Rausches? Wissen wir doch, wie schwer rückschauend die Beurteilung jedes Rausches ist. Aus der genossenen Alkoholmenge läßt sich bei der individuell verschiedenen Reaktionsfähigkeit ein Schluß auf die Tiefe des Rausches nicht sicher ziehen. Auch das Urteil, das sich auf das äußere Verhalten stützt, ist sehr zweifelhaft, zumal wenn man auf die Aussagen oft noch dazu angetrunkener Zeugen angewiesen ist. „Für das Benehmen eines Betrunkenen in der Außenwelt", sagt ASCHAFFENBURG, „ist oft die Erziehung maßgebender als sein geistiger Zustand während des Rausches". Das hat auch das Reichsgericht anerkannt, indem es einen gewandten Fluchtversuch nicht als beweisend für das Vorhandensein des Bewußtseins ansah. Ein besonders schwer zu verwertendes Kriterium für den Grad der Bewußtseinstrübung ist die nachträgliche *Amnesie*. Von ihrer Bedeutung weiß heute fast jeder erfahrene Kriminelle. Hier bedarf es der sachverständigen Kritik der Glaubwürdigkeit, die nur bei Erfassung der Gesamtpersönlichkeit möglich ist. Es kommt hinzu, daß die Amnesie, auch wenn sie echt ist, nicht ohne weiteres als Maßstab für den Grad der Trunkenheit verwertbar ist, wie umgekehrt zahlreiche Einzelerinnerungen schwere Rauschzustände nicht ausschließen. Für die Prüfung der Widerstandsfähigkeit des einzelnen kann man den *Alkoholtoleranzversuch* nach KRAEPELIN heranziehen, d. h. gewisse einfache geistige Leistungen vor und nach Zufuhr eines bestimmten Alkoholquantums prüfen. Freilich muß man sich dabei vor Augen halten, daß die Wirkung des Mittels im Laboratorium eine ganz andere sein kann als in einer affektgeladenen Situation, wie sie bei Begehung einer Straftat die Regel ist. Der Sachverständige wird also bei der Beurteilung eines Rauschdeliktes zunächst nachzuweisen haben, daß es sich wirklich nur um einen „normalen" Rausch gehandelt hat. Dann wird er dem Richter die individuelle Reaktion auf den Alkohol und die spezielle Veränderung des Seelenzustandes zur Zeit der Tat auseinanderzusetzen haben. Seinem persönlichen Ermessen wird es überlassen bleiben, ob er sich entscheidend über die Frage der Bewußtlosigkeit (in dem Begriff Bewußtlosigkeit ist nach den Motiven und Kommentaren zum geltenden Strafgesetzbuch auch auf Trunkenheitszustände abgezielt) aussprechen, oder ob er das letzte Urteil dem Richter überlassen will.

Solche Erwägungen gelten selbstverständlich nicht für die verschiedenen geschilderten oder noch zu nennenden *pathologischen Räusche*. Daß diese straffrei machen, wird keineswegs bestritten. Bei der Erkennung pathologischer Räusche wird man sich an folgende Gesichtspunkte halten, die WOLLENBERG in der vorigen Auflage anführt:

„Die Erkennung der pathologischen Rauschzustände als solcher ist retrospektiv bei dem meist ungenügenden Beobachtungsmaterial oft sehr schwierig. Besonderes Gewicht wird dabei zu legen sein auf den *Angstaffekt*, die schwere *Störung des Orientierungsvermögens* zugleich mit phantastischer Verkennung der Außenwelt im Sinne des herrschenden Affektes, auf die *Art der motorischen Entladungen*, mögen diese nun nur in gewissen Bewegungsstereotypien oder in wildem Toben und Wüten und in irgendwelchen gewalttätigen Handlungen bestehen, endlich auch auf das Verhalten der Pupillenreaktion, insbesondere auf eine die anderen Erscheinungen längere Zeit überdauernde *reflektorische Pupillenträgheit* (GUDDEN, HEILBRONNER).

Es wird ferner zu forschen sein nach ähnlichen Erscheinungen pathologischer Alkoholreaktion bei früheren Gelegenheiten (*Häufung der strafbaren Handlungen nach Alkoholgenuß*). Sodann ist von Bedeutung der *flüchtige Charakter der Störung* und ihr Übergehen zur Norm durch einen tiefen *Schlafzustand* hindurch, der sich nicht, wie meist beim einfach Berauschten, *durch Bettbehandlung leicht herbeiführen läßt*, sondern meist erst eintritt, wenn die Erregung abgelaufen ist (HEILBRONNER).

Weiter wird man unter Umständen das Mißverhältnis zwischen Alkoholmenge und Wirkung sowie zwischen den Einflüssen auf das Bewußtsein einerseits, das Bewegungsgeschehen andererseits heranziehen können. Es ist gerade wichtig, daß die gewöhnlichen körperlichen Zeichen der Trunkenheit vor und im pathologischen Rausch fehlen können. Endlich muß darauf hingewiesen werden, daß eine strafbare Handlung in der Richtung von Motiven, die auch sonst wirksam sind (vorangehende Drohungen), die pathologische Natur des Rauschzustandes keineswegs ausschließt.

Die Frage der Schuld oder Fahrlässigkeit bei der Herbeiführung eines Rausches, die sog. Actio libera in causa, ist im allgemeinen Teil des Handbuches erörtert worden.

Chronischer Alkoholismus. Experimentelle Untersuchungen haben gezeigt, daß schon der einmalige Rausch seelische Veränderungen zurückläßt, die der gewöhnlichen Beobachtung entgehen. Sie überdauern noch den Katzenjammer; feinerer Selbstbeobachtung werden sie auch subjektiv noch erkennbar. Bei Wiederholung der Alkoholzufuhr, bei chronischem Giftmißbrauch entwickeln sich aus den anfangs noch ausgleichbaren Veränderungen *Dauerschäden*. Fast alle inneren Organe der chronischen Säufer leiden Schaden, insbesondere Herz und Gefäße, Leber und Niere. Auch im Gehirn sind stets Veränderungen nachweisbar, und zwar nicht bloß bei Trinkern, die an Alkoholpsychosen zugrunde gehen. Klinisch finden wir Nachlassen der Herzkraft, gedunsenes oder gerötetes Aussehen, Katarrhe der Schleimhäute, Schmerzhaftigkeit der Nervenstämme und Funktionsstörungen der Leber und Niere. Am kennzeichnendsten und hier von ausschlaggebender Bedeutung sind die seelischen Veränderungen. Eigentliche Intelligenzstörungen fallen im gewöhnlichen Umgang mit Alkoholikern freilich nicht auf. Die experimentelle Untersuchung hat aber gelehrt, daß sich auch schon in früheren Stadien an der Auffassung, der Merkfähigkeit, dem Gedächtnis Störungen nachweisen lassen. Auffällig pflegt ferner die gesteigerte Ermüdbarkeit zu sein. Später kommt es zu jener Persönlichkeitsveränderung, die man als *Versimpelung* bezeichnet. Chronische Alkoholiker lernen nicht leicht etwas dazu. Sie konzentrieren sich schlecht, haben Schwierigkeiten, sich in neue Gedankengänge hineinzuarbeiten, und ziehen es deshalb vor, sich in gewohnten Gleisen zu bewegen. Die Interessen nehmen ab, der Gesichtskreis verengt sich. Dazu kommt als eigenartiges seelisches Zeichen die sog. *Alkoholeuphorie*, der Trinkerhumor. Spricht man mit einem alten Säufer — es mag ihm noch so schlecht gehen — von den alkoholischen Freuden, so zieht ein strahlendes Schmunzeln über sein Gesicht, das freilich leicht von Katzenjammerstimmung abgelöst wird. Im Durchschnitt ist die Stimmung der Trinker flach gehoben, ihr Humor äußert sich besonders gern in den zahlreichen Ausreden für den Alkoholgenuß, die jeder Trinker bereit hat. Allmählich wird er gemütsstumpfer; besonders sein *sittliches Empfinden* nimmt ab. Da sich mit der Stumpfheit in der Regel *Reizbarkeit* vergesellschaftet, die besonders in neuen Räuschen zutage tritt, kommt es leicht zu den abstoßenden Roheitsdelikten, die bekannt und gefürchtet sind. Das Gewissen gegenüber den eigenen Verpflichtungen, die Sorge für die Familie, für Stand, Ehre, Ansehen gehen verloren oder werden durch immer neue Alkoholgaben betäubt. Nur in seinen Reden ist der Trinker ein ehrenwerter Mann. Dazu kommt endlich die *Willensschwäche*, die sich bei jedem Trinker entwickelt, wofern sie nicht von vornherein bei ihm angelegt ist. Alle diese Eigenschaften zusammen bilden die Grundlage des *typischen sozialen Verfalls*. Der geistig eingeengte, immer rascher ermüdende, immer mehr unter allen möglichen Beschwerden leidende Trinker kann allmählich seiner beruflichen Tätigkeit nicht mehr nachkommen. Er sinkt zu immer bescheideneren Erwerbsarten herab, landet auf der Landstraße, wird kriminell. Einen besonderen Prüfstein für die Verfassung des Trinkers bildet häufig seine Ehe. O. KANT hat die Psychologie der Trinkerehen eingehend studiert. Gewöhnlich sind es von vornherein besonders weiche, nachgiebige, unselbständige Frauen, die teils unter der Brutalität der Trinker, teils unter dem sozialen Zwang den Entschluß nicht aufbringen, sich von dem Ehemann zu trennen, dem sie längst jede Zuneigung entzogen haben. Die durch den Alkoholgenuß anfangs gesteigerte sexuelle Erregbarkeit, verbunden mit der Ausschaltung verantwortungsvollen Denkens, macht Trinkerehen vielfach besonders fruchtbar. Sexuelle Schamlosigkeiten als Folge der sittlichen Zerrüttung und die allmähliche Abnahme der Potenz rufen weitere eheliche Schwierigkeiten hervor. Daß zugleich mit der Abnahme der Potenz die sexuelle Ansprechbarkeit gesteigert sein kann, bildet wohl die wesentlichste Wurzel für die bei Trinkern so häufigen Eifersuchtsideen. Daneben scheint dem

Alkohol ganz ähnlich wie dem Cocain ein spezifischer Einfluß nach dieser Richtung hin zuzukommen. In schweren Fällen kann sich auf dem Boden des Alkoholismus ein *ausgesprochenes seelisches Siechtum* entwickeln, gekennzeichnet durch geistige Schwerfälligkeit, Gedankenarmut, Vergeßlichkeit und Gedächtnisschwäche, gemütliche Stumpfheit mit gelegentlicher Reizbarkeit, Bestimmbarkeit, Verlust der Tatkraft (Kraepelin). Ungemein häufig wird gerade dieses einfache sog. *Alkoholsiechtum* von Eifersuchtsideen begleitet, seltener, in 14 % der Fälle des Kraepelinschen Materials, treten umfangreichere, mehr systematische Wahnbildungen auf. Man spricht dann von dem *Eifersuchtswahn der Trinker*. Solche Kranke pflegen aus allen möglichen harmlosen Wahrnehmungen weitgehende Schlüsse auf die Untreue der Frau zu ziehen, sie verdächtigen alle möglichen und unmöglichen Männer der Umgebung und werfen, oft unter Drohungen, Mißhandlungen, Erpressungen, der Frau selbst Ehebruch mit Freunden, Bekannten und Verwandten, ja mit den eigenen Kindern vor. Bei feinerer Analyse kann man mit Kolle eifersüchtige von wahnkranken Trinkern unterscheiden. Gelegentlich mischen sich die ersten Sinnestäuschungen in das Zustandsbild des Eifersuchtswahns, besonders unter der Wirkung akuter Alkoholgaben. Im Verlauf des chronischen Alkoholismus tauchen nämlich auch sonst gelegentlich kurzdauernde Zustände auf, die als leichte vorübergehende Attacken des Delirium tremens aufzufassen sind (*delirante Räusche*). Sie äußern sich daneben auch in nächtlichen Angstzuständen mit Schweißausbrüchen und in abendlicher Unruhe. Auch die vereinzelt bei Alkoholikern beobachteten *epileptischen Anfälle* stehen häufig in Beziehung zum Delirium, das ja von Anfällen eingeleitet werden kann. Eine andere Bedeutung haben die unter der akuten Wirkung von Alkohol auftretenden, deshalb schon beim Rausch erwähnten *hysterischen Manifestationen*, die auch bei chronischen Alkoholikern beobachtet werden.

Die *forensische Bedeutung* des chronischen Alkoholismus wurde oben schon angedeutet. Die kleinen Betrugsdelikte, Zechprellereien, aber auch Bettelei, Landstreichertum, kleine Diebstähle, sind kennzeichnend für die sozial verkommenden Trinker. Dabei wird der chronischen Persönlichkeitsveränderung kaum je eine strafausschließende Bedeutung beizumessen sein. Komplizierter wird die Sachlage dann, wenn, wie so häufig, der Rausch eine organische Färbung bekommt, also *pathologische Räusche* im oben skizzierten Sinne eintreten. Besonders häufig tritt diese Verquickung auf bei den *Sittlichkeitsdelikten* der Alkoholiker. Unzüchtige Handlungen an Kindern, Exhibitionismus, gelegentlich sodomitische Akte und homosexuelle Handlungen gehören hierher. Den pathologischen Boden für diese Delikte bildet die Enthemmung der geschlechtlichen Regungen durch die akute Alkoholzufuhr im Verein mit der Abnahme der sittlichen Empfindungen als Folge des chronischen Giftmißbrauchs. Nicht sicher ist es, ob der Alkohol von sich aus die Triebrichtung abändern kann. Vor dem Strafrichter wird im Einzelfalle der Grad der chronischen Veränderung und die spezielle akute oder chronische Alkoholreaktion zu analysieren und daraus ein Schluß auf den Grad der Bewußtseinsveränderung zur Zeit der Tat zu ziehen sein.

Ganz ähnlich ist die Situation gewöhnlich bei den *Roheitsdelikten* der Trinker, die oben schon geschildert wurden, weil hier zunächst die akute Alkoholwirkung im Vordergrund steht. Meistens ist aber in foro auch die Dauerveränderung der Persönlichkeit zu berücksichtigen. Sehr ernste forensische Folgen hat nicht ganz selten der *Eifersuchtswahn* der Trinker, aus dem es zu Angriffen auf die Umgebung, insbesondere die Ehefrau oder deren vermeintliche Liebhaber, kommt. KRAEPELIN berichtet über zwei Fälle, in denen Trinker aus krankhafter Eifersucht ihre Frauen erschossen. Ein anderer seiner Kranken versetzte seiner Ehefrau Stiche in die Herz- und Magengegend, verletzte seine Tochter, erstach den eigenen Sohn. Eine so schwere geistige Störung wie der Eifersuchtswahn der Trinker bildet natürlich einen Strafausschließungsgrund. Leider wird, wie KRAEPELIN hervorhebt, die große Gefährlichkeit des alkoholischen Eifersuchtswahns häufig verkannt, da die Kranken für gewöhnlich ganz gutmütig und verständig zu sein scheinen und ihre Wahnideen sich im Bereiche des Möglichen, ja des Wahrscheinlichen bewegen.

Delirium tremens und Halluzinose. Das bekannteste Leiden, das sich auf dem Boden des chronischen Alkoholmißbrauches entwickelt, ist das Delirium tremens. Es entsteht erst nach langjährigem Giftmißbrauch. Meist handelt es sich um Schnapstrinker, ganz selten um Biertrinker. Die Schädlichkeit des Weines scheint sich zwischen jener der beiden anderen Genußmittel zu halten. Nicht selten entwickelt sich das Leiden subakut. Tage oder Wochen, ja gelegentlich Monate vor dem eigentlichen Beginn machen sich bereits die ersten Symptome merklich, insbesondere *trunkfällige Sinnestäuschungen* im Rausch, Störungen des Schlafes, nächtliche Unruhe, Angst mit Schweißausbrüchen, nächtliche delirante Zustände. Alle diese Vorboten können kommen und gehen, bis plötzlich, insbesondere wenn trotz dieser Warnungen weitergetrunken wird, das eigentliche Delirium zum Ausbruch kommt. Gewöhnlich in den frühen Abendstunden werden die Kranken unruhig, sie verlieren die Orientierung in Ort und Zeit, während die Orientierung über die eigene Persönlichkeit stets erhalten bleibt. Massenhafte Sinnestäuschungen vorwiegend optischer und taktiler, aber auch akustischer Art treten auf. Kennzeichnend ist ihre szenische Mannigfaltigkeit und ihre lebhafte Beweglichkeit. Der Inhalt des Delirs ist meist dem Berufsleben oder dem Wirtshausmilieu entnommen, in dem die Kranken sich handelnd bewegen („*Beschäftigungsdelir*“). Genauere Analyse der seelischen Störungen lehrt, daß die Deliranten bei starker Inanspruchnahme ihrer Aufmerksamkeit unter Umständen leidlich auffassen, aber schwer in der Lage sind, ihre Aufmerksamkeit zu konzentrieren und, sich selbst überlassen, meist zu tieferen Bewußtseinsstufen herabsinken. Sie sind ungemein leicht suggestibel, lassen sich alle möglichen Trugwahrnehmungen auf allen Sinnesgebieten einreden und sind stets bereit, ihre Gedächtnis- und Orientierungslücken durch Konfabulationen auszufüllen, auf die man sie gerade lenkt. Die spontanen Sinnestäuschungen haben gern zahlreiche gleichartige Gegenstände zum Inhalt. Bewegte Tiere spielen eine große Rolle. Nicht selten sind auch beängstigende Sinnestäuschungen. Die Stimmung der Kranken ist anfangs gewöhnlich ängstlich, später wechselt sie zwischen Angst und alkoholisch-euphorischer, manchmal galgenhumoristischer Färbung. Auf körperlichem Gebiet ist das Zittern der Gliedmaßen kennzeichnend, das dem Krankheitsbild den Namen gegeben hat. Auch schwerere Bewegungsstörungen, Beeinträchtigung des Gleichgewichts und des Zusammenspiels der Bewegungen gehören hierher. Mitbeteiligt sind auch die Bewegungen der Zunge und damit die Sprache. Stets finden wir Schweißausbrüche und eine hochgradige Schlafstörung. Gefährdet ist schließlich immer der Blutkreislauf, das Herz. Zu Beginn des Leidens kommt es manchmal zu einem oder mehreren epileptischen Anfällen, gelegentlich auch vorher oder später. Im übrigen kann man bei genauerer Nachforschung fast immer in Erfahrung bringen, daß irgendwelche körperlichen Störungen dem Ausbruch des Leidens vorangegangen sind, ja wahrscheinlich zu diesem beigetragen haben. Erkältungskrankheiten, besonders Lungenentzündungen, schwere Eiterungen, aber auch Knochenbrüche scheinen in diesem Sinne besonders wirksam. Freilich finden wir auch, daß plötzliche Änderung der Lebenslage zum Ausbruch eines Delirs führen kann, besonders die ja stets mit erzwungener Abstinenz einhergehende *Unterbringung im Gefängnis.* Auf Grund solcher Beobachtungen galt es früher als ausgemacht, daß die Entziehung des Alkohols die auslösende Ursache sei. Man gab daher erkrankten oder verletzten Trinkern reichlich Alkohol, um den Ausbruch des Delirs hintanzuhalten. Vergleicht man aber damit die Erfahrungen in Trinkerheilstätten, in denen ebenfalls der Alkohol akut entzogen wird, so wird man die Gefahr der plötzlichen Alkoholabstinenz nur für sehr gering halten können. Unter den Gefangenen beobachtete BONHOEFFER das Einsetzen der Delirien, die rasch und verhältnismäßig günstig verliefen, meist zwei bis drei Tage nach der Verhaftung. Die ursächliche Hauptbedeutung hat sicher der chronische Giftmißbrauch an sich. Das Delirium tremens ist ein schweres Leiden, dem manche Kranke erliegen. Die Häufigkeit der Todesfälle ist natürlich stark abhängig von der Art des Krankenmaterials, insbesondere den vorausgehenden körperlichen Erkrankungen. In jenen Fällen, die in Genesung ausgehen, stellt sich nach wenigen Tagen, in der Regel zwischen dem dritten und sechsten Tag, ein abschließender Schlaf ein, aus dem die Kranken klar erwachen. Nur in seltenen Fällen bleiben leichtere Störungen für kurze Zeit zurück. Daneben gibt es aber eine Gruppe von Fällen, die in die sog. Korsakowsche Psychose übergehen.

Vor der Besprechung dieses Krankheitsbildes sei noch kurz einer selteneren akuten Störung gedacht, nämlich des sog. Alkoholwahnsinns oder der *Trinkerhalluzinose.* Dieses Leiden ist gekennzeichnet durch lebhafte akustische Sinnestäuschungen und Wahnideen, die bei den Kranken ohne nennenswerte Beeinträchtigung des Bewußtseins auftreten. Auch hier handelt es sich meist um Schnapstrinker, bei denen der Mißbrauch jedoch in der Regel nicht so schwer ist wie bei den Deliranten. Die Halluzinose schließt sich im übrigen gern an vorübergehende stärkere Trinkexzesse an. Die Halluzinose ist besonders deswegen erwähnenswert, weil die *erhaltene Besonnenheit* es den Kranken ermöglicht, geordnet zu denken und sich weitgehend vernünftig zu verhalten, soweit sie nicht auf die krankhaften Erscheinungen reagieren. Sie können lange Zeit so unauffällig sein, daß sie selbst unter lebhaftem Halluzinieren noch ihren Geschäften gewachsen sind. In anderen Fällen zeigen die Kranken von vornherein tiefe Angst, die sie auffällig macht. Dann treten, meist gegen Abend oder nachts, die ersten Gehörstäuschungen in der Form von Geräuschen rhythmischen Charakters auf: Husten, Räuspern, Kratzen, Klopfen. Später werden die Trugwahrnehmungen deutlicher, die Kranken hören ihren Namen und anderes rufen, meist unangenehme Dinge, Vorwürfe und Beschimpfungen. Mitunter führen die Stimmen ganze Zwiegespräche auf, die dem Kranken als leidendem Dritten gelten. Nachts kommen gelegentlich optische Sinnestäuschungen dazu; auch Störungen des Hautgefühls werden beschrieben. An die Sinnestäuschungen knüpfen sich *Wahnideen meist ängstlichen Inhalts,* Beeinträchtigungs- und Verfolgungsideen. In den meisten Fällen klingt die Halluzinose in begrenzter Zeit, etwa einigen Wochen, ab. Nur bei manchen Kranken kommt es zur Entwicklung länger anhaltender und systematisierter Wahnbildungen. Manche Erkrankungen halluzinatorischen Gepräges bei Trinkern sind wohl nur alkoholisch gefärbte schizophrene Schübe, die in einen kennzeichnenden chronischen Verlauf ausmünden. Auf die klinischen Fragen ätiologischer Art, insbesondere den Einfluß bestimmter Erbanlagen auf die Entstehung der Halluzinose, kann hier nicht näher eingegangen werden. Wahrscheinlich ist, daß schizophrene oder paranoide Erbfaktoren für Entstehung und Gestaltung des Bildes von maßgebender Bedeutung sind.

Das Delirium tremens ist in *strafrechtlicher Beziehung* von geringer Bedeutung. Gelegentlich gerät ein Deliranter im Beginn seiner Erregung in die Hände der Polizei. Auf die Bedeutung der Haft für die Entstehung des Leidens wurde schon hingewiesen.

Beachtenswerter ist in forensischer Hinsicht die Trinkerhalluzinose schon wegen der Besonnenheit, mit der die Kranken unter Umständen ihrer vermeintlichen Verfolger sich tatsächlich zu erwehren suchen. Halluzinanten sind selbstverständlich unzurechnungsfähig. Ihre *Gemeingefährlichkeit* für die Dauer des Leidens braucht kaum hervorgehoben zu werden.

Korsakowsche Psychose. KORSAKOW beschrieb im Jahre 1887 die später nach ihm genannte „*polyneuritische Psychose*". Der ihr zugrunde liegende „amnestische Symptomenkomplex" kommt allerdings auch außerhalb des chronischen Alkoholismus vor. Man spricht aber dann besser von einem Korsakowschen Symptomenkomplex, während der Name Korsakowsche Krankheit oder Korsakowsche Psychose dieser schweren Form des Alkoholsiechtums vorbehalten bleiben sollte. Symptomatologisch ist das Leiden gekennzeichnet durch eine hochgradige Merkstörung mit Verlust der Orientierung und der Neigung zu Erinnerungsfälschungen. Häufig schließt es sich, wie oben bereits kurz erwähnt, an das Trinkerdelirium an. In anderen Fällen entwickelt es sich aus einem vorübergehenden Stupor (Sopor) oder schleichend aus der alkoholischen Vertrottelung heraus. Die Persönlichkeitsveränderung beginnt dann gern im zeitlichen Zusammenhang mit dem Einsetzen der Alkoholintoleranz. Die Kranken fallen ihrer Umgebung als nervös und unruhig auf, oder ihre übermäßige Vergeßlichkeit macht sie sozial unmöglich. Die Störung der Merkfähigkeit kann so hohe Grade erreichen, daß die Kranken schon nach wenigen Augenblicken vergessen haben, was sie sich merken wollten oder sollten. Das dabei entstehende Zustandsbild ist um so merkwürdiger, als die Kranken besonnen sind, leidlich auffassen und verstehen, aber infolge der Unfähigkeit, den wesentlichsten Teil der Eindrücke zu behalten, jede Orientierung verlieren. Besonders die zeitliche Orientierung leidet unter der schweren Merkstörung. Den Kranken fehlt das Bewußtsein für ihren Defekt nicht, sie versuchen ihn zu bemänteln, zu entschuldigen oder aber die Lücken durch Erinnerungsfälschungen auszufüllen. Freilich ist es meist nicht so, und dieser Umstand verdient gerade in forensischem Zusammenhang Beachtung, daß *gar nichts* behalten wird. Affektiv stark wirksame Erlebnisse können auch in schweren Fällen unter Umständen noch gemerkt werden, und besonders überraschend zu sehen ist es, daß die Reproduktion von länger zurückliegendem Gedächtnismaterial ganz verschieden sein kann. Die Kranken können nicht willkürlich über ihren Gedächtnisbesitz verfügen, obwohl er ihnen unter bestimmten Konstellationen zur Verfügung steht. Diese Einstellungsstörung führt zu der merkwürdigen Beobachtung, daß die Kranken über gewisse Vorkommnisse gelegentlich richtig Auskunft geben können, über die sie vielleicht noch wenige Minuten vorher nichts wußten. Die Stimmung ist manchmal ängstlich, manchmal indolent, manchmal mürrisch; stets läßt sich die Alkoholeuphorie hervorzaubern. Häufig zeigen die Kranken, wie viele Hirngeschädigte, eine auffällige Beeinflußbarkeit der Stimmungslage. Selbstverständlich leidet unter der schweren Störung das Handeln und das Benehmen der Kranken. Sie sind nicht mehr in der Lage, ihrer Berufstätigkeit nachzugehen, sie können mit Geld nicht mehr umgehen und verwahrlosen, wenn sie nicht unter geeigneter Aufsicht sind. Von den körperlichen Begleiterscheinungen ist kennzeichnend die Polyneuritis, die in leichteren Fällen sich in einer Druckschmerzhaftigkeit der Nervenstämme, in schwereren in Lähmungen, Gefühlsstörungen und Bewegungsunsicherheit äußert.

Dem Leiden liegen stets organische Hirnveränderungen zugrunde. Infolgedessen ist seine Prognose auch stets ernst. Bei vollkommenem Alkoholentzug können zwar nicht nur die deliranten Erscheinungen schwinden, auch von den im Vordergrund stehenden Merkstörungen ist ein Teil rückbildbar. Aber auch in den leichtesten Fällen bleibt stets eine gewisse Abstumpfung, eine leichte Merkschwäche, eine Verlangsamung und Erschwerung des Denkens zurück, kurzum die seelischen Zeichen organischer Hirnschädigung. In der Mehrzahl der Fälle ist die restliche Merkschwäche so ausgeprägt, daß die Kranken nie mehr sozial vollwertig werden. Schließlich bleibt ein Bruchteil chronisch krank, oder das Leiden schreitet langsam fort und führt durch die alkoholische Schädigung der inneren Organe oder nervös bedingte Störungen des Stoffwechsels zum Tode.

Die *strafrechtliche Bedeutung* des Leidens ist gering. Viel wesentlicher ist die zivilrechtliche Beurteilung. Besonders bei der Frage nach der Geschäftsfähigkeit kann es im Hinblick auf das relativ geordnete Verhalten schwer sein, den Richter von der auf den Merkstörungen beruhenden hochgradigen Demenz zu überzeugen.

Widerstand. Pathologischer Rausch bei einem alten Trinker.

Ein 37jähriger Trinker, aus einer Alkoholistenfamilie stammend, wurde mir zur Beurteilung seiner Zurechnungsfähigkeit vorgeführt, weil er sich bei der Aufnahme widersetzlich, frech und obszön gezeigt hatte. Er hatte, ehe er sich zur Strafverbüßung stellte, rasch noch einen Liter Schnaps konsumiert. Er gab an, daß er ohne Schnaps nicht sein könne, seit der Militärzeit brauche er täglich mindestens einen Liter Schnaps. Betrunken sei er durchschnittlich 3 bis 4mal in der Woche.

Bei der Untersuchung zeigt er sich örtlich orientiert. Gegen eingehende Prüfung verhält er sich grob ablehnend. Augenfällig ist sein brutales, gereiztes, aufbrausendes Wesen, sobald Ansprüche an seine Denktätigkeit erhoben werden. Er renommiert mit seinen Trinkleistungen. Die Sprache ist nicht gestört, dagegen der Gang etwas unsicher. Eine eigentliche Benommenheit besteht nicht.

An den mittelweiten Pupillen ergeben sich beiderseits bei einer mit allen Kautelen vorgenommenen Untersuchung nur Spuren von Lichtreaktion.

Sich selbst überlassen, schimpft er noch stundenlang weiter, bis er einschläft.

Zwei Tage später, am Tage seiner Entlassung, wieder ins ärztliche Untersuchungszimmer geführt, erinnert er sich weder des Zimmers noch des Arztes. Die ganze Unterredung, ebenso die mehrfach wiederholte Prüfung der Pupillen hat er völlig vergessen.

Dagegen hat er an seinen Konflikt mit dem Aufnahmebeamten verschwommene Erinnerung, meint aber, man habe ihn schlecht behandelt. Dadurch sei er gereizt worden. Von der reizbaren Stimmung ist nichts mehr zu bemerken. Die Lichtreaktion erfolgt jetzt prompt (zit. nach BONHOEFFER).

VIII. Morphinismus, Cocainismus und andere Vergiftungen durch chemische Stoffe.

Gewohnheitsmäßiger Mißbrauch des *Opiums* ist in manchen Teilen von Vorderasien, Indien und China weit verbreitet. Auch in Europa wurde früher und wird auch heute noch das Opium gelegentlich als Genußgift gebraucht. Eine große Bedeutung hat aber die Süchtigkeit erst dadurch bekommen, daß die Erfindung der Injektionsspritze die Möglichkeit mit sich brachte, den wirksamen Stoff in angenehmer und rasch wirkender Form einzuverleiben. Die Sicherheit, mit der das *Morphin* Schmerzen und Unbehagen beseitigt, verschaffte dem Medikament schnell weite Verbreitung. Die Gefahr des Mittels liegt in der *Gewöhnung*, die zur Hervorrufung der gleichen subjektiven Wirkung allmählich immer größere Dosen notwendig macht, und in den sog. *Entziehungserscheinungen*, einem Ergebnis des gleichen Vorganges, der sich auch in der Gewöhnung äußert. Der an das Alkaloid gewöhnte Körper reagiert auf die plötzliche Unterbrechung der Zufuhr mit einer Reihe von unangenehmen Störungen vorwiegend im Gebiet des sog. vegetativen Systems.

Es kann keinem Zweifel unterliegen, daß es meist abartige, *psychopathische Persönlichkeiten* sind, die dem Morphinismus verfallen. BUMKE schildert sie als hysterische, nervöse, psychopathische, besonders haltlose Menschen, vielfach große Egoisten, nicht selten arrogante, alles besser wissende Persönlichkeiten. Nach SCHWARZ finden sich unter den Morphinisten vorwiegend weiche, stimmungslabile, willensschwache, insuffiziente, dabei lebenshungrige Psychopathen, aber auch Blender und Phantasten.

So vorsichtig man den Angaben der Morphinisten selbst gegenüberstehen muß, die stets *äußere Anlässe* für ihre Sucht verantwortlich machen, so sicher ist es, daß äußere Ursachen bei der Entstehung des Morphinismus von großer Bedeutung sind. Nicht selten schließt sich die krankhafte Gewöhnung an die Verordnung des Mittels anläßlich ernster, schmerzhafter Krankheiten an. Häufig sind die Ärzte nicht frei von Schuld, zumal wenn sie dem Kranken die Spritze in die Hand geben. Nach dem Weltkrieg wurde ein ungeheuerer Anstieg des Morphinismus beobachtet. Daran ist sicher nicht nur die Häufung mit Schmerzen verbundener Verwundungen und körperlichen Siechtums schuld, sondern auch die Verbreitung der Kenntnis des Mittels, die Verschleuderung der Heeresbestände an Morphium und schließlich der auf Selbstbetäubung gerichtete Geist der Nachkriegszeit. Von ausschlaggebender Wichtigkeit ist die Möglichkeit, zu ausreichenden Mengen des Giftes zu gelangen. Infolgedessen sind Ärzte und Apotheker, Krankenpfleger und Schwestern, überhaupt die Angehörigen aller Heilberufe besonders gefährdet. Der Beginn der Giftsucht fällt häufig nicht nur mit Störungen des körperlichen Befindens zusammen, auch Stimmungsschwankungen endogener Natur und reaktive Verstimmungen psychopathischer Persönlichkeiten geben häufig den Anstoß, und schließlich hat die Gefährdung durch das Morphium wohl eine engere Beziehung zu Schwankungen im vegetativen Nervensystem, das bei psychopathischen Persönlichkeiten ja häufig besonders labil ist. Hier liegen zum Teil wohl auch die Bedingungen, die den einen zum Morphin, den anderen zum Alkohol oder zum Nicotin oder zum Coffein greifen lassen bzw. die Gewöhnung an ein bestimmtes Genußgift erleichtern. Freilich gibt es auch „Narkomane", die ganz allgemein nach „künstlichen Paradiesen" hinstreben, also eine ganze Reihe Genußmittel neben- und nacheinander nehmen. Einen gewissen Hinweis auf eine konstitutionelle Disposition gibt vielleicht auch die Tatsache, daß nicht wenige Morphinisten, übrigens auch Cocainisten, homosexuell sind. Diese Erfahrung ist zu trennen von der Tatsache, daß bei fortgeschrittenem Morphinismus die Libido sexualis in der Regel schwindet.

Chronischer Morphiummißbrauch führt allmählich stets zu einer tiefgehenden *Veränderung der Persönlichkeit.* Diese wird besonders deutlich immer dann, wenn die Wirkung der letzten Spritze nachläßt, während neue Dosen anfänglich einen gewissen Ausgleich bringen. Gedächtnis und Merkfähigkeit, geistige Leistungsfähigkeit und Initiative, vor allem aber die eigentliche Produktivität nehmen schnell ab. Die Ermüdbarkeit ist gesteigert. Die Stimmung, die unter der Giftwirkung euphorisch zu sein pflegt, wird mit dem Abklingen unruhig, depressiv, mürrisch, ängstlich, stumpf, gereizt. Im fortgeschrittenen Stadium des Morphinismus bringen auch große Dosen nicht mehr die ersehnte Wirkung. Die Leistungsfähigkeit sinkt immer weiter; der Kranke kennt ein eigentliches Wohlbehagen nicht mehr; er wird arbeitsunfähig auch dann, wenn er nicht etwa an Abszessen oder Infektionen erkrankt. In ganz besonderem Maße leidet im Verlauf der Krankheit stets der *Wille.* Die Morphinisten werden wehleidig, schlaff, verlieren das Verantwortlichkeitsgefühl, vernachlässigen ihre Pflichten und lassen sich verwahrlosen. Vor allem scheuen sie kein Mittel, um sich in den Besitz von Morphium zu setzen. Ausgesprochene Geisteskrankheiten pflegen sich im Gefolge der Dauervergiftung mit Morphium im Gegensatz zu jener mit Alkohol oder Cocain nicht einzustellen.

Die sog. *Entziehungserscheinungen* wurden oben schon erwähnt. Sie äußern sich auf körperlichem Gebiete in Mattigkeit, motorischer Unruhe, Frösteln, Gähnen, Brechneigung, Durchfällen, Mißempfindungen, Schmerzen in allen Gliedern u. a. Dazu kommt hochgradige Schlaflosigkeit. Diese Beschwerden sind es, die den vorgefaßten Entschluß zur Entziehung immer wieder durchkreuzen. Auf seelischem Gebiete kommt es während der Entziehung zu schweren Konzentrationsstörungen, Faseligkeit, qualvoller Unruhe, Aufmerksamkeits- und Auffassungsstörungen, Bewußtseinstrübung, gelegentlich auch zu deliranten Erscheinungen, besonders häufig offenbar dann, wenn die Kranken früher auch reichlich Alkohol oder zur Linderung der Entziehungserscheinungen Schlaf- oder Betäubungsmittel verwendet haben.

Die geschilderten Zustände sind *forensisch bedeutsam*, weil gerade dann die Süchtigen in der Freiheit wie in der Krankenanstalt alle Mittel anwenden, um sich in den Besitz von Morphium zu bringen. Da das Mittel recht kostspielig ist, begehen sie häufig Eigentumsdelikte der verschiedensten Art; sie scheuen nicht davor zurück, Rezeptformulare auf widerrechtliche Weise zu beschaffen, Unterschriften zu fälschen oder die Zahlenangaben ärztlicher Rezepte zu verändern. Sie begehen aber auch Diebstähle, Unterschlagungen, Betrügereien, um sich die zum Morphiumerwerb nötigen Mittel zu beschaffen. In diesen Zuständen sind die Kranken strafrechtlich nicht verantwortlich, zumal wenn sich nachweisen läßt, daß die Straftaten lediglich auf die Besorgung des Giftes abzielen. Aber auch sonst ist zu berücksichtigen, daß der Giftmißbrauch zu einer erheblichen Schwächung der moralischen Widerstandskraft führt, und zwar auch noch für eine gewisse Zeit über die Entziehung hinaus. Dies wird neben der konstitutionellen Artung der Morphinisten auch bei Delikten ins Gewicht fallen, die sich nicht unmittelbar auf die Giftbeschaffung beziehen, wenn es auch die Verantwortlichkeit selten ausschließen wird. Freilich ist gegenüber den eigenen Angaben solcher Angeklagter besonderes Mißtrauen angebracht. Ein Kranker MEGGENDORFERS, der wegen Wechselfälschung vor den Strafrichter kam, nahm nachweislich erst nach der Entdeckung seiner Fälschungen in rasch steigenden Mengen Morphium zu sich und suchte dann den Morphinismus für seine Straftaten verantwortlich zu machen.

Morphinistische Ärzte gelten als eine besondere Gefahr, weil sie erfahrungsgemäß dazu neigen, besonders gern und in großen Dosen Morphium zu verschreiben und dadurch neue Morphinisten zu züchten. In strafrechtlicher Hinsicht kommen sie dadurch unter Umständen in Konflikt mit den Bestimmungen des Gesetzes, und zwar nicht bloß des Opiumgesetzes. Vielmehr sind sie in Gefahr, zu große, gefährliche Dosen zu verschreiben, für Morphium selbst wie für andere stark wirkende Arzneien. Sie werden zudem, wie alle Morphinisten, auch in anderen Dingen unzuverlässig, können unter dem Einfluß von Entziehungserscheinungen in verantwortlicher Lage, etwa bei Operationen, Geburten, den Kopf verlieren und in jeder Hinsicht die ärztlichen Standespflichten verletzen.

Bei Anwälten und Beamten ist es neben Merk- und Gedächtnisstörungen besonders die zunehmende Willensschwäche, die sie zu Versäumnissen, zu unordentlicher Geschäftsführung, zum Schuldenmachen und dann unter Umständen auch zu Eigentumsdelikten, Depotsunterschlagungen u. a. führt.

Hier wird man keineswegs von vornherein den Morphinismus allein als Strafausschließungsgrund gelten lassen dürfen, sondern stets die Gesamtpersönlichkeit und Art und Grad der Veränderung durch den Giftmißbrauch zu berücksichtigen haben. Allgemeine Regeln lassen sich nicht aufstellen. Im allgemeinen aber wird in mäßigen Graden des Morphinismus nur für die Straftaten, die nachweislich in Perioden ausgesprochener Entziehungserscheinungen und zur Beschaffung des Giftes erfolgen, Straffreiheit anzunehmen sein. Als *allgemein unzurechnungsfähig* werden Morphinisten nur dann betrachtet werden können, wenn sie ganz schwere Formen der Sucht und auch lange in der Zeit der Entziehung fortdauernde nachweisbare Störungen des Verstandes- und Willenslebens darbieten.

Grundsätzlich von der gleichen Wirkung wie das Morphin selbst sind die *Morphinersatzpräparate*, von denen hier nur Eukodal, Dilaudid, Dicodid, Eumecon, Pantopon genannt werden sollen. Bei Abweichungen in Einzelheiten können alle diese Mittel zu Suchten führen, die forensisch wie der Morphinismus zu beurteilen sind.

Cocain. Die Blätter des Cocastrauches werden seit Jahrhunderten von den Einwohnern Südamerikas als Anregungs- und Genußmittel gekaut. Der wirksame Bestandteil, das Cocain, fand zunächst wegen seiner örtlich schmerzbetäubenden Wirkung Eingang in die Medizin. Dann aber führte die anregende Wirkung des Mittels zu dem unglücklichen Vorschlag, Cocain als Linderungsmittel bei der Morphiumentziehung zu verwenden. Schon kurz darauf (in den achtziger Jahren des vorigen Jahrhunderts) wurden die ersten Cocainisten beobachtet. Freilich blieb der Cocainismus im Vergleich zum Morphinismus ein recht seltenes Leiden, solange das Mittel injiziert wurde. Erst eine neue Anwendungsart, das *Schnupfen von Cocainpulver*, trug zu seiner Ausbreitung bei. Die ersten Cocainschnupfer kannte man auf dem Montmartre schon vor dem Kriege, aber erst die Nachkriegszeit war die Blütezeit des Schnupfcocainismus. In den letzten Jahren sind die Cocainisten aus unseren Kliniken wieder fast vollkommen verschwunden.

Das Cocain ist ähnlich wie der Alkohol ein „*geselliges*" Gift. Die Schnupfer sitzen zusammen, treten kameradschaftlich füreinander ein und verführen einander. Auch die Folgeerscheinungen des Cocains ähneln mehr als jene des Morphiums den Wirkungen des Alkohols. Der Süchtige erwartet von dem Gift einen Rausch, der in seinem klinischen Bild dem Alkoholrausch ähnelt; doch scheint die *Willenserregung* intensiver, die Beeinträchtigung der Verstandesleistungen geringer zu sein. Der einleitenden gehobenen Stimmung folgt nach JOËL und FRÄNKEL Gefühlsüberschwang mit Selbstüberschätzung, Selbstgefälligkeit, Neigung zu Tagträumen und Bauen von Luftschlössern. Wird der Rausch intensiver, so treten, gleichzeitig mit erhöhter Unruhe und Ablenkbarkeit, Störungen der Wahrnehmung auf. Nicht beeinträchtigt wird im allgemeinen im Gegensatz zum Alkoholrausch die Bewegungssicherheit. Erst bei wiederholter Zufuhr größerer Giftmengen erscheinen charakteristische Halluzinationen des Hautsinnes. „Die Kranken glauben, Fremdkörper unter der Haut zu haben, kleine Würmer, Mikroben usw., die sie durch Kratzen zu entfernen suchen" (MAGNAN). Auch etwaige Gesichtstäuschungen sind ähnlicher Art: Luftstaub, dunkle Punkte in der Wäsche, die für Ungeziefer gehalten werden, Würmchen, Bakterien und ähnliches. Häufig glaubt der Berauschte sich *verfolgt*, er gerät in lebhafte *Angst*, läuft davon. Auch diese ängstlichen Sensationen scheinen aber von irgendeinem Lustgefühl begleitet zu sein, ja manchem Cocainisten kommt es gerade auf diese Erlebnisse an. Der einmalige Cocainrausch klingt schnell ab. Er hinterläßt eine Art Kater, der von den Eingeweihten als „Reaktion" bezeichnet wird und sich in Müdigkeit, Schläfrigkeit und Verstimmung erschöpft. Eigentliche Entziehungserscheinungen treten nicht auf; aber eine gewisse Gewöhnung an das Mittel zeigt sich darin, daß die Süchtigen immer größere Mengen vertragen und tatsächlich gebrauchen. Bei chronischem Giftmißbrauch entwickelt sich, meist ziemlich rasch, ein *hochgradiger körperlicher Verfall.* Außerdem kennen wir verschiedenartige *Psychosen,* die sich den entsprechenden Geistesstörungen der Trinker vergleichen lassen. Man unterscheidet Cocaindelirium, Cocainwahnsinn, Korsakowsche Psychose und Cocainparalyse. Am wichtigsten ist der *Cocainwahnsinn.* Bei kaum oder gar nicht getrübtem Bewußtsein treten massenhafte Sinnestäuschungen, meist ängstlicher Art, und daran anknüpfende Verfolgungsideen auf; häufig auch mit Eifersuchtswahn, der zu Beschuldigungen grotesken Ausmaßes führen kann. Sinnestäuschungen und Wahnideen sind von so tiefer Erlebniswirkung, daß sie zu *systematischen Verteidigungs- und Abwehrmaßnahmen,* manchmal auch zu ernster Bedrohung der Umgebung führen. Der Cocainwahnsinn kann Wochen, ja Monate dauern, und auch nach Abklingen der gröbsten Störungen bleibt mitunter ein „*Residualwahn*" zurück, der gerade deshalb gefährlich sein kann, weil die Kranken völlig unauffällig erscheinen. Auch forensisch ist das bedeutsam, weil die Krankhaftigkeit des Gesamtzustandes sich nur wirklichem Sachverständnis erschließt.

Beim Cocain zeigen sich wie beim Morphin schwere Störungen der *Sexualsphäre.* Im Anfang bewirkt das Gift bei beiden Geschlechtern eine Zunahme der geschlechtlichen Erregung; zugleich erfahren die Männer rasch eine Abnahme der Potenz. Allen Beobachtern fiel auf, daß es unter den Cocainisten auffällig zahlreiche *Homosexuelle* gibt. Es mag sein, daß sexuell Anormale überhaupt eine besondere Neigung zum Giftmißbrauch haben, oder daß latent Homosexuelle unter der giftbedingten moralischen Enthemmung zu einer Betätigung kommen, deren sie sich sonst enthalten hätten. Es ist aber nicht unwahrscheinlich, daß tatsächlich durch das Cocain selbst eine Triebinversion hervorgerufen werden kann. Joël und Fränkel suchen dies psychologisch verständlich zu machen; sie weisen auf das Mißverhältnis zwischen geschlechtlichem Wollen und Können und die daraus entspringende Abkehr von der Frau, auf die Wirkungen der Cocaingeselligkeit, die eine Hinlenkung zum Mann mit sich bringt, auf das Äußerungsbedürfnis des überwältigenden „Weltumspannungsgefühls" der Cocainisten und auf ihre große Beeinflußbarkeit durch die in ihren Kreisen verkehrenden zahlreichen Homosexuellen hin. Anders ist sicher ein von Aschaffenburg genau beobachteter und veröffentlichter Fall zu deuten: Der ursprünglich heterosexuell empfindende Mann bekam unter dem Einfluß des Giftes Hautsensationen in der Analgegend, an die sich ausschweifende homosexuelle Wachträumereien knüpften. Eine Reihe von ähnlichen Beobachtungen veröffentlichte H. Hartmann.

Andererseits berichtet Meggendorfer über einen Fall, in dem ein anscheinend von Haus aus homosexuell Veranlagter unter Cocaineinfluß normale Geschlechtsbeziehungen zu einer viel älteren Frau aufnahm.

Mehr noch als die Morphinisten neigen die Cocainisten zu *Konflikten mit dem Strafgesetzbuch.* Meggendorfer unterscheidet drei Gruppen, nämlich 1. Straftaten, die zur Erlangung von Gift begangen werden, wie Urkundenfälschung, Unterschlagung oder Diebstahl, 2. Verbrechen, die unter Cocainwirkung begangen werden, wie Sittlichkeitsverbrechen oder Mord, und schließlich 3. den unerlaubten Handel mit Cocain. Es braucht kaum hervorgehoben zu werden, daß die Cocainpsychosen, besonders der Cocainwahnsinn, Geistesstörungen darstellen, welche die strafrechtliche Verantwortung aufheben. Die gleiche Bedeutung wird man dem Cocainrausch zumessen müssen; doch wird hier künftig die Actio libera in causa zu erwägen sein. Für die Beurteilung der Delikte der ersten Gruppe, also jener zur Erlangung des Giftes, ist wichtig, daß das Cocain nicht eigentlich zu Entziehungserscheinungen führt.

Man wird also nicht exkulpieren, wenn auch in jedem einzelnen Fall zu erwägen ist, inwieweit etwa der chronische Mißbrauch des Mittels die Persönlichkeit durch Beeinträchtigung der Willenskraft, der Widerstandsfähigkeit und der sittlichen Gefühle verändert hat. Mit Vorteil kann man sich hier an den körperlichen Veränderungen orientieren, die schwerer Cocainismus herbeiführt. Zu berücksichtigen ist ferner, daß gerissene Verbrecher gelegentlich angeben, sie seien Cocainisten und hätten die Straftat unter Giftwirkung begangen, und daß gesunde, aber zaghafte Verbrecher unter Umständen wirklich Cocain nehmen, wenn sie dessen Wirkungen kennen, um sich Mut zu machen (MEGGENDORFER).

Auf die zur Zeit und in unseren Gegenden weniger gebrauchten Genußgifte, wie das Heroin und das Haschisch, braucht hier nicht eingegangen zu werden.

Das Nicotin soll, abgesehen von leichteren nervösen Störungen, gelegentlich Delirien und Angstzustände mit Verwirrtheit hervorrufen. Forensisch bedeutsam sind diese offenbar sehr seltenen Zustände nicht geworden.

Die *Schlafmittel* führen im allgemeinen nur zu Benommenheitszuständen, gelegentlich auch zu Räuschen. Störungen bei chronischem Mißbrauch und besonders bei der Entziehung sind wohl beschrieben worden; aber auch hier handelt es sich um sehr seltene Störungen. Die subakute Veronalvergiftung kann klinisch gelegentlich an Paralyse erinnern. HERSCHMANN berichtete über einen Arzt, der im Kriege durch starken Veronalmißbrauch Paralyse vortäuschte und so seine Entlassung erreichte. Er nahm dann seine Praxis wieder auf. Als einige Zeit später ein Verfahren wegen Abtreibung gegen ihn eingeleitet wurde, gelang es ihm nochmals, mehrere Gutachter zu täuschen. Ähnlich erfolgreich war, wie es scheint, ein von A. LENZ und Mitarbeitern beschriebener mehrfacher Mörder, der Atropin verwandte. Andere forensische Beziehungen dieser Gifte sind nicht bekannt geworden (s. MEGGENDORFER).

Die *Klinik der gewerblichen Gifte* wird gegenwärtig infolge der Änderung der Versicherungsgesetzgebung besonders eingehend beforscht. Es liegen auch schon mehrere zusammenfassende Darstellungen vor (PANSE, KRAPF). Hier kann nur auf das eingegangen werden, was forensisch bedeutungsvoll geworden ist. Die häufigste gewerbliche Giftschädigung ist diejenige durch *Blei*. Sie äußert sich vorwiegend in körperlichen Störungen, am Blut, am Verdauungsapparat und am Nervensystem. Diese Veränderungen allein ermöglichen die Diagnose der Bleipsychosen. Es handelt sich um Delirien mit starker Bewußtseinstrübung, lebhaften Sinnestäuschungen, Angst- und Erregungszuständen. Auch halluzinoseähnliche Bilder sind beschrieben worden. Schließlich entstehen bei langdauernder Bleieinwirkung organische Hirnschädigungen, die im groben dem Bild einer Paralyse ähneln können. Häufig kommt es dann zu epileptiformen Anfällen, denen Dämmerzustände folgen können. Einige wenige Fälle von Verbrechen aus der Literatur sollen in solchen Dämmerzuständen begangen sein. Doch wurden dann meist zugleich andere Schädigungen, insbesondere Alkoholismus, zugegeben. BRIAND und SALOMON haben über drei bleigeschädigte Kranke berichtet, die Sittlichkeitsverbrechen begangen haben, und von MEGGENDORFER stammt der folgende Fall:

Exhibitionismus. Dämmerzustand bei Bleivergiftung.

W. P., 40jähriger Malergehilfe, der schwer belastet ist. Ein Bruder der Mutter hatte Selbstmord begangen. Sein Vater und ein Bruder hatten getrunken, der Bruder ist im Delirium gestorben. Er selbst war früher gesund, machte den Krieg mit und verlor im Felde ein Auge. Er ist seit 6 Jahren verheiratet, lebt mit seiner Frau in glücklicher Ehe und hat 2 gesunde Kinder. Von geschlechtlichen Abwegigkeiten ist weder ihm noch seiner Frau etwas bekannt. Seit mehreren Jahren ist sein Ernährungszustand schlechter geworden. Gelegentlich traten angeblich heftige, krampfartige Schmerzen im Leibe auf. In den letzten Jahren hatte er häufig Ohrensausen und rhythmische Geräusche in den Ohren. Zeitweise wurde er schwindlig. Nachts will er sich wiederholt in die Zunge gebissen haben. Bier und andere alkoholische Getränke konnte er nicht mehr vertragen. Zeitweise lief er planlos in der Stadt umher. Plötzlich wurde er, wie er angibt, von einem Schutzmann angesprochen und beschuldigt, sich schamlos benommen zu haben. Er behauptet, nichts davon zu wissen; da dies aber in der letzten Zeit schon dreimal vorkam, müsse es wahr sein. Er wurde in den letzten Jahren schon mehrfach deshalb bestraft. Nun wurde er neuerdings eines Abends beobachtet, wie er auf einem wenig begangenen Wege stand. Er hatte sein Glied in der Hand und rieb mit der Hand daran hin und her und zeigte es vorübergehenden Schulmädchen. Wenn ältere Leute vorüberkamen, schlug er den Überzieher übereinander. Eine Frau, die ihn von einem Haus aus beobachtete, rief ihm zu: „Sie altes Schwein, machen Sie, daß Sie fortkommen!" Das beachtete er nicht. Als sie ihn nun mit Wasser begoß, sah er sie an und ging auf die andere Seite der Straße, wo er sein Treiben fortsetzte. P. wurde schließlich von einem Polizeibeamten festgenommen. Dieser stellte fest, daß P. bei der Festnahme die Hosen offen hatte, daß er auch die Hand unter dem Mantel in der Gegend des Geschlechtsteils hatte, daß er den letzteren jedoch in der Hose hatte. P., der nüchtern war, bestritt alles und gab an, er habe sich wegen Leibschmerzen den Leib gehalten. Bei der späteren Untersuchung in der Anstalt wurde festgestellt, daß P. ein blasser, schlecht genährter Mensch war. Er zeigte typischen Bleisaum. Die Blutuntersuchung ergab 82 % Blutfarbstoff, 4560000 Erythrocyten, darunter viel basophil getüpfelte. Lues lag nicht vor. An der Zunge wurden narbenverdächtige Stellen beobachtet. Der Untersuchte war ruhig, still, bescheiden, machte geordnete Angaben, die gut mit denen seiner Frau übereinstimmten. Er schilderte die Anfälle und Dämmerzustände in glaubwürdiger Weise, so daß der Gutachter (Dr. LANGELÜDDEKE) zu dem Ergebnis kam: P. leidet an einer Bleivergiftung, verbunden mit epileptischen Erscheinungen. Er hat, wenn auch nicht mit völliger Sicherheit, so doch mit großer Wahrscheinlichkeit, die ihm zur Last gelegte Tat in einem epileptischen Ausnahmezustand begangen.

Erwähnenswert ist, daß die Bleivergiftung, die als gewerbliche Schädigung Entschädigungspflicht mit sich bringt, neuerdings ziemlich häufig durch erneute absichtliche Zufuhr von Blei und Bleipräparaten in betrügerischer Absicht unterhalten wird (BAADER, eigene Beobachtung).

Die *Kohlenoxydvergiftung* führt in typischen Fällen, abgesehen von schweren neurologischen Störungen, nicht selten zum amnestischen Symptomenkomplex (KORSAKOW). Das *Quecksilber* ruft ähnliche Störungen wie das Blei hervor, wenn auch wesentlich seltener. *Benzin* und *Schwefelkohlenstoff* erzeugen Räusche, seltener auch eigentliche symptomatische Psychosen, in denen forensische Komplikationen möglich sind. Alle diese Zustände machen wohl gelegentlich der ärztlichen Diagnose, nicht aber der forensischen Beurteilung Schwierigkeit.

IX. Epilepsie ohne nachweisbare Ursache.

Die Diagnose Epilepsie ist an den Nachweis *epileptischer Anfälle* gebunden. Aber nicht jedes Nervenleiden, das mit epileptiformen Anfällen einhergeht, ist eine echte (genuine) Epilepsie. Der Krampfanfall ist eine der an Zahl begrenzten präformierten Reaktionsweisen, mit denen das Gehirn auf mannigfache äußere Schädlichkeiten antwortet. Jede einzelne Reaktionsform kann durch die verschiedensten Ursachen hervorgerufen werden. So ist die Abgrenzung der *genuinen Epilepsie* zunächst eine rein negative. Man rechnet alle jene mit Anfällen einhergehenden Erkrankungen hierher, für die sich keine anderen Ursachen auffinden lassen. Der Diagnose haftet also etwas Unbestimmtes, Vorläufiges an. Bei längerer

Beobachtung einer vermeintlich genuinen Epilepsie gelingt es schließlich vielfach doch noch, die Ursache der Anfälle in einer Hirngeschwulst, einer Vergiftung, einer Stoffwechselstörung oder einem der anderen Schäden aufzufinden, die wir in früheren Kapiteln schon genannt haben.

Bei der geschilderten diagnostischen Unsicherheit ist es schon lange das Bestreben der Forscher, *positive diagnostische Anhaltspunkte* für das Leiden zu gewinnen. KRAEPELIN legt den Hauptwert auf die fortschreitende Persönlichkeitsveränderung, die bei der Kerngruppe zu beobachten ist, und definiert: „Die genuine Epilepsie ist gekennzeichnet durch die aus inneren Gründen erfolgende Wiederkehr von Krämpfen mit Bewußtlosigkeit oder solchen Störungen, die erfahrungsgemäß häufig in Verbindung oder im Wechsel mit ihnen beobachtet werden. In einer sehr großen Zahl von Fällen lassen sich auch in der Zwischenzeit zwischen den Anfällen Veränderungen nachweisen, die bis zu einem gewissen Grade der Epilepsie eigentümlich sind und unter Umständen für sich allein schon die Erkennung des Leidens ermöglichen.“

Das Leiden beginnt gewöhnlich in der Jugend. Ein Viertel der Fälle setzt im ersten Lebensjahrzehnt ein, ein weiteres Drittel beginnt bis zum 20. Lebensjahr. Viele Kranke sind schon vor dem Auftreten der ersten Anfälle als *Träger abartiger Konstitutionen* gekennzeichnet: In den Familien finden sich gelegentlich, wenn auch selten, weitere Krampfkrankheiten, häufiger wird über Migräne, Schwachsinnszustände, Linkshändigkeit, Jähzorn, Alkoholismus berichtet. Bei den Kranken erfährt man häufig von Entwicklungsstörungen, Zahnkrämpfen in der Kindheit, Bettnässen, Stottern. Linkshändigkeit findet sich in den Familien wie auch bei zahlreichen Kranken selbst. Nicht wenige sind von vornherein debil oder weisen neurologische Abweichungen auf. Auch die sog. Degenerationszeichen (angewachsene Ohrläppchen, zusammengewachsene Augenbrauen usw.) kommen bei ihnen häufiger vor als bei der Durchschnittsbevölkerung, ebenso Abartigkeiten in Körperbau und Behaarung, wie sie für Störungen der Hirnanhangsdrüse (Hypophyse) kennzeichnend sind, nämlich Minderentwicklung der Genitalien, spärliche oder weiblich angeordnete Sekundärbehaarung bei Männern, abnorme Größenentwicklung der Extremitätenenden. Neben diesen und anderen dysplastischen Habitusformen bevorzugen sie den athletischen Körperbau mit grobknochigen Gliedern, großen Händen und Füßen und überkräftiger Entwicklung der Muskulatur.

Gewöhnlich leitet ein Anfall die Krankheit ein. Der einzelne Krampf kann plötzlich aus heiterem Himmel kommen; nicht selten gehen ihm aber Vorboten in Gestalt der mannigfachen Formen von *Aura* voraus. Dabei kann es sich handeln um körperliche Mißempfindungen, Sensationen am Herzen oder am Magen, vom Magen heraufsteigende Empfindungen, Angst oder Oppressionsgefühle, schließlich um Reizerscheinungen auf einzelnen Sinnesgebieten, Lichterscheinungen, seltener Gehörstäuschungen oder Trugwahrnehmungen auf dem Gebiete des Geruches und Geschmacks. Der epileptische Anfall führt zu *tiefer Bewußtlosigkeit.* Setzt diese plötzlich ein, so können die Kranken wie vom Blitz getroffen zu Boden stürzen, wobei sie sich häufig verletzen, schlagen, verbrennen. Der eigentliche Anfall beginnt mitunter mit einem Schrei, dann setzt der sog. tonische Krampf, eine Anspannung der gesamten Körpermuskulatur, ein. Die Kranken werden am ganzen Körper steif, ihre Glieder sind ausgestreckt, die Zähne aufeinandergebissen. Gerät die Zunge zwischen die Zahnreihen, dann entstehen die bekannten Zungenbisse. Der tonische Krampf dauert gewöhnlich nur einige Sekunden und wird abgelöst von einem klonischen Stadium, rhythmischen Zuckungen der gesamten Körpermuskulatur, auch der Augenmuskeln, der Zunge, der Atemmuskeln und des Zwerchfells. Die Störung von Kreislauf und Atmung führt zur Verfärbung des Gesichts, das gewöhnlich tief blaurot wird; vor den Mund tritt häufig Schaum, der bei Zungenbissen blutig ist; die Kranken verlieren nicht selten Stuhl und Urin. Das Auftreten pathologischer Reflexe (Babinski) deutet wie die Pupillenstarre auf die schwere Funktionsstörung im Zentralnervensystem hin. Die Dauer des einzelnen Anfalls beträgt Sekunden bis wenige Minuten. Er endet damit, daß das Bewußtsein mehr oder minder schnell zurückkehrt, gewöhnlich über ein Stadium von *Benommenheit,* erschwerter Auffassung und allgemeiner Verlangsamung hinweg. Nach dem Anfall sind die Kranken schwer erschöpft und verfallen meist in tiefen, langdauernden Schlaf. Die Anfälle treten anfangs gern nachts, in längeren Zwischenräumen, aber auch regellos auf, Tag und Nacht. Sie sind im allgemeinen unabhängig von seelischen Einflüssen, weniger schon von körperlichen Anstrengungen. Die Kranken selbst wissen immer allerhand Ursachen für die Anfälle anzugeben. Ihre Periodizität, ihre Abhängigkeit von äußeren Faktoren, von Witterungsschwankungen, von Veränderungen der elektrischen Ladung der Luft und anderen meteorologischen Faktoren ist noch vollkommen ungeklärt. Wir kennen aber manche anfallsauslösenden Schädlichkeiten, insbesondere den Alkohol und andere Gifte; wir wissen, daß bestimmte Veränderungen der Stoffwechsellage schädlich sind, und daß man durch künstliche Eingriffe in den Körperhaushalt Anfälle hervorrufen kann (FOERSTERS Hyperventilation). Häufen sich die Anfälle so, daß die Kranken in den Zwischenzeiten gar nicht wieder zum Bewußtsein kommen, so spricht man von *Status epilepticus,* einem stets lebensbedrohlichen Ereignis.

Seit wir in der Lage sind, Anfälle auf verhältnismäßig harmlose Weise zu provozieren, wissen wir, daß solche von Herdcharakter nicht selten sind, d. h. Anfälle, die auf Störungen bestimmter Stellen des Gehirns hindeuten. Diese sprechen nicht ohne weiteres gegen die Annahme einer genuinen Epilepsie.

Viele Epileptiker haben außer den eben geschilderten sog. „großen“ auch *„kleine“ Anfälle,* petit mal. Es handelt sich um kurz (meist nur

Sekunden) dauernde Zustände von Bewußtlosigkeit oder Bewußtseinstrübung, die ohne grobe Veränderung des Muskeltonus einhergehen, so daß die Kranken nicht hinstürzen. Gelegentlich lassen sie dabei einen Gegenstand aus der Hand fallen oder begehen irgendeine Fehlhandlung. Auch leichte motorische Reizerscheinungen sind nicht selten: Verdrehen der Augen, Zucken der Gesichtsmuskulatur u. ä. Der einzelne Kranke behält in der Regel den gleichen Typus kleiner Anfälle bei.

Ein forensisch wichtiges Symptom der Epilepsie sind die *Dämmerzustände.* In manchen Fällen entwickeln sich diese im Anschluß an Anfälle, d. h. in der Bewußtseinstrübung der Erholungsphase; sie können dem Anfall aber auch vorausgehen, und in anderen Fällen treten sie statt der Anfälle auf, als sog. Äquivalente, ein Ausdruck, der von der Beobachtung herstammt, daß bei manchen Kranken Dämmerzustände auftreten, sobald man durch geeignete Medikamente die Anfälle selbst unterdrückt. Man unterscheidet verschiedene Arten der Dämmerzustände, je nach dem Grad der Bewußtseinstrübung und der begleitenden psychopathologischen Erscheinungen. Am eindrucksvollsten sind die sog. *besonnenen Dämmerzustände,* die nicht eigentlich mit Bewußtseinstrübung, sondern mit verändertem Bewußtsein einhergehen. Die Kranken können sich in diesen Zuständen vollkommen geordnet benehmen, z. B. weite Reisen unternehmen, und sind doch völlig losgelöst von ihren gewöhnlichen Denkinhalten und Motiven. Sie fassen die Gesamtsituation falsch, dabei aber doch die meisten Einzelheiten so weit auf, daß sie im alltäglichen Handeln nicht entgleisen und auch zusammenhängend, planvoll handeln können, wobei wohl auch Regungen des Normalzustandes mitbestimmend sind. Es fehlt ihnen jede Erinnerung an diese Zeit, zum mindesten bleibt die Erinnerung unvollkommen, traumhaft, und sie verraten nur durch ihre unmotivierten oder ihrem Wesen widerstreitenden Handlungen die Veränderung ihres Bewußtseins, aus der sie nachher wie aus einem Traum erwachen. Häufig gehen diese Dämmerzustände mit tiefgreifenden Stimmungsveränderungen einher, und zwar vor allem im Sinne von Ängstlichkeit und gesteigerter Reizbarkeit. Wahrscheinlich kommt es gelegentlich auch zu Sinnestäuschungen und wahnhaften Auffassungen in diesen besonnenen Dämmerzuständen, die deshalb so gefährlich sind, weil die schwerkranken Menschen als psychotisch nicht erkennbar sind, wenigstens für diejenigen, die mit der gewöhnlichen Wesensart der Betroffenen nicht vertraut sind. Im Bereiche der Klinik freilich fallen auch diese dämmernden Epileptiker durch ihr gespannt-ängstliches, verändertes Wesen in der Regel auf.

In der Überzahl sind aber nicht die besonnenen, sondern die „*deliranten*“ *Dämmerzustände,* in denen die Epileptiker lebhaft halluzinieren (Flammen, Blut, Leichen, überhaupt grauenerregende Erlebnisse), wirklichkeitsfremde Wahnideen haben, erregt, stuporös oder beides im Wechsel mit ruhigem

Verhalten sein können. Neben schreckenerregenden spielen religiöse Erlebnisse (Visionen, Gottesstimme) eine große Rolle. Schwere Angst, aber auch schwärmerisch-ekstatische Gehobenheit, Wut oder läppische Heiterkeit können vorherrschen; auch diese Gemütszustände wechseln in vielen Fällen unvermittelt. Meist schimmert durch alle diese bunten psychotischen Erscheinungen die epileptische Natur der Störung hindurch: Langsamkeit, Zähigkeit, Haften. Auch in diesen grob auffälligen Psychosen sind die Epileptiker wegen ihrer *plötzlichen triebhaften Angriffe* meist recht gefährlich. Ich selbst habe einmal unvermutet einen Knock-out-Schlag erhalten, und der Mann hat mir noch, nachdem er scheinbar völlig klar geworden war, fortgesetzt mit dem Tode gedroht, weil er eine wahnhafte Einstellung im Sinne des Residualwahns behalten hatte. Später — auch dies ist kennzeichnend — bin ich ihm oft in der Stadt begegnet, ohne daß er mich erkannte. Dabei hielt er an seinen Drohungen fest.

Die meist kurzdauernden dämmerigen Zustände, die dem großen Krampfanfall folgen, sind vielfach durch grobe Fehlleistungen agnostischer, apraktischer, aphasischer Art gekennzeichnet. Auch hier kann es gelegentlich einmal zu einer gefährlichen Fehlhandlung kommen.

Außerhalb der eigentlichen Dämmerzustände werden bei den Epileptikern endogene, also psychologisch unverständliche, *Verstimmungszustände* beobachtet, meistens von kurzer Dauer (Stunden, Tage). Es handelt sich häufig um Zustände gesteigerter Reizbarkeit, Unzufriedenheit, Mürrischkeit, Zornmütigkeit, Erregbarkeit, die unvermutet die Habitualverfassung abändern. Die Kranken haben Tage, „an denen sie die Fliege an der Wand ärgert". Vielfach sind sie zugleich mißtrauisch, fühlen sich beeinträchtigt, herausgefordert. Sie werden drohend, geladen und brechen häufig einen gewalttätigen Streit vom Zaun, in dem sie rücksichtslos angreifen können. Mitunter gehen solche Verstimmungen den Anfällen voraus, und die durch die Verstimmungen hervorgerufenen Konflikte werden dann fälschlich für die Anfälle verantwortlich gemacht. Andere Verstimmungen haben eine mehr melancholische oder hypochondrische Färbung; dann sind Angst und unbestimmte Verschuldungsvorstellungen häufig. Eigenartig sind auch die Verfassungen, in denen die Epileptiker quälende Gefühle nach Art der Sehnsucht und des Heimweherlebens haben; sie können zum Davonlaufen (Fugues), zum Desertieren, aber auch zu unverständlichen und gefährlichen Handlungen (Brandstiftung, Exhibieren, Notzucht) führen, in denen die Verstimmung sich entlädt.

Viel seltener sind kurzdauernde Verstimmungen im Sinne ekstatischer Gehobenheit, weltumspannenden Glücksgefühls oder läppischer Heiterkeit mit Neigung zu allem möglichen Unfug.

Ein für die Diagnose des Leidens sehr wichtiges Symptom ist endlich die *epileptische Wesensveränderung*, die epileptische Verblödung. „Jede schwere Epilepsie führt allmählich zu einer Charakterveränderung und im weiteren Verlauf bzw. im Zusammenhang damit zu einer Einengung des geistigen Horizonts, zu einer Verblödung. Die Kranken werden allmählich reizbarer, explosibler, dabei egoistisch eingeengt, hypochondrisch, häufig bigott, dabei devot, schmeichlerisch und kriecherisch und zugleich falsch und heimtückisch. Sie beginnen zu lügen und zu verleumden, bei aller zur Schau getragenen Nächstenliebe denken sie nur noch an sich selbst und ihre eigenen kleinen Bedürfnisse. Sehr häufig werden sie peinlich genau in den einfachsten Verrichtungen, pedantisch und schrullenhaft. Ihre Sprache wird langsam, gewählt und geschraubt, schwerfällig, umständlich. Sie kommen beim Erzählen nicht vom Fleck, kleben an Kleinigkeiten, gelangen über Höflichkeits- und Entschuldigungsphrasen nicht hinaus. Zugleich engt sich ihr Interessenkreis immer weiter ein, um schließlich außer dem eigenen Ich nur noch die nächsten Familienangehörigen zu umfassen, denen es freilich bei der egozentrischen Einstellung der Kranken in Wirklichkeit durchaus nicht gut zu gehen braucht. Merkfähigkeit und Gedächtnis der Epileptischen lassen immer weiter nach, und schließlich kann die Entwicklung in tiefer Verblödung enden."

Der *Verlauf des Leidens* ist ganz verschieden. Es gibt Epileptiker, die jahrelang nur vereinzelte schwere Anfälle haben und bei denen noch nach Jahrzehnten seelische Veränderungen fehlen, andere, die von vornherein gehäuft Anfälle erleiden und verhältnismäßig rasch verblöden, um dann lange Zeit ziemlich stationär zu bleiben, wofern sie nicht von einer plötzlich auftretenden Anfallsserie dahingerafft werden. Es sind aber auch alle möglichen anderen Verlaufsarten bekannt. Auch ist es ganz verschieden, wie sich bei den Kranken die geschilderten Hauptsymptome, kleine Anfälle, große Anfälle, Verstimmungen und Dämmerzustände miteinander kombinieren. In der Regel geht mit der Zahl der Anfälle das Fortschreiten des Verblödungsprozesses Hand in Hand; doch bestehen auch hier keine gesetzmäßigen Beziehungen.

Im späteren Verlauf anfallsreicher epileptischer Prozesse, bei denen schon sehr tiefe Grade der Wesensverschlechterung und der Verblödung erreicht erscheinen, können unvermutet weitgehende, wenn auch meist vorübergehende Besserungen anzeigen, daß die vermeintliche tiefe Verblödung tatsächlich nur Ausdruck epileptischer Ausnahmezustände war. In solchen Fällen ist es dann vielfach nicht mehr möglich, Verstimmungen und Dämmerzustände, prä- und postepileptische Verwirrtheiten und Habitualverfassung klar voneinander zu trennen. Forensisch ist dies ohne erhebliche Bedeutung, weil solche Epileptiker dauernd als krank im Sinne des Gesetzes zu gelten haben.

Klinisch strittig ist die Frage, ob es „*psychische Epilepsien*" gibt, die niemals zu Anfällen, sondern nur zu immer wiederkehrenden epileptischen Seelenstörungen führen. Da wir keine sicheren biologischen Kriterien der Epilepsie haben, werden dieser Diagnose stets große Bedenken anhaften.

Gerade in der forensischen Praxis wird man sie vermeiden und lediglich von abnormen, zu bestimmten seelischen Reaktionen disponierten Persönlichkeiten sprechen, die dem Konstitutionskreis der Epilepsie nahestehen. Unzweifelhaft gibt es Epileptiker, die wiederholte Dämmerzustände durchmachen, ehe der erste Anfall, dem rasch weitere zu folgen pflegen, die Sachlage klärt. KLEIST hat eine Gruppe „episodischer Dämmerzustände" umschrieben, die hierher gehören, und bei denen auch erbliche Beziehungen zur Anlageepilepsie nachweisbar sind.

In den epileptischen Erbkreis ist, wie oben erwähnt, auch die *Migräne* zu rechnen. Bei diesem Leiden werden vereinzelt der Epilepsie nahestehende Dämmerzustände beobachtet.

Die Bezeichnung *Affektepileptiker* wird gewöhnlich (unzweckmäßigerweise) auf eine Gruppe erregbarer, häufig krimineller Psychopathen angewendet, die unter dem Einfluß von Affekten zu anfallsartigen Störungen neigen. Dabei handelt es sich meist um hysterische Manifestationen; etwaige epileptiforme Anfälle sind in der Regel auf Lues oder Alkoholschäden zu beziehen, und nur bei einer kleinen Gruppe hierher gehöriger Psychopathen, die durch bestimmte Stoffwechseleigentümlichkeiten ausgezeichnet sind, kommt es bei bestimmten Konstellationen zu vereinzelten echt epileptischen Anfällen.

Anderen Anfallskrankheiten, so der Narkolepsie (Schlafanfälle), der Pyknolepsie (gehäufte kleine Anfälle) u. a., kommt nur eine geringe forensische Bedeutung zu. Erwähnt sei immerhin, daß W. MAYER einen Schutzmann beschrieben hat, der im Dienst auf dem belebtesten Platz Münchens wiederholt unentrinnbar einschlief.

Mannigfach ist die *forensische Bedeutung* der epileptischen Krankheitserscheinungen. Im Gegensatz zu seiner klinischen Wertigkeit ist der epileptische Anfall selbst forensisch von geringem Interesse. Lediglich als diagnostisches Merkmal ist er, wie oben erwähnt, unersetzlich. Dagegen sind die epileptischen *Dämmerzustände* in der gerichtlich-psychiatrischen Literatur am besten bekannt. Ihre besonnenen Formen sind das Musterbeispiel krankhafter Bewußtseinsstörungen, welche die Zurechnungsfähigkeit ausschließen. Handelt es sich doch bei ihnen um Zustände, in denen einerseits geordnete Handlungen möglich sind, deren krankhafte Natur andererseits für jeden ohne weiteres feststeht, der einen Epileptiker einmal innerhalb, einmal außerhalb einer solchen Seelenstörung gesehen hat. Dann aber werden die in den Dämmerzuständen ausgeführten Strartaten meist als so „persönlichkeitsfremd" empfunden, und sie erscheinen in der Regel auch nach außen so, daß auch unter diesem Gesichtspunkt die Unzurechnungsfähigkeit kaum je bezweifelt wird. Allerdings erweist sich dieses Merkmal nicht als durchgehend brauchbar. Sind doch aus der kriminalistischen Literatur eine ganze Reihe von Epileptikern bekannt, deren im Dämmerzustand ausgeführte Taten in der Richtung seit langem vorhandener Tendenzen, ja ausgesprochener Absichten lagen. So zitiert WOLLENBERG in der vorigen Auflage dieses Handbuches einen Fall von MOELI (Über irre Verbrecher, S. 37):

„Ein 29jähriger Epileptiker bezichtigt seine Ehefrau grundlos der Untreue, steckt seine Papiere zu sich und begibt sich zu der getrennt von ihm lebenden Frau, um sie unter der Androhung, Feuer anzulegen, zur Rückkehr zu bewegen. Die Frau weigert sich; er kehrt in die Wohnung zurück, zündet dort (soweit ihm erinnerlich) die Lampe an und liest in einem Buche. Von da an erlischt die Erinnerung. K. wurde bewußtlos auf dem brennenden Boden gefunden. Er hatte dort der früher geäußerten Absicht gemäß Feuer angelegt und ein Abbrennen des Dachstuhles verursacht."

Ein anderer Fall stammt von BINSWANGER:

„Ein 22jähriges Mädchen aus achtbarer Familie, seit der Pubertätsentwicklung an ausgeprägten epileptischen Insulten leidend, hat nachmittags in dem Geschäft, in dem sie tätig ist, einen schweren epileptischen Anfall, nach welchem sie für mehrere Stunden in einen tiefen Schlaf verfällt. Abends 7 Uhr, d. h. zu der Stunde, zu welcher sie nach Hause zu gehen pflegt, erhebt sie sich, nimmt Hut und Mantel und geht, nachdem sie erklärt hat, nach Hause gehen zu wollen, selbständig fort. Auf dem Heimwege, der sie immer durch ganz bestimmte Straßen führt, passiert sie einen Schirmladen in einer der belebtesten Straßen. Hier nimmt sie aus dem vor der Ladentür befindlichen Ständer mehrere Schirme entsprechend dem schon früher gehegten und schon mehrfach geäußerten Wunsche, sich einen neuen Schirm zu kaufen. Auf dem Heimweg grüßt sie verschiedene Bekannte und soll auch zusammenhängende kurze Grußworte gesprochen haben. Zu Hause angelangt, öffnet sie die Wohnung mit dem Vortürschlüssel, stellt die Schirme in eine Ecke, sucht ihr Zimmer auf, legt sich zu Bett und verfällt in einen vielstündigen Schlaf. Am anderen Morgen weiß sie nichts über die Herkunft der Schirme, ihre Erinnerung schneidet mit dem Einsetzen des Anfalls ab."

Die Tatsache, daß Gedankengänge und Einstellungen aus dem Wachbewußtsein in den Dämmerzustand hinübergenommen werden, mag häufiger sein, als wir sie nachweisen können. Sie kann jedenfalls nicht zum Beweis dafür genommen werden, daß der Dämmerzustand nicht ein epileptischer gewesen sei. Dies muß hervorgehoben werden, weil es sich bei der Beurteilung von Dämmerzuständen stets um die Differentialdiagnose gegenüber seelisch bedingten, hysterischen Bewußtseinsveränderungen handelt. Hysterische Dämmerzustände sind aber vor allem dadurch ausgezeichnet, daß Wünsche, Bestrebungen und Befürchtungen nicht nur ihren Inhalt, sondern auch ihr Auftreten und Vergehen bestimmen.

In einem Fall unserer Beobachtung, der als Beispiel für das klinische Bild epileptischer Dämmerzustände hierher gesetzt werden soll, handelt es sich, wie im letzterwähnten Fall, um kleine Diebstähle, die zur Begutachtung führten:

Diebstähle. Epilepsie.

29jährige Krankenschwester. Eine Kusine der Kranken soll an Anfällen gelitten haben. Die Mutter hatte früher Anfälle mit Zungenbiß und Einnässen und leidet jetzt noch an anfallsweise auftretenden einseitigen Kopfschmerzen. Die Kranke selbst war von Jugend auf schwächlich, lernte erst mit $1^1/_2$ Jahren Gehen, mit 6 Jahren Sprechen. In der Schule lernte sie schlecht und blieb zweimal sitzen. Sie wurde später Krankenschwester und war als solche bis in die letzte Zeit tätig. Als Kind hatte sie häufig Kopfschmerzen. Sie war immer ruhig, still für sich, hatte keine Freundin. Sie galt als besonders gewissenhaft. Gelegentlich war sie auffällig reizbar und heftig. Mit 24 Jahren hatte sie zum ersten Male einen Verwirrtheitszustand. Sie war damals erregt, verstand nicht, was man von ihr wollte, lief sinnlos hin und her, schrie und weinte ohne Grund, sprach manchmal tagelang nicht. Sie hatte optische und akustische Sinnestäuschungen, Verfolgungs- und Beeinträchtigungsideen. Der jetzige Zustand begann mit Sinnestäuschungen. Sie hörte Stimmen, die ihr sagten, sie solle verreisen. Sie lief am Aufnahmetage plötzlich von Hause weg, nahm eine Reisetasche mit, meinte, sie müßte zur Nachtwache. Bei der Aufnahme war sie störrisch und ablehnend, völlig desorientiert. Sie verkannte die Umgebung, fürchtete sich vor Personen, die sie unter dem Bett wähnte, sprach unzusammenhängend, schnell, teilweise unverständlich. Im Verlauf der Beobachtung war sie bald gereizt und ablehnend, bald gedrückt, bald mißtrauisch, bald läppisch-heiter. Nachts hatte sie einen Krampf in den Armen. Im Verlauf der weiteren Beobachtung war sie teilweise schwerbesinnlich, benommen, bald wieder vollkommen klar. Die Erinnerung an die Zeit der Verwirrtheit fehlte ihr. Nach dem Abklingen des Verwirrtheitszustandes gab sie an, daß sie seit ihrem 19. Lebensjahr an Krämpfen leide. Sie hatte damals zum zweiten Male die Periode. Zunächst wurde sie sehr gereizt, geriet mit ihrem Bruder in Streit, dann stürzte sie plötzlich hin, biß sich in die Zunge, verlor das Bewußtsein und ließ Stuhl und Urin unter sich. Im Anschluß daran ist sie längere Zeit benommen gewesen. In der Folge hat sie keine Krampfanfälle mehr gehabt, sondern nur gelegentliche Ohnmachten. Wiederholt ist sie von Hause fortgelaufen und hat hinterher nichts mehr davon gewußt. In einem solchen Zustand hat sie auch einmal einen grundlosen Selbstmordversuch gemacht. Sie hat schon auf dem Heuboden einen Strick befestigt gehabt, um sich zu erhängen. Im letzten Augenblick ist sie von ihren Angehörigen daran gehindert worden, die durch das Bellen ihres Hundes herbeigerufen worden sind. In den späteren Jahren blieb das Fortlaufen weg, dafür bekam sie Zustände von starker innerer Unruhe, in denen sie gelegentlich nachts einen Schatten sah oder jemanden sprechen hörte. Am Ende des letzten Jahres hatte sie einen plötzlichen Erregungszustand. Im Anschluß daran wurde sie verändert, lief wiederum mehrfach weg, wollte Sonntags in Lackschuhen aufs Feld gehen, kletterte nachts aus dem Fenster auf ein niedriges Dach, rutschte herunter und fiel in die Regentonne.

Während des Klinikaufenthaltes traten noch mehrfache kurzdauernde Erregungszustände auf. Nach der Aktenlage ließ sich nicht nachweisen, daß die Kranke zur Zeit der Begehung der inkriminierten Handlungen in epileptischen Ausnahmezuständen war. Die Möglichkeit ließ sich aber nicht ausschließen. Auch wurde auf ihre Debilität und ihre Dauerveränderung hingewiesen."

Häufige *Delikte dämmernder Epileptiker* sind verschiedene Sittlichkeitsverbrechen, Exhibitionismus, unzüchtige Handlungen an Kindern und Tieren. Wollenberg erwähnt einen Kranken, der bei einem Diner unter lautem Aufschrei plötzlich starr wurde, aufstand, sich entblößte, masturbierte und dann urinierte, einen anderen, der im Hochzeitssaal an seine Braut herantrat, sein Beinkleid aufknöpfte und zu masturbieren begann, und andere mehr.

Bekannt und gefürchtet sind die *Verbrechen gegen Leib und Leben,* die von Epileptikern in gereizter oder paranoider Verstimmung und aus eigentlichen Dämmerzuständen heraus begangen werden. So veröffentlichte Knecht den Fall des Epileptikers Tessnow, der zwei Morde an Kindern beging, dann die Leichen zerstückelte usw. Er wurde zunächst zum Tode verurteilt, aber es kam zum Wiederaufnahmeverfahren, nachdem der Kranke in der Gefängniszelle einen epileptischen Anfall bekommen hatte.

Aus eigener Beobachtung ist uns ein Epileptiker bekannt, der in einer internen Krankenhausabteilung seine beiden im gleichen Zimmer untergebrachten Mitkranken in einem plötzlich ausbrechenden Dämmerzustand tötete.

Läßt sich nachweisen, daß zur Zeit der Begehung einer strafbaren Handlung ein epileptischer *Dämmerzustand* vorlag, so besteht kein Zweifel an der Unzurechnungsfähigkeit. Schwieriger zu beurteilen sind die *Verstimmungszustände* der Epileptiker, in denen nicht so selten Straftaten, insbesondere Erregbarkeitsvergehen, Beleidigung, Körperverletzung, Widerstand usw. begangen werden. Man wird sich hier nach Grad und Tiefe der Verstimmung und deren etwaiger Motivierung durch hinreichende Anlässe richten müssen, aber stets im Auge behalten, daß unmotivierte Verstimmungen krankhafte Störungen der Geistestätigkeit sind. Wenn die Motivbildung maßgebend von der endogenen Verstimmung beeinflußt war, wird man also exkulpieren und auch sonst bei Stimmungsschwankungen von Epileptikern eher Zweifel äußern, als wenn psychopathische Stimmungsschwankungen vorliegen. Immerhin wird man mit GRUHLE eine strafausschließende Bedeutung der Verstimmung dann nicht annehmen, wenn etwa Diebstähle begangen werden, wie außerhalb von Verstimmungen auch. Noch größere Schwierigkeiten bringt dem Gutachter die Beurteilung des Geisteszustandes von Epileptikern, wenn es sich nicht um einen der geschilderten Ausnahmezustände, sondern um die *Habitualverfassung* handelt. Man muß praktisch von der Erwägung ausgehen, daß der Nachweis einer Epilepsie allein nicht genügt, um eine strafausschließende Unzurechnungsfähigkeit zu begründen. Auch der epileptischen Wesensveränderung wird man eine solche Bedeutung nur zubilligen, wenn sie eine sehr ausgesprochene und die *Verblödung* unverkennbar ist. Zugunsten der Unzurechnungsfähigkeit wird in die Waagschale fallen, wenn zu der durch den epileptischen Prozeß hervorgerufenen Veränderung noch weitere Schädigungen hinzutreten. Eine verhängnisvolle Rolle spielt hier vor allem wiederum der *Alkohol*, zumal Intoleranz zu den gewöhnlichsten Krankheitserscheinungen der Epileptiker gehört und gerade sie zu krankhaften Rauschzuständen neigen. Zu berücksichtigen ist außerdem bei anfallsreichen Verläufen, daß die Ausnahmezustände aller Art und aller Grade vielfach zeitlich die gesunden Intervalle weitaus überwiegen.

Noch einmal soll darauf hingewiesen werden, daß bei den schwerwiegenden Folgen, welche die forensische Beurteilung gerade der Epileptiker hat, eine *sichere Diagnose* die Voraussetzung für alle Schlüsse des Gutachters abgeben muß. Wesentliche Kennzeichen des epileptischen Dämmerzustandes, insbesondere die Amnesie, sind heutzutage allen Kriminellen bekannt. Die ebenfalls allgemein bekannte Tatsache, daß Anfälle sehr lange ausbleiben können, macht gerade die Epilepsie so geeignet zur Vortäuschung. Unsere Mittel, Anfälle zu provozieren, sind nur in einem Teil der Fälle brauchbar. So wird sich gerade bei Anfallskranken langdauernde Beobachtung zur Sicherung der Diagnose und zur Erfassung des Gesamtzustandes kaum umgehen lassen.

Wenn in symptomarmen Verläufen die Diagnose sehr schwer sein kann, so gibt es auch sonst im Bereiche der Epilepsie manche forensisch wichtige Schwierigkeiten, besonders bei der Abgrenzung der Epilepsie gegenüber anderen Anfallsleiden, insbesondere den hysterischen Störungen, vor allem aber auch bei der Beurteilung der Frage, ob wirklich ein Dämmerzustand vorgelegen hat. Der beste Psychiater wird hier wie überall immer auch der beste Sachverständige sein. Besonders wichtig ist dies auch deshalb, weil Richter und Laien dem Symptom der *Amnesie* so häufig ein zu großes Gewicht beilegen. Wir haben schon wiederholt darauf hingewiesen, daß vor allem den Kriminellen selbst dies bekannt ist, eine Tatsache, die der Amnesie nicht selten den forensischen Wert nimmt. Noch wichtiger aber ist, daß auch nach unzweifelhaften Dämmerzuständen die Erinnerung anfänglich oder dauernd, wenn auch nur in Bruchteilen, vorhanden sein kann. Ebenso wie wahnhafte Einstellungen, im Dämmerzustand entstanden, in die klare Zeit hinübergenommen werden können, ist dies auch für andersartige Einzelerinnerungen möglich. Ja, es konnte gezeigt werden, daß im Dämmerzustand gelernte Stoffe nachher allgemein mit großer Zeitersparnis wiedergelernt wurden. Merkfähigkeit und Gedächtnis sind also potentiell erhalten. Dazu kommt die Launenhaftigkeit der Reproduktion. Es kann auch beim Epileptiker vorkommen, daß Erinnerungen anfangs und sogar unter gewissen Bedingungen auch später erhalten sind, die sonst nicht mehr zur Verfügung stehen. So ist etwa möglich, daß im abklingenden Dämmerzustand das Geständnis für eine Tat erfolgt, die nachher schlechterdings nicht mehr erinnert werden kann. Die Schwierigkeiten sind also gerade hier sehr erhebliche. Die Beurteilung der Epilepsie, die ganz allgemein nicht einfach ist, kann im Einzelfall zu den schwersten Aufgaben der forensischen Psychiatrie gehören.

X. Schizophrener Formenkreis.

Gruppe der Dementia praecox.

Rein zahlenmäßig spielen die schizophrenen Psychosen in der Psychiatrie die größte Rolle. Schätzungsweise 40 % aller Anstaltsaufnahmen zählen zu dieser Krankheitsgruppe, und im Bestand größerer Anstalten beziffert sich ihr Anteil auf 60—70 %.

Es bedeutete einen großen wissenschaftlichen Fortschritt, als KRAEPELIN im Anschluß an KAHLBAUMS Umgrenzung der Katatonie unter der Bezeichnung Dementia praecox eine Reihe von Seelenstörungen zusammenfaßte, die bis dahin beziehungslos nebeneinander gestanden hatten. Dies war erst möglich geworden, nachdem durch langjährige Beobachtung und planmäßige Nachuntersuchungen ein Überblick über die Krankheitsverläufe, ein „*Längsschnitt*" durch die Krankheiten gewonnen war. Denn die Zustandsbilder der schizophrenen Seelenstörungen, „ihre *Querschnitte*", zeigen eine zunächst unentwirrbar erscheinende Mannigfaltigkeit. Um eine Reihe manchmal versteckter Kardinalsymptome gruppieren sich mehr oder minder locker mit diesen verknüpfte, oft viel sinnfälligere psychotische Erscheinungen der verschiedensten Art, von denen die Gestaltenfülle herrührt. Nur durch den *gleichen Verlauf* — eine fortschreitende, zu bestimmten eigenartigen Defekten führende Persönlichkeitsveränderung — werden die verschiedensten Krankheitsbilder zusammengehalten. Eine gemeinsame körperliche Ursache ist für sie alle nicht unwahrscheinlich, wenn auch noch nicht aufgefunden. Die so häufige Störung des Grundumsatzes ist zu vieldeutig, als daß sie hier in Frage kommen könnte. Insofern ist die Forschung noch nicht wesentlich über KRAEPELIN hinausgekommen.

Klinische Beobachtung und psychopathologische Zergliederung haben eine Fülle von neuen Einzeltatsachen kennengelehrt, welche die Sachlage aber zunächst nur verwickelter machen. So wenig wie die somatologische Forschung hat das psychopathologische Suchen nach einem oder mehreren Grundsymptomen die Einheitlichkeit der KRAEPELINschen Gruppe *beweisen* können, wenn auch BLEULERS psychologische Bemühungen die so häufige „*Spaltung*" im Seelenleben kenntlich machten und zu dem bezeichnenderen und bequemeren Namen „*Schizophrenie*" führten. Die bereicherte klinische Erfahrung hat sogar an dem festesten Pfeiler des Gebäudes, der gemeinsamen schlechten *Prognose* der verschiedenen Krankheitsbilder, gerüttelt. Gleichwohl lehrt die alltägliche Beobachtung am Krankenbett, ebenso wie die Verlaufsforschung, immer wieder die engen Zusammenhänge aller Einzelgestaltungen. Die Überschrift, die dieses Kapitel hier wie in den meisten Lehrbüchern trägt, kennzeichnet treffend die Situation. Man spricht von einem schizophrenen Formenkreis, von der Gruppe der Schizophrenien, und meint damit innerlich zusammengehörige seelische Krankheitsbilder noch ungeklärter Entstehung, die sich um gewisse wohlbekannte Syndrome und Verlaufstypen gruppieren. Nach der üblichen Einteilung gehören drei große Gruppen von Psychosen hierher, nämlich die hebephrenen, die katatonen und die paranoiden Prozesse. Zwei Tatsachen sind es, welche die Zusammengehörigkeit dieser Gruppen sehr wahrscheinlich machen, nämlich ihr *Alternieren im Einzelfalle* und die *Erblichkeit*. So kann es vorkommen, schreibt BLEULER, daß ein Mensch, der draußen hebephren erkrankt, in unserer Anstalt plötzlich katatone Zustandsbilder bietet und später paranoid verblödet. Fast jeder langdauernde schizophrene Verlauf bietet neben allen möglichen anderen Erscheinungsformen Züge aus all diesen drei klinischen Typen.

Die Schizophrenie war einer der ersten Gegenstände einer psychiatrischen Erbforschung, die noch heute allen wissenschaftlichen Ansprüchen genügt.

RÜDIN hat seine ersten mendelistischen Untersuchungen an über 700 Ausgangsfällen von Dementia praecox angestellt und mit Hilfe exakter statistischer Methoden nicht nur belegen können, daß es sich um ein erbliches Leiden handelt, sondern sich auch der Aufdeckung des Vererbungsmodus weitgehend angenähert. Darnach ist die Dementia praecox ein recessiv vererbliches Leiden; mindestens sind recessive Erbfaktoren an ihrem Aufbau maßgebend beteiligt. Die neuesten Untersuchungen an Zwillingen haben diese Ergebnisse grundsätzlich bestätigt, wenn sie auch die Bedeutung äußerer Einflüsse für die Manifestation größer erscheinen lassen, als bis dahin angenommen werden konnte. RÜDINS Material ist nicht nach den verschiedenen Gruppen bzw. Erkrankungstypen ausgewertet. Klinische Erfahrungen und genealogische Einzeluntersuchungen lassen aber daran denken, daß bestimmte Formen des Leidens auch in erblicher Hinsicht Besonderheiten darstellen könnten. Auch dürfen wir annehmen, daß bestimmten Symptomenverknüpfungen besondere Anlagen entsprechen, so daß die verschiedensten äußeren oder inneren Ursachen gerade jene Symptomenkomplexe hervorzurufen vermögen. Wir erwähnen dies deshalb, weil möglicherweise für das Auftreten oder für die Gestaltung der paranoid-schizophrenen Prozesse eine solche (paranoische) Sonderanlage von Bedeutung ist. Schizophrene (schizoforme) Zustandsbilder können auch durch andere Krankheitsprozesse hervorgerufen werden, und selbst auf schwerwiegende Erlebnisse reagieren einzelne, entsprechend veranlagte Persönlichkeiten mit schizoformen Bildern, wenn sonst noch besondere Bedingungen (Erschöpfung) erfüllt sind. Solche „schizophrene Reaktionen“ können vielleicht auch Vorläufer des eigentlichen Krankheitsprozesses sein. Doch ist die Frage des „schizophrenen“ (schizoiden) „Reaktionstypus“ noch voll von Unklarheiten.

Unter *Hebephrenie* verstehen die älteren Autoren eine um die Pubertätszeit oder wenig später einsetzende Persönlichkeitsveränderung, die allmählich, unter Umständen auch in einzelnen Schüben, fortschreitend zu der sog. *läppischen Verblödung* führt. Im Laufe der Zeit hat sich der Begriff gewandelt. Nicht alle Krankheitsbilder von der Art der Hebephrenie beginnen so zeitig; zahlreich sind die Erkrankungen im dritten Lebensjahrzehnt, und sogar noch im vierten können Persönlichkeitsveränderungen einsetzen, die man zweckmäßigerweise hier einreiht. *Schleichender Verlauf* und *Mangel an alarmierenden Symptomen* gehören zu den häufigen Merkmalen der Hebephrenien, wenn auch akute und erscheinungsreiche Psychosen vorkommen. Wie bei anderen Krankheitsgruppen, so liegt auch hier die forensische Bedeutung nicht bei den schweren, stürmischen Formen, die auch dem Laien ohne weiteres als krankhaft erscheinen. Viel bedeutsamer, weil schwerer zu beurteilen, leichter zu übersehen und auch viel häufiger in der forensischen Praxis sind die leichten und ganz schleichend verlaufenden Fälle. Wir beginnen deshalb mit der Besprechung einer

Gruppe, für die sogar die Einordnung unter die Psychosen noch strittig ist. Man könnte meinen, daß es sich bei den Vertretern dieser Gruppe nur um besondere Charakterspielarten, um psychopathische Persönlichkeiten handelt, wenn nicht der fortschreitende Verlauf, die unverständliche Persönlichkeitsveränderung grundsätzlich gegen diese Annahme spräche. KAHLBAUM hat die Aufmerksamkeit auf jene allgemein bekannten Fälle gelenkt, „wo aus den besten Familien stammende junge Leute, die, meist noch auf der Schulbank sitzend, mehr oder weniger unvorbereitet durch wiederholte Verstöße gegen eins oder mehrere der 10 Gebote immer mehr auffällig werden. Besonders häufig sind die Fälle, wo solche Kinder plötzlich durch einen auffallenden Diebstahl die Aufmerksamkeit auf sich ziehen ... Aber trotz Strafe, trotz der eifrigsten Beteuerungen, trotz der zerknirschtesten Reuegefühle wiederholt sich auch weiterhin dieses Verfallen in die verbrecherische Neigung ... Jetzt wird mit größter Strenge eingeschritten. Wenn es besonders gut geht, und das Individuum mit keiner großen Energie begabt ist, so hört unter dem Einfluß der strengen Aufsicht das Hervortreten positiver Verbrechen und Vergehen auf, aber es gelingt nicht, das Individuum zu einer festen Entwicklung zu bringen.“ Alle Versuche, die Betroffenen aus dem Studium zu praktischer Betätigung zu führen, schlagen fehl, sie werden nach Amerika abgeschoben, aber auch das nützt nichts, und der soziale Abstieg schreitet gewöhnlich schnell fort. LANGE hat kürzlich die Entwicklung dieser *Heboiden* nochmals geschildert. Bei allen findet man eine affektive Verödung, den Verlust der feineren Gemütsregungen. Die Rücksichtnahme auf die Umgebung, das innere Band zu den nächsten Angehörigen schwindet, die für den Gesunden geltenden Werte verlieren alle Verbindlichkeit; vor allem nehmen Unwahrhaftigkeit und Unechtheit der äußerlich oft noch lebhaften Gefühlsäußerungen erschreckende Formen an; die Stetigkeit des Wollens läßt nach, und das Nebeneinander unvereinbarer Willensregungen erinnert an die später zu erörternden Grundstörungen der Schizophrenie. Dabei fehlen alle eigentlichen Intelligenzdefekte, ja es handelt sich vielfach um gut begabte Menschen. Die Persönlichkeitsveränderung endet gewöhnlich auf einem Stadium, das man noch nicht als ausgeprägten Defekt, als affektive Verblödung oder dergleichen bezeichnen kann. Daß es sich aber um schizophrenieverwandte Zustände handelt, geht aus dem nicht selten in Schüben vor sich gehenden Verlauf und daraus hervor, daß solche Persönlichkeiten gerade im Erbumkreis der Dementia praecox gefunden werden, wie MEGGENDORFER gezeigt hat.

Die *eigentlichen Hebephrenien* sind von den eben geschilderten Persönlichkeitsveränderungen durch Intensität und Dauer des greifbaren Krankheitsvorganges und durch die Schwere der Folgezustände unterschieden. Zu Beginn fallen die Kranken dadurch auf, daß sie sich ihrer gewohnten Umwelt nicht mehr reibungslos einfügen; vor allem das Mißverhältnis von

Leistung und Anspruch macht sie häufig auffällig. Sie verlieren die Bindung an ihre Angehörigen, werden rücksichtslos, brutal, steigern sich in Ansprüche hinein, die ihnen nicht zukommen, und verlieren jede Selbstkritik. In mancher Hinsicht erinnern diese Veränderungen an jene der normalen Pubertät, an das Benehmen der Flegeljahre, aber schon das verspätete Einsetzen und wiederholte Hervorbrechen ähnlicher Verhaltensweisen zeigen den wesensmäßigen Unterschied. Eine feinere Analyse der Ähnlichkeiten und Unterschiede hat kürzlich COSACK gegeben. Die innere Unfähigkeit, mit den Aufgaben des Lebens fertig zu werden, versteckt sich aber nicht immer hinter Anmaßung und Kälte, sondern häufig auch hinter einer hypochondrischen Beachtung normaler oder leicht krankhafter körperlicher Veränderungen. Solche Kranke laufen mit allen möglichen Organbeschwerden, für die sich nie eine körperliche Ursache aufdecken läßt, als rätselhafte Fälle von Arzt zu Arzt. In diesem Stadium scheinen die Prozesse manchmal stillzustehen, und mancher hartnäckig-matte Hypochonder, der als Einspänner in den ausgefahrenen Gleisen eines mechanischen Berufes gerade noch mitkommt, ist das Endergebnis eines solchen schleichenden hebephrenen Prozesses. Diese Formen, die im Bereich der Sozialversicherung nicht ohne Bedeutung sind, scheinen meist erst längere Zeit nach der Pubertät einzusetzen. Die hebephrene Veränderung kann auf dem Boden angeborener Debilität entstehen, und zwar offenbar dann, wenn die zwei sonst getrennten Erbanlagen zufällig zusammentreffen. Man spricht dann von *Pfropfhebephrenie.*

Akutere Formen des Leidens setzen oft mit leichten Angst- oder Erregungszuständen ein bzw. die letzteren zeigen, was eigentlich vor sich geht. Erkundigt man sich nämlich jetzt, so lassen sich auch bei diesen Kranken in der Vorgeschichte schleichende Veränderungen feststellen, wie wir sie eben geschildert haben. Die Erregungszustände der Schizophrenen sind häufig euphorisch gefärbt, und zwar hat die Heiterkeit gewöhnlich einen läppischen Einschlag, der den Kranken bis zum Endzustand bleiben kann und zu der Bezeichnung „*läppische Verblödung*“ geführt hat. Andere Hebephrene sind ängstlich erregt und dabei gern voll von hypochondrischen Ideen, die, nach Form und Inhalt abstrus, vielfach die schizophrene Herkunft verraten. Sexuelle Vorstellungen und Befürchtungen spielen eine große Rolle. Oft treten Trugwahrnehmungen auf, Gehörstäuschungen wie Täuschungen der Körperfühlsphäre. Damit aber sind wir bei der Symptomatik der klassischen schizophrenen Psychose.

Auf drei Gebieten wird das psychologische Wesen der Schizophrenie besonders deutlich; Störungen der Affektivität, solche des Wollens und solche des Denkens bilden die Grundsymptome, zu denen noch eine Reihe von akzessorischen Zeichen kommt.

Die *schizophrene Denkstörung*, die sich zum mindesten in Andeutungen bei allen Kranken findet, wird als *Zerfahrenheit* bezeichnet. Kennzeichnend für sie ist das beziehungslose oder besser scheinbar beziehungslose Nebeneinander von unvereinbaren Gedanken und Gedankenbruchstücken. BLEULER hat die Wurzel dieser Störung in einer Lockerung der Assoziationsspannung zu sehen gemeint. Tatsächlich wird der Gedankengang von Einflüssen gesteuert, die der oberflächlichen Betrachtung entgehen. In manchen Fällen läßt sich aber ein Stück des Weges verfolgen, der zu den schizophrenen Denkgebilden führt. Eine große Rolle spielen Symbolisierungstendenz und Kontamination, das Zusammenziehen zweier oder mehrerer Gedankenelemente in eins. Das sind Vorkommnisse, wie sie uns aus dem Traumdenken bekannt sind, und C. SCHNEIDER hat an der Hand des Einschlafdenkens, wie wir es an uns selbst beobachten können, überhaupt alle Denkeigentümlichkeiten der Schizophrenen dem Verständnis der Gesunden näher zu bringen versucht. Inhaltlich sind die Gedankengebilde der Schizophrenen, an denen in der Regel der später näher zu besprechende Autismus, die Selbstabgeschlossenheit, zum Ausdruck kommt, von ihren Affekten abhängig. Komplexe, d. h. Inhalte von hoher affektiver Bedeutung, spielen im Aufbau der pathologischen Denkgebilde eine große Rolle. Damit hängt es auch zusammen, daß die Denkstörung je nach dem Gegenstand ganz verschiedene Grade zeigt; Kranke, die auf indifferenten Gebieten noch zusammenhängend und logisch denken können, erscheinen unter Umständen in bestimmten Sphären ausgesprochen zerfahren. Dieser Umstand ist gerade forensisch wichtig, weil Schizophrene in irgendeiner Prozeßsache unter Umständen ganz vernünftig erscheinen können, während sie bei der Erörterung bestimmter Themen, z. B. wenn man sie auf ihre Wahnideen bringt, auch dem Laien als schwerkrank imponieren. In fortgeschrittenen Fällen freilich steigert sich die Denkstörung bis zum sog. Begriffszerfall, der keinen Denkinhalt unberührt läßt. Dabei bleibt, wie BUMKE hervorhebt, die äußere Form, das von der Grammatik verlangte Gefüge, gewöhnlich erhalten, und schizophrene Äußerungen sind häufig gerade dadurch gekennzeichnet, daß der größte Unsinn in der Form der sinnvollen Rede vorgebracht wird.

Beispiel (phonographische Aufnahme nach BUMKE):

„Weshalb hat man Sie hierher gebracht?“

„Herr Geheimrat, das liegt an dem Parkettfußboden; wenn man richtig zusieht, da ist da Fensterkitt drin. Das hat die Erkältung mitgebracht, und seit der Zeit, daß ich das Schuhzeug untersuche, kriege ich die Spritze.“

„Sind Sie denn krank?“

„Ich bin nicht krank; nun, ich glaube auch nicht, daß die anderen krank sind. Es handelt sich bloß um die ganze Umkrempelei von der ganzen Anstalt, mit der Porzellanfabrik, die Teller, die schon vor Christi Geburt gebraucht wurden. Damit, daß jeder, der eben in der Welt ist, der soll sich als Ehrenbürger ausweisen, und wenn er das nicht kann, so kippt er mit dem Kopf um.“

„Warum haben Sie Ihre Schuhe ausgezogen?“

„Das ist wegen dem Leder, darum hab ich neulich nicht so recht sprechen können, weil doch da an dem Stuhl auch Leder ist, wenn es nämlich ausländisches Leder ist.“

Im Bereiche des Gemütslebens nannte die klassische Beschreibung des Leidens als kennzeichnend die *affektive Verblödung*. In der Tat scheint bei einem großen Teil der Kranken das Gemüt einfach fortschreitend zu veröden, und zwar nehmen, wie in den oben beschriebenen Fällen von Hebephrenie, zunächst die feinsten Regungen des Taktes, die sozialen Gefühle ab, dann scheinen alle affektiven Bindungen zu versagen, und allmählich entwickeln sich gröbere Störungen bis zum Verlust, oder besser, bis zum scheinbaren Verlust der Gemütsregungen überhaupt. Aber schon BLEULER hat darauf hingewiesen, daß selbst schwer verblödete Kranke noch Komplexreaktionen zeigen, d. h. daß sie auf bestimmten Gebieten affektiv ansprechbar bleiben, nicht selten sogar in übertriebenem Maße. Allmählich hat man gelernt, daß es nicht so sehr der Verlust affektiver Regungen, als das *Nebeneinander normalerweise unvereinbarer Affekte* ist, was das Leiden kennzeichnet. Selbstverständlich äußern sich diese verqueren, uneinfühlbaren, affektiven Haltungen auch im Handeln der Kranken; man hat dafür den Ausdruck „intrapsychische Ataxie" aus der Neurologie entlehnt (STRANSKY). KRETSCHMER kennzeichnet das Gemütsleben der Schizophrenen mit der Formel der „psychästhetischen Proportion", d. h. als ein Mit- und Nebeneinander von Stumpf und Reizbar, von Überempfindlich und Kühl. Daß die vorhandenen Regungen häufig nicht an die Oberfläche gelangen, hängt mit einem Wesenszug der Schizophrenen zusammen, der kaum je vermißt wird, und der sich auch auf allen anderen Gebieten des Seelenlebens bemerkbar macht, ihrem „*Autismus*". „Molluskenhaft scheu, schallos sich zurückziehend" sind die Kranken an der Oberfläche. Hinter der äußeren Unbewegtheit kann sich ein an Intensität gesteigertes Innenleben verbergen, das Existieren in einer Scheinwelt, das sich von den Wachträumereien der Psychopathen schon dadurch unterscheidet, daß es ganz ungehemmt von Logik und *jeder* Möglichkeit fern ist und zudem jede Bemühung um die Außenwelt erspart. Manche Werke schizophrener Künstler legen Zeugnis ab von dieser bizarren Innenwelt.

Auch auf dem Gebiete des *Willenslebens* sind nicht so sehr die Einzelstörungen kennzeichnend, wie das *Nebeneinander* in sich *widerspruchsvoller Entäußerungen*. *Negativismus* und *Befehlsautomatie* sind die beiden Pole, um die sich die Störungen gruppieren. Die Sperrung, das triebhafte Ablehnen ist eine Form der Willensstörung, die alles sinnvolle Handeln durchkreuzen kann. Bei Hebephrenen sieht man scheinbare Entschlußlosigkeit und Zielunsicherheit als ihr Ergebnis oder als die Frucht der Ambitendenz, wie BLEULER das gleichzeitige auf den gleichen Gegenstand gerichtete Wollen und Nichtwollen, einen Grundzug des schizophrenen Willenslebens, genannt hat. Mit dem Erlahmen der Affekte bei fortschreitendem Krankheitsprozeß kommt es auch zur Abnahme eigentlicher Willensregungen überhaupt. Dafür stellt sich häufig eine gesteigerte

32*

Fremdanregbarkeit des Willens ein, die sich bis zur oben schon erwähnten Befehlsautomatie steigern kann, d. h. die Kranken werden extrem beeinflußbar, so daß ihr Handeln wie automatisch unter fremder Lenkung ablaufen kann. Eine besondere Ausprägung dieser und anderer davon abhängiger Willensstörungen kennzeichnet die Katatonie, auf die weiter unten gesondert eingegangen werden soll.

Ein Teil der schizophrenen Wahnideen erklärt sich wohl aus dem subjektiven Erleben der geschilderten Denk-, Gefühls- und Willensstörungen. Zum Beispiel ist kennzeichnend das Erleben des „*Gedankenentzugs*", der Fremdbeeinflussung des Denkens, der „*gemachten*" *Gedanken.* „Man wird halt künstlich beeinflußt, man hat das suggestive Empfinden, als ob sich jemand an den Geist und das Gemüt hängen würde, ähnlich wenn man jemandem beim Kartenspiel über die Schulter sieht und sich in das Spiel hineinmischt" (JASPERS). Ähnlich werden auch die Willensstörungen als von außen oder von innen her der Persönlichkeit aufgezwungen, als objektiver oder subjektiver Zwang erlebt. Der berühmte Senatspräsident SCHREBER schildert zum Beispiel: „Das Auftreten des Brüllwunders, bei welchem meine dem Atmungsvorgang dienenden Muskeln dergestalt in Bewegung gesetzt werden, daß ich genötigt bin, den Brüllaut auszustoßen, sofern ich nicht ganz besondere Mühe auf seine Unterdrückung verwende . . . Soweit die Voziferationen in dem Gebrauch artikulierter Laute bestehen, ist mein Wille natürlich nicht unbeteiligt. Nur das unartikulierte Brüllen ist wirklich rein zwangsmäßig und automatisch . . . Meine ganze Muskulatur unterliegt gewissen Einflüssen, die nur einer von außen wirkenden Kraft zugeschrieben werden können. Die Schwierigkeiten, die mir beim Klavierspielen in den Weg gelegt werden, spotten jeder Beschreibung, Lähmung der Finger, Veränderung der Richtung der Augen, Ablenkung der Finger auf unrichtige Tasten, Beschleunigung des Tempos durch verfrühtes Inbewegungsetzen meiner Fingermuskeln."

Von vielen Kranken werden diese Erlebnisse erklärend weiter ausgebaut. So entsteht der für die Schizophrenie recht charakteristische *physikalische Beeinträchtigungswahn.* Die Kranken wähnen ihre abnormen Erlebnisse durch physikalische oder ähnliche, je nach der Zeitströmung wechselnde Vorkehrungen künstlich erzeugt, also etwa durch Magnetismus, Strahlen, elektrische Wellen oder dergleichen. Bei den Erklärungen der Willenserlebnisse spielen Hypnose, Fremd- oder Fernhypnose, „suggestive Hirnstiche" eine große Rolle. Geht die gedankliche Verarbeitung über die eben geschilderten wahnhaften Ansätze hinaus zu mehr oder minder ausgebildeten kombinatorischen Wahnbildungen, so entsteht das Krankheitsbild der paranoiden Schizophrenie, das weiter unten gesondert beschrieben wird. Wahnbildungen überhaupt fehlen aber in fast keinem Krankheitsfall.

Eine andere wichtige Quelle der Wahnbildungen sind schließlich die *Halluzinationen.* Am häufigsten sind Gehörstäuschungen. Die Kranken hören *Stimmen.* Bald raunt und lispelt, bald schreit oder schimpft es; nicht selten geben die (imperativen) Stimmen Befehle. Nicht immer sind sie von sinnlicher Lebhaftigkeit, aber nicht wenige Kranke können sich geradezu mit ihren Stimmen unterhalten. Eine besondere Form schizophrener Halluzinationen ist das *Gedankenlautwerden.* Die Kranken hören ihre eigenen Gedanken, bevor sie sie aussprechen können, gleichzeitig damit oder nachher (Gedankenecho). Seltener sind Sinnestäuschungen auf dem Gebiet des Gesichts. Doch kommt es vor, daß über Visionen berichtet wird, Köpfe, Gestalten, Männer, Leichen, häufig verunstaltet und von eigentümlicher Bedeutung. Eine größere Rolle spielen Sinnestäuschungen auf dem Gebiet des *Körpergefühls,* an die auch besonders gern Erklärungswahnbildungen geknüpft werden. Die Kranken fühlen sich angeblasen oder angespritzt, gekitzelt, elektrisiert; sie haben in den einzelnen Körperteilen merkwürdige Mißempfindungen; der Kopf wird zersägt; sie fühlen die Beine vom Leib weggerissen, den Atem abgesaugt, die Zunge, die Eingeweide ausgetrocknet, die Glieder verrenkt oder gelähmt, vor allem aber die Genitalorgane in Mitleidenschaft gezogen. Sie erleben abnorme geschlechtliche Erregungen; die normalen Funktionszustände der Genitalien werden wahnhaft ausgedeutet: Geschlechtsgefühle werden ihnen gemacht, die Geschlechtskraft wird ihnen abgezogen usw. Diese Sensationen sind deswegen wichtig, weil sie oft den Anlaß zu auffälligen und gefährlichen Triebhandlungen geben.

Kennzeichnend für die *katatonischen Formen* der Schizophrenie sind vor allem Symptome von seiten der Motilität, die sich zwischen den Extremen des *Stupors* und des *Erregungszustandes* bewegen. Beide Syndrome kommen auch bei anderen Seelenstörungen vor, doch fehlt dann in der Regel das mehr oder minder spezifische schizophrene Gepräge der Katatonie. Der Stupor, das Darniederliegen aller sprachlichen und motorischen Entäußerungen, ist bei den Schizophrenen besonders gefärbt durch den *Negativismus,* d. h. das triebhafte Ablehnen jeder natürlichen Antwort auf Anregungen der Außenwelt. Man beobachtet bei diesen Kranken die Ausschaltung schlechthin jeder Lebensregung, abgesehen natürlich vom Atmen, die Unterdrückung aller normalen Triebäußerungen, Nahrungsverweigerung, absolute Bewegungslosigkeit, schwerste körperliche Unreinlichkeit neben triebhaftem Anhalten jeder Entleerung usw. Die Glieder zeigen dabei eigentümliche Veränderungen, Muskelspannungen von einer merkwürdig zähen Art, die ihnen den Namen Flexibilitas cerea (wächserne Biegsamkeit) eingetragen haben. Man kann den Gliedern der Kranken die vertracktesten Stellungen geben, ohne daß sie wieder in natürliche Lagen zurückgeführt werden; ja auch von selbst verharren diese Stuporösen in ungewohnten Haltungen, wie eingefroren. Andererseits setzen sie mitunter Stellungsveränderungen des Körpers oder der Gliedmaßen einen elastischen, federnden Widerstand entgegen. Schließlich gibt es Zustände, in denen die Kranken nicht nur automatisch alle passiven Gliederstellungen festhalten, sondern auch Bewegungen, die in der Umgebung geschehen, wie zwangsmäßig nachmachen (Echopraxie). Die analoge Erscheinung auf sprachlichem Gebiet ist als Echolalie bekannt. Dieses Neben- und Durcheinander so widerspruchsvoller Symptome erfährt nicht selten dadurch eine fremdartige Bereicherung, daß der Stupor von innen heraus plötzlich durch *Triebhandlungen* unterbrochen wird. Die Kranken springen plötzlich auf und führen mehr oder minder verwickelte unverständliche Handlungen aus. Häufig kommt es zu *bedrohlichen Angriffen* auf die Umgebung. Manchmal lassen sich als Motive der Triebhandlungen Sinnestäuschungen nachweisen. Triebhandlungen kommen auch bei den anderen Formen der Schizophrenie nicht selten vor. Das Innenleben katatoner Stuporöser kann, wie wir aus nachträglichen Selbstschilderungen wissen, außerordentlich reich sein. Über die Kranken ergießt sich eine unerhörte halluzinatorische und wahnhafte Erlebnisfülle mit oft szenischen Zusammenhängen und weltanschaulich-kosmischem Bedeutungsgehalt. In anderen Fällen geht, wie es scheint, nicht viel im Inneren vor sich.

Andere Einzelsymptome schizophrener Motorik, die besonders häufig bei der Katatonie vorkommen, aber auch den anderen Gruppen nicht fremd sind, seien hier nur erwähnt, die Bizarrerien, die Manieren, die Stereotypien, das Grimassieren usw. Auf sprachlichem Gebiet gehört hierher neben der Echolalie, die oben erwähnt wurde, noch die Verbigeration, das sinnlose Aneinanderreihen und Wiederholen einzelner Sätze, Worte oder Wortbruchstücke.

Der *katatonische Erregungszustand* in seiner voll ausgebildeten Form ist gekennzeichnet durch den triebhaften elementaren Bewegungsdrang. Häufig verraten die Bewegungen einen, wenn auch vielfach fremdartigen Ausdrucksgehalt, in anderen, offenbar schwereren Fällen, zerfällt das Bewegungsgeschehen in ungeformte und unzweckmäßig zusammengesetzte Einzelbewegungen. Häufig schreien die Kranken laut, schrill, stereotyp; nur so erfährt man manchmal etwas von ihrem Innenleben, von Sinnestäuschungen ängstlicher, selten auch ekstatischer Art, gelegentlich auch von ihren Wahnbildungen. Vereinzelt gehen schwere Erregungszustände dieser Art mit Bewußtseinstrübungen einher, welche die Beteiligung des Hirns an dem Krankheitsvorgang verraten. Gelegentlich wird auch ein epileptischer Anfall beobachtet. Solche Zustände sind lebensbedrohlich. Enden sie mit dem Tode, so findet man bei der Leichenöffnung meist eine als *Hirnschwellung* beschriebene Veränderung des Zentralorgans.

In der Regel aber sind kataton Erregte trotz völligen Zerfalls aller verständlichen Gemüts- und Willensäußerungen völlig besonnen. Sie können sich nachträglich an zahllose Einzelheiten, auch an Vorkommnisse, die sie scheinbar gar nicht beachteten, erinnern. Nicht selten mischen sich den katatonen Erregungszuständen manische Züge bei. Auch die

Verlaufsform erinnert manchmal an zirkuläre Erkrankungen, so daß der Gedanke an innere Zusammenhänge nicht fern liegt. Einen Hinweis darauf bildet auch gelegentlich der an den pyknischen Typ erinnernde Körperbau solcher Kranker.

Der Beginn der katatonischen Psychosen ist häufig perakut. Stellen ihre schweren Formen, wie erwähnt, lebensbedrohliche Erkrankungen dar, so ist andererseits die Prognose hinsichtlich des geistigen Zustandes besser als bei den chronisch verlaufenden Prozessen. Zum mindesten die ersten katatonen Schübe bilden sich häufig weitgehend zurück, so daß von der Umgebung den Kranken nachher eine Veränderung nicht angemerkt wird. Der geschulte Beobachter sieht freilich auch dort vielfach noch Defekte, wo sie den Angehörigen entgehen, eine gewisse Hemmungslosigkeit, eine Abstumpfung der feineren Gefühle, manchmal auch eine Verminderung der Antriebskräfte des Willens, eine Lahmheit der affektiven Bindungen, eine Abnahme der Interessen oder auch leichte Störungen des Ausdrucks, der Sprache, der Mimik und Gestik. Nicht selten sind solche *Defektheilungen* mit Zunahme des Körpergewichts verknüpft. Jeder katatonische Schub hinterläßt die Bereitschaft zur Neuerkrankung; die periodisch verlaufenden Katatonien aber führen in der Überzahl der Fälle zu immer deutlicheren Defekten. Noch einmal soll erwähnt werden, daß katatonische Episoden auch den anderen Verlaufsformen der Schizophrenie nicht fremd sind.

Die letzte große Gruppe, die *paranoiden Prozesse*, hat Kraepelin erst verhältnismäßig spät in die Schizophrenie einbezogen. Die hierher gehörigen Krankheitsformen beginnen durchschnittlich etwas später als Hebephrenie und Katatonie, in der Regel zwischen dem 30. und 40. Lebensjahr. Die Entwickelung ist meist sehr schleichend, so daß die genauere Datierung ihres Beginns häufig unmöglich ist. Den eigentlichen Wahnbildungen kann eine schleichende Charakterveränderung vorausgehen. Die Kranken, die gewöhnlich schon in ihrer präpsychotischen Zeit als still, empfindlich oder mißtrauisch, unverträglich oder störrisch, hochmütig abweisend geschildert werden, ziehen sich noch mehr in sich zurück, werden verstimmt, manchmal ängstlich, gereizt oder erregt. Dabei können sie noch imstande bleiben, ihrer Berufstätigkeit regelmäßig nachzugehen und ihre Aufgaben zu erfüllen. Aus einer eigentümlichen, in der Beschreibung nicht näher zu fassenden *Wahnstimmung* heraus entwickeln sich dann meist ziemlich akut die ersten *Verfolgungs-* oder *Beziehungsideen.* Die Kranken werden an der Arbeitsstelle gereizt, mißachtet, provoziert, zurückgesetzt, auf der Straße von fremden Leuten eigentümlich angesehen, von Fremden, von Geheimpolizisten beobachtet, von der SA. überwacht usw. Man spuckt vor ihnen aus, wendet sich ab, weist auf sie. Häufig gehen in diese Wahnideen auch die ersten *Sinnestäuschungen* ein; die Paranoiden hören, daß hinter ihrem Rücken gewispert, geraunt oder gelacht wird.

Auch deutliche Schimpfworte werden laut. Häufig spielen sexuelle Vorwürfe — Masturbation, Prostitution — dabei eine Rolle. Kennzeichnend für die paranoiden Prozesse gegenüber anderen Wahnkrankheiten ist die Tatsache, daß die *Wahnbildungen wenig systematisiert* werden, daß sie inhaltlich nicht geschlossen sind und mit Fortdauer des Krankheitsprozesses immer bizarrer, immer zerfahrener werden. Nicht immer handelt es sich bloß um Beziehungs- und Verfolgungsideen. Gelegentlich treten nachher oder auch gleichzeitig unsinnige Größenideen auf, und nicht selten sind abstruse, hypochondrische Wahnbildungen. Eigentümlich und kennzeichnend ist die Abnahme der affektiven Reaktionen auf die Sinnestäuschungen und Wahnbildungen, die Diskrepanz zwischen den vorgebrachten Inhalten und den gefühlsmäßigen Reaktionen darauf. Dies wird besonders eindrucksvoll, weil häufig formale Krankheitseinsicht vorhanden ist. BUMKE bezeichnet es geradezu als häufig, daß schizophrene Kranke sich als total verrückt bezeichnen oder in die Sprechstunde kommen mit der Angabe „Ich leide an Verfolgungswahn“. Typisch ist auch der Inhalt einer offenen Postkarte, die ein früher von BUMKE wegen Schizophrenie behandelter Arzt aus dem Felde schrieb: „Ich habe mir mein Eisernes Kreuz redlich verdient, die schizophrene Wurstigkeit wird im Felde sehr geschätzt.“ Diese Wurstigkeit und leere Gelassenheit, mit der die abenteuerlichsten Verfolgungen und die wüstesten Beschimpfungen hingenommen werden, schließen doch — das ist wieder kennzeichnend schizophren — unvermutete, wenn auch meist rasch verpuffende affektive Reaktionen nicht aus, die zu jeder Zeit hervorbrechen können. So äußern sich auch in den paranoiden Endzuständen die schizophrenen Grundstörungen im Denken, Fühlen und Handeln. Paranoide Krankheitsprozesse verlaufen im allgemeinen, wie erwähnt, chronisch. Sie führen gewöhnlich nicht zu so schweren Defektzuständen wie die schweren Formen von Katatonie und Hebephrenie.

Über den *Verlauf* der Schizophrenie ist ganz allgemein zu sagen, daß sie in der Überzahl der Fälle zu bleibenden kennzeichnenden Persönlichkeitsveränderungen und sehr häufig zu ganz ausgesprochenen Verblödungszuständen führt. Diese verraten vielfach noch in ihrem hebephren-zerfahrenen, in ihrem kataton-autistischen oder ihrem paranoid-halluzinatorischen Gepräge, welche Syndrome im vorangehenden Verlauf die wesentliche Rolle gespielt haben. Nicht wenige Schizophrenien führen in einem Zuge, wenn auch unter leichten Schwankungen, zum Endzustand tiefer Verblödung hin. Es gibt aber auch zahlreiche Schizophrene, bei denen die Krankheit in einzelnen ausgesprochenen Krankheitsschüben mit leidlich guten oder fast unauffälligen Zwischenzeiten verläuft. In der Regel folgen die späteren Schübe immer rascher aufeinander. Die Krankheit kann aber nach dem ersten oder einem der ersten Schübe stillstehen und zu einer sozialen Genesung führen. Meist hinterläßt jeder neue Schub einen immer deutlicheren Defekt. Auch die praktisch genesenden Schizophrenen zeigen in einer gewissen Abstumpfung des Affekts, in der Lahmheit ihres Wollens, in der Einbuße an menschlicher Bindungsfähigkeit, oder aber in gewissen Schrullen und Manieren, ihrem Verlust der Grazie und der Natürlichkeit, ihrer mißtrauisch-gespannten Einstellung, in Reizbarkeit und Empfindlichkeit auf der einen, Kühle und Unbeeinflußbarkeit auf der anderen Seite, daß sie krank gewesen sind. Dazu kommt, daß ihre praktische Leistungsfähigkeit Einbuße erleidet, und daß selbst sehr gut remittierende Schizophrene nicht halten, was sie einst versprochen hatten.

Nahe verwandt mit der paranoiden Schizophrenie sind jene von KRAEPELIN systematisch davon abgetrennten, in ihrer Stellung aber noch etwas strittigen, mit Wahnbildung einhergehenden Erkrankungen des Rückbildungsalters, die gewöhnlich als *Paraphrenien* bezeichnet werden. Das Leiden befällt weit häufiger Frauen als Männer. Es beginnt gewöhnlich in der Nähe der Menopause und betrifft körperlich und seelisch anders geartete Menschen als die eigentliche paranoide Demenz. Man hat deshalb gemeint, das Krankheitsbild als jene Form der paranoiden Schizophrenie auffassen zu können, die milder verlaufe, weil die von ihr Betroffenen körperlich und geistig widerstandsfähiger seien.

Symptomatologisch handelt es sich bei der Paraphrenie um die schleichende Entstehung wahnhafter Vorstellungen, die von meist reichlichen Sinnestäuschungen, insbesondere akustischer Art, genährt werden. Die Wahnbildungen sind meist ziemlich abenteuerlich; ihre Systematisierung ist, außer in den oft langsam progressiven Erkrankungen an reinem Verfolgungswahn (*Paraphrenia systematica*), begrenzt. Kennzeichnend ist aber, daß sie die Persönlichkeit als solche meist weitgehend intakt lassen. KRAEPELIN unterscheidet je nach dem Inhalt der Wahnbildungen eine Reihe von verschiedenen Unterformen. Am häufigsten sind *Verfolgungsideen*, oft verschleierten sexuellen Inhalts, auf den u. a. auch krankhafte Sensationen der Körperfühlsphäre hinweisen können. Gelegentlich tritt nach längerer Dauer die Wahnbildung zurück, die Kranken kapseln die Wahnideen sozusagen ab, ohne sie zu korrigieren; in anderen Fällen schreitet das Leiden fort und führt zu einer meist nicht sehr tiefgehenden paranoiden Verblödung.

Die *expansiven Paraphrenen*, bei denen die Wahnbildung sehr üppig (aber in der Regel von vornherein wenig systematisiert) ist, bleiben als Persönlichkeiten meist bis in späte Stadien des Leidens hinein besonders frisch und lebhaft, so unsinnig ihre Größenideen werden, so daß das Mißverhältnis zwischen Wahninhalten und Außenwelt, mit der doch noch ein lebhafter Kontakt besteht, besonders groß wird.

Es gibt endlich Paraphrene, gleichfalls expansiv, deren Wahninhalte sich ganz überwiegend auf *Erinnerungstäuschungen* aufbauen. Hier kann es auch zu — anfänglich von der Umgebung für wahr gehaltenen —

schwersten Beschuldigungen der vermeintlichen Verfolger und durch Falscheid auch zu forensischen Komplikationen kommen.

Die größte *forensische Bedeutung* kommt den leichten Formen der Schizophrenie zu, den ganz schleichend verlaufenden und „versandenden" Fällen und den Initialstadien der übrigen. Die schwereren akuten Psychosen werden im allgemeinen so schnell auffällig, daß die Kranken der Klinik oder der Anstalt zugeführt werden, bevor sie sozial schädlich, insbesondere kriminell, werden können. Auf einzelne Ausnahmen soll weiter unten eingegangen werden.

Die Straftaten der *Heboiden* oder leicht *hebephren* Erkrankten sind häufig kleine Eigentumsdelikte, Diebstähle, Schwindeleien, Betrügereien, die nicht aus dieser oder jener Krankheitserscheinung hervorwachsen, sondern aus den sozialen Schwierigkeiten, in die die Kranken durch ihre Lebensführung geraten. Bei einer gewissen Begabung entstehen auf dem Boden der Hebephrenie oder des Heboids vereinzelt Hochstaplernaturen, die sich Betrugsdelikte großen Umfanges zuschulden kommen lassen. Hier macht die affektive Abstumpfung, die Abnahme der Rücksichten auf den Mitmenschen Art und Umfang der Straftaten überhaupt erst möglich. Ich denke an manche rücksichtslose Heiratsschwindler, aber auch Betrüger anderer Art. Auf sozial niedrigerer Ebene führen ähnliche psychopathologische Defekte zur *Kriminalität* der *Landstreicher*. Unter diesen findet sich eine große Zahl schizophren defekter oder erkrankter Persönlichkeiten, die gerade durch schizophrene Wesensveränderungen zum sozialen Abstieg gekommen sind und damit auf die Landstraße, den menschlichen Schlammfang. Zu den „leicht Schizophrenen" gesellen sich hier chronisch Hebephrene und Defektgeheilte. WILMANNS hat 52 Lebensläufe schizophrener Landstreicher zusammenstellen können, die, „zum Teil noch im jugendlichen Alter stehend, zusammen nicht weniger als 1836mal, darunter 181mal mit Nachhaft, bestraft wurden und sich gut über die Hälfte — 1133 Straftaten, darunter 162 Korrektionsstrafen — in einem Zustand zugezogen hatten, in dem sie nach geltendem Recht für ihre Taten nicht hätten verantwortlich gemacht werden können". Bei den Frauen führt dieser Typus der Landstreicherschizophrenie nicht selten zur Prostitution. BIRNBAUM hat darauf hingewiesen, daß der aktive Berufsverbrecher keine typischen Beziehungen zur Schizophrenie hat. „Wohl aber können wir gelegentlich dann, wenn uns ein früherer Berufsverbrecher mit ursprünglich großer Kriminalität im schizophrenen Endzustand zugeht, aus dem Strafregister, aus dem Übergang seiner großen Kriminalität in die Bagatellkriminalität mit Betteln und Landstreichen geradezu ablesen, wann die Schizophrenie eingesetzt hat!"

Nahe psychologisch verwandt, wenn auch nicht eigentlich kriminell, sind die defekten chronischen Krankenhausläufer und Rentenjäger.

Nicht immer ist die Kriminalität der hier gemeinten Gruppe so leicht.

Gerade die *Gefühlsabstumpfung*, die schon für die leichtesten Fälle kennzeichnend ist und die auch den Heboiden eignet, selbst wenn sie nicht prozeßkrank sind, disponiert zu schwereren Formen der Kriminalität, insbesondere zu *Vergehen gegen Leib und Leben*. Es sind in der Literatur zahlreiche Fälle von Mord und Totschlag beschrieben worden, bei denen die Täter als „*schizoid*" bezeichnet werden. Dieser, in unseren bisherigen Ausführungen vermiedene Ausdruck wird in mehrfacher Bedeutung verwendet. Ursprünglich meint er die im Erbumkreis der Schizophrenie zahlreichen merkwürdigen Persönlichkeiten, Stille, Verschlossene, Sonderlinge, Verschrobene, Paranoide, aber auch gefühlskalte Autisten und Brutal-Reizbare. Andererseits meint er die ähnlichen, oben skizzierten, merkwürdigen präpsychotischen Persönlichkeiten der Prozeßkranken selbst, und schließlich werden leicht defekte Schizophrene darunter verstanden, die in der Tat psychopathologisch an jene Typen erinnern können. Soweit es sich um psychopathische Persönlichkeiten handelt, gehören sie streng genommen nicht in dieses Kapitel. Da aber ein großer Teil dieser schizoiden Persönlichkeiten engste verwandtschaftliche Beziehungen zur Schizophrenie hat, so können sie hier nicht übergangen werden. HÜBNER berichtete kürzlich über neun jugendliche schizoide Mörder und Totschläger. Alle waren intellektuell durchschnittlich begabt, noch unbestraft, alle waren auf die planmäßige Beseitigung des Opfers ausgegangen. Kennzeichnend war die große Grausamkeit der Tat, die auf nüchternen Erwägungen beruhte. Ein Zusammenbruch wurde nach der Tat niemals beobachtet. Gewissensregungen schienen den Tätern fremd. Ihre ganze Einstellung zielte darauf ab, sich den Folgen der Tat zu entziehen. Mit Recht weist HÜBNER darauf hin, daß Taten wie die beschriebenen den ersten Beginn einer Schizophrenie darstellen können. Darauf ist noch einzugehen. Einen 15jährigen Heboiden, der einen 5jährigen Knaben tötete, weil es ihm nur so eingefallen war, um ihn dann allerdings auch seiner Barschaft zu berauben, beschrieb PETROVA. Wir selbst beobachteten eine Heboide, die einen erweiterten Selbstmord vorgab, um ein uneheliches Kind aus der Welt zu schaffen, und einen jungen Schizoiden, dem es plötzlich einfiel, seinen im gleichen Zimmer schlafenden Bruder zu erschießen, weil er sich „ein großes Erlebnis" schaffen wollte.

Gerade diese Heboiden, „Schizoiden" und die leichten Prozesse machen der forensischen Beurteilung die größten Schwierigkeiten, schon in der klinischen Diagnosenstellung. Die Frage ist hier stets: handelt es sich um eine von jeher abartige psychopathische Persönlichkeit, oder liegt wirklich eine fortschreitende krankhafte Änderung vor. Läßt sich der Nachweis führen, daß der Täter einen greifbaren Krankheitsprozeß hat oder gehabt hat, so wird man ohne Bedenken Unzurechnungsfähigkeit annehmen, auch wenn es sich um „*leichte*" *Fälle* handelt. Jede, auch die leichte Schizophrenie greift so tief in den Wesensbestand des Kranken hinein und ist zugleich so unberechenbar, uneinfühlbar, daß bei keiner Handlung hinreichend sicher mit normalen Motiven gerechnet werden kann, selbst wenn die Oberfläche noch wenig berührt erscheint. Ergibt aber der Lebenslauf und die psychopathologische Analyse, daß es sich um einen stationären Zustand handelt, wie er mit „schizoid", „heboid" gemeint ist, so wird man mit der Exkulpierung aus kriminalpädagogischen Erwägungen heraus sehr zurückhaltend sein und eher von verminderter Schuld infolge bestimmter Charakterartung als von einer Beeinträchtigung der Zurechnungsfähigkeit sprechen.

Ein Sonderproblem bilden die *„geheilten" Schizophrenien.* Es wurde oben erwähnt, daß auch schwere Fälle des Leidens relativ heilen können, d. h. daß die groben Symptome sich zurückbilden, während Wesensanomalien zurückbleiben, die im Zusammenhang mit der Vorgeschichte oder auch ohne diese den Schluß zulassen, daß der Betreffende an einer schizophrenen Psychose gelitten hat. Die allgemeinen kriminalpsychiatrischen Fragen, die sich an diese Beobachtung knüpfen, sind im allgemeinen Teil des Handbuches erörtert worden. E. Kahn, der sich gerade über die defektgeheilten Schizophrenen geäußert hat, steht grundsätzlich auf dem Standpunkt, den geheilten Schizophrenen dem Gesunden gleichzu behandeln. „Wir haben nachzuweisen, ob der schizophrene Prozeß zur Deliktszeit noch spielte; ist das der Fall, so ist die Exkulpierung die glatte Konsequenz. Stellen wir aber den Stillstand des Prozesses und darüber hinaus fest, daß kein bzw. kein nachweisbarer Defekt vorliegt, so wird der Untersuchte inkulpiert. Schließlich kann bei nachgewiesenem Stillstand des Prozesses ein Defekt sich zeigen: dann ist der Defekt in seiner Schwere so genau als möglich zu erfassen. Handelt es sich um leichtere Mängel, die etwa psychopathischer Persönlichkeitsartung oder geringer intellektueller Unterwertigkeit — bis einschließlich der Debilität, unter Umständen sogar leichter Imbezillität — gleichzuerachten sind, so wird man zur Inkulpierung kommen." Mit Recht haben sich die meisten Autoren gegen diese Auffassung gewandt. So hebt Wetzel hervor, daß ein schizophrener Defekt in den Fundamenten seiner Struktur etwas total anderes ist als eine psychopathische Variation oder eine intellektuelle Unterwertigkeit. Schon aus psychopathologischen Gründen, nämlich aus der Erwägung heraus, daß die schizophrene Persönlichkeit unserem verstehenden Erfassen so schwer oder gar nicht zugänglich ist, wird man deshalb wohl zum mindesten Zweifel an der Zurechnungsfähigkeit begründen müssen.

Akute schizophrene Psychosen haben, wie erwähnt, im allgemeinen nur im Initialstadium forensische Bedeutung. Aber in diesem Stadium bergen sie die Bereitschaft zu schwersten Verbrechen in sich. Das hängt mit der *triebhaften Erregung*, mit dem elementaren Einbruch der Psychose in die Persönlichkeit, mit ihrer Überwältigung durch die ersten halluzinatorischen und wahnhaften Erlebnisse zusammen. So hat WETZEL zwei Frauen beschrieben, die in der ratlos-ängstlichen Getriebenheit einer frischen halluzinatorisch-paranoiden Psychose alle ihre Kinder, die um sie waren, töteten. Er warf an Hand dieser Beobachtung die Frage auf, ob nicht die Taten selbst etwas spezifisch Schizophrenes verrieten, und zwar in der auffallenden Diskrepanz zwischen schwerer getriebener Erregung und auffallend zielbewußter Durchführung der Tat. Seine Ansichten überprüfte er an einer großen Anzahl von *Massenmördern*, unter denen er 69 % Geisteskranke fand, ein Drittel davon schizophren. Hier wurden die Taten meist aus *Verfolgungs-* und *Beeinträchtigungsideen* heraus, manche kaltblütig, ruhig und besonnen, andere in Erregung ausgeführt. Katatone Erregung und schizophrene Gemütsabstumpfung sind offenbar die psychopathologischen Wurzeln solcher scheußlicher Taten. Auch WILMANNS hat hervorgehoben, daß es besonders im *Prodromalstadium* der Schizophrenie zu schwereren Delikten, besonders zu Gewalttätigkeiten und Sittlichkeitsdelikten kommen kann. Seiner Überzeugung nach sind diese Fälle sogar viel häufiger, als man nach den spärlichen Angaben der Literatur vermuten sollte. Konnte WILMANNS doch „schon aus eigener Erfahrung etwa ein Dutzend gefühlskalter schizophrener Mörder und Totschläger aufzählen, die das Verbrechen im Prodromalstadium ihrer Erkrankung begingen". Nur in wenigen Fällen wurde übrigens die geistige Erkrankung erkannt. Aber das ist auch sonst häufig. So hat KOLLE eine mit Schizophrenie belastete, haltlose, egozentrische und disharmonische Kindsmörderin beschrieben, deren Tat zunächst aus seelischen Erschütterungen und Spannungen verständlich schien. Erst die weitere Entwicklung ließ für die Zeit der Tat schon den Beginn einer Schizophrenie annehmen. Wir selbst beobachteten folgenden Fall:

Mordversuch. Schizophrenie.

Frau R. wurde in die Klinik eingeliefert, nachdem sie am Morgen des Tages den Versuch gemacht hatte, mit einem Rasiermesser ihren Kindern den Hals abzuschneiden. Die Kinder, die nur leicht verletzt waren, wurden ins Krankenhaus gebracht. Frau R., die mit ihren Kindern zusammen dahin fuhr, wurde wegen ihres Zustandes der Nervenklinik überwiesen. Auf dem Transport benahm sie sich sehr unruhig, sprang aus dem Auto, mußte mit der Feuerwehr nach der Klinik gebracht werden.

Frau R. ist immer sehr religiös gewesen, hat auch ihren Ehemann nach dieser Richtung beeinflußt, ist regelmäßig in die Kirche gegangen. Sie machte jedoch immer einen völlig normalen Eindruck. Am Sonntag Lätare ging sie mit ihren beiden älteren Kindern ins Kino. Die beiden Filmstücke, die gegeben wurden (Der gestiefelte Kater; Die Reise um die Welt) sah sie als eine Verhöhnung des Christentums an. Nach ihrer Rückkehr beklagte sie sich bei dem Ehemann, daß man diesem Schwarzkünstler nicht die Konzession entziehe, wenn er solche unchristlichen Filme zeige. Sie beruhigte sich jedoch allmählich. Am Montag und Dienstag ging es ihr sehr gut; sie half ihrem Ehemann noch bei schwerer Arbeit. Am Mittwoch sprach sie ganz vernünftig davon, was für ein Unrecht es sei, daß manche Mütter ihre Kinder vor der Geburt töteten. Das könne doch der Heiland nie verzeihen. Das war um die Mittagszeit, als der Ehemann aus der Arbeit nach Hause kam. Nachmittags legte sich der

Mann ins Bett und bat seine Frau, zu ihm zu kommen. Es kam zum Beischlaf, und der Ehemann führte einen Coitus interruptus aus. Darüber erregte sich Frau R. und meinte, das sei eigentlich ebenso ein Unrecht wie das Abtreiben. Der Ehemann versuchte sie zu beruhigen, und es schien ihm auch gelungen zu sein. Zum Nachtdienst ging der Ehemann wieder zur Arbeit. Als er morgens zurückkehrte, fand er seine drei Kinder (8, 9 Jahre und 3 Monate) mit Schnittwunden an Hals, Kinn und Armen vor, die seine Ehefrau ihnen mit einem Rasiermesser beigebracht hatte. Das eine Kind konnte noch sagen, daß die Mutter das getan habe. Zur Rede gestellt, gab sie alles zu und sagte, sie habe ihre Kinder geopfert für die Sünden der Menschheit, und sie habe am gleichen Tage im Kirchenkalender gelesen, daß Abraham seinen Sohn zur Ehre Gottes geschlachtet habe. Aber nun sei alles gut, die Kinder würden nicht sterben, sie würde sie wieder gesund pflegen. Auf Wunsch des Mannes ging sie selbst nach der Station zum Telephon und ließ einen Arzt kommen, der nach Anlegung von Notverbänden die Kinder nach B. schaffen ließ und anordnete, daß auch die Frau hin müßte. Bevor das Transportauto kam, kniete Frau R. vor ihren Ehemann hin, bat ihn um Verzeihung und sprach mit ihm zusammen ein Vaterunser.

Während des Aufenthaltes in der Klinik ist Frau R. zunächst erregt. Nachdem sie durch Mittel einigermaßen beruhigt worden ist, äußert sie, sie sei die Mutter Gottes und müsse deshalb ebenso wie seinerzeit Maria ihre Kinder opfern. Ihre Angaben macht sie in einem etwas müden, singenden Tonfall mit weinerlicher Stimme, bittet häufig, sobald sie über die wesentlichen Umstände ihrer Tat befragt wird, man solle sie doch nicht fragen, man solle sie doch in Ruhe lassen, ihre Tat sei doch in der Bibel befohlen, und da stehe doch nichts Unwahres.

Sie halluziniert offenbar akustisch, flüstert andauernd vor sich hin. Einige Male glaubte der Arzt zu verstehen, daß sie mit Raphael und Gabriel zu sprechen wähnte.

Sie nimmt seit der Einlieferung in die Klinik freiwillig keine Nahrung zu sich und mußte mehrfach genährt werden. Sie würgt und erbricht dabei mehrfach.

Die Erregung klingt allmählich ab, die Kranke wird in einer Heil- und Pflegeanstalt untergebracht. Zur Eröffnung eines Strafverfahrens kommt es nicht.

Bei den mit Wahnbildung einhergehenden Psychosen kommen kriminelle Handlungen, insbesondere *Angriffe auf die vermeintlichen Verfolger*, in jedem Stadium vor. Auch von den Massenmördern Wetzels gehört ein Teil zu diesen chronisch Kranken, ebenso wie ein von Götz beschriebener Schizophrener, der seinem Kinde die Kehle durchschnitt und sich dann selbst der Polizei mit den Worten stellte: „Ich bin Isaak und habe meinen Sohn Abraham geopfert.“ Gelegentlich führen aber auch schizophrene Psychosen, in denen nicht Wahnbildung vorherrscht, unvermutet zu kriminellen Taten, und zwar auf dem Boden *plötzlicher triebhafter Erregungen*, die sich als eine besondere Art pathologischer Einfälle auswirken. So erwähnt Wetzel eine Kranke, eine chronisch schizophrene, autistische Frau, die eines Tages, als sie wie regelmäßig neben ihrer Schwester Rüben hackte, mit einem Male ohne jeden Anlaß oder Anstoß von außen der Schwester mit der Hacke den Schädel einschlug, um darnach ebenso stumm und mechanisch wie zuvor weiter ihre Rüben zu hacken. Diebstähle und Brandstiftungen können auf ähnliche Weise zustande kommen.

Anhangsweise sei darauf hingewiesen, daß gelegentlich schizophrene Spätzustände als *Denunzianten* und *Querulanten* forensisch in Erscheinung treten. So berichtet Wilmanns aus seiner Gutachtertätigkeit von einem in seinem Heimatort für völlig gesund gehaltenen Handwerker, der eine Wirtstochter anzeigte, sie habe die ganze Nacht hindurch mit dem Lehrer, dem Gemeindevorsteher und anderen Sexualverkehr. Der Leumund des Mädchens war ausgezeichnet, doch dauerte es lange, bis der Verdacht auf eine geistige Erkrankung des Anzeigers sich durchsetzte. Bei der psychiatrischen Untersuchung gab der Kranke u. a. an, daß die Schweinereien am besten von ihm gehört würden, wenn er das Fenster schließe. Bei offenem Fenster könne er wegen des Rauschens des vor seinem Hause fließenden Baches die Stimmen nicht hören. WETZEL berichtet über einen ähnlichen Fall. Die Stuttgarter Behörden erhielten zahlreiche anonyme Zuschriften immer des gleichen Inhalts: Im Bürgerhospital würden Experimente mit Lues an Menschen gemacht. Nicht bloß die Opfer dieser Experimente, sondern auch die Stadt selbst sei durch diese gewissenlose Tätigkeit der Ärzte gefährdet. In beiden Fällen war die Diagnose der Schizophrenie nicht zweifelhaft.

Es braucht nicht erörtert zu werden, daß das Vorliegen einer floriden Schizophrenie jederzeit strafausschließende Bedeutung hat. Schwierig bleibt stets die Erkennung und damit die forensische Beurteilung der initialen Fälle, die den erfahrensten Sachverständigen vorbehalten bleiben sollte.

Von HOCHE stammt die folgende eindrucksvolle forensische Beobachtung:

Mordversuch, paranoide Demenz.

Einstellung des Verfahrens.

Auf den praktischen Arzt Dr. K. wurde im Februar 1894 beim Aussteigen aus seinem Wagen vor seinem Hause ein (fehlgehender) *Revolverschuß* abgegeben; die Täterin, die 29jährige J. R., ließ sich ohne Widerstand verhaften. Beim Verhör gab sie ohne weiteres die Absicht zu, den Dr. K. zu töten, bedauerte, daß ihr dies nicht gelungen sei. Sie habe ihn schon wiederholt vor den Revolver zu bekommen versucht, indem sie ihn unter fingierten Krankenadressen in Häuser mit dunklem Hausflur, wo sie ihm auflauerte, bestellt hätte; er sei aber leider nie gekommen, weil er, wie sie nun erfahren hätte, zu ihm unbekannten Kranken nicht ginge.

Im weiteren Verlauf des Verhörs wurden sofort Zweifel über ihren Geisteszustand wach, und nach wenigen Tagen wurde J. R. in die psychiatrische Klinik zur Beobachtung gebracht.

Hier war sie, wie sich herausstellte, schon früher aufgenommen gewesen. —

Es ergab sich folgendes:

Mutter ist schwachsinnig, eine Schwester war wegen hysterischen Irreseins wiederholt in der psychiatrischen Klinik. J. R. war früher gesund, geschickte Arbeiterin, aber immer mißtrauisch, unstet, unzufrieden. Im Winter 1891/92 begann eine psychische Veränderung; Patientin horchte bei der Arbeit auf, „ob Leute kämen", schaute stundenlang zum Fenster hinaus, um aufzupassen, ob jemand käme, „um ihr das Geld wegzunehmen". April 1893 Vergiftungsideen: Hausgenossen, die ihre Wohnung haben wollten, taten Gift in die Milch; Patientin brachte die Milch zur chemischen Untersuchung; sie hatte auch entsprechende Äußerungen im Hause gehört. Auf Veranlassung der Patientin nahm die Mutter eine andere Wohnung vor der Stadt; drei Tage lang war alles gut; dann aber fiel der Patientin auf, daß sie und ihre Schwester „schwarze Flecke" im Gesicht hätten; sie hörte sagen, daß der Hausherr den Brunnen vergiftet hätte; es fiel ihr auch auf, daß niemand daraus trank. Sehr bald bekam sie von dem Gift im Wasser Augenschmerzen, um derentwillen sie die Augenklinik aufsuchte.

Der Hausherr kam auch nachts in ihre Stube, um sie zu „betäuben“ und „herumzureißen“; als bald darauf ihre Regel fortblieb und sie Schmerzen im Leib bekam, hörte sie den Hausherrn zu seiner Frau sagen, er habe die R. nachts chloroformiert und gemacht, daß die Regel fortbliebe.

Wegen starker Erregung erste Aufnahme in die Klinik am 18. 10. 1893. Hier wurden außer, wohl angeborener, Pupillendifferenz keinerlei organisch nervöse Symptome konstatiert. Patientin war ruhig, von guter Intelligenz, äußerte weiter Wahnideen im Sinne der obigen und klagte über Schmerzen, namentlich in den Augen, als Folge der Vergiftung. Sonst war sie ruhig, schlief mäßig; die Ideen wurden weniger lebhaft geäußert, die Kranke wurde allmählich zugänglicher. Auf Verlangen der Familie erfolgt am 30. November versuchsweise die Entlassung.

Bald nach derselben hat sie die Poliklinik für Gynäkologie aufgesucht, mit der Angabe, daß sie in der psychiatrischen Klinik nachts besucht und geschwängert sei; nur wisse sie nicht, „ob das Kind von einem Doktor oder dem Professor sei“.

Dort abgewiesen, war sie zu Dr. K. in die Sprechstunde gegangen, um sich innerlich auf Schwangerschaft untersuchen zu lassen. Dies geschah, und von dem Moment an hatte die Patientin die Idee, von Dr. K. geschädigt, an inneren Organen verletzt, für ihr Leben körperlich ruiniert zu sein.

Sie beschloß, sich zu rächen und verübte das geschilderte Revolverattentat.

Die erneute Beobachtung ergab äußerlich ein anderes Bild als früher; Patientin verweigert jede genaue Auskunft, stellt für den Moment der Entlassung sofortige Wiederholung ihrer Tat in Aussicht, ist zeitweise sehr erregt, zertrümmert Mobiliar, verweigert die Nahrung. — Sondenfütterung. —

Das Gutachten stellte das Bestehen einer chronischen Paranoia[1] fest; das Verfahren wurde eingestellt und Patientin in Stephansfeld untergebracht. (Beobachtung der Straßburger Psychiatrischen Klinik.)

XI. Manisch-depressiver Formenkreis.

Der manisch-depressive Formenkreis, wie ihn unser Diagnosenschema abgrenzt, umfaßt neben selteneren verwickelteren Formen einerseits die manischen und depressiven Krankheitsphasen, andererseits die hypomanischen, depressiven und cyclothymen Konstitutionen. Die ältere Bezeichnung „manisch-depressives Irresein“ wird immer weniger gern gebraucht, weil es zu den Kennzeichen des Leidens gehört, daß sich in den typischen Fällen nicht das entwickelt, was der Laie unter „Irresein“ versteht. Häufigkeit und Abgrenzung der manisch-depressiven Seelenstörungen sind gerade in der letzten Zeit mehrfach Gegenstand des wissenschaftlichen Streites gewesen. Die Abgrenzung macht vor allem deshalb Schwierigkeiten, weil alle seelischen Einzelstörungen dem Grad nach die verschiedensten Ausprägungen zeigen, ja gleitend in die Norm übergehen können, und weil sie alle nur gradweise Verstärkungen bzw. Abänderungen normalpsychologischer Erscheinungen darzustellen scheinen, anders ausgedrückt, weil sie *einfühlbar* sind. Diese Schwierigkeiten sind nicht von bloßer wissenschaftlich-theoretischer Bedeutung, sie spielen gerade in der forensischen Praxis eine sehr wichtige Rolle. Gehört es doch zu den schwierigsten Aufgaben, den Richter von der krankhaften Natur einer Seelen-

[1] Wir würden jetzt von paranoider Schizophrenie bzw. Demenz sprechen.

verfassung zu überzeugen, die ihm als eine normalpsychologisch verständliche Stimmungsveränderung erscheint.

Im Jahre 1896 faßte KRAEPELIN die früher getrennt beschriebenen Formen der Manie, der Melancholie und des periodischen oder zirkulären Irreseins zum ersten Male zusammen. Durch die Einbeziehung auch der leichteren Formen des Leidens wurde schließlich der Rahmen für alle dem Wesen nach unzweifelhaft zusammengehörigen krankhaften Gemütszustände abgesteckt, die sich auch nach Ursachen, Verlauf und Ausgang grundsätzlich gleichartig verhalten.

Die manisch-depressiven Zustände sind in einer *krankhaften Veranlagung* begründet. Ältere Untersuchungen ergaben je nach der Art des Materials eine Belastung von 60—80 % mit gleichartigen Erkrankungen. In der neuesten Zeit hat auch die Zwillingsmethode bestätigt, daß es sich um eine zum mindesten ganz vorwiegend erblich bedingte Störung handelt. Der Erbgang ist nicht ganz sichergestellt; doch liegt dem manisch-depressiven Irresein wahrscheinlich kein einzelner Erbfaktor zugrunde. Sehr häufig finden sich in den Familien Manisch-Depressiver konstitutionelle Stoffwechselkrankheiten, insbesondere Diabetes, Fettsucht und Gicht, und die Kranken selbst haben auffallend häufig einen bestimmten Körperbautypus. KRETSCHMER hat die Affinität der manisch-depressiven Psychosen bzw. der ihnen zugrunde liegenden Konstitution zum *pyknischen Körperbau* erstmalig beschrieben, und die Nachuntersuchungen haben eine Bestätigung, gerade dieser Befunde erbracht, wenn sie auch zum Teil andere Ergebnisse KRETSCHMERS in Frage stellten. Die wenigen Einwände, die gegen die Korrelation erhoben worden sind — insbesondere wurden Rasse und Alter als entscheidend für den Körperbau der Zirkulären genannt —, können als widerlegt gelten.

Das manisch-depressive Irresein ist bei Frauen häufiger als bei Männern. Auch bestehen gewisse Beziehungen zwischen den Sexualvorgängen der Frau und den Erkrankungsphasen. Insbesondere das Klimakterium ist eine Lieblingszeit für melancholische Erkrankungen, die so häufig sind, daß es früher üblich war, ihnen als *Involutionsmelancholie* eine Sonderstellung einzuräumen. Auch heute wird von manchem Psychiater noch an dieser Auffassung festgehalten. Eingehende klinische und erbbiologische Untersuchungen haben aber den Zusammenhang auch dieser Psychosen mit dem zirkulären Formenkreis überzeugend dargetan.

Von den klinischen Erscheinungsformen des manisch-depressiven Irreseins sind gesondert zu besprechen die Melancholie, die Manie, die sog. Mischzustände und die zyklothymen Schwankungen.

Die *Melancholie* hat ihren Namen von der *Verstimmung*, die bald mehr trauriger, bald mehr ängstlicher Art ist. Oft handelt es sich um einfache Herabstimmung, allgemeine Freudlosigkeit, vergesellschaftet mit Interesselosigkeit und mangelnder Genußfähigkeit. Meist aber kommt es zu Mutlosigkeit, Hoffnungslosigkeit und tiefer Trauer. Häufiger, als es von den Kranken selbst eingestanden wird, geht die Verstimmung mit mehr oder minder tiefer *Angst* einher, die sich gern mit Körpersensationen verknüpft, mit Druck im Kopf, in der Brust oder im Bauch, Sensationen, die auch ohne eigentliche Angst bei der Melancholie auftreten können. Aus der melancholischen Stimmung heraus werden alle Sachverhalte pessimistisch beurteilt, besonders die eigene Lage, die eigenen Fähigkeiten, Vergangenheit und Zukunft; meist bleibt es aber nicht dabei, vielmehr kommt es zu eigentlichen *Wahnideen*, die zu den häufigsten Zeichen der Erkrankung gehören. Die Kranken fühlen zum Beispiel ihren Mangel an Energie, ihre Unfähigkeit, sich aufzuraffen; sie erkennen darin aber nicht den Ausdruck einer Krankheit, sondern peinigen sich mit dem Vorwurf darüber, daß sie aus Faulheit ihren Alltagspflichten im Beruf, in der Familie nicht nachkommen. Solche *Versündigungsideen* greifen auch in die Vergangenheit zurück, und dem Kranken steigen nur solche Erinnerungen auf, die ihn von jeher als faul, nachlässig und unwürdig erscheinen lassen. Noch häufiger bemächtigt sich der depressive Wahn der Gegenwart und der Zukunft. Übertriebene Sorgen um das eigene wirtschaftliche Fortkommen, um Stellung und Familie beherrschen den Gedankeninhalt des Kranken, und schließlich werden die Befürchtungen als realisiert erlebt, die Kranken glauben sich entlassen, abgesetzt, die Familie am Verhungern oder tot usw. Auch die Selbstvorwürfe steigern sich in dem gleichen Sinne. Der Kranke hat früher dies oder jenes getan, das zu den schlimmsten Folgen führen wird. Irdische und himmlische Strafen bedrohen ihn, er ist entehrt, ausgestoßen, für die Ewigkeit verloren. Manche Kranke lesen diese Vorwürfe auch aus Mienen oder Worten ab, und so kann es zu ausgesprochen paranoiden Haltungen, ja *Verfolgungsideen* kommen.

Besonders bei Männern knüpfen sich sog. *hypochondrische* Befürchtungen und Wahnideen an Vorgänge im eigenen Körper an. Die weiter unten zu erwähnenden körperlichen Störungen werden übermäßig beachtet; wie die Kranken fürchten, kommt es zur Verdauung überhaupt nicht mehr, der Magen ist nicht mehr in der Lage, Speisen zu verarbeiten, der Darm ist verstopft, das Herz schlägt nicht mehr oder nicht mehr gehörig, die Atmung steht still, die Genitalfunktionen sind tot, selbstverständlich ist frühere Masturbation daran schuld, und das Ende werden die scheußlichsten Krankheiten, ein elender Tod sein.

Das zweite Kardinalsymptom der Melancholie, objektiv fast wichtiger als die Verstimmung, ist die *Hemmung*, die Verlangsamung und Erschwerung aller seelischen Leistungen, die gelegentlich auch ohne eigentliche Verstimmung vorkommt. Man kann melancholische Kranke meist schon an ihrem Gesichtsausdruck erkennen: die Mimik ist verarmt, das Gesicht gleicht dem eines in sich gekehrten, vergrämten, dabei müden und matten Menschen. Wichtiger sind die Veränderungen im allgemeinen

Verhalten. Temperamentvolle Persönlichkeiten verlieren plötzlich ihre Aktivität, sie ziehen sich aus der Gesellschaft zurück. Wenn die Hemmung zunimmt, verlassen sie ihre Wohnung überhaupt nicht mehr und bleiben lange oder ganz zu Bett liegen; in den schwersten Fällen sprechen sie kaum; ihre Worte sind leise, ihre spärlichen Bewegungen langsam und müde, selbst zur Nahrungsaufnahme müssen sie angehalten werden, ja schließlich stellen sie im sog. *depressiven Stupor* jede Bewegung ein; dann müssen sie gefüttert und zur Verrichtung ihrer Notdurft angehalten werden. Subjektiv klagen die Kranken darüber, daß sie willensschwach geworden seien oder entschlußlos, daß jede Tätigkeit doppelt so lange dauere als früher, daß sie gedankenarm und unproduktiv, innerlich leer und öde geworden seien. Ihre Vorstellungen werden blaß, größere Zusammenhänge können sie nicht mehr erfassen, und sie brauchen unverhältnismäßig lange Zeit, um irgendeine geistige Leistung zustande zu bringen. Manchmal führt die schwere Hemmung zu einer ausgesprochenen *Ratlosigkeit.* Aus dieser quälenden Gesamtverfassung heraus entsteht die bei den Kranken so gefürchtete *Selbstmordneigung.* Nicht selten ist ein Selbstmordversuch für die Umgebung das erste Zeichen einer Melancholie, und zwar zugleich ein sehr bedrohliches, denn im Gegensatz zu den psychopathischen Selbstmordspielereien meinen die Melancholischen es ernst. Wenn die Versuche dennoch häufig nicht gelingen, so liegt dies an der unzweckmäßigen Wahl der Mittel oder daran, daß die rasch zunehmende Willenshemmung die Ausführung lähmt. Am meisten durch Selbstmord gefährdet sind daher die Kranken, bei denen die Hemmung weniger stark ist als die Depression. Besonders häufig ist dies zu Beginn und am Ende der Krankheitsphasen der Fall. Manchmal wird aber auch schwere Hemmung durch sinnlose Angst plötzlich durchbrochen, und es kann dann zu ernsten Angriffen, meist auf das eigene Leben, kommen (*Raptus melancholicus*). Aus ihren depressiven Ideen heraus nehmen manche Kranke mit sich selbst auch ihre Familien mit in den Tod (*erweiterter Selbstmord*).

Melancholien beginnen meist schleichend, wachsen allmählich an und klingen ebenso wieder ab. Zudem machen sich meist leichtere Schwankungen im Zustand bemerkbar, die oft nicht ganz unabhängig von äußeren Ereignissen sind. Zur Regel gehören die sog. *Tagesschwankungen*, die auch diagnostisch bedeutsam sind, d. h. die Tatsache, daß fast alle zirkulären Kranken des Morgens stärker leiden als in den Nachmittags- und Abendstunden.

Die *Manie* stellt in vieler Hinsicht ein Spiegelbild der Melancholie dar. Manien sind wesentlich seltener als Melancholien, wenigstens in Deutschland. Die Stimmung ist in der Manie meist *heiter*, gehoben, euphorisch, der Intensität nach von der verschiedensten Ausprägung, und zwar bei den einen eine leichte, kaum auffällige Gehobenheit, bei anderen eine übermütige Ausgelassenheit. Meist ist dieser Heiterkeit eine gewisse

Gereiztheit oder doch *Reizbarkeit* beigemischt, und auch sonst ist die Ansprechbarkeit für allerdings meist flüchtige Gemütsbewegungen der verschiedensten Art nicht selten gesteigert. Die heitere Verstimmung geht mit einer ausgesprochenen *Willenserregung* einher, die meist eher als die Stimmungsänderung der Umgebung auffällt. Eine ungewohnte Geschäftigkeit bemächtigt sich der Kranken, sie halten es nicht zu Hause aus, sind immer in Bewegung, machen Betrieb, gehen ins Wirtshaus, zum Tanz, reden in anderer Leute Unterhaltung hinein, verändern ihre Kleidung, putzen sich heraus, werden erotisch aktiv. Bei all dem brauchen sie Geld, bei dessen Beschaffung sie nicht wählerisch sind; sie borgen und versetzen und kommen leicht auch in Gefahr, Schwindeleien und Betrügereien zu begehen. Groß und bedrohlich ist die *Neigung zum Alkohol*, der Verstimmung und Erregung noch steigert. Die Kranken finden aus dem Wirtshaus überhaupt nicht wieder heraus, führen das große Wort, halten die ganze Tafelrunde frei. Die *sexuelle Erregung* führt leicht zur Überschreitung der gebotenen gewohnten Grenzen, ja nicht selten zu schamlosen Handlungen, zu Ansteckungen, unerwünschten Graviditäten. In den schwereren Zuständen, welche die Kranken anstaltsbedürftig machen, steigert sich die Erregung bis zur „*Tobsucht*". Manische schreien, singen, tanzen, attackieren ihre Umgebung, wenn auch häufig nur in scherzhaft gemeinter Weise, zerreißen und zerstören alles Erreichbare, schmücken sich mit Fetzen, kommandieren, sind mit jedem gleich auf du und du, bringen alles durcheinander und treiben häufig, bewußt von ihrer Narrenfreiheit Gebrauch machend, allerhand Schabernack.

In den leichten Manien können die Kranken ungewohnt witzig, lebhaft, schlagfertig und geistreich erscheinen. Je schwerer der Zustand, um so mehr macht sich eine äußere und innere *Ablenkbarkeit* geltend, die den Kranken immerfort das Thema wechseln läßt. Die vollausgebildete manische Denkstörung wird als *Ideenflucht* bezeichnet. Beim Ideenflüchtigen besteht zwar zwischen den einzelnen Bestandteilen der Rede noch ein gewisser Zusammenhang, aber dieser ist meist oberflächlich, rein sprachlich; Wortspiele, Reimereien und Klangassoziationen bestimmen die Verknüpfung. So kommt es, daß zwar der erste Gedanke mit dem zweiten und der zweite mit dem dritten, aber nicht mehr der erste mit dem dritten in verständlichem Zusammenhang steht. Zu geordnetem Denken sind die Kranken dann überhaupt nicht mehr fähig; aber sie erfassen doch vielfach blitzschnell die Situation, bemerken die feinsten Regungen beim anderen und sprechen besonders auf jedes Ereignis an, das ihrer Stimmung zusagt. In den schwersten, den *verworrenen* Formen der Manie, sind alle Zusammenhänge so weit gelockert, daß es auch nicht mehr zur vollen Erfassung der Situation kommt. Solche Manische erscheinen bewußtseinsgetrübt und haben nach der Genesung in der Regel auch nur eine unvollkommene Erinnerung.

Wahnideen sind bei Manischen weit seltener als bei Melancholischen. Aus der gehobenen Stimmungslage, aus dem *gesteigerten Selbstbewußtsein* erwachsen Größenideen, die häufig einen spielerischen Charakter tragen und in der Regel mehr als Renommistereien, nicht als eigentliche Wahnideen erscheinen. Aus der Tatsache, daß die Kranken sich durch ihren Beschäftigungs-, ihren Mitteilungsdrang und ihre lästige Aufdringlichkeit viele Schwierigkeiten schaffen, entwickeln sich bei geeigneter Anlage manchmal Andeutungen von Beziehungs- und Beeinträchtigungsideen. Gesteigerte sexuelle Erregbarkeit des kranken Ehegatten und Ablehnung seiner Ansprüche durch den gesunden lassen gelegentlich Eifersuchtsideen entstehen. Auch hypochondrische Gedanken werden manchmal geäußert.

Wenn der Melancholische kleinmütig ist und seine gesamte Lage pessimistisch beurteilt, so überschätzt der Manische sich selbst und seine Leistungsfähigkeit, und er sieht alles im rosigsten Lichte. Den Melancholischen verhindert glücklicherweise die Hemmung meist daran, im Handeln die Konsequenzen zu ziehen, aber der *Manische handelt,* ja er handelt *überstürzt* und allzu tatkräftig. In den leichtesten Formen manischer Erregung können ganz erstaunliche Arbeitsleistungen zustande kommen und, wenn der Kranke Glück hat, können ihn Optimismus und leichte Enthemmung zu Erfolgen führen, die ihm sonst nie im Leben beschieden sind. Aber auch dann ist er immer dicht an der Grenze, sei es des Zusammenbruchs, sei es der *Entgleisung ins Ungesetzliche.* Ich kenne einen Anwalt, der in gesunden Zeiten das Muster eines ethisch höchststehenden Juristen ist; in der leichten manischen Erregung, die man ihm nach außen nur anmerkt, wenn man ihn sehr genau kennt, bringt er die verwickeltsten und hoffnungslosesten Sachen zum Abschluß, aber er tut doch auch Dinge, deren er sich nachträglich schämt; manche seiner Handlungen sieht wie „Mandantenfang“ aus; er verschweigt vorübergehend wichtige Tatsachen, und er gibt große Summen Geldes an Mandanten in Sachen, die verloren scheinen. Hätte er nicht eine Ehefrau, die Schlimmeres abbiegt, so wäre sein Ansehen dahin. Auf weniger hohem Niveau und bei geringerer Sorgfalt der Umgebung wäre die Folge auch solcher „leichter“ Zustände die strafrechtliche Entgleisung.

Unter *Mischzuständen* versteht man jene Formen manisch-depressiver Psychosen, bei denen die wesentlichen Erscheinungen der Manie und Melancholie nicht in den oben geschilderten Zusammenhängen, sondern miteinander „gemischt“ vorkommen. Es handelt sich hier freilich um eine grob schematische Betrachtungsweise, die nur zu Lehrzwecken dienen kann. Zählt man zu den Zeichen der Melancholie Depression, Denk- und Willenshemmung, zu jenen der Manie Euphorie, Denk- und Willenserregung, so lassen sich theoretisch acht verschiedene Mischzustände entwerfen, die man bei gutem Willen auch klinisch vereinzelt beobachten kann. Hier seien nur die wichtigsten „Mischzustände" kurz genannt, vor allem die gereizte Melancholie. Gereiztheit und Reizbarkeit bei Depressiven gehen häufig mit einer gewissen Steigerung des Ausdrucksgeschehens einher. Umgekehrt gibt es Kranke mit ausgesprochen euphorischer Stimmungslage, bei denen jede äußere Erregung fehlt und das Darniederliegen der Willensregungen sich bis zum manischen Stupor steigern kann, d. h. zu einem Zustand von allgemeiner psychomotorischer und gedanklicher Hemmung bei heiterer Verstimmung. Bei der gehemmten Manie tritt zwar keine Willenserregung und keine Steigerung der sprachlichen Produktion in Erscheinung, aber es kommt zu einem reichen inneren Erleben und einer inneren Gedankenflucht. Unter den Mischzuständen depressiver Stimmungslage fallen am meisten die erregten Formen auf, die mit einer an Ideenflucht erinnernden Denkstörung einhergehen. Andere Depressive sind zwar, sich selbst überlassen, ruhig, gehemmt, mehr oder minder ängstlich und gedankenleer, unter äußeren Einflüssen, im Zusammenhang mit Gesprächen und anderen Anregungen aber geraten sie in sprachliche Erregung und überschütten ihre Umgebung mit hypochondrischen Klagen, mit Versündigungsideen, Jammern und Weinen usw. Schließlich gibt es eine Gruppe von Kranken, die von den alten Autoren als Melancholia agitata zusammengefaßt wurde. Hier ist die meist schwer ängstliche Stimmung von heftiger, einförmiger Erregung begleitet.

Die sog. *leichten Formen* werden auch als *cyclothyme Stimmungsschwankungen* oder als *Grundzustände* des manisch-depressiven Irreseins beschrieben. In ihren reinen Formen unterscheiden sie sich symptomatologisch von Manien und Melancholien nur dem Grade nach. Hypomanische sind bei gesteigertem Gesundheitsgefühl und Selbstbewußtsein meist beweglich und aktiv, heiter, gesprächig und humorvoll. Sie haben Einfälle, alles geht ihnen leicht von der Hand, die Produktivität kann bei entsprechend Veranlagten nicht nur besonders reichlich, sondern auch wertvoll sein. Die sexuelle Erregbarkeit ist gewöhnlich gesteigert.

In den cyclothymen Depressionen ist die Stimmung unfroh, ernst, gedrückt, die Leistungsfähigkeit auf körperlichem und geistigem Gebiete erschwert und verlangsamt; körperliche Beschwerden drängen sich in den Vordergrund und machen die Kranken arztbedürftig. Häufig gehen die cyclothymen Depressionen mit atypischen psychopathologischen Syndromen einher, mit Zwangsvorstellungen, mit Depersonalisationserscheinungen, mit Mißtrauen und nörgeliger Gereiztheit. Die sog. *larvierten Formen* des manisch-depressiven Irreseins verstecken sich ganz hinter den körperlichen Erscheinungen, die im allgemeinen nur als Begleitstörungen echter Phasen betrachtet werden. Aber schon die Tatsache, daß diese körperlichen Veränderungen in Phasen wiederkehren und ausschließlich das Bild beherrschen können, und noch mehr der Umstand, daß manische und melancholische Bilder zum Teil mit den gleichen Umwälzungen im

Körperhaushalt einhergehen, sprechen für ihre tiefgreifende Bedeutung für das gesamte Krankheitsgeschehen.

Auf dem Gebiete des sog. *vegetativen Nervensystems* zeigen Melancholische Abnahme der Tränen- und Schweißsekretion, Veränderungen der Pulsfrequenz und des Blutdrucks. Das fahle, schlaffe Aussehen der Melancholischen beruht ebenso wie das glänzende frische Aussehen der Manischen auf vegetativen Veränderungen. Fast nie fehlen Störungen des Verdauungsvorganges — Melancholische sind regelmäßig verstopft — und Verschiebungen des *Körpergewichts.* Nahezu jede Phase des manisch-depressiven Irreseins geht mit Gewichtsverlust einher, während mit der Genesung das Körpergewicht wieder ansteigt. Die bisher vorliegenden Befunde über den sog. Grundumsatz sind nicht eindeutig. Neuerdings meint GEORGI in dem Verhalten der Fettbestandteile des Blutes eine für das Leiden kennzeichnende Stoffwechselstörung gefunden zu haben; aber auch der Kohlehydratstoffwechsel ist wahrscheinlich gestört, zum mindesten hinsichtlich der zeitlichen Verhältnisse von Aufnahme und Ausscheidung, und zwar für Manie und Melancholie gleichartig. Von Störungen am endokrinen Apparat sieht man am häufigsten das Ausbleiben der Menses bei weiblichen Kranken; aber auch der Grad der sexuellen Triebhaftigkeit wird fast immer durch die Phasen verändert, während die *Triebrichtung* sich während der Verstimmung nur in sehr seltenen Fällen verschiebt. Kaum je vermißt man *Schlafstörungen,* die besonders von den Depressiven als ungemein quälend erlebt werden. Manische haben nicht selten ein äußerst geringes Schlafbedürfnis, ja sie schlafen tagelang so gut wie gar nicht, ohne doch in ihrem Beschäftigungsdrang nachzulassen und müde zu erscheinen. Das kann forensisch wichtig sein, weil eine solche Schlafstörung nicht vorgetäuscht werden kann und unter Umständen die Diagnose sichert.

Die vegetativ-endokrinen Störungen der Manisch-Depressiven und die Veränderungen des Stoffwechsels führen noch einmal auf die körperliche Konstitution der Zirkulären zurück. Der *pyknische Habitus,* den wir so häufig antreffen, entspricht dem Typ digestif der älteren Konstitutionsforscher. Er ist gekennzeichnet durch weite Körperhöhlen, Neigung zum Fettansatz am Rumpf bei zierlichen Extremitäten, weichen, breiten Gesichtstypus, gesunde Haut und reiches, volles Haar bzw. eine spiegelglatte Glatze. Auf seelischem Gebiete entspricht dem pyknischen Habitus das *cycloide Temperament,* gekennzeichnet durch die sog. *diathetische Stimmungsproportion,* d. h. durch die Bereitschaft, auf Erlebnisse in ausgesprochenem Maße mit trauriger oder heiterer Stimmung zu reagieren. Die Pykniker sind häufig weltoffene, gesellige, gutherzige, freundliche, gemütliche Leute. Wenn sie sich etwas mehr vom Durchschnitt entfernen, so sind sie entweder besonders heiter, humoristisch, lebhaft, hitzig oder aber still, ruhig, schwernehmend und weich. Diese Konstitutionen finden sich, wie gesagt, sowohl bei den Kranken außerhalb ihrer Krankheitsphasen wie in ihrem familiären Umkreis.

Die *Dauer* einer einzelnen Phase des manisch-depressiven Irreseins kann ganz verschieden sein. Nur im groben läßt sich sagen, daß eine mittelschwere Melancholie 5—9 Monate anhält. Nicht selten klingen die Anfälle aber rascher ab, sie können aber auch sehr viel länger dauern. Die Regel, daß die Krankheitszustände zur *vollen Genesung* führen, erleidet nur Ausnahmen, wo Altersveränderungen sich während der Phase entwickeln oder im Beginn gar schon vorhanden waren. Als Seltenheiten werden Fälle beschrieben, in denen Phasen von 24stündiger Dauer abwechseln. Viele Kranke machen während ihres Lebens nur eine Phase durch. Nach den neuesten Zahlenangaben von STAUDER fanden sich unter dem großen Material der Münchener Klinik 46 %, die schon früher erkrankt waren, ja nach den eigenen Angaben der Kranken hatten sogar 59 % schon früher Phasen durchgemacht. Andere Beobachter geben sogar noch etwas höhere Ziffern an. In der überwiegenden Zahl der Fälle handelt es sich um rezidivierende Melancholien. Rezidivierende Manien sind selten. Manien überhaupt machen unter STAUDERS Material 15 % aus. Eigentliche *zirkuläre Verläufe,* in denen manische und depressive Phasen einander ablösen, sei es in unablässigem Wechsel, sei es mit längeren oder kürzeren gesunden Intervallen, hatten etwa 20 % der Fälle.

Bei den Manisch-Depressiven, die mehrfach im Leben erkranken, können die gesunden Intervalle eine ganz verschiedene Dauer haben. Es können Jahrzehnte vergehen oder nur wenige Wochen. Besonders kurz sind die Intervalle vielfach bei den periodischen Manien, seltener auch bei rezidivierenden Melancholien. Manche zirkuläre Kranke haben, nachdem die ersten Phasen oder Doppelphasen mit leidlicher Genesung abgeklungen sind, später praktisch kein gesundes Intervall mehr.

Der *Ausbruch* des manisch-depressiven Irreseins liegt im allgemeinen etwas später als bei den übrigen endogenen Seelenstörungen. Bei sorgfältiger Diagnose findet man, daß weitaus die Überzahl der Fälle zwischen dem 20. und 35. Lebensjahr beginnt. Immerhin setzt noch in den höheren Altersstufen eine nicht unbeträchtliche Zahl von Erkrankungen ein, jenseits des 40. Lebensjahrs noch mehr als ein Viertel. Für die Entstehung der einzelnen Phasen nehmen wir im allgemeinen *innere* Ursachen an. Beobachtungen an eineiigen Zwillingen haben auch auf diesem Gebiete manche überraschende Übereinstimmung gezeigt. Immerhin gibt es gewisse, sonst typische Erkrankungen, die als *reaktiv,* als *psychisch provoziert* aufgefaßt werden müssen. Sehr häufig wird angegeben, eine Melancholie habe sich unmittelbar an ein schwerwiegendes Erlebnis, den Tod eines Angehörigen, Untreue der Geliebten, gerichtliche Verwicklungen oder dergleichen angeschlossen, doch erweisen sich diese Zusammenhänge meist als konstruiert. Die Psychose ist es, die den Ereignissen erst ihr Gewicht gibt. In seltenen Fällen kann man sich aber bei genauer Analyse der Entwicklung der Annahme einer provozierenden Bedeutung von Erlebnissen nicht entziehen. Gleichwohl entwickeln sich dann Psychosen, die nicht die Kennzeichen seelisch bedingter Verstimmungen haben, sondern nach Verlauf, Dauer und Inhalt jene der ausgesprochenen endogenen Melancholie. Das für den Beginn ausschlaggebende Ereignis tritt nämlich im Gedankeninhalt allmählich zurück, um den üblichen melancholischen Ideen Platz zu machen, und nicht selten endet die Psychose wie andere Melancholien mit einer leicht hypomanischen Nachschwankung. Zudem läßt sich mitunter der Nachweis führen, daß auch melancholische Erkrankungen von Blutsverwandten sich regelmäßig an schwerwiegende Ereignisse anschließen.

Die *Erkennung* von vollausgebildeten Manien und Melancholien ist im allgemeinen leicht. Auch die Mischzustände geben höchstens zu differentialdiagnostischen Erwägungen gegenüber schizophrenen Psychosen, nicht aber zu forensischen Schwierigkeiten Anlaß. Problematisch ist aber häufig die von dem Gutachter geforderte Feststellung von *Beginn* oder *Ende* der sich in den allermeisten Fällen schleichend entwickelnden und ebenso wieder abklingenden Phasen. Was für die Übergangsphasen gilt, trifft in noch höherem Maße für die *leichten Formen*, die Hypomanien und Hypomelancholien, zu. Die Entscheidung der Frage, ob schon ein krankhafter, ob noch ein normaler Zustand vorgelegen hat, ist meist schon für den Sachverständigen nicht leicht, und noch schwieriger ist es, den Richter von der krankhaften Natur eines leichten Ausnahmezustandes zu überzeugen. Dazu kommt dann als schwerwiegende Aufgabe, die Zurechnungsfähigkeit bzw. Unzurechnungsfähigkeit in Zuständen zu begründen, die sich ja oft nur dem Grade nach von den durchschnittlichen Verfassungen der Cyclothymen unterscheiden. Diese grundsätzlichen Schwierigkeiten sind im allgemeinen Teil auseinandergesetzt. Für die Manie wird man sich hier an die Regeln HOCHES halten: „In solchen Fällen werden Zeugenaussagen über eine von einem feststellbaren Zeitpunkte an datierende Wesensänderung, Erläuterung des psychologischen Herganges der erleichterten psychomotorischen Auslösung und Demonstration derselben an Äußerungen und Handlungen des Kranken und der Nachweis der abnormen Stimmungslage das Bestehen der geistigen Anomalie in überzeugender Weise sicherstellen. Besonderer Wert wird auf die bei der Manie auch experimentell erhärtete *Erfahrungstatsache* zu legen sein, daß trotz Fehlens jeder Intelligenzstörung die zentralen Bedingungen des Handelns krankhaft, und zwar in der Weise verändert sind, daß Hemmungen, die bei dem Geistesgesunden wirksam werden, weggefallen sind, daß auftauchende Impulse infolgedessen zu plötzlichen Handlungen umgesetzt werden, ehe überhaupt verstandesmäßig wirkende Gegenmotive Zeit hatten, gehört zu werden.“ Die leichteren Formen der Melancholie geben kaum zu Fragen Anlaß. In der Regel wird man sich hier an den Grad der Hemmung halten können, die meist auf allen Lebensgebieten nachweisbar ist.

Den *Melancholien* kommt nur eine geringe *kriminalpsychiatrische Bedeutung* zu. Es gibt eigentlich nur ein Delikt, wegen dessen Melancholische der Begutachtung zugeführt werden, das ist der mißglückte *erweiterte Selbstmord*. Der typische Tatbestand ist der, daß ein Kranker in der Absicht, sich selbst mit seiner Familie aus der Welt zu schaffen, seine Angehörigen tötet oder schwer verletzt und dann, sei es durch das Dazwischentreten anderer, sei es durch den affektiven Schock, an der Ausführung des Selbstmordes gehindert wird. Daß in solchen Zusammenhängen die Melancholie die strafrechtliche Unzurechnungsfähigkeit bedingt, ist nicht fraglich. Gelegentlich wird es aber nicht ganz leicht sein, insbesondere wenn der Depression reaktive Züge beigemischt sind, den Nachweis zu führen, daß zur Zeit des Selbstmordversuches die Krankheit schon bestanden hat. Häufig läßt sich in dem äußeren Verhalten einfacher und zweckmäßiger die *Hemmung* als die Depression nachweisen. Neben dem mißglückten erweiterten Selbstmord werden vereinzelt wohl auch Unterlassungsdelikte zur Begutachtung führen können. Freilich kommen hier nicht so sehr strafrechtliche, als vielmehr disziplinäre Versäumnisse in Frage.

Weit wichtiger als die Melancholien sind die *manischen Syndrome* aller Abstufungen für die strafrechtliche Praxis. Nicht selten werden die Kranken auffällig erst durch ganz unvermutete, mehr oder minder schwere kriminelle Handlungen. Euphorie und Erregung führen zu einer Fülle von Delikten, die weitgehend jenen der Alkoholiker gleichen, um so mehr, als der Alkohol oft genug als Nebenursache eine Rolle spielt. Beleidigung, Bedrohung, Körperverletzung, grober Unfug, Ruhestörung sind Vergehen, die im Anfang der Manie oder in hypomanischen Zuständen besonders häufig begangen werden. Die Kauf- und Verschwendungssucht führt manche Kranke zum Tatbestand des Betruges. Die gesteigerte sexuelle Erregung kann sich nicht nur in Unzuchtsdelikten an Minderjährigen, sondern auch in perversen Handlungen, in Exhibieren und in homosexuellen Akten äußern. Dabei kann unter Umständen eine Rolle spielen, daß die endogene Schwankung in seltenen Fällen mit einer Veränderung der Triebrichtung einhergeht. LANGE beobachtete einen Kranken, der nur während seiner cyclothymen Verstimmungen homosexuell empfand, ohne sich entsprechend zu betätigen, während er in gesunden Zeiten in normaler Weise mit seiner Frau verkehrte und frei von homosexuellen Regungen war. Ein Kranker von MARCUSE war in der manischen Phase homosexuell, in der depressiven heterosexuell, und auch ein von BINSWANGER beschriebener Cyclothymer litt nur in den hypomanischen Phasen an homosexuellen Tendenzen.

Daß Manisch-Depressive *außerhalb der Phasen* strafrechtlich verantwortlich sind, es sei denn, daß schwere Altersveränderungen eingetreten sind, ist selbstverständlich. Schwierigkeiten können nur bei jenen chronischen Verläufen entstehen, die praktisch ganz freie Intervalle im späteren Verlauf der Krankheit nicht mehr haben, also besonders bei den chronisch-zirkulären Kranken, mitunter auch bei periodisch Manischen, die auch im „Intervall“ gern erhöhte Reizbarkeit und Erregbarkeit zeigen, wie sie auch bei einzeln stehenden Manien im Ausklang der Phase beobachtet werden. Im Zweifel wird man gerade hier eher Unzurechnungsfähigkeit annehmen.

XII. Psychopathische Persönlichkeiten.

In der forensischen Psychiatrie nimmt dieses Kapitel schon deshalb eine Sonderstellung ein, weil Psychopathen am häufigsten begutachtet werden. Die Schwierigkeiten, denen der gewissenhafte Gutachter gerade in diesem Bereich immer erneut begegnet, haben ihren tieferen Grund schon in der klinischen Problematik dieser Menschengruppen. Erst seit Kochs Monographie über die „Psychopathischen Minderwertigkeiten“ (1892) haben sie unsere Wissenschaft beschäftigt, und schon der Titel von Kochs Arbeit rührt an den Kern der Fragestellungen, die heute mehr als je von grundsätzlicher Bedeutung sind. Es geht um die Frage nach der Berechtigung *wertender* Betrachtungsweisen in der Medizin und weiter um jene nach den Maßstäben, nach der „Tafel der Werte“.

Auch der übrigen Medizin liegen diese Probleme nicht fern, ja, für die Erläuterung unserer Schwierigkeiten ist ein Vergleich mit der Somatomedizin ganz lehrreich. Gegenstand der Heilkunde sind zunächst Krankheiten, d. h. Reaktionen des Organismus auf Schädigungen, die seine Dauerverfassung bedrohen. Aber der Arzt wird nicht nur bei Krankheiten dieser Art um Hilfe gebeten, es kommen auch Dicke, die dünner, und Dünne, die dicker werden wollen, schwächliche Kinder ihrer Anfälligkeit wegen und Erwachsene, die von je größeren körperlichen oder seelischen Anforderungen nicht ganz genügen. Sie fühlen sich alle irgendwie krank, arztbedürftig, obwohl auch die vollendetste Untersuchung keinen Krankheitsvorgang nachweisen kann. Hier handelt es sich, wie man sich am besten für die Spielbreiten des Körpergewichts klarmachen kann, offenbar um Varianten der normalen Körperverfassung, die von irgendeiner nicht einfach nach Zentimeter und Kilogramm festlegbaren Grenze als krankhaft erlebt werden und auch objektiv nicht anders gewertet werden können. Also auch extreme Varianten der körperlichen Verfassung gelten unter Umständen als krank. Um solche *Varianten* im Bereiche des *Seelischen* handelt es sich bei den Psychopathien. Bei der gegenwärtigen Besinnung der Medizin auf die Persönlichkeit liegt es im Zuge der Zeit, der gerade hier seine Berechtigung erweist, seelische und körperliche Betrachtungsweise nicht zu trennen. Man definiert *die Psychopathen daher als abnorme Persönlichkeiten, deren Anomalien angeboren sind und sich vorwiegend auf dem Gebiet des Gemüts- und Willenslebens zeigen.* Wir rechnen also die verschiedenen Formen und Grade des Schwachsinns nicht hierher und vermeiden es auch, die Erblichkeit für die Abgrenzung heranzuziehen, weil wir sehr häufig nicht in der Lage sind, angeborene, aber nicht ererbte Anomalien von den ererbten abzutrennen. Einen grundsätzlichen Unterschied machen wir aber zwischen den Psychopathien und den durch Krankheiten erworbenen psychopathieähnlichen Dauerverfassungen (z. B. nach Encephalitis, nach schizophrenen Prozessen). KURT SCHNEIDER hat diese Fragen eingehend erörtert und in seiner monographischen Darstellung, der wir uns im folgenden anschließen, die beste „systemlose" Darstellung der psychopathischen Persönlichkeiten gegeben. Jeder Versuch einer systematischen Aufteilung der psychopathischen Anomalien müßte genau so gekünstelt ausfallen wie für die menschlichen Persönlichkeiten überhaupt.

Von der Unzahl psychopathischer Typen, die man unterscheiden kann, sind viele schon für die klinische Psychiatrie ohne praktische Bedeutung. Hierher gehören etwa die Wirrköpfe, die Ästheten, die Schwärmer, die Überspannten u. a. m., die KRAEPELIN anführt. SCHNEIDER hat deshalb nur diejenigen abnormen Persönlichkeitstypen eingehend dargestellt, *die an ihrer Abnormität leiden oder unter deren Abnormität die Gesellschaft leidet,* etwa im Sinne der Worte KRAEPELINS: „Die Bedeutung des Krankhaften können wir aber den persönlichen Abweichungen von der vorgezeichneten Entwicklungsrichtung erst dann zuschreiben, wenn sie eine erhebliche Bedeutung für das körperliche oder psychische Leben gewinnen." Wir ziehen es freilich vor, von *abnormen* und nicht von krankhaften Persönlichkeiten zu reden, um nach Möglichkeit den im Beginn dieses Kapitels angedeuteten Schwierigkeiten aus dem Wege zu gehen. Die forensische Psychiatrie erfordert gerade hier begriffliche Sauberkeit; sonst kommen wir zu Auffassungen, gegen die PELMAN sich schon 1892 wandte: „Da wird jede Abnormität zur Krankheit und jedes verschrobene Individuum in eine pathologische Kategorie gebracht, als ob die Irrenanstalten Raritätenkabinette und keine Krankenhäuser wären. Was in aller Welt haben hier so unklare Begriffe, wie moralisches Irresein oder gar der Querulantenwahnsinn — eine sehr beliebte Bezeichnung —, zu tun, als ob nur Verrückte querulieren und kein geistig Gesunder ein rechter Lump sein könnte."

Den abnormen seelischen Reaktionen wird weiter unten ein Sonderkapitel gewidmet; hier sollen die Psychopathen nur in ihrer *Dauerverfassung* beschrieben werden, soweit von einer solchen überhaupt gesprochen werden kann. Auch Psychopathen entwickeln sich ja im Laufe ihres Lebens, und die *Entwicklungsphasen* sind gerade für sie besondere Belastungen, auf die sie ihrer Art nach in übertriebenem Maße ansprechen. Solche eigenartigen Entwicklungserscheinungen von abnormen Reaktionen und selbst von prozeßhaften Erkrankungen abzugrenzen, kann schwierig sein. Handelt es sich hier vorwiegend um Fragen klinisch-diagnostischer Art, so müssen sie doch wenigstens erwähnt werden, weil diagnostische Zweifel sich häufig auch forensisch auswirken.

Wir beginnen nun mit der Schilderung der forensisch bedeutsamsten Psychopathentypen:

Die *hyperthymen* Psychopathen zeichnen sich durch heitere Grundstimmung, sanguinisches Temperament und eine gewisse Aktivität aus. SCHNEIDER schildert sie als fröhliche, nicht selten gütige, betriebsame, nach außen tätige Menschen von unverwüstlichem Optimismus, der sich durch keine Erfahrung erschüttern läßt. Mit einem Zitat aus KANT weist er auf eine wichtige Eigenschaft dieser Leute hin: „Er ist sorglos und von guter Hoffnung, gibt jedem Ding für den Augenblick eine große Wichtigkeit und den folgenden mag er daran nicht weiter denken. Er verspricht ehrlicherweise, aber er hält nicht Wort: weil er nicht vorher tief genug nachgedacht hat, ob er es auch zu halten vermögend seyn werde. Er ist gutmütig genug, anderen Hilfe zu leisten, ist aber ein schlimmer Schuldner und verlangt immer Fristen ..." Gelegentlich neigen die Hyperthymen zum Streit; sie können mehr reizbar als heiter sein, und wenn das Mißverhältnis zwischen ihrer Geschäftigkeit und Leistungsfähigkeit deutlich wird, rücken sie in die Nähe der „Verhältnisblödsinnigen".

Unter den Hyperthymen finden sich viele sozial voll- oder hochwertige Persönlichkeiten. Nicht selten werden sie aber auch kriminell. Beleidigungen, Betrügereien, Hochstapeleien sind ihr Betätigungsfeld. Dagegen finden sie sich unter eigentlichen Schwerverbrechern selten.

Die Hyperthymen haben gewisse konstitutionelle Beziehungen zu den „*psychopathischen Schwindlern*", den Pseudologen und Phantasten, die SCHNEIDER zu den *geltungssüchtigen* Psychopathen rechnet. JASPERS sieht den charakterologischen Grundzug der Psychopathen von diesem Typ in ihrem Streben, „mehr zu scheinen als man ist". Es handelt sich im wesentlichen um jene Persönlichkeiten, die man früher mit einem heute meist vermiedenen Ausdruck „hysterische Charaktere" nannte.

Das Bedürfnis, mehr zu scheinen als man ist, kann bewußt oder unbewußt auf verschiedene Weise befriedigt werden. Exzentrisches Auftreten, Renommieren, Übertreiben und Aufschneiden sind die Mittel, mit denen diese Leute sich in Szene zu setzen pflegen. Leicht bewegliche Phantasie ist eine notwendige Voraussetzung. Kommt dazu noch leichtsinniges Temperament und eine gewisse Aktivität, die meist aus manischen Erbradikalen zu stammen scheinen, so hat man den klassischen Pseudologen, den *geborenen Hochstapler*. Von DELBRÜCK wurde die „*Pseudologia phantastica*" (1891) als eigenes Krankheitsbild beschrieben, und seither sind zahlreiche, meist amüsante Fälle dieser Art veröffentlicht worden. Man hat gerade unter forensischen Gesichtspunkten lebhaft die Frage erörtert, ob die Pseudologen ihre Lügen glauben oder nicht. KRAEPELIN trifft wohl das Richtige, wenn er sagt: „Die Kranken wissen wohl, daß sie den Boden der Wirklichkeit verlassen, aber aus Lust am Fabulieren spinnen sie ihren Stoff eifrig weiter, ohne sich über ihr Treiben Rechenschaft zu geben."

Die reinen Phantasten sind klinisch und forensisch weniger bedeutsam. Es handelt sich um Leute, die in Wachträumen, in kindlichen Phantasien leben und sich selbst belügen, während die Pseudologen andere zu betrügen pflegen. Nur durch falsche Selbstbezichtigungen machen sie gelegentlich von sich reden. Auch Depressive und Schwachsinnige bringen manchmal falsche Selbstanzeigen vor; am häufigsten sind es aber Phantasten, die aus Geltungssucht und Sensationsbedürfnis, gelegentlich auch aus anderen Motiven heraus sich fälschlich meist schlimmer Kapitalverbrechen, von denen viel gesprochen wird, bezichtigen. HEILBRONNER hat die grundsätzlichen Fragestellungen in einem Vortrag erläutert. Einen Hochstapler, der in der Haft fälschlich einen Mord gestand und tatsächlich verurteilt wurde, hat GRASSBERGER beschrieben. Als dieser Mann Jahre darauf sein Geständnis widerrief, stellte sich seine tatsächliche Unschuld heraus. Nur selten werden die Motive in Einzelheiten aufgedeckt. Um so wertvoller ist der Bericht v. BAEYERS über ein 35jähriges Dienstmädchen, die sich selbst scheußlichster Sexualdelikte bezichtigte. Durch längere Beobachtung ließ sich klären, wie aus dem Charakter der Kranken unter der Wirkung einer bestimmten Lebenssituation (einer schweren Enttäuschung) die psychopathische Reaktion zustande kam, die der Befriedigung des eigenen Ressentiments und der Rache diente. Für den Inhalt der Beschuldigung war eine abnorme Sexualkonstitution verantwortlich zu machen.

Einen der forensisch wichtigsten Psychopathentypen stellen die von KRAEPELIN sog. *Erregbaren* dar, SCHNEIDER bezeichnet sie als *Explosible*, weil er ihren wesentlichen Charakterzug in der *Entladungsbereitschaft nach außen* sieht, während innerlich erregbar ganz andere Charaktere sind. KRAEPELIN zählt ein Drittel der in seiner Klinik beobachteten Psychopathen, darunter mehr Frauen als Männer, zu dieser Gruppe. In jüngeren Lebensaltern tritt der kennzeichnende Charakterzug mehr in Erscheinung als in vorgerückten Jahren. Es handelt sich um Leute, die bei jeder Gelegenheit aufbrausen, schimpfen und zuschlagen. Nicht selten richtet sich ihre Erregbarkeit auch gegen sich selbst, so daß es zu impulsiven Selbstmorden bzw. Suicidversuchen kommt. Manche Varianten haben hyperthyme Züge, d. h. ihre Erregbarkeit verbindet sich mit der gehobenen Stimmungslage und der Geschäftigkeit jener Psychopathengruppe. Andere sind als *epileptoide Psychopathen* beschrieben worden, weil sie Charakterzüge haben, wie sie in den Verstimmungszuständen der Epileptiker deutlich hervortreten. Eine der häufigsten und ernstesten Gefahren der Erregbarkeit ist die Neigung zum Alkoholismus. Die Hälfte der Erregbaren KRAEPELINS neigte zum chronischen Alkoholmißbrauch, der deshalb so gefährlich ist, weil er hier stärker als in der Norm die Erregbarkeit steigert. Unter Alkoholwirkung kommt es dann noch leichter und häufiger als sonst zu den typischen Delikten der Explosiblen: Beleidigung, Körperverletzung, Widerstand, aber auch Sachbeschädigung, Totschlägen u. a. Besondere Schwierigkeiten haben Psychopathen dieser Art häufig unter militärischen Verhältnissen gemacht. Achtungsverletzung und Gehorsamsverweigerung bis zu Angriffen vor der Front, besonders in angetrunkenem Zustande, waren hier ihre häufigsten Vergehen.

Unter den aktiven Rechtsbrechern spielen eine besondere Rolle Psychopathen, die unter verschiedenen Namen in den Lehrbüchern zu finden sind, nämlich als Asoziale oder Antisoziale, als *Gesellschaftsfeinde* (KRAEPELIN), *Gemütlose* (SCHNEIDER). Auch die Bezeichnung „Moral Insanity" ist noch nicht aus der Literatur verschwunden. Endlich wird von „sittlichem Blödsinn", von „moralischem Irresein" und „sittlicher Farbenblindheit" gesprochen, wo versucht wird, das Wesen dieser Abnormen zu kennzeichnen. Die alte und vielerörterte Streitfrage, ob der moralische Defekt auch bei intakter Intelligenz vorkomme, kann wohl als erledigt betrachtet werden. KRAEPELIN ist der Anschauung, der Verstand pflege innerhalb der Grenzen des praktischen Lebens leidlich entwickelt zu sein, er brauche aber nicht herabgesetzt zu sein. Es liegt „kein Grund vor, diese Form der seelischen Mißbildung unter anderen Gesichtspunkten zu beurteilen als etwa die geistige Schwäche bei guter sittlicher Veranlagung". Sicher gibt es auch gut begabte Gemütlose, nur daß sie selten zum Irrenarzt kommen. BLEULER hat den *„Defekt der moralischen Gefühle"* besonders herausgearbeitet. Es ist kein Zweifel, daß bei durchschnittlicher Intelligenz das Leben überdauernd völlige Stumpfheit gegenüber Strafe und Belohnung, Ehre und Schande bestehen kann. Häufig schon in früher Kindheit findet sich bei den Gemütlosen Neigung zu Tierquälereien, Unverträglichkeit, Widerspenstigkeit, kurz Eigenschaften, die als Schwererziehbarkeit zusammengefaßt werden. Sie prägen sich später aus als Rücksichtslosigkeit gegenüber Freunden und Angehörigen, als Unfähigkeit zu persönlichen und moralischen Bindungen. In der Regel läßt sich nur am sozialen Verhalten die Wesensart aufzeigen, die fast zwangsläufig zur Kriminalität führt, wo nicht etwa hohe Begabung und ein glückliches äußeres Schicksal das Abgleiten verhindern. Trotz allen Bemühens ist es nicht gelungen, mit besonderen Prüfungsmethoden brauchbare psychologische Kennzeichen aufzufinden. Die vorgeschlagenen Methoden stellen alle verkappte Intelligenzprüfungen dar. Konstitutionell bestehen, wie wir seit MEGGENDORFERS Untersuchungen wissen, sicher nahe Beziehungen zur Schizophrenie, und auch diagnostisch ergeben sich nicht selten Schwierigkeiten bei der Abgrenzung gegenüber hebephrenen Zuständen oder Entwicklungen. (Über die forensische Beurteilung und grundsätzliche Fragen s. im Anschluß an dieses Kapitel.)

Unter den Delikten der Asozialen finden sich nicht nur Roheitsdelikte, sondern auch Eigentumsvergehen und Kapitalverbrechen. Nicht zu vergessen ist, daß Leute, die über Leichen gehen können, unter Umständen auch positiv Wertvolles in sozialem Sinne zu leisten vermögen.

In ihrer sozialen Struktur den Erregbaren ähnlich, psychologisch aber ungemein verschieden sind die *Haltlosen* KRAEPELINS, die von SCHNEIDER als *willenlose* Psychopathen bezeichnet werden. Ihr Hauptkennzeichen sind Schwäche und Beeinflußbarkeit des Willens und Widerstandslosigkeit gegenüber äußeren Einflüssen. Diese Wesenszüge machen sie verführbar und unzuverlässig; aber auch guten Einflüssen sind sie nicht unzugänglich. BLEULER nennt sie deshalb treffend „wechselwarme Milieumenschen“. Dem Psychiater begegnen sie häufig als Süchtige, als Alkoholiker, als Morphinisten usw. Ihre Kriminalität ist meistens die Folge ihrer wirtschaftlichen Unfähigkeit und trägt zugleich den Stempel der Schwäche. Sie erschöpft sich daher in Eigentumsdelikten, Unterschlagungen usw. Nur wenn den Haltlosen, was nicht ganz selten vorkommt, auch pseudologische Züge eignen, wird ihre Strafliste etwas bunter. Zahlreiche Willenlose finden sich unter den Prostituierten; sie weisen dann deren typische Kriminalität auf. Besonders verhängnisvoll und nicht selten ist die Kombination mit mehr oder minder ausgeprägtem Schwachsinn.

Unter *Fanatikern* bzw. fanatischen Psychopathen versteht SCHNEIDER Menschen, die ihre überwertigen Ideen aktiv vertreten. KRAEPELIN nennt sie „*Verbohrte*“. Charakterologisch bestehen weitgehende Übereinstimmungen mit den Paranoiden, d. h. Persönlichkeiten mit der Neigung zu paranoiden Reaktionen, die im nächsten Abschnitt zu besprechen sind. Die bekanntesten Typen unter den Fanatikern sind die verschrobenen Sektierer, die Volksbeglücker und Friedensapostel, die Naturmenschen, Vegetarier und Sonnenanbeter. Auffällig werden diese Typen schon durch ihre Neigung, die innerliche Distanz von ihrer Umgebung durch Besonderheiten von Haartracht, Kleidung, Schrift und äußerem Verhalten zur Schau zu stellen. Ich erinnere an die Kolonie in Askona, an die ernsten Bibelforscher u. ä. Nur selten werden diese Sonderlinge kriminell. Gelegentlich, während des Krieges, haben sie sich als Dienstverweigerer in Schwierigkeiten gebracht. Eine charakterologische Variante der Fanatiker, einen aktiveren Typus stellen die *Rechthaber*, die Gerechtigkeitsmenschen dar, die, wenn sie ihr oder anderer Recht fanatisch vertreten, leicht zu Querulanten werden. Über die abnormen Entwicklungen dieser Persönlichkeiten wird weiter unten zu sprechen sein. Erwähnt sei, daß auch in der Politik Fanatische eine Rolle spielen. Je nach ihrer Einstellung zu den Zeitströmungen werden sie dann unter Umständen als erfolgreich gefeiert oder als kriminell begutachtet. KAHN hat in seiner Arbeit über die revolutionären Führer von 1918 4 solche fanatische Psychopathen beschrieben, die sich zur Beobachtung in der Münchener psychiatrischen Klinik befunden hatten.

Wir haben schon oben darauf hingewiesen, daß von den bekannteren Psychopathentypen nur einige klinische Wichtigkeit und von diesen nur ein Bruchteil nennenswerte forensische Bedeutung haben. Infolgedessen braucht hier auf die Gruppen der depressiven und selbstunsicheren, der stimmungslabilen und asthenischen Psychopathen, wie sie SCHNEIDER abgrenzt, nur hingewiesen zu werden. Nur auf eine Untergruppe der Selbstunsicheren, die Zwangsneurotiker, sei kurz eingegangen. Die Behauptung *unwiderstehlichen Zwangs* spielt ja vor Gericht manchmal eine gewisse Rolle. Unter Zwangsvorgängen im psychopathologischen Sinne versteht man Bewußtseinsinhalte, die mit dem Erlebnis des subjektiven Zwanges auftreten und sich nicht verdrängen lassen, obschon sie in der Ruhe als unsinnig erkannt werden (SCHNEIDER). *Handlungen*, die als Folge dieser Vorgänge auftreten, heißen Zwangshandlungen, *Unterlassungen* Phobien. Die charakteristischen Zwangshandlungen sind gewöhnlich harmlose Erleichterungen. Bekannt sind etwa Zählzwang, das Zählen oder Aufzählen von belanglosen Dingen, Frage- und Grübelzwang, Waschzwang u. ä.

Auch das zwangsmäßige Vorstellen oder Aussprechen von bestimmten Inhalten, häufig solchen sexueller Art, spielt eine nicht unerhebliche Rolle. All dies führt kaum je zu strafrechtlichen Verwicklungen. Nur MERCKLIN hat über einen Lehrer berichtet, der anscheinend aus reinen Zwangsmotiven ein Sittlichkeitsdelikt beging. Er las in der Zeitung, daß ein anderer Lehrer sich an einer Schülerin vergangen habe. Von da ab grübelte er zwangsmäßig darüber nach, ob es möglich sei, daß eine Schülerin sich einem alten Lehrer hingäbe. Um die Frage zu lösen, machte er den Versuch, angeblich ohne wollüstige Absicht, lediglich in der Einstellung des Experimentators. Wahrscheinlich würde dieser Fall heute anders gedeutet werden. Im übrigen sind die sog. Zwangsantriebe in der Regel tatsächlich Zwangsbefürchtungen; je gefährlicher die Inhalte solcher Befürchtungen sind, um so eher suchen die Kranken den Arzt auf. Nachgegeben wird nur den harmlosen Antrieben. (Im übrigen s. Allgemeiner Teil.) Das, was vor Gericht als Zwangshandlung entschuldigt wird, Diebstähle, Brandstiftungen oder dergleichen, gehört nicht hierher, weil solche Straftaten als Folge von Zwangsvorgängen nicht auftreten. Den selbstunsicheren Psychopathen, zu denen die Zwangsneurotiker gehören, ist aktive Kriminalität fremd.

Eine sehr umstrittene Psychopathengruppe stellen die *Triebhaften* dar, die z. B. K. SCHNEIDER in seiner Zusammenstellung überhaupt nicht aufführt. Ähnlich wie bei den Asozialen wirkt hier eine unglückliche Bezeichnung, nämlich „*impulsives Irresein*“, verwirrend. Es kann hier nicht auf die normalpsychologische Bedeutung der Triebe, die ja allem menschlichen Handeln zugrunde liegen, eingegangen werden. Als triebhaft im psychopathischen Sinne bezeichnet man Menschen, die auch dort triebhaft, d. h. ohne bewußte Motive und Motivationskämpfe reagieren, wo der Normale sein Handeln von einer Willensentscheidung abhängig macht. Gerade aus dieser Gruppe von Menschen gewinnt die Betrachtungsweise KRAEPELINS, der in allen Psychopathien Entwicklungshemmungen sieht, eine wichtige Stütze. KRAEPELIN vergleicht eine wichtige Triebhandlung solcher Psychopathen, nämlich das triebhafte Davonlaufen, mit dem Wandertrieb der Tiere, der ja so häufig periodisch auftritt. Aber das ist auch eine der wenigen wirklich als triebhaft imponierenden Handlungen. Vielleicht gehören auch manche planlosen Brandstiftereien hierher. Die vielbesprochenen Warenhausdiebstähle werden zum Teil gern hierher gerechnet. Häufig handelt es sich dabei aber einfach um den Ausdruck von Habgier; solche Diebereien sind zwar triebhaft unterbaut, aber doch nicht unmotivierte Triebhandlungen; die lockenden Objekte bestimmen das Handeln. In anderen Fällen spielen triebhafte Determinationen eine wesentliche Rolle, nämlich dort, wo die gestohlenen Gegenstände eine spezifisch sexuelle Bedeutung haben oder im Akt des Wegnehmens Orgasmus erstrebt wird. Es bleibt nur eine kleine Gruppe von Psychopathen übrig, die tatsächlich wie die Elstern stehlen, und bei denen man dann ganze Vorräte sinnlos zusammengetragener, häufig wertloser Dinge findet, die niemals verwendet werden. Die „Sammelwut“ hat meist ganz andere psychologische Wurzeln.

Unsere oben gegebene Abgrenzung der Psychopathien als Anomalien des Gefühls- und Willenslebens schließt eigentlich die *Störungen des sexuellen Trieblebens* aus diesem Kapitel aus. In der Tat hat KRAEPELIN diesen Triebanomalien in seinem klinischen System eine Sonderstellung angewiesen. Je mehr wir aber gelernt haben, im Triebleben den Unterbau der Charakterstruktur zu sehen, um so mehr hat sich die Abtrennung verwischt. Wissen wir doch von den sexuell Abnormen, daß die pathologische Triebäußerung stets nur *eine* Erscheinungsform der Abartigkeit ist, welche die gesamte Persönlichkeit aus der Breite der Norm herausfallen läßt. Andererseits finden wir mit großer Regelmäßigkeit bei grob auffälligen Charakteren auch Anomalien des sexuellen Trieblebens.

Die sexuell Abnormen kann man einteilen in solche, deren sexuelle Entwicklung der *Zeit* oder dem *Grade* nach, und andere, deren Trieb*richtung* von der Norm abweicht. Die normale Sexualentwicklung wird als bekannt vorausgesetzt. Es muß aber hervorgehoben werden, daß nach der Erfahrung die Breite der Norm gerade hier nicht zu eng gefaßt werden darf. So sind etwa sexuelle Erscheinungen in der frühen Kindheit, also zwischen dem 2. und 5. Lebensjahr, nicht als abnorm zu betrachten. Beginn, Dauer und Ende der Pubertät, aber auch das Einsetzen der Involution zeigen von Fall zu Fall nicht unbeträchtliche Verschiedenheiten. Man muß sich also hüten, aus der elterlichen Beobachtung von sexuellen Manipulationen kleiner Kinder gleich den Schluß auf sexuelle Abartigkeit zu ziehen. Nicht jeder Knabe, bei dem früher als durchschnittlich die ersten sexuellen Regungen, Masturbation oder Coitusversuche, ans Licht kommen, ist als krankhaft sexuell überentwickelt zu bezeichnen, und nicht jedes Mädchen, das jünger als gewöhnlich die ersten sexuellen Bindungen eingeht, als geborene Prostituierte. Umgekehrt ist auch eine gewisse Verzögerung der sexuellen Entwicklung nicht ohne weiteres abnorm, zumal die Ausreifung der psychosexuellen Persönlichkeit in unserem Klima gar nicht selten erst in den Beginn des dritten Lebensjahrzehnts fällt.

Die *Masturbation* muß eigentlich in dem Kapitel über die normale Sexualentwicklung abgehandelt werden, da sie insbesondere beim Mann als Durchgangsphase die Regel bedeutet. Als Triebanomalie kann man sie erst werten, wenn sie bei Fähigkeit und Gelegenheit zu normalem Sexualverkehr fortgesetzt wird, diesen ersetzt oder neben diesem bestehen bleibt. Diese Merkmale sind freilich mehr äußere. Psychologisch unterscheidet sich die normale von der pathologischen Masturbation dadurch, daß beim Sexualpsychopathen das Sexualziel ein abnormes geworden ist. Häufig sind es narzißstische, noch häufiger homosexuelle oder sadistische Regungen, die sich hinter der Masturbation verbergen. Mitunter läßt sich dies an den Vorstellungen ablesen, welche zum Akt führen oder ihn begleiten.

Von *psychischer Onanie* spricht man, wenn die „psychische Seite zur sexuellen Erregung und Entspannung hinreicht, ohne daß die mechanische Reizung des Genitalapparates noch statthat" (Kronfeld). Hierher gehören wohl jene Menschen, die in anonymen Briefen voll obszöner Sexualvorstellungen und -schilderungen Befriedigung suchen, nicht ganz selten mit einem forensischen Nachspiel.

Es soll hier nicht die ganze Psychopathia sexualis aufgeführt werden, um so weniger, als die meisten von den Autoren herausgearbeiteten Gruppen nur eine geringe forensische Bedeutung haben, wie die Narzissisten, Transvestiten, Fetischisten usw. Bei den Zoophilen handelt es sich meist um Schwachsinnige, die aus Sexualnot zu sexuellen Handlungen an Tieren kommen. (Über sexuelle Anomalien s. im übrigen allgemeinen Teil.)

Je mehr man die Variationen des normalen menschlichen Trieblebens kennt, um so weniger wird man auf den Gedanken kommen, abnormen Triebhandlungen als solchen die Bedeutung strafausschließender krankhafter Störungen der Geistestätigkeit zuzuerkennen. Nach geltendem Recht unterstehen alle Triebhandlungen der Verantwortlichkeit. Nur weil sie auch Ausdruck pathologischer Veränderungen sein können, muß geprüft werden, ob sie tatsächlich krankhafter Entstehung sind. Sind sie Symptome einer Geisteskrankheit, einer erworbenen Persönlichkeitsveränderung, so ist die letztere für die forensische Beurteilung entscheidend. Bei Triebhandlungen konstitutionell abartiger Persönlichkeiten werden Art und Grad der Abartigkeit die gerichtliche Beurteilung bestimmen. Besonders bedeutungsvoll sind bei Anomalien des Trieblebens alle Störungen der normalen Hemmungsvorgänge. Dazu gehören außer den Willensstörungen selbst auch die Intelligenzstörungen aller Art, angeborene wie erworbene. Letztere können zudem, wenn sie an sich geringgradig sind, erheblicher ins Gewicht fallen, wo schon die ursprüngliche Persönlichkeit abartig war.

Die *forensische Begutachtung* der Psychopathen steht zunächst einmal vor grundsätzlichen Schwierigkeiten, die Hoche in der vorigen Auflage dieses Handbuches für das „moralische Irresein" entwickelt hat. Ich gebe seine Ausführungen als kennzeichnend wieder:

Er spricht von Schwierigkeiten, die „vor allem in der Notwendigkeit liegen, Individuen mit ausgesprochen antisozialer Verfassung von Gesichtspunkten eines geltenden Strafrechts aus zu beurteilen, dessen grundsätzliche Voraussetzungen auf sie nicht passen. Man hat hier und da den Eindruck, als ob die in den theoretischen Erwägungen immer wiederkehrende Betonung, daß es einen krankhaften, angeborenen sittlichen Defekt nicht gebe ohne gleichzeitige Verstandesmängel, nicht ganz unbeeinflußt bliebe davon, daß es einen solchen nicht geben darf, wenn nicht die Möglichkeit der Bestrafung zahlreicher gemeingefährlicher Individuen nach den Bestimmungen des geltenden Rechts in Frage gestellt werden soll.

Wenn die klinische Erfahrung lehren sollte, daß es Menschen gibt, bei denen seit frühester Kindheit von vornherein nur eine Anomalie des Fühlens in der Richtung besteht, daß die normale Gefühlsbetonung aller das Zusammenleben in der Gesellschaft regelnden Vorstellungen fehlt, so stünden wir vor der Frage, ob ein solcher Defekt theoretisch nicht genau so zu beurteilen sei wie ein rein verstandesmäßiger, ab ovo vorhandener; die daraus sich ergebenden Schlüsse müßten in einer künftigen Gesetzgebung Berücksichtigung finden; daß sie es noch nicht getan haben, brauchte heute den Sachverständigen nicht zu hindern, eine solche Anomalie, wenn sie existierte, im Sinne des Gesetzes als eine krankhafte Störung der Geistestätigkeit zu bezeichnen in gleicher Weise, wie dies bei dem angeborenen intellektuellen Schwachsinn geschieht. Ich sehe nicht ein, wie man, die Voraussetzung einmal zugegeben, um diesen Schluß herumkommen will. Die Reichsgerichtsentscheidung, welche dem moralischen Irresein ausdrücklich die Anerkennung versagt, würde nicht hindernd im Wege stehen, wenn die Erfahrung dazu nötigte, einen solchen angeborenen Defekt des sittlichen Fühlens unter die krankhaften Störungen der Geistestätigkeit einzureihen. Wer das nicht für zulässig hält, müßte freilich die Fälle von rein ethischer angeborener Mangelhaftigkeit nach den geltenden gesetzlichen Bestimmungen für zurechnungsfähig erklären."

Ein folgerichtiges Fortdenken dieser Auffassungen würde dazu führen, nicht bloß die „moralische *Idiotie*", sondern auch den „moralischen *Schwach-*

sinn" von irgendeinem Grade ab als strafausschließend zu betrachten, genau so wie dies für den intellektuellen Schwachsinn geschieht. Ja, man kann die gleichen Gedanken für alle „krankhaften", angeborenen Persönlichkeiten durchdenken und würde dann dazu kommen, den größten Teil der Verbrecher der strafrechtlichen Verantwortung ledig zu erklären. Es ist ja nun einmal nicht fraglich, daß die Kriminellen zu einem sehr erheblichen Teile grob abnorme Menschen sind. Diese Erkenntnis wie auf der anderen Seite die praktischen strafrechtlichen Notwendigkeiten haben zu der Formulierung der „*verminderten Zurechnungsfähigkeit*" geführt, auf der anderen Seite aber mit dazu beigetragen, daß man heute nicht mehr von „moralischem Irresein", von „impulsivem Irresein" und nicht mehr von „krankhaften", sondern von abnormen, von psychopathischen Persönlichkeiten spricht.

Wurde die „verminderte Zurechnungsfähigkeit" zunächst von den Psychiatern gefordert, so wurde sie nachträglich gerade von den Fachleuten abgelehnt, nachdem auch diese neuen Gedankengänge zu Ende gedacht waren. Nicht verminderte Zurechnungsfähigkeit, sondern *volle Zurechnungsfähigkeit bei verminderter Schuld* formuliert jetzt WILMANNS in seinem grundlegenden Buche und weist damit vollkommen zu Recht auf ein Kernproblem hin. Die Beurteilung der psychopathischen Persönlichkeiten ist zutiefst abhängig von der Auffassung des Wesens der „Schuld". Je individualistischer die Zeit, um so mehr wird sie geneigt sein, in jedem einzelnen Falle der besonderen Motivgestaltung nachzugehen, und sie wird dann immer Entschuldigungsgründe finden. Je mehr aber die Wirkung der strafbaren Handlung auf die Gesellschaft ins Auge gefaßt wird, um so weniger wird der Täter, seine psychologische und psychopathische Eigentümlichkeit und sein Sonderschicksal Berücksichtigung finden können.

Die Waage hat sich zunehmend zuungunsten der psychopathischen Persönlichkeiten geneigt. Bei allen philosophischen und anthropologischen Bemühungen, die geeignet sein könnten, den Tatbestand zu verschleiern, wird man sich darüber klar sein müssen, daß es nicht mehr als eine schlichte praktische Abmachung ist, wenn heute die psychopathischen Persönlichkeiten ebenso bestimmt für *strafrechtlich verantwortlich* erklärt werden, wie es als abgemacht gilt, daß, bis auf wenige Einschränkungen, die Psychose exkulpiert.

Bei allen Wandlungen wird die *Aufgabe des psychiatrischen Sachverständigen* aber die gleiche bleiben: zunächst bedarf es der sauberen und begründeten Unterscheidung zwischen psychopathischer Persönlichkeit und Psychose. Ist der Nachweis geführt, daß es sich um eine abnorme Persönlichkeit handelt, dann wird es dem Sachverständigen obliegen, Art und Grad der Abweichungen vom Durchschnitt zu beschreiben, die Reichweite der Anomalien auf die gesamten Lebensbeziehungen des Betroffenen darzulegen und schließlich aus der Persönlichkeit in ihrer Wechselwirkung mit Schicksal und besonderer Lage die Tat verständlich abzuleiten.

Nur so wird der Sachverständige sich in dem vom Gesetz gebotenen Rahmen halten können und weder in den Verdacht kommen, er wolle den psychopathischen Kriminellen dem Staatsanwalt entziehen, noch auch in Widerspruch zu seinem Sachverständigengewissen geraten. Der Aufgabe der psychologischen Zergliederung wird er sich schon deshalb nicht entziehen, weil er viel mehr als Untersuchungs- und Strafrichter diese Seiten des Sachverhalts zu beurteilen vermag. Die Kenntnis gerade der in jedem Falle besonderen seelischen Verwicklungen aber darf dem Strafrichter nicht vorenthalten werden, wenn wir dereinst zu einer Regelung kommen wollen, die nach Möglichkeit Täter und Gesellschaft gerecht wird. Die Anschauungen über Schuld und Sühne wechseln, die Zeit verlangt unter Umständen harte Richter. Der Sachverständige aber braucht gerade bei der Begutachtung psychopathischer Persönlichkeiten die empirische, wertungsfreie Betrachtung nicht zu verlassen.

Gilt also heute die abnorme Persönlichkeit in ihrer Habitualverfassung als strafrechtlich verantwortlich, so machen die abnormen seelischen Reaktionen weithin eine andere Beurteilung nötig. Davon wird in diesem Zusammenhange die Rede sein. Aber auch außerhalb der abnormen Reaktionen können beim Psychopathen unter Umständen Verhältnisse eintreten, die ihn der Verantwortung zu entziehen geeignet sind. Schon im ersten Kapitel wurde darauf hingewiesen, daß Charakteranomalien aller Art sich gern mit Schwachsinn verschiedenen Grades vergesellschaften. Solche schwachsinnigen Psychopathen oder *psychopathischen Schwachsinnigen* sind häufig besonders bedrohliche Verbrecher; denn der Mangel an intellektueller Dämpfung läßt die psychopathischen Wesenseigentümlichkeiten vielfach völlig ungehemmt sich auswirken. In solchen Fällen wird man gegebenenfalls auch bei Schwachsinnsgraden, die allein nicht Unzurechnungsfähigkeit bedingen würden, die strafrechtliche Verantwortung ausschließen, zugleich aber für Entmündigung und dafür zu sorgen haben, daß die Betroffenen für dauernd in Anstalten verwahrt werden.

Von *Affektstürmen* psychopathischer Menschen war schon oben die Rede (Zuchthausknall). Ganz allgemein kann gesagt werden, daß bei entsprechend Veranlagten schon geringere Anlässe zu Affekten von solcher Tiefe führen können, daß sie die auch dem Normalen bekannte „affektive Bewußtseinseinengung“ mit allen psychologischen und forensischen Folgen mit sich bringen (s. Allgemeiner Teil).

Eine verhängnisvolle Rolle spielt ferner, worauf auch schon wiederholt hingewiesen wurde, der *Alkohol*. Gerade bei psychopathischen Persönlichkeiten kommt es gern zu abnormen Räuschen. Ganz allgemein aber wird man bei Psychopathen festzustellen versuchen, wie es um die individuelle

Giftfestigkeit steht, die nicht selten dauernd oder vorübergehend sehr gering ist.

Endlich wird bei den abnormen Persönlichkeiten unter Umständen ins Gewicht fallen, in welchem *Allgemeinzustand* sie sich zur Zeit der Tat befunden haben. Man wird daran denken, daß schwerwiegende körperliche Einflüsse aller Art, Infektionskrankheiten, Erschöpfung, vegetative Störungen schon bei seelisch Rüstigen die Widerstandsfähigkeit vermindern. Beim Psychopathen können sie ausreichen, ihn vorübergehend über die Schwelle der strafrechtlichen Verantwortlichkeit hinüberzuheben, besonders auch im Hinblick auf die Tatsache, daß gerade leichtere und schwerere vegetative Anomalien bei Psychopathen häufiger sind als beim Durchschnitt. Jeweils wird man die Sachlage aber mit allergrößter Sorgfalt zu prüfen haben, und man wird im ganzen mit der Annahme der Bedeutung solcher zusätzlicher Schädigungen wohl nur dort im Rechte bleiben, wo bei Menschen an der Grenze der Anpassungsfähigkeit diese Grenze nur einmal unter besonderen Umständen überschritten wird.

XIII. Abnorme seelische Reaktionen.

Unter abnormen seelischen Reaktionen versteht man seit Jaspers Seelenstörungen, „deren Inhalt in verständlichem Zusammenhang mit dem Erlebnis steht, die *nicht* aufgetreten wären *ohne* das Erlebnis, und die in ihrem Verlauf von dem Erlebnis und seinen Zusammenhängen abhängig sind“. Eine seelische Reaktion kann quantitativ oder qualitativ abnorm sein. Die Abschätzung des Grades ist natürlich subjektiv. Auf die Frage des Verständlichen, des Einfühlbaren, des Nacherlebbaren, die hier zu erörtern wäre, kann nicht eingegangen werden. Quantitativ abnorm sind die kennzeichnenden Reaktionen aller Psychopathengruppen; wir grenzen sie ja nur nach diesen ihren Reaktionen ab. Hier sind nur die *qualitativ abnormen* Reaktionen zu besprechen, d. h. diejenigen, die zwar inhaltlich verständlich sind, aber unter abnormen Erscheinungsformen verlaufen. Es handelt sich im wesentlichen um die paranoiden bzw. paranoischen Reaktionen und Entwicklungen sowie um die hysterischen Reaktionen im weitesten Sinne. Endlich sollen noch kurz die psychogenen Depressionszustände besprochen werden.

a) Paranoische Reaktionen und paranoische Entwicklungen. Dieses Kapitel führt uns mitten in brennende Gegenwartsfragen der psychiatrischen Wissenschaft, die forensisch freilich eine weit geringere Bedeutung haben. In den Mittelpunkt der Erörterungen gehört die *Paranoia* Kraepelins, schon weil dieser Krankheitsbegriff zum Ausgangspunkt aller späteren Untersuchungen wurde. Wenn wir heute nicht mehr gern von Paranoia als einer sog. Krankheitseinheit sprechen, so ist doch an der klinischen Eigenart der hierher gehörigen Entwicklungen und Reaktionen kein Zweifel.

Nach KRAEPELIN handelt es sich bei der Paranoia um die aus inneren Ursachen erfolgende schleichende Entwicklung eines dauernden unerschütterlichen Wahnsystems, das mit vollkommener Erhaltung der Klarheit im Denken, Wollen und Handeln einhergeht. KRAEPELIN sah darnach hinter der Wahnbildung der Paranoia etwas psychologisch nicht Faßbares („aus inneren Ursachen"). Freilich fanden sich unter seinen Beobachtungen auch Kranke, deren Wahnbildung in psychologisch verständlicher Weise an Erlebnisse anknüpfte. Diese Fälle faßte er zu einer besonderen Gruppe *psychogener Wahnbildungen* zusammen, und zwar handelt es sich hier um den *Querulantenwahn*, den KRAEPELIN von der Paranoia trennte. Die spätere Analyse paranoischer Erkrankungen, die Heranschaffung neuen Materials und die Verfolgung der Schicksale der Ausgangsfälle KRAEPELINS haben weitere Aufspaltungen des Krankheitsbegriffes bzw. die Einführung neuer Gesichtspunkte notwendig gemacht. Von psychologischer Seite her versuchte vor allem KRETSCHMER die *Wahnbildung als spezifische Reaktion bestimmt gearteter Persönlichkeiten auf bestimmte Erlebnisse* (Schlüsselerlebnisse) verständlich zu machen. Er konnte verschiedene Typen der paranoischen Entwicklung beschreiben, von denen am bekanntesten der „*sensitive Beziehungswahn*" wurde. Es handelt sich hier um die systematischen Wahnbildungen Sensitiver, d. h. von Menschen, die mit großer Empfindlichkeit gegenüber affektstarken Erlebnissen die Neigung zu nachhaltiger Verarbeitung und unzureichendes Selbstvertrauen verbinden, Wahnbildungen, die sich an beschämende oder demütigende Erlebnisse anknüpfen. Nach dem Inhalt des Wahns kann man hier weiter verschiedene Gruppen unterscheiden: den Masturbantenwahn, den Liebeswahn alternder Mädchen. So wirklichkeitsnahe die Beobachtungen KRETSCHMERS sind, die Verständlichkeit der Wahninhalte und der Krankheitsentwicklung erklärt doch nicht, warum überhaupt paranoisch reagiert wird. Auch die Sensitiven etwa bekommen nicht nur Beziehungswahn im Anschluß an das Schlüsselerlebnis, sondern entwickeln etwa auch hypochondrische Wahnbildungen. Allein dies führt schon zu dem Ausgangspunkt zurück, nämlich zu der Frage nach der *biologischen Grundlage der paranoischen Bereitschaft.* Hier scheinen die Erblichkeitsuntersuchungen, insbesondere von KOLLE, weiterzuhelfen. Es ist darnach nicht unwahrscheinlich, daß alle jene primären kombinatorischen Wahnbildungen, die der Paranoia KRAEPELINS entsprechen, in den weiteren Kreis der Schizophrenie (s. o. paranoide Demenz) hineingehören, wenn sie auch nicht ganz darin aufgehen und, wie klinisch-psychopathologisch, auch biologisch (pyknischer Körperbau) Besonderheiten zeigen. Jedenfalls geht auch aus KOLLES Untersuchungen hervor, daß die Wahnbildung als solche letzten Endes psychologisch unverständlich ist.

Wegen der Geschlossenheit der Wahnbildung einerseits, der scheinbar völligen Unberührtheit weiter Gebiete des Seelenlebens andererseits, haben die echt paranoischen Erkrankungen eine erhebliche forensische Bedeutung erlangt. Der Fragenkreis der sog. *partiellen Zurechnungsfähigkeit* (s. Allgemeiner Teil) knüpft sich gerade an solche Beobachtungen an. Dabei ist allerdings zu berücksichtigen, daß paranoische Erkrankungen in dem hier abgegrenzten Sinne sehr selten sind. KOLLE, der das gesamte Material aller deutschen Kliniken und Anstalten zusammentrug, verfügt nur über etwa 100 Beobachtungen. Andererseits können paranoische Entwicklungen zu den *schwersten kriminellen Handlungen* führen. Ich erinnere nur an den von GAUPP klassisch beschriebenen Massenmörder, den bekannten Hauptlehrer Wagner von Degerloch.

Wagner wird früh als eingebildet, hochmütig, großspurig, über andere erhaben, sich zu Höherem berufen fühlend, von stärkstem Selbstgefühl, dabei ehrlichkeitsfanatisch geschildert. Bei dem Schulknaben werden der einseitigen Betonung des Wissens gewisse Gefahren beigemessen. Schon als Kind war er rasch beleidigt. Er hatte als Seminarist „selbständige, recht freie“ Ansichten. Dabei ging das Gerücht, er stamme von einem Offizier ab. Im Seminar glaubte er mitunter, daß er wegen seines Standpunktes von einigen Vorgesetzten eine ungerechte Behandlung erfahre. Er neigte zum Sinnieren und Träumen. Er wollte gern als Geistlicher von der Kanzel herunter selbst Königen die Wahrheit sagen, immer eine große Rolle spielen. Mit der Onanie im 18. Lebensjahr traten die ersten nachweisbaren Beziehungsideen auf. Er glaubte, daß man ihm sein Laster ansehe, merkte Anspielungen. Dabei hatte er hypochondrische Ideen, die sich auf die Masturbation gründeten. 1900—1901 wird von sprunghaft aufflackernden sonderbaren Ideen und Gedankengängen gesprochen und seine fanatische Gedankenbetätigung hervorgehoben. Er glaubte damals, daß er von den Behörden ungerecht behandelt und mit Absicht auf ihm nicht zusagende Stellen geschickt werde. In Radelstetten bezog er eine harmlose Äußerung eines Kollegen als Anspielung auf seine Masturbation auf sich und war auch nach Tagen und bestem Bemühen vollkommen unbelehrbar.

Mit 27 Jahren entwickelt er im Anschluß an eine sodomitische Betätigung einen nie nach außen tretenden, offenbar dauernden, aber mit Milieuwirkungen in der Intensität schwankenden Beziehungswahn, der nach 12 Jahren seinen Höhepunkt erreicht. Schließlich nimmt er an, seine ganze Umgebung wisse von seinem Vergehen. Er steigert sich in einen unbändigen Haß gegen das Dorf, in dem sein Vergehen stattgefunden hatte, hinein und entwirft schließlich einen gräßlichen, kompliziert motivierten Plan, seine Familie, das Dorf mit seinen Bewohnern zu vernichten und schließlich sich selbst in einem Schlosse zu verbrennen. Sein Plan kommt zur Erfüllung in vielen Punkten. Er tötete seine Frau und seine vier Kinder, steckte das feindliche Dorf an, tötete neun Einwohner und verwundete elf schwer.

Alle Paranoischen sind schon vor dem Beginn der Wahnbildungen *eigentümliche Persönlichkeiten*, bald unsichere, empfindliche Menschen, denen doch ein gewisses Geltungsverlangen nicht fehlt, bald eingebildet, hochmütig, jedoch mit einer gewissen Verwundbarkeit, bald fanatisch oder tief religiös. Je nach der Persönlichkeit und deren Erlebnissen kann es zu den verschiedensten Wahnbildungen kommen. So gibt es außer den unschuldig Verfolgten unter den Paranoischen besonders häufig Erfinder und Sektenstifter, aber auch Kronprätendanten und Leute, die auf große Erbschaften Anspruch machen. Unter den Frauen ist der Liebeswahn am häufigsten. Durch ihre erhaltene Persönlichkeit, durch die innere

Überzeugung, mit der sie selbst an ihre Wahnsysteme glauben, gelingt es ihnen häufig, auch anderen ihre Gedankengänge glaubhaft zu machen und unter Umständen regelrechte Psychosen in ihrer Umgebung zu induzieren.

Die Formen von Erhöhungs- und Größenwahn führen nicht zu ernsteren gerichtlichen Konflikten, obgleich sekundäre Verfolgungsideen in der Regel nicht ausbleiben. Immerhin kommt es nicht selten zur Störung der öffentlichen Ordnung, besonders bei Sektenstiftern — erinnert sei an den Wanderapostel Häusser —, zu beleidigenden Briefen, groben Lärmszenen und dergleichen. Der paranoische Verfolgungswahn führt aber oft genug zu gefährlichen Handlungen. Ich muß daher etwas näher darauf eingehen und folge dabei der Darstellung Hoches:

Die deutliche Krankheit beginnt meist nicht früher als im 4. Lebensjahrzehnt. Doch schon die erste selbständige Berührung mit der Außenwelt, der Kampf ums Dasein, der nicht rasch zu den ersehnten Erfolgen führt, drängen Stimmungslage und Gedankentätigkeit in eine abnorme Richtung. Irgendein Erlebnis oder eine chronische Konfliktslage geben Anlaß zu dem Gefühl, anders als andere, ungerecht behandelt, nicht anerkannt zu werden, „außerhalb" zu stehen. Mit zunehmendem Mißtrauen werden alle Äußerungen der Umgebung überhaupt oder doch der vermeintlichen Widersacher verfolgt. Ist erst einmal der Punkt erreicht, daß der Kranke anfängt, sich selbst gegenüber in logischer Weise über die einzelnen Beobachtungen, die er zu machen glaubt, Rechenschaft abzulegen, so nimmt der *Kreis der Verhältnisse*, die er in krankhafte Deutungen einbezieht, in *rasch wachsendem Maße zu: Beobachtung* durch *Angehörige, Spione, Polizei, Andeutungen* in Mienen, Blicken, Bewegungen, in Zeitungen, Plakaten, Gesprächen Fernstehender, dann weiter *Behinderungen* seines Fortkommens, *Beeinträchtigungen* seines Rufes, Vermögens usw., direkt feindselige *Verfolgungen, Lebensbedrohungen*; alle diese Vorstellungen entwickeln sich, nicht jedesmal in gleicher Weise, aber im ganzen doch mit *großer Regelmäßigkeit* bei diesen Kranken. Das Vorkommen von *Sinnestäuschungen* beschränkt sich dabei in der Regel auf *Illusionen*, d. h. auf gefälschte Wahrnehmungen wirklicher Vorgänge, wenn auch echte Halluzinationen des *Gehörs* dabei vorkommen können. Von vornherein ist gewöhnlich das Gefühl der „schlechten Behandlung" durch die Umgebung mit einem Bewußtsein davon verbunden, daß diese mit oder ohne Absicht die Eigenart des Individuums, den besonderen *Wert seiner Persönlichkeit* verkenne; diese von Anfang an vorhandene Neigung zur *Selbstüberschätzung*, die zu ausgesprochenen Größenideen führen kann, wächst gleichzeitig mit der zunehmenden Ausbildung der Verfolgungsideen, zum Teil auf Grund logischer Erwägungen („viel Feind, viel Ehr"), zum Teil, und das ist wohl das Wesentlichere, in gesetzmäßiger Abhängigkeit von der ursprünglichen Struktur der erkrankten Persönlichkeit.

Die *Stimmung* der Kranken trägt die Färbung der sie beherrschenden Vorstellungen; das *Benehmen* der Kranken, die allmählich gelernt haben, in vorsichtiger Verschlossenheit zu verbergen, was sie bewegt, läßt *anfangs* häufig keine Anomalien erkennen, außer wenn besonders lebhafte Affekte die Absicht des Verheimlichens durchbrechen; ist einmal das Wahnsystem so weit ausgebildet, daß es *alle* Beziehungen des Individuums zur Außenwelt ergriffen hat, so ist auch in den Reden und Handlungen des Kranken für den Sachkundigen die Art der geistigen Störung unverkennbar.

Die *Konsequenzen*, welche die Kranken aus ihren Wahnideen ziehen, sind zum Teil *harmloser* Art, wie *Wechseln der Wohnung*, *Reisen*, *Zurückziehen* aus der Geselligkeit und dergleichen; andere tragen schon den Keim zu strafrechtlichen Zusammenstößen in sich, wie *Eingaben* an die Polizei oder die Staatsanwaltschaft, *Broschüren* beleidigenden Inhalts oder dergleichen; die *Gefahr* dieser Kranken für ihre nähere oder fernere Umgebung liegt aber vor allem in den Akten der „*Selbsthilfe*", zu denen die Kranken, je nach ihrem Temperament und früheren Lebensgewohnheiten, sogleich oder erst nach „*Erschöpfung der gesetzlichen Mittel*" greifen.

Die *Gefahr* dieser Akte ist darum um so größer, als die von den Kranken tätlich bedrohten oder mit tödlichen Waffen angefallenen Personen in der Regel gar *keine* Ahnung davon haben, daß sie in einem fremden Gedankenkreise eine solche Rolle spielen. *Andere Male* begehen die Kranken eine für sie selbst, aber auch gelegentlich für andere gefährliche Handlung nur in der Absicht, *Aufsehen zu erregen*, *die öffentliche Meinung* auf ihre Sache aufmerksam zu machen und dergleichen mehr.

Die nachfolgende Beobachtung Hoches ist kennzeichnend für viele dieser Entwicklungen, wenngleich ein eigentliches Schlüsselerlebnis nicht bekannt ist:

Der jetzt 32jährige J. ist nicht frei von erblicher nervöser Belastung; seine Mutter ist nervös und aufgeregt; deren Bruder hat sich — anscheinend in Geistesstörung — erhängt, ein Bruder des Angeschuldigten soll (nach dessen Angaben) jähzornig und in der Familie deswegen gefürchtet sein; er selbst war als Kind schwächlich; als Spur eines Sturzes von einem Baum, bei dem er einen Arm und das Schlüsselbein brach, trägt er noch eine Narbe an der Stirn.

Anfälle irgendwelcher Art, die auf dieses Ereignis beziehbar wären, sind nicht aufgetreten.

J. besuchte in Urmatt die Schule bis zu seinem 15. Lebensjahre, dann ein Vorseminar, endlich das Seminar und trat mit 21 Jahren seine erste Stelle als Lehrer an (1885).

Sein Prüfungszeugnis ist sehr mäßig gewesen (Personalakten).

Nach kurzer Dienstzeit veranlaßten gröbliche Versehen im Amte, Gehorsamkeitsverweigerung sowie ein Benehmen, welches ihn als „halb" verrückt erscheinen ließ, seine Entlassung aus seiner Lehrerstellung und aus der Kongregation, der er angehörte; er selbst gab später in seiner Eingabe an die Kaiserin als Entlassungsgrund an: „schmähliche Behandlung" seitens seines Direktors.

Nach 2jährigem Aufenthalt zu Hause, wo er „durch seine überspannten, eigenartigen, fixen Ideen als Original bekannt" war, ging er zur Fremdenlegion.

Als Gefangener wegen eines kleinen Deliktes (in Oran) beging er eine Gehorsamsverweigerung, die ihm 1 Jahr Gefängnis eintrug.

Vor ca. 4 Jahren kehrte er aus der Fremdenlegion zurück. — Seit 3 Jahren arbeitet er in seiner zuletzt noch versehenen Stelle als Bauschreiber bei Architekt W.

Seine Leistungen hier waren keine hervorragenden: er war „meist gedankenlos", „arbeitete sehr mechanisch", schwatzte mit den Arbeitern herum, machte keine Fortschritte usw. Von den mit ihm im Büro beschäftigten Persönlichkeiten hat keine irgendwelche Anzeichen bemerkt, die auf das bevorstehende Attentat hingewiesen hätten; noch kurz vor der Tat hat er richtige Eintragungen in den Büchern gemacht.

Ein in den *äußeren* Verhältnissen liegendes Motiv für seine Tat ist den Beteiligten nicht ersichtlich gewesen. — J. war weder schlecht behandelt worden, noch war an seine Dienstentlassung in absehbarer Zeit gedacht worden; daß kleine Hänseleien mit ihm vorgekommen sein mögen, ist wohl anzunehmen, und bei dem zum Hänseln vielleicht etwas herausfordernden Wesen des J. auch leicht verständlich.

Über die Tat selbst entnehmen wir aus den Akten: J. kam, wie gewöhnlich, zur Arbeit, war nicht auffallend in seinem Benehmen; eine Stunde später stellt er sich dem wieder eintretenden W. entgegen, droht zweimal nacheinander mit Losdrücken seines Revolvers, falls ihm W. nicht 10000 Mark anweisen wolle, verfolgt den fliehenden und schießt zweimal auf ihn, erst durch die Scheibe hindurch, dann auf der Straße. Nachdem W. ein Asyl in einem Laden erreicht hat, promeniert J. ruhig auf einem daranstoßenden Hofe und wird, ohne Fluchtversuch, verhaftet. —

In seiner Wohnung findet sich dann ein am Abend vorher verfaßtes Schriftstück mit genauer Darstellung der subjektiven Beweggründe, die ihn zu der „verzweifelten Tat trieben" (s. unten).

Im Laufe des Verfahrens wurden Zweifel an der Zurechnungsfähigkeit des J. wach, und er wird zur Beobachtung seines Geisteszustandes in die Psychiatrische Klinik eingewiesen.

Dort ergibt sich folgendes:

J. ist ein graziler, schlecht aussehender Mann ohne gröbere Organanomalien: Zeichen für das Bestehen von Syphilis, Epilepsie, Alkoholismus fehlen, ebenso organische Symptome von seiten des Nervensystems. Schädelbildung ohne Besonderheit.

J. war anfangs sehr erregt, zum Weinen geneigt, lebhaft in seinen Affekten, aber von vornherein offen in seinen Angaben; wir haben bei den häufig wiederholten Untersuchungen desselben niemals den Eindruck gehabt oder einen Anhaltspunkt dafür gefunden, daß er in seinen Aussagen irgendwie eine Verschleierung des Tatbestandes bezweckte.

J. fällt in seiner Ausdrucksweise auf durch eine gewisse Überschwänglichkeit und eine seinem Stande sonst nicht eigene Weichlichkeit; er bezeichnet sich selbst als „zarten Gemütes", und daß geringfügigste Anlässe genügen, um ihn in Tränen schwimmen zu lassen, zeigt in der Tat, daß er eine sensible, leicht verletzbare, in seinen Affekten wenig an Selbstbeherrschung gewöhnte Natur ist. Sein Urteil, seine Kritik sind wenig entwickelt; trotz eines guten Gedächtnisses ist sein Überblick über seine Lebensverhältnisse, seine Schätzung für das Tatsächliche an seinen Beziehungen zur Außenwelt ein wenig festes und durch seine Affektschwankungen dauernd beeinflußt.

Daß dieser Mangel von jeher bestanden hat, ist anzunehmen, und seine Lebensführung in ihrer unsteten, sprunghaften Weise der früheren Jahre ist der Beleg dafür.

Im inneren Zusammenhange mit diesem durchgehenden psychischen Mangel steht nun die Entwicklung eines episodischen krankhaften Geisteszustandes, dessen Beginn jedenfalls schon mehrere Monate zurückdatiert, und der nur als *systematischer Beeinträchtigungswahn* bezeichnet werden kann.

J. glaubte, bemerkt zu haben, daß der Werkführer G. vom Tage seines Eintritts in seine Stellung ihm nicht wohlgesinnt sei; er war überzeugt, daß G. die anderen Arbeiter, die Mägde, den Portier gegen ihn aufstachelte; hinter seinem Rücken wurden „verachtungsvolle Blicke" gewechselt; nur um ihm „ihre Verachtung zu bezeigen", „husteten Portier und Magd den ganzen Tag im Hof herum". W. dankte nicht mehr auf seinen Gruß vor Zeugen; wenn J. mit G. oder W. allein war, waren diese — und das hielt er gerade für das Raffinierte — durchaus freundlich, tauschten aber dann, in Gegenwart dritter, wieder höhnische Blicke über ihn; hinter ihm lachte alle Welt her, er wurde behandelt „wie ein Lausbub", stand zuletzt allein — „wie auf einem Kampfplatz". Eine Verschlimmerung dieser Quälereien trat seit Weihnachten ein; „der Spott und Hohn, die Falschheiten und Unverschämtheiten und Niederträchtigkeiten, mit denen ich von jetzt an bei jeder Gelegenheit überhäuft wurde, spotten allen Beschreibens".

Nun wurde ihm auch das Motiv klar; er sollte veranlaßt werden, seinerseits seine Stellung zu kündigen, da er Herrn W. verpflichtet glaubte, ihn unter allen Umständen zu behalten; zu diesem Zwecke wurde „alles Mögliche ins Werk gesetzt; das treue Werkzeug der beiden Herren, der Portier, die Portnerin und die Arbeiter selbst wurden durch Blicke, Gebärden und Tat ermuntert und ermutigt, mich mit Schande und Spott zu kränken" usw.

In den letzten Tagen vor der Tat bemerkte die Ehefrau (der er sonst sein Herz ausgeschüttet hatte, und die mit diesen Wahnideen gewissermaßen infiziert war), daß J. stiller wurde, nichts mehr von seinen Beobachtungen mitteilte, aber nachts sehr unruhig schlief, auch im Traume sprach. J. gibt in durchaus glaubhafter Weise an, daß ihm in den letzten Tagen die klare Überlegung abhanden gekommen sei; im Halbschlaf nachts erlebte er Kampfszenen mit W., deren traumhafter Charakter ihm nicht immer klar war, und wir finden heute noch einen Anhaltspunkt für einen besonders lebhaften Affektzustand in diesen letzten Tagen (22. bis 23. bis 24. Februar) darin, daß die Erinnerungen G.'s z. B. an die Einzelheiten des Revolverkaufes u. a. m. sehr unvollkommen sind.

Ebenso besteht eine nur lückenhafte Erinnerung für die Ereignisse selbst; seine heutigen Angaben decken sich nicht mehr mit denen der ersten Verhöre. G. selbst hat eine Empfindung für das zunehmende Schwinden dieser, vermöge des lebhaften Affektes und der damit verbundenen Trübung des Bewußtseins wenig fixierten Erinnerungen, die ihm nur „ein verschwommenes Bild" der Vorgänge geben.

In Erwägung aller dieser Dinge ist folgende Auffassung die gegebene:

J. war von jeher ein eigentümlicher, verschrobener Mensch.

Seine intellektuellen Fähigkeiten reichten, bei großer gemütlicher Reizbarkeit, nicht hin, um eine geordnete Lebensführung zu sichern.

Auf dem Boden dieser allgemeinen psychischen Verfassung, die den Schwachsinnsformen im weitesten Sinne zuzurechnen ist, hat sich eine Psychose — kombinatorischer Verfolgungswahn — entwickelt.

Unter dem Einfluß fixer Wahnvorstellungen und lebhafter Affekte ist das Delikt begangen worden, das seine Verhaftung veranlaßte. Auch in seiner Auffassung derjenigen Verhältnisse, die ihn nach seiner Meinung in „Notwehr für seine Familie" handeln ließ, ist der Mangel an Kritik, der intellektuelle Schwachsinn bemerkbar. —

Die Erfahrung lehrt, daß die Widerstandsfähigkeit, welche Schwachsinnige ihren Impulsen entgegenzusetzen haben, eine abnorm geringe ist.

Wir müssen also aussprechen: „J. befand sich zur Zeit der inkriminierten Handlung zwar nicht in einem Zustand von Bewußtlosigkeit, wohl aber von *krankhafter Störung der Geistestätigkeit, durch welchen seine freie Willensbestimmung ausgeschlossen war.*

Das Verfahren wurde eingestellt.

J. wurde, da sein geistiger Zustand sich während der klinischen Beobachtungszeit wesentlich gebessert hatte, indem die Erregung und die Wahnideen zurückgetreten waren, direkt aus der Klinik in Freiheit gesetzt.

In diesem Falle Hoches haben wir nur eine episodische paranoische Wahnbildung, eine sog. paranoische Reaktion vor uns. Bei zahlreichen anderen Kranken kommt es aber wohl unter dem Einfluß der Anlage, vielleicht auch des äußeren Schicksals, zu *chronisch fortschreitenden Entwicklungen*, die auch nicht mehr zu relativer Genesung führen. Wieder andere Kranke bleiben gewissermaßen dauernd an der Schwelle der eigentlichen Wahnbildung stehen; immer erneut kommt es unter dem Einfluß unangenehmer Erlebnisse zu Ansätzen von Wahnbildung, zu verstärktem Mißtrauen, zur Fehldeutung aller möglichen Vorkommnisse, vielleicht auch zu kurzdauernden wahnhaften Episoden. Eine günstige Wendung des Schicksals, eine stürmische Auseinandersetzung mit nachfolgender Versöhnung usw. führen aber immer wieder zur Korrektur. Es müssen dann besondere Umstände eintreten, damit einmal eine stärkere paranoische Reaktion erfolgt. Hierher gehört wohl die folgende eigene Beobachtung, bei der es nicht zu einer Straftat, wohl aber zur Selbstbezichtigung kam:

Selbstbezichtigung. Paranoische Reaktion.

Josef L., geb. 1866, in der Klinik 1907. Der Kranke ist ein mittlerer Bahnbeamter. Er ist schwer belastet. Eine Tante ist geisteskrank. Eine Schwester meinte, der Mann wolle sie umbringen, verkleide sich als Frau. Ein Bruder des Großvaters ritt auf seinem Pferd in seine Wohnung. Eine Verwandte der Großmutter wurde plötzlich tobsüchtig. Ein anderer „fühlt sich hoch, spinnt".

Der Kranke selbst wurde schon als Kind der „spinnete Sepp" genannt. Er hatte 10jährig die Idee, König, Abgeordneter zu werden, wollte regieren. Auch später war er immer phantastisch. Wollte hoch hinaus, mindestens Abgeordneter werden. Auch konnte er sich noch als Mann ausmalen, wie es sein würde, wenn er König wäre, Schlachten lenkte, Bataillonskommandeur wäre. Er lebte sich ganz in diese Ideen hinein, auch in die Gedanken der Schriftsteller, die er reichlich las, Schopenhauer, Forel, Bölsche usw. Er träumte viel, lebhaft, schreckhaft. Operationen konnte er nicht sehen, wurde leicht schwindlig, hatte Flimmern vor den Augen. Immer war er hitzig, doch gleich wieder gut, dabei überhaupt arg gutmütig, gab das Letzte her. Die Kinder hingen sehr an ihm. Als Kind kam er einmal in eine Viehherde hinein, wobei ihm „der Kopf zertreten" wurde. Damals war er lange krank. Narben finden sich nicht mehr. Er besuchte die Handelsschule, hatte gute Zeugnisse. Immer war er sehr ehrgeizig. An manchen Tagen schien er leicht beleidigt, war gereizt, schon aufgeregt, wenn ihn der Kragen rieb. Seit 15 Jahren ist er Bahnbeamter. Noch vorher — dies ist entscheidend für die ganze Zukunft — hatte er seinem kriminellen, vielvorbestraften Schwager bei einem Einbruchsdiebstahl assistiert. Es war zum Kampf mit einem Schutzmann gekommen, bei dem der Schwager verwundet wurde, er selbst aber mit einem Beil den Säbelhieb des Schutzmanns auffing. Der Schwager wurde verurteilt, er selbst aber wegen Mangels an Beweisen freigesprochen.

Kurze Zeit darauf als Beamter angestellt, hat er doch nie die Angst losgebracht, die Geschichte könnte seinen Vorgesetzten bekannt werden und ihm das Genick brechen. Er brachte die Erinnerung nie ganz aus seinem Kopf, und seine Angst steigerte sich lebhaft, als vor 2 Jahren der Schwager von neuem einen Diebstahl beging und vor Gericht kam. Zu allem Überfluß erschien gerade zu dieser Zeit alle Augenblicke ein Polizeibeamter in der Werkstätte, so oft, daß dies auch anderen auffiel und darüber gesprochen wurde, daß der Beamte nicht ohne Grund immer komme. Nun festigte sich in dem Kranken allmählich die Überzeugung, der Polizeibeamte kontrolliere ihn, um so mehr, als er den gleichen Beamten alltäglich mindestens viermal auf seinen Wegen von und zum Dienst traf, wie er seinen Weg auch einrichtete. Der Beamte schaute ihn immer merkwürdig an. Patient bezog alle Begegnungen auf sich. Ende November 1906 steigerte sich seine Angst stark. An einem Tage war ein reiner Hexensabbat auf der Straße. Die Leute spuckten hinter und seitlich von ihm aus, räusperten sich; doch konnte er nicht verstehen, was sie sagten. Er hielt sie für Geheimpolizisten. Daheim geschah nichts dergleichen. Er beruhigte sich nach kurzer Zeit, hielt aber an seinen Gedanken fest, um wenige Tage vor der Aufnahme seiner Umgebung nicht mehr „richtig" zu scheinen. Er hatte offenbar seine Verwandten nicht eingeweiht, alles in sich hineingedrückt. Nun zeigte er einen eigenartigen Blick und lief schließlich von einem Spaziergang, bei dem er verkannte, alle möglichen Leute als Freunde ansprach und andere für Geheimpolizisten hielt, davon, um sich bei der Polizei eines Attentates zu bezichtigen (nämlich des alten vor vielen Jahren begangenen).

So kam er in die Klinik. Feierlich, theatralisch sprach er kurz von seinen alten Delikten. Seit zwei Jahren spucke man vor ihm aus, räuspere sich. Ein Polizist habe gesagt: „Wart, den werden wir schon noch fangen." Er glaubte sich in der Poliklinik. Eine Zeitlang war er darauf sehr abwesend, hatte einen roten Kopf, hielt sich die Ohren zu. Die Schwestern seien verkleidet, die Kranken nicht echt. Er werde beschimpft. Spezielles konnte er jedoch nicht angeben. Dabei war er vorübergehend am ganzen Körper analgetisch. Bald beruhigte er sich, korrigierte zunächst unvollkommen, dann aber rasch vollständig und war schon nach 10 Tagen vollkommen klar, dabei heiter und belachte seine Ideen.

Es ist hinzuzufügen, daß L. im Jahre 1898 eine Zeitlang starkes Kopfweh gehabt haben soll, und daß er seit 1896 zeitweise das Gefühl hatte, als versinke die Stadt in den Boden, meist wenn er ins Bett ging, mitunter auch auf der Straße. Dies Gefühl trat immer von selbst auf und war besser, wenn er getrunken hatte. Er war ängstlich dabei, doch einsichtig. Zwischen solchen Zuständen und seinen Wahnideen besteht kein subjektiv faßbarer Zusammenhang.

Im Jahre 1920 war er gesund.

Auch diese „paranoiden Psychopathen" scheinen konstitutionelle Beziehungen zur Schizophrenie zu haben, wie wir aus Kolles Untersuchungen wissen; gleiches gilt aber auch für die letzte besonders wichtige Gruppe, die in diesen Kreis gehört, nämlich die *Querulanten*. Man unterschied früher, abgesehen von den querulatorischen Störungen im Bereiche anderer Psychosen, den echten Querulantenwahn von den querulatorischen Erscheinungen bei Psychopathen, den sog. *Pseudoquerulanten*. Je mehr die psychologische Betrachtungsweise dem Querulantenwahn den Charakter der Prozeßpsychose nahm, um so mehr haben diese Grenzen sich verwischt. Da das Querulieren immer an Konflikte mit den Institutionen des Rechtslebens anknüpft, sind die Querulanten von großer forensischer Bedeutung, und weil sie meist mit großem Geschick unter Aufwand von großer Energie ihre starren Rechtsideen zu verteidigen wissen, im übrigen aber ganz unauffällig und sozial erfolgreich sein können, haben sie Juristen und Medizinern viel Unruhe gebracht, zu lebhaften Diskussionen und zu einer umfangreichen forensisch-psychiatrischen Literatur Anlaß gegeben. In den neunziger Jahren des vorigen Jahrhunderts kam es wegen angeblicher psychiatrischer Mißgriffe sogar zu der Forderung politischer Parteien, es sollte in Zukunft die Begutachtung sog. Querulanten in die Hände unabhängiger Laienkommissionen gelegt werden. In der Tat bleiben die Reaktionen der Querulanten stets im psychopathologischen Sinne verständlich, insbesondere wenn man ihr überspanntes Rechtsgefühl und ihr übersteigertes Rechthabenwollen als einer Erklärung nicht bedürftig voraussetzt.

Auch die klinische Kennzeichnung der krankhaften Querulanten muß etwas weiter ausholen; ich kann mir wiederum HOCHES unübertreffliche Ausführungen zu eigen machen:

Der *Querulantenwahn* entwickelt sich mit Vorliebe aus einer von vornherein *abweichenden Veranlagung*. Bei der Mehrzahl der querulierenden Paranoiker können bestimmte geistige Eigentümlichkeiten bis in die Jugend zurückverfolgt werden: Unverträglichkeit, Mißtrauen, unmotiviert lebhaftes Selbstgefühl, lebhafter Egoismus, Unstetigkeit und dergleichen mehr. Im übrigen brauchen die Kranken bis in das dritte und vierte Jahrzehnt hinein gar nicht *aufgefallen* zu sein, auch *nicht durch Querulieren* bei Berührungen mit den Gerichten.

In der Regel läßt sich für den *Beginn* der krankhaften Störung auf der Lebenshöhe ein *bestimmtes äußerliches Moment* nachweisen, das den Stein ins Rollen bringt. Dieser Anstoß wird häufig gegeben durch ein *positives Unrecht*, das die Kranken in rechtlicher Hinsicht zu erleiden haben. Man tritt dem Begriff einer „geordneten Rechtspflege" nicht zu nahe, wenn man zugibt, daß vielfach beim Zusammenstoßen *subjektiv* wohlbegründeter Rechtsansprüche mit objektiven Rechtsverhältnissen wegen mangelhafter, nicht alle Möglichkeiten vorsehender Bestimmungen oder aus formalen, vielleicht zur Zeit nicht zu ändernden Gründen oder wegen des natürlichen Übergewichtes, das bei Konflikten die Beamtenqualität dem einen Teil verleiht usw., *Verletzungen* eines *an sich zunächst ganz begründeten Rechtsgefühls* vorkommen. Ein solches Ereignis, mit dem sich der Geistesgesunde vielleicht schwer und grollend, vielleicht erst nach Erschöpfung der Rechtsmittel, aber doch schließlich abfindet, weil er die Unabwendbarkeit der Sache und die Aussichtslosigkeit des Widerstandes einsieht, wird für den *geisteskranken Querulanten der Ausgangspunkt* krankhaften Denkens.

Genau in der gleichen Weise wie andere persönliche Erlebnisse, bei der einfachen kombinatorischen, nicht querulierenden Form der Paranoia, wird die Tatsache des rechtlichen Mißgeschickes *in krankhafter Weise weiter verarbeitet*; die Ursache davon liegt nicht in den Verhältnissen oder Bestimmungen, sondern in *persönlichem Übelwollen* des Richters, eines Richterkollegiums oder sonstiger Behörden, die voreingenommen und parteiisch ihre Entscheidung getroffen haben. Zuerst wird der *Instanzenzug erschöpft*, ohne daß jetzt schon immer der krankhafte Charakter des Handelns deutlich zu sein brauchte. Die allen seinen Eingaben anhaftende *Erfolglosigkeit* führt den Kranken zu der *Überzeugung*, daß die Korruption und die ihm *feindselige Gesinnung* sehr viel weiter gedrungen ist, als er für möglich gehalten hätte; die Untersuchung wird nicht genau genug geführt, wichtige Beweismittel werden ihm abgeschnitten, die Zeugen der Gegenpartei werden ausführlich gehört, die seinen nicht; so etwas ist nur möglich, wenn Bestechung im Spiele ist, oder wenn man ein Interesse daran hat, z. B. aus politischen Gründen, ihm sein Recht vorzuenthalten.

Dieser Überzeugung wird nun in Schriftstücken Ausdruck gegeben, die entweder ignoriert werden, was der Kranke als Eingeständnis des Unrechts seitens der Behörden auffaßt, oder wegen ihres beleidigenden Inhalts vielleicht zu *Verurteilungen* führen; damit ist der Anstoß gegeben zu neuen Beschwerden und Eingaben. Da die Behörden aber alle „zusammenhalten", hilft nichts, als ein *Appell an die Öffentlichkeit*, der in Flugblättern, Broschüren, Petitionen an das Parlament usw. versucht wird. Vielleicht ist inzwischen der *Verdacht* bei den Angehörigen oder bei der Staatsanwaltschaft aufgetaucht, daß es sich um eine *Geistesstörung* handeln könne, und es erfolgt ein *Antrag* auf *Entmündigung*. Natürlich ist das für den Kranken eine Bestätigung seines Verdachts, daß man ihm in systematischer Weise sein Recht verkümmern, ihn nun gar *mundtot* machen will, und das Entmündigungsverfahren wird ein *neuer Ausgangspunkt* für erbitterte Kämpfe. Wenn sich nun ein ärztlicher Gutachter findet, der aus mangelnder Sachkunde oder anderen Gründen den in der Tat Kranken für geistesgesund erklärt, so erweitert sich der *Kreis der Feinde* noch um diejenigen Ärzte, die ein Gutachten im umgekehrten Sinne abgegeben haben, und die nun auch mit nicht immer harmlosen Drohungen oder Beleidigungen überschüttet werden. Gewöhnlich erst nach jahrelanger Dauer dieses Kampfes wird der Charakter der Handlungsweise des Kranken von den Gerichten richtig erkannt und werden diejenigen *Konsequenzen* gezogen, die den Kranken und die Umgebung vor den Folgen seiner krankhaften Geistesbeschaffenheit zu schützen geeignet sind, nämlich die nicht immer genügend wirksame Entmündigung oder die Verbringung in eine Irrenanstalt.

Die *Idee* der rechtlichen Beeinträchtigung ist als *Wahnidee* gekennzeichnet durch ihre völlige *Unkorrigierbarkeit*; Gründe der Wahrscheinlichkeit und sachliche Gegenbeweise prallen in gleicher Weise ab an der *unerschütterlichen Überzeugung* des Kranken von der Richtigkeit seiner Vorstellungen, in deren logischer Konsequenz er alle entgegengesetzten Angaben ohne weiteres für erlogen, gefälscht, betrügerisch erklärt. Alle Umstände, und seien sie ganz belangloser Art, die irgendwie im Sinne seiner Ideen verwertbar sein könnten, gelten ihm als wichtige und glaubwürdige Beweismittel, während ruhige und sachkundige Versuche, ihn über das Unzutreffende seines Standpunktes zu belehren, sofort als beeinflußte Ergebnisse von Bestechlichkeit oder Parteilichkeit abgelehnt werden. Die anscheinend *feine Empfindlichkeit* für das eigene Recht verbindet sich in einer dem Gesunden unverständlichen Weise mit totaler *Unfähigkeit, fremden Rechtsansprüchen irgendwie gerecht* zu werden oder die Notwendigkeit der Unterordnung unter allgemein gültige Rechtsgrundsätze einzusehen. In diesen *Mängeln des Urteilsvermögens* äußert sich gewöhnlich von vornherein ein gewisser Grad von psychischer Schwäche, der *im Laufe der Jahre* meist immer *deutlicher* hervorzutreten pflegt.

Lange Zeit wird derselbe verdeckt durch eine *gute Funktion des Gedächtnisses*, das den Kranken in den Stand setzt, aus seinen Aktenbündeln und Eingaben oder aus Gesetzsammlungen in großer Zahl *tatsächliches Material* an Daten, Paragraphen, Zahlen anzuführen; die genauere *Prüfung* läßt aber ebensooft erkennen, daß der Kranke z. B. den Inhalt der Bestimmungen, die er zitiert, *gar nicht verstanden hat* oder in falscher Weise nur das herausliest, was als Stütze seiner Ansprüche verwertbar erscheint.

Die *lebhafte Affektbetonung* aller die Wahnideen in irgendeiner Weise berührenden Ideen läßt *andere* Vorstellungen nur schwer in den Gesichtskreis des Individuums treten; so finden wir bei allen Querulanten eine große *Monotonie* des Denkens, das sich immer in dem *engen Zirkel* der krankhaften Ideen und des damit Zusammenhängenden bewegt. — Fast immer ist mit dem Wahn der *rechtlichen Beeinträchtigung* die *Neigung zum Auftreten von Größenideen* verbunden, die keine phantastischen Formen annehmen, sich häufig auf die *Vorstellung* beschränken, daß der Kranke berufen sei, nicht nur sein *eigenes Recht*, sondern das *Recht überhaupt* zu vertreten, oder daß er *allein* imstande sei, den wahren Sinn der Gesetze zu erkennen und authentisch auszulegen. Zum Teil als ein Ergebnis krankhaft gesteigerten Glaubens an die eigene Person ist auch die Unbefangenheit anzusehen, mit der der Kranke sich berechtigt glaubt, sich über bestehende Normen der Sitte, des Anstandes, des Rechtes hinwegzusetzen. Diesen Größenideen entsprechend zeigt die *Stimmung* häufig etwas krankhaft *Gehobenes*, neben der Neigung zu *reizbaren Ausbrüchen* und *Affekthandlungen*. Diese *Reizbarkeit* ist es zum Teil, die den Kranken so rasch zu gröblichen wörtlichen, schriftlichen oder tätlichen Beleidigungen, zur Bedrohung oder Verletzung von Amtspersonen (Gerichtsdienern usw.) schreiten läßt.

Alle diese genannten geistigen Eigentümlichkeiten wirken zusammen bei dem Zustandekommen der Handlungen des Kranken, die Anlaß zu strafrechtlicher Beurteilung, zur Einleitung des Entmündigungsverfahrens oder zur Verbringung in eine Irrenanstalt geben (Beleidigungen, Verleumdungen, Widerstand, Ungebühr vor Gericht, Bedrohung, Körperverletzung usw.).

Die vorstehende Darstellung gibt schon *die Gesichtspunkte* an die Hand, die für die *Erkennung* der chronischen, querulierenden Paranoia und ihre gerichtliche Beurteilung maßgebend sind.

Bei der *gerichtsärztlichen Begutachtung* ist zunächst auf Grund der *Analyse der Einzelsymptome* der *Nachweis* einer *vorhandenen geistigen Störung*, besonders des *Bestehens von Wahnideen* (in dem wiederholt erörterten Sinne) zu führen; die *Unkorrigierbarkeit*, das Ausgehen von einem *bestimmten Punkte*, die *allmähliche Erweiterung* des Kreises der in das Wahnsystem einbezogenen Personen oder Instanzen, die abnorme Stimmungslage, alles das gibt genügend Handhaben, um eine Geistesstörung zu diagnostizieren. Daß erhaltene Besonnenheit, formale Gewandtheit, äußere Korrektheit der Form und des Gedankenganges bei Schriftstücken der Querulanten nicht gegen die Annahme einer Geistesstörung verwertet werden darf, muß besonders betont werden. Unzulässig ist der Schluß, daß ein unpraktisches und hartnäckiges Verfechten des Rechts *an sich* etwas Abnormes sei. Die Lebhaftigkeit, mit der jemand eine erlittene Rechtskränkung empfindet, eine Lebhaftigkeit, die so weit gehen kann, daß er gerne an Zeit oder Besitz Opfer bringt, die objektiv in gar keinem Verhältnis stehen zur Größe des umstrittenen Rechtsgutes, kann dem Richter oder dem ärztlichen Sachverständigen persönlich *unverständlich* sein, und das um so mehr, je mehr der Beurteiler sich einen behaglichen Opportunismus als Lebensregel für sich selbst zurechtgemacht hat; daraus geht aber nicht hervor, daß nun ein *solches empfindliches Rechtsgefühl* etwas *Krankhaftes* sei.

Von dieser Schilderung HOCHES braucht nichts weggenommen zu werden, auch wenn sie nur die gewissermaßen am meisten kranken Querulanten betrifft. Es handelt sich hier um Menschen, die den eigentlichen Paranoischen am nächsten stehen; in solchen Fällen ist schon die Ausgangsidee vielfach eine paranoische, d. h. wahnhafte; in anderen Fällen kommt es erst aus einer andersartigen paranoischen Entwicklung nachträglich zum krankhaften Querulieren.

HOCHE nahm an, es handle sich beim Querulantenwahn um einen Hirnprozeß. Heute sehen wir dagegen viel mehr die *fließenden Grenzen* von diesen *schwersten querulatorischen Entwicklungen* (diese Bezeichnung ist immer mehr an Stelle des Wortes Querulantenwahn getreten) zu den leichteren und leichtesten *heilbaren querulatorischen Reaktionen.* Die Katamnesenforschung insbesondere von RAECKE und KOLLE hat nämlich gezeigt, daß auch in Fällen mit allen Merkmalen des schweren Querulantenwahns, der als grundsätzlich unheilbar galt, unter besonders günstigen Bedingungen Heilung eintreten kann. Trotz alledem bleiben die forensischen Erörterungen HOCHES in allem Wesentlichen gültig. Überall, wo die hervorgehobenen Kriterien bestehen, wird man eine krankhafte Störung der Geistestätigkeit annehmen. Daß es Beobachtungen gibt, in denen es nicht leicht sein wird, zwischen schon krankhaftem und noch „normalem" Querulieren zu unterscheiden, ist selbstverständlich. Wenn man sich an die Entwicklung wirklicher Wahnideen hält, wird man forensisch nicht häufig in die Irre gehen.

In einer Beziehung bringt die neue Auffassung der paranoischen und querulatorischen Reaktionen und Entwicklungen allerdings auch eine *Änderung der forensischen Beurteilung* mit sich. Beim paranoischen Verfolgungswahn ebenso wie bei den querulatorischen Entwicklungen bleiben lange Zeit *weite Gebiete des Seelenlebens unberührt.* Man wird also allen diesen Kranken Unzurechnungsfähigkeit in der Regel nur für Straftaten zubilligen, die in engem Zusammenhang mit ihrer krankhaften Entwicklung, mit ihren wirklichen Krankheitserscheinungen stehen. Diese Tatsache ist deshalb wichtig, weil zahlreiche Querulanten schon lange, ehe sie in ihre krankhafte Entwicklung eintreten, wiederholt wegen aller möglicher Vergehen bestraft werden und auch während der krankhaften Entwicklung in der alten Weise straffällig werden können, ohne daß dies im entferntesten mit ihren eigentlichen Krankheitserscheinungen zu tun zu haben braucht. Ein Querulant also, der schon wiederholt Diebstähle begangen hat und auch während seiner querulatorischen abnormen Entwicklung in der alten Weise fortstiehlt, wird dafür strafrechtlich verantwortlich sein, nicht aber für alle Verbrechen, die aus seiner krankhaften Entwicklung herauswachsen.

Nahe psychopathologische Beziehungen der querulatorischen Reaktionen und Entwicklungen bestehen zu jenen Rentenneurosen, die von WEIZSÄCKER kürzlich als *Rechtsneurosen* beschrieben hat. Es handelt sich hier freilich nicht um die häufigsten Formen der Rentenneurose, die heute im Mittelpunkt aller sozialpolitischen und versicherungsrechtlichen Fragestellungen stehen und in der Regel nichts anderes sind als der psychologische Ausdruck des Versagens minderwertiger Persönlichkeiten gegenüber den Anforderungen des Lebens. Ein Teil dieser Neurotiker aber, und zwar gerade die *verbissensten* unter ihnen, sind paranoid und querulatorisch. Es geht nicht an, in diesem Zusammenhang den großen Fragenkreis der Rentenneurose aufzurollen, und es ist dies um so weniger notwendig, als sie recht wenig kriminalistisches Interesse bieten. Das gleiche gilt auch für manche den Schicksalsquerulanten in der Anlage ähnliche, verbissene Hypochonder und deren seelische Reaktionen.

Den paranoiden Entwicklungen näher stehen einzelne, aus bestimmten Lebenssituationen herauswachsende Wahnbildungen, der *Verfolgungswahn der Schwerhörigen*, die *wahnhaften Reaktionen der sprachlich Isolierten*, wie sie z. B. bei Kriegsgefangenen beobachtet worden sind u. ä. Auch hier mangelt das forensische Interesse. Die klinisch nahestehenden paranoiden Reaktionen in der Haft sollen weiter unten im Zusammenhang besprochen werden.

b) Hysterische Reaktionen. In der letzten Auflage dieses Handbuches ist der *Hysterie* ein sehr ausführliches Kapitel gewidmet worden. Seitdem haben wir gelernt, daß es Hysterie als eine in sich abgeschlossene Krankheit nicht gibt. Wir wissen vielmehr, daß hysterische, d. h. *seelisch entstandene und seelisch festgehaltene Funktionsstörungen körperlicher wie seelischer Art* allenthalben im Bereiche des abnormen Seelenlebens vorkommen, am häufigsten bei psychopathischen Persönlichkeiten. Es handelt sich um abnorme, durch äußere Einwirkungen stark beeinflußbare Erscheinungen, welche die Antwort auf gemütsbetonte Erlebnisse und Lebenslagen darstellen, stets auf eine Verhüllung der Wirklichkeit abzielen, eine

„*Flucht in die Krankheit*“ bedeuten und *niemals* einen *ernsten Krankheitswert* haben. Da hysterische Reaktionen für gemütslabile, durch Affekte aller Art bestimmbare Persönlichkeiten, denen Widerstandskraft und Wirklichkeitswille fehlt und die sich durch den Schein der wirklichen Bewährung entziehen, einen besonders bequemen Ausweg darstellen und bei ihnen daher häufig sind, hat man solche Menschen als *hysterisch Veranlagte* beschrieben. Viel häufiger und viel massiver sind hysterische Störungen aber bei *Minderbegabten* und *Unzulänglichen aller Art*, besonders auch *unausgereiften* Jugendlichen und Erwachsenen. Ebenso verbergen sich organische Krankheiten nicht selten hinter hysterischen Störungen. Überall ist der Wille der Betroffenen irgendwie mitbeteiligt, das „*Gesundheitsgewissen*“ hysterisch Reagierender ist schlecht.

Wir haben es hier nicht mit den sog. „hysterischen Charakteren“ zu tun, die wir oben als „Geltungssüchtige“ unter den Psychopathentypen kurz besprochen haben, ebensowenig mit den „hysterischen Erscheinungen im Bereiche der Körperfunktionen“, d. h. den seelisch hervorgerufenen und seelisch festgehaltenen körperlichen Störungen. Lediglich die *hysterischen Geistesstörungen*, die einen Ausschnitt aus der Gesamtheit der psychogenen Psychosen darstellen, sollen uns beschäftigen. Hysterisch sind nach BONHOEFFER nur diejenigen psychogen hervorgerufenen Symptome, die einem *Krankheitswillen* entstammen. Zwischen dem *Simulanten* und dem *Hysteriker* bestehen nur insofern Unterschiede, als letzterer nicht nur mit seinem Willen und den ihm unterworfenen Handlungen allein, sondern durch den Willen auch mit seiner psychopathischen Anlage arbeiten kann (REICHARDT). Freilich ist nicht immer eine bestimmte Anlage die notwendige Voraussetzung für das Auftreten hysterischer Reaktionen, auch erworbene körperliche Störungen, besonders Ermüdung, Hunger, Erschöpfung, können gelegentlich die Bereitschaft mit sich bringen.

Psychogene und speziell hysterische *Dämmerzustände* entwickeln sich gleitend aus normalem seelischem Erleben, nämlich den Phantasien, den Wachträumereien, dem hypnagogen Erleben. Schlaf- und Traumtrunkenheit ähneln den psychogenen Dämmerzuständen weitgehend, ja man spricht geradezu von hysterischem Somnambulismus (LÖWENFELD). Im Anschluß an erregende Erlebnisse verfallen die Kranken in mehr oder minder tiefe Bewußtseinstrübungen, in denen sich szenenhaft die Ausgangserlebnisse wiederholen, oft in tendenziöser Verarbeitung, unter lebhaftesten und theatralischen Affektäußerungen, der Angst, der Reue, der Hoffnung. Dabei wird die Umgebung im Sinne der Erlebnisse des Dämmerzustandes verkannt und entsprechend gehandelt, auch dies oft mit großem schauspielerischem Aufwand. Die Dauer solcher Zustände kann ganz verschieden sein. Die Kranken erwachen aus ihnen häufig wie aus einem Traum und nicht immer mit ganz gutem Gewissen. Die Erinnerungslücken, die, wie nach organisch bedingten Dämmerzuständen, zu hinterbleiben pflegen, sind mehr oder minder leicht aufzuhellen, zum mindesten in der Hypnose.

Forensisch wichtig sind die sog. GANSER*schen Dämmerzustände*, in deren Vordergrund das GANSERsche Symptom, das *Vorbeireden*, steht: Die Kranken antworten auf Fragen falsch, aber der Inhalt ihrer Antworten verrät, daß sie nicht nur den Sinn der Frage aufgefaßt haben, sondern auch die richtige Antwort wissen müssen, weil die richtigen Vorstellungskreise angeschnitten werden und stets dicht an der echten Lösung vorbeigezielt wird. Gerade das GANSERsche Syndrom erweckt häufig den *Verdacht reiner Simulation*; doch steht einwandfrei fest, daß auch in psychogenen Reaktionen ohne Zwecktendenzen, so etwa bei akuten Schreckzuständen, Vorbeireden gelegentlich vorkommt. Es geht dann gern mit kindlich-kindischem Verhalten einher, wie es auch den anderen hysterischen Psychosen nicht fremd ist.

Endlich gehören zu den hysterischen Reaktionen die *Haftstuporen*, die nach ihrem Erstbeschreiber gewöhnlich als RAECKEsche Stuporen bezeichnet werden. Es handelt sich dabei um Zustände herabgesetzter oder aufgehobener Reaktion auf die Reize der Umwelt, die wohl in der Regel mit einer gewissen Bewußtseinstrübung einhergehen. Diese Zustände pflegen sich von den katatonischen dadurch zu unterscheiden, daß die wirklich vitalen Funktionen nicht oder nicht in dem gleichen Maße beteiligt sind, und daß eine günstige Schicksalswende sofort dem normalen Verhalten Platz macht. KRAEPELIN hat den Haftstupor treffend mit dem *Totstellreflex* der Tiere verglichen.

Anhangsweise ist noch von den sog. *hysterischen Anfällen* zu sprechen. In der Regel handelt es sich um mit Bewußtseinstrübung verbundene Erregungsstürme, die unter sehr lebhaften, karikierten Ausdrucksbewegungen verlaufen und vielfach einen sehr theatralischen, beabsichtigten, gewollten Eindruck machen. Nicht selten kann man in dem Ausdrucksgeschehen bestimmte, oft sexuelle Szenen erkennen, die wiedererlebt bzw. aufgeführt werden. Bei manchen erregbaren Psychopathen ist die Erregung eine sehr stürmische und rücksichtslose, so daß es zu Selbstbeschädigungen kommt. Pupillenstarre und pathologische Reflexe fehlen aber auch dann. Gelegentlich aber werden epileptiforme Anfälle recht geschickt nachgeahmt; dabei können die Betroffenen sich auch absichtlich auf die Zunge beißen oder doch jedenfalls Blut aus dem Munde produzieren und unter sich lassen. Bei vegetativ und vasomotorisch labilen Menschen treten unter dem Einfluß lebhafter Affekte einfache Ohnmachten, oft mit Schweißausbruch, unter Umständen auch Zittern ein, wobei zugleich eine Verfärbung des Gesichts eintritt. Soweit es sich bei den hysterischen Bewegungsstürmen nicht einfach um zweckhafte übertriebene Ausdrucksbewegungen handelt, ist das Bewußtsein getrübt. Eine forensische Bedeutung haben die hysterischen Anfälle nicht.

Hysterische Psychosen geben nicht häufig Anlaß zur *Begutachtung* hinsichtlich der Zurechnungsfähigkeit, nur während des Krieges wurde gelegentlich Fahnenflucht in psychogenen Dämmerzuständen begangen. Immerhin kommen auch schwerere Delikte vereinzelt vor. FRENSDORF etwa beschrieb eine Hysterische, die in einem ihrer periodischen Dämmer- und Erregungszustände ihr 7jähriges Kind tötete. Leider sind die seelischen Zusammenhänge in diesem Falle nicht ganz durchsichtig. Eindrucksvoller ist ein Fall von MARX, bei dem die hysterische Primitivreaktion besser aus der Persönlichkeit des Täters ableitbar ist. Es handelt sich um einen vielleicht leicht debilen, sicher sehr primitiven Slawen, der in einer Gerichtsverhandlung den Mörder seines Herrn erschoß und nachträglich für den Zustand Amnesie angab. Tatsächlich ließen sich bei ihm experimentell tiefe psychogene Bewußtseinstrübungen hervorrufen. Ausgesprochene hysterische Psychosen, die nicht einfach Spiegelfechtereien darstellen, sind strafrechtlich wie andere Psychosen zu behandeln. Solche Spiegelfechtereien sind manchmal die Ganserzustände, aus denen heraus es auch einmal zum Diebstahl kommen kann, genau wie zum Ausbrechen aus der Gefangenenanstalt. Hier ist natürlich die Verantwortung nicht aufgehoben.

Eine andere gelegentlich zur Begutachtung stehende Frage ist die, ob hysterische Umdämmerungen Anlaß geben können, von Sittlichkeitsdelikten an Willenlosen, Bewußtlosen oder Geisteskranken zu sprechen. Diese Frage wird häufiger für Verbrechen an Hypnotisierten angeschnitten, die sich ja in einem ganz ähnlichen Bewußtseinszustand befinden (s. hierzu den Allgemeinen Teil). v. RAD veröffentlichte den Fall einer 20jährigen, leicht debilen Hysterika, die angeblich in einem hysterischen Anfall vergewaltigt wurde. Tatsächlich nahm das Gericht Willenlosigkeit an.

JACOBI hatte einen 25jährigen Mann unter der Fragestellung zu begutachten, ob ein bei ihm im Anschluß an eine spiritistische Sitzung aufgetretener hysterischer Dämmerzustand als Körperverletzung bzw. Verfall in Geisteskrankheit zu beurteilen sei. Er lehnte diese Auffassung ab, da die wesentliche Ursache für das Zustandekommen der Störung in der neuropathischen Konstitution, nicht in der spiritistischen Sitzung (und den aufregenden Nachrichten, die der Kranke dort erhielt) zu suchen sei. Die letzteren seien vielmehr nur auslösendes Moment.

c) Haftreaktionen. „Sowohl die *Untersuchungs-* wie die *Strafhaft* ist mit einer Reihe von *Schädigungen* verbunden, die seelische Abnormisierungen theoretisch verständlich machen. Bei der ersteren sind es die plötzlichen, heftigen Gemütsbewegungen infolge der Verhaftung, der Vernehmungen und Konfrontationen, die quälende Ungewißheit über die Gestaltung der Zukunft, Sorgen und Selbstanklagen, die besonders in der Einzelhaft bei dem Fehlen der Ablenkung auf empfängliche Gemüter ungünstig wirken müssen. In der Strafhaft kommt, zum Teil unter Fortwirkung der angeführten Momente, das Fehlen jeglicher Abwechslung und Anregung, die Monotonie der Lebensweise, die Unmöglichkeit der Aussprache und das dadurch bedingte intensive Innenleben in Betracht. Dazu kommt in beiden Fällen die oft gegenüber den früheren Gewohnheiten der betreffenden Individuen fundamental veränderte Ernährungsweise" (WOLLENBERG).

Je nach der individuellen Veranlagung zeigen diese Haftreaktionen nach Form und Intensität recht verschiedenartige Gestaltungen. Von den normalpsychologisch verständlichen Verhaltensweisen gibt es alle möglichen Übergänge zu grob psychotischen Zustandsbildern, die sich bei genauerem Zusehen als eigenartige Reaktionen psychopathischer Persönlichkeiten verstehen lassen. Bekannt unter dem Namen *Zuchthausknall* sind etwa die plötzlichen schweren *Erregungszustände der explosiblen Psychopathen.* Bei den Schwerkriminellen führen sie nicht selten zu ernsten Gewalttätigkeiten; es ist dann mitunter nicht ganz leicht, darüber Klarheit zu gewinnen, ob während der strafbaren Handlungen eine die Verantwortlichkeit ausschließende Bewußtseinstrübung vorgelegen hat. Man wird sich daran halten müssen, daß häufig im Beginn der pathologischen Reaktionen bzw. bei Handlungen, welche die pathologische Reaktion auslösen, Bewußtsein und Bestimmbarkeit des Willens noch erhalten sind. Gerade von den Explosiblen weiß man, daß sie gelegentlich *bewußt den Affektsturm in Gang setzen,* und das Anwachsen des Affekts ist nicht nur weitgehend beherrschbar, sondern es wird nicht selten sogar *willkürlich verstärkt* (*Affektpumpen*).

Schon Normale sind in der Haft zu *Mißtrauen* geneigt. Jeder Gefangene fühlt sich von der Justiz, vom Personal beeinträchtigt; in allen Zuchthäusern spukt das Märchen, daß ab und zu ein mißliebiger Gefangener „verschwinde". Bei phantasiebegabten Schwindlern entwickeln sich aus derartigen Meinungen leicht die „*wahnhaften Einbildungen der Degenerativen*" (BIRNBAUM), wie sie besonders häufig bei Häftlingen beobachtet wurden. Es handelt sich meist um flüchtige, beeinflußbare, vielfach *spielerische Wahnbildungen* des angedeuteten Inhalts, manchmal auch um Unschulds- oder Begnadigungswahn oder Größenphantasien mit oder ohne Sinnestäuschungen, ähnlich jenen in hysterischen Dämmerzuständen. Mit der Aufhebung der Haft, mit der Verlegung in psychiatrische Abteilungen, mit der Möglichkeit zur Flucht pflegen diese Wahnbildungen schnell zu schwinden. Ihre Flüchtigkeit, ihre Beeinflußbarkeit durch alle äußeren Umstände, ihre durchsichtige Tendenz, die Haft zu beenden oder über die Nöte der Haft hinwegzutrösten, rücken sie in die Nähe der Simulation. Derartige Bilder wurden zunächst in Berlin, erst später auch in anderen Großstädten gesehen; man konnte ihre Verbreitung durch einzelne Dauergäste der Großstadtgefängnisse geradezu verfolgen. Man sah eine Häufung, wo sie ernst genommen wurden, und konnte ihr Verschwinden beobachten, wo sie energisch angefaßt wurden, alles Umstände, die wir auch von den psychogenen Zweckneurosen des Krieges kennen. WILMANNS hat diese „Abhängigkeit vom Zeitgeist“ besonders herausgearbeitet. Gleitende Übergänge führen von den wahnhaften Einbildungen zu den hysterischen Dämmerzuständen, wie sie im vorigen Abschnitt erwähnt wurden. Auch diese sind als typische Haftreaktionen bekannt, ebenso wie die oben geschilderten Stuporen.

Nicht selten ist der Ausbruch endogener Psychosen, besonders der Schizophreniegruppe, in der Haft. Selbst diese Krankheitsbilder können vom „*Haftkomplex*“ ihre inhaltliche Färbung bekommen, so daß große diagnostische Schwierigkeiten gegenüber psychogenen Reaktionen entstehen können.

Weiter sind vereinzelt *Halluzinosen* beschrieben worden, die bei voller Besonnenheit mit Gehörstäuschungen und Wahnbildungen im Sinne des Haftkomplexes einhergehen und nicht die Flüchtigkeit und Beeinflußbarkeit der sonstigen psychogenen Haftstörungen zeigen. Mit Wahrscheinlichkeit handelt es sich hier um Erkrankungen, die der Schizophrenie nahestehen, vielleicht um sog. schizoide Reaktionen (s. o.).

Schließlich sei an dieser Stelle auch der *Begnadigungswahn der lebenslänglich Verurteilten* (RÜDIN) erwähnt, der mit dem gleichen Recht auch unter den paranoiden Reaktionen hätte angeführt werden können. RÜDIN beschrieb Wahnbildungen, die stets Männer in höherem Alter zwischen 45 und 63 Jahren betrafen. Alle traten nach jahrzehntelanger Strafhaft, die sie zu „anderen Menschen“ gemacht hatte, und nach tadelloser Führung mit der felsenfesten Überzeugung hervor, sie seien begnadigt. Ihr Betragen war „duldnerisch vornehm“. Ihre Sinnestäuschungen, besonders akustischer Art, waren verheißend oder erschreckend. Sicher handelt es sich bei diesen Zuständen nicht um rein psychogene Reaktionen. Arteriosklerotische Veränderungen dürften eine Rolle spielen. Auch mag die Schizophrenie mindestens konstitutionell hineinspielen, wie bei vielen alten Zuchthäuslern. Die Symptomenbilder unterscheiden sich nach RÜDIN durch die fehlende Verworrenheit und die Beschränkung auf wenige fixe Ideen von schizophrenen Syndromen.

d) Psychogene Depression. Psychogene Depressionen sind mitunter recht schwer von anderen Verstimmungszuständen abzugrenzen. Das geht schon daraus hervor, daß die Verhältniszahlen zwischen endogenen und psychogenen Depressionen an einem gleichartigen Material von verschiedenen Untersuchern ganz verschieden gefunden werden (K. SCHNEIDER, STAUDER). Dazu kommt, daß die Namensgebung nicht überall gleich gehandhabt wird.

Die psychisch provozierte Melancholie gehört nicht hierher; sie wurde oben beim manisch-depressiven Irresein besprochen. Schon die *Persönlichkeiten* der psychogen Deprimierten sind gewöhnlich andere als jene der

Melancholischen, eher schizoid als synton. Ihre Verstimmung gleicht häufig mehr einem Desinteressement, ihre Hemmung einem Nichtmögen, ihre Selbstvorwürfe wollen nicht geglaubt, sondern widersprochen sein. Ihre Art ist aufdringlich aggressiv, verbissen, egoistisch. Forensisch kommt den psychogenen Depressionen keine große Bedeutung zu; es gibt eigentlich nur zwei Vergehen, die in solchen Zuständen begangen werden, das sind der (mißglückte) erweiterte Selbstmord und die Abtreibung in der Verstimmung über die unerwünschte Schwangerschaft. In beiden Fällen wird man zu prüfen haben, ob die Depression zur Zeit der Begehung der Tat schon bestanden hat. Gegebenenfalls muß man versuchen, sich ein Bild von ihrer Schwere zu machen. Die Bedeutung einer *Geisteskrankheit* im *forensischen Sinne* wird man einer solchen Reaktion nur dann beimessen, wenn ihre Auswirkungen sich bis in das biologische Gefüge der Persönlichkeit erstrecken. Diese Form und Schwere der Reaktion kommt wohl nur bei entsprechend Disponierten zustande. Diagnostisch wird man sich dabei am sichersten an die Vorgänge im vegetativen Nervensystem halten, also an Schlafstörung, Gewichtsabnahme, Verhalten gegenüber Giften, sodann an die Beeinflussung der entscheidenden Lebensbeziehungen, Verhalten zum Beruf, zu den nächsten Angehörigen, aber auch zu den Liebhabereien und Annehmlichkeiten des Daseins.

Auch wenn man zu der Auffassung kommt, daß die Depression einen krankhaften Grad erreicht hat, wird man nur für solche Straftaten die Verantwortlichkeit als aufgehoben erachten, die wirklich aus den Krankheitserscheinungen herauswachsen.

XIV. Psychopathische Kinder und Jugendliche.

Die Heraushebung der kindlichen und jugendlichen Psychopathen ist medizinisch durch die *diagnostischen Schwierigkeiten*, forensisch durch die *gesetzliche Sonderstellung* gerechtfertigt. Forensisch sind nach geltendem Recht zwei Gesichtspunkte zu berücksichtigen, einmal die Tatsache, daß der Jugendliche nicht nur dann straffrei werden soll, wenn er infolge einer krankhaften Störung der Geistestätigkeit unzurechnungsfähig ist, sondern auch dann, „wenn er zur Zeit der Tat nach seiner geistigen und sittlichen Entwicklung unfähig war, das Ungesetzliche der Tat einzusehen oder seinen Willen dieser Einsicht gemäß zu bestimmen". Die zweite Bestimmung, die den Psychiater vor Sonderaufgaben stellt, ist der § 31 Abs. 1 JGG.: „Bei den Ermittlungen sind möglichst frühzeitig die Lebensverhältnisse des Beschuldigten sowie alle Umstände zu erforschen, welche zur Beurteilung seiner körperlichen und geistigen Eigenart dienen können. In geeigneten Fällen soll eine ärztliche Untersuchung des Beschuldigten herbeigeführt werden." Gerade für diese Beurteilung wird häufig der Psychiater herangezogen.

Mit Recht fordern die geltenden Bestimmungen die Erforschung „*aller*“ Umstände. Sie umgehen so die Schwierigkeiten, die uns gerade bei jugendlichen Kriminellen begegnen, wenn wir uns fragen, inwieweit ihre Abweichungen vom sozialen Durchschnitt durch *psychopathische Anlage*, wie weit sie durch *Milieuverhältnisse* bedingt sind. Große Sammeluntersuchungen über die Ursachen der jugendlichen Verwahrlosung und Kriminalität, besonders die Monographien von Gruhle und von Gregor und Voigtländer sowie die Studien von Healy und Bromner beschäftigen sich mit diesem Problem. Homburger, der die gesamten Erfahrungen in seinem Werk über die Psychopathologie des Jugendalters zusammenfaßt, kommt zu dem Schluß, die psychiatrische Untersuchung von verwahrlosten Kindern und Jugendlichen, von verschiedenen Untersuchern in verschiedenen Landesteilen ausgeführt, weise im Durchschnitt etwa bei der Hälfte psychopathische Veranlagung nach. Dabei muß aber dahingestellt bleiben, worauf Gruhle besonderes Gewicht legt, ob die Psychopathie an dem sozialen Verfall auch irgendwie schuld ist. Nur die Vertiefung in den Einzelfall kann die jeweilige Bedeutung der verschiedenen ursächlichen Umstände aufklären. Jedenfalls zweifelt auch ein so kritischer Gelehrter, wie Gruhle, der noch dazu geneigt ist, allen äußeren Einflüssen (im weitesten Sinne) das größte Gewicht beizulegen, nicht daran, „daß es auch angeborene Charaktere gibt, die eine so unglückliche Struktur haben, daß sie auf dem Niveau des Proletariats zur Verwahrlosung kommen müssen“.

Noch vor der eigentlichen Strafmündigkeit kommen viele jugendliche Psychopathen als „*schwer erziehbare Kinder*“ in die Beobachtung des Psychiaters. Bei einigermaßen sorgfältiger Nachforschung pflegt dann selten die erbliche Bedingtheit der Anomalien dem Nachweis zu entgehen. Aber bei kritischer Betrachtung sieht man auch für diese Jugendlichen, deren durchschlagskräftige pathologische Erbanlage sich schon im frühesten Lebensalter entscheidend durchzusetzen scheint, den Einfluß von Milieufaktoren. Das ungeeignete Verhalten der psychopathischen Eltern, ihre mangelnde Eignung für die erzieherische Aufgabe, Verführung und oft genug auch Not sind bei der Entstehung der sozialen Entgleisungen dieser Kinder nicht wegzudenken. Um so schwieriger und unbefriedigender ist die Einordnung unter die Haltlosen, Erregbaren und Asozialen, die Phantasten und Pseudologisten. Wir begegnen all diesen Typen im Kindes- und Jugendalter, aber zum Verständnis der Handlungen bedarf es noch mehr als bei den Erwachsenen der Abwägung aller Lebensumstände. Die verhältnismäßig kurze Lebensgeschichte macht deren Erforschung aussichtsreicher, und der pädagogischen Beeinflussung eröffnen sich damit bessere Aussichten, als sie die Psychagogik der Erwachsenen vor sich hat.

Alle psychopathischen Abartigkeiten treten in der Zeit der Pubertät besonders stürmisch hervor, und die so entstehenden *Pubertätskrisen* geben häufig Anlaß zu tiefsten diagnostischen Zweifeln über die Frage, wie weit noch psychologisch verständliche Entwicklung annehmbar ist, wie weit schon ein eigentlicher Krankheitsprozeß (Hebephrenie) in das Seelengefüge eingreift. Die Schwierigkeiten beruhen darauf, daß die Pubertät ein Prozeß ist, d. h. ein biologisches Geschehen, das sich im Außerseelischen abspielt und infolgedessen nicht psychologisch verstanden werden kann. Die körperliche Unruhe, der Kräfteüberschuß, das vitale Gefühl der Vereinsamung erklären manche der typischen Pubertätsdelikte, die Abneigung gegen stetige Arbeit, Rüpeleien, das Umherstreunen.

Die einzelnen Psychopathentypen brauchen im einzelnen nicht noch einmal durchgesprochen zu werden. Eine Hervorhebung verdienen aber die *geltungssüchtigen* und *phantastischen* Kinder, besonders weil es für den nicht geschulten Arzt und selbst für den Sachverständigen schwer sein kann, normales, kindliches Phantasieleben vom psychopathischen abzugrenzen. Die Übergänge sind hier ganz gleitend, und man kann nicht genug davor warnen, etwa die Wachträumereien der Pubertierenden als pathologische Phantasieprodukte zu nehmen. Diese an der Grenze des Normalpsychologischen stehenden Regungen können forensisch bedeutsam werden, vor allem in den *Zeugenaussagen Jugendlicher*, über die eine große psychologische Literatur vorhanden ist. Ich erinnere an die Arbeiten von PLAUT und seinen Schülern. Was alles in Unkenntnis dieser Seelenregungen pubertierender kindlicher Zeugen schon geglaubt und noch mehr, was in sie hineingefragt worden ist, erschüttert den Erfahrenen immer wieder. Ein geradezu spezifisches Vorkommnis sind die *sexuellen Beschuldigungen*, die reifende Mädchen gegenüber ihren Erziehern, mitunter auch gegenüber dem Vater vorbringen.

Nicht ganz selten kommen bei Jugendlichen auf dem Boden des sensitiven Charakters pathologische Reaktionen vor, die zum Konflikt mit dem Strafrichter führen. Ich meine besonders die Heimwehraktionen, die nicht nur zum Davonlaufen, sondern auch zu Suicidversuchen, zu aggressiven Reaktionen und zu merkwürdigen triebhaften *Brandstiftungen* Anlaß geben können. Eine andere, tief verankerte Reaktion ist die *Wanderneigung* jugendlicher Psychopathen. Das periodische Auftreten spricht manchmal für die endogene Bedingtheit dieses Vagabundierens.

Am bedeutsamsten sind in unserem Zusammenhang die jugendlichen *Asozialen* und die von HOMBURGER sog. „*Disharmonischen*" (s. GRUHLES Anschauung über den geborenen Kriminellen). Schon in der frühesten Kindheit gefürchtet wegen ihrer Neigung zum Zerstören, ihrer Tierquälereien, ihres triebhaften Widerstandes gegen alle Erziehungseinflüsse, werden sie meist in der Schule besonders auffällig und lästig durch die Rücksichtslosigkeit gegenüber ihrer Umgebung und die Gemütskälte, mit der sie alle Strafmaßnahmen an sich abgleiten lassen. Häufig werden sie schon zu Beginn des Strafmündigkeitsalters kriminell; sie stehlen, betrügen, schwindeln; Mädchen geraten leicht zu echter, auf den Erwerb abgestellter Prostitution; bei den jungen Burschen kommen auch Roheitsdelikte aller Art vor. In den Fürsorgeanstalten, aus denen sie uns häufig zugeführt werden, sind diese Typen die gefürchtetsten Insassen. Ganz besonders gefährlich sind sie, wenn sich ihre Abartigkeit mit mehr oder minder ausgeprägtem *Schwachsinn* kombiniert.

Für die Prognose und die Auswirkung psychopathischer Eigentümlichkeiten ist die *Intelligenzentwicklung* stets von ausschlaggebender Bedeutung. Auch beim durchschnittlich intelligenten Psychopathen müssen aber Art und Grad der intellektuellen Begabung besonders erfaßt werden, will man sie im Hinblick auf ihre Einsichtsfähigkeit beurteilen. Auf diesem Gebiete sind unsere Kenntnisse noch lange nicht von wünschenswerter Breite und Tiefe. S. FISCHER und H. COSACK haben aufschlußreiche und überraschende Untersuchungen über die strafrechtliche Einsicht von Jugendlichen verschiedener sozialer Klassen angestellt, die ergaben, daß unter 17jährigen Gymnasiasten wie Berufsschülern ein großer Teil nicht in der Lage war, das Ungesetzliche einer einfachen Betrugshandlung einzusehen.

Literaturverzeichnis.

Allgemeine Literatur.

BIRNBAUM, K.: Die psychopathischen Verbrecher, 2. Aufl. Leipzig 1926. — BLEULER, E.: Lehrbuch der Psychiatrie, 2. Aufl. 1921. — BUMKE, O.: Gerichtliche Psychiatrie. 1912. — Lehrbuch der Geisteskrankheiten, 2. Aufl. 1929.

CRAMER, A.: Gerichtliche Psychiatrie, 5. Aufl. Jena 1908.

GRUHLE, H. W.: Psychologie des Abnormen. 1922.

HOCHE, A.: Die Frühdiagnose der progressiven Paralyse. Alt-HOCHEsche Sammlung 1896. — HOFMANN, E. R. v.: Lehrbuch der gerichtlichen Medizin, 11. Aufl. (Haberda). Psychiatrischer Teil von WAGNER V. JAUREGG. Berlin und Wien 1927. — HÜBNER, A. H.: Die psychiatrisch-neurologische Begutachtung in der Lebensversicherungsmedizin. Leipzig: Thieme 1928. — Entscheidungen oberster Gerichte. Fortschr. Neur. **1** (1929).

JASPERS, K.: Allgemeine Psychopathologie. 1923.

KRAEPELIN, E.: Lehrbuch der Psychiatrie, 9. Aufl. Leipzig 1927.

MEGGENDORFER, F.: Gerichtliche Psychiatrie. Berlin 1931. — MICHEL, R.: Lehrbuch der forensischen Psychiatrie. Berlin und Wien 1931.

STRASSMANN, F.: Lehrbuch der gerichtlichen Medizin. Stuttgart 1931.

VORKASTNER: BUMKES Handbuch der Geisteskrankheiten **4**. 1929.

WEYGANDT, W.: Forensische Psychiatrie, 2. Teil. Göschen 1922.

I. Angeborene und früh erworbene Schwachsinnszustände.

ASCHAFFENBURG, G.: Mschr. Kriminalpsychol. **2**, 399 (1905/06).

BUSCH, H.: Allg. Z. Psychiatr. **94**, 299 (1931).

GAUPP: Mschr. Kriminalpsychol. **6**, 164 (1909/10).

JAKOBI: Ärztl. Sachverst.ztg **37**, 341 (1931).

KLEMPERER, J.: Psychiatr.-neur. Wschr. **30**, 234 (1929). — KÜRBITZ, W.: Verh. Ges. Heilpädag. **4**, 661 (1931).

LANGE, J.: Die eugenische Bedeutung des Schwachsinns. Das kommende Geschlecht **7**, H. 3 (1933). — LEPPMANN, F.: Ärztl. Sachverst.ztg **37**, 55 (1931). — LIERS: Hilfsschule **21**, 216 (1928). — LUXENBURGER, H.: Z. Neur. **140**, 320 (1932).

Mönkemöller: Mschr. Kriminalpsychol. 5, 506 (1908/09).

Neustadt, R.: Arch. f. Psychiatr. **97**, 127 (1932).

Ranschburg, P.: Mschr. Kriminalpsychol. **1**, 660 (1904/05); Zbl. Neur. **65**, 381 (1932). — Reuter, F.: Dtsch. med. Wschr. **1930 I**, 140. — Richmond, F. C.: The criminal feeble-minded.

Smith, J. Ch.: Z. Neur. **125**, 678 (1930). — Strohmeyer, W.: Über angeborene und früh erworbene Schwachsinnszustände. In Bumke: Handbuch der Geisteskrankheiten **6**. Berlin 1928.

Tredgold, A. F.: Mental dificiency, 5. Aufl. London 1929.

Wilmanns, K.: Mschr. Kriminalpsychol. **1**, 605 (1904/05).

II. Psychische Störungen nach Gehirnverletzungen.

Allers, R.: Über Schädelschüsse. Berlin 1916.

Benda: Ältere Stadien von Hirn- und Rückenmarksverletzungen. Handb. ärztl. Erf. im Weltkriege **8**. Leipzig 1921.

Feuchtwanger, E.: Die Funktionen des Stirnhirns. Berlin: Julius Springer 1923. — Forster, E.: Mschr. Psychiatr. **46**, 42 (1919). — Friedmann: Zur Lehre von den Folgezuständen nach Hirnerschütterung. Dtsch. med. Wschr. **1891**, Nr 39.

Gelb u. Goldstein: Psychologische Analysen hirnpathologischer Fälle. 1920. — Goroncy, C.: Dtsch. Z. gerichtl. Med. **15**, 239 (1930). — Grünthal, E.: Mschr. Psychiatr. **53**, 88 (1923). — Gruhle, H. W.: Dtsch. Z. gerichtl. Med. **18**, 579 (1932).

Isserlin, M.: Z. Neur. **75**, 332 (1922).

Jokl, E., u. E. Guttmann: Münch. med. Wschr. **1933**, Nr 15, 560.

Kalberlah: Über die akute Commotionspsychose. Arch. f. Psychiatr. **38** (1904).

Poppelreuter: Über psychische Ausfallserscheinungen nach Hirnverletzungen. Münch. med. Wschr. **14** (1915).

Schackwitz, A.: Dtsch. Z. gerichtl. Med. **16**, 397 (1931). — Spatz, H.: Zbl. Neur. **42**, 121 (1926). — Spatz, H., u. Mittelbach: Ebenda **47**, 700 (1927).

Walcher, K.: Dtsch. Z. gerichtl. Med. **13**, **313** (1929). — Weimann, W.: Arch. Kriminol. **82**, 178 (1928).

III. Progressive Paralyse und andere psychische Folgeerscheinungen der Syphilis.

Alexander, F.: Imago **17**, 174 (1931). — Alexander, N., u. R. Nyssen: J. de Neur. **29**, 1638 (1929). Ref.: Zbl. Neur. **50**, 199 (1929).

Beringer, K.: Nervenarzt **1**, 120 (1928). — Bostroem, A.: Die Paralyse. Bumkes Handbuch der Geisteskrankheiten **8**, 197.

Goria, C.: Zbl. Neur. **49**, 82 (1928). — Gross u. Sträussler: Z. Neur. **111**, 485 (1927).

Heller, J.: Die Haut- und Geschlechtskrankheiten in Staats-, Straf-, Zivil- und Sozialrecht. Jadassohns Handbuch **23**. 1932. — Hoche, A.: Nervenarzt **3**, 217 (1930).

Jossmann, P.: Allg. Z. Psychiatr. **25**, 231 (1931).

Kihn, B.: Die Behandlung der quartären Syphilis mit akuten Infektionen. München 1927.

Royas, N.: Zbl. Neur. **54**, 368 (1930).

Salinger, F.: Allg. Z. Psychiatr. **87**, 228 (1927). — Schneider, C.: Dtsch. Z. gerichtl. Med. **7**, H. 4, 333. — Schneider, K.: Allg. Z. Psychiatr. **95**, 350 (1931). Ref.: Zbl. Neur. **60**, 177 (1931). — Schütz: Mschr. Kriminalpsychol. **19**, 747 (1928).

Wimmer, K.: Zbl. Neur. **64**, 230 (1933).

IV. Encephalitis epidemica.

Economo, v.: Die Encephalitis lethargica. Jb. Psychiatr. **38** (1917).

Hauptmann, A.: Arch. f. Psychiatr. **66**, 615 (1922). — Hentig, H. v.: Mschr. Kriminalpsychol. **17**, 293 (1926). — Hübner, A.: Forensische Bedeutung der Encephalitis epidemica. Zbl. Neur. **32**, 299.

JULIUS, D.: Mschr. Psychiatr. **79**, 45 (1931).

LANGEN, A.: Z. Neur. **95**, 506 (1925).

MOSER, K.: Arch. f. Psychiatr. **91**, 741 (1930).

STERN, F.: Die forensische Bedeutung der epidemischen Encephalitis. Z. Med.beamte **1929**, November. — Die epidemische Encephalitis, 2. Aufl. Berlin 1928. — STERTZ, G.: Mschr. Kriminalpsychol. **22**, 320 (1931). — STIEFLER, G.: Dtsch. Z. gerichtl. Med. **16**, 227 (1931).

THIELE, R.: Zur Kenntnis der psychischen Residuärzustände nach Encephalitis epidemica bei Kindern und Jugendlichen. 1926.

WIMMER, A.: Zbl. Neur. **38**, 214 (1924). — Zur Kriminalität der Encephalitiker. Ref.: Zbl. Neur. **57**, 238 (1930).

V. Psychische Störungen des höheren Lebensalters und bei Hirnkrankheiten.

ALZHEIMER: Die arteriosklerotische Atrophie des Gehirns. Allg. Z. Psychiatr. **51**, 809. — ASCHAFFENBURG, G.: Mschr. Kriminalpsychol. **2**, 399 (1905/06).

BAUER, J.: Die konstitutionelle Disposition zu inneren Krankheiten. 1924. — BINSWANGER, O.: Dtsch. med. Wschr. **1908**, 2199.

CRAMER, A.: Dtsch. med. Wschr. **1909**, 1595.

FERENCZI: zit. nach F. STERN.

HERZ: Münch. med. Wschr. **1911**, 2446.

KRAPF, E.: Über cerebrale Störungen bei Hypertonikern. Verh. dtsch. Ges. Kreislaufforsch. **131** (1932).

LEPPMANN, F.: Ärztl. Sachverst.ztg **35**, 375 (1929).

PIOTRKOWSKI, A.: Ein seltener gerichtsärztlich-psychiatrischer Fall bei einem an multipler Sklerose leidenden Patienten. (Poln.) Ref.: Zbl. Neur. **59**, 110 (1931).

REUTER, F.: Dtsch. med. Wschr. **1930 I**, 140. — ROMBERG: Lehrbuch der Krankheiten des Herzens und der Blutgefäße, 4. und 5. Aufl. 1925.

STERN, F.: Arteriosklerotische Psychosen. Handbuch der Geisteskrankheiten **8**, 361. 1930. — STRASSMANN, G.: Dtsch. med. Wschr. **1928 II**, 2018.

THEIH: zit. nach STERN. — THIELE, R.: Aphasie, Apraxie, Agnosie. Handbuch der Geisteskrankheiten **2**, 243 (1928).

WEBER, L. W.: Zur Klinik der arteriosklerotischen Seelenstörungen. Mschr. Psychiatr. **23**, Erg.-H. 175 (1908).

VI. Psychische Störungen bei akuten Infektionen, bei Erkrankungen innerer Organe und bei Allgemeinerkrankungen.

BERGSTEIN, G.: Zur Kasuistik der Schlaftrunkenheit und ihre forensische Bedeutung. I.-A. Bonn 1932. — BISCHOFF: Mschr. Kriminalpsychol. **1905**, H. 2, 36. — BONHOEFFER, K.: Die symptomatischen Psychosen im Gefolge von akuten Infektionen und inneren Erkrankungen. ASCHAFFENBURGS Handbuch. Wien 1910.

EWALD, G.: Psychosen bei akuten Infektionen. Handbuch der Geisteskrankheiten **7**. 1928.

GUDDEN, H.: Arch. f. Psychiatr. **40**, 989 (1905).

HANSE: Arch. f. Psychiatr. **71**, 643 (1924). — HAUPTMANN, A.: Ebenda **71**, 1 (1924).— HELLWIG, A.: Z. Neur. **126**, 262 (1930). — HOPPE: Arch. f. Psychiatr. **25**, 137 (1893). — HÜBNER, A. H.: Arch. Kriminol. **81**, 86 (1930). — HÜBNER, A. H., u. V. MÜLLER-HESS: Arch. f. Psychiatr. **99**, 325 (1933).

KLEIST, K.: Allg. Z. Psychiatr. **64**, 769 (1907). — Die Influenzapsychosen und die Anlage zu Infektionspsychosen. Berlin 1920. — KÖNIG, H.: Arch. f. Psychiatr. **53**, 685(1914).

LAQUER: Der Warenhausdiebstahl. HOCHE-Altsammlung **7**. 1907. — LEPPMANN, F.: Ärztl. Sachverst.ztg **35**, 293 (1929). — LIEBERMEISTER: Dtsch. Arch. klin. Med. **1**, 543.

MEYER, E.: Arch. f. Psychiatr. **48**, 459 (1911).

NORMANN, H. K.: Dissert., Breslau 1932.

RAECKE, E.: Über Schwangerschaftspsychosen unter besonderer Berücksichtigung der Indikation zum künstlichen Abort. Münch. med. Wschr. **1912**, Nr 36. — RUNGE, E.: Arch. f. Psychiatr. **48**, 545 (1911).

SCHERER, H. J.: Z. Neur. **134**, 60 (1931). — SELLHEIM, W.: Gemütsverstimmungen der Frau. Stuttgart 1930. — SIEMERLING, H.: Nervöse und psychische Störungen während Schwangerschaft, Geburt und Wochenbett. Handbuch der Geburtshilfe. 1916. — SURY, A. v.: Münch. med. Wschr. **1908**, 1534.

WILDER, J.: Med. Klin. **1930 I**, 616.

VII. Alkoholismus.

ASCHAFFENBURG, G.: Mschr. Kriminalpsychol. **4**, 422 (1907/08).

BONHOEFFER, K.: Dtsch. Klin. **6**, 2 (1905). — Die akuten Geisteskrankheiten der Gewohnheitstrinker. Jena 1901.

CRAMER, A., u. H. VOGT: Alkoholfrage **7**, 97 (1910).

GAUPP, R.: zit. nach J. LANGE.

HEILBRONNER, K.: Münch. med. Wschr. **1901**, 962. — HENTIG, H. v.: zit. nach J. LANGE. — HOTTER, C.: Mschr. Kriminalpsychol. **8**, 228 (1911/12).

JAHRMÄRKER: Mschr. Kriminalpsychol. **7**, 26 (1908/09).

KOLLE, K.: Mschr. Psychiatr. **83**, 224 (1932).

LANGE, J.: Heilbehandlung von Alkoholikern. „Alkoholfrage." Berlin 1929.

SEELERT, H.: Ärztl. Sachverst.ztg **36**, 129 (1930).

VORKASTNER, V.: BUMKES Handbuch der Geisteskrankheiten **4**, 132. 1929.

WEILER, K.: Mschr. Kriminalpsychol. **12/13**, 282 (1921/22). — WEYMANN: Alkoholfrage **27**, 73 (1931).

VIII. Morphinismus, Cocainismus und andere Vergiftungen durch chemische Stoffe.

ASCHAFFENBURG, G.: Dtsch. med. Wschr. **51**, 55 (1923).

BAADER, E. W.: Ärztl. Sachverst.ztg **39**, 255 (1933). — BRIAND, M., u. J. SALOMON: Saturnisme et impulsions érotiques. Bull. Soc. clin. de méd. ment. **7**, 138 (1914).

GERFELDT: Allg. Z. Psychiatr. **85**, 309 (1927).

HARTMANN, H.: Dtsch. med. Wschr. **54**, 268 (1928).

JOËL u. FRÄNKEL: Der Cocainismus. Berlin 1924.

KRAPF, E.: Handbuch der Neurologie. Im Erscheinen.

LENZ, A.: Mörder. Graz 1931.

MAGNAN: Psychiatrische Vorlesungen. Deutsch von MOEBIUS. Leipzig 1893. — MEGGENDORFER, F.: Intoxikationspsychosen. Handbuch der Geisteskrankheiten **8**, 151. 1928.

PANSE, F.: Zbl. Neur. **59**, 129 (1931).

SCHWARZ, H.: Über die Prognose des Morphinismus. Mschr. Psychiatr. **63**, 180.

IX. Epilepsie ohne nachweisbare Ursache.

BINSWANGER, O.: Die Epilepsie, 2. Aufl. Wien 1913.

FOERSTER, O.: Die Pathogenese des epileptischen Krampfanfalles. Leipzig 1926.

HEILBRONNER, K.: Münch. Med. Wschr. **1911**, Nr. 9 u. 10.

KNECHT, A.: Mschr. Kriminalpsychol. **3**, 712 (1906/07).

X. Schizophrener Formenkreis.

ASCHAFFENBURG: Z. Neur. **78**, 628 (1922).

COSACK, H.: Z. Psychiatr. **99**, 51 (1933).

GÖTZ, B.: Z. Neur. **138**, 320 (1932).

Hübner, H.: Verh. Ges. Heilpädag. **4**, 583 (1931).

Kahlbaum: zit. nach Lange. — Kahn, E.: Über Zurechnungsfähigkeit bei Schizophrenen. Aschaffenburgs Mschr. **14** (1923). — Kolle, K.: Forensische Bedeutung der sog. schizophrenen Reaktion. Dtsch. Z. gerichtl. Med. **10** (1927). — Kretschmer, E.: Körperbau und Charakter. Berlin: Julius Springer 1921—1929.

Lange, J.: Münch. med. Wschr. **1933**, Nr 3, 92.

Meggendorfer, F.: Klinische und genealogische Untersuchungen über Moral insanity. Z. Neur. **66** (1921).

Rüdin, E.: Studien über Vererbung und Entstehung geistiger Störungen. Zur Vererbung und Neuentstehung der Dementia praecox. Berlin: Julius Springer 1916.

Schneider, C.: Die Psychologie der Schizophrenen und ihre Bedeutung für die Klinik der Schizophrenie. Leipzig: Georg Thieme 1930.

Wetzel, A.: Über Massenmörder. Abh. Ges. Kriminalpsychol. Heidelberg **1920**, H. 3. — Wilmanns, K.: Zur Psychopathologie des Landstreichers. Leipzig: J. A. Barth 1906.

XI. Manisch-depressiver Formenkreis.

Georgi, F.: Fortschr. Neur. Jg. 6. 1934.

Lange, J.: Die endogenen und reaktiven Gemütserkrankungen und die manisch-depressive Konstitution. Bumkes Handbuch der Geisteskrankheiten **6**. Berlin 1928.

Marcuse: Mschr. Psychiatr. **51**, 185 (1917).

Stauder, K. H.: Münch. med. Wschr. **1933 I**, 430.

XII. Psychopathische Persönlichkeiten.

Baeyer, W. v.: Z. Neur. **135**, 779 (1931).

Delbrück: Die pathologische Lüge und die psychisch abnormen Schwindler. Stuttgart 1891.

Eliasberg, W.: Mschr. Kriminalpsychol. **21**, 412 (1930).

Grassberger, R.: Mschr. Kriminalpsychol. **19**, 239 (1928).

Heilbronner: Mschr. Psychiatr. **34**, 510 (1913). — Münch. med. Wschr. **1914**, Nr. 7.

Kahn, E.: Z. Neur. **52**, 90 (1919). — Kronfeld, A.: Sexualpsychopathologie. Leipzig 1923.

Lange, J.: Z. Neur. **131**, 216 (1930).

Meggendorfer: Z. Neur. **66**, 208 (1921). — Mercklin: Sittlichkeitsvergehen. Zwangsvorstellung. Ärztl. Sachverst.ztg **1906**, 469.

Schneider, K.: Die psychopathischen Persönlichkeiten, 2. Aufl. Leipzig 1928. — Staehelin, J. G.: Z. Neur. **102**, 464 (1926).

XIII. Abnorme seelische Reaktionen.

Birnbaum, K.: Psychosen mit Wahnbildung und wahnhafte Einbildungen bei Degenerativen. Halle: Marhold 1908.

Frensdorf, W.: Arch. f. Psychiatr. **84**, 727—738 (1928).

Gaupp, R.: Zur Psychologie des Massenmordes. Hauptlehrer Wagner v. Degerloch. Berlin 1914.

Jacobi, W.: Dtsch. Z. gerichtl. Med. **6**, 248—255 (1925).

Kolle, K.: Die primäre Verrücktheit. Leipzig 1931. Über Querulanten. Eine klinische Studie. Arch. f. Psychiatr. **95**, 24—100 (1931) und Berlin: Julius Springer 1931. — Kraepelin, E.: Lehrbuch d. Psychiatr. 8. Aufl. Leipzig 1909—1915. — Kretschmer, E.: Der sensitive Beziehungswahn. Berlin 1918.

Marx, A. M.: Arch. Kriminol. **85**, 202—215 (1929).

RAD, C. v.: Z. gerichtl. Med. **4**, H. 6 (1924). — RAECKE, M.: Der Querulantenwahn. München: J. F. Bergmann 1926. — RÜDIN, E.: Über die klinischen Formen der Seelenstörungen bei zu lebenslänglicher Zuchthausstrafe Verurteilten. München 1909. — Allg. Z. Psychiatr. **58**, 447 (1901).

XIV. Psychopathische Kinder und Jugendliche.

COSACK, H.: Z. Kinderforsch. **42**, 182 (1933).

FISCHER, S.: Z. Kinderforsch. **40**, 497 (1932).

GREGOR, A., u. E. VOIGTLÄNDER: Die Verwahrlosung, ihre klinisch-psychologische Bewertung und ihre Bekämpfung, S. 585. Berlin 1918. — GRUHLE, H. W.: Heidelberger Abh. **1**, 454 (1912).

HEALY: Case Studies. Judge Baker Foundation. Boston 1926. — HOMBURGER, A.: Psychopathologie des Jugendalters. Berlin 1926.

PLAUT, P.: Die Zeugenaussagen jugendlicher Psychopathen und ihre forensische Bedeutung. Stuttgart 1928.

Sachverzeichnis.

Verzeichnis der wörtlich angeführten Paragraphen-Texte.

Verzeichnis der im Text behandelten Paragraphen.

Verzeichnis der Stichwörter.

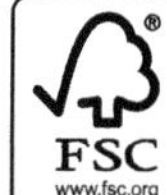

MIX
Papier aus verantwortungsvollen Quellen
Paper from responsible sources
FSC® C105338

If you have any concerns about our products, you can contact us on
ProductSafety@springernature.com

In case Publisher is established outside the EU, the EU authorized representative is:
Springer Nature Customer Service Center GmbH
Europaplatz 3, 69115 Heidelberg, Germany

Printed by Libri Plureos GmbH
in Hamburg, Germany